El cuidado de su hijo pequeño

Este manual de inestimable valor se preparó bajo la dirección editorial de los destacados pediatras Steven P. Shelov, MD, MS y Robert E. Hannemann, MD. Se basa en los aportes y la experiencia práctica de más de cien subespecialistas pediátricos, con la asesoría de una junta editora. Escrito en un estilo cálido y accesible, e ilustrado con más de 350 dibujos y diagramas de gran utilidad, este libro le ofrece la información necesaria para velar por la más preciosa posesión que tiene su hijo: la salud.

En *El cuidado de su hijo pequeño* encontrará:

- Una guía mes por mes que le permitirá saber lo que le espera durante el primer año de vida de su bebé en términos de crecimiento, comportamiento y desarrollo

- Una guía anual desde el primer año hasta los cinco años de edad con consejos prácticos en cuanto a los hábitos de sueño del niño, el entrenamiento para ir al baño y las rabietas

- "Alertas de salud" que le advierten sobre posibles problemas médicos en cada etapa del niño

- Una serie de precauciones de seguridad para dentro y fuera de la casa, así como para los viajes en auto

- Consideración de asuntos familiares, desde el papel de los abuelos y hermanos, hasta el hecho de ser una madre que trabaja fuera de casa o que cría a su hijo sin una pareja

Además, encontrará información confiable sobre los siguientes temas:

- Las enfermedades infecciosas más comunes, desde la varicela y las paperas, hasta la gripe y las infecciones de oído

- Discapacidades en el desarrollo, tales como anormalidades congénitas, perlesía cerebral, pérdida de audición, autismo y retraso mental

- Problemas de la piel, desde marcas de nacimiento hasta piojos del cabello y quemaduras de sol

- Emergencias tales como mordeduras, envenenamientos, atragantamientos y técnicas de reanimación cardiopulmonar

- Alimentación y nutrición

- Asientos de seguridad para el auto

El cuidado de su hijo pequeño

Desde que nace hasta los cinco años

Steven P. Shelov, MD, MS, FAAP
Editor en jefe
Director, Departamento de Pediatría
Maimonides Medical Center y
    Lutheran Medical Center
Vicepresidente, Infants and Children's
    Hospital of Brooklyn
Profesor de Pediatría, Escuela de Medicina
    Mount Sinai

Robert E. Hannemann, MD, FAAP
Editor médico asociado
Profesor visitante en psicólogía infantil e
    ingeniería biomédica
Universidad de Purdue

Richard Trubo
Escritor

Junta editora:
Phyllis F. Agran, MD, MPH, FAAP
Catedrático, Departamento de Pediatría
Director, Grupo de investigación sobre
    lesiones infantiles y seguridad en el tránsito
Investigación en Políticas de salud
Universidad de California Irvine

Tanya Remer Altmann, MD, FAAP
Grupo de Medicina Pediátrica Comunitaria,
    Westlake Village, CA
Instructora clínica, Hospital de Niños Mattel
    en la Universidad de California, Los Angeles

Susan S. Baker, MD, PhD, FAAP
Catedrática en Pediatría
Co-directora del Centro de Enfermedades
    Digestivas y Nutrición
Universidad del Estado de New York, Buffalo
Hospital de Niños de Buffalo

William L. Coleman, MD, FAAP
Catedrático en Pediatría
Departamento de Pediatría, Centro de
    Desarrollo y Aprendizaje
Universidad de Carolina del Norte,
    Escuela de Medicina

Paul H. Dworkin, MD, FAAP
Catedrático y Director de Pediatría de la
    Universidad de Connecticut,
    Escuela de Medicina
Médico en Jefe
Centro Médico de Niños en Connecticut

H. Cody Meissner, MD, FAAP
Jefe, Enfermedades Pediátricas Infecciosas
Tufts—Centro Medico de Nueva Inglaterra
Catedrático Asociado en Pediatría
Escuela de Medicina Universidad de Tufts

Henry L. Shapiro, MD, FAAP
Catedrático Auxiliar en Pediatría
Universidad del Sur de la Florida
Director Médico de Pediatría del Desarrollo
    y Conducta
All Children's Hospital

EL CUIDADO DE SU HIJO PEQUEÑO
DESDE QUE NACE HASTA LOS CINCO AÑOS

Creado por Bantam Book

* Edición tapa dura en inglés, Bantam, mayo 1991

* Ediciones revisadas, mayo 1993

* Ediciones, tapa dura y rústica, revisadas, junio 1998

* Cuarta edición en inglés, Bantam, junio 2004

* Primera edición en español, 2001

* Edición rústica en español, Bantam, septiembre 2006

Publicado por
Bantam Dell
Una división de Random House, Inc.
New York, New York

Nota sobre las revisiones:
Se han realizado todos los esfuerzos para mantener actualizado el libro
"El cuidado de su bebé y su niño pequeño" con la información y las sugerencias más
recientes provistas por la Academia Americana de Pediatría. Además, en las revisiones
más importantes, identificadas como "Ediciones revisadas"y "Cuarta Edición.", el texto ha
recibido todas las actualizaciones necesarias en cada una de las reimpresiones
enumeradascon anterioridad.

Imágenes de la cubierta © Photodisc/Getty Images; Galvezo/zefa/ Corbis;
Michael Goldman/Masterfile y Henryk T. Kaiser/Index Stock

Las ilustraciones en la página 486 fueron realizadas por Nancy Beumont,
quien autorizó su uso para la presente edición.

Datos de la Library of Congress (Biblioteca del Congreso) cataloga
de publicación está en archivo con el editor.

ISBN-13: 978-0-553-38423-9
ISBN-10: 0-553-38423-6

Impreso en los Estados Unidos de América
Publicado simultáneamente en Canadá

www.bantamdell.com

RRH   10 9 8 7 6 5 4 3 2 1

Revisores y colaboradores

Editor en jefe
Steven P. Shelov, MD, MS

Editor médico asociado
Robert E. Hannemann, MD

Junta editora
Phyllis F. Agran, MD, MPH
Tanya Remer Altmann, MD
Susan S. Baker, MD, PhD
William L. Coleman, MD
Paul H. Dworkin, MD
H. Cody Meissner, MD
Henry L. Shapiro, MD

Revisor de la Junta de Directores de la AAP
Robert M. Corwin, MD

Academia Americana de Pediatría
Director ejecutivo: Errol R. Alden, MD

Director ejecutivo asociado:
    Roger F. Suchyta, MD

Directora del Departamento de
    mercadeo y publicaciones:
    Maureen DeRosa, MPA

Director de la División de desarrollo
    de productos:
    Mark T. Grimes

Administradora de la División de
    desarrollo de productos de
    publicaciones al consumidor:
    Eileen C. Glasstetter, MS

Coordinador de proyectos, División
    de desarrollo de productos:
    Holly L. Kaminski

Colaboradores
Henry Adams, MD
Watson Arnold, MD
Susan Aronson, MD
David Aronsson, MD
Elizabeth Ascher, MD
Richard Azizkhan, MD
Sami Labib Bahna, MD, DrPH
James Bale, MD
William F. Balistreri, MD
Miriam Bar-On, MD
Joel L. Bass, MD
Judith Ann Bays, MD
Roger L. Berkow, MD
Cheston Berlin, MD
Bram Bernstein, MD
Phillip Berry, MD
David A. Bloom, MD
Scott J. Boley, MD
Margaret Bowden, MA
John T. Boyle, MD
William E. Boyle, Jr., MD
Patrick E. Brookhouser, MD
Lawrence W. Brown, MD
Philip Alfred Brunell, MD
Marilyn Bull, MD
Susan Buttross, MD
Michael Robert Bye, MD
Linda Cahill, MD
Ralph Cash, MD
William J. Cochran, MD, MPH
Herbert J. Cohen, MD
Donald E. Cook, MD
J. Carl Craft, MD
Murray Davidson, MD
Catherine DeAngelis, MD
William Dietz, MD, PhD
Harold Diner, DDS
Chester M. Edelmann, Jr., MD
Howard Eigen, MD
Roselyn Epps, MD

María Escolar, MD
Ralph D. Feigin, MD
Margaret Fisher, MD
Vincent A. Fulginiti, MD
Lawrence W. Gartner, MD
James Gern, MD
Carol Roberts Gerson, MD
Fredda Ginsberg-Fellner, MD
Peter A. Gorski, MD, MPA
John Green, MD
Morris Green, MD
Joseph Greensher, MD
Donald Gromisch, MD
Robert Gross, MD
Ken Grundfast, MD
Ann P. Guilot, MD
Dennis Gurwitz, MD
Howard Gutgesell, MD
Roy Haberkern, MD
Joseph Hagan, MD
Robert J. Haggerty, MD
Katerina Haka-Ikse, MD
Kevin Hale, DDS
Ronald C. Hansen, MD
Terry Hatch, MD
Alfred Healy, MD
Frederick M. Henretig, MD
Robert N. Hensinger, MD
Alan R. Hinman, MD
Marjorie Hogan, MD
Judy Hopkinson, PhD
Paul Horowitz, MD
Nancy Hutton, MD
Barbara J. Ivens, MS, RD
Michael Steven Jellinek, MD
Chet D. Johnson, MD
Steven W. Kairys, MD
John Kattwinkel, MD
Robert Kay, MD
Connie Keefer, MD
Murray Ketcher, MD
Avanelle Kirksey, PhD
Ronald Ellis Kleinman, MD
Mark W. Kline, MD
Barry Allan Kogan, MD
Harold P. Koller, MD

John Kraft, MD
Richard Krugman, MD
Marian E. Kummer, MD
Ruth A. Lawrence, MD
Moise Levy, MD
Steven Lichtenstein, MD
Michael J. Light, MD
Nathan Litman, MD
Martin I. Lorin, MD
Stephen Ludwig, MD
Ronald B. Mack, MD
M. Jeffrey Maisels, MD
S. Michael Marcy, MD
Robert W. Marion, MD
Morri Ezekiel Markowitz, MD
Karin McCloskey, MD
Anna McCullough, MSRD
Joan Meek, MD, MS, RD, IBCLC
Lotti Mendelson, RN, PNP
Andrew P. Mezey, MD
Peter M. Miller, MD
Claes Moeller, MD, PhD
Howard Mofenson, MD, FAACT
James H. Moller, MD
Corinne Montandon, DrPH
Douglas Moodie, MD
John W. Moore, MD, MPH
Dennis Murray, MD
Edwin Myer, MD
George Nankervis, MD
Steven Neish, MD
Kathleen G. Nelson, MD
Buford L. Nichols, Jr., MD
Lucy Osborn, MD
Mark Papania, MD
Jack L. Paradise, MD
James Perrin, MD
Peter Pizzutillo, MD
Stanley Alan Plotkin, MD
Nancy Powers, MD
Shirley Press, MD
Gary S. Rachelefsky, MD
Isabelle Rapin, MD
Peter Rappo, MD
Leonard Rome, MD
Arnold Rothner, MD

Agradecimientos

Escritor:
Richard Trubo

Escritora de la primera edición:
Aimee Liu

Ilustraciones:
Wendy Wray/Morgan Gaynin Inc.
Alex Grey

Diseño:
rosa+wesley, inc.

Ayuda secretarial:
Debbie Carney
Patti Coffin
Donita Kennedy
Delores Menting
Giselle Reynolds
Gale Ringeisen

Marilyn Rosenfeld
Nancy Wagner
Mary Ellen Watson

Ayuda adicional:
Susan A. Casey
Betty L. Crase, IBCLC
Michelle Esquivel
Becky Levin-Goodman, MPH
Sarah Hale
Eleanor Hannemann
Brent Heathcott
Christine Kang
Marlene Lawson, RN
Nancy Macagno
Lisa Miller
Verónica Laude Noland
Marsha L. Shelov, PhD
Marie Claire Walsh
Kathy Whitaker, RN

Este libro está dedicado a todas las personas que reconocen que los niños son la mayor inspiración del presente y la mayor esperanza del futuro.

También agradecemos al fallecido Leonard P. Rome, MD, su contribución en la publicación original de este libro.

Nota importante

La información de este libro no busca sustituir sino complementar los consejos del pediatra de su hijo. Antes de iniciar cualquier tratamiento o programa médico, debe consultar con su propio pediatra, quien tendrá en cuenta las necesidades individuales de su hijo y podrá aconsejarle sobre síntomas y tratamientos específicos. Si tiene cualquier inquietud sobre el modo en que la información de este libro se ajusta al caso concreto de su hijo, hable con su pediatra.

La información y los consejos de este libro se ajustan por igual a niños de ambos sexos (excepto cuando se especifica el género). Sin embargo, para efectos de uniformidad, se utiliza el género masculino a lo largo del libro.

La Academia Americana de Pediatría se mantiene informada sobre la nueva evidencia científica y actualiza constantemente sus recomendaciones. Por ejemplo, las futuras investigaciones y el desarrollo de nuevas vacunas infantiles pueden modificar las guías actuales de vacunación. Por lo tanto, es posible que el itinerario de inmunizaciones recomendado en este libro esté sujeto a cambios. Ésta y otras posibles situaciones permiten apreciar lo importante que es consultar siempre con el pediatra para obtener la última información relativa a la salud de su hijo.

Tabla de contenido

Prefacio

La edición revisada de *El cuidado de su hijo pequeño: desde que nace hasta los cinco años* es el primero de una serie de tres volúmenes sobre el cuidado infantil publicados por la Academia Americana de Pediatría (AAP). Los demás libros de esta serie incluyen *Caring for your School-Age Child: Ages 5 to 12* y *Caring for Your Teenager*. La Academia también ha publicado libros de orientación para padres sobre una diversidad de temas, como lactancia materna, nutrición, entrenamiento para ir al baño, sueño, alergias, asma y déficit de atención con hiperactividad.

La AAP es una organización integrada por 57,000 pediatras en cuidado primario, subespecialistas en diversas ramas de la pediatría y cirujanos pediátricos, dedicados a velar por la salud, la seguridad y el bienestar de todo lactante, niño, adolescente y adulto joven. Este libro es parte del constante esfuerzo educativo de la Academia por brindarles a los padres y al personal encargado del cuidado de niños información de gran calidad sobre una amplia variedad de temas relacionados con la salud infantil.

Lo que diferencia a este libro de los muchos otros que hay en las librerías y bibliotecas, es que ha sido cuidadosamente escrito y revisado por miembros de la Academia Americana de Pediatría. Una junta editora integrada por seis miembros elaboró la versión inicial con la ayuda de más de cien colaboradores y revisores. Puesto que la información médica sobre los temas relativos a la salud infantil cambia constantemente, se ha hecho todo lo posible para que este libro contenga datos lo más actualizados posibles. Los lectores pueden visitar la sede electrónica de la AAP en www.aap.org para mantenerse al tanto sobre la información más reciente.

La Academia confía en que este manual se convierta en un libro de consulta y una guía de inestimable valor para los padres. Consideramos que se trata de la mejor fuente de información sobre temas relacionados con la salud y el bienestar infantil. Confiamos que los padres y encargados del cuidado de niños encuentren en este libro un recurso sumamente valioso. Le instamos a que lo utilice junto con los consejos y recomendaciones del pediatra de su hijo, quien le proporcionará una guía y ayuda individualizada con respecto a la salud del niño.

Errol R. Alden. MD, FAAP
Director Ejecutivo
Academia Americana de Pediatría

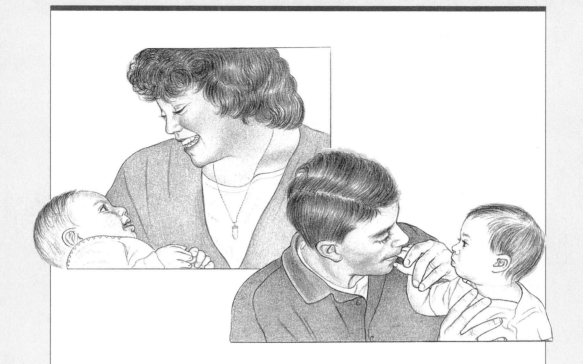

Introducción:
La recompensa de tener un hijo

Su hijo es el mejor regalo que pueda recibir. Desde el mismo instante en que tome en brazos a ese milagro de vida, su mundo se ensanchará y enriquecerá. Le asaltarán un montón de sentimientos, algunos de asombro y dicha, otros de confusión y agobio, y se preguntará si será capaz de colmar las necesidades de su nuevo bebé. Experimentará sensaciones insospechadas que sólo surgen cuando se tiene un hijo.

Tan sólo intentar describir esos sentimientos resulta difícil debido al vínculo tan personal e íntimo que se forja entre padres e hijos. ¿Por qué se le llenan los ojos de lágrimas cuando su bebé le sonríe o le extiende los bracitos por primera vez? ¿Por qué siente tanto orgullo al oír sus primeras palabras? ¿Por qué le late el corazón a toda prisa la primera vez que ve cómo se tambalea y se cae? La respuesta reside en la singular relación bilateral que existe entre usted y su hijo.

Lo que le brinda su hijo

Las cosas que le brinda su hijo, aunque sencillas, tienen el poder de darle un giro positivo a su vida.

Lo que le brinda su hijo

- Amor absoluto
- Plena confianza
- El entusiasmo de descubrir cosas nuevas
- Emociones intensas

Amor absoluto. Desde el momento en que nace su hijo, usted es el centro de su universo. Le concederá todo su amor sin hacer preguntas ni exigir nada a cambio. A medida que crece, le demostrará su cariño de muchas maneras, desde dedicarle sus primeras sonrisas hasta hacerle dibujos y tarjetas. Su amor está colmado de admiración, afecto, lealtad y un intenso deseo de complacerle.

Plena confianza. Su hijo confía en usted. A sus ojos, usted es una persona fuerte, capaz, poderosa y sabia. Con el tiempo, le demostrará su confianza relajándose cuando usted esté cerca, acudiendo a usted cuando tenga problemas y contándole a otros con orgullo que usted es su mamá o papá. A veces, también acudirá a usted para que lo proteja de las cosas que le asustan, incluyendo sus propias emociones. Por ejemplo, cuando usted esté a su lado, podrá atreverse a hacer algo que no intentará hacer estando solo o en presencia de un desconocido. Tiene plena confianza en que usted velará por su seguridad.

El gozo de descubrir cosas nuevas. Tener un hijo le brinda la singular oportunidad de volver a sentir el placer y el entusiasmo de la infancia. Aunque usted no puede volver a vivir a través de su hijo, sí puede compartir con él la emoción de explorar el mundo. En este proceso, probablemente descubrirá capacidades y talentos que jamás soñó tener. La intuición, mezclada con una creciente conciencia personal, le ayudarán a forjar su habilidad para jugar e interactuar con su hijo. El ir descubriendo cosas juntos, ya sean nuevas destrezas, palabras o formas de superar obstáculos, se sumará a su experiencia y confianza como padre y le preparará para asumir retos que nunca imaginó.

Emociones intensas. Gracias a su hijo experimentará con mayor intensidad los sentimientos de alegría, amor, orgullo y entusiasmo. Quizás también sentirá ansiedad, enfado y frustración. Paralelamente a esos momentos maravillosos en que cargue a su bebé y sienta sus amorosos bracitos alrededor de su cuello, habrá ratos en que le será difícil comunicarse con él. Estos extremos pueden agudizarse aún más a medida que su hijo crece y trata de adquirir independencia. El mismo niño que a los tres años bailaba alegremente por la sala con usted, puede a los cuatro sorprenderle al mostrar una fase inesperada de rebeldía e inquietud. Lejos de ser contradictorios, estos extremos son parte del proceso natural del crecimiento. Como padre, el reto consiste en aceptar y valorar todos los sentimientos que su hijo exprese o despierte en usted, así como utilizarlos para orientarlo con firmeza.

Lo que usted le brinda a su hijo

A cambio, usted puede ofrecerle a su hijo obsequios valiosos. Algunos son sutiles, pero de vital importancia. Al concedérselos, usted será un buen padre o madre. Al recibirlos, su hijo tendrá las herramientas para ser una persona sana, alegre y capaz.

Lo que usted le brinda a su hijo

- Amor incondicional
- Autoestima
- Valores y tradiciones
- Alegría de vivir
- Buena salud
- Un entorno seguro
- Destrezas y habilidades

Amor incondicional. El amor es el centro de la relación que usted tiene con su hijo. Éste debe fluir libremente en ambas direcciones. Así como el niño le quiere a usted sin reservas, usted debe brindarle amor y aceptación incondicionales. Su amor no debe depender del aspecto que tenga el niño ni del modo en que se comporte. Nunca debe ofrecérselo como recompensa ni amenazarlo con restringírselo. El amor por su hijo es constante e incuestionable y de usted depende transmitirle este mensaje, especialmente cuando se porte mal y necesite que le pongan límites o se le corrija. Su amor debe estar por encima de cualquier sentimiento pasajero de enfado o frustración a causa de su conducta. Nunca confunda las acciones del niño con el niño en sí, y no permita que él lo perciba de ese modo. Cuanto más confiado se sienta su hijo del amor que usted le tiene, más seguridad tendrá en sí mismo a medida que crece.

Autoestima. Uno de los mejores regalos que cualquier padre puede hacerle a su hijo es fomentar su autoestima. No se trata de un proceso fácil ni rápido. Los fundamentos de la autoestima —respeto, confianza y fe en sí mismo— tardan varios años en arraigarse. Su hijo necesita de su apoyo y estímulo constantes para descubrir cuáles son sus fortalezas. Necesita que usted crea en él a medida que aprende a creer en sí mismo. Manifestarle amor, dedicarle tiempo, escucharlo y elogiar sus logros son parte de este proceso. Si él confía en su amor, admiración y respeto, le será más fácil adquirir la sólida autoestima que necesita para crecer feliz y gozar de salud emocional.

Valores y tradiciones. Aunque usted no se esfuerce por transmitirle al niño sus propios valores y creencias, él los irá asimilando por el simple hecho de vivir a su lado. Su hijo percibirá su sentido de responsabilidad, la profundidad de sus creencias y si practica lo que predica. Participará en los ritos y tradiciones familiares, reflexionando sobre los mismos. Aunque usted no podrá exigirle que acepte todas sus opiniones, sí puede exponerle sus creencias con sinceridad, claridad y sensatez, teniendo en cuenta la edad y la madurez del niño. No se limite a darle órdenes, sino también a orientarlo y estimularlo. Anímelo a hacer preguntas y dialogar, en vez de obligarlo a asumir sus propios valores. Si sus creencias están bien fundamentadas y usted las practica con convicción, es probable que su hijo adopte gran parte de las mismas. Si sus acciones son inconsistentes —algo que es muy común— es probable que sea el mismo niño quien se lo haga notar, ya sea de manera sutil, a través de su conducta, o de manera directa mostrándose en desacuerdo con usted cuando sea mayor. El camino que nos conduce a adquirir valores no es recto ni infalible. Exige de cierta flexibilidad asentada sobre fundamentos firmes. El conocerse bien a sí mismo, la voluntad de escuchar al niño y modificar la conducta cuando sea indicado y, por sobre todo, el demostrar un compromiso hacia sus tradiciones, son ingredientes que fomentarán una buena relación con su hijo. Aunque en última instancia será el niño quien elija sus propios valores y principios, es usted quien debe proporcionarle los fundamentos a través de sus opiniones, ideas, y por sobre todo, de su conducta y buenas acciones.

Alegría de vivir. Su bebé no necesita que le enseñen a ser alegre, pero sí necesita el permiso y a veces el estímulo para darle rienda suelta a su entusiasmo natural. Cuanto más alegre sea usted, sobre todo cuando esté a su lado, más grata le parecerá la vida a su hijo y con más entusiasmo la aceptará. Cuando oiga música, bailará; cuando el sol brille, mirará hacia el cielo; cuando esté contento, reirá. Esta efusividad a menudo se demuestra a través de una curiosidad por explorar lugares y cosas nuevas, descubrir a su alrededor e incorporar las nuevas imágenes, objetos y personas a su creciente caudal de experiencias. Recuerde, sin embargo, que cada bebé tiene su propio temperamento: algunos son por naturaleza más vivaces, otros más bulliciosos, otros más juguetones y otros más reservados. Cada bebé demuestra su alegría de vivir a su manera, y usted, como padre, irá descubriendo cómo fomentarla.

Buena salud. La salud de su hijo depende en gran parte de los cuidados y la guía que usted le brinde durante sus primeros años de vida. Esto empieza desde el embarazo, cuando deberá cuidarse y concertar citas con el obstetra y con el futuro pediatra de su hijo. Si a lo largo de la niñez lo lleva regularmente a las consultas médicas, lo protege de lesiones, le brinda una alimentación balanceada y lo anima a hacer ejercicio, le ayudará a proteger y fortalecer su cuerpo. Usted también debe mantener una alimentación sana y evitar los malos hábitos, como fumar, beber en exceso, consumir drogas y tener poca actividad física. De este modo, le dará a su hijo un buen ejemplo a medida que crece.

Un entorno seguro. Es natural que usted quiera brindarle a su hijo un hogar seguro y cómodo. Esto significa mucho más que una cama caliente y un buen surtido de juguetes. Por muy importante que sea proporcionarle un techo bajo el cual esté protegido, es aún más importante crear un hogar que le reporte seguridad emocional con un mínimo de tensiones y un máximo de consistencia y amor. Su hijo puede captar los conflictos que hay entre otros miembros de la familia y sufrir por tal motivo. Por eso es importante que todos los problemas familiares, por pequeños que sean, se resuelvan de común acuerdo y lo más pronto posible. Para tal fin quizás se necesite de ayuda profesional, pero recuerde que un buen ambiente familiar fomenta el desarrollo de su hijo y lo conduce a alcanzar todo su potencial. El hecho de que su familia sea capaz de resolver sus diferencias con eficacia, le ayudará al niño a sentirse seguro de su habilidad para manejar los conflictos y desacuerdos, y le servirá de ejemplo para enfrentar sus propios retos.

Destrezas y habilidades. A medida que su hijo crece, pasará gran parte del tiempo adquiriendo y perfeccionando una variedad de habilidades y destrezas en todas las áreas de su vida. Su función es estimularlo en lo posible y proporcionarle las herramientas e instrucciones que necesita. Los libros, revistas, grupos de juego y jardines infantiles empezarán a adquirir un papel central a medida que el niño llega a la edad preescolar. Pero es importante tener en cuenta algunos de los fundamentos del aprendizaje: su hijo aprenderá mejor si se siente seguro, confiado y amado; aprenderá mejor si se le presenta la información de un modo que genere una reacción positiva de su parte. Cierta información se trasmite mejor a través del lenguaje infantil: el juego. Los niños pequeños aprenden mucho al jugar, sobre todo si es con sus padres o amigos. Hay información que se capta mejor a través de la experiencia directa, es decir al exponer al niño a diversos lugares, personas, actividades y experiencias. Otras cosas se aprenden a través de cuentos, libros de ilustraciones, revistas y libros de actividades. Por último, hay cosas que su hijo aprende por el simple hecho de observarle a usted y a otras personas. Las experiencias en centros preescolares también fomentan la socialización.

Si a usted le gusta aprender y le transmite a su hijo la emoción de descubrir cosas, el pequeño pronto captará que los logros pueden ser una fuente de satisfacción personal así como un modo de complacerle a usted. El secreto reside en darle oportunidades y permitirle que aprenda a su propio estilo y ritmo.

Cómo hacer del compartir parte de la vida familiar

La guía y el apoyo que su hijo necesita para crecer sano implica el uso de todas las destrezas de crianza: amor, orientación, protección, generosidad y capacidad de dar un buen ejemplo. Al igual que otras destrezas, primero tendrá que adquirirlas, para luego irlas perfeccionando con la práctica. Algunas le parecerán más fáciles que otras y, dependiendo del día, ciertas destrezas se le dificultarán o facilitarán más. Estas variaciones son parte normal de la crianza, pero sin duda representan todo un reto. Las siguientes sugerencias le ayudarán a sacar el mejor partido de sus habilidades naturales como padre de tal modo que pueda brindarle a su hijo el mejor comienzo posible.

Disfrute a su hijo como individuo. Reconozca el hecho de que su hijo es único y diferente de todos los demás, y valore sus cualidades particulares. Descubra sus necesidades especiales, sus fortalezas y debilidades, sus estados de ánimo y, en particular, su sentido del humor que empieza a emerger desde muy temprano. Déjele que le muestre el placer de jugar. Cuanto más disfrute a su hijo y más valore su individualidad, más podrá ayudarle a adquirir un sentido de confianza, seguridad y autoestima. Además, ¡usted también disfrutará más de su papel como madre o padre!

Edúquese. Es probable que usted sepa mucho más de lo que cree acerca de la tarea de ser padre. Durante muchos años observó a sus propios padres y a otras familias. Tal vez haya cuidado a otros niños. Además, usted cuenta con muchas respuestas intuitivas que le ayudarán en la tarea de la crianza. En otros tiempos quizás ésta era la única preparación necesaria para criar a un niño. Sin embargo, la sociedad actual es muy complicada y cambiante. Para poder guiar a un hijo en estos tiempos, es conveniente prepararse un poco más. Hable con el pediatra y con otros padres, y hágales preguntas. Lea sobre los asuntos y problemas que afecten a su familia. Póngase en contacto con organizaciones religiosas en su localidad, sistemas escolares y asociaciones de padres de familia, guarderías, clases de orientación para padres y otras entidades que se especializan en temas infantiles. Estos grupos a menudo actúan como redes de apoyo para padres interesados en educarse a sí mismos. Mediante el apoyo que usted recibirá, podrá asumir las cosas con más tranquilidad cuando se presenten momentos de inquietud o frustración, algo común en estos días.

Al buscar orientación, elija la información adecuada para usted y su hijo. Gran parte de los consejos que reciba serán valiosos, pero no todos. Puesto que la crianza de un niño es un proceso tan personal, es natural que haya desacuerdos. No tiene por qué creer todo lo que oye o lee. De hecho, una de las razones de educarse a sí mismo es proteger a su hijo de aquellos consejos que no se ajusten a su entorno familiar. Cuanto más sepa, mejor preparado estará para decidir qué es lo más adecuado para su propia familia.

Dé un buen ejemplo. Uno de los modos que tiene su hijo de demostrarle su amor es imitándole. De ese mismo modo también aprende a comportarse, a adquirir destrezas y a saber cómo cuidarse. Desde sus primeros meses de vida, su hijo le observará atentamente y ajustará su conducta y creencias a las suyas. El ejemplo que usted le brinde se convertirá en un modelo permanente que moldeará sus actitudes y acciones por el resto de su vida. Darle un buen ejemplo a su hijo significa tener una actitud responsable, afectuosa y consistente, no sólo con él sino con el resto de la familia. Por ejemplo, el modo en que lleve su relación de pareja, sea ésta un matrimonio legal o una convivencia a largo plazo, ejercerá una influencia fundamental sobre su hijo. Manifieste su amor y cuide su relación. Si el niño ve que sus padres se comunican abiertamente, se ayudan entre sí y comparten las responsabilidades del hogar, usará esas mismas destrezas en sus relaciones futuras.

Dar un buen ejemplo también significa saber cuidarse. Su afán por cumplir totalmente con su función como madre o padre, puede hacer que se concentre demasiado en la familia y llegue a descuidar sus propias necesidades. Ese es un gran error. Su hijo depende de usted para gozar de salud física y emocional y aprende de usted a mantenerse sano. El saber cuidarse es una forma de manifestar la propia autoestima, lo que es muy importante tanto para usted como para su hijo. Contratar una niñera y descansar un poco cuando esté agotada o enferma, le enseñará a su hijo que usted respeta su cuerpo y satisface sus propias necesidades. El reservar tiempo y energía para su trabajo o pasatiempos, le enseñará al niño que usted desea cultivar ciertas destrezas e intereses. Con el tiempo, es muy probable que su hijo adquiera algunos de sus hábitos. Por lo tanto, si usted se siente saludable y feliz, estará beneficiándose directamente y beneficiando al niño.

Hay otra área en la que su ejemplo es fundamental: cuando demuestra tolerancia y aceptación en una sociedad cada vez más multicultural. A medida que los Estados Unidos se convierte en un crisol de nacionalidades y culturas, es más importante que nunca enseñarle tolerancia al niño frente a otros grupos raciales, étnicos y religiosos, así como frente a estilos de vida diferentes. Haga un esfuerzo por ayudarle a su hijo a entender e incluso celebrar la diversidad. Ningún niño nace siendo racista, pero el prejuicio se puede adquirir a una edad muy temprana. A los cuatro años, un niño tiene conciencia de las diferencias que hay entre la gente. El modo en que usted lleve sus relaciones personales le dará las bases a su hijo para tratar a sus compañeros y a las demás personas que conozca a lo largo de su niñez y vida adulta. Explíquele a su hijo que los seres humanos en esencia somos muy similares, y procure disipar los estereotipos a los que el niño se vea expuesto, sustituyéndolos por la noción de que toda persona merece respeto y aceptación.

Demuestre su amor. Expresar amor significa mucho más que decir "te quiero". Su hijo no podrá entender estas palabras a menos que usted también lo trate con amor. Sea espontánea y cariñosa con él. Abrácelo, bésela, arrúllelo y juegue con él. Procure reservar un rato del día para hablarle, cantarle y leerle. Escúchelo y observe la forma en que le responde. Al prestarle atención y demostrarle abiertamente su cariño, hará que se sienta especial y seguro, lo que a su vez fomentará su autoestima.

Comuníquese abierta y sinceramente. Una de las destrezas más importantes que usted debe enseñarle a su hijo es la comunicación. La lección empieza cuando apenas es un bebé de pocos meses que le mira a los ojos y escucha el susurro de su voz. El aprendizaje continúa cuando ve y escucha cómo se comunica usted con otros miembros de la familia y, más adelante, cuando usted le ayuda a resolver sus inquietudes, problemas y dudas. Su hijo necesita de su comprensión, paciencia, honestidad y claridad. Lograr una buena comunicación en el seno familiar no siempre es fácil. Puede ser particularmente difícil cuando ambos padres tienen demasiado trabajo o están bajo mucha presión emocional, o cuando alguien está deprimido, enfermo o enfadado. Evitar que se rompa la comunicación exige de compromiso, cooperación entre los miembros de la familia y voluntad para reconocer los problemas cuando éstos surjan. Exprese sus propios sentimientos y anime a su hijo a que también se abra con usted. Esté pendiente de cambios en su comportamiento —como llanto frecuente o constante, irritabilidad, problemas en el sueño o pérdida de apetito— que puedan indicar que está triste, asustado, frustrado o preocupado. Demuéstrele que usted percibe y entiende sus sentimientos. Hágale preguntas, escuche sus respuestas y ofrézcale sugerencias constructivas.

Por otra parte, esté pendiente de sus propias palabras y piense en lo que va a decirle a su hijo antes de abrir la boca. En medio del enojo y la frustración, a veces es fácil hacer comentarios hirientes y hasta crueles que en el fondo no quiere decir, pero que su hijo quizás nunca olvide. Comentarios como "Qué idiota eres" o "Qué pregunta tan tonta" o "Deja de molestarme", hacen que un niño se sienta despreciado y pueden dañar su autoestima. Además, si critica constantemente a su hijo o lo menosprecia, es probable que termine por alejarse de usted. En lugar de buscar su orientación, podría sentirse limitado a hacerle preguntas y empezará a desconfiar de sus consejos. Al igual que cualquier persona, un niño necesita de estímulo para hacer preguntas y expresar sus puntos de vista. Entre más sensible, atento y sincero sea usted con él, menos le costará al niño sincerarse con usted.

Dedíquele tiempo. Si sólo está con su hijo unos cuantos minutos al día, no podrá darle todo lo que necesita. Para que el niño aprenda a conocerle y sienta todo su amor, tiene que pasar mucho tiempo con usted, tanto física como emocionalmente. Esto es posible aun cuando usted tenga compromisos fuera del hogar. Incluso si trabaja a tiempo completo, puede dedicarle un rato a su hijo todos los días. Lo importante es que ese tiempo sea exclusivo para el niño, tratando de colmar la necesidad que tienen ambos de estar juntos. ¿Hay una cantidad de tiempo reco-mendable para este fin? Nadie lo sabe con precisión. Una hora "de calidad" es más valiosa que pasarse todo el día en la misma casa pero en cuartos separados. Es posible que usted esté todo el día en casa y, sin embargo, no le preste al niño la atención que merece. De usted depende organizar su horario para que pueda dedicarle el tiempo adecuado a su hijo.

Una buena táctica sería reservar un rato específico del día para hacer con su hijo algo que a él le guste en particular. Además, procure incluirlo en todas las activi-dades familiares, tales como la preparación de las comidas y el momento de sentarse a la mesa. Aproveche estos momentos para hablar de los problemas de cada uno, las inquietudes personales y los sucesos del día. (Sin embargo, tenga cuidado de no agobiar a su hijo con problemas de adultos; un niño no tiene por qué cargar con sus ansiedades.)

Estimule el crecimiento y el cambio. Cuando vea a su hijo recién nacido, quizás le sea difícil imaginar que algún día crecerá. Sin embargo, su principal obligación como padre consiste en fomentar, guiar y apoyar su crecimiento. Su hijo no sólo depende de usted para que le brinde el alimento, la protección y los cuidados de salud que necesita para crecer adecuadamente, sino que también necesita que guíe su mente y espíritu para llegar a ser un individuo sano y maduro. En lugar de resistirse a que su hijo cambie, su labor consiste en aceptar y fomentar dicho cambio.

Orientar el crecimiento de su hijo conlleva tener mucha disciplina consigo mismo y con el niño. A medida que su hijo se hace más independiente, necesitará que se le fijen reglas y parámetros que le indiquen lo que puede hacer y hasta dónde puede llegar. Es usted quien tiene que establecer las guías y adaptarlas a cada etapa de su desarrollo así como a los cambios que el niño vaya experimentado, de tal modo que estimule el crecimiento en lugar de limitarlo.

La confusión y los conflictos no le ayudan a su hijo a madurar. La consistencia sí. Asegúrese de que todas las personas que cuidan del niño entiendan y acepten el modo en que está siendo criado, así como las reglas que deberá seguir. Establezca guías claras para todas las personas que se encargan de su cuidado, de tal modo que sepan qué hacer si el niño se porta mal. A medida que el niño se hace más responsable, ajuste las reglas y normas.

Otro modo de fomentar el crecimiento de su hijo es enseñándole a adaptarse a los cambios que se presenten en su entorno. Para tal fin, demuéstrele que usted sabe asumir el cambio en su vida y prepárelo para cualquier transición importante que vaya a producirse en la familia. Sucesos tales como la llegada de un nuevo bebé, la muerte o enfermedad de un miembro de la familia, el cambio de trabajo de uno de los padres, problemas en la pareja, una separación o divorcio, un nuevo matrimonio, la pérdida de empleo o una enfermedad crónica, pueden afectar profundamente tanto a su hijo como a usted. Si la familia enfrenta estos retos como una unidad que se apoya mutuamente, su hijo se sentirá seguro, lo que le permitirá aceptar y adaptarse al cambio. El hablarle a su hijo con sinceridad y claridad le ayudará a enfrentar estos retos y a crecer a través de los mismos.

También es importante crear un ambiente que estimule un desarrollo cerebral saludable en su hijo. Su mundo —que comprende el lugar en el que vive y juega, así como la gente con la que se relaciona— afectará el modo en que su cerebro madure. El entorno y las experiencias de su hijo deben estimularlo constantemente y las personas que lo cuidan deben ser afectuosas y cálidas, dándole la libertad de explorar y aprender dentro de un ámbito seguro. (A lo largo de este libro encontrará recomendaciones sobre cómo garantizar el desarrollo óptimo del cerebro de su hijo.)

Disminuya la frustración y propicie el éxito. Una de las formas que tiene su hijo de adquirir su autoestima es mediante los logros. El proceso empieza en la cuna, con sus primeros intentos de comunicarse y usar su cuerpo. Si alcanza estas metas y recibe la aprobación de quienes lo rodean, muy pronto empezará a sentirse bien consigo mismo y deseoso de asumir nuevos retos. Si por el contrario, se le impide triunfar o se ignoran sus esfuerzos, terminará por desanimarse y comenzará a aislarse o a mostrarse cada vez más enojado y frustrado.

Como padre, usted debe tratar de exponer a su hijo a retos que le ayuden a descubrir sus habilidades y alcanzar el éxito, y paralelamente, evitar que se encuentre con obstáculos o tareas que con seguridad lo llevarán a frustrarse y fracasar repetidamente. Esto no significa tener que hacer las cosas por él ni ampararlo de aquello que le implique un reto. El éxito es insignificante si no conlleva cierta dosis de esfuerzo. Sin embargo, permitir que un niño sufra demasiadas frustraciones ante retos que están por encima de sus habilidades actuales puede ser contraproducente y hacer que tenga una imagen negativa de sí mismo. La clave está en moderar los retos de tal modo que estén al alcance del niño y a la vez le exijan un poco de sí mismo. Por ejemplo, tenga juguetes apropiados: que no sean ni muy infantiles ni demasiado complejos para su edad. Procure también que juegue con niños de distintas edades, tanto un poco mayores como un poco menores que él. Invite al pequeño a que le ayude con los quehaceres domésticos y a medida que crezca, asígnele ciertos oficios, pero sea realista y no espere más de lo que el niño puede dar.

A medida que cría a su hijo, es fácil dejarse llevar por sueños y esperanzas en cuanto a su futuro. Es natural que quiera brindarle la mejor educación posible, todo tipo de oportunidades y, con el tiempo, una carrera exitosa y un buen estilo de vida. Pero tenga cuidado de no confundir sus propios deseos con lo que el niño quiera hacer. En una sociedad tan competitiva como la de hoy, se presiona demasiado a los niños a que se desempeñen bien. Algunos jardines infantiles tienen requisitos de ingreso. En algunas profesiones y deportes se descarta a aquellos jóvenes que no hayan empezado su entrenamiento a los diez años de edad. En este tipo de atmósfera, es lógico que los programas que prometen convertir a "un bebé ordinario" en un "super bebé" gocen de tanta popularidad. Muchos padres bien intencionados quieren a toda costa darles a sus hijos un comienzo que garantice su éxito futuro. Desafortunadamente, esto casi nunca beneficia a los niños.

Cuando a un niño se le presiona a desempeñar ciertas cosas a una edad demasiado temprana, no aprende más ni alcanzará destrezas superiores a largo plazo. Por el contrario, las presiones psicológicas y emocionales pueden ser tan negativas, que acabe por tener problemas de aprendizaje o de conducta. Si un niño es realmente talentoso, es posible que pueda asumir el cúmulo de conocimientos temprano y llegue a desarrollarse normalmente, pero en general este tipo de niños por naturaleza requiere de menos presiones y no de más. Si los padres le exigen más de la cuenta, es posible que se sienta agobiado y comience a sufrir de ansiedad. Además, si no llega a cumplir las expectativas paternas, podría sentir que ha fracasado y creerá que va a perder el amor de sus padres.

Su hijo necesita de comprensión, seguridad y oportunidades dirigidas hacia sus propios talentos, necesidades y ritmo de desarrollo particular. Todo esto no se lo da ningún programa ni le garantiza un buen futuro, pero sí le permitirá triunfar a su propio modo.

Ofrézcale estrategias para enfrentar los momentos difíciles. Es inevitable que su hijo tenga desilusiones y fracasos, por lo que es importante que aprenda modos constructivos de enfrentar el enojo, los conflictos y la frustración. Mucho de lo que ve en el cine y la televisión le enseña que la violencia es el modo de resolver los desacuerdos. Su inclinación personal cuando esté molesto puede ser explotar o aislarse. Es posible que no distinga entre lo que es importante y lo que no lo es. Es por esto que necesita de su ayuda para aclarar estos mensajes confusos y hallar modos saludables y constructivos de expresar sus emociones negativas.

Comience por afrontar su propia rabia y descontento de una forma madura, de tal modo que el niño aprenda de su ejemplo. Anímelo a que acuda a usted cuando tenga problemas que no puede resolver por su cuenta y ayúdelo a tratar de entenderlos y solucionarlos. Establezca límites claros que le hagan comprender que la violencia es inaceptable, pero al mismo tiempo hágale saber que es normal sentirse triste, enojado, herido en sus sentimientos o frustrado.

Reconozca los problemas y pida ayuda cuando la necesite. Aunque la paternidad es un gran desafío, puede ser una de las épocas más gratificante y agradable en la vida de una persona. Sin embargo, en ocasiones surgirán problemas que quizás usted no sea capaz de resolver por su cuenta. No hay por qué sentirse culpable ni avergonzado por ese motivo. Las familias sanas aceptan este hecho y enfrentan las dificultades de frente. También están atentas a las señales de alarma y piden ayuda cuando la necesitan.

A veces, es suficiente con el apoyo de un amigo. Si tiene la suerte de que sus padres o familiares vivan cerca, podrá recurrir a su ayuda. De lo contrario, es posible que se sienta aislado a menos que establezca su propia red de apoyo, integrada por vecinos, amigos y otros padres. Para tal fin puede afiliarse a grupos de padres e hijos que se reúnen en centros comunitarios u otro tipo de organizaciones. Los demás padres que asisten a estas reuniones pueden ser una valiosa fuente de consejo y apoyo. Dése la oportunidad de recurrir a ellos cuando lo necesite.

Es posible que en ocasiones requiera de ayuda profesional para afrontar una crisis específica o un problema persistente. Su médico personal y su pediatra son fuentes de apoyo y podrán referirlo a otros profesionales de salud, como consejeros familiares y matrimoniales. No dude en comentar los problemas de su hogar con el pediatra. Si no se resuelven, muchas de estas situaciones pueden llegar a tener un impacto adverso sobre la salud de su familia. Su pediatra debe estar al tanto de esos problemas y desea ayudarle a resolverlos.

Si su hijo tiene necesidades especiales, usted y su familia podrán enfrentar retos particularmente difíciles. Los padres de niños que padecen de discapacidades o enfermedades crónicas a menudo deben enfrentarse y vencer obstáculos diarios con el fin de garantizar que sus hijos tengan acceso a un cuidado óptimo que propicie su bienestar y desarrollo apropiado. En tales situaciones, una de sus metas inmediatas es la de hallar a un pediatra accesible y bien preparado, quien pueda coordinar el tratamiento de su hijo con otros proveedores de salud, así como ayudarle a discernir entre los consejos contradictorios que encontrará a su paso. El término "hogar médico" (medical home) se suele usar para describir una atención accesible, orientada a la familia, continua, integral, bien coordinada, compasiva y acorde con las circunstancias culturales del paciente. Éste es el tipo de sistema médico que merece todo niño, pero en particular aquéllos que tienen necesidades de salud especiales. El crear un "hogar médico" implica establecer una sociedad entre los profesionales de salud, los padres y el personal de los centros de cuidado infantil. Su objetivo debe ser lograr ese tipo de atención médica para poder ayudarle a su hijo a llevar una vida plena y lo más normal y saludable posible.

El viaje con su hijo está a punto de iniciarse. Será una etapa extraordinaria llena de altibajos, con momentos de gran alegría y otros de tristeza o frustración. Los siguientes capítulos ofrecen una serie de conocimientos dirigidos a facilitarle un poco sus responsabilidades como padre y, confiamos también, a hacer que su labor sea mucho más divertida.

PARTE 1

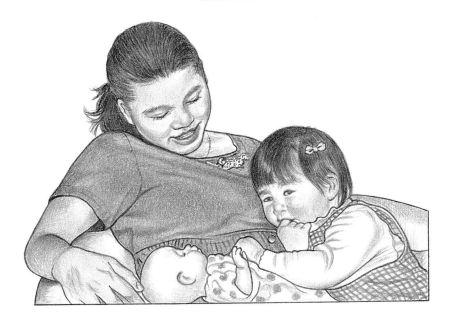

Preparativos para recibir al nuevo bebé

*E*l embarazo es un período de anticipación, emoción, preparativos —y para muchos padres primerizos— de incertidumbre. Usted sueña con un bebé sano, fuerte e inteligente, y desea brindarle lo necesario para que crezca y se desarrolle bien. Quizás también tenga miedos y dudas, sobre todo si se trata de su primer hijo o si ha tenido problemas en éste u otro embarazo. ¿Y si algo marcha mal durante el embarazo? ¿Y si las cosas se complican durante el parto? ¿Y si el ser madre o padre no resulta como lo había soñado? Estos sentimientos y temores son completamente normales. Por fortuna, la mayoría de estas preocupaciones son innecesarias. Nueve meses de embarazo son suficientes para resolver sus dudas, calmar sus temores y prepararse para la crianza.

Parte de estos preparativos deben empezar al enterarse de que está embarazada. La mejor forma de ayudar a su hijo a desarrollarse bien es cuidar de sí misma. Una buena atención médica y una nutrición adecuada beneficiarán directamente la salud de su hijo. Descansar mucho y hacer ejercicio con moderación la ayudarán a superar el estrés físico asociado al embarazo. Consulte con su médico acerca de las vitaminas prenatales y evite fumar o tomar alcohol.

A medida que avanza el embarazo, deberá enfrentarse a una larga lista de decisiones, desde prepararse para el parto hasta decorar la habitación del futuro bebé. Tal vez ya tomó muchas de estas decisiones y habrá pospuesto otras porque su bebé aún no le parece "real". Sin embargo, cuanto más se prepare para la llegada del bebé, más real le parecerá su hijo y más corto se le hará el embarazo.

Llegará un momento en que sienta que toda su vida gira alrededor del bebé que está por nacer. Esta creciente preocupación es sana y completamente normal y —de hecho— la ayudará a prepararse emocionalmente para los retos de la maternidad. Después de todo, ¡usted tendrá que tomar decisiones sobre su hijo al menos por las próximas dos décadas! Éste es el momento ideal para iniciar dicha labor.

He aquí unas cuantas recomendaciones sobre los preparativos más importantes.

Un comienzo sano para su bebé

Prácticamente todo lo que ingiera o inhale durante el embarazo termina por llegar al feto. Este proceso empieza desde la concepción misma. De hecho, el embrión es mucho más vulnerable durante los primeros dos meses, cuando se empiezan a formar las principales estructuras corporales (brazos, piernas, manos, pies, hígado, corazón, genitales, ojos y cerebro). Ciertas sustancias químicas, como las contenidas en el tabaco, el alcohol, las drogas ilícitas o algunas medicinas, pueden interferir en el proceso de formación del embrión, así como en el desarrollo posterior del feto; e incluso podrían provocar malformaciones congénitas.

Tomemos como ejemplo el tabaco. Si usted fuma durante el embarazo, el peso de su hijo al nacer podría ser mucho más bajo de lo esperado. El simple hecho de inhalar el humo de terceros (que la convierte en "fumadora pasiva") podría afectar a su bebé. Aléjese de las zonas de fumadores y evite que fumen cerca suyo. Si fumaba antes de quedar embarazada y aún lo hace, éste es el mejor momento para dejar de fumar definitivamente, no sólo hasta dar a luz. Los niños que crecen en un hogar donde uno de los padres fuma, tienen más infecciones de oído y más problemas respiratorios durante la infancia y la niñez temprana. Sufren de más dolores de garganta, tosen y jadean o presentan sibilancias más a menudo, tardan más en recuperarse de un resfriado y tienen más tendencia a la ronquera. Además, serán más propensos a fumar cuando sean mayores.

De igual manera, el consumo de alcohol genera una gran preocupación. El consumo de bebidas alcohólicas durante el embarazo incrementa el riesgo de una condición conocida como Síndrome Fetal Alcohólico (FAS, por sus siglas en inglés), que ocasiona defectos congénitos y reducción en la inteligencia promedio. El bebé que sufre de este síndrome puede tener defectos cardíacos, deformaciones en las extremidades (por ejemplo, pie zambo —torcidos hacia afuera—), una columna

---

NUESTRA POSICIÓN

El consumo de bebidas alcohólicas durante el embarazo es una de las principales causas prevenibles de defectos congénitos, retardo mental y otros trastornos de desarrollo en recién nacidos. No hay una cantidad de alcohol que sea considerada prudente durante el embarazo. Por tal motivo, la Academia Americana de Pediatría recomienda que toda mujer embarazada o que planea quedar embarazada se abstenga de tomar bebidas alcohólicas de cualquier tipo.

---

vertebral curva, cabeza pequeña, características faciales anormales, menor estatura y bajo peso al nacer. El Síndrome Fetal Alcohólico también es la causa principal del retraso mental en recién nacidos. Asimismo, el consumo de alcohol durante el embarazo aumenta la probabilidad de un aborto espontáneo o de un parto prematuro.

Aunque no se ha determinado con exactitud qué cantidad de alcohol es excesiva para una mujer embarazada, hay evidencia de que cuanto más alcohol se bebe, mayores son los riesgos para el feto. Lo más prudente es *abstenerse* de bebidas alcohólicas durante el embarazo.

También deberá evitar medicinas y vitaminas, a no ser que su médico se las recomiende durante el embarazo. No sólo hablamos de aquellas medicinas recetadas que ya esté tomando, sino de cualquier medicina de venta libre, como aspirina, pastillas para el resfriado o antihistamínicos. Las vitaminas en exceso también pueden ser nocivas. (Se ha comprobado que el consumo excesivo de vitamina A provoca malformaciones congénitas existentes desde el nacimiento). Consulte con su médico antes de tomar cualquier medicina o suplemento vitamínico durante el embarazo, aun cuando digan "natural" en la etiqueta.

También se debe limitar el consumo de cafeína durante esta época. Aunque no se ha demostrado que un consumo mínimo (una taza de café con cafeína al día) tenga efectos adversos, estudios recientes sugieren que el consumo de grandes cantidades de cafeína durante el embarazo puede afectar el crecimiento fetal. La cafeína también se encuentra en varias bebidas gaseosas y alimentos tales como el chocolate. Además hay que considerar que la cafeína tiende a desvelar y causar irritabilidad, lo que le restará descanso y tranquilidad.

Otra de las causas de malformaciones congénitas son las enfermedades contraídas por la madre durante el embarazo. Es importante que tome precauciones contra estas enfermedades que resultan peligrosas:

La rubéola, o *sarampión alemán,* puede provocar retraso mental, malformaciones cardíacas, cataratas y sordera. Por fortuna, hoy en día esta enfermedad se puede prevenir mediante la vacunación, pero *no se ponga la vacuna de la rubéola durante el embarazo.*

N U E S T R A   P O S I C I Ó N

El mensaje de la Academia es claro: no fume durante el embarazo. Muchos estudios indican que si una mujer fuma mientras está embarazada, el peso de su bebé al nacer y el crecimiento del niño durante su primer año de vida pueden reducirse. La gama de efectos incuestionables va desde movimientos respiratorios deprimidos durante la vida fetal, hasta cáncer, trastornos respiratorios y enfermedades cardíacas en años posteriores.

Si usted fuma, deje de hacerlo. Si es incapaz de dejarlo, no fume cuando haya niños cerca (sobre todo en lugares cerrados o dentro del auto). Los hijos de fumadores tienen más infecciones respiratorias, bronquitis, neumonía y una mayor reducción en la función pulmonar que los hijos de no fumadores. La Academia está a favor de las leyes que prohíben fumar en lugares públicos frecuentados por niños. También apoya el veto a la publicidad de tabaco, el uso de etiquetas más estrictas en los paquetes de tabaco que advierten sobre los riesgos de su consumo, así como subir los impuestos a los cigarrillos. Para obtener más información al respecto, visite la página web: www.aap.org.

La mayoría de mujeres adultas son inmunes a la rubéola porque tuvieron la enfermedad durante la niñez o ya han sido vacunadas. Si no está segura de ser inmune, pídale a su médico obstetra que le ordene un análisis de sangre. En el caso poco probable de que el análisis indique que usted no es inmune a la rubéola, haga todo lo posible por evitar el contacto con niños enfermos, sobre todo durante los tres primeros meses de embarazo. Después de dar a luz, es recomendable que se vacune para evitar este tipo de inquietud en el futuro.

La *varicela* es particularmente peligrosa si se contrae justo antes del parto. Si usted no ha tenido está enfermedad, evite a cualquier persona que tenga esta enfermedad o que haya estado expuesta a la misma. En este caso, también es recomendable que reciba la vacuna preventiva antes de quedar embarazada.

La *toxoplasmosis* representa un peligro primordialmente para quienes tienen gatos. Esta enfermedad es provocada por una infección parasitaria bastante común en los gatos, pero también se encuentra en la carne y el pescado crudos. Al defecar, el animal infectado expulsa una forma del parásito en el excremento y toda persona que entre en contacto con el excremento infectado puede contraer la enfermedad.

Si usted tiene gatos, hágales la prueba de la toxoplasmosis antes de quedar embarazada o a la mayor brevedad posible si ya está embarazada. Para reducir las probabilidades de que su gato contraiga la infección, aliméntelo sólo con productos comerciales para gatos, cuyo proceso de elaboración destruye los parásitos. Además, para reducir el riesgo de que usted se contagie, pida que una persona que no esté embarazada se encargue de limpiar el cajón de los excrementos del gato diariamente. (Los parásitos de la toxoplasmosis no pueden infectar a un humano sino hasta que pasen 48 horas desde la excreción). Si usted tiene que encargarse de limpiar el cajón de los excrementos, lávese bien las manos después de hacerlo. Como mencionamos anteriormente, la toxoplasmosis también se halla en la carne o pescado crudos, así que evite comer carne o pescado crudos o a medio cocinar —como el sushi— y lávese las manos cuidadosamente después de tocar o preparar carnes crudas.

Un cuidado prenatal óptimo

Durante el transcurso de su embarazo debe trabajar de cerca con su obstetra para mantenerse lo más saludable posible. Las visitas regulares al médico hasta que nazca su bebé pueden mejorar significativamente la probabilidad de tener un recién nacido saludable. Durante cada visita, se le pesará, le medirán la presión sanguínea y se estimará el tamaño de su útero para evaluar el tamaño del feto en crecimiento.

He aquí algunas áreas que merecen atención durante su embarazo.

Nutrición

Siga el consejo de su médico obstetra en cuanto al uso de vitaminas prenatales. Como dijimos antes, sólo debe tomar suplementos vitamínicos en las dosis recomendadas por su médico. Quizás más que cualquier otra vitamina, cerciórese de tomar un consumo adecuado (generalmente 400 microgramos al día) de ácido fólico, un tipo de vitamina B que puede reducir el riesgo de ciertos defectos de nacimiento, tales como la espina bífida. Su obstetra podría recomendarle una sola vitamina prenatal al día, que contiene no sólo ácido fólico y otras vitaminas, sino también hierro, calcio y otros minerales. Su médico debe estar enterado de cualquier otro suplemento vitamínico que esté tomando, incluyendo hierbas medicinales.

Comiendo por dos

En cuanto a su dieta, trate de programar comidas balanceadas. Cerciórese de que contengan proteínas, carbohidratos, grasas, vitaminas y minerales. Éste no es un buen momento para hacer dietas de moda o bajas en calorías. De hecho, como regla general, usted necesita consumir cerca de 300 calorías más al día que antes de quedar embarazada. Necesitará estas calorías y nutrientes adicionales para que su bebé crezca normalmente.

Ejercicio

La actividad física es tan importante durante el embarazo como en cualquier otro momento de su vida. Hable con su médico acerca de un programa de acondicionamiento físico (incluyendo cualquier video de ejercicios que le llame la atención). Si no está acostumbrada a hacer ejercicio con regularidad, el médico podría sugerirle un régimen moderado de caminatas o natación. No se exceda. Inicie el programa de ejercicios a un ritmo lento; incluso cinco o diez minutos al día son un buen comienzo y le serán beneficiosos. Beba bastante agua mientras hace ejercicio y evite actividades con brincos, saltos o movimientos bruscos.

Exámenes durante el embarazo

Aun cuando su embarazo esté avanzando normalmente, su obstetra podría recomendarle algunos de los siguientes exámenes.

- *Ultrasonido (o ecografía).* Uno de los exámenes más comunes durante el embarazo, permite monitorear el crecimiento del feto y el bienestar de sus órganos internos mediante sonogramas (imágenes formadas por ondas de sonido).

- *Prueba sin estrés.* Permite monitorear la frecuencia cardíaca del feto. En este examen, se coloca un cinturón alrededor del abdomen de la madre para medir la frecuencia cardíaca del feto.

- *Prueba de estrés durante la contracción.* Otro medio de revisar la frecuencia cardíaca del feto, pero esta vez mediante la medición y anotación en respuesta a contracciones leves del útero inducidas durante el examen.

Dependiendo de su salud física y de su historial personal y familiar, podrían recomendarle también otros exámenes. Por ejemplo, particularmente para las mujeres que tienen un historial familiar de problemas genéticos o que son mayores de 35 años, el obstetra podría recomendar exámenes que detecten trastornos genéticos. Los exámenes más comunes de este tipo son la *amniocentesis* y la *muestra de las vellosidades coriónicas.*

La elección del pediatra

Todo pediatra tiene el compromiso de ayudar a los padres a criar hijos sanos con la mayor facilidad, comodidad, satisfacción y éxito posibles. Sin embargo, cada médico tiene su propio enfoque, por lo que sería bueno entrevistar a varios pediatras antes de elegir al que se ajuste más a las preferencias y necesidades particulares de su familia. Realice las entrevistas antes de que nazca el niño, de tal modo que el pediatra que elija pueda ser el primero en examinarlo.

He aquí algunas consideraciones que le pueden ayudar a tomar la decisión.

La preparación de un pediatra

Los pediatras son graduados en medicina que, aparte de los cuatro años de carrera, han hecho tres años de residencia para formarse en la especialidad de pediatría. Durante su proceso de formación y bajo condiciones supervisadas, el futuro pediatra adquiere los conocimientos y habilidades necesarios para tratar una amplia gama de trastornos, desde las condiciones de la niñez más leves hasta las enfermedades más graves.

Al completar su residencia, el pediatra es elegible para tomar un examen escrito impartido por la Junta Americana de Pediatría. Una vez que pase este examen, se le otorga un certificado que probablemente colgará en la pared de su consultorio. Si usted ve las iniciales "FAAP" después del nombre del pediatra, significa que pasó el examen de la Junta y ya es considerado *fellow* (miembro) de la Academia Americana de Pediatría. Sólo los pediatras certificados pueden agregar la designación "FAAP" después de su nombre, lo que significa que han alcanzado el estatus más alto como miembros de esta organización profesional.

Después de los años de residencia, algunos pediatras prefieren formarse durante tres años más en una subespecialidad, como por ejemplo, la neonatología (atención de recién nacidos prematuros o enfermos) o la cardiología pediátrica (diagnóstico y tratamiento de problemas cardíacos en niños). Estos pediatras con subespecialidad por lo común son consultados por los pediatras generales para atender a pacientes con problemas especiales o poco frecuentes. Si su bebé necesita un subespecialista pediátrico, el pediatra le ayudará a encontrar el más adecuado para su caso concreto.

Cómo encontrar un pediatra para su hijo

La mejor forma de empezar a buscar un pediatra es pidiendo referencias a algunos de sus amigos que tienen hijos, pues ellos probablemente conocen su estilo personal y sus necesidades. También podría pedirle consejo a su obstetra, quien debe conocer pediatras de la localidad competentes y respetables dentro de la comunidad médica. Si vive en un vecindario nuevo, podría ponerse en contacto con un hospital cercano, escuela de medicina o la sociedad médica del condado para solicitar una lista de pediatras de la localidad. Si usted pertenece a un plan de salud de cuidado coordinado ("Managed Care Plan"), vea la sección "Planes de cuidado coordinado: Cómo obtener un buen cuidado para su hijo" en las páginas 14–15.)

Cuando tenga varios nombres de pediatras, pida una entrevista personal con cada uno de ellos durante los últimos meses de su embarazo. La mayoría de los pediatras ofrecen este tipo de entrevista preliminar en medio de su apretada agenda. Antes de reunirse con el pediatra, el personal de su consultorio debe estar en capacidad de contestar algunas de sus preguntas más básicas:

- ¿Acepta el pediatra nuevos pacientes que están cubiertos por mi seguro o plan de cuidado coordinado?

- ¿Cuál es el horario de oficina o consultas?

- ¿Cuál es el mejor momento para llamar si tengo preguntas de rutina?

- ¿Cómo tramita el consultorio las facturas y los reclamos a seguros? ¿Se debe pagar al momento de la consulta?

Si es posible, conviene que los dos padres estén presentes durante la entrevista con el pediatra para tener la seguridad de que ambos coinciden con las prácticas y la filosofía del pediatra acerca de la crianza. No tenga temor ni vergüenza de hacer preguntas. He aquí algunas sugerencias para empezar:

- *¿En qué momento después del parto verá el pediatra al bebé?*
La mayoría de los hospitales piden el nombre del pediatra que va a atender al bebé cuando la madre ingresa para dar a luz. La enfermera de parto llamará a ese pediatra o a su asistente en cuanto nazca el niño. Si usted tiene complicaciones durante el embarazo o el parto, el pediatra debe examinar al bebé al nacer. De lo contrario, el examen puede hacerse durante las primeras 24 horas de vida del bebé. Pregunte al pediatra si puede estar presente durante el examen inicial. Así tendrá la oportunidad de aprender más sobre su hijo y obtener respuestas a cualquier pregunta.

- *¿Cuándo será el próximo examen del bebé?*
Los pediatras suelen examinar a los recién nacidos y hablar con los padres antes de que sean dados de alta. De este modo el médico identifica cualquier problema que pueda haber surgido y le da a usted la oportunidad de hacer las preguntas que se le hayan ocurrido durante su estadía en el hospital, antes de llevarse el bebé a casa. Su pediatra también le indicará cuándo será la primera visita en el consultorio, y cómo pueden ubicarlo en caso de que surja algún problema médico antes de esa fecha.

- *¿Durante qué horario está el médico disponible por teléfono o Internet?*
Muchos pediatras reservan un período de tiempo específico durante el día para recibir las llamadas telefónicas de los padres. Si otros miembros del personal responden rutinariamente a estas llamadas, averigüe cuál es la preparación de estas personas. Así mismo, pídale al pediatra que le dé algunas direcciones sobre qué tipo de preguntas pueden resolverse por teléfono y cuáles requieren llevar al niño a la consulta. Algunos pediatras prefieren comunicarse vía Internet. Aunque este medio puede traer inquietudes en cuanto a la seguridad de la información, en general puede incentivar su relación con el médico.

- *¿Qué hospital recomienda el médico?*
Pregunte al pediatra a dónde deberá acudir en caso de que su bebé se lesione o tenga una enfermedad seria. Si se trata de un hospital universitario, con internos y residentes, averigüe quién se haría cargo de su hijo si fuera necesario ingresarlo.

- *¿Qué ocurrirá en caso de una emergencia?*

Averigüe si el pediatra atiende las llamadas de emergencia por la noche. En caso negativo, ¿quién cumplirá esa función? Pregúntele también si atiende a los pacientes fuera del horario de consulta o si usted tendría que llevar al niño a una sala de emergencia o centro de urgencias. Siempre que sea posible es más conveniente y efectivo acudir al consultorio del pediatra, pues en un hospital suele haber mucho papeleo y largas esperas. Sin embargo, los problemas médicos graves, por lo común, reciben un mejor tratamiento en los centros hospitalarios, ya que cuentan con la infraestructura necesaria y el personal disponible a toda hora.

- *¿Quién reemplazará al pediatra cuando éste no pueda atenderle?*

Si su pediatra forma parte de un grupo médico, es conveniente que usted conozca a sus colegas, puesto que es probable que ellos lo reemplacen y lleguen a encargarse de su hijo. Si el pediatra ejerce por su cuenta, probablemente habrá hecho algún arreglo con otros médicos de la comunidad. Generalmente, el contestador automático la remitirá al médico de turno, pero de todos modos es prudente pedirle a su pediatra los nombres y teléfonos de los colegas que lo cubrirán, en caso de que se le dificulte ponerse en contacto con su propio médico.

Si su bebé es atendido por otro médico durante la noche o el fin de semana, usted deberá llamar a su propio pediatra a la mañana siguiente (o a primera hora del lunes luego del fin de semana). Es probable que su pediatra ya esté informado de lo ocurrido, pero su llamada podrá ponerlo al tanto de cómo van las cosas y darle a usted la garantía de que se está haciendo lo adecuado.

- *¿Con qué frecuencia verá el pediatra a su hijo para examinarlo y vacunarlo?*

Su bebé debe ser sometido a un examen médico dentro de las primeras 24 horas de vida (además de un chequeo de seguimiento antes de que usted y el niño sean dados de alta del hospital). La Academia Americana de Pediatría recomienda otros chequeos cuando el niño tenga un mes y luego a los dos, cuatro, seis, nueve, doce, quince, dieciocho y veinticuatro meses de vida y, a partir de ahí, anualmente. Si su pediatra tiene un programa de visitas distinto, comente con él las diferencias. El itinerario de vacunaciones recomendado por la Academia Americana de Pediatría figura en las páginas 80–81.

- *¿Cuáles son sus honorarios?*

Su pediatra debe tener tarifas regulares para las visitas en el hospital o consultorio, así como para las visitas fuera del horario habitual de trabajo y a domicilio (en el caso de que cuente con este servicio). Averigüe si las tarifas de las visitas rutinarias incluyen el precio de las vacunas. Entérese bien de cuánto cubre su seguro antes de que necesite los servicios médicos.

Después de la entrevista, debe preguntarse si se siente a gusto con la filosofía, las políticas y el estilo de ejercer del pediatra. Debe sentir que es una persona en la que puede confiar y que responderá amablemente a todas sus dudas e inquietudes. También debe sentirse a gusto con el resto del personal y con el ambiente del consultorio.

Cuando nazca su bebé podrá probar si eligió bien a su pediatra al ver cómo atiende a su hijo y cómo responde a las dudas y preocupaciones que usted tenga. Si no está satisfecha con algún aspecto del tratamiento que usted o su bebé están recibiendo, exponga el problema directamente al pediatra. Si su respuesta no le convence o si el problema simplemente no se resuelve, no dude en cambiar de pediatra.

Asuntos que debe comentar con su pediatra

Una vez que encuentre un pediatra con el que se sienta a gusto, deje que le ayude a planificar los cuidados básicos y la alimentación de su bebé. Hay ciertas decisiones y preparativos que deben hacerse antes del nacimiento de la criatura. Su pediatra puede aconsejarle sobre los siguientes aspectos.

¿Cuándo debe el bebé salir del hospital?

Cada madre y cada bebé deben ser evaluados individualmente para determinar el mejor momento de darlos de alta. Esta decisión debe tomarla el pediatra del bebé y no la compañía de seguros.

¿Se debe circuncidar al bebé?

Si tuvo un varoncito, tendrá que decidir si quiere que le hagan la circuncisión o no. A menos que tengan la seguridad de que van a tener una niña, conviene tomar esta decisión con anticipación para no tener que debatir este asunto en medio de la fatiga y la emoción que siguen al parto.

La circuncisión se ha practicado como rito religioso durante miles de años. En los Estados Unidos se le practica la circuncisión a la mayoría de los niños, pero generalmente se hace por motivos más sociales que religiosos. Se hace porque "se la han hecho a todos los hombres de la familia", o porque no quieren que el niño se sienta "diferente" al padre.

Actualmente existe cierta controversia sobre si la circuncisión es recomendable desde el punto de vista médico. La información publicada recientemente sugiere que esta operación se asocia a beneficios médicos potenciales. Estudios recientes han permitido concluir que los bebés de sexo masculino que son circuncidados podrían ser menos propensos a las infecciones urinarias que los que no son operados. Asimismo, tienen un menor riesgo de desarrollar cáncer del pene. Hacen falta más estudios para confirmar este hallazgo.

Desde hace tiempo se sabe que el cáncer de pene, una condición muy rara, se da casi exclusivamente en hombres no circuncidados. Nuevos informes sugieren que el cáncer del cuello uterino es más frecuente en las mujeres cuyas parejas no fueron

Circuncisión

Al nacer, la mayoría de los varones tienen un pedazo de piel que cubre, a veces parcialmente, el extremo del pene. La circuncisión consiste en cortar parte de esta piel terminal para que la punta del pene (glande) y la abertura de la uretra, por donde orina el bebé, estén en contacto con el aire. Este procedimiento se practica de forma rutinaria en algunos hospitales pocos días después del nacimiento. Si la practica un médico con experiencia, se trata de una operación muy sencilla que sólo tarda unos minutos. (En caso de haber complicaciones éstas son mínimas, tales como dolor o moretones.) Después de consultárselo, su médico le pondrá anestesia local al bebé para reducir el dolor que experimente durante el procedimiento. El médico deberá informarle con anticipación qué tipo de anestesia recomienda.

circuncidados. Hasta la fecha, estos estudios no son concluyentes, como tampoco lo son algunos estudios recientes que relacionan la circuncisión con enfermedades de transmisión sexual.

De cualquier manera, esta intervención tiene ciertos riesgos, tales como hemorragias e infecciones. Aunque hay evidencia clara de que los bebés sienten dolor durante el procedimiento, existen métodos seguros y efectivos para reducir el dolor, como la crema anestésica EMLA, el bloqueo de los nervios dorsales del pene y el bloqueo del aro subcutáneo. Si el niño es prematuro, nace con alguna enfermedad o tiene malformaciones congénitas o problemas sanguíneos, no debe ser circuncidado de inmediato. Esta intervención sólo debe practicarse en bebés sanos y estables.

NUESTRA POSICIÓN

La Academia Americana de Pediatría considera que la circuncisión tiene beneficios médicos potenciales y ventajas, así como ciertos riesgos y desventajas. La evidencia científica hasta la fecha no es suficiente como para recomendar la circuncisión de manera rutinaria. Puesto que el procedimiento no es esencial para el bienestar del niño en ese momento, recomendamos que la decisión de practicar o no esta operación la tomen los padres del bebé en consulta con el pediatra, tomando en cuenta lo que resulta mejor para el niño en términos médicos, religiosos, culturales y étnicos. El pediatra deberá comentar con los padres los beneficios y riesgos que implica este procedimiento y los tipos de analgesia que hay a la mano para tal fin.

Planes de salud de cuidado coordinado: Cómo obtener un buen cuidado para su hijo

Muchos estadounidenses reciben actualmente su cuidado médico mediante planes de cuidado coordinado. Estos planes, que suelen ofrecer los patrones y los programas estatales de Medicaid, brindan servicios a través de organizaciones promotoras de salud (HMO, por sus siglas en inglés) o mediante organizaciones de proveedores preferenciales (PPO, por sus siglas en inglés). Dichos planes tienen su propia red de pediatras y otros médicos, y si usted o su patrón cambia de un plan de cuidado coordinado a otro, podría encontrarse con que el pediatra que le ha atendido y al que se ha acostumbrado, no es parte de la nueva red. Una vez que encuentre un pediatra con quien se sienta a gusto, pregunte a qué plan pertenece y averigüe si puede cambiarse de un plan HMO o PPO a otro.

Los planes de cuidado coordinado buscan reducir sus costos al pedir a los médicos que controlen el acceso de los pacientes a ciertos servicios de salud. Su pediatra podría actuar como un "portero" que debe dar su aprobación antes de que su hijo sea visto por un subespecialista o cirujano pediátrico. Sin dicha aprobación, usted tendrá que pagar parte o la totalidad de esos gastos de su propio bolsillo.

Para ayudarle a disponer efectivamente de su plan de cuidado coordinado, he aquí algunos puntos que debe tener en cuenta:

- Para determinar qué cuidados están incluidos en su plan de cuidado coordinado, lea con atención los documentos suministrados por dicho plan (a menudo denominados certificados de cobertura). Si tiene preguntas, hable con un representante del plan o con el administrador de beneficios de su compañía. Todos los planes establecen límites a ciertos servicios (por ejemplo, cuidado de salud mental y atención a domicilio), así que averigüe qué está cubierto y qué no.

- Cuando usted pertenece a un plan de cuidado coordinado, las visitas primarias y preventivas suelen estar cubiertas, incluyendo el seguimiento del niño sano, tratamiento de enfermedades o lesiones y vacunas. En muchos planes, usted tiene que pagar una porción de los servicios de cuidado primario que su familia recibe —por lo general entre 5 y 20 dólares— llamado copago, por cada visita al médico.

- Una vez que elija a un pediatra, lo ideal es seguir usando sus servicios. Pero si siente la necesidad de cambiar de pediatra, todos los planes le permiten elegir otro médico entre aquellos que son parte de la red. El administrador del plan puede darle información sobre cómo hacer este cambio; algunos planes le permiten cambiar sólo durante cierta temporada específica llamada período de inscripción abierta.

- Si siente que su hijo necesita ver a un subespecialista pediátrico, consulte con su pediatra para hallar uno que sea parte de su plan, y obtenga la aprobación necesaria para programar una cita con el mismo. Revise el plan de contrato para averiguar si su aseguradora paga al menos una porción de dichos costos. Asimismo, si su hijo necesita atención hospitalaria, siga las recomendaciones de su pediatra al seleccionar un hospital que sea parte de su plan de salud y que se especialice en la atención infantil. (Casi todos los procedimientos hospitalarios y cirugías requieren aprobación previa.)

- Averigüe con anticipación qué servicios de emergencia están cubiertos, puesto que no siempre tendrá tiempo de comunicarse con su pediatra cuando necesite hacer uso de éstos. La mayoría de los planes de salud administrados cubren atención de emergencia en casos de verdadera urgencia, así que en una situación de vida o muerte acuda de inmediato al hospital más cercano. En general, el cuidado de seguimiento (por ejemplo quitar los puntos de una herida) debe hacerse en el consultorio del pediatra.

- Para presentar una queja —por ejemplo si le niegan la cobertura de ciertos procedimientos— comience por manifestarle su inquietud al pediatra. Si éste es incapaz de resolver el problema, comuníquese con el representante de servicios de su plan de salud o con el administrador de beneficios de su compañía para saber cómo debe presentar la queja. Si la queja se le ha negado, por lo general tiene de 15 a 30 días para presentar una apelación, y deberá recibir una decisión sobre la misma en un lapso de 30 a 90 días de presentada la solicitud. Si aún está descontento, puede buscar ayuda en la oficina de su comisionado estatal de seguros o tomar acción legal.

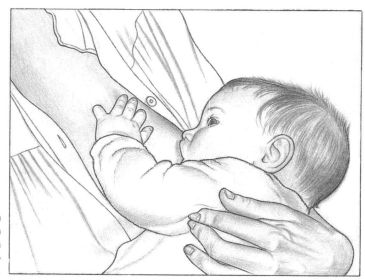

La Academia Americana de Pediatría recomienda la lactancia materna como la mejor forma de alimentar a un lactante.

¿Debo darle el pecho o el biberón?

Antes de que su hijo nazca, deberá decidir si va a darle el pecho o el biberón. La Academia Americana de Pediatría aboga por la lactancia materna como la forma óptima de alimentación infantil. Aunque la leche de fórmula no es idéntica a la leche materna, de hecho suministra una nutrición apropiada. Ambos enfoques son seguros y saludables para su bebé, y cada uno tiene sus ventajas.

Los beneficios más obvios de la lactancia materna son la comodidad y el costo. Pero también existen beneficios médicos. La lactancia materna le proporciona a su bebé los anticuerpos naturales que le ayudarán a resistir ciertos tipos de infecciones en los oídos, los pulmones o los intestinos. Los bebés amamantados también tienen menos probabilidades de sufrir de las alergias que ocasionalmente padecen los bebés alimentados con fórmulas hechas con leche de vaca.

Las madres que amamantan a sus hijos experimentan una inmensa gratificación emocional. Cuando le baja la leche a la madre y la lactancia se normaliza, tanto ella como el lactante experimentan una profunda sensación de proximidad y bienestar, un vínculo que se mantendrá durante toda la infancia. El primer par de semanas puede ser un reto para algunas madres, pero la mayoría de los pediatras pueden aconsejarla o referirla a una consultora certificada en lactancia para que la ayude en caso necesario.

Si usted no puede darle el pecho a su hijo por razones médicas o prefiere no hacerlo, puede conseguir la misma sensación de proximidad dándole el biberón. Al abrazarlo, arrullarlo, acariciarlo y mirarlo a los ojos, conseguirá que el momento de alimentarlo sea placentero para ambos, independientemente de cuál sea la procedencia de la leche.

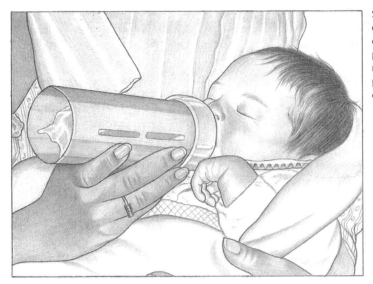

Si usted no puede darle el pecho a su hijo o prefiere no hacerlo, puede conseguir la misma sensación de proximidad dándole el biberón.

Antes de tomar una decisión al respecto, lea el Capítulo 4 (páginas 87–132), para entender plenamente las ventajas y desventajas de la lactancia natural y de la lactancia con biberón y conocer todas las opciones posibles.

¿Debo guardar la sangre del cordón umbilical de mi recién nacido?

Recientemente se ha usado de manera exitosa la sangre del cordón umbilical para el tratamiento del cáncer y algunos trastornos genéticos y sanguíneos en los niños. Algunos padres están tomando la opción de almacenar la sangre del cordón umbilical de su bebé para un posible uso futuro. Sin embargo, no hay estimados fidedignos sobre la probabilidad de que un niño llegue a necesitar algún día sus propias células almacenadas, con estimados que oscilan entre uno en 1,000 y uno en 200,000. Como resultado, la Academia Americana de Pediatría considera que el almacenamiento privado de sangre del cordón umbilical como un "seguro biológico", no es recomendable al momento. No obstante, el almacenamiento debe considerarse si algún miembro de la familia tiene la necesidad actual o potencial de ser sometido a un transplante de células troncales (debido a enfermedades tales como leucemia o a un trastorno sanguíneo severo llamado hemoglobinopatía). Éste sin duda es un asunto que debe comentar con su obstetra y/o pediatra *antes* de que nazca su bebé, no durante el momento del parto cuando las emociones son tan intensas.

Preparando la casa y la familia
para la llegada del bebé

Eligiendo la ropita del bebé

Cuando se aproxime su fecha prevista de parto, deberá adquirir el ajuar del bebé, esto es, los elementos básicos de su vestuario y los accesorios que necesita un recién nacido durante las primeras semanas de vida. Para empezar, sugerimos la siguiente lista:

3 ó 4 pijamas (con pies)
6 a 8 camisetas de algodón
3 mantas —saquito o arrullos para recién nacidos
2 suéteres
2 gorritos
4 pares de calcetines o botines
4 a 6 frazadas o cobijas
1 juego de ropa para el baño y toallas (busque toallas que tengan capucha)
3 a 4 docenas de pañales para recién nacido
3 a 4 camisetas que se cierren con broches de presión

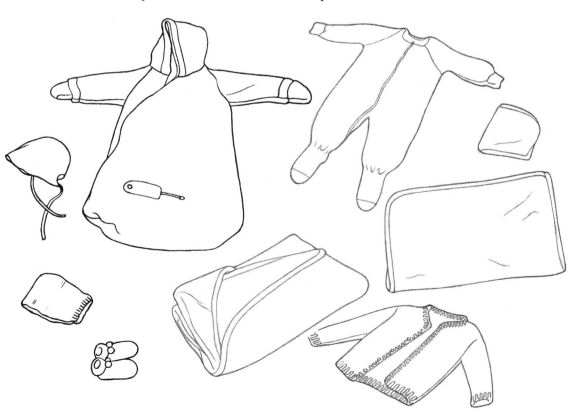

Aviso de seguridad: el moisés

Durante las primeras semanas de vida del niño, muchos padres prefieren utilizar un moisés por ser portátil, permitiendo que el bebé duerma en las noches en la habitación de ellos. Tenga en cuenta que los bebés crecen muy deprisa, por lo que un moisés del tamaño adecuado para un niño de pocas semanas, puede quedarle pequeño cuando cumpla dos meses. 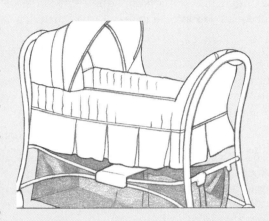 Para darle un uso más seguro y prolongado a la primera cama de su hijo, tenga en cuenta los siguientes aspectos antes de efectuar la compra:

1. El fondo del moisés debe estar bien sujeto para que no se desplome.

2. Debe tener una base amplia y ser muy estable para que no se ladee aunque alguien se tropiece con el mismo. Si tiene patas plegables, asegúrese de que al enderezarlas queden bien fijas antes de colocar al bebé. Cuando su hijo tenga aproximadamente un mes o cuando pese diez libras (4.5 kg) se recomienda cambiarlo a una cuna.

Si usted ya ha tenido otro hijo, podrá aprovechar la mayor parte del ajuar del primer bebé. Si éste es su primer niño, probablemente sus familiares o amigos le regalarán muchos de estos artículos. A continuación hay algunas recomendaciones para ayudarle a elegir el resto de los artículos que necesitará.

- Compre tallas grandes. A menos que su hijo nazca prematuro o sea muy pequeño, probablemente la talla de "recién nacido" le quedará pequeña en pocos días, ¡si es que le sirve al principio! Hasta las prendas para niños de tres meses le pueden quedar pequeñas en cuestión de un mes. Necesitará un par de prendas algo más pequeñas para vestir al niño durante los primeros días, pero en lo que se refiere al resto del vestuario, es mejor comprar tallas grandes. Al niño no le importará llevar prendas un poco holgadas durante unos cuantos días.

- Para evitar que la ropa del bebé se prenda fuego accidentalmente causándole lesiones, debe ponerle prendas de dormir no flamables. Revise las etiquetas. Estas prendas deben lavarse con detergentes para ropa, ya que el jabón tiende a anular las propiedades que retardan el fuego. Fíjese en las etiquetas de las prendas y la información sobre el producto a la hora de elegir el detergente.

- Cerciórese de que el cierre de la entrepierna se abra y se cierre fácilmente con el fin de cambiarle los pañales cómodamente.

- Evite cualquier prenda que le apriete el cuello, los brazos o las piernas del bebé o que tenga cintas o cordones. Estas prendas no sólo pueden ser peligrosas sino que también resultan muy incómodas.

- Lea las instrucciones para lavar las prendas del bebé. La ropa de un niño de cualquier edad debe ser fácil de lavar y apenas requerir planchado.

- *No le ponga* zapatos a un recién nacido. No los necesitará sino hasta que empiece a andar. Si se los pone antes, podría interferir con el proceso de crecimiento de sus pies. Ocurre lo mismo con los calcetines y los pijamas con pies demasiado pequeños que se le dejan por más tiempo de la cuenta.

Mobiliario y accesorios del bebé

Si entra a una tienda de artículos para bebés, probablemente se impresionará de la cantidad de productos que hay para la venta. Aunque tentadores, sólo unos cuantos de estos artículos son imprescindibles. La gran mayoría no son necesarios e incluso, algunos ni siquiera son útiles. Para ayudarle a elegir entre todas las opciones, le presentamos una lista de artículos que debe tener a la mano para cuando nazca su bebé.

- Una cuna que cumpla con todos los requisitos de seguridad (vea *Aviso de seguridad: Cunas,* página 22). Las cunas que se fabrican hoy en día deben ajustarse a estos requisitos, pero, si piensa utilizar una de segunda mano, compruebe si los cumple o no y si no han sido llamadas a devolución. A menos que le sobre el dinero, no es necesario adquirir un moisés ya que seguramente éste no tardará en quedarle pequeño al bebé.

- Un colchón para la cuna que sea firme y que esté forrado de un material fácil de lavar. Si el forro del colchón es de plástico o de cualquier otro material no absorbente, coloque una cubierta acolchada lo suficientemente gruesa para que el cuerpo del bebé no esté directamente en contacto con la humedad provocada por su propio sudor, babeo o regurgitación. El colchón debe quedar bien ajustado para evitar el riesgo de que el bebé quede atrapado entre el colchón y la cuna.

- El interior de la cuna debe estar rodeado por protectores acolchados para evitar que el bebé se golpee la cabeza contra los barrotes. Cerciórese de que los protectores estén bien atados a la barandilla de la cuna utilizando todos los cordeles. Los protectores deberán retirarse cuando el bebé empiece a ponerse de pie porque podría usarlos para treparse y saltar de la cuna. Es muy peligroso colocar almohadas en la cuna de un recién nacido y además, no es necesario.

- Ropa para la cuna, incluyendo un forro de franela impermeable para el colchón (que es más fresco y mucho más agradable que los de plástico o goma) y dos sábanas a la medida. Nunca utilice almohadones de tela fina rellenos de bolitas de espuma plástica. Estos almohadones han sido prohibidos por la U.S. Consumer Product Safety Commission (Comisión de seguridad sobre productos de consumo de los Estados Unidos) porque han estado implicados en 36 casos de asfixia en infantes. Retire todas las almohadas, cobertores, frazadas de piel de oveja y otros artículos mullidos. Recuerde que la posición más segura para acostar al bebé a dormir es boca arriba (vea *Posición para dormir,* página 49).

- Un cambiador que satisfaga todos los requisitos de seguridad (vea *Cambiadores,* página 464). Para evitar posibles caídas, es recomendable colocar el cambiador sobre una alfombra o colchoneta y apoyarlo contra la pared, nunca contra una ventana. Instale estantes o repisas para que los pañales, ganchos y todo lo necesario para cambiar al bebé estén a la mano pero fuera del alcance del niño. Así no tendrá que alejarse ni un segundo para ir a buscar algo.

- Un cubo o balde para pañales con desodorante. Manténgalo herméticamente cerrado. Si piensa lavar sus propios pañales, necesitará un segundo cubo para separar los pañales que sólo estén mojados de los que estén sucios. Si usa un servicio de recogido y lavado de pañales, éste le suministrará los cubos. Los servicios de pañales suelen ofrecer una línea completa de suministros que hacen que los pañales de tela sean tan convenientes como los pañales desechables. Busque estos servicios en su área antes de la llegada del bebé.

- Una bañerita de plástico lo suficientemente grande para bañar al bebé. Como alternativa a la bañerita, puede utilizar el fregadero de la cocina para bañar al recién nacido, siempre y cuando los grifos lo permitan al girarlos hacia afuera y el lavaplatos no esté prendido. (El agua del lavaplatos podría caer en el fregadero provocándole quemaduras al bebé.) Pasado el primer mes, es más seguro utilizar una tina aparte, porque el niño podría alcanzar y abrir el grifo del fregadero. Cerciórese siempre de que el lugar donde va a bañar al bebé esté muy limpio. Es recomendable colocar el termostato del calentador de agua en la posición más fría. El agua saldrá lo suficientemente caliente para sus necesidades domésticas (120 °Fahrenheit [48.9 °centígrados]), pero suficientemente fría como para reducir posibles lesiones por quemaduras.

Aviso de seguridad: Cunas

Mientras esté acostado en la cuna, su bebé permanecerá a solas la mayor parte del tiempo, por lo que debe estar en un entorno lo más seguro posible. Las caídas son las lesiones más habituales, a pesar de que son las más fáciles de prevenir. Existen más probabilidades de que un niño se caiga de la cuna cuando el colchón se coloca demasiado alto o cuando la barandilla lateral esté baja.

Si utiliza una cuna nueva o fabricada a partir de 1985, ésta cumplirá con los requisitos de seguridad exigidos. Si piensa utilizar una cuna más antigua, verifique si cumple con los criterios que figuran a continuación.

- La separación entre los barrotes de la cuna no deberá superar las $2\frac{3}{8}$ pulgadas (6 cm.), para que al bebé no le quede la cabeza atrapada.

- No debe haber ningún hueco en la cabecera ni en los pies de la cuna, para que el bebé no pueda meter la cabeza.

- Si la cuna tiene salientes puntiagudos en las esquinas, desatorníllelos o córtelos. Si la ropa del bebé llegara a engancharse en los salientes, el bebé podría estrangularse.

Muchas cunas antiguas se pintaron con pinturas que tenían plomo. Si un bebé mordisquea la barandilla de una cuna pintada con este tipo de productos (algo bastante habitual), podría intoxicarse. Como medida de precaución, lije y elimine la pintura vieja y vuelva a pintar la cuna utilizando barniz de alta calidad. Deje que la cuna se seque en una habitación bien ventilada. Luego, coloque tiras de plástico (de venta en la mayoría de tiendas de artículos para bebés) sobre la parte superior de la barandilla.

Para evitar otros peligros relacionados con la cuna, siga estas indicaciones:

1. Si compra un colchón nuevo, retire y destruya todas las envolturas de plástico del embalaje, pues un niño puede asfixiarse con ellas. Si cubre el colchón con un forro grueso de plástico, cerciórese de que se ajusta bien. Los forros con cremallera son los más recomendables.

2. Tan pronto como su bebé aprenda a sentarse, baje el colchón de la cuna a un nivel en el que no pueda caerse al apoyarse o asomarse por la barandilla o al intentar impulsarse hacia fuera. Cuando aprenda a ponerse de pie, coloque el colchón en la posición más baja posible. Las caídas más comunes ocurren cuando un bebé intenta saltar fuera de la cuna; por lo tanto, cambie a su hijo a otra cama cuando mida 35 pulgadas (88.9 cms) o cuando la altura de la barandilla de la cuna esté al nivel o por debajo de su ombligo mientras está de pie.

3. Cuando la barandilla lateral de la cuna esté completamente bajada, debería quedar, como mínimo, 4 pulgadas (10.16 cm.) por encima del colchón, incluso si el mismo está colocado en la posición más alta. Cerciórese de que el soporte que mantiene la barandilla subida esté bien fijo para que el niño no pueda bajarlo de forma incidental. Cuando su bebé esté en la cuna, tenga siempre la barandilla subida.

4. El colchón debe ajustarse bien a la base de la cuna para que el bebé no pueda caerse en el hueco que queda entre aquél y el lateral de la cuna. Si usted puede introducir más de dos dedos entre el colchón y los laterales de la cuna, cambie el colchón por otro que se ajuste mejor.

5. Revise la cuna periódicamente para verificar que no haya bordes cortantes o abrasivos en las partes metálicas, ni roturas o astillas en las de madera. Si ve marcas de dientes en la barandilla, cubra la madera con tiras de plástico (de venta en la mayoría de las tiendas de artículos para bebés).

6. Mientras su hijo sea un infante, utilice protectores que rodeen el interior de la cuna. Cerciórese de que rodeen la cuna por completo y estén bien atados, con un mínimo de 6 cordeles o correas, para que no se caigan. Para evitar posibles estrangulamientos, no utilice correas de más de 6 pulgadas (15.24 cm.) de largo.

7. En cuanto su bebé aprenda a ponerse de pie, retire los protectores porque el bebé podría usarlos como escalones para saltar fuera de la cuna.

8. Si cuelga un móvil encima de la cuna del bebé, cerciórese de que queda bien fijo a las barandas laterales. Cuélguelo suficientemente alto para que su hijo no pueda tirar del mismo y retírelo de la cuna tan pronto como el bebé empiece a sentarse o cuando cumpla cinco meses.

9. Retire de la cuna los juguetes para hacer gimnasia en cuanto el bebé aprenda a ponerse a gatas. Aunque están diseñados para fomentar la capacidad de agarrar y tirar, los bebés pueden hacerse daño al enredarse y caer encima de ellos.

10. Para prevenir las caídas más graves, no coloque la cuna —ni cualquier otra cama infantil— al lado de una ventana. No cuelgue cuadros ni repisas por encima de la cama del niño puesto que representan un peligro en caso de un terremoto.

Todo lo que hay en la habitación del bebé debe mantenerse limpio y sin polvo. (Para más información sobre este tipo de precauciones, vea el Capítulo 14). Todas las superficies, incluyendo las ventanas y el suelo, deben ser lavables. Lo mismo debe ocurrir con los juguetes que estén en la habitación. Aunque los peluches se ven lindos al lado de un recién nacido (parecen ser el regalo favorito de los amigos), tienden a atraer el polvo y pueden contribuir a la congestión de nariz. Puesto que el bebé no empezará a jugar activamente con ellos sino hasta que tenga varios meses, lo mejor es guardarlos hasta que pueda sacarles mejor partido.

Si el aire de la habitación del bebé está demasiado seco, es posible que su pediatra le recomiende utilizar un humidificador en frío. El mismo también le podría ayudar a despejar la nariz del bebé cuando esté resfriado. Si utiliza un humidificador, lávelo con frecuencia siguiendo las instrucciones y vacíelo cuando no esté en uso. De lo contrario, podrían crecer bacterias y hongos en el agua estancada. Los vaporizadores no son recomendables debido al riesgo de provocar quemaduras.

Un objeto que hará las delicias de su bebé es un móvil. Busque uno de colores brillantes y formas variadas (el primer color que notan los bebés es el rojo). Algunos tienen música placentera. A la hora de comprar un móvil, mírelo desde abajo, para saber qué aspecto tiene desde el punto de vista de un bebé. Evite los modelos que resultan atractivos sólo vistos desde arriba o de costado, ya que se diseñaron pensando más en los adultos que en los bebés. No se olvide de quitar el móvil de la cuna cuando su hijo cumpla cinco meses o en cuanto aprenda a sentarse, pues a partir de ahí podrá agarrarlo y tirar de él, con el riesgo de lastimarse.

Una mecedora, una caja de música y un tocadiscos o una casetera son otros elementos recomendables para la habitación de un bebé. El movimiento oscilante de la mecedora producirá en su bebé un efecto calmante mientras lo carga. Escuchar música suave cuando usted no esté cerca le ayudará a tranquilizarse y a conciliar el sueño.

Es conveniente que las luces de la habitación del recién nacido sean tenues y dejar una lamparita encendida para poder darle un vistazo al bebé en medio de la oscuridad. A medida que el niño crezca, esta lamparita le ayudará a sentirse más seguro cuando se despierte por la noche. Compruebe que todas las luces e interruptores están fuera del alcance del bebé.

Preparando a los hermanitos para la llegada del nuevo bebé

Si usted ya tiene otro hijo, debe planear con cuidado cómo y cuándo le va a dar la noticia sobre el nuevo bebé. Si el niño tiene cuatro años o más, es bueno que se entere de que va a tener un hermanito en cuanto usted comience a dar la noticia a sus amigos y familiares. También debe informarle sobre los aspectos fundamentales de la concepción y el embarazo, para que entienda su relación con su nuevo hermano. El cuento de la cigüeña y otros por el estilo pueden ser pintorescos, pero no le ayudan a un niño a entender ni aceptar la nueva situación.

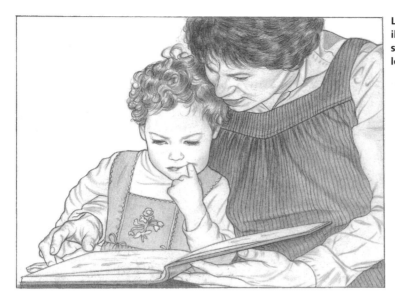

Los libros de ilustraciones pueden ser de gran ayuda para los niños pequeños.

Un libro de ilustraciones sobre este tema puede servirle para explicarle a su hijo "de dónde vienen los niños". El darle demasiados detalles a un niño pequeño puede atemorizarlo. Basta con decirle: "Así como tú, este bebé está formado de un pedacito de mamá y un pedacito de papá".

Si usted queda embarazada cuando su hijo tiene menos de cuatro años, puede dejar que pase cierto tiempo antes de darle la noticia. A esta edad los niños viven aún muy centrados en sí mismos y es difícil que capten un concepto tan abstracto como el de "un niño que todavía no ha nacido". Una vez que empiece a preparar la habitación del nuevo hermanito, a desempolvar su vieja cuna y a hacer o comprar ropa de bebé, le debería explicar qué está ocurriendo. Además, puede aprovechar cualquier pregunta que le haga su hijo sobre "la barriga cada vez más grande de mamá" para explicarle lo que está pasando. Los libros de ilustraciones pueden ser de gran ayuda para los niños pequeños. Asimismo, mostrarle fotos del ultrasonido también puede ser útil. Aun cuando su hijo no le haga ninguna pregunta, comiéncele a hablar sobre su nuevo hermanito durante los últimos meses de embarazo. Si su hospital ofrece clases de preparación para hermanos, inscriba a su hijo para que pueda ver dónde nacerá su hermanito y dónde podrá ir a visitarle. Póngale otras parejas de hermanos como ejemplo y dígale que pronto se convertirá en el hermano mayor.

No le prometa a su hijo que todo volverá a ser igual cuando nazca su nuevo hermanito, porque no lo será, por mucho que usted lo intente. Pero asegúrele que lo querrá tanto como ahora y ayúdele a entender el lado positivo de tener un hermanito.

Si su hijo tiene entre dos y tres años, es más difícil darle la gran noticia. A esta edad, los niños están muy apegados a sus madres y todavía no entienden el concepto de compartir sus pertenencias, el tiempo o el afecto de su madre con otra persona. Además, les afectan mucho los cambios que tienen lugar en su entorno y

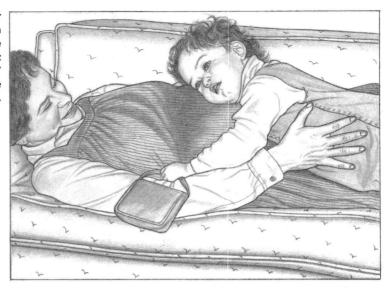

Aproveche cualquier pregunta que le haga su hijo sobre "la barriga cada vez más grande de mamá" para explicarle lo que está pasando.

pueden sentirse amenazados ante la idea de que se vaya a añadir un nuevo miembro a la familia. La mejor forma de evitar los celos es incluir al hermano mayor en los preparativos de la llegada del bebé. Deje que la acompañe cuando vaya a comprar el ajuar, los muebles y demás artículos relacionados con el bebé. Enséñele fotografías de cuando él era un recién nacido y, si piensa "reciclar" algunas de sus antiguas prendas y/o juguetes, déjele que juegue con ellos antes de empezar a prepararlos para el nuevo bebé.

Cualquier logro importante en la vida de un niño en edad preescolar, como aprender a usar el inodoro, pasar de la cuna a la cama, cambiar de habitación, o empezar a ir al jardín de niños, deberían completarse antes de la llegada del nuevo hermanito. De no ser posible, postérguelos para cuando el bebé esté completamente instalado en casa. De lo contrario, es probable que su hijo mayor se sienta agobiado, cuando al revuelo provocado por la llegada del nuevo hermanito, se añada el estrés de los nuevos retos que se le plantean.

No se alarme si la noticia de que va a tener un bebé —o, si cuando nace el bebé— hace que su hijo mayor tenga pequeñas regresiones. Es posible que le pida de nuevo el biberón, que quiera volver a usar pañales o que no quiera separarse de usted. Ésta es su forma de pedirle amor y atención y de demostrarse a sí mismo que todavía los merece y puede contar con ellos. En vez de reñirle o de pedirle que se comporte como corresponde a su edad, simplemente acepte lo que pide y no se enfade. Aunque un niño de tres años que ya sabe usar el inodoro le pida a mamá que le ponga pañales durante unos días o un niño de cinco años reclame su vieja manta (que parecía haber olvidado) durante una semana, ambos volverán a la rutina normal cuando vean que siguen desempeñando un papel importante en la familia. Así mismo, el hecho de que un niño mayor quiera volver a tomar del pecho será algo pasajero.

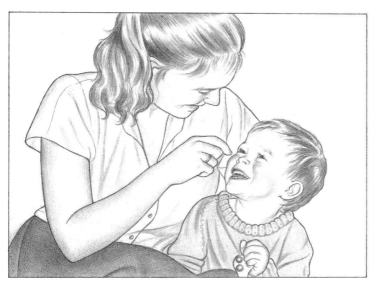

Reserve un momento
especial al día para
dedicarlo a su hijo
mayor.

Por más atareada o preocupada que esté con la llegada de su recién nacido, procure reservar un momento especial del día sólo para usted y su hijo mayor. Léale cuentos, juegue con él, escuchen música juntos, o simplemente, hablen un rato. Demuéstrele que le interesa lo que hace, lo que piensa y lo que siente —no sólo en lo que se refiere al bebé, sino a cualquier otro aspecto de su vida. Bastan cinco o diez minutos al día de atención total —cuando el bebé está dormido o lo está cuidando otro adulto— para hacer sentir especial a su hijo mayor.

Prepárese para el parto

Cuando el embarazo esté llegando a su fin, usted puede empezar a sentirse un poco inquieta. Ansiará que nazca el bebé, pero, al mismo tiempo, le preocupará que pueda llegar antes de tener todo listo. A medida que se acerca su fecha prevista de parto (y, en algunos casos, se supere), tendrá que atender innumerables llamadas de amigos y familiares que estarán casi tan inquietos y preocupados por su bienestar como usted. Esta presión social, sumada a la incomodidad física propia del final del embarazo, puede hacer que el noveno mes le parezca interminable. Pero, como la historia va a tener un final feliz, lo mejor es intentar disfrutar de su tiempo libre tanto como pueda.

Si se organiza bien, podrá dejar listas algunas cosas que, en caso contrario, tendría que dejar para después del parto. Por ejemplo:

- Haga una lista de la gente a la que quiere anunciar el nacimiento, elija el diseño de la tarjeta y ponga las direcciones en los sobres con antelación.

- Prepare varios platos de comida y congélelos. Es muy posible que no le apetezca meterse en la cocina por un buen tiempo una vez que nazca el bebé.

- Busque alguien que le cuide al niño o que le ayude con los oficios domésticos si es posible, y entreviste a las candidatas con anticipación (vea *Ayuda temporal para cuidar del bebé,* página 179). Aun cuando crea que no necesitará ayuda, es bueno tener una lista de personas a quienes acudir por si no resultara como usted cree.

Antes de iniciar su noveno mes de embarazo, haga los preparativos de última hora para el parto. Su lista debería incluir lo siguiente:

- Nombre, dirección y número de teléfono del hospital

- Nombre, dirección y número de teléfono del médico o enfermera partera que se encargará del parto, y de la persona que lo sustituiría en caso de no poder atenderla

- La ruta más rápida y directa al hospital o clínica

- La ubicación de la entrada del hospital o clínica que deberá utilizar cuando vaya a dar a luz

- El número de teléfono de un servicio de ambulancias, por si llegara a tener una emergencia

- El número de teléfono de la persona que la llevará al hospital (si esa persona no vive con usted)

- Un maletín con todo lo necesario para el parto y para su estadía en el hospital, incluyendo artículos de tocador, ropa, direcciones y números telefónicos de amigos y familiares, material de lectura, una cobija y una muda de ropa para sacar al bebé del hospital

- Un asiento de seguridad para llevar al bebé en el auto del hospital a la casa. Cerciórese de que el asiento cumpla con todos los parámetros federales de seguridad (debe especificarlo la etiqueta). Coloque el asiento en la silla trasera mirando hacia atrás. (*Nunca* coloque un asiento de seguridad que mire hacia atrás frente a una bolsa de aire). El asiento debe permanecer en esa posición hasta que el bebé cumpla un año *y* pese por lo menos 20 libras (9 kg). Después debe colocarlo mirando hacia delante. (Para obtener más detalles, vea *Asiento de seguridad para el auto,* en la página 479.)

- Si tiene más hijos, defina quién va a cuidar de ellos mientras usted está en el hospital.

Preparando al papá para el parto

Si usted es el futuro padre, recuerde que el tener un bebé es un suceso familiar. Puede ayudarle a su esposa en las tareas y preparativos para la llegada del bebé que se describen anteriormente. Al mismo tiempo, usted tendrá que hacer sus propios ajustes, los que representarán un reto tan grande como los de su esposa. Como es de esperarse, su papel durante los nueve meses de embarazo ha sido muy diferente al de ella, pero de cualquier forma usted ha tenido que hacer sus propios ajustes. En momentos se habrá sentido emocionado y contento, mientras que otras veces habrá sentido temor, fatiga o simplemente cansancio de esperar a que llegue el bebé. Es posible que en ocasiones usted haya sido un apoyo emocional para su esposa o pareja durante los momentos más difíciles del embarazo, desde la fatiga extrema hasta las náuseas matutinas.

Cuando acompañe a su esposa a las consultas prenatales con el obstetra, indague cuál será su papel en la sala de partos. Cerciórese de resolver todas sus dudas acerca de lo que pasará y de qué modo usted puede brindarle el máximo apoyo a su esposa (así como al médico y al personal de asistencia). Si puede tomarse unos días o semanas libres una vez que su bebé nazca, defina los planes con anticipación. Y, por supuesto, esté preparado a desempeñar un papel muy activo en la vida de su hijo, no sólo durante sus primeros días de vida, sino por todo el tiempo que les resta juntos. (Para profundizar sobre el papel singular del padre —y de los abuelos— a partir del nacimiento del bebé, vea el Capítulo 6, páginas 183–186.)

Tanto para usted como para su pareja toda la espera y las incomodidades del embarazo parecerán inconvenientes mínimos en cuanto llegue el bebé. De repente, usted podrá conocer a esta nueva personita que ha sido tan cercana y a la vez tan misteriosa durante todos estos meses. El resto de este libro gira en torno al niño en que ese bebé se convertirá y al trabajo que les espera como padres.

Los preparativos para cualquier viaje tienen un límite. Hemos hablado mucho de los suministros que necesitará, así como de las muchas cosas que se deben y no se deben hacer. En definitiva, la forma como usted asuma su papel como padre estará determinado más por la forma como se prepare espiritual y emocionalmente, que por el color de papel que escoja para la habitación del bebé o el estilo de la cuna que adquiera. Usted mejor que nadie sabe cómo reacciona ante el estrés y los cambios. Procure prepararse para la paternidad de un modo que le sea cómodo. Para algunos padres resultan útiles los grupos de apoyo, mientras que otros prefieren meditar, hacer bosquejos o escribir.

Los preparativos pueden ser más difíciles para algunos futuros padres que para otros, especialmente si usted es el tipo de persona que prefiere la espontaneidad a planearlo todo con anticipación. Sin embargo, los preparativos son importantes puesto que dan lugar a una mayor confianza. Se necesita de un inmenso caudal de confianza para que un niño comience a andar. De manera similar, usted necesitará ese tipo de confianza para dar sus primeros pasos en el mundo de la paternidad.

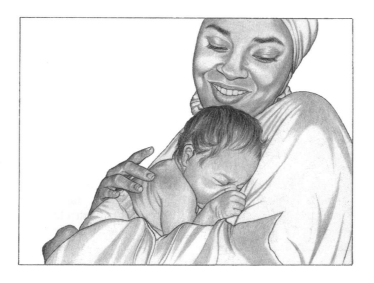

2

El parto y los
primeros momentos

Dar a luz es una de las experiencias más extraordinarias en la vida de una mujer. Luego de meses de cuidadosa preparación y anticipación, el momento del nacimiento casi nunca termina siendo como una lo espera. Es posible que su parto resulte más fácil o que exija más esfuerzo físico de lo que había imaginado. Tal vez termine en una sala de partos y no en la alcoba de maternidad en la que quería dar a luz, o quizás le tengan que practicar una cesárea en lugar de tener un parto vaginal. Su salud, el estado del feto y la política del hospital ayudarán a determinarlo que ocurra. Pero por fortuna, independientemente de sus expectativas durante el embarazo, el "éxito" del nacimiento de su hijo no dependerá de todo esto. Lo importante será que por fin tendrá a su bebé en sus brazos y que será un niño sano.

Parto vaginal rutinario

Durante los días y semanas previos al parto de su bebé, es posible que sienta una mezcla de temor y emoción, preguntándose cuándo llegará el momento de este suceso tan anticipado. Usualmente entre la semana treinta y siete y la semana cuarenta y dos del embarazo, iniciará el trabajo de parto. Aunque nadie sabe con certeza qué desencadena este proceso, se cree que los cambios en los niveles hormonales desempeñan un papel clave. La ruptura del saco amniótico parece iniciar el proceso, lo que se conoce comúnmente como "romper fuente". A medida que usted inicia el trabajo de parto, su útero se contraerá o comprimirá, lo que hará descender al bebé por el canal de parto. Al mismo tiempo, estas contracciones dilatarán o expandirán por completo el cuello de su útero a una abertura aproximada de 10 centímetros (4 pulgadas), lo que permitirá al bebé aparecer a través de la vagina.

En un parto vaginal rutinario, la primera visión que tendrá de su hijo será la coronilla, que la podrá ver con la ayuda de un espejo. En cuanto salga la cabeza, el obstetra succionará la nariz y la boca del bebé y éste tomará la primera bocanada de aire. No es necesario que le den una nalgada o cachetada para que empiece a respirar, ni tampoco es imprescindible que llore; muchos recién nacidos hacen su primera inspiración en silencio.

Concluida la parte más difícil del parto, suele haber una pausa antes del último empujón, que permite que el resto del cuerpo del bebé —mucho más estrecho que la cabeza— se deslice hacia afuera y sea recibido por los brazos del médico. Después de succionar la boca y la nariz del bebé de modo más profundo, se lo podrían entregar para que lo cargue y lo contemple.

Aunque usted haya visto fotografías de recién nacidos, la primera visión de su propio hijo seguramente le sorprenderá. Cuando el pequeño abra los ojos, la mirará con curiosidad. Es posible que con todo el movimiento del parto, su bebé esté muy alerta y sea muy receptivo a su voz, su contacto y su calor. Aproveche este momento de vivacidad que suele durar unas pocas horas para acariciar, contemplar y hablarle a la criatura que ha traído al mundo.

Al nacer, su hijo puede estar cubierto de una sustancia cremosa denominada vérnix. Esta cubierta protectora es producida al final del embarazo por las glándulas sebáceas (productoras de grasa) de la piel del feto. También puede estar impregnado de líquido amniótico del útero. Si le practicaron una episiotomía (corte quirúrgico) o ha habido un rasgado de tejidos en la zona vaginal, es posible que el niño nazca cubierto con su sangre. Su piel, sobretodo la de la cara, puede estar bastante arrugada debido a la humedad y a la presión del parto.

Las proporciones y el tamaño de su bebé también le sorprenderán, sobre todo si se trata de su primer hijo. Por un lado, le costará hacerse a la idea de que un ser humano pueda ser tan pequeño. Por otro, le parecerá mentira que una criatura tan "enorme" pudiera caber en su vientre. En particular puede alarmarle el tamaño de su cabeza. ¿Cómo es posible que ésta haya pasado por el canal de parto? La respuesta está en su forma ligeramente alargada. La cabeza pudo amoldarse a los contornos del canal de parto en el momento de pujar, estrechándose para poder pasar. Una vez fuera del canal de parto, es posible que pasen varios días para recuperar su forma ovalada normal.

Es posible que la piel de su bebé tenga al principio un tono ligeramente azulado, pero irá poniéndose rosada a medida que su respiración se normalice. Sus manos y pies estarán fríos y es posible que continúen así durante varias semanas hasta que su cuerpo se vaya adaptando a la temperatura ambiental.

También es posible que tenga la sensación de que la respiración de su hijo es irregular y muy rápida. Mientras que usted hace entre doce y catorce inspiraciones por minuto, un recién nacido puede hacer entre cuarenta y sesenta. También es posible que inspiraciones profundas ocasionales se alternen con secuencias de inspiraciones breves y ligeras seguidas de pausas. Pero no se alarme. Se trata de algo completamente normal durante los primeros días después del parto.

Parto por cesárea

Más del 20 por ciento de los partos que tienen lugar en Estados Unidos son por cesárea. La cesárea consiste en una cirugía en la que mediante una incisión en el abdomen y el útero de la madre, se puede extraer al bebé directamente del útero, en lugar de que pase por el canal de parto.

La cesárea suele practicarse mas frecuentemente en las madres que ya han tenido un bebé por este medio, o bien cuando el obstetra considera que la salud de la criatura puede peligrar si naciera por vía vaginal. Generalmente, si el ritmo cardíaco del feto es demasiado lento o irregular, el obstetra practicará una cesárea de emergencia en lugar de exponerse al riesgo de permitir que el trabajo de parto continúe avanzando.

Si su bebé ha adquirido una posición de nalgas, el obstetra recomendará la cesárea como el mejor medio de parto. Esto se debe a que es más difícil el parto vaginal de un bebé que está de nalgas, lo que a su vez incrementa la posibilidad de algunas complicaciones. Mientras que la mayoría de los bebés están de cabeza en el útero materno, alrededor de tres de cada cien recién nacidos están de nalgas, de pies o ambos al momento de nacer (presentación de nalgas o podálica). El médico puede determinar la posición del bebé al palpar puntos específicos del vientre de la madre. Para confirmarlo, puede ordenar un ultrasonido u otros exámenes.

La experiencia de un parto por cesárea es muy distinta a la de un parto vaginal. En primer lugar, la operación completa no suele durar más de una hora y —dependiendo de las circunstancias— es posible que la mujer ni siquiera inicie el trabajo de parto. Una diferencia importante es la necesidad de administrar medicación, que afecta tanto a la madre como al bebé. Si tienen la opción de elegir, la mayoría de las mujeres prefieren que se les administre anestesia local —una inyección aplicada en la espalda que bloquea el dolor al adormecer los nervios de la médula espinal, tal como una epidural o una espinal. La administración de anestesia en esa área adormece el cuerpo de la cintura para abajo, tiene relativamente pocos efectos secundarios y permite que la madre presencie el parto. Pero a veces, sobre todo cuando hay que practicar una cesárea de emergencia,

Aunque haya visto fotografías de recién nacidos, se sorprenderá al ver por primera vez a su propio bebé.

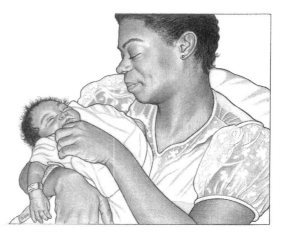

se debe utilizar anestesia general, en cuyo caso la madre estará totalmente inconsciente. Su obstetra y el anestesiólogo decidirán qué es lo mejor para usted basándose en las circunstancias médicas del momento.

Debido a los efectos de la anestesia, algunos bebés que nacen por cesárea tienen dificultad para empezar a respirar y pueden necesitar ayuda. Durante un parto por cesárea suele estar presente un pediatra u otro especialista en recién nacidos con problemas con el fin de examinar y, en caso necesario, atender al bebé justo después del nacimiento.

Si usted está despierta durante la operación, podrá ver al bebé en cuanto haya sido examinado y se compruebe que está sano. Después se lo llevarán a la sala de recién nacidos donde pasará varias horas en una cuna a temperatura controlada. De este modo, el personal del hospital podrá observarlo mientras la anestesia pierde su efecto y el bebé se va adaptando al nuevo entorno.

En el caso de que le administren anestesia general, es posible que permanezca dormida durante varias horas. Cuando se despierte, probablemente se sentirá atontada y confundida y le dolerá la incisión que le practicaron en el abdomen. Pero pronto tendrá a su hijo en brazos y podrá recuperar el tiempo perdido.

Si su bebé nació por cesárea puede verse más "lindo" que un bebé nacido por vía vaginal. Al no tener que atravesar el canal de parto, su cabeza no se habrá deformado, conservando su forma redondeada.

No se sorprenda si su bebé está un tanto adormilado debido a los efectos de la anestesia durante las seis a doce horas siguientes al parto. Si piensa darle el pecho, intente amamantarlo en cuanto se sienta con las fuerzas necesarias. Por muy adormilado que esté el bebé, alimentarse por primera vez fuera del útero será un buen incentivo para despertarse y encontrarse con su nuevo mundo —¡y con usted!

Como se dijo antes, muchos obstetras consideran que una vez que una mujer ha tenido un parto por cesárea, debe tener sus próximos hijos de la misma forma. En dicho caso, el futuro papá puede hablar de antemano con el obstetra sobre cuál será su papel en la sala de partos y cómo apoyar a su pareja durante la cesárea.

Procedimientos que siguen a un parto vaginal normal

Cuando le acerquen a su hijo después de un parto vaginal rutinario, el cordón umbilical seguirá aún unido a la placenta. Es posible que el cordón siga latiendo durante varios minutos, suministrando al bebé el oxígeno que necesita mientras establece su propia respiración. En cuanto el cordón umbilical deje de latir, se colocará una grapa en su extremo terminal y se cortará. (Puesto que el cordón

La formación del vínculo

Si tuvo un parto sin complicaciones, podrá cargar, acariciar y contemplar a su bebé por un buen rato luego de que haya nacido. Puesto que los bebés suelen estar muy despiertos y activos durante este período, los investigadores lo han denominado el período sensible.

Estos primeros intercambios de miradas, sonidos y contactos entre madre e hijo forman parte del proceso de formación del vínculo, que ayuda a sentar las bases de la relación madre-hijo. Aunque tardará meses en conocer el temperamento básico y la personalidad de su bebé, muchas de las emociones que su hijo le despertará pueden empezar a gestarse durante este breve período que sigue al nacimiento. Cuando mire a su pequeño y éste le devuelva la mirada, siguiendo sus movimientos y, quizás hasta reproduciendo algunas de sus expresiones, es posible que experimente una oleada de fascinación y deseos de protegerlo. Esto forma parte del proceso de apego.

También es muy normal que usted *no* experimente de inmediato unos sentimientos tan cálidos hacia su bebé. El parto es una experiencia agotadora y su primera reacción ante el nacimiento de su hijo puede ser de alivio porque, al fin, se ha acabado. Si está agotada y decaída, es probable que tan sólo quiera descansar. Esto es perfectamente normal. Dése una media hora hasta que la tensión del parto se haya disipado y, después, pida que le traigan a su bebé. La formación del vínculo no tiene límites de tiempo.

En el caso de que tengan que llevarse a su bebé de inmediato a la sala de recién nacidos para que reciba atención médica o si a usted le administraron sedantes durante el parto, esté tranquila. No se angustie pensando en que la relación con su hijo pueda verse perjudicada porque no estableció ese "vínculo" con él durante sus primeras horas de vida. Usted querrá a su bebé con la misma intensidad a pesar de que no haya podido estar consciente durante el parto o cargarlo al nacer. Su hijo también la querrá con la misma intensidad y se sentirá igual de apegado a usted.

umbilical no tiene nervios, el bebé no sentirá dolor durante este proceso). La grapa permanecerá ahí de 24 a 48 horas o hasta que el cordón esté seco y deje de sangrar. El muñón umbilical que quede después de retirar la grapa se caerá por sí solo al cabo de diez días a tres semanas del nacimiento.

Después de permitirle que arrulle a su bebé durante unos momentos, lo secarán para evitar que se enfríe demasiado. Así mismo, el médico y la enfermera lo examinarán brevemente para cerciorarse de que no presenta ninguna anormalidad o problema obvio. Un minuto después del nacimiento y, de nuevo al cabo de cinco minutos, le aplicarán la escala Apgar (vea las páginas 38–39), que evalúa el nivel de respuesta general de un recién nacido. Después lo envolverán en una frazada y se lo volverán a entregar.

Dependiendo de los procedimientos del hospital, es posible que el bebé también sea pesado, medido y medicado antes de sacarlo de la sala de partos. Todos los recién nacidos tienen una ligera carencia de vitamina K, la cual es necesaria para los procesos de coagulación, por lo que se les pone una inyección de esta vitamina para evitar que sangren demasiado.

Puesto que las bacterias que hay en el canal del parto pueden infectar los ojos del bebé, le aplicarán gotas antibióticas, pomada de Eritromicina u otro medicamento aprobado por el hospital, ya sea justo después del parto o cuando esté en la sala de recién nacidos para prevenir posibles infecciones.

Antes de que tanto usted como su bebé abandonen la sala de partos, se debe cumplir con otro importante procedimiento: hacer dos etiquetas iguales con sus nombres y otros datos de identificación. Después de que usted revise los datos, le colocarán una etiqueta en la muñeca y la otra en la muñeca de su hijo a manera de brazalete. Cada vez que se lleven al bebé y se lo vuelvan a traer, la enfermera revisará ambos brazaletes para constatar que coinciden. Muchos hospitales también toman huellas de los pies del bebé como precaución adicional.

Procedimientos que siguen a un parto prematuro

Entre cinco y seis de cada cien niños nacidos en este país son prematuros. Puesto que estos niños nacen antes de estar físicamente preparados para abandonar el útero materno, suelen tener problemas. Por tal motivo, los bebés prematuros reciben atenciones y cuidados médicos especiales inmediatamente después del parto. Dependiendo de lo prematuro que sea, es posible que el pediatra consulte con un neonatólogo que se especializa en cuidados intensivos de bebés prematuros (lo que también se conoce como cuidados intensivos neonatales). Éste ayudará a determinar qué tipo de tratamiento especial se le dará en caso de que lo necesite.

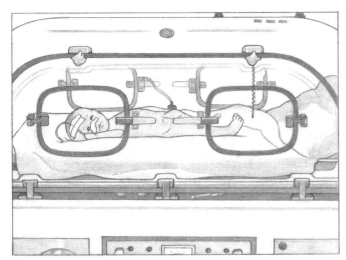

Su bebé prematuro se colocará inmediatamente después del nacimiento en una cuna cerrada para que se mantenga caliente.

Si su hijo nace prematuro, es posible que no luzca ni se comporte como un bebé a término. Mientras que un bebé a término pesa unas 7 libras (3.17 kg) promedio al nacer, un bebé prematuro puede pesar 5 libras (2.26 kg) o incluso mucho menos. Pero gracias a los avances en el campo de la medicina, los niños nacidos después de 28 semanas de embarazo y que pesen más de 2 libras y 3 onzas (1 kg), tienen un magnífico potencial de sobrevivir. Ocho de cada diez niños nacidos después de la trigésima (30) semana no tienen problemas de salud ni de desarrollo a largo plazo.

Cuanto más se adelante su bebé, más pequeño será, más grande parecerá su cabeza en relación con el resto del cuerpo y menos grasa corporal tendrá. Con tan poca grasa, su piel parecerá más fina y translúcida, dejando entrever las venas que pasan por debajo. También es posible que tenga un vello fino, llamado lanugo, en su espalda y hombros. Sus rasgos serán más perfilados que los de un recién nacido a término y probablemente no estará impregnado de vérnix, la capa cremosa que suele recubrir el cuerpo de un recién nacido a término, puesto que ésta se produce en la última etapa del embarazo. Pero no se preocupe; en poco tiempo su bebé comenzará a lucir como cualquier otro recién nacido.

Puesto que carece de la capa de grasa corporal protectora, un bebé prematuro se enfriaría si se lo deja a temperatura ambiente. Por tal motivo, inmediatamente después del nacimiento lo colocarán en una incubadora, o cuna cerrada, dotada de un sistema de regulación de temperatura para mantenerlo caliente. Después de un breve examen en la sala de partos, probablemente lo llevarán a una sala de cuidados especiales (a menudo llamada unidad neonatal de cuidados intensivos, o NICU, por sus siglas en inglés).

Posiblemente también note que su bebé prematuro llora muy bajito, si es que llora, y que le cuesta trabajo respirar bien. Esto se debe a que su sistema respiratorio aún no está lo suficientemente maduro. Si el parto se adelanta más de dos meses, las dificultades respiratorias del bebé pueden ocasionarle graves problemas de salud, ya que es posible que los órganos del cuerpo no reciban

La Escala Apgar

En cuanto nazca su hijo, la enfermera accionará un cronómetro para que suene, primero al cabo de un minuto y después al cabo de cinco minutos. En cada uno de esos momentos, una enfermera o un médico le practicarán al bebé sus primeros "exámenes" denominados escala Apgar.

Esta escala (que debe su nombre a su creadora, Virginia Apgar) ayuda al médico a evaluar el estado general del bebé al nacer. Con la escala se evalúan el ritmo cardíaco, la respiración, el tono muscular, los reflejos y el color del bebé. No permite predecir lo sano que crecerá o se desarrollará, ni tampoco lo inteligente que será ni la personalidad que tendrá. Pero permite advertirle al personal médico si el bebé está más adormilado o si sus reacciones son más lentas de lo normal, y si necesita algún tipo de atención especial a medida que se adapta al mundo fuera del vientre de su madre.

Cada característica recibe un puntaje individual y después se suman los puntajes. Por ejemplo, si un bebé tiene un ritmo cardíaco superior a 100 pulsaciones por minuto, llora vigorosamente, se mueve activamente, hace muecas y tose como reacción ante un catéter nasal, pero tiene un tono azulado, obtendrá una puntuación Apgar de 8 al minuto. Aproximadamente nueve de cada diez recién nacidos en este país reciben un puntaje entre 8 y 10 en esta escala. Puesto que las manos y los pies de muchos recién nacidos permanecen azulados hasta tanto aumenta su temperatura corporal, muy pocos bebés obtienen un puntaje perfecto de 10.

Si un bebé obtiene un puntaje Apgar entre 5 y 7 al minuto de nacer, es posible que haya tenido algunos problemas que redujeron el aporte de oxígeno durante el parto. En tal caso, el personal médico probablemente lo secará vigorosamente con una toalla mientras se le suministra oxígeno por la nariz. El bebé debería empezar a respirar profundamente, incrementándose el aporte de oxígeno, de tal modo que en el segundo examen de la escala Apgar, cinco minutos después del nacimiento, obtenga un puntaje entre 8 y 10.

Un porcentaje reducido de recién nacidos tiene un puntaje inferior a 5. Por ejemplo, los bebés prematuros o que nacen mediante cesárea de emergencia tienen más probabilidades de obtener índices bajos que los bebés a término que nacen en partos sin complicaciones. La obtención de un puntaje tan bajo puede deberse a las dificultades que tuvo el bebé durante el parto, a problemas cardíacos o en su sistema respiratorio.

Si su bebé obtiene una puntuación muy baja en la escala Apgar, se le podría colocar una mascarilla para bombearle oxígeno directamente a los pulmones. Si no empieza a respirar por sí mismo en pocos minutos, se le colocaría un tubo en la tráquea y se le administrarían fluidos y fármacos a través de una de las venas del cordón umbilical para fortalecer su ritmo cardíaco. Si la puntuación sigue siendo baja después de este tratamiento, se le trasladará a la sala de cuidados especiales para que reciba una atención médica intensiva.

Puntuaciones de la Escala Apgar

Puntuación	0	1	2
Ritmo cardíaco	Ausente	Menos de 100 pulsaciones por minuto	Más de 100 pulsaciones por minuto
Respiración	Ausente	Lenta, Irregular; gemidos	Buena; llanto vigoroso
Tono muscular	Flácido	Leve flexión de las extremidades	Movimiento activo
Reflejos*	Nulos	Muecas	Muecas y tos o estornudos
Color	Azul o pálido	Cuerpo rosado; manos y pies azulados	Completamente sonrosado

* Los reflejos se evalúan colocando un catéter o perilla succionadora en la nariz del bebé y observando su reacción.

suficiente oxígeno. Para evitar que esto ocurra, todo bebé prematuro se somete a una estricta observación médica, percibiendo su respiración y frecuencia cardiaca con un equipo llamado monitor cadiorespiratorio. Si necesita ayuda respiratoria, se le puede administrar oxígeno adicional, o se puede utilizar temporalmente un ventilador o una técnica especial de respiración asistida denominada presión positiva continua de las vías aéreas (o CPAP, por sus siglas en inglés) para ayudarle a respirar.

Aun sabiendo que este tipo de atención es vital para la supervivencia de su bebé, es muy posible que le provoque mucho dolor ver que se lo llevan a la sala de cuidados especiales. Aparte de la preocupación por su estado de salud, echará de menos la experiencia de estrecharlo entre sus brazos, amamantarlo y empezar a forjar el vínculo con su hijo inmediatamente después del parto. No podrá cargarlo ni tocarlo cuando lo desee ni tampoco tenerlo consigo en la habitación.

¿Cuál es la mejor forma de que usted y el padre de la criatura se defiendan del estrés que causa una experiencia como ésta? Solicitando ver a su hijo lo más pronto posible después del parto y participando lo máximo posible de su cuidado. Visítelo en la sala de cuidados especiales y pase con él todo el tiempo que lo permita el

Amamantar al bebé después del parto

¿**P**iensa darle el pecho a su bebé? Si es así, averigüe con antelación cuál es la política del hospital en lo referente al amamantamiento en la sala de partos. Hoy en día, la mayoría de los hospitales recomiendan dar el pecho justo después de un parto rutinario, a menos que el bebé tenga un bajo puntaje en la escala Apgar o su respiración sea demasiado rápida, en cuyo caso conviene retrasar un poco la lactancia.

Dar el pecho inmediatamente después del parto es beneficioso para la madre, ya que hace que el útero se contraiga, reduciendo así el sangrado uterino. (La misma hormona que estimula el reflejo de eyección, o bajada de la leche, desencadena las contracciones uterinas.)

La primera hora después del parto es un buen momento para empezar a darle el pecho a un bebé, ya que entonces suele estar muy despierto y hambriento. Cuando usted acerque al bebé a su pecho, lo primero que podría hacer es lamerlo. Después, con un poco de ayuda de su parte, agarrará el pezón y lo chupará con fuerza durante varios minutos. Si espera más tiempo de la cuenta, es posible que el bebé esté adormilado y se le dificulte agarrarse bien del pezón.

Durante los primeros dos a cinco días luego del parto, su cuerpo produce el calostro, un líquido poco denso y amarillento que contiene proteínas y anticuerpos para proteger al bebé de infecciones. El calostro suministra todos los nutrientes y líquidos que necesita su bebé durante los primeros días de vida extrauterina. (Vea el Capítulo 4 para enterarse de todos los detalles sobre la lactancia materna.)

estado de salud de ambos. Aunque no pueda cargarlo, tóquelo a través de las ventanillas de la incubadora. Déle de comer tan pronto como el médico lo apruebe. Las enfermeras le dirán si es más conveniente amamantarlo o darle el biberón, dependiendo de las necesidades del bebé y de sus propios deseos. Puesto que los bebés prematuros tienen una gran necesidad de alimento con el fin de ganar fuerzas e incrementar su resistencia a las enfermedades, es posible que su hijo necesite que se le administren fluidos intravenosos o mediante un tubo de alimentación. Pero la leche materna es la nutrición óptima y una vez que usted comience a darle el pecho a su bebé, debe amamantarlo con frecuencia para incrementar su producción de leche.

Es posible que le den de alta antes que a su recién nacido, lo que puede ser muy difícil para usted. Pero recuerde que su pequeño está en buenas manos y que usted podrá visitarlo tanto como desee. Aproveche el tiempo fuera del hospital para obtener el descanso que necesita y preparar la casa y la familia para la llegada del bebé.

Cuanto más participe en el proceso de recuperación de su bebé y más contacto tenga con él durante esta época, asumirá mejor la situación y le resultará más fácil cuidar de su hijo cuando abandone la sala de cuidados especiales. Tan pronto como el médico dé el visto bueno, toque, cargue y arrulle a su recién nacido con delicadeza. Si tiene preguntas, no dude en formulárselas a los médicos y al personal de enfermería. Asimismo, no olvide que su pediatra participará del cuidado inmediato de su hijo, o, por lo menos, estará informado sobre el mismo. Por lo tanto, podrá responder a la mayoría de sus preguntas. Su bebé estará listo para irse a casa una vez que ya pueda respirar por su cuenta, mantener su temperatura corporal, alimentarse ya sea mediante el pecho o el biberón y esté ganando peso de manera estable.

Salida de la sala de partos

Si usted da a luz en una habitación de partos o en una clínica obstétrica no convencional, probablemente no la moverán de allí por el momento. Si da a luz en una sala de partos convencional, la trasladarán a un área de recuperación donde estará en observación por cualquier problema que pueda surgir, como el sangrado excesivo. Mientras tanto, es posible que se lleven al bebé a la sala de recién nacidos o que lo examinen junto a usted.

En este primer examen, se evaluarán sus signos vitales: temperatura, respiración y ritmo cardíaco. El pediatra o la enfermera evaluará su color, su nivel de actividad y su patrón de respiración. Si no se le administró antes la vitamina K ni las gotas oculares, se le administrarán en este momento. En cuanto entre en calor, lo bañarán por primera vez y le pintarán el muñón umbilical con una tintura bactericida u otra medicina para prevenir infecciones. A continuación, lo envolverán en una frazada y, si usted lo desea, se lo entregarán.

Problemas de salud asociados a bebés prematuros

Cuando un bebé nace antes de tiempo, es más susceptible a una serie de problemas de salud. He aquí algunas de las condiciones más comunes:

- El *Síndrome de dificultad respiratoria* es un trastorno de la respiración relacionado con la inmadurez de los pulmones de los bebés. Se presenta debido a que los pulmones de los bebés prematuros suelen carecer de surfactante, una sustancia líquida que le da a los pulmones la elasticidad que facilita la respiración. Se pueden emplear surfactantes artificiales junto con un ventilador para tratar a estos bebés y ayudarlos a respirar.

- La *displasia broncopulmonar,* o afección crónica de los pulmones, es un término empleado para describir a los bebés que requieren de oxígeno durante varias semanas o meses. Esta condición, que varía en gravedad, tiende a disiparse a medida que maduran los pulmones del bebé.

- *Apnea* es una pausa temporal en la respiración (de más de 15 segundos) que es muy común en los bebés nacidos antes de tiempo. Suele asociarse con un descenso en la frecuencia cardiaca, llamado bradicardia. El pediatra puede recetar un medicamento que ayuda a regular la respiración del bebé que sufre de apnea. Esta condición suele remitir para el momento en que el bebé sale del hospital.

- La *retinopatía del prematuro* (*ROP,* por sus siglas en inglés) es una enfermedad ocular en la que la retina no se desarrolla por completo. La mayoría de los casos se resuelven por sí solos, aunque los casos más serios pueden requerir tratamiento e incluso cirugía.

- La *ictericia* se desarrolla en bebés cuyo hígado no ha madurado por completo como para filtrar un producto residual normal de la sangre llamado bilirrubina. Como resultado, la piel puede adquirir un tono amarillento. El tratamiento para la ictericia comprende colocar al bebé bajo luces especiales (protegiéndole los ojos). Para obtener información adicional sobre la ictericia, vea las páginas 152–153.

- Otras condiciones que a veces se presentan en los bebés nacidos antes de tiempo son *anemia del prematuro* (un conteo bajo de glóbulos rojos) y *soplo cardíaco.* Para obtener información adicional sobre soplos cardíacos, vea las páginas 757–759.

Pruebas de cernimiento en recién nacidos

Poco después del parto, y antes de que usted y su bebé sean dados de alta y regresen a casa, se le practicarán al bebé una serie de pruebas de cernimiento para detectar diversas condiciones congénitas. Estas pruebas están diseñadas para detectar ciertos problemas de manera temprana, brindar un tratamiento oportuno, prevenir discapacidades y salvar vidas. Sin embargo, aunque algunos de estos exámenes son reglamentarios, las pruebas que se exigen en un estado a menudo difieren de las que se exigen en otro (y cambian periódicamente). Por ejemplo, tres cuartos de los estados tienen leyes que reglamentan el cernimiento auditivo en recién nacidos. Sólo en unos pocos estados es obligatorio hacer el cernimiento para la fibrosis quística, el virus del SIDA o la toxoplasmosis. Sin embargo, los cincuenta estados y el distrito de Columbia exigen hacer cernimiento para la fenilcetonuria, una condición poco común en la que el cuerpo carece de la habilidad para desintegrar un aminoácido específico que, en niveles altos, puede causar daño cerebral. Todos los estados también reglamentan la prueba para el hipotiroidismo congénito, un defecto de desarrollo de la glándula tiroidea que causa discapacidades mentales y físicas, así como para la galactosemia (un trastorno metabólico). Cuarenta y nueve estados y Puerto Rico hacen pruebas para detectar la anemia falciforme; un número menor exige evaluaciones para condiciones tales como enfermedad de orina de jarabe de arce (aciduria por cetoácidos de cadena ramificada), deficiencia de biotinidasa, homocistinuria, tirosinemia e hiperplasia adrenal congénita. Hable con su pediatra acerca de las pruebas de salud a las que será sometido su bebé. (La Academia Americana de Pediatría ha intercedido por la adopción de parámetros nacionales para garantizar que todos los recién nacidos sean evaluados de manera uniforme para detectar importantes trastornos genéticos y metabólicos.)

Reflexiones después del parto

Después de tanta actividad durante sus primeras horas de vida extrauterina, probablemente su bebé se quedará profundamente dormido, lo que le permitirá a usted descansar y pensar en todo lo que ha ocurrido desde que le empezaron los dolores de parto. Si tiene al bebé a su lado, probablemente lo contemplará y se maravillará de haber sido la artífice de ese milagro. Aunque estas emociones pueden disipar temporalmente la sensación de agotamiento físico, no se engañe. Usted necesita relajarse, dormir y recuperar fuerzas. Va a tener mucho trabajo por delante. ¡Ya es madre!

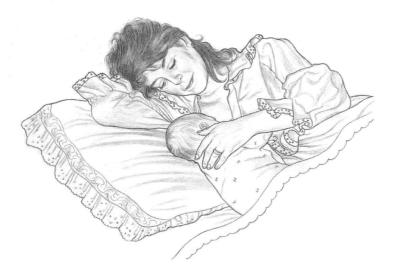

3

El cuidado básico del bebé

*C*uando nazca su bebé, es posible que se sienta agobiada por el trajín que implica su cuidado. Hasta las tareas más rutinarias, como cambiarle los pañales o vestirlo, pueden llenarla de ansiedad, sobre todo si no ha convivido antes con bebés. Pero en poco tiempo adquirirá la confianza y la serenidad de una madre con experiencia y, además, no estará sola. Mientras permanezca en el hospital, el personal de enfermería y el pediatra de su hijo la apoyarán y le darán instrucciones. Más adelante, no dude en pedir ayuda a familiares y amigos. Pero en realidad, será su hijo quien le trasmita la información más importante: cómo le gusta que lo traten, le hablen, lo carguen y lo tranquilicen. Su pequeño despertará en usted el instinto maternal, guiándola de forma automática hacia muchas de las respuestas correctas, casi desde el momento del nacimiento.

Las siguientes secciones responden a las dudas e inquietudes más habituales en torno a los primeros meses en la vida de un bebé.

Día a día

Qué hacer cuando su bebé llora

El llanto de un recién nacido cumple diversas funciones. Es un modo de pedir ayuda cuando tiene hambre o está incómodo. Le permite desconectarse de sonidos, visiones u otras sensaciones que son demasiado intensas y le ayuda a desahogarse.

En ciertos momentos del día su hijo puede tener "crisis de llanto" a pesar de no tener hambre ni estar mojado o cansado. Nada parece calmarlo, pero pasado el trance, podrá verse más alerta para luego quedarse profundamente dormido. Estas tandas de llanto parece ser que ayudan a los bebés a "quemar" el exceso de energía y retornar a un estado más plácido.

Si se fija atentamente en las distintas formas de llorar que tiene su hijo, pronto sabrá distinguir en qué momentos necesita que lo carguen, lo consuelen o lo atiendan, y cuándo es mejor que lo dejen solo. Incluso puede llegar a identificar las necesidades específicas de su hijo por el modo en que llora. Por ejemplo, el llanto de hambre suele ser corto y grave, con subidas y bajadas de intensidad en el sonido. El llanto de enfado suele ser más turbulento y el de dolor o malestar suele ser repentino y sonoro, empezando con un chillido largo y agudo, seguido de una pausa larga, para acabar con un gemido uniforme. El llanto de "quiero estar solo" suele ser bastante parecido al de hambre. No tardará mucho en aprender a descifrar lo que su hijo intenta decirle cuando llora.

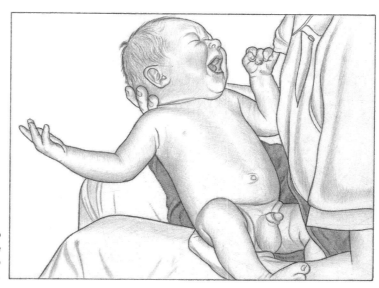

No tardará mucho tiempo en descifrar qué intenta decirle su hijo cuando llora.

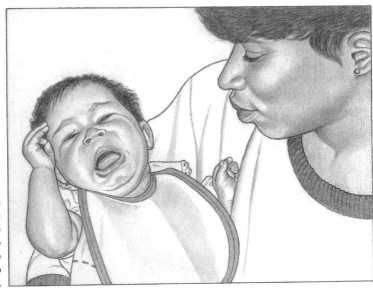

Durante los primeros meses, responda con prontitud al llanto de su hijo. No es posible malcriar a un bebé pequeño por el hecho de prestarle atención.

A veces pueden mezclarse varios tipos de llantos. Por ejemplo, los recién nacidos suelen despertarse hambrientos y lloran porque tienen hambre. Si usted no acude enseguida, el llanto de hambre puede dar paso a un grito de rabia. Usted notará la diferencia. A medida que el bebé vaya madurando, sus llantos se irán haciendo más fuertes, sonoros e insistentes. También variarán más, como transmitiendo diferentes necesidades y deseos.

La mejor forma de afrontar el llanto de un bebé de pocos meses, es responder con rapidez al oírlo llorar. No es posible "malcriar" a un bebé por brindarle atención y, de hecho, al responder a sus llamadas de ayuda, llorará menos en general.

Cuando responda al llanto de su bebé, procure satisfacer primero su necesidad más apremiante. Si tiene frío y hambre y sus pañales están mojados, abríguelo, cámbielo y déle de comer. Si el llanto parece más bien un chillido de pánico, puede ser posible que se haya abierto alguno de los ganchos o imperdibles que sujetan el pañal o que se le haya enredado un mechón de pelo en un dedo. Si está abrigado, seco y alimentado, pero no hay forma de calmarlo, ensaye las siguientes técnicas de consuelo para ver cuáles resultan más efectivas en su caso:

- Arrúllelo, ya sea en una mecedora o en sus brazos, balanceándose de un lado a otro

- Acaríciclo suavemente en la cabeza o déle unas palmaditas en la espalda o en el pecho

- Envuélvalo en una frazada bien ajustado

- Háblele o cántele algo

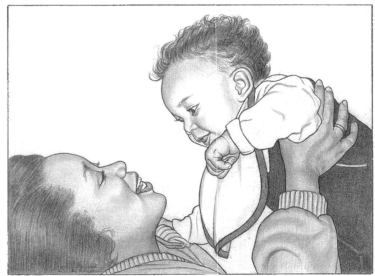

Disfrute de todos esos maravillosos momentos junto a su hijo.

- Póngale música suave

- Paséelo un rato en brazos, o en el cochecito

- Paséelo en el auto. Cerciórese de asegurarlo bien en su asiento de seguridad.

- Expóngalo a un ruido rítmico o a una vibración

- Hágalo eructar para que expulse los gases acumulados

- Déle un baño tibio (a la *mayoría* de bebés les encanta, pero no a todos)

Si nada de esto funciona, a veces lo mejor es sencillamente dejarlo solo. Muchos bebés no saben conciliar el sueño sin antes llorar y tardan menos en dormirse si se les deja llorar por un rato. El llanto no durará mucho si el bebé está realmente cansado.

Si después de intentarlo todo el bebé sigue llorando desconsoladamente, podría estar enfermo. Tómele la temperatura (vea *Cómo tomar la temperatura rectal,* en la página 72). Si supera los 100.4 °Fahrenheit o 38 °centígrados (temperatura rectal), podría tener una infección. En ese caso, llame al pediatra.

Cuanto más relajada esté, más fácil le será consolar al niño. Hasta los bebés más pequeños son capaces de percibir la tensión que les rodea y reaccionan ante la misma llorando. Escuchar los sollozos de un recién nacido puede ser muy angustioso, pero si deja que su frustración se convierta en enfado o pánico, sólo conseguirá intensificar el llanto del bebé. Si siente que va a perder los estribos, pida ayuda a un miembro de la familia o a un amigo. Así no sólo se podrá despejar por un rato, sino que una cara nueva puede ser el truco para calmar al niño. Por muy enfadada o impaciente que se sienta, *no* sacuda al bebé. Sacudir a un bebé puede provocarle ceguera, lesiones cerebrales o, incluso, la muerte.

No se tome a pecho el llanto de su bebé. Su hijo no llora porque usted sea una mala madre o porque no la quiera. Todos los bebés lloran, muchas veces, sin causa aparente. Los recién nacidos lloran habitualmente entre una y cuatro horas al día. Esto forma parte del proceso de ajuste a una nueva y extraña forma de vida fuera del vientre materno.

Ninguna madre puede calmar a su bebé *cada* vez que llora, así que no espere hacer milagros. En lugar de ello, sea realista, pida ayuda y déjese ayudar, descanse lo suficiente y disfrute de todos esos momentos maravillosos con su hijo.

Cómo ayudar a su bebé a conciliar el sueño

Al principio su hijo no sabrá distinguir entre el día y la noche. Como su diminuto estómago no le permite estar satisfecho por más de tres o cuatro horas seguidas, no hay otra alternativa que alimentarlo a intervalos regulares tanto de día como de noche durante las primeras semanas. Pero incluso a una edad tan temprana, usted puede empezar a enseñarle que la noche es para dormir y el día para jugar. Para tal fin, intente que las tomas nocturnas pasen lo más desapercibidas posible, no encienda la luz ni alargue demasiado el cambio de pañales. En lugar de jugar un rato con su hijo, vuélvalo a acostar en cuanto lo haya alimentado y cambiado. Si su siesta se prolonga por más de tres o cuatro horas seguidas, sobre todo cuando la tarde esté ya muy avanzada, despiértelo y juegue un rato con él. Así irá adaptándose a "acumular" sueño para la noche.

La mejor postura para dormir

Por mucho tiempo se recomendó que los lactantes, en particular desde el nacimiento hasta los cuatro meses de edad, se colocaran boca abajo para dormir. Se creía que ésta era la mejor forma de evitar la asfixia por aspiración (bloqueo de la tráquea por comida) en caso de que vomitaran o regurgitaran alimento. Ahora sabemos que *la postura más segura es boca arriba, sobre todo en lo que se refiere a la Muerte de Cuna o Síndrome de Muerte Súbita del Lactante (SIDS, por sus siglas en inglés), que es la responsable de más muertes de niños en los Estados Unidos durante el primer año de vida que cualquier otra causa. Por lo tanto, la Academia Americana de Pediatría recomienda que los lactantes sanos se coloquen boca arriba para dormir.* El motivo preciso de por qué esta postura es más segura no es del todo claro, pero puede deberse al hecho de que el lactante colocado boca abajo obtiene menos oxígeno o elimina menos dióxido de carbono por estar "respirando nuevamente" el aire contenido en la pequeña bolsa formada por la ropa de cama que le rodea la nariz. Aunque la postura adoptada tal vez no sea la única causa de la muerte de cuna, la misma parece estar tan relacionada, que la Academia se siente obligada a hacer esta recomendación. Queremos dejar en claro que existen algunas excepciones, como ciertas condiciones médicas que su pediatra se encargará de comentar con usted.

Esta recomendación de acostar al niño boca arriba debe seguirse durante el primer año de vida del bebé. Sin embargo, es especialmente importante durante los primeros seis meses, cuando la incidencia de la muerte de cuna es mucho mayor. Aunque la posición boca arriba sea la óptima para acostar al bebé, a veces puede colocarlo de lado o costado, alternando el lado en una y otra ocasión. Tanto la posición boca arriba como de costado representan un menor riesgo de provocar la muerte de cuna que la posición boca abajo.

Cómo duerme su bebé

Incluso antes de nacer, los días de su bebé estaban divididos en períodos de sueño y de vigilia. A partir del octavo mes de embarazo, o incluso antes, sus períodos de sueño constaban ya de las dos fases claramente diferenciadas que todos experimentamos:

1. **Movimientos oculares rápidos (o sueño MOR),** es el período en que se sueña activamente. Durante esta fase, los ojos del lactante se mueven debajo de los párpados, que permanecen cerrados, casi como si observara lo que está pasando en su sueño. También puede tener sobresaltos, hacer muecas y sacudir manos y pies. Todas éstas son manifestaciones normales del sueño MOR.

2. **Sueño no-MOR,** integrado, a su vez, por cuatro fases: somnolencia, sueño ligero, sueño profundo y sueño muy profundo. A medida que el lactante va avanzando desde la somnolencia hasta el sueño más profundo, va reduciéndose paulatinamente su ritmo de actividad, su respiración se hace más lenta y silenciosa, de tal modo que en el sueño muy profundo el bebé está prácticamente inmóvil. Durante esta fase sueña muy poco o absolutamente nada.

Al principio, su bebé recién nacido dormirá hasta 16 horas diarias, en períodos de tres o cuatro horas de duración distribuidos uniformemente entre tomas.

Cada uno de estos períodos incluirá cantidades relativamente iguales de sueño MOR y no-MOR, organizadas en el siguiente orden: somnolencia, sueño MOR, sueño ligero, sueño profundo y sueño muy profundo.

Luego de dos o tres meses, el orden cambiará de tal modo que cuando su hijo sea mayor pasará por todas las fases de sueño no-MOR antes de entrar en el sueño MOR. Este patrón perdurará durante el resto de su vida. A medida que vaya creciendo, la cantidad de sueño MOR irá disminuyendo y su sueño, por lo general, será más tranquilo. Alrededor de los tres años de edad sólo un tercio o menos del tiempo total de sueño será de tipo MOR.

Además de tener la precaución de acostar al bebé boca arriba, también es importante evitar colocarlo sobre superficies blandas y porosas como almohadas, colchas, edredones, cobertores de piel de oveja o bolsas rellenas —incluso materiales suaves que se usan como relleno de muñecos de peluche— que pueden bloquearle el paso de aire en caso de que hunda la cabeza en una de ellas. También evite ponerlo a dormir sobre camas de agua, sofás o colchones blandos. Un colchón firme cubierto por una sábana es el lugar más seguro para que duerma un lactante. Deje los juguetes blandos y los muñecos de peluche fuera de la cuna del bebé. Mantenga placentera la temperatura de la habitación del pequeño y no coloque al niño junto a rejillas de aire acondicionado o de calefacción, ventanas abiertas ni otras fuentes de corriente de aire. Como alternativa a las cobijas o frazadas, póngale ropa abrigada para dormir (como un mameluco de una sola pieza) sin nada más que lo cubra. Si usa una cobija delgada, estírela y meta los extremos alrededor del colchón de la cuna, tapando al bebé únicamente hasta el nivel del pecho para reducir el riesgo de que la cobija le cubra la cara.

A medida que su hijo crezca, podrá aguantar más tiempo sin comer. De hecho, le animará saber que más del 90 por ciento de los bebés duermen entre seis y ocho horas seguidas por la noche para cuando cumplen tres meses de edad. La mayoría de los lactantes son capaces de aguantar ese tiempo entre una y otra toma cuando llegan a pesar entre 12 y 13 libras (5.44–5.89 Kg.). Por lo tanto, si su bebé es grande, es posible que aguante toda la noche sin comer incluso antes de cumplir los tres meses. Por mucho que le anime esta idea, no espere que los problemas de sueño finalicen de golpe. La mayoría de los niños tienen altibajos: duermen plácidamente durante varias semanas, e incluso meses, para volver repentinamente a despertarse varias veces por la noche. Es posible que esto se relacione con los períodos de crecimiento rápido, o "estirones", en los que aumentan las necesidades alimenticias o, más adelante, con la dentición u otros cambios del desarrollo.

NUESTRA POSICIÓN

Según la evaluación de la información más reciente sobre el Síndrome de Muerte Súbita del Lactante, la Academia Americana de Pediatría recomienda que los lactantes sanos duerman boca arriba. A pesar de lo que cree mucha gente, no existen pruebas de que la asfixia por aspiración sea más frecuente en los lactantes acostados sobre la espalda (posición supina) en comparación con otras posturas, ni hay evidencia de que sea nocivo dormir sobre la espalda en bebés sanos. No obstante, en algunas circunstancias hay buenos motivos para colocar a algunos lactantes boca abajo, es decir, sobre el vientre. Comente su caso particular con el pediatra.

Desde 1992, cuando la Academia Americana de Pediatría comenzó a recomendar que se acueste a los bebés boca arriba, la tasa anual del Síndrome de Muerte Súbita del Lactante declinó en más de un 50 por ciento.

De vez en cuando tendrá que ayudar a su hijo a conciliar el sueño o a volverse a dormir. En particular, mientras sea un recién nacido, le será más fácil conciliar el sueño si usted lo estimula con delicadeza y de forma continua. A algunos lactantes les sirve que los acunen, los paseen de un lado a otro, les den palmaditas en la espalda o les pongan un chupete en la boca. A otros los calma la música de la radio o de un disco compacto a bajo volumen. Hasta el sonido lejano de la televisión puede actuar como ruido de fondo reconfortante. Pero algunos estímulos sonoros resultan irritantes para un bebé, como el sonido del teléfono, el ladrido de un perro o el ruido de la aspiradora.

No es imprescindible que el bebé duerma siempre en su cuna. Si por cualquier motivo usted prefiere tener a su hijo cerca mientras éste duerme, utilice el asiento de seguridad o un moisés como cuna temporal y así podrá transportarlo por toda la casa cuando cambie de sitio. (Si no tiene un moisés como tal, el bebé estará muy cómodo en un cesto acolchado.)

Pañales

Hasta que aparecieron los pañales desechables en el mercado, hace unos 35 años, la única opción era utilizar pañales de tela y lavarlos en casa o usar un servicio comercial de suministro de pañales. Hoy en día, los pañales desechables satisfacen las necesidades y expectativas de la mayoría de los padres y representan más del 80 por ciento de los pañales utilizados en todos los países industrializados. Sin embargo, la elección del pañal depende de los padres. Lo ideal es decidir si va a usar pañales de tela o desechables antes de que nazca el niño, de tal modo que pueda abastecerse o contratar un servicio de pañales con suficiente antelación. Para darle una idea, la mayoría de los recién nacidos gastan aproximadamente diez pañales al día.

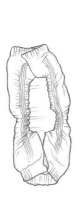
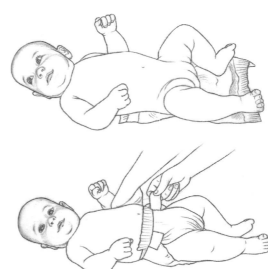

Pañales desechables. Hoy en día, la mayoría de los pañales desechables tienen una capa interna que está en contacto con la piel del niño para mantenerlo seco, un núcleo absorbente hecho de pasta de celulosa purificada y polímeros súper absorbentes, y una cubierta externa impermeable. Suelen tener elásticos en la cintura y en las piernas para que se ajusten mejor y evitar que se salga la orina, así como distintos tipos de bandas adhesivas para que sea más fácil ponerlos y quitarlos. Con el paso de los años los pañales desechables se han hecho más delgados y ligeros, a la vez que siguen satisfaciendo las necesidades de contención, comodidad, facilidad de uso y protección de la piel. Además, vienen en diversos tamaños.

Para ponerle un pañal desechable a un bebé, colóquelo sobre el pañal abierto de tal modo que las bandas adhesivas queden en la espalda del bebé y doble la parte delantera del pañal entre las piernas del niño. A continuación, tome los dos extremos posteriores del pañal, colóquelos sobre la parte delantera del pañal y presione las bandas adhesivas para que el pañal quede bien ajustado. Después de quitarle al bebé un pañal sucio, tire al inodoro las deposiciones que estén sueltas pero nunca el pañal entero porque podría tapar las cañerías. Envuelva el pañal en su cubierta exterior y tírelo a la basura.

Pañales de tela. Al igual que los pañales desechables, los pañales de tela han mejorado con el paso de los años y actualmente existe una gran variedad de texturas y absorbencias. El pañal original de una sola capa de algodón ha sido substituido por el pañal rectangular de dos capas de algodón con una franja central de múltiples capas o rellena de hilo. La mayoría de los padres los ajustan con ganchos o imperdibles. Para evitar pinchar al niño, se debe colocar la mano entre el gancho y la piel del bebé. También puede utilizar cinta adhesiva especial para pañales que se adhiere a la tela y que viene en un dispensador similar al de la cinta adhesiva corriente. La forma correcta de colocar un pañal de tela se muestra en las páginas siguientes. Para evitar que se moje la ropa o la cama del bebé, los pañales de tela se pueden cubrir con un pantaloncito de plástico o una faja impermeable. También existen pañales de tela que se venden con la faja incorporada.

Si piensa usar un servicio de suministro de pañales, averigüe bien antes de escoger uno. Lo ideal es que este servicio recoja los pañales sucios y deje pañales limpios dos veces por semana. Algunos servicios piden que les entreguen los pañales enjuagados, mientras que otros prefieren que se los entreguen tal como están, con todo y evacuaciones, en un balde para pañales. Si no cuenta con un servicio de lavado o decide lavarlos en casa, manténgalos separados del resto de la ropa. Después de tirar la materia fecal al inodoro, enjuague el pañal en agua fría y después déjelo en remojo por 30 minutos en una solución suave de detergente y blanqueador. A continuación, escúrralo y lávelo con agua caliente y un detergente suave.

Cómo cambiarle el pañal a su bebé

Antes de empezar a cambiar a su bebé, esté segura de tener a mano todo lo que va a necesitar. Nunca deje a su hijo a solas en el cambiador —ni siquiera por un segundo. Muy pronto aprenderá a darse vuelta y si lo hace cuando sus ojos o su atención están en otra parte, podría lastimarse seriamente.

Para cambiar a un recién nacido, necesitará:

- un pañal limpio (y ganchos, si va a utilizar un pañal de tela)

- motas de algodón y una vasija pequeña con agua tibia y un paño para lavar al bebé (también se pueden utilizar toallitas limpiadoras para niños, aunque algunos bebés no las toleran; si aparece alguna irritación, deje de utilizarlas)

- pomada o vaselina (para usar sólo en caso de que el bebé tenga salpullido)

Éste es el procedimiento:

1. Retire el pañal sucio y utilice algodones y agua tibia para limpiar al bebé con delicadeza. (Recuerde que en las niñas deberá proceder de adelante hacia atrás.)

2. Utilice el paño húmedo para limpiar a fondo la zona cubierta por el pañal.

3. Utilice la pomada para la irritación recomendada por el pediatra en caso necesario.

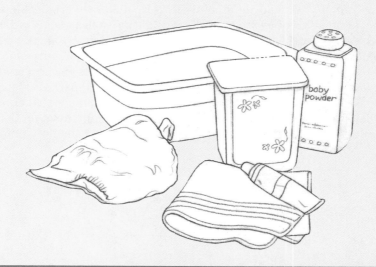

4. Póngale el nuevo pañal como se muestra en las próximas páginas. Los pañales de tela se pueden comprar ya doblados en forma de rectángulo (14 x 20 pulgadas) (35.6 x 50.8 cm.) o en cuadrados de unas 27 pulgadas (68.6 cm.) de lado, que usted puede doblar de distintas formas para que se ajusten al cuerpo del bebé. Al principio, tendrá que doblar un tercio del pañal por el extremo superior para que no resulte demasiado largo y de paso conseguirá aumentar su absorbencia. Si el pañal tiene una zona más acolchada y su hijo es varón, colóquela hacia adelante. Si se trata de una niña, la zona acolchada deberá ir hacia atrás.

Pañal doblado en forma de rectángulo

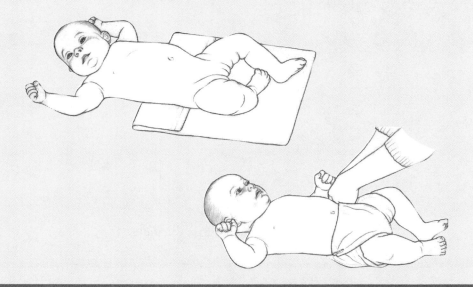

Las bandas adhesivas de los pañales desechables facilitan mucho las cosas excepto cuando la pomada o la vaselina entra en contacto con ellas e impide que se adhieran, pero hay otras formas de ajustar un pañal de tela que resultan igualmente convenientes para muchos padres. La mayoría utiliza ganchos o imperdibles especiales para pañales (con cabezales de plástico y mayor tamaño que los ganchos corrientes). Para no pinchar al bebé, se debe colocar la mano entre el gancho y la piel del niño. Si este procedimiento le intranquiliza, ensaye la cinta adhesiva especial para pañales, que se vende con dosificador y se adhiere a la ropa. Otra alternativa es utilizar fajas para pañales que permiten prescindir de los ganchos y de la cinta adhesiva. Se encuentran a la venta en los servicios de suministro de pañales y en muchas tiendas de artículos para bebés. Estas fajas rodean el cuerpo del bebé, ajustándose con un velcro alrededor de la cintura para que el pañal no se mueva. También puede utilizar estas fajas cuando esté fuera de casa para cubrir los pañales mojados hasta que pueda reemplazarlos.

Pañal doblado en forma de triángulo

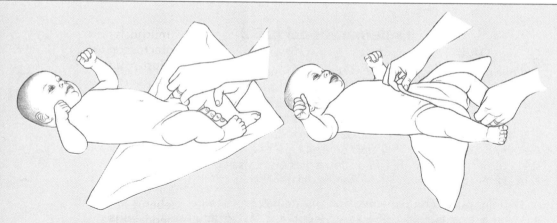

Coloque al bebé sobre el pañal

Primero la parte inferior . . .

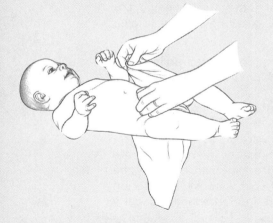

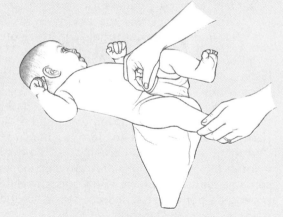

Después un lado . . .

Junte los dos extremos.

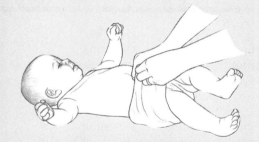

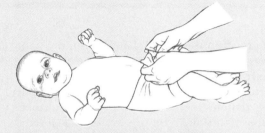

Después el otro lado.

**Asegúrelo con un imperdible
especial para pañales.**

La dermatitis del pañal

La *dermatitis del pañal* o *pañalitis* es el término usado para referirse a la erupción o irritación que aparece en la zona de la piel cubierta por el pañal. El primer síntoma suele ser el enrojecimiento o la aparición de pequeñas ampollas en la parte baja del abdomen, las nalgas, los genitales y la entrepierna —superficies que han estado en contacto directo con el pañal mojado o sucio. Este tipo de erupción muy pocas veces es grave y suele terminar al cabo de tres o cuatro días si se trata adecuadamente. Las causas más frecuentes de la dermatitis del pañal son:

1. Dejar puesto un pañal mojado por demasiado tiempo. La humedad hace que la piel sea más susceptible a las rozaduras. A medida que pasa el tiempo, la orina contenida en el pañal empieza a descomponerse, produciendo sustancias químicas que pueden irritar la piel.

2. Dejar puesto un pañal sucio con evacuaciones demasiado tiempo. Los desechos digestivos contenidos en las evacuaciones atacan la piel, haciéndola más susceptible a la irritación.

Independientemente de cómo empiece la irritación, en cuanto la piel se lastima, se vuelve más vulnerable a otras irritaciones por contacto con la orina o las evacuaciones.

Otra de las causas de irritación son las infecciones provocadas por hongos. Este tipo de erupción es común en los muslos, los genitales y la parte inferior del abdomen, pero casi nunca aparece en las nalgas.

Aunque la mayoría de los niños sufren de dermatitis del pañal durante la infancia, se trata de una afección mucho menos común en los bebés que son amamantados (por motivos que todavía desconocemos). La irritación provocada por el pañal aparece más a menudo a determinadas edades y bajo ciertas circunstancias:

La elección del pañal. La elección del pañal se ha complicado durante los últimos años debido a la polémica surgida en torno a los efectos ambientales de los pañales, centrada básicamente en la repercusión al tirarlos a la basura. De hecho, diversos estudios científicos han revelado que tanto los pañales desechables como los de tela tienen efectos negativos sobre el medio ambiente, tanto en lo que se refiere a los materiales como a la energía utilizada, la contaminación del aire y el agua y la generación de desperdicios. Los pañales desechables aumentan entre el 1 y el 2 por ciento el volumen de los vertederos municipales, mientras que los de tela obligan a utilizar más energía y más agua en el proceso de lavado y por

- En bebés entre ocho y diez meses de edad

- Si el bebé no se mantiene limpio y seco

- En bebés que evacuan con frecuencia (sobre todo si se les deja toda la noche sin cambiar)

- Cuando el bebé empieza a ingerir alimentos sólidos (quizás debido a la introducción de alimentos más ácidos y a los cambios en el proceso digestivo provocados por la nueva variedad de alimentos)

- Cuando el bebé está tomando antibióticos (ya que estas medicinas aumentan las probabilidades de que crezcan organismos como hongos, que pueden infectar la piel)

Para reducir las probabilidades de que su hijo sufra de dermatitis del pañal, siga estos pasos en la rutina del cambio de pañales:

1. Cuando el bebé evacúe, cámbiele el pañal lo antes posible. Limpie con agua y un paño suave la zona que estaba en contacto con el pañal después de cada evacuación.

2. Cambie los pañales mojados frecuentemente para reducir el tiempo que la piel del bebé está expuesta a la humedad.

3. Exponga las nalgas del bebé al aire siempre que pueda. Si utiliza pantaloncitos de plástico o pañales desechables ajustados a la cintura y las piernas, cerciórese de que el aire circule por dentro del pañal.

Si a pesar de todos sus esfuerzos la piel de de su hijo se irrita y comienza a agrietarse, probablemente tendrá que utilizar una crema o pomada. Si se trata de una irritación húmeda, utilice una loción desecante. La irritación deberá mejorar visiblemente entre 48 y 72 horas. Si no mejora, consulte al pediatra.

lo tanto, contribuyen a la contaminación del agua y el aire. Es difícil determinar si la producción de basura sólida es más importante que la energía gastada y la contaminación del agua y el aire. En definitiva, cada individuo es libre de tomar sus propias decisiones sobre qué tipo de pañal utilizar, según sus inquietudes y necesidades.

El costo de los pañales desechables en un supermercado o casa de descuento comparado con el costo de un servicio de suministro de pañales, es más o menos el mismo. El lavar los pañales en casa puede ahorrarle dinero, pero la pregunta es si vale la pena "invertir" tiempo y energía en esa tarea.

Asimismo, se deben contemplar algunos aspectos relacionados con la salud. El exceso de humedad y el contacto con la orina o la materia fecal pueden provocar irritaciones. Puesto que los pañales de tela no permiten mantener la piel del bebé tan seca como los desechables, hay que cambiarlos, de ser posible, en cuanto se mojen o se ensucien. Si usted usa pañales de tela, considere la posibilidad de utilizar pañales desechables por la noche así como en los viajes y salidas, cuando es más complicado cambiarlos con frecuencia.

Otra cuestión relacionada con la salud es la capacidad del pañal para evitar que se salga la orina o las evacuaciones. Esto es particularmente importante en los lugares donde se reunen varios niños, como las guarderías, donde las infecciones intestinales son fáciles de contagiar de un niño a otro. Por lo general, los pañales desechables previenen mejor este tipo de pérdidas que los de tela, ya que sus polímeros super-absorbentes bloquean la salida de la humedad. Por este motivo y por su facilidad de uso, muchos centros de cuidado infantil exigen que los niños lleven pañales desechables.

Micción

Un bebé puede orinar tan a menudo como cada una a tres horas, o tan infrecuentemente como cuatro o seis veces al día. Si el niño está enfermo, tiene fiebre o hace mucho calor, su producción de orina puede reducirse a la mitad y seguir siendo normal. Orinar no debe ser una experiencia dolorosa. Si percibe algún indicio de malestar en su hijo cuando orina, informe al pediatra, pues podría deberse a una infección o a otro problema en las vías urinarias.

En un bebé sano, la orina es de un color amarillo claro a oscuro. (Cuanto más oscura, más concentrada; la concentración será mayor si el niño no bebe bastantes líquidos.) Es posible que a veces encuentre una mancha rosada en el pañal que se puede confundir con sangre. Sin embargo, esta mancha no suele ser más que la orina concentrada de un niño completamente sano. Mientras su hijo moje por lo menos cuatro pañales al día, no hay motivo de alarma, pero si la mancha rosada persiste, coménteselo al pediatra.

La presencia de sangre real en la orina o de una mancha de sangre en el pañal nunca es normal y debe informarlo al pediatra. Puede ser por algo tan sencillo como una raspadura provocada por la dermatitis del pañal, pero también puede ser el síntoma de un problema más grave. Si estas manchas de sangre van acompañadas de otros síntomas, tales como dolor abdominal o sangrado en otras zonas, acuda al médico de inmediato.

Evacuaciones

A los pocos días de nacer su hijo tendrá su primera deposición, denominada meconio. Esta sustancia densa y de color verde oscuro o negro es lo que llenaba los intestinos del bebé antes del nacimiento y deberá eliminarla para poder tener una digestión normal. En cuanto su hijo evacue esta sustancia por completo, sus deposicones adquirirán un tono amarillo verdoso.

Si le da el pecho a su hijo, sus evacuaciones pronto adquirirán un color mostaza claro con pequeñas partículas que parecerán semillas. Hasta que empiece a ingerir alimentos sólidos la consistencia de la materia fecal deberá ser blanda e incluso, un poco aguada. Si le da leche de fórmula, sus evacuaciones serán de un tono canela o amarillento. Las evacuaciones serán más consistentes que los de los bebés alimentados con leche materna, pero no con más consistencia que la mantequilla de maní.

Ya sea que le dé el pecho o el biberón, si la materia fecal de su hijo es muy dura o seca, podría ser un signo de que no está ingiriendo suficiente líquido o está eliminando demasiado debido a alguna enfermedad, a la fiebre o al calor. En cuanto empiece a ingerir alimentos sólidos, la materia fecal dura puede indicar que está recibiendo demasiados alimentos que causan estreñimiento, como cereales o leche de vaca, antes de que su sistema esté preparado para digerirlos (la leche de vaca no es recomendable para bebés menores de 12 meses).

Tenga en cuenta que los cambios ocasionales en el color y la consistencia de las evacuaciones son normales. Por ejemplo, si la digestión se retarda debido a que el niño ha ingerido bastante cereal ese día u otros alimentos que exigen mayor esfuerzo digestivo, las evacuaciones pueden adquirir un tono verdoso; o si le da un suplemento de hierro, sus evacuaciones pueden volverse de un color café oscuro. Si el bebé tiene el ano un poco irritado, pueden aparecer vetas de sangre en el exterior de las deposiciones. Sin embargo, si detecta gran cantidad de sangre, mucosidad o agua en la materia fecal de su hijo, llame inmediatamente al pediatra. Estos síntomas pueden indicar una diarrea grave o algún problema intestinal.

Puesto que las evacuaciones de los lactantes suelen ser blandos y un poco aguados, no siempre es fácil saber si un bebé tiene o no una diarrea leve. Los signos más determinantes son un incremento repentino en la frecuencia de las deposiciones (más de una deposición por toma) y una elevada proporción de líquido en las evacuaciones. La diarrea puede ser el síntoma de una infección intestinal o puede ser provocada por un cambio en la dieta. Si el bebé es amamantado puede deberse, incluso, a un cambio en la dieta de la madre.

La principal inquietud en torno a la diarrea es el riesgo de deshidratación. Si va acompañada de fiebre y su hijo tiene menos de dos meses, llame inmediatamente al pediatra. Si su hijo tiene más de dos meses y la fiebre persiste durante más de un día, fíjese en su orina, tómele la temperatura rectal y llame al médico con estos datos para que le diga cómo debe proceder.

La frecuencia de las deposiciones varía enormemente de un bebé a otro. Muchos lactantes evacúan un poco después de cada toma. Esto se debe al reflejo gastrocólico, que hace que el sistema digestivo se active en cuanto entra alimento al estómago.

Entre las primeras tres y seis semanas de edad, algunos bebés que son amamantados tienen una sola deposición a la semana, lo que sigue siendo normal. Esto se debe a que la leche materna genera muy pocos deshechos sólidos como para que el sistema digestivo del niño los elimine. Por lo tanto, la poca frecuencia en las deposiciones no debe considerarse un síntoma de estreñimiento ni ser motivo de alarma siempre y cuando la materia fecal del bebé sea blanda (no más dura que la consistencia de la mantequilla de maní) y el niño parezca estar sano, aumente de peso y se amamante con regularidad.

Si su hijo se alimenta con leche de fórmula, debería tener por lo menos una deposición diaria. Si evacua con menos frecuencia y parece hacer fuerza al defecar porque sus evacuaciones son duras, es posible que esté estreñido. Pregúntele al pediatra cuál es la mejor forma de tratar este problema (vea *Estreñimiento*, página 548).

El baño

Su bebé no necesita que lo bañe seguido, siempre y cuando le limpie bien la zona que está en contacto con el pañal cada vez que lo cambia. Dos o tres baños a la semana durante el primer año son más que suficientes. Si lo baña más a menudo, se le podría resecar la piel.

Durante el primer par de semanas, hasta que se le caiga el muñón del cordón umbilical, sólo debe darle al bebé baños de esponja. En una habitación cálida, coloque al bebé estirado sobre cualquier superficie que sea blanda y resulte cómoda para ambos, como el cambiador, una cama, el suelo o el mostrador de la cocina junto al fregadero. Si la superficie es dura, cúbrala con un acolchado o una toalla mullida. Si la superficie donde se encuentra el bebé está por encima del nivel del suelo, utilice una correa de seguridad o sostenga al niño con una mano *todo el tiempo* para evitar que se caiga.

Antes de empezar, tenga a mano una vasija con agua, una esponja o un paño húmedo bien limpio (que no contenga restos de jabón) y un jabón suave para bebés. Mantenga al niño envuelto en una toalla, destapando exclusivamente la parte del cuerpo que vaya a lavar a continuación. Utilice primero la esponja o el

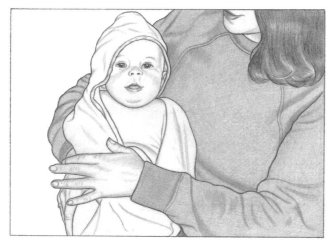

Las toallas con capucha son la forma más eficaz de arropar la cabeza del bebé cuando esté mojado.

paño húmedo sólo con agua para lavarle la cara y evitar así que le entre jabón en los ojos o en la boca. A continuación, introduzca el paño en la vasija con agua jabonosa, y páselo por el resto del cuerpo del bebé, dejando para el final las partes que normalmente cubre el pañal. Preste especial cuidado a los pliegues de las axilas, detrás de las orejas, alrededor del cuello y, sobre todo en las niñas, la zona genital.

En cuanto cicatrice el área umbilical, intente meter a su hijo en el agua. Los primeros baños deben ser los más delicados y breves posibles. Es posible que el bebé proteste un poco; si se nota muy descontento, siga con el sistema de la esponja durante un par de semanas y después, vuelva a intentarlo de nuevo. Cuando esté preparado para el baño completo, su hijo se lo demostrará con toda claridad.

A muchos padres les resulta más fácil bañar a sus hijos recién nacidos en un recipiente, en el fregadero o en una bañerita de plástico recubierta con una toalla limpia. Llene la bañerita con unas dos pulgadas (5.08 cm.) de agua que se sienta tibia, no caliente, al tocarla con el dorso de la muñeca o con el codo. Si va a llenar la bañerita directamente con agua del grifo, abra primero el del agua fría (y ciérrelo en último lugar) para evitar quemarse usted o quemar al bebé. Aparte de esto, compruebe que su calentador de agua esté graduado a un máximo de 120 °Fahrenheit o 48.9 °centígrados.

Cerciórese de tener a mano todo lo que necesita y que la habitación esté a una temperatura cálida antes de desnudar al bebé. Necesitará los mismos utensilios que usaba para bañarlo con esponja además de una vasija pequeña para verter agua clara. Cuando le crezca el pelo al bebé, también necesitará champú.

Si olvidó algo o tiene que contestar al teléfono o ir a abrir la puerta, *cargue al niño y llévelo con usted,* por lo que debe tener una toalla seca a mano. *Nunca deje a su hijo solo en la bañerita, ni siquiera por un instante.*

Si a su hijo le gusta el baño, deje que se entretenga salpicando y explorando su entorno. Cuanto más disfrute la hora del baño, menos miedo le tendrá al agua. A medida que crezca, el juego ocupará una parte cada vez mayor durante la hora del baño. Bañarse debe ser una experiencia relajante y gratificante para su hijo, así que no lo apure a menos que no se vea contento.

Al comienzo, los juguetes para el baño no son necesarios, puesto que el agua y el baño mismo son suficiente estímulo. Una vez que el niño tenga la edad necesaria como para bañarse en la tina, los juguetes se convierten en una valiosa herramienta. Cosas como envases, juguetes que flotan y hasta libros impermeables constituyen magníficas distracciones para el bebé a la hora del baño.

Cuando saque al bebé de la bañerita, utilice una toalla con capucha para secarle la cabeza y mantenerla caliente. Bañar a un bebé de cualquier edad es un trabajo "húmedo", por lo que es recomendable ponerse una bata o bien una toalla sobre el hombro para evitar mojarse.

Durante los primeros meses probablemente le resultará más fácil bañar a su bebé por la mañana, cuando él esté alerta y la casa en calma y a una temperatura cálida. Cuando lo pase a la tina (generalmente una vez que el niño se pueda sentar o que ya no quepa en la bañerita) tal vez prefiera bañarlo al atardecer. El baño es una forma relajante de prepararlo para dormir.

Cómo bañar a su bebé

Llene la bañerita con unas 2 pulgadas de agua que se sienta tibia —nunca caliente— al tocarla con el dorso de la muñeca o con el codo. En cuanto desvista al bebé, introdúzcalo en el agua para que no se enfríe. Utilice una mano para sostenerle la cabeza y la otra para meterlo en la bañerita, empezando por los pies. Háblele con voz animada a la vez que va bajando con delicadeza el resto del cuerpo hasta que quede dentro de la bañerita. Como precaución, la mayor parte del cuerpo así como la cabeza del bebé deben estar por encima del nivel del agua. Por lo tanto, usted tendrá que verter frecuentemente agua sobre el cuerpo del niño para que no se enfríe.

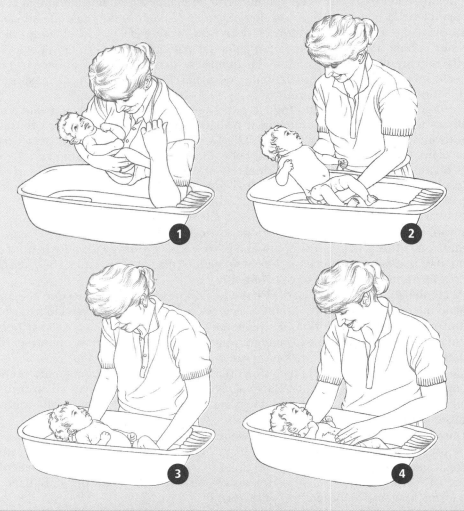

Utilice un paño suave para lavarle la cara y el pelo, usando champú sólo una o dos veces por semana. Masajee suavemente su cuero cabelludo, incluyendo el área que recubre las fontanelas (áreas blandas). Para enjuagar el jabón o el champú de la cabeza, ahueque la mano sobre la frente del bebé de tal modo que el agua caiga hacia los lados y no sobre los ojos. Si le llega a caer un poco de jabón en los ojos y llora en señal de protesta, simplemente tome el paño húmedo y enjuáguele bien los ojos con agua templada hasta eliminar los restos de jabón y el niño vuelva a abrirlos. Lave el resto del cuerpo del bebé de arriba hacia abajo.

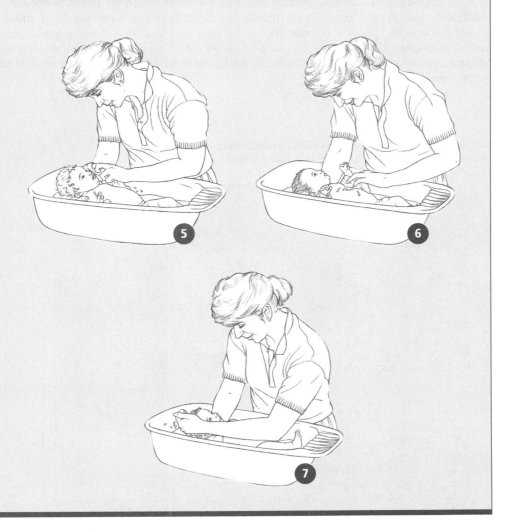

El cuidado de la piel y de las uñas

La piel de un recién nacido puede irritarse al entrar en contacto con sustancias químicas contenidas en las prendas nuevas o con los restos de jabón o detergente que hay en las prendas ya lavadas. Para evitar problemas, enjuague dos veces la ropa del bebé, su ropa de cama y todos los artículos lavables antes de que entren en contacto con su piel (lave también su ajuar antes de utilizarlo por primera vez). Durante los primeros meses, lave la ropa del bebé separada de la del resto de la familia.

En contraposición a los anuncios de productos infantiles, un bebé no necesita que le pongan habitualmente cremas, aceites, ni talcos. Si su hijo tiene la piel muy seca, puede ponerle un poco de crema para bebé sin perfume sobre las zonas más afectadas. Nunca utilice productos dermatológicos que no sean fabricados específicamente para bebés, puesto que éstos suelen contener perfumes y otras sustancias químicas que pueden irritar la piel de un lactante. Evite también utilizar aceite para bebé, porque no penetra ni lubrica tan bien como las cremas para bebés. Si la sequedad persiste, es posible que lo esté bañando muy seguido. Báñelo sólo una vez a la semana por un tiempo y compruebe si se reduce la sequedad. Si no es así, consulte al pediatra.

Durante las primeras semanas, los dedos de un bebé son tan pequeños y sus uñas crecen tan deprisa, que a veces es preciso cortarlas hasta dos veces por semana.

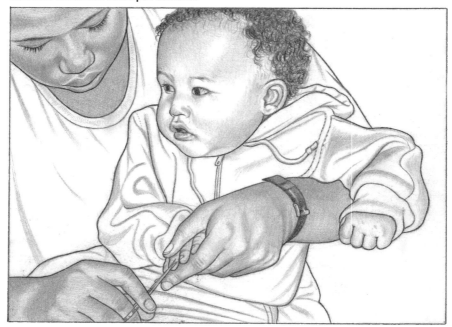

El único cuidado que necesitan las uñas de un bebé es que se las corte. Puede utilizar una lima de uñas suave, cortadores de uñas de bebé o tijeras para las uñas de los pies con la punta redondeada. Un buen momento para cortarle las uñas es después del baño si se está quieto; si no, tal vez sea más fácil hacerlo mientras duerme. Mantenga las uñas de las manos del bebé tan cortas y parejas como sea posible para que no se arañe ni le arañe a usted. Durante las primeras semanas, los dedos de las manos de un bebé son tan pequeños y sus uñas crecen tan deprisa, que a veces es preciso cortarlas hasta dos veces por semana.

En contraste, las uñas de los pies de un lactante crecen mucho más lentamente y suelen ser muy blandas y flexibles. No hace falta que las tenga tan cortas como las de las manos, por lo que tal vez sea necesario que se las corte una o dos veces al mes. Por ser tan blandas, a veces puede dar la impresión de que están encarnadas, pero no hay motivo de alarma, a menos que la piel alrededor de la uña se ponga roja, se inflame o se endurezca. A medida que su hijo crece, las uñas de los pies se le irán endureciendo y adquiriendo una forma más definida.

Vestimenta

A menos que haga calor (por encima de 75 °Fahrenheit o 23.88 °centígrados), un recién nacido necesitará varias capas de ropa para mantenerse abrigado. Generalmente, lo mejor es ponerle los pañales, una camiseta y encima un pijama o faldón, para después envolverlo en una frazada. Si se trata de un niño prematuro, es posible que necesite otra capa más hasta que su peso se equipare al de un niño a término y su cuerpo pueda adaptarse a los cambios de temperatura. Cuando haga calor, puede ponerle una sola capa de ropa, pero no se olvide de taparlo cuando esté en un lugar con aire acondicionado o se encuentre ante corrientes de aire. Por regla general, se le debe poner al bebé una capa de ropa más que la que usted lleva puesta en el mismo ambiente.

Si nunca ha cuidado a un recién nacido, las primeras veces que intente vestir a su hijo pueden ser bastante frustrantes. No sólo batallará tratando de introducir el diminuto bracito de su bebé por la manga sino que es muy probable que la criatura llore y proteste. A ningún recién nacido le gusta sentir el roce del aire en la piel, ni tampoco que empujen o estiren de partes de su cuerpo al ponerle y quitarle las prendas. Las cosas serán más fáciles para ambos si lo coloca en su regazo mientras le cambia la parte superior del cuerpo y después lo estira sobre la cama o el cambiador para cambiarle la parte inferior. Si le va a poner un pijama de una sola pieza, empiece por las piernas y luego siga con las mangas. En lo que se refiere a camisetas, empiece por la cabeza y pase después a las mangas, una después de la otra. Aproveche la oportunidad para preguntarle a su hijo, "¿Dónde está la manita del bebé?" Así, cuando sea mayorcito, esto se podrá convertir en un juego muy divertido y él mismo se encargará de estirar el brazo a través de la manga para oírle decir "¡*Ahí* está la manita del bebé!".

Cómo vestir a su bebé

Sosteniendo al niño sobre su regazo, ensanche el cuello de la prenda y póngaselo al bebé por la cabeza, utilizando los dedos para evitar que se le enganche en la cara o las orejas.

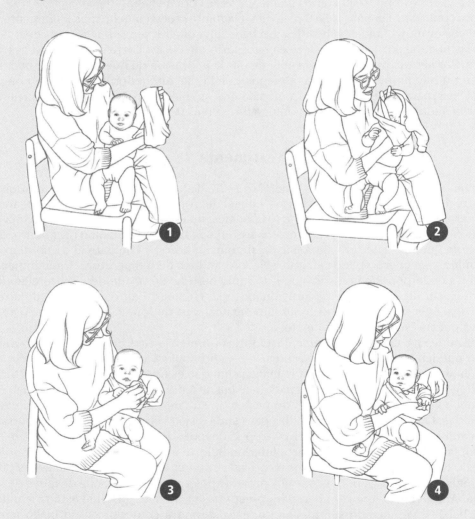

No intente introducir directamente los brazos del bebé por las mangas de la prenda. En cambio, introduzca su mano en la manga desde afuera, tome la mano del bebé y tire de ella.

Cómo desvestir a su bebé

Quítele una manga a la vez mientras le sostiene la espalda y la cabeza.

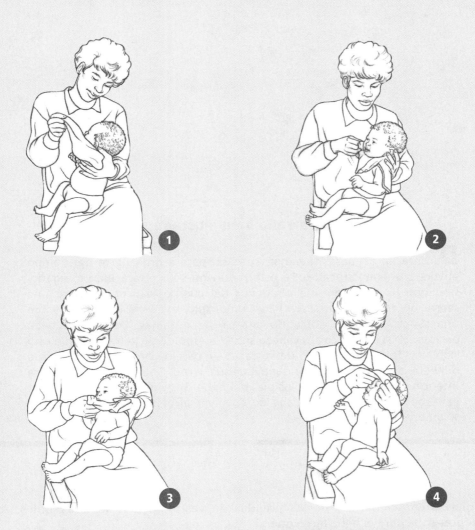

A continuación ensanche el cuello de la prenda para que no se enganche en la barbilla ni en la cara del bebé y tire hacia arriba de la prenda con delicadeza.

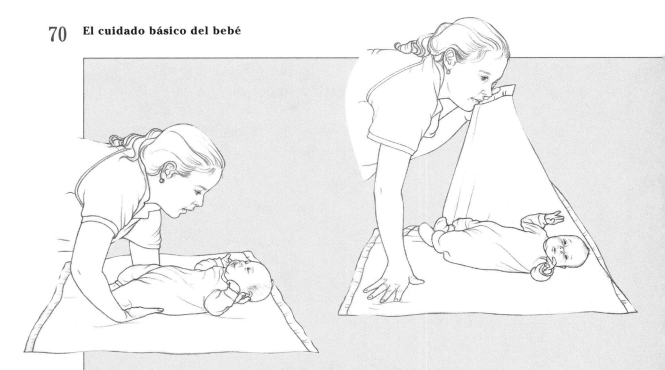

Un arrullo bien ajustado

Durante las primeras semanas, su bebé pasará gran parte del tiempo envuelto en una frazada. De este modo no sólo estará bien abrigado, sino que la ligera presión alrededor del cuerpo le proporcionará una sensación de seguridad. Para hacer un arrullo, extienda la frazada sobre una superficie plana doblando una de las esquinas. Coloque al bebé encima, boca arriba, con la cabeza sobre la esquina de la frazada que está doblada. Tome un extremo de la frazada y páselo por encima del cuerpo del bebé aprisionándolo por debajo de su cuerpo. Doble entonces la parte inferior de la frazada sobre los pies del bebé. Seguidamente, tire del otro extremo de la frazada y acabe de envolver al bebé, dejando a la vista solamente la cabeza y el cuello.

Ciertas características de las prendas de vestir pueden ser muy útiles. Al comprar ropa para el bebé fíjese que:

- Los botones a presión o cremalleras estén situadas en la parte frontal y no en la espalda

- Tenga cremalleras o botones a presión en ambas piernas para facilitar el cambio de pañales

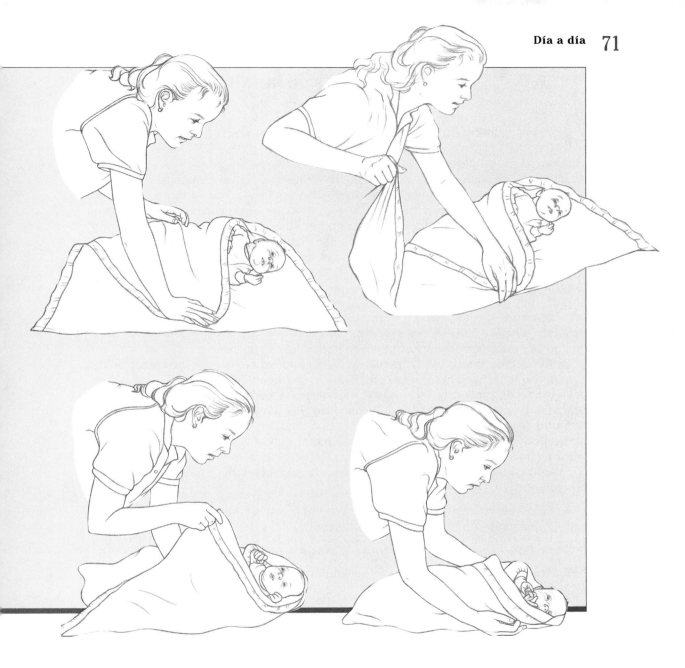

- Tenga mangas anchas, para poder introducir su mano desde afuera y así poder estirar el brazo del bebé

- No tenga cintas ni cordeles para amarrar, desamarrar o atar alrededor del cuello (lo que podría provocar estrangulamientos)

- Esté hecha con telas que cedan o estiren (evite ribetes o elásticos apretados en los brazos, las piernas o el cuello)

Cuidados básicos de la salud de su bebé

Cómo tomar la temperatura rectal

Muy pocos bebés pasan por la infancia sin tener fiebre, lo que suele ser una señal de infección en alguna parte del cuerpo. La fiebre indica que el sistema inmunológico está luchando activamente contra virus o bacterias, por lo tanto —en este sentido— es algo positivo, puesto que significa que el organismo se está protegiendo a sí mismo. Si la temperatura corporal aumenta demasiado y muy rápido (por encima de los 104 °Farenheit o los 40 °centígrados subiendo varios grados durante el curso de una hora), es posible que se presenten convulsiones.

Un lactante o un niño pequeño no puede sostener un termómetro en la boca para tomarle la temperatura oral, y las "tiras para la fiebre" que se colocan en la frente no son muy precisas. La mejor forma de tomarle la temperatura a un bebé es colocándole el termómetro en el recto. En cuanto aprenda a hacerlo, le parecerá bastante sencillo; pero es mejor que aprenda el procedimiento con antelación para que no se ponga nerviosa la primera vez que su hijo se enferme.

La Academia Americana de Pediatría no recomienda el uso de termómetros de mercurio que se pueden romper con facilidad. De hecho, aconsejamos a los padres deshacerse de cualquier termómetro de mercurio para prevenir una exposición accidental a esta sustancia tóxica. En lugar de ello, tenga entre su equipo básico de artículos para bebé un termómetro rectal tipo digital y, si lo desea, un termómetro para el oído (timpánico). El termómetro rectal digital suministra la lectura más veraz hasta los tres años de edad.

El procedimiento para tomar la temperatura rectal con un termómetro digital es el siguiente:

1. Limpie el extremo del termómetro o bulbo con alcohol o con agua y jabón. Enjuáguelo con agua fría (*nunca caliente*).

2. Colóquele al termómetro el forro de plástico.

3. Aplique un poco de lubricante en el bulbo del termómetro, como por ejemplo, vaselina.

4. Coloque al bebé boca abajo sobre su regazo o sobre una superficie firme. Sosténgalo con firmeza colocándole la palma de una de sus manos sobre la parte inferior de la espalda, justo encima de las nalgas.

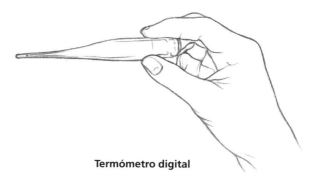

Termómetro digital

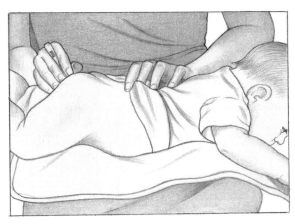

Tomando la temperatura rectal

5. Con la otra mano, encienda el interruptor del termómetro y después introduzca el termómetro de ½ a 1 pulgada en el orificio anal del bebé (*no intente entrarlo más*). Sostenga el termómetro en su sitio flojamente con dos dedos, mientras su mano permanece ahuecada sobre las nalgas del niño.

6. Mantenga el termómetro así por un minuto más o menos, hasta que oiga el sonido del termómetro.

7. Saque el termómetro y vea cuánto marca. La mayoría de los termómetros digitales vienen con forros desechables. Una vez que haya tomado la temperatura del bebé, tire a la basura el forro plástico que empleó en esta ocasión. Use uno nuevo la próxima vez.

Una temperatura rectal por encima de los 100.4 °Fahrenheit o 38 °centígrados puede indicar fiebre. Si cree que la temperatura de su hijo pudo haber subido debido a que tuvo mucha actividad física o estaba demasiado abrigado, vuelva a tomarle la temperatura a los 30 minutos. Si su bebé tiene menos de dos meses de edad, comuníquese con el pediatra de inmediato en caso de que tenga fiebre por encima de 100.4 °Fahrenheit o 38 °centígrados.

Los termómetros timpánicos son otra opción para bebés y niños más grandes. Éstos miden la temperatura adentro del oído, pero para que sean precisos, deben ser colocados de manera correcta en el oído del niño. Un exceso de cera en el oído también puede generar lecturas poco fiables. He aquí cómo se usa este termómetro:

1. Cubra el extremo del termómetro con el forro plástico.

2. Colóquelo con delicadeza en el canal del oído.

3. Presione el botón de encendido.

4. En cuestión de segundos, puede ver qué temperatura marca.

Recomendaciones para el Cuidado Pediátrico Preventivo

Comité de Práctica Médica y Medicina Ambulatoria

Cada niño y cada familia son únicos; de ahí que estas **Recomendaciones para el Cuidado Pediátrico Preventivo** estén diseñadas para el cuidado de niños que reciben una atención paterna adecuada, no tienen síntomas de problemas de salud importantes y están creciendo y desarrollándose satisfactoriamente. **Es posible que se necesiten visitas adicionales,** si las circunstancias así lo requieren.

EDAD[6]	INFANCIA[4]									NIÑEZ TEMPRANA[4]				
	Prenatal[1]	Recién nacido[2]	2-4 días[3]	Al 1° mes	2 meses	4 meses	6 meses	9 meses	12 meses	15 meses	18 meses	24 meses	3 años	4 años
HISTORIAL Inicial/Intervalo	•	•	•	•	•	•	•	•	•	•	•	•	•	•
MEDIDAS														
Estatura y peso		•	•	•	•	•	•	•	•	•	•	•	•	•
Circunferencia de cabeza		•	•	•	•	•	•	•	•	•	•	•	•	•
Presión arterial														
CERNIMIENTO SENSORIAL														
Visión		S	S	S	S	S	S	S	S	S	S	S	O[6]	O
Audición		O[7]	S	S	S	S	S	S	S	S	S	S	O	O
EVALUACIÓN DEL DESARROLLO Y CONDUCTA[8]		•	•	•	•	•	•	•	•	•	•	•	•	•
EXAMEN FÍSICO[9]		•	•	•	•	•	•	•	•	•	•	•	•	•
PROCEDIMIENTOS-GENERALES[10]														
Cernimiento hereditario/metabólico[11]		◄	•	►										
Vacunas[12]		•			•	•	•		•	•	•			•
Hematocrito o hemoglobina[13]								•	►			*		
Urianálisis[15]														
PROCEDIMIENTOS-PACIENTES EN RIESGO														
Cernimiento de plomo[16]								*	►			*		
Prueba de tuberculina[17]										*	*	*	*	*
Cernimiento de colesterol[18]												*	*	*
Cernimiento STD[19]														
Examen pélvico[20]														
GUÍA PREVENTIVA[21]	•	•	•	•	•	•	•	•	•	•	•	•	•	•
Prevención de lesiones[22]	•	•	•	•	•	•	•	•	•	•	•	•	•	•
Prevención de violencia[23]	•	•	•	•	•	•	•	•	•	•	•	•	•	•
Consejería sobre posición para dormir[22]	•	•	•	•	•	•	•	•						
Consejería sobre nutrición[25]	•	•	•	•	•	•	•	•	•					
EXAMEN[26]									◄				►	

1. Se recomienda una visita prenatal para los padres que presentan alto riesgo, para los padres primerizos y para aquéllos que solicitan una conferencia con el pediatra. La visita prenatal debe incluir una orientación inicial, historial médico pertinente y una conversación sobre los beneficios de la lactancia materna y método planeado de alimentación siguiendo el planteamiento de la AAP en *The Prenatal Visit,* 1996.
2. Cada infante debe recibir una evaluación al momento de nacer. Se debe fomentar la lactancia materna, así como darle instrucción y apoyo a la madre. Cada bebé que sea amamantado debe recibir una evaluación de 48 a 72 horas después de ser dado de alta del hospital para pesarlo, evaluar la forma como está tomando del pecho e instruir a la madre según recomendaciones de la declaración de la AAP *Breastfeeding and the Use of Human Milk,* 1997.

Leyenda:

• = a realizar

s = subjetivo, por historial

* = a realizar en pacientes a riesgo

o = estandarizadasobjetivo, a partir de pruebas

◄•► = rango de edades durante las cuales se puede ofrecer el servicio; el punto indica la edad preferente.

Nota: Los exámenes especiales de carácter químico, inmunológico y endocrinológico se suelen llevar a cabo por indicaciones específicas. Las pruebas de cernimiento distintas a las de recién nacidos (como errores congénitos en metabolismo, anemia falciforme, etc.) se hacen a discreción del médico.

Las recomendaciones de esta declaración no indican un curso exclusivo de tratamiento ni un cuidado médico estandarizado. Podría haber variaciones según las circunstancias individuales. Derechos de autor © 2000 por la Academia Americana de Pediatría. Ninguna parte de esta declaración se puede reproducir mediante cualquier forma o medio sin el permiso previo por escrito de la Academia Americana de Pediatría, a excepción de una copia para uso personal.

Estas pautas representan el consenso al que ha llegado el Comité de Práctica Médica y Medicina Ambulatoria, en consulta con comités nacionales y secciones de la Academia Americana de Pediatría. El Comité enfatiza la importancia de **la continuidad del cuidado médico** para el mantenimiento de un buen estado de salud general, así como la necesidad de evitar un **cuidado fragmentado.**

ESCOLAR[4]				ADOLESCENTE[4]											EDAD[6]
5 años	6 años	8 años	10 años	11 años	12 años	13 años	14 años	15 años	16 años	17 años	18 años	19 años	20 años	21 años	
•	•	•	•	•	•	•	•	•	•	•	•	•	•	•	**HISTORIAL** Inicial/Intervalo
•	•	•	•	•	•	•	•	•	•	•	•	•	•	•	**MEDIDAS** Estatura y peso / Circunferencia de cabeza
•	•	•	•	•	•	•	•	•	•	•	•	•	•	•	Presión arterial
O	S	S	O	S	O	S	S	O	S	S	O	S	S	S	**CERNIMIENTO SENSORIAL** Visión
O	S	S	O	S	O	S	S	O	S	S	O	S	S	S	Audición
•	•	•	•	•	•	•	•	•	•	•	•	•	•	•	**EVALUACIÓN DEL DESARROLLO Y CONDUCTA[8]**
•	•	•	•	•	•	•	•	•	•	•	•	•	•	•	**EXAMEN FÍSICO[9]**
															PROCEDIMIENTOS-GENERALES[10] Cernimiento hereditario/metabólico[11]
•	•	•	•	•	•	•	•	•	•	•	•	•	•	•	Vacunas[12]
←				←————— •[14] —————————————→											Hematocrito o hemoglobina[13]
•				←———————————— •[15] ——————→											Urianálisis[15]
															PROCEDIMIENTOS-PACIENTES EN RIESGO
*	*	*	*	*	*	*	*	*	*	*	*	*	*	*	Cernimiento de plomo[16]
*	*	*	*	*	*	*	*	*	*	*	*	*	*	*	Prueba de tuberculina[17]
				*	*	*	*	*	*	*	*	*	*	*	Cernimiento de colesterol[18]
				*	*	*	*	*	*	*	*	*	*	*	Cernimiento STD[19]
				*	*	*	*	*	*	*	*←——— •[20] ———→*				Examen pélvico[20]
•	•	•	•	•	•	•	•	•	•	•	•	•	•	•	**GUÍA PREVENTIVA[21]**
•	•	•	•	•	•	•	•	•	•	•	•	•	•	•	Prevención de lesiones[22]
•	•	•	•	•	•	•	•	•	•	•	•	•	•	•	Prevención de violencia[23]
															Consejería sobre posición para dormir[22]
•	•	•	•	•	•	•	•	•	•	•	•	•	•	•	Consejería sobre nutrición[25]
															EXAMEN DENTAL[26]

3. Para recién nacidos dados de alta antes de que hayan pasado 48 horas desde el parto, siguiendo el planteamiento de la AAP *Hospital Stay for Healthy Term Newborns,* 1995.

4. Los asuntos relacionados con problemas de desarrollo y psicosociales así como enfermedades crónicas en niños y adolescentes podrían requerir visitas de consejería y tratamiento frecuentes aparte de las visitas de cuidado preventivo.

5. Si un niño acude a la consulta del pediatra por primera vez en cualquier punto del calendario, o si alguno de los procedimientos especificados no se ha cumplido a una edad determinada, el programa debe ponerse al día lo antes posible.

6. Si el paciente no coopera, se programará una nueva visita para dentro de seis meses.

7. Todos los recién nacidos deben ser evaluados según la declaración acerca de audición del Grupo de Trabajo sobre Recién Nacidos y Lactantes, *Newborn and Infant Hearing Loss: Detection and Intervention,* 1999.

8. A partir del historial y del examen físico: si hay sospechas, a partir de pruebas objetivas y específicas de desarrollo. En cada visita se deben fomentar las destrezas de crianza.

9. En cada visita es imprescindible realizar un examen físico completo con el lactante totalmente desnudo y el niño mayor sin ropa y cubierto con una bata.

10. Este punto puede modificarse en función del momento en que se inicie el programa y de las necesidades individuales.

11. El cernimiento metabólico (por ejemplo: tiroides, hemoglobinopatías, fenilquetonuria o PKU, galactosemia) debe realizarse teniendo en cuenta las leyes estatales.

12. De acuerdo con el itinerario de vacunación establecido por el Comité sobre Enfermedades Infecciosas, publicado anualmente en la edición de enero de la revista *Pediatrics.* Cada visita debe considerarse como una oportunidad para poner al día y completar este itinerario.

13. Vea en el manual de la AAP *Pediatric Nutrition Handbook* (1996) información sobre las opciones de las pruebas de cernimiento universales y selectivas. Se debe considerar un cernimiento temprano para lactantes de alto riesgo (Ej: niños prematuros y niños de bajo peso al nacer.) Vea también el documento *Recommendations to Prevent and Control Iron Deficiency in the United States. MMWR.* 1998; 47 (RR-3): 1–29.

14. Debe realizarse un cernimiento en todas las adolescentes que menstrúan.

15. Realizar un análisis de orina con tira bioquímica para detectar la presencia de leucocitos en los adolescentes sexualmente activos de ambos sexos.

16. Para niños con riesgo de exposición a plomo consulte la declaración de la AAP *Screening for Elevated Blood Levels,* 1998. Adicionalmente, el cernimiento se hará en concordancia con las leyes del estado donde sean aplicables.

17. Prueba de la tuberculina por recomendación del Comité sobre Enfermedades Infecciosas, publicado en la edición actual de *Red Book: Report of the Committee on Infectious Diseases.* La prueba debe realizarse bajo reconocimiento de factores de riesgo.

18. Cernimiento de colesterol en los pacientes de alto riesgo, según declaración de la AAP *Cholesterol in Childhood,* 1998. Si el hecho no se puede indagar en el historial familiar y hay otros factores de riesgo presentes, la prueba debe hacerse a discreción del médico.

19. Todos los pacientes que lleven una vida sexual activa deben someterse a una prueba para detectar enfermedades de transmisión sexual (STD, por sus siglas en inglés).

20. Todas las pacientes de sexo femenino que lleven una vida sexual activa deben someterse a un examen pélvico. Se debe ofrecer un examen pélvico y un frotis de Papanicolaou rutinario como parte de la atención preventiva entre las edades de 18 y 21 años.

21. Teniendo en cuenta la edad del paciente, se debe ofrecer una charla y consejería como parte integral de cada chequeo siguiendo las directrices de la AAP *Guidelines for Health Supervision III,* 1998.

22. Desde el nacimiento hasta los 12 años, refiérase al programa de prevención de lesiones de la AAP (TIPP*) como se describe en *A Guide to Safety Counseling in Office Practice,* 1994.

23. Prevención y manejo de la violencia para todos los pacientes según declaración de la AAP *The Role of the Pediatrician in Youth Violence Prevention in Clinical Practice and at the Community Level,* 1999.

24. Debe recomendarse a los padres y encargados del cuidado de niños que los lactantes saludables sean acostados boca arriba para dormir. La posición de costado es una alternativa razonable pero implica un riesgo ligeramente mayor de muerte de cuna. Consulte la declaración de la AAP *Changing Concepts of Sudden Infant Death Syndrome: Implications for Infant Sleeping Environment and Sleep Position,* 2000.

25. Una consejería sobre nutrición —apropiada a la edad del paciente— debe ser parte integral de cada visita según el manual de la AAP, *Handbook of Nutrition,* 1998.

26. Para algunos niños puede ser apropiado un examen dental más temprano. Los exámenes posteriores son prescritos por el dentista.

Los termómetros rectales y timpánicos sirven para niños de cualquier edad, pero un niño de cuatro o cinco años ya suele cooperar lo suficiente como para tomarle la temperatura de manera oral (en la boca), usando un termómetro oral tipo digital. Para obtener una temperatura oral precisa, espere por lo menos 15 minutos después de que su hijo haya tomado algo frío o caliente antes de ponerle el termómetro. A continuación siga estos pasos:

1. Limpie el termómetro oral con agua y jabón o con alcohol. Enjuáguelo con agua fría.

2. Colóquele el forro de plástico.

3. Encienda el botón del termómetro y coloque el sensor debajo de la lengua del niño, hacia la parte de atrás de la boca. Sosténgalo en ese lugar por un minuto más o menos, hasta que oiga el sonido del termómetro.

4. Saque el termómetro y vea cuánto marca.

Otra forma de tomarle la temperatura a un niño es colocándole un termómetro oral o rectal tipo digital en la axila. Sin embargo, esta técnica no resulta tan precisa como la rectal, la oral o la del oído. Esta técnica se puede usar a partir de los tres meses de edad.

1. Coloque el extremo del termómetro donde está el sensor en la axila del niño.

2. Sosténgale el brazo con firmeza contra el costado del pecho por un minuto más o menos, hasta que suene el termómetro.

3. Vea cuánto marca el termómetro.

Para obtener más información sobre cómo tomarle la temperatura a un niño, vea el Capítulo 23 (páginas 716 y 720).

La visita al pediatra

Probablemente usted verá más al pediatra durante el primer año de su hijo que en el resto de su vida. El primer examen físico del bebé tendrá lugar justo al nacer. El programa de visitas que figura en las páginas 74 a 75 especifica los chequeos rutinarios mínimos por los que debe pasar su hijo desde la infancia hasta la adolescencia. Es posible que el pediatra quiera ver a su hijo más a menudo.

Lo ideal es que ambos padres acudan a los primeros chequeos médicos. Estas citas son una buena oportunidad para conocer al pediatra y resolver dudas. No se limite a hacerle preguntas de carácter médico; su pediatra también es un experto en temas generales sobre la crianza y una fuente muy valiosa de información si busca quién le cuide a su hijo, o si quiere localizar un grupo de apoyo para padres, o si necesita otro tipo de ayuda externa. Muchos pediatras ofrecen folletos explicativos sobre los problemas más comunes, pero es conveniente hacer una lista de preguntas antes de cada visita al consultorio para no olvidar ningún detalle importante.

Si su pareja no puede acompañarla, sería bueno que fuera con algún amigo o familiar. Le resultará mucho más fácil concentrarse en la conversación con el pediatra si alguien se encarga de desnudar y volver a vestir al bebé así como de recoger sus cosas. Hasta que se habitúe a salir de casa con el bebé, conviene que le acompañe un adulto para ayudarle a llevar la pañalera y le abra y cierre puertas. Si los abuelos viven cerca pueden desempeñar muy bien esta función (para obtener información adicional sobre el papel de los abuelos en la vida del bebé, vea las páginas 184, 246 y 456 en los capítulos 6, 8 y 14).

El objetivo de estas primeras visitas al pediatra es cerciorarse de que su bebé está creciendo y desarrollándose adecuadamente y que no tiene anormalidades serias. En concreto, el pediatra se fijará en las siguientes áreas.

Crecimiento. Luego de pedirle que desnude a su hijo, el pediatra empezará por pesarlo en una balanza infantil. También lo medirá colocándolo sobre una mesa con las piernas estiradas. Utilizará una cinta especial para medir el tamaño de la cabeza. Todas estas medidas deben representarse en una gráfica para determinar su curva de crecimiento de una a otra visita (usted también puede representar la curva de crecimiento de su hijo llenando las gráficas de las páginas 140 a 143). Ésta es la forma más fiable de saber si su hijo está creciendo con normalidad y le permitirá ver la posición que ocupa en relación a otros niños de su edad.

Cabeza. Las "áreas blandas" o fontanelas (piel normal que cubre las aberturas del cráneo) deben seguir abiertas y planas durante los primeros meses. Entre el segundo y el tercer mes, la fontanela posterior debe cerrarse. La fontanela anterior debe cerrarse antes de que el niño cumpla dos años (alrededor de los 18 meses).

Oídos. El médico examinará los oídos del bebé con un instrumento llamado otoscopio que le permite ver el canal auditivo y el tímpano. Así determinará si hay evidencia de fluido o infección en los oídos. También le preguntará si el bebé responde normalmente a los sonidos. Si después de las pruebas auditivas formales que se hacen en la sala de recién nacidos se cree que hay un problema, el bebé será sometido a pruebas posteriores.

Ojos. El médico utilizará un objeto brillante o una linterna para captar la atención del bebé y examinar sus movimientos oculares. También podría mirarle los ojos por dentro con un instrumento dotado de luz denominado oftalmoscopio —repitiendo el examen del interior del ojo que ya se le practicó en la sala de recién nacidos. Esto es particularmente útil para detectar cataratas (opacidad del cristalino; vea *Cataratas,* página 681).

Boca. Se examina para detectar posibles signos de infección y, más adelante, para ver cómo marcha la dentición.

Corazón y pulmones. El pediatra utilizará un estetoscopio para auscultar al bebé en el pecho y en la espalda. Este examen permite identificar posibles anormalidades en el ritmo cardíaco, ruidos o problemas respiratorios.

Abdomen. Colocando la mano sobre el abdomen del bebé y presionando suavemente, el médico comprobará si algún órgano está agrandado o si existen masas o dolor.

Genitales. En cada visita se examinarán los genitales del bebé para detectar posibles masas, bultos, molestias o signos de infección. En los dos primeros exámenes el médico prestará especial atención al pene de los bebés circuncidados, para verificar que está cicatrizando bien. También, comprobará si a los varoncitos les han descendido ambos testículos en el escroto.

Caderas y piernas. El pediatra moverá las piernas del bebé para comprobar que no haya ninguna luxación u otro problema en la articulación de la cadera. Más adelante, cuando el niño empiece a andar, el médico observará como lo hace, para verificar que las piernas y los pies estén correctamente alineados y se mueven con normalidad.

Logros en el desarrollo. El pediatra también le preguntará sobre el desarrollo general de su hijo. Entre otras cosas, comentará con usted cuándo empezó a sonreír, a darse vuelta, a sentarse y a andar y cómo utiliza las manos y los brazos. En la consulta, analizará sus reflejos y el tono muscular general (para más detalles sobre un desarrollo normal, vea los capítulos 5 al 12).

Vacunas

Su bebé deberá recibir la mayoría de las vacunas infantiles antes de que cumpla los dos años. Así estará protegido contra once importantes enfermedades: la poliomielitis, el sarampión, las paperas, la rubéola (sarampión alemán), la varicela, la pertussis (tos ferina), la difteria, el tétanos, las infecciones provocadas por *Haemophilus* (Hib), la hepatitis B y las infecciones por neumococo. El itinerario de vacunación recomendado por la Academia Americana de Pediatría figura en las páginas 80–81.

Vacunas DTaP. En el chequeo de los dos meses, a su bebé le pondrán la primera dosis de las vacunas contra la difteria (D), el tétanos (T) y la pertussis (conocida popularmente como tos ferina) (aP). Estas vacunas se distribuyen en cinco inyecciones; las primeras tres dosis se inyectan a los dos, cuatro y seis meses de edad. La cuarta dosis se inyecta entre seis y doce meses después de la tercera, generalmente alrededor de los dieciocho meses de edad. La última dosis se suele inyectar antes de que el niño empiece a ir a la escuela, entre los cuatro y los seis años. Esta dosis "de refuerzo" eleva aún más la respuesta inmunológica del niño ante los agentes que provocan las tres enfermedades señaladas.

Itinerario de Vacunación Recomendado para Niños y Adolescentes

Estados Unidos • 2005

Vacuna ▼ Edad ▶	Naci-miento	1 mes	2 meses	4 meses	6 meses	12 meses	15 meses	18 meses	24 meses	4 a 6 años	11 a 12 años	13 a 18 años
Hepatitis B[2]	HepB #1										Serie HepB	
			HepB #2			HepB #3						
Difteria, Tétanos, Pertussis[3]			DTaP	DTaP	DTaP		DTaP			DTaP	Td	Td
Haemophilus Influenzae Tipo b[4]			Hib	Hib	Hib[4]	Hib						
Poliovirus inactivado			IPV	IPV		IPV				IPV		
Sarampión, Paperas, Rubéola[5]						MMR #1				MMR #2	MMR#2	
Varicela[6]						Varicela					Varicela	
Neumococo[7]			PCV	PCV	PCV	PCV			PPV		PPV	
Influenza[8]						Influenza (anualmente)				Influenza (anualmente)		
Hepatitis A[9]										Serie de Hepatitis A		

Las vacunas por debajo de esta línea son para poblaciones seleccionadas

---

Este itinerario indica las edades recomendadas para la administración de las vacunas infantiles que actualmente cuentan con licencia, a la fecha 1 de diciembre del 2004, para niños hasta de 18 años de edad. Cualquier dosis que no se suministre en la edad recomendada, debe ponerse el día en cualquier visita posterior que sea factible. ▬▬ indican los rangos de edad que merecen un esfuerzo especial por suministrar las vacunas que no fueron administradas previamente. Es posible que se autoricen y recomienden vacunas adicionales durante el curso del año. Las vacunas combinadas que tienen licencia se pueden usar cuando esté indicado cualquier componente de la combinación y sus demás componentes no estén contraindicados. Para obtener recomendaciones detalladas, los proveedores deben consultar los folletos explicativos que acompañan al empaque de cada producto. Los eventos adversos y clínicamente significativos que siguen a la inmunización deben reportarse al *Vaccine Adverse Event Reporting System* (VAERS, Sistema de reporte de efectos adversos de las vacunas). Las pautas para obtener y llenar una solicitud de VAERS se pueden encontrar en el Internet: **www.vaers.org** o llamando al **1-800-822-7967.**

1. **Vacuna contra la Hepatitis B (HepB).** Todos los infantes deben recibir la primera dosis de la vacuna contra la hepatitis B al poco tiempo de nacer y antes de ser dados de alta del hospital; la primera dosis también se puede administrar hasta el segundo mes de vida si la madre del bebé es negativa al antígeno de superficie de la hepatitis B (HbsAg). Sólo la vacuna HepB monovalente puede usarse para la dosis de recién nacido. La vacuna monovalente o combinada que contenga HepB puede usarse para completar la serie. En la dosis de recién nacido se pueden administrar 4 dosis de la vacuna. La segunda dosis debe administrarse por lo menos 4 semanas después de la primera dosis, excepto en el caso de vacunas combinadas que no se pueden administrar antes de las 6 semanas de edad. La tercera dosis deberá administrarse por lo menos 16 semanas después de la primera dosis y por lo menos 8 semanas después de la segunda dosis. La última dosis de la serie (tercera y cuarta dosis) no debe administrarse antes de las 24 semanas de edad. **Los bebés nacidos de madres HbsAg positivas** deben recibir la vacuna contra la hepatitis B y 0.5 mL de inmunoglobulina de la hepatitis B (HBIG) dentro de un período de 12 horas después del nacimiento, en distintas partes del cuerpo. La segunda dosis se recomienda a la edad de 1 a 2 meses. La última dosis de la serie no debe administrarse antes de las 24 semanas de edad. Estos bebés deben ser evaluados para HBsAg y anticuerpos a HbsAg (anti-HBs) a la edad de 9 a 15 meses. **Los bebés nacidos de madres cuyos resultados de HBsAg se desconocen** deben recibir la primera dosis de la serie de vacunas contra la hepatitis B dentro de las 12 horas del nacimiento. Se debe obtener una muestra de sangre materna a la mayor brevedad posible para determinar el estado de HBsAg de la madre; si la prueba de HBsAg es positiva, el bebé debe recibir la inmunoglobulina de la hepatitis B lo antes posible (no más allá de la primera semana de edad). La segunda dosis se recomienda entre el primer y segundo mes de vida. La última dosis de la serie no debe administrarse antes de las 24 semanas de edad.

2. **Toxoides diftérico y tetánico y vacuna acelular contra la pertussis (DTaP).** La cuarta dosis de la DTaP puede administrarse desde los 12 meses de edad, siempre y cuando hayan pasado 6 meses desde la tercera dosis y que no sea probable que el niño regrese entre los 15 y

los 18 meses de edad. La dosis final de la serie debe administrarse hacia los 4 años de edad. Se recomiendan los **toxoides tetánicos y diftérico (Td)** entre los 11 y 12 años de edad, si han transcurrido por lo menos 5 años desde la última dosis de la vacuna que contiene toxoides tetánicos y diftéricos. Se recomiendan vacunas de refuerzo de Td cada 10 años.

3. **Vacuna conjugada contra *Haemophilus influenzae* tipo b (Hib).** Tres vacunas conjugadas Hib están autorizadas para infantes. Si se administra la PRP-OMP (PedvaxHIB o ComVax [Merck]) a los 2 y 4 meses de edad, no se requiere una dosis a los 6 meses de edad. Los productos combinados DTaP/Hib no se deben usar para inmunización primaria de bebés a los 2, 4 ó 6 meses de edad, pero pueden usarse como dosis de refuerzo después de cualquier vacuna Hib. La dosis final de la serie debe administrarse hacia los 12 meses de edad.

4. **Vacuna contra sarampión, paperas y rubéola (MMR o triple vírica).** La segunda dosis de la MMR se recomienda rutinariamente de los 4 a los 6 años de edad, pero puede administrarse durante cualquier visita, siempre y cuando hayan transcurrido por lo menos 4 semanas después de recibir la primera dosis, y que ambas dosis se administren a partir de los 12 meses de edad. Quienes no hayan recibido anteriormente la segunda dosis, deben completar el programa a más tardar para la visita de los 11 a los 12 años de edad.

5. **Vacuna contra la varicela (VAR).** Se recomienda en cualquier visita a los 12 meses o después de esta edad para niños susceptibles (que no tengan un historial confiable de varicela). Las personas susceptibles de aproximadamente 13 años de edad deben recibir 2 dosis, administradas con un intervalo de por lo menos 4 semanas.

6. **Vacuna contra el neumococo.** La **vacuna pneumocócica conjugada (PCV)** se recomienda a todos los niños entre los 2 y los 23 meses de edad. También se recomienda a ciertos niños entre los 24 y 59 meses de edad. La última dosis de la serie debe administrarse hacia los 12 meses de edad. En adición a la vacuna pneumocócica conjugada, aconsejamos la **vacuna pneumocócica polisacárida (PPV)** para ciertos grupos de alto riesgo. Vea *MMWR* 2000; 49(RR-9): 1–35.

7. **Vacuna contra la influenza.** Se recomienda aplicar anualmente la vacuna contra la influenza a niños de 6 meses de edad, más o menos, con ciertos factores de riesgo (incluyendo, pero sin limitarse a niños con asma, enfermedades cardíacas, anemia falciforme, VIH y diabetes; a trabajadores de salud y a otras personas (incluyendo miembros del hogar) que están en contacto con grupos de alto riesgo (vea *MMWR* 2004; 53 [No. RR-6]: 1-40]) y puede administrarse a todo aquel que quiera obtener inmunidad. Además, se recomienda que los niños sanos entre los 6 y los 23 meses de edad y personas cercanas a los niños saludables entre los 0 y 23 meses de edad reciban la vacuna contra la influenza, puesto que los niños en este rango de edad presentan un riesgo bastante mayor de hospitalización por afecciones relacionadas con la influenza. Para las personas saludables entre 5 y 49 años de edad, la vacuna de virus vivos atenuados administrada por vía nasal (LAIV, por sus siglas en inglés) es una alternativa aceptable a la vacuna trivalente inactivada contra la influenza que se aplica intramuscularmente (TIV, por sus siglas en inglés). Vea *MMWR* 2004; 53 (RR-6): 1–40. A los niños que reciben la TIV se les debe administrar una dosis apropiada a su edad (0.25 mL si tienen entre 6 y 35 meses de edad ó 0.5 mL si tienen 3 años, más o menos). Los niños de 8 años de edad, más o menos, que reciben la vacuna contra la influenza por primera vez deben recibir 2 dosis (separadas por un lapso de por lo menos 4 semanas para la TIV y por lo menos 6 semanas para la LAIV).

8. **Vacuna contra la hepatitis A.** Se recomienda para niños y adolescentes en estados y regiones específicos y para ciertos grupos de alto riesgo. Consulte con las autoridades locales de salud pública. Los niños y adolescentes en estos estados, regiones y grupos de alto riesgo que no han sido inmunizados contra la hepatitis A, pueden iniciar esta serie de vacunas durante cualquier visita. Las dos dosis de la serie deben administrarse con un intervalo de por lo menos 6 meses. Vea *MMWR* 1999; 48 (RR-12): 1–37.

Para obtener información adicional sobre vacunas, incluyendo precauciones y contraindicaciones para inmunización y escasez de vacunas, visite la sede electrónica http://www.cdc.gov/nip o llame a la línea telefónica gratuita del Programa Nacional de Inmunización en el 800-232-2522 (inglés) o al 800-232-0233 (español).

Aprobado por el ***Advisory Committee on Immunization Practices* (ACIP)** (Comité de expertos en vacunaciones: http://www.cdc.gov/nip/acip), la **Academia Americana de Pediatría** (http://www.aap.org) y la ***American Academy of Family Physicians* (AAFP)** (Academia Americana de Médicos de Familia: http://www.aafp.org).

Las vacunas protegen a los niños

Los chequeos regulares en el consultorio del pediatra o una clínica de salud local son un modo importante de mantener la salud de todo niño.

Al cerciorarse de que su hijo sea vacunado a tiempo, podrá suministrarle la mejor defensa disponible contra muchas enfermedades infantiles peligrosas. Las vacunas protegen a los niños contra: la hepatitis B, la poliomielitis, el sarampión, las paperas, la rubéola (sarampión alemán), la pertussis (tos ferina), la difteria, el tétanos, *Haemophilus influenzae* tipo b, infecciones por neumococo y la varicela. Todas estas vacunas deben administrarse antes de que el niño cumpla 2 años de edad con el fin de que esté protegido durante el período más vulnerable. ¿Están al día las vacunas de su hijo?

La tabla que acompaña a esta hoja de datos incluye recomendaciones de la Academia Americana de Pediatría. Recuerde llevar un registro de las vacunas que se le administran a su hijo; es la única forma de cerciorarse que estén al día. Además, pregunte a su pediatra o clínica de salud en cada visita si su hijo necesita una dosis de refuerzo o si se han recomendado nuevas vacunas desde que se preparó este calendario.

Si usted no tiene un pediatra, llame al departamento de salud local. Las clínicas públicas de salud suelen tener suministros de vacunas y podrían administrarlas gratuitamente.

American Academy of Pediatrics

DEDICATED TO THE HEALTH OF ALL CHILDREN™

Durante las 24 horas que siguen a la vacuna, su hijo puede estar irritable y menos activo que de costumbre. Es posible que la zona del pinchazo se enrojezca y le duela, y que el niño tenga fiebre baja (menos de 102 °Fahrenheit o 38.9 °centígrados). Estas reacciones son normales pero no deben durar más de 48 horas y pueden tratarse con acetaminofén cada cuatro horas (para saber cuál es la dosis adecuada, vea la tabla de la página 719). No le dé aspirina.

Informe al pediatra si su bebé presenta alguna de las siguientes reacciones menos comunes:

- Llanto constante y desconsolado durante más de tres horas
- Un llanto mucho más agudo de lo normal
- Somnolencia excesiva o dificultad para despertarse
- Palidez o debilidad
- Temperatura igual o superior a los 105 °Fahrenheit o 40.6 °centígrados.
- Convulsiones (generalmente provocadas por la fiebre alta)

Aunque estos efectos secundarios de mayor seriedad pueden ser alarmantes, hay menos de un 1 por ciento de probabilidades de que su hijo presente cualquiera de ellos. Si su hijo no es vacunado, su riesgo de contraer una de estas enfermedades aumenta significativamente. La difteria, el tétanos y la tos ferina son enfermedades peligrosas (vea el capítulo 27, *Las Vacunas*).

Estos peligros incluyen:

- Dos de cada diez personas que contraen el tétanos mueren debido a esta enfermedad.
- Antes de que existiera la vacuna, una de cada 15 personas que contraía la difteria moría debido a esta enfermedad.
- Uno de cada cien bebés menores de dos meses que contrae la tos ferina muere de esta enfermedad (la tasa de mortalidad global, incluyendo a infantes mayores, es de uno por mil).
- Muchos bebés que contraen la tos ferina deben ser hospitalizados, y uno de cada cinco desarrolla neumonía.
- Los bebés y niños que contraen tos ferina pueden toser por unos cien días seguidos.

La vacuna acelular DTaP reemplazó a la antigua vacuna DTP porque tiene menos probabilidades de causar efectos secundarios. Puesto que sus beneficios superan con creces a los riesgos implicados, *la Academia Americana de Pediatría recomienda enfáticamente la aplicación rutinaria de la DTaP a partir de los dos meses de edad.*

Sin embargo, hay algunos niños en los que se debe posponer esta vacuna y uno que otro que no debe ser vacunado del todo. Entre ellos, figuran los que tienen uno o más de los siguientes problemas:

- Una reacción severa ante la primera dosis (reacción alérgica o inflamación del cerebro, denominada encefalopatía)

- Convulsiones previas o tener la sospecha de una enfermedad del sistema nervioso de carácter progresivo

Si su bebé tiene alguno de estos problemas, es importante que se lo comunique al pediatra antes de que le administre la vacuna DTaP.

Vacuna contra la poliomielitis. La poliomielitis es una enfermedad de origen viral que puede paralizar algunos músculos del cuerpo. Puede variar de leve a muy grave dependiendo de los músculos afectados y de la gravedad del compromiso. Afortunadamente, la enfermedad causada por la forma natural del virus de la poliomielitis ha sido eliminada en los Estados Unidos, en todo el hemisferio occidental, y en gran parte del resto del mundo gracias al uso de vacunas eficaces para prevenirla.

La vacunación es la única forma de protegerse contra la poliomielitis. Los niños deben recibir cuatro dosis de la vacuna "inactivada" contra la polio (IPV, por sus siglas en inglés) antes de ingresar a la escuela. La vacuna se inyecta en la pierna o el brazo. Se administra a los dos meses, a los cuatro meses, entre los seis y los dieciocho meses y entre los cuatro y los seis años. La Academia Americana de Pediatría ya no recomienda la vacuna oral contra la polio debido a un pequeño riesgo de cuadros de parálisis asociados a la vacuna, por lo que desde el año 2000 se ha venido usando exclusivamente la vacuna inactivada (IPV).

La vacuna inactivada proporciona una protección excelente contra la polio y no ha demostrado causar ningún problema grande, a excepción de inflamación leve en la zona del pinchazo. La vacuna inactivada protege al niño que recibe la inyección que al estar hecha de un virus inactivado de polio, no causa cuadros de parálisis asociados a la vacuna.

Vacuna triple vírica (MMR). Cuando su hijo tenga entre 12 y 15 meses de edad, recibirá un sólo pinchazo en el que se le inmunizará contra las paperas, el sarampión y la rubéola (sarampión alemán). Aunque estas enfermedades se conocen sobre todo por las erupciones (sarampión y rubéola) y la inflamación glandular (paperas) que provocan, también pueden ocasionar complicaciones médicas graves (vea *Paperas,* página 746; *Rubéola,* página 808, *Sarampión,* página 804). Las vacunas contra estas enfermedades muy pocas veces tienen efectos secundarios graves, pero su hijo puede experimentar las siguientes reacciones al cabo de cinco a diez días de haber sido vacunado:

- Salpullido de carácter leve

- Leve hinchazón de los ganglios linfáticos del cuello o del área que queda cubierta por el pañal

- Fiebre baja

- Adormilamiento

En los niños que son alérgicos a los huevos, esta vacuna puede provocar reacciones en raras ocasiones (ya que en su proceso de elaboración se emplean huevos). Por lo tanto, si su hijo tiene este tipo de alergia, debería indicárselo al pediatra. Además, si su hijo está tomando alguna medicina que interfiera con el funcionamiento del sistema inmune o su sistema inmune está debilitado por cualquier motivo, no se le deberá inyectar esta vacuna. Puesto que no todos los niños se inmunizan con un sólo pinchazo, para garantizar una mayor protección se recomienda una segunda dosis antes de que cumplan 12 años. Muchos estados recomiendan administrar esta segunda dosis antes (entre los cuatro y los seis años de edad), por lo que es recomendable consultar con el pediatra.

Vacuna contra la varicela. Se recomienda vacunar contra la varicela a todos los niños sanos entre los 12 y 18 meses de edad que nunca han tenido la enfermedad. Aunque la varicela no suele provocar complicaciones en la mayoría de los niños sanos, un pequeño número experimentará dolor o enrojecimiento en la zona del pinchazo, una erupción leve o fiebre.

Vacuna contra *Haemophilus influenzae* Tipo B (Hib). Es recomendable administrar la vacuna contra las infecciones provocadas por la bacteria denominada *Haemophilus influenzae* tipo b a partir de los dos meses de edad. (Vea también *Epiglotitis,* página 655; *Meningitis,* página 741.) El uso de esta vacuna ha permitido reducir notablemente el número de niños que sufren de las enfermedades provocadas por esta bacteria.

Vacuna contra el neumococo. En el año 2000 se otorgó licencia a una vacuna contra los tipos más comunes de infecciones causadas por la bacteria del neumococo (causada por *Streptococcus pneumoniae*). A ésta se le llama vacuna conjugada y es distinta a las antiguas vacunas contra el neumococo. La vacuna conjugada contra el neumococo se recomienda a niños de dos a 23 meses de edad (así como a ciertos niños de 24 a 59 meses de edad).

Vacuna contra la Hepatitis B. Se recomienda administrar la vacuna para prevenir la hepatitis B a todos los niños. La hepatitis B es una enfermedad viral que afecta al hígado. Se puede dar en personas de cualquier edad, incluyendo a los recién nacidos. Puede trasmitirse de una madre infectada a su hijo en el momento del parto así como entre las personas que conviven en la misma casa. También se puede contagiar por vía sexual y por el contacto con agujas que contienen sangre infectada.

Los infantes y los niños pequeños pueden contraer la enfermedad y manifestar síntomas leves o, incluso, no manifestar ningún síntoma, pero es posible que más adelante desarrollen problemas de hígado de carácter crónico, incluyendo cáncer. Puesto que la enfermedad parece estar aumentando y el contacto no siempre se puede predecir o evitar, las autoridades de salud, incluyendo la Academia Americana de Pediatría, recomiendan la inmunización desde la infancia temprana.

La vacuna se administra en tres dosis: la primera se inyecta después del nacimiento, antes de que el bebé sea dado de alta; la segunda, uno o dos meses después y la dosis de refuerzo, entre los seis y los dieciocho meses de edad.

Los niños mayores, adolescentes y adultos también deben vacunarse. Muchas guarderías y escuelas públicas exigen pruebas de vacunación contra la hepatitis B para admitir a un niño en el sistema escolar.

No se han reportado reacciones adversas graves a esta vacuna. Sin embargo, pueden presentarse efectos secundarios menores, como malestar e inflamación y enrojecimiento en la zona del pinchazo. Esta vacuna sólo está contraindicada en las personas severamente alérgicas a la levadura (algo poco habitual en los niños).

Existen otras vacunas que se recomiendan para niños que se encuentran en determinados grupos.

- La vacuna contra la influenza (o gripe) se recomienda para niños de seis meses de edad en adelante que encajan en ciertas categorías, tales como aquellos que sufren de asma, enfermedades cardíacas, diabetes, VIH (virus del SIDA) y anemia falciforme. También se recomienda, de ser posible, a niños *saludables* de seis hasta 23 meses de edad, puesto que este grupo infantil tiene mayores probabilidades de desarrollar problemas relacionados con la influenza que requieren de hospitalización. Sea cual sea la edad del niño, la vacuna se debe administrar anualmente. Para niños de ocho años o menos que reciben la vacuna de la influenza por primera vez, se debe administrar en dos dosis dadas con un intervalo de por lo menos cuatro a seis semanas, dependiendo del producto.

- La vacuna contra la hepatitis A se recomienda en niños que viven en determinados estados y regiones del país, así como en niños que encajan en categorías particulares de alto riesgo. Pregunte al pediatra si esta vacuna es apropiada para su hijo. Es una vacuna de dos dosis, con un intervalo de seis meses so más entre una y otra.

En este capítulo hemos dado una visión general sobre los cuidados que necesita un bebé. Puesto que su hijo es un individuo único, seguramente usted tiene ciertas preguntas específicas que se refieren a su caso en concreto. Estas preguntas serán mejor resueltas por su pediatra (vea también el Capítulo 27, *Vacunas,* páginas 765–770).

N U E S T R A   P O S I C I Ó N

La Academia Americana de Pediatría considera que los beneficios de las vacunas superan con creces los riesgos implicados por enfermedades infantiles, así como cualquier riesgo de las vacunas en sí. A pesar del gran despliegue publicitario sobre los efectos secundarios adversos de las vacunas —sobre todo en lo referente al componente de pertussis de la vacuna original DTaP (difteria, tétanos y tos ferina)— estos infortunados resultados son muy raros. La vacuna DTaP ha reemplazado a la antigua vacuna DTP y esta última sólo se usa en casos muy aislados (la "a" de la vacuna DTaP actualizada representa el término acelular, lo que significa que sólo una porción de la bacteria de la tos ferina se usa en esta vacuna). La Academia considera que la vacunación es la forma más segura y económica de prevenir enfermedades, discapacidades y muertes, e insta a los padres a que se cercioren de que sus hijos reciben todas las vacunas contra enfermedades infantiles peligrosas. Vea el capítulo 27 para obtener más información sobre las vacunas.

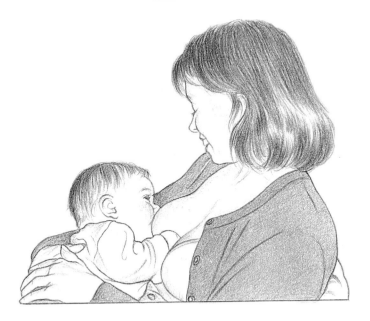

4

La alimentación del bebé: el pecho y el biberón

*D*urante el período de crecimiento rápido denominado infancia, las necesidades nutricionales de su bebé serán mayores que en cualquier otra etapa de su vida. A lo largo del primer año, su peso corporal llegará aproximadamente a triplicarse.

Alimentar a su hijo es mucho más que nutrirlo. También le brinda la oportunidad de tenerlo cerca, arrullarlo y mirarlo a los ojos. Serán para ambos momentos relajantes y placenteros que los acercarán emocionalmente.

Antes de la llegada de su bebé usted debe decidir cómo va a alimentarlo, ya sea dándole el pecho o el biberón. Los principales grupos médicos a nivel mundial coinciden en que la lactancia materna es lo mejor para madre e hijo. En este capítulo encontrará información básica sobre la alimentación infantil, lo que la ayudará a sentirse a gusto con la decisión que tome en este sentido.

Debido a su composición nutricional, la leche materna es el alimento ideal para un infante. Los bebés amamantados tienen menos probabilidades de contraer infecciones de oído, tener diarreas severas y desarrollar reacciones alérgicas. Los bebés alimentados con leche de fórmula tienen una probabilidad ligeramente mayor de requerir hospitalización debido a alguno de los problemas de salud antes mencionados. Estudios recientes indican que la lactancia materna desempeña una función pequeña pero significativa en la prevención del sobrepeso y la diabetes, tanto durante la niñez como en los años posteriores. Además, existe cierta evidencia de que dar el pecho reduce en la madre la probabilidad de desarrollar ciertos tipos de cáncer y puede prevenir fracturas de cadera en el futuro. Por tal motivo, la mayoría de los pediatras recomiendan la lactancia materna.

Sin embargo, es importante que no se sienta culpable si decide darle el biberón a su hijo. Muchas madres se sienten indecisas sobre la lactancia materna por diversas razones. Si ese es su caso, procure obtener más información por parte de su proveedor de cuidado prenatal. Comente sus inquietudes, dudas o temores con alguien que conozca el tema. Si por cualquier motivo decide no amamantar a su bebé, la leche de fórmula es una alternativa a la leche materna, aceptable y nutritiva. Sea cuál sea el motivo que tenga para no amamantar (uno de los cuales puede ser el que simplemente no quiera hacerlo), es usted quien toma la decisión.

NUESTRA POSICIÓN

La Academia Americana de Pediatría considera que la lactancia materna es la fuente óptima de nutrición durante el primer año de vida de un niño. Recomendamos la lactancia materna como la única fuente de nutrición infantil durante los primeros cuatro a seis meses de edad* y luego, agregar gradualmente alimentos sólidos mientras se continúa amamantado al niño al menos hasta que cumpla un año. A partir de ahí, la lactancia materna puede continuar por todo el tiempo que madre e hijo lo deseen.

La lactancia materna debe empezar lo más pronto posible luego del parto, preferentemente durante la primera hora. Los recién nacidos deben ser amamantados siempre que den indicios de hambre: aproximadamente de ocho a doce veces cada 24 horas. La duración de cada toma varía ampliamente según cada pareja de madre e hijo, pero puede oscilar de 10 a 45 minutos durante las primeras semanas.

*Este asunto genera diversas opiniones entre los expertos de la Academia. La Sección sobre Lactancia Materna respalda la lactancia materna como la fuente exclusiva de alimentación durante los primeros seis meses de edad. El Comité sobre Nutrición respalda la introducción de otros alimentos entre los cuatro y los seis meses de edad cuando sea posible adquirir alimentos complementarios seguros y nutritivos para el bebé.

De cualquier modo, es importante que reflexione al respecto antes de que nazca el bebé, puesto que empezar con el biberón y luego intentar darle el pecho puede ser bastante complicado o hasta imposible si se espera demasiado. La producción de leche se optimiza si la lactancia se inicia justo después del parto. Si usted empieza dándole el pecho a su hijo y después decide por algún motivo que esto no funciona, siempre estará a tiempo de pasar al biberón.

La Academia Americana de Pediatría, la Organización Mundial de la Salud y muchos otros expertos recomiendan la lactancia materna durante el mayor tiempo posible, lo óptimo sería amamantar al bebé hasta que cumpla un año de edad o incluso más, puesto que la leche materna brinda una excelente nutrición y protección contra infecciones. En los Estados Unidos, aproximadamente 7 de cada 10 recién nacidos son amamantados al nacer. A los seis meses, sólo 3 de cada 10 bebés siguen alimentándose de este modo. Esto significa que muchas mujeres cambian del pecho a la leche de fórmula, por lo que necesitan aprender lo necesario sobre la alimentación con biberón antes de hacer el cambio.

Ventajas y desventajas de la lactancia materna

Como ya mencionamos, la leche materna es el mejor alimento que se le puede dar a un bebé. Sus principales ingredientes son azúcar (lactosa), proteínas fáciles de digerir (suero y caseína) y grasas (ácidos grasos digeribles) —todo ello en las proporciones adecuadas para alimentar a un lactante y protegerlo contra ciertos trastornos, como las infecciones de oído (otitis media), las alergias, los vómitos, la diarrea, la neumonía, el asma, la bronquiolitis y la meningitis. Además, la leche materna contiene muchos minerales y vitaminas, así como enzimas que contribuyen en el proceso de la digestión y la absorción. La leche de fórmula tan sólo se aproxima a esta combinación de nutrientes y no contiene las enzimas, anticuerpos ni otros ingredientes valiosos de la leche materna.

Hay varios motivos de carácter práctico para optar por la lactancia materna. La leche materna es relativamente barata. Es cierto que la madre debe mantener una dieta equilibrada y aumentar el consumo de calorías, pero esto costará menos de la mitad de lo que se tendría que gastar en leche de fórmula. Además, la leche materna no tiene que prepararse: es instantánea y siempre está disponible en el lugar en el que usted esté. Otra ventaja de la lactancia materna es que ayuda a que la madre pierda peso y recupere la forma después del parto ya que consume cerca de 500 calorías diarias. Además, contribuye a que el útero se contraiga y recupere su tamaño original con mayor rapidez.

Las ventajas psicológicas y emocionales de la lactancia materna, tanto para la madre como para el bebé, son tan convincentes como las físicas. Dar el pecho permite establecer un contacto "piel a piel" entre madre e hijo, que, aparte de calmar al bebé, resulta sumamente gratificante para la madre. Las mismas hormonas que estimulan la producción y descarga de la leche también pueden estimular los sentimientos maternos. Casi todas las madres que amamantan a sus hijos sienten que esa experiencia les ayuda a sentirse más unidas a su bebé al mismo tiempo que asegura su capacidad para cuidarlo y protegerlo. La lactancia materna no presenta ninguna desventaja conocida para el bebé cuando funciona adecuadamente. Es posible que la madre que amamanta sienta que esta labor le exige más tiempo. Pero en realidad, los estudios han demostrado que la lactancia materna y la alimentación con biberón le exigen a la madre más o menos la misma cantidad de tiempo, sólo que en el caso de la lactancia materna el tiempo está dedicado por entero al bebé. Cuando se alimenta al bebé con leche de fórmula, el tiempo suele dividirse en la labor de comprar la leche, preparar la misma y lavar los biberones y otros utensilios. El tiempo que se pasa con el bebé es un componente importante de la crianza y el desarrollo infantil, además de ser un momento gratificante para la madre. Los demás miembros de la familia pueden aportar su granito de arena al asumir la responsabilidad de los oficios domésticos, lo que en cuestión de semanas se puede convertir en una rutina cotidiana totalmente normal.

Tenga en cuenta que los demás miembros de la familia pueden participar activamente en todos los aspectos del cuidado del bebé, a pesar de que no lo alimenten directamente. Sea sensible a las necesidades del padre y de los hermanos. De hecho, todos los miembros de la familia pueden sentirse partícipes de la lactancia materna y disfrutar de ciertas tareas como cargar al bebé para sacarle los gases. Para el papá del lactante, la función de arrullar al bebé es muy importante. El padre es un recurso invaluable cuando se trata de brindar descanso tanto al bebé como a la madre. Puede cargar al bebé, cambiarle los pañales, bañarlo y llevarlo de un lado a otro. Asímismo, puede asumir la tarea de alimentarlo si la familia decide que es necesario darle al niño un biberón ocasionalmente.

La mejor forma de evitar malentendidos en torno a este tema es que la pareja hable abiertamente y llegue a un acuerdo mutuo antes del parto sobre la forma en que se alimentará al bebé. La mayoría de los papás quieren que su hijo reciba una nutrición óptima desde un comienzo lo que significa, sin lugar a dudas, la leche materna. Una vez que la lactancia materna se ha establecido —por lo común entre la tercera y la sexta semana después del parto— si la madre necesita apartarse de su bebé por cierto tiempo (para ir al trabajo, salir de compras o asistir a actividades sociales) puede seguir alimentando a su hijo con su propia leche utilizando un extractor y guardando la leche extraída en el congelador. De esta forma el padre, otro miembro de la familia o la niñera, podrá alimentar al bebé con un biberón de leche materna.

Bajo circunstancias médicas muy inusuales, la lactancia materna puede ser desaconsejable. Si la madre está muy enferma, tal vez no tenga la energía o la resistencia necesaria para amamantar a su hijo sin que ello interfiera en su propio proceso de recuperación. También es posible que esté tomando ciertas medicinas que pasen a su leche y sean dañinas para el niño, aunque la gran mayoría de las medicinas no están contraindicadas durante la lactancia materna.

Si usted está tomando medicamentos por alguna razón (recetados o sin receta), déjele saber al pediatra antes de empezar a lactar. Él le puede informar si estas drogas pasan a través de la leche materna y si pueden causarle problemas al bebé. A veces algunas medicinas pueden cambiarse a otras más seguras para el bebé.

Aunque al principio dar el pecho puede causar ciertos inconvenientes a la madre, no es normal tener una molestia significativa o una dificultad extrema para que el niño se agarre al pecho. No deje pasar muchos días sin buscar ayuda de un profesional de salud experimentado (pediatra, enfermera o especialista en lactancia). Ocasionalmente algunas madres tienen problemas para lactar que desembocan en un destete prematuro (antes de que la madre haya hecho todos los intentos posibles). La mayoría de las mujeres se sienten desanimadas y tristes cuando la lactancia materna no funciona como lo habían planeado. Ciertas concesiones (por ejemplo darle uno que otro biberón al bebé) pueden ser necesarias para lograr que la lactancia sea una experiencia positiva para madre e hijo. Con el tiempo, la desilusión y la tristeza irán desapareciendo.

Cómo dar el pecho a su bebé

La actitud correcta

¡Usted puede hacerlo! Ésta debe ser su actitud ante la lactancia materna desde un comienzo. Aproveche la gran cantidad de ayuda que está a su alcance: recomendaciones de expertos, consejos, clases y reuniones con otras madres. Usted puede:

- Hablar con su obstetra y su pediatra, quienes no sólo pueden facilitarle información médica, sino también darle ánimo y apoyarla cuando lo necesite.

- Hablar con la instructora de las clases de preparación para el parto o acudir a una clase sobre lactancia materna.

- Hablar con mujeres que hayan amamantado o que estén amamantando exitosamente a sus hijos y pedirles consejo. Cuñadas, primas, compañeras de trabajo, profesoras de yoga y mujeres que asistan a su misma iglesia son recursos valiosos.

- Hablar con miembros de La Liga de La Leche u otro grupo de apoyo entre madres que exista en su comunidad. La Liga de La Leche es una organización mundial que ayuda a las familias para que aprendan a disfrutar de la lactancia materna. Pregunte a su pediatra cómo puede ponerse en contacto con esta organización.

- Lea sobre el tema de la lactancia materna. Le recomendamos el libro de la Academia Americana de Pediatría *Nueva guía de lactancia materna* escrito por J.Y. Meek, editora jefe y S. Tippins (Editorial Bantam); así como el folleto *"Breastfeeding Your Baby—Answers to Common Questions"* que se puede encontrar en las páginas web de la Academia, **www.aap.org.**

El punto de partida: Preparando los senos para la lactancia

Su cuerpo comienza a prepararse para la lactancia tan pronto como usted queda embarazada. El área que rodea los pezones —la areola mamaria— se oscurecerá. Sus senos aumentarán de tamaño a medida que las células que se encargan de producir leche se van multiplicando y que los conductos que se encargarán de transportarla se van desarrollando. Mientras tanto, su cuerpo comenzará a almacenar un exceso de grasa para proporcionarle la energía adicional que necesitará durante el embarazo y la lactancia.

Desde la decimosexta semana de embarazo, los senos de una mujer embarazada se preparan para producir leche en cuanto nazca el niño. La leche inicial, llamada calostro, es una solución densa de color naranja-amarillento que se produce durante los días que siguen al parto. El calostro contiene más proteínas, sales, anti-

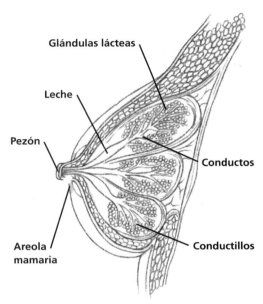

Glándulas lácteas

Leche

Pezón

Conductos

Areola mamaria

Conductillos

La leche se produce en las glándulas lácteas, después pasa a través de los conductillos, llega a los conductos y sale por el pezón.

cuerpos y otros componentes con propiedades protectoras que la leche, pero menos grasas y calorías. Su cuerpo producirá calostro durante varios días después del parto, transformándose gradualmente en leche madura. El calostro es de por sí un tipo de leche, a pesar de que la sabiduría popular diga que "la leche baja" de dos a cinco días después del parto. En los días sucesivos el calostro aumenta rápidamente en volumen, adquiere un color más similar al de la leche y ésta se vuelve menos espesa, ajustándose a las necesidades del niño por el resto del tiempo que usted lo amamante. Las cualidades nutritivas de la leche materna se transforman para adaptarse a las necesidades cambiantes del bebé en crecimiento.

A medida que su cuerpo se prepara de forma natural para la lactancia, usted no deberá hacer nada especial para contribuir con el proceso. No tiene por qué estirar, alargar, dilatar, friccionar ni masajear los pezones cuando se aproxime el final del embarazo. No es necesario "fortalecer" los pezones para que resistan la succión por parte del bebé. De hecho, algunas de estas manipulaciones pueden interferir con la lactancia normal al lastimar las pequeñas glándulas de la areola mamaria que secretan un fluido lechoso y lubrican el pezón para prepararlo para la lactancia.

Lavarse los senos —como parte del baño habitual— y secarlos con suavidad, es todo lo que se necesita hacer durante el embarazo. Aunque muchas mujeres se untan cremas y aceites en los senos para suavizarlos, éstos no son necesarios y pueden tapar los poros de la piel. Los bálsamos, sobre todo los que contienen vitaminas u hormonas, son innecesarios y pueden perjudicar al bebé si se utilizan cuando ya ha empezado a darle el pecho.

Algunas mujeres empiezan a usar sostenes de lactancia durante el embarazo. Éstos son más grandes y fáciles de ajustar que los sostenes corrientes, por lo que resultan más cómodos a medida que los pechos aumentan de tamaño. Además tienen solapas que se pueden abrir cuando la madre va a dar de mamar o a extraerse leche.

Cómo preparar los pezones invertidos para la lactancia

Normalmente, al presionar la areola mamaria (la zona oscura que rodea al pezón) entre dos dedos, el pezón sobresale y se pone erecto. Si el pezón parece retraerse hacia adentro en lugar de proyectarse hacia afuera, se dice que está "invertido". Los pezones invertidos son una variación normal en los senos. Es posible que comiencen a sobresalir un poco a medida que avanza el embarazo. Si tiene inquietudes acerca de sus pezones, comente el asunto con su profesional de salud prenatal o con un especialista en lactancia.

En ocasiones, los pezones invertidos sólo se notan en el momento del parto. En dicho caso, el personal de posparto le ayudará con las primeras tomas.

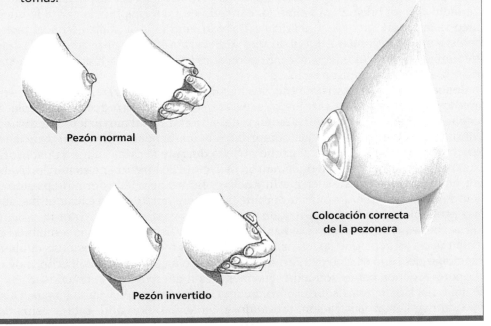

Pezón normal

Pezón invertido

Colocación correcta
de la pezonera

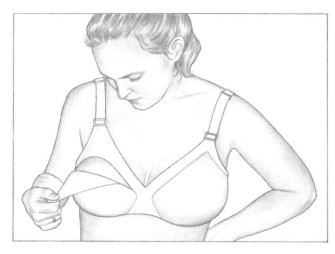

Los sostenes de lactancia tienen solapas que facilitan el acceso al seno. Si usted usa un sostén de lactancia, cerciórese de que se ajusta bien a sus senos y que no le aprieta.

La eyección de la leche y el agarre

En cuanto nazca su hijo, sus senos estarán listos para producir leche. A medida que vaya mamando, las acciones del bebé harán que su cuerpo sepa cuándo debe iniciar e interrumpir el flujo de leche. El proceso empieza cuando su hijo rodea la areola con la boca —no el pezón— y empieza a succionar. Este fenómeno se llama "agarre". Es algo que debería hacer de forma instintiva, en cuanto sienta el seno en contacto con su boca. Para animarlo, cárguelo de tal forma que la carita le quede justo delante de su seno y acaríciele el labio inferior o la mejilla con el pezón. De este modo estimulará el reflejo que lo llevará a buscar el pezón con la boca (denominado el reflejo de agarre). El bebé abrirá bien la boca y, en ese momento, usted lo podrá acercar a su seno.

Cuando el bebé se agarre al seno, sus mandíbulas deben cerrarse alrededor de la areola y *no* del pezón. Sus labios se separarán y sus encías rodearán la areola. Su lengua formará una depresión alrededor del pezón y, en un movimiento ondulante, lo presionará contra el paladar, comprimiendo los depósitos de leche y vaciando los conductos lácteos. Darle el pecho al bebé durante la primera hora posterior al parto ayuda a establecer un buen patrón de lactancia, puesto que es muy probable que en ese momento esté bien alerta y activo. Tal vez se quede dormido pasado un tiempo, pero si empieza a mamar durante la primera hora de vida extrauterina, será más probable que la lactancia resulte exitosa.

Hay bebés que tienen problemas con el agarre. Esto ocurre más a menudo en recién nacidos a los que se les ha dado el biberón o se les ha puesto un chupete. Succionar del seno es algo distinto a chupar de la mamadera de un biberón, o de un chupete. Algunos bebés son muy sensibles a esta diferencia y como consecuencia se limitan a lamer, mordisquear o masticar el seno en lugar de usar la lengua. Otros pueden manifestar frustración, retirándose del seno o llorando. Esta sensibilidad se conoce como confusión entre el pezón y el chupete o preferencia del chupete.

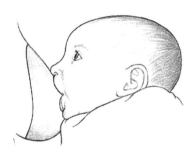

Este bebé está correctamente agarrado al seno. La nariz, los labios y la barbilla están pegados al seno, permitiendo una lactancia efectiva.

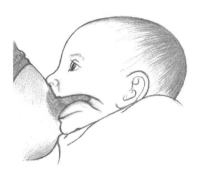

La mayor parte de la areola y el pezón están dentro de su boca.

Aunque hay controversia en torno a este asunto, actualmente existe una buena evidencia de que el uso temprano de "pezones" artificiales (chupetes o mamaderas) se asocia con una disminución en la lactancia materna como fuente exclusiva de nutrición y una disminución en la duración de la lactancia materna. Aún no sabemos a ciencia cierta si los "pezones artificiales" son la causa de los problemas en la lactancia materna o, tan sólo son una reacción a un problema de lactancia ya existente. Los expertos, por lo general, recomiendan evitar biberones y chupetes durante las primeras semanas hasta que la madre sienta que la lactancia materna marcha por buen camino. Durante ese tiempo, si el bebé parece mostrar la necesidad de succionar más, ofrézcale nuevamente su pecho o ayúdelo a encontrar su propia mano o sus dedos para calmarse a sí mismo.

En cuanto su bebé empiece a mamar correctamente, sus movimientos estimularán las terminaciones nerviosas del pezón. A su vez, el vaciado del pecho y la liberación de la hormona prolactina por parte de la glándula hipófisis (vea el recuadro de la página 96) estimulará la liberación de otras hormonas que estimulan la producción de más leche. La estimulación del seno también desencadena la expulsión de la leche a través de los conductos lácteos, en lo que se conoce como reflejo de eyección o bajada de la leche a raíz de la liberación de otra hormona hipofisiaria, la oxitocina.

Esta misma hormona provoca la contracción de los músculos del útero. Por lo tanto, es posible que durante los primeros días o semanas después del parto experimente espasmos o cólicos en el útero, cada vez que le dé el pecho a su hijo. Aunque esto puede ser molesto y en ocasiones hasta doloroso, ayuda a que el útero recupere su tamaño y forma habitual con más rapidez y reduce el sangrado posterior al parto. También es un indicador de que la lactancia está marchando bien. Para aliviar el dolor, emplee técnicas de respiración profunda o tome calmantes (el ibuprofeno se suele recetar luego del parto).

Cuando la lactancia se ha iniciado, generalmente sólo se necesita de un breve período de succión por parte del bebé para que la leche baje (empiece a fluir). El simple hecho de oír el llanto del bebé, a veces basta para propiciar el flujo de leche.

El proceso de eyección

Al chupar, el bebé estimula la producción de varias hormonas diferentes que se encargan de producir y expulsar la leche. Desde el momento en que un bebé empieza a mamar, se pone en marcha este proceso dentro del cuerpo de la madre:

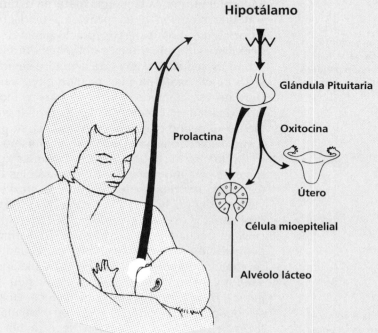

1. Sus movimientos de succión estimulan las terminaciones nerviosas del pezón.

2. Las terminaciones nerviosas del pezón trasmiten la información de que se necesita leche a través de la médula espinal hasta la glándula pituitaria que está en el cerebro.

3. La glándula pituitaria reacciona liberando las hormonas prolactina y oxitocina.

4. La prolactina estimula la producción de más leche en los senos.

5. La oxitocina estimula los pequeños músculos que rodean los conductos lácteos, haciendo que se contraigan. Estas contracciones estrechan los conductos y la leche es expulsada al depósito que hay debajo de la areola.

Los indicios de que la leche está bajando varían de una mujer a otra y cambian en función del volumen de leche que necesita el lactante. Algunas mujeres experimentan una ligera sensación de hormigueo, mientras que otras sienten un aumento de la presión, como si sus pechos estuvieran hinchados y sobrecargados, sensación que no demora en disminuir en cuanto la leche empieza a fluir. Hay mujeres que nunca llegan a experimentar estas sensaciones, a pesar de estar dando de lactar exitosamente y que el bebé esté tomando suficiente leche. La forma en que la leche fluye también varía mucho. Puede salir a borbotones, a chorros, como en rocío o a gotas. A algunas mujeres les gotea la leche cuando ésta empieza a bajar o entre una toma y otra, mientras que a otras no. Ambos casos son normales. El flujo o goteo de leche también puede ser distinto en cada seno. Por ejemplo, en uno puede salir a chorros y en el otro gota a gota. Esto se debe a las ligeras diferencias entre los conductos de cada lado y no debe ser motivo de alarma siempre y cuando el bebé esté obteniendo suficiente leche y creciendo bien.

La primera vez que amamante

Si usted tuvo un parto normal y tanto usted como su hijo están despiertos y activos, sería ideal que le diera el pecho en cuanto nazca. Si el parto se complicó o su hijo tiene que recibir atención médica inmediata, tal vez tenga que esperar unas cuantas horas. En caso de que pueda darle el pecho a su hijo durante el primer o segundo día, es muy probable que no se le presenten dificultades físicas para amamantarlo. En caso que la lactancia tenga que postergarse más, el personal de enfermería la ayudará a extraerse leche, ya sea manualmente o mediante un extractor.

Si amamanta a su hijo justo después del parto, probablemente se sentirá más cómoda si lo hace acostada sobre un lado, con el bebé tendido de cara a usted y de frente a su seno. Si prefiere sentarse, utilice almohadas para apoyar los brazos y acune al bebé un poco por debajo de su pecho, procurando que todo el cuerpo del niño, no sólo su cabeza, esté orientado hacia usted. Después de un parto por cesárea, la postura más cómoda para dar el pecho probablemente sea de lado, o "posición de rugby", en la que usted se sienta y coloca al bebé extendido a lo largo de uno de sus costados de cara a usted. Cargando al bebé con un brazo doblado, soporte y dirija la cabeza del niño hacia su pecho con la otra mano. De este modo, el peso del bebé no reposará sobre su abdomen pero el niño quedará frente a su seno para poder agarrarlo bien.

Si acaricia el labio inferior del recién nacido con el pezón, él abrirá instintivamente la boca, se agarrará al seno y empezará a succionar. El pequeño ha estado practicando este movimiento durante cierto tiempo, chupándose la mano, los deditos y quizás hasta el pie, mientras estaba dentro del útero materno (de hecho, algunos bebés nacen con ampollas en los dedos provocadas por estas succiones prenatales). No tendrá que estimular mucho al bebé para que empiece a mamar, pero sí es posible que tenga que dirigirlo para que se agarre correctamente a la areola. Usted puede agarrarse el seno con el pulgar por encima de la areola y los demás dedos y la palma de la mano por debajo de la misma. Una compresión

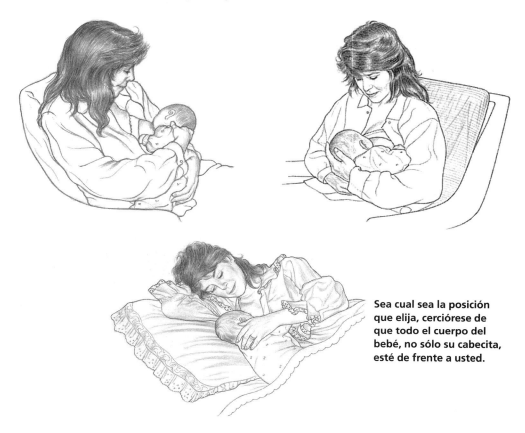

Sea cual sea la posición que elija, cerciórese de que todo el cuerpo del bebé, no sólo su cabecita, esté de frente a usted.

delicada puede ser útil para formar una superficie adecuada para el agarre. Cuando el bebé abra la boca, acérquelo hacia su seno. Es importante mantener los dedos por debajo de la areola y asegurarse de que el pezón está nivelado o apuntando ligeramente hacia arriba. Sea cuál sea la técnica que utilice, es importante que sus dedos no tapen la areola para que el bebé pueda agarrarse a la misma. Sus dedos no deben estar a menos de dos pulgadas de la base del pezón. Deje que el bebé mame de un seno por todo el tiempo que quiera y después, póngaselo en el otro seno si aún quiere seguir mamando. Es más importante completar la toma de un seno a que el niño haga tomas breves de ambos senos. Entre más tiempo mame, más grasas y calorías consumirá. La eyección de la leche, las contracciones uterinas, los ruiditos que el bebé hace al tragar y el hecho de que después de mamar se quede dormido, son todos signos de que la lactancia está marchando por buen camino. Al comienzo, la bajada de la leche puede tardar de uno a dos minutos en producirse. Pero pasada una semana, la bajada de la leche tendrá lugar más rápidamente y su producción se incrementará enormemente.

Si no sabe con certeza si le ha bajado la leche, sólo tiene que observar a su hijo. Al principio de cada toma, debería tragar después de succionar varias veces. Al cabo de cinco a diez minutos, podría cambiar a la denominada "succión no nutritiva" —una forma más relajada de mamar, que proporciona bienestar emocional junto con pequeñas cantidades de una leche más cremosa y rica en grasas denominada leche *posterior*. Otros signos de la bajada de la leche varían de una mujer a otra y ya se han comentado antes: contracciones uterinas durante los primeros días posteriores al parto; sensación de que baja la leche; goteo de leche del seno opuesto al que está usando para dar de mamar; sensación de que los senos se sienten llenos antes de dar de mamar y suaves después de la toma; o ver que el bebé tiene rastros de leche en los labios o alrededor de la boca.

Cuanto más relajada y segura se sienta, más rápido le fluirá la leche. La primera vez que amamante a su hijo en el hospital la cosa podría parecerle bastante complicada debido a la ansiedad o quizás a las dudas sobre lo que debe hacer. Dar el pecho no debería causar dolor persistente en el pezón, la areola o los senos. Si experimenta dolor más allá de los momentos iniciales de las primeras tomas, consulte con el médico, la enfermera o el especialista en lactancia para que evalúen cómo está dándole el pecho a su hijo y le sugieran cambios. No dude en pedir ayuda al personal del hospital puesto que éste suele tener mucha experiencia en la lactancia materna.

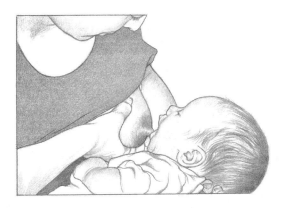

Si acaricia la mejilla o el labio inferior del recién nacido con el dedo o el pezón, instintivamente girará la cabeza, se agarrará al pecho y empezará a succionar.

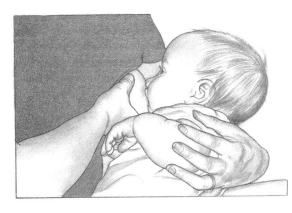

Es posible que tenga que dirigirlo un poco para que agarre bien la areola.

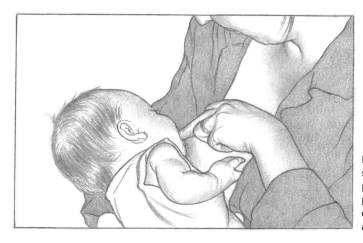

Para comprobar si está saliendo líquido por el pezón, introduzca un dedo por la comisura de la boca del bebé, interrumpiendo así la lactancia.

Una vez que regrese a casa, ponga en práctica las siguientes sugerencias para estimular la bajada de la leche:

- Aplíquese calor húmedo (por ejemplo, pañitos humedecidos en agua caliente) en el pecho varios minutos antes de empezar a amamantar al niño.

- Siéntese en una silla cómoda que tenga un buen respaldo para brazos y espalda (muchas madres recomiendan utilizar mecedoras).

- Cerciórese de que el bebé está bien colocado frente al seno y que se agarra bien a la areola, como se describe antes.

- Emplee técnicas de relajación, tales como respiración profunda o visualización de imágenes.

- Escuche música suave y tome a sorbos alguna bebida nutritiva mientras amamanta al niño.

- Si en su casa hay mucho ajetreo, busque un rincón apartado y tranquilo donde nadie la pueda interrumpir mientras amamanta al bebé.

- No fume y evite el humo de los cigarrillos de otros. No beba alcohol ni consuma ninguna droga ilegal (como marihuana, cocaína, heroína, éxtasis, etc.) puesto que todos estos productos contienen sustancias que pueden interferir con la bajada de la leche, alterar su composición y ser dañinas para el bebé. Informe a su obstetra o a su pediatra de cualquier medicina, recetada o no, que esté tomando.

Si la leche sigue sin bajarle después de poner en práctica todas estas sugerencias, pídale consejo al pediatra. Si los problemas persisten, pídale que la remita a un experto en lactancia.

Producción de leche

Durante los primeros días luego de dar a luz, sus senos se sentirán blandos al tacto; pero a medida que aumente el aporte de sangre y las células encargadas de producir leche empiecen a funcionar eficazmente, sus senos se volverán cada vez más firmes. Entre el tercer y el quinto día después del parto, sus senos deben empezar a producir leche de transición (la leche que le sigue al calostro) y es posible que los sienta muy llenos. Al final de la primera semana, empezará a salirle una leche cremosa de color blanco; luego de diez a catorce días, podría empezar a verse como leche sin grasa, pero a medida que el bebé sigue mamando, el contenido de grasa aumentará y la leche adquirirá un aspecto más cremoso. Todo esto es normal y no significa que pase nada malo con su leche. Amamantar al niño con frecuencia y masajearse los pechos antes y durante la lactancia puede ayudarle a minimizar esa sensación de congestión.

La congestión tiene lugar cuando los senos contienen una cantidad excesiva de leche y de fluidos corporales. Esto puede ser muy incómodo y a ratos hasta doloroso. La mejor solución a este problema consiste en dar de mamar a su hijo siempre que éste tenga hambre, vaciando ambos senos aproximadamente cada dos horas. A veces los senos pueden estar tan congestionados, que el bebé tiene problemas para agarrarse a la areola. Si esto le ocurre, puede aplicarse compresas de calor húmedo para ablandar los senos y, de ser necesario, sacarse leche manualmente o utilizar un extractor antes de cada toma. De este modo, el niño se podrá agarrar mejor al seno y mamar más eficazmente. (Vea la página 107 para saber cómo extraerse leche.) También puede ensayar algunas de las técnicas que figuran a continuación para reducir el dolor de la congestión:

- Moje un paño en agua tibia y póngaselo en los senos, o dése una ducha caliente. Estas técnicas, cuando se ponen en práctica justo antes de dar el pecho o de sacarse leche, fomentarán el flujo de la misma.

- Es posible que el calor no sea efectivo si sus pechos están muy congestionados. En tal caso, podría ponerse compresas frías entre una y otra toma o justo después de amamantar al bebé.

- Extráigase un poco de leche hasta sentir alivio.

- Intente darle el pecho al bebé poniéndose en diferentes posiciones. Empiece por sentarse y luego acostarse. Esto cambia los segmentos de los senos que se vacían mejor en cada toma.

- Masajéese suavemente los senos, desde la axila hasta el pezón. Así conseguirá reducir el dolor y facilitará la salida de la leche.

- El uso de ibuprofeno ha demostrado ser inofensivo para el bebé y efectivo para el tratamiento de la congestión de los senos. Tome la dosis recomendada por su médico. No ingiera ninguna otra medicina sin el visto bueno de su doctor.

Afortunadamente, la congestión por lo común sólo dura unos cuantos días, mientras se va normalizando el patrón de la lactancia. Sin embargo, puede ocurrir cada vez que se salte alguna toma y no vacíe sus senos con frecuencia.

La cantidad de leche que producen los senos aumenta considerablemente a lo largo de la primera semana de vida del bebé. Durante el primer par de días, su pecho puede producir una cantidad tan escasa de leche como una cucharadita (5 ml) por toma. Hacia el cuarto o quinto día puede producir hasta una onza (30 ml) y hacia el final de la primera semana —dependiendo del tamaño y el apetito del bebé y de la duración de las tomas— puede producir entre 2 y 6 onzas (60 a 180 ml) por toma. Hacia el final del primer mes, su bebé debería consumir un promedio de 24 onzas (720 ml) de leche al día. (Para saber si su hijo está ingiriendo suficiente leche, vea las páginas 105–106.)

¿Con qué frecuencia y por cuánto tiempo?

Los patrones de alimentación varían ampliamente en los bebés que son amamantados. Por lo general, comen con más frecuencia que los que toman el biberón. Una vez que la leche ha bajado, los niños de pecho, por lo común, comen de ocho a doce veces o más en un lapso de 24 horas. A medida que crecen, son capaces de esperar más tiempo entre tomas, porque tanto la capacidad de su estómago como la capacidad de producir leche de sus madres aumenta. Otros siguen prefiriendo tomas pequeñas y frecuentes.

Amamantar a gemelos

Los gemelos representan todo un reto para la madre que lacta. Al principio, es mejor darles el pecho separadamente, pero en cuanto el patrón de lactancia se haya establecido, es mejor alimentarlos simultáneamente para ganar tiempo. Puede hacerlo utilizando la "posición de rugby", colocándose un bebé a cada lado, o bien colocarlos a los dos delante suyo, con sus cuerpos cruzándose entre sí. Los libros y grupos de apoyo para padres de gemelos pueden brindarle información más detallada.

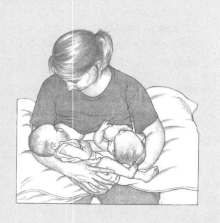

¿Cuál es el mejor horario para alimentar a un bebé? Aquel que dicte él mismo. Su hijo le indicará cuándo tiene hambre ya sea despertándose y luciendo alerta, llevándose las manos a la boca, haciendo movimientos de succión, llorando y flexionando brazos y piernas, metiéndose los puños en la boca, moviéndose en la cuna o pegándose a su pecho (podrá oler su pecho incluso a través de la ropa). Es mejor empezar a darle el pecho a un bebé antes de que empiece a llorar. El llanto es un signo de hambre tardío. Siempre que sea posible, siga las señales que le transmita su hijo, en vez del reloj, para decidir cuándo debe amamantarlo. De este modo, podrá estar segura de que come con hambre y por consiguiente estimulará mejor el seno para que produzca leche.

Cuando tanto la madre como el bebé están sanos, la lactancia materna funciona mejor si se amamanta al niño acabado de nacer (durante la primera hora), si se le mantiene cerca la mayor cantidad de tiempo posible (en su misma habitación) y, si la madre responde con prontitud a las señales que indican que el bebé tiene hambre (responder a este patrón de comportamiento se le conoce como "alimentación a demanda"). Si usted tiene que pasar varios días en el hospital mientras su hijo está en la sala de recién nacidos, es bastante probable que las tomas estén determinadas en gran medida por las necesidades del personal hospitalario más que por las del niño. Una vez en casa, es posible que el bebé tarde varios días en reajustar su reloj interno. Entre tanto, es mejor que vaya alimentándolo cada dos o tres horas aunque no llore de hambre. Si es muy dormilón, deberá despertarlo cada tres o cuatro horas durante las primeras semanas de vida con el fin de que tenga un mínimo de ocho tomas en un lapso de 24 horas.

Deje que su hijo siga mamando del primer seno todo el tiempo que quiera. Cuando se detenga espontáneamente durante un buen rato o retire la boca del pecho, sáquele los gases. Si su hijo parece adormilado después de mamar del primer pecho, puede despertarlo cambiándole los pañales o jugando un poco con él antes de colocárselo en el otro seno. Puesto que los bebés succionan mejor del primer seno del que maman en cada toma, es conveniente alternar el orden de los senos en tomas sucesivas. Algunas mujeres se colocan un gancho de seguridad o un pañito absorbente de más en el lado del sujetador del pecho utilizado en último lugar, a modo de recordatorio de que en la próxima toma han de empezar primero con el otro seno. De no ser así, puede empezar con el seno que sienta más lleno.

Al principio, su hijo probablemente se alimentará cada dos horas, sin hacer distinciones entre el día y la noche. Hacia la sexta y la octava semana de edad, muchos recién nacidos tienen un período de sueño de cuatro a cinco horas seguidas. Para establecer un patrón de sueño nocturno mantenga la habitación del bebé a oscuras, a una temperatura cálida y en silencio. No encienda las luces para la toma de las 2 de la mañana. Si tiene el pañal sucio o mojado, cámbieselo rápidamente y sin hacer mucho alboroto antes de darle de comer y acuéstelo a dormir tan pronto como termine de alimentarlo. Hacia el cuarto mes de edad, muchos pero no todos los bebés duermen seis horas o más de corrido en las noches. Sin embargo, algunos bebés amamantados pueden seguir despertándose con mayor frecuencia para las tomas nocturnas. (Vea *Cómo ayudar a su hijo a conciliar el sueño,* página 49.)

Cómo descubrir el patrón de alimentación de su bebé

Cada bebé tiene su propio estilo de alimentarse. Hace algunos años, los investigadores de la Universidad de Yale asignaron nombres ingeniosos a cinco patrones de alimentación bastante habituales. Vea si reconoce la pauta de alimentación de su bebé entre ellas:

Barracudas: Van al grano. En cuanto se les pone el pecho delante, se agarran a la areola y succionan con fuerza durante diez a veinte minutos. Su energía suele ir disminuyendo a medida que pasa el tiempo.

Excitados e ineficaces: En cuanto ven el pecho se ponen como locos. Inician un ciclo que se repite varias veces en cada toma: se agarran al pecho, se les sale de la boca y empiezan a llorar desconsoladamente. Es preciso calmarlos varias veces en cada toma. La clave para alimentar a este tipo de niños consiste en darles el pecho acabando de despertarse, antes de que estén "muertos de hambre". Además, si la leche empieza a manar del seno mientras el bebé "se pelea" con él, puede ser útil extraer manualmente unas cuantas gotas antes de cada toma para detener algo el flujo.

Morosos: A este tipo de niños no les interesa mamar sino hasta que sienten que la leche está bajando. En estos casos no se les deben dar biberones con agua ni leche de fórmula. Se les debe seguir poniendo regularmente el pecho delante, en cuanto parezca que están alerta o empiecen a hacer movimientos con la boca. A veces es efectivo colocar a los lactantes morosos desnudos por un rato sobre la piel del abdomen y del pecho de su madre mientras ésta permanece acostada. Si el bebé no se mueve espontáneamente hacia el seno, se puede colocar sobre él al cabo de un rato. También es útil seguir consejos sobre cómo mejorar la posición

También notará que su hijo necesitará tomas más largas en ciertos momentos del día, mientras que en otros se quedará satisfecho muy pronto. El bebé le indicará que ya está satisfecho soltando el pecho o quedándose dormido entre episodios de succiones no nutritivas. Un número reducido de bebés quieren mamar de día y de noche sin parar. Si su bebé pertenece a esta categoría, consulte con el pediatra. Es posible que la refieran a un especialista en lactancia. Hay diversos motivos por los cuales un bebé se comporta de esta manera. Cuanto más pronto se evalúe la situación, más fácil será afrontar la causa. Una vez que sea evaluada, si la lactancia materna está marchando bien, su suministro de leche está bien establecido y el bebé esté aumentando de peso, podría ofrecerle un chupete al niño para que satisfaga sus necesidades adicionales de succión. Pero tenga en cuenta que el uso de chupetes se asocia con una duración más corta de la lactancia materna.

del bebé durante las tomas y cómo ayudarle a agarrarse al pecho. Si un bebé se resiste a mamar durante los primeros días, la madre puede utilizar un extractor eléctrico o mecánico entre tomas para estimular la producción de leche (vea las páginas 107–111). ¡No se dé por vencida! Comuníquese al consultorio de su pediatra para pedir asesoría o para que la refieran a un especialista en lactancia.

Gourmets o juguetones: Insisten en jugar con el pezón, probando primero la leche y relamiéndose antes de empezar a succionar. Si se les acosa o se les presiona, se ponen furiosos y gritan en señal de protesta. La mejor solución es la tolerancia. Después de estar varios minutos jugando, suelen aquietarse y maman bien. Sólo conviene cerciorarse de que los labios y las encías rodean toda la areola, no sólo el pezón.

Dormilones: Prefieren mamar durante unos minutos, descansar varios minutos, y volver a mamar. Algunos se quedan completamente dormidos encima del pecho, toman una siesta durante media hora, y se despiertan listos para el postre. Este patrón puede confundir a la madre, pero a este tipo de bebés no se los puede apurar. ¿La solución? Simplemente programar tomas largas y ser lo más flexible y paciente posible.

Descubrir el patrón de alimentación de su hijo es uno de los mayores retos que tendrá que afrontar durante las semanas inmediatas al parto. En cuanto lo haya descubierto, le resultará mucho más fácil saber cuándo tiene hambre, cuándo ha comido suficiente, cuántas veces tiene que darle de mamar y cuánto tiempo debe durar cada toma. Generalmente es mejor amamantar a un bebé en cuanto parece que empieza a tener hambre, que antes de que estalle en llanto. Así mismo, los bebés suelen tener posturas preferidas para mamar e, incluso, es posible que prefieran mamar más de un seno que del otro.

Cómo saber si su hijo está tomando suficiente leche

Los pañales de su bebé le indicarán si se está alimentando adecuadamente. Durante el primer mes y una vez que su suministro de leche aumente, el bebé debería mojar los pañales seis o más veces al día y tener al menos de tres a cuatro deposiciones diarias (generalmente una deposición pequeña después de cada toma) si se está alimentando bien. Más adelante, se reducirá la frecuencia de las deposiciones y hasta es posible que su hijo se pase uno o varios días sin tener una deposición. Esto es totalmente normal si las deposiciones son suaves y el niño en general se ve sano. Otro indicativo de que su bebé está tomando suficiente leche es oírlo tragar la leche, generalmente después de hacer varias succiones seguidas. Lucir satisfecho durante un par de horas luego de la toma también es una buena señal de que está comiendo bien. Por otro lado, un niño que no ha comido lo suficiente durante varios días puede estar muy adormilado y dar la impresión de que "se porta muy bien". Si un bebé duerme cuatro horas seguidas o más durante las primeras semanas, debe ser visto por el pediatra.

Otra forma de saber si su hijo está comiendo lo suficiente es supervisando su peso. Actualmente recomendamos que todo bebé sea examinado por un proveedor de salud entre el tercer y el quinto día de nacido para llevar un control de su peso, medirle la circunferencia de la cabeza y ver cómo se está alimentando. Durante la primera semana de vida, un bebé puede perder entre el 7 y el 10 por ciento del peso que tenía al nacer (es decir unas 8 onzas [226 gramos] en un bebé nacido a término que pese 7 libras y media [3.4 Kg.] aproximadamente) pero, a partir de este momento, deberá aumentar de peso de forma regular. Al final de la segunda semana, deberá haber recuperado el peso perdido durante la primera semana. Si usted ha dado el pecho previamente, probablemente la pauta de alimentación del nuevo bebé se establecerá más rápidamente, y su nuevo hijo perderá muy poco peso y recuperará su peso inicial en cuestión de días.

En cuanto su suministro de leche se haya establecido, su hijo deberá aumentar entre media y una onza (de 14 a 28 gramos) al día durante los tres primeros meses. Entre los tres y los seis meses de edad, este incremento de peso disminuirá ligeramente, situándose entorno a la media onza diaria (14 gramos) y, a partir de los seis meses, bajará aún más. Su bebé será pesado en cada visita al pediatra. Si tiene alguna duda entre una y otra visita, pida una cita para que pesen al niño; no se fíe de la balanza doméstica, la cual no es muy apropiada para pesar a bebés pequeños.

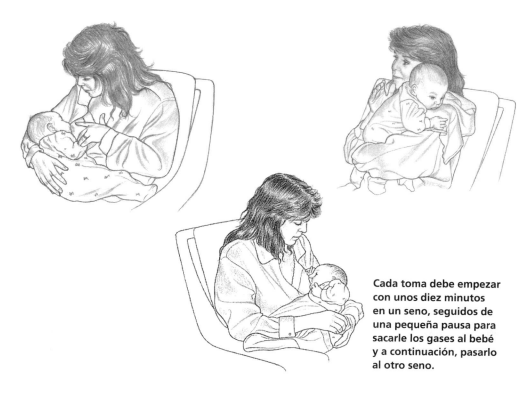

Cada toma debe empezar con unos diez minutos en un seno, seguidos de una pequeña pausa para sacarle los gases al bebé y a continuación, pasarlo al otro seno.

¿Y del biberón qué?

Usualmente es mejor distribuir las tomas de un recién nacido a lo largo de las veinticuatro horas del día. Esto será más fácil si le dejan tenerlo a su lado en la habitación del hospital. Tal vez se sienta tentada a dejar a su hijo en la sala de recién nacidos para poder dormir toda la noche seguida, pero las investigaciones han demostrado que las madres que tienen a sus hijos en su habitación de día y de noche duermen exactamente la misma cantidad de tiempo que las madres cuyos hijos pasan la noche en la sala de recién nacidos. Además, si su hijo está todo el día a su lado, podrá evitar que le den biberones suplementarios con agua o leche de fórmula durante los primeros días, lo que podría interferir con su habilidad para iniciar exitosamente la lactancia materna.

Si las circunstancias la obligan a estar lejos de su bebé, deberá extraerse leche materna ya sea manualmente o con la ayuda de un extractor con el fin de estimular una producción constante. Sólo en casos muy extremos y raros no se puede usar la leche materna. Si usted deja biberones con leche de fórmula para cuando deba ausentarse, su bebé tomará menos leche materna y por lo tanto recibirá menos beneficios de los que la lactancia ofrece. El evitar la leche de fórmula puede ser especialmente importante en bebés con un historial familiar de alergias. Si va a dejar de amamantar a su bebé, es prudente que hable con su pediatra o con otro experto antes de hacer el cambio.

Una vez que la lactancia materna se haya establecido y que tenga un buen suministro de leche —generalmente al cabo de tres o cuatro semanas después del parto— usted podría dejarle un biberón al bebé de vez en cuando, para tener la opción de ausentarse durante algunas tomas. Pero no es necesario que el biberón sea de leche de fórmula. Si se extrae leche materna con anticipación y la guarda en el refrigerador, su bebé puede seguir recibiendo los beneficios de la leche materna en un biberón. Además, al usar su propia leche, su cuerpo la seguirá produciendo de manera constante. Un biberón ocasional en esta etapa probablemente no interferirá con los hábitos de lactancia de su hijo, pero puede provocar otro problema: que sus pechos se congestionen y empiecen a gotear leche. Para reducir la congestión puede sacarse leche hasta vaciar sus pechos. Guarde esta leche en el refrigerador para que se la den a su hijo cuando usted esté ausente. El uso de almohadillas absorbentes podrá solucionar el problema del goteo. (Algunas mujeres tienen que llevar almohadillas de lactancia constantemente durante el primer o segundo mes de lactancia.)

Extracción y almacenamiento de la leche materna

La madre que amamanta puede extraerse leche manualmente o mediante un extractor. En cualquier caso, el reflejo de eyección deberá haberse producido con el fin de que le salga leche del pecho. Es más fácil aprender a sacarse leche manualmente si alguien le muestra cómo hacerlo en lugar de limitarse a leer al respecto. La extracción manual de leche puede ser rápida y efectiva una vez que se ha aprendido, pero requiere de cierta práctica.

A primera vista los extractores de leche resultan más fáciles de usar que el método manual, pero la calidad de estos artefactos varía ampliamente. Un extractor de leche de baja calidad no le permitirá sacarse leche de manera efectiva, lo que puede hacer que se le congestionen los pechos y, con el tiempo, se vaya reduciendo su producción de leche gradualmente. Además, un extractor de baja calidad podría lastimarla.

Si decide extraerse leche manualmente, lávese bien las manos y utilice un recipiente limpio para recoger la leche. Coloque el dedo pulgar sobre el seno por encima de la areola y los demás dedos por debajo de la misma. Con suavidad pero con firmeza deslice los dedos hacia el pulgar y viceversa, comprimiendo el tejido mamario contenido entre ambos y haciendo presión contra el tórax. No roce los dedos contra el pezón, puesto que esto puede dejarla adolorida. Vierta la leche a un biberón limpio, un recipiente de plástico rígido o una bolsa especial para almacenar la leche en el congelador. (Vea la página 110.) Si su bebé está internado, el hospital podrá darle información más detallada y específica acerca del procedimiento para sacarse la leche y almacenarla.

Los extractores manuales se pueden adquirir en la mayoría de las farmacias y tiendas de artículos para bebé. Evite los extractores "tipo pera". Su diseño no es eficaz, ya que permite que la leche bombeada fluya hacia atrás impregnando la pera de goma la cual es prácticamente imposible de limpiar. Como resultado, la leche se puede contaminar.

Una mejor opción es un extractor muy usado que consta de dos cilindros, uno colocado dentro del otro, adosados a un dispositivo rígido en forma de embudo que se ajusta al seno. Cuando se desplaza el cilindro exterior hacia arriba y hacia abajo, se crea una presión negativa sobre el área del pezón y la leche se recoge en la base del cilindro. Este cilindro puede utilizarse con una mamadera especial para que el bebé pueda alimentarse sin que sea necesario transferir la leche a otro recipiente, y todo el extractor puede lavarse en el lavaplatos. Este diseño básico es utilizado por diversos fabricantes.

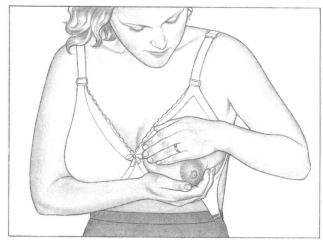

La extracción de la leche es más fácil si se estimula el seno primero con un masaje suave.

Los extractores que tienen una manilla para crear una presión negativa, aspirando la leche hacia el biberón, son efectivos para algunas mujeres. Tienen un reborde suave y flexible que se ajusta al pezón, haciendo que la areola produzca leche al bombear.

Los extractores eléctricos de buena calidad son más eficaces que los manuales o que la manipulación directa de los senos. Estos extractores tienen presión regulada y un ciclo automático para la remoción efectiva de la leche. Se utilizan básicamente para inducir o mantener la lactancia, ya sea cuando la madre no puede dar el pecho a su hijo durante varios días o cuando debe regresar al trabajo, a la escuela o a la universidad. Los extractores eléctricos son más fáciles de usar y más eficaces que los manuales, pero también son mucho más costosos. Los más sofisticados cuestan más de 1,000 dólares, así que si usted va a necesitar un extractor durante un período de tiempo breve, resulta mucho más económico alquilarlo en una tienda de suministros médicos, hospital o agencia de productos para la lactancia. También puede adquirir un extractor eléctrico pequeño y portátil, que cuesta entre 250 y 300 dólares. Si su recién nacido está hospitalizado o si usted debe reincorporarse al trabajo al poco tiempo del parto pero quiere seguir alimentando a su hijo con leche materna, es esencial que consiga un extractor.

A la hora de comprar o alquilar un extractor eléctrico, cerciórese que la leche salga de forma continua ejerciendo una presión variable y que no se trate simplemente de un dispositivo de succión. También tiene la opción de adquirir un extractor que permite extraer leche de ambos senos a la vez, con lo que aumentará su producción de leche y le ahorrará tiempo. Antes de usar el extractor, lávese las manos. Sea cual sea el tipo de extractor que adquiera, fíjese que todas las partes que entran en contacto con la piel o la leche se puedan desmontar y esterilizar. (Vea la página 108.)

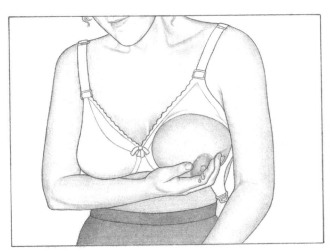

Para sacarse leche manualmente, sosténgase el seno con el pulgar y el dedo índice en la orilla de la aerola a lados opuestos del seno. A continuación, presione los dedos contra el pecho en un movimiento rítmico. Rote la posición de los dedos con el fin de vaciar todo el seno.

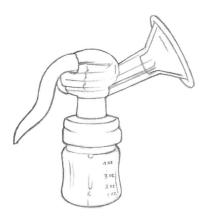

Los extractores manuales se pueden adquirir en la mayoría de las farmacias y tiendas de artículos para bebé.

La leche debe guardarse en recipientes limpios, preferiblemente de cristal o plástico rígido o en bolsas de plástico especiales. (Si su bebé está sano, no es necesario esterilizar las piezas del extractor ni los recipientes. Basta con lavarlos bien en agua caliente y jabón, o ponerlos en el lavaplatos.) Las bolsas desechables que se acoplan al biberón no son lo suficientemente fuertes ni gruesas para evitar la contaminación de la leche. Si piensa darle la leche a su hijo durante las siguientes 48 horas, deberá cerrarla herméticamente y guardarla en el refrigerador. Si no utiliza la leche que ha refrigerado antes de 48 horas, deberá desecharla. Se puede congelar luego de refrigerarla durante un máximo de 24 horas.

Si usted sabe con antelación que no va a utilizar la leche durante los próximos dos días, proceda a congelarla de inmediato. La leche congelada dura en buen estado por lo menos un mes. Guárdela en la parte de atrás del congelador. Si dispone de un congelador grande, la puede guardar hasta seis meses. (Puesto que las grasas de la leche humana comienzan a desintegrarse con el tiempo, utilice la leche congelada tan pronto como sea posible.)

Es conveniente poner una etiqueta con la fecha de extracción en cada recipiente, con el fin de utilizar primero la leche que se extrajo antes. Es útil congelar la leche en porciones de entre 3 y 4 onzas (90 a 120 ml), es decir la cantidad aproximada de una toma. También resulta conveniente congelar pequeñas porciones de entre 1 y 2 onzas (30 a 60 ml) para tenerlas a la mano por si el bebé parece quedarse con hambre en alguna de las tomas.

Al momento de utilizar la leche almacenada, tenga en cuenta que su hijo está acostumbrado a tomarla a la temperatura de su cuerpo, por lo que, antes de dársela, es conveniente calentarla hasta que quede a temperatura ambiente (de 68° a 72 °Fahrenheit o de 20 a 22 °centígrados). La forma más sencilla de calentar leche fría o congelada es colocar el recipiente en agua caliente (baño María) haciéndola girar frecuentemente. Para acelerar el proceso, coloque el recipiente en una olla llena de agua caliente o ponga la leche en el refrigerador para descongelarla.

No utilice el horno microondas para calentar biberones. Los microondas calientan excesivamente la leche en el centro del recipiente. Aunque al tacto le parezca que el biberón está a una temperatura agradable, la leche caliente del centro del biberón le podría quemar la boca al bebé. Además, el biberón podría llegar a explotar si lo deja en el microondas por mucho tiempo. También tenga en cuenta que el calentamiento puede destruir algunas de las propiedades de la leche materna que protegen al bebé de infecciones.

Al descongelarse la leche a veces se forma nata, pero esto no significa que la leche no pueda usarse. Bastará con agitar suavemente el biberón para que la leche vuelva a adquirir una consistencia uniforme. La leche descongelada debe utilizarse en un plazo máximo de 24 horas. Nunca la vuelva a congelar. No guarde la leche que queda en el biberón luego de que el bebé haya finalizado su toma para usarla posteriormente en otro biberón.

No todos los niños acostumbrados a la lactancia materna reaccionan del mismo modo ante el biberón. Algunos lo aceptan enseguida, independientemente del momento en que se introduzca. A otros les gusta tomarse un biberón de vez en cuando, pero sólo si se los da una persona que no sea su madre o cuando ella está fuera de casa.

Para aumentar las probabilidades de que un lactante acepte el biberón, lo mejor es que primero se lo ofrezca una persona que no sea su madre y, de ser posible, cuando ella no esté presente. Cuando se haya familiarizado con el biberón, es posible que acceda a tomárselo delante de su madre e incluso, que se lo pueda dar ella misma. Si su bebé lactante se niega a tomar el biberón, trate de usar un vasito para infantes que le permita al niño tomar la leche a sorbitos. Este método se puede usar incluso en bebés prematuros. Algunos bebés que son amamantados pasan directamente del pecho al vaso sin nunca haber usado un biberón.

Posibles problemas e inquietudes de la madre que amamanta

En algunos casos la lactancia materna marcha sobre ruedas desde un comienzo, sin reportar ningún tipo de problema para la madre o el hijo; aunque en general suele tener sus altibajos, sobre todo al principio. Afortunadamente, muchas de las dificultades más comunes se pueden prevenir al colocar bien al bebé cuando vaya a ser amamantado para que se agarre bien al seno, así como con tomas frecuentes. Cualquier problema que surja se puede resolver con facilidad si busca ayuda oportunamente. No dude en consultar con su pediatra si se le presenta alguno de los siguientes problemas:

Pezones agrietados y adoloridos. Al comienzo de la lactancia materna, sobre todo durante la primera semana, es posible que sienta un poco de dolor cuando el bebé se agarra al pecho. Pero el amamantar no tiene por qué provocar dolor o molestia permanente, como tampoco grietas en los pezones. Un agarre apropiado del bebé al pecho es el factor más importante para prevenir este tipo de problema. Si siente dolor en los pezones o en alguna otra parte del seno, pida consejo a un experto en lactancia.

Al bañarse, ya sea en la ducha o en la tina, lávese los senos sólo con agua, sin usar jabón. Las cremas, pomadas y masajes fuertes pueden agravar el problema. Además, trate de variar la posición del bebé en cada toma.

En climas húmedos, el mejor tratamiento de los pezones agrietados es la sequedad, la luz del sol y el calor. No se ponga en los senos protectores ni pañitos de plástico que retengan la humedad. En cambio, exponga sus senos al aire todo lo posible. Además, una vez que amamante al bebé, sáquese un poco de leche y deje que se seque sobre los pezones. La leche seca formará una capa protectora que puede acelerar el proceso de curación. En climas secos, podría untarse bálsamos de lanolina purificada e hipoalérgica. Si estas medidas no solucionan el problema, consulte con su médico, pues podría haber contraído una infección bacteriana o por hongos en el pezón.

Congestión. Como ya lo mencionamos, una vez que le haya bajado la leche, sus pechos pueden congestionarse si su hijo no mama a menudo o no lo hace eficazmente. Aunque es lógico que sus pechos se congestionen un poco al principio de la lactancia, una congestión excesiva provoca una hinchazón de los conductos lácteos y de los vasos sanguíneos de todo el pecho. El mejor tratamiento es amamantar al bebé a menudo; sacarse leche entre una toma y otra ya sea manualmente o utilizando un extractor; y procurar que el niño mame de ambos senos en cada toma. Puesto que el calor estimula la salida de la leche, puede ser efectivo darse una ducha caliente mientras se extrae leche manualmente o bien utilizar compresas tibias. También alivia bastante utilizar compresas tibias mientras amamanta y compresas frías entre tomas.

Sin embargo, si sus pechos están muy congestionados, el calor puede ser contraproducente puesto que estimula la circulación sanguínea. En tal caso, utilice compresas de agua fría entre una y otra toma. La congestión deberá desaparacer en pocos días. El ibuprofeno ha demostrado ser efectivo para el tratamiento de la congestión mamaria, además de ser inofensivo para el bebé. Use la misma dosis que su médico le recomendó para las contracciones uterinas.

Mastitis. La mastitis es una infección del tejido mamario de origen bacteriano. Causa síntomas parecidos a los de la gripe como fiebre, escalofríos, dolor de cabeza, náuseas, mareos y falta de energía. Estos síntomas generales vienen acompañados de síntomas en la zona mamaria como enrojecimiento, sensibilidad, inflamación, sensación de calor y dolor. Si experimenta alguno de estos síntomas, continúe amamantando al bebé y llame a su médico enseguida. La infección se trata mediante la extracción de leche (ya sea dándole el pecho al niño o sacándosela manualmente), descanso, líquidos, antibióticos y calmantes para el dolor si es necesario. Su médico le recetará un antibiótico que no esté contraindicado durante la lactancia. No deje de tomar los antibióticos aunque se sienta mejor. Tampoco deje de darle el pecho a su hijo pues con eso sólo conseguirá empeorar la mastitis y aumentar el dolor. La leche en sí *no está* infectada. No lastimará a su bebé al amamantarlo teniendo mastitis y ni la mastitis ni los antibióticos cambiarán la composición de su leche.

La mastitis puede ser un síntoma de que sus defensas están bajas. Guarde cama, duerma y disminuya su ritmo de actividad para reponer fuerzas. En raras ocasiones puede resultar muy doloroso darle de comer al bebé con el pecho infectado. Si éste es su caso, deje que la leche del seno infectado fluya sobre una toalla, un pañal limpio o cualquier otro paño absorbente, mientras el bebé mama del otro seno. De este modo, el niño podrá mamar del pecho infectado sin que resulte tan doloroso para usted. Para algunas mujeres que tienen dolor muy fuerte resulta más cómodo extraerse leche que amamantar al bebé. La leche extraída puede guardarse en el refrigerador o dársela al bebé de inmediato.

Inquietud en el bebé. Hay diversas razones por las cuales un bebé que es amamantado esté más inquieto o llorón de lo usual. Puede deberse desde variaciones normales en la "personalidad" del niño hasta una enfermedad seria. Aunque la mayoría de los "bebés llorones" no tienen un problema médico serio, su llorar constante puede ser muy difícil para los padres. La inquietud o agitación del bebé desgasta la energía de mamá y papá, quita tiempo y en general resta el placer de tener un bebé pequeño. He aquí algunas causas generales del llanto excesivo de un bebé de pecho así como sugerencias para ayudarle al pediatra a descubrir y tratar el problema.

- **Hambre.** Si su bebé recién nacido mama constantemente y nunca parece satisfecho al desprenderse del pecho, es necesario que un proveedor de salud experimentado evalúe sus necesidades de lactancia. Éste pesará y examinará al bebé. A usted le examinará los senos y los pezones y observará una sesión completa de lactancia. La solución podría ser tan sencilla como la de mejorar la posición del bebé y su agarre al pecho. Sin embargo, podría tratarse de algo más complicado, particularmente si el bebé ha perdido demasiado peso.

- **"Estirones".** Entre la segunda y la tercera semana de vida, alrededor de la sexta semana y una vez más hacia los tres meses de edad, se presentan fases aceleradas de crecimiento, las que se conocen como "estirones". Durante estas fases el bebé querrá estar pegado al pecho *constantemente.* Recuerde que esto es normal y que se trata de algo temporal que suele durar de cuatro a cinco días. En estas circunstancias muchas mujeres sienten la tentación de darle al bebé biberones suplementarios al no entender por qué quiere comer todo el tiempo. Siga amamantando al bebé con frecuencia y no le dé ningún otro líquido. Si el estirón dura más de cinco días o si está tentada a empezar a alimentar al bebé con leche de fórmula, llame al consultorio de su pediatra para pedir ayuda. El pediatra deberá ver al bebé, pesarlo y evaluar el proceso de alimentación (o, de ser necesario, referirla a un especialista en lactancia).

- **Bebés muy activos o con necesidades apremiantes.** Estos bebés requieren más de todo, excepto dormir. Lloran de día y de noche, no son muy regulares con sus hábitos de alimentación ni de sueño y sus reacciones ante los demás son insospechadas. Necesitan que los estén cargando, ser llevados de un lado a otro, que los mezan o que los muevan todo el tiempo. A veces se calman al ser llevados en una frazada a manera de hamaca sobre el pecho de un adulto, pero en otras ocasiones esto los puede poner peor. Tienden a mamar a cada rato y en pocas cantidades, así como hacer siestas cortas de 15 a 30 minutos, mientras alguien los carga o los mece. Las mochilas porta-bebés así como los columpios pueden ser un buen modo de calmar a este tipo de niños. A pesar de su intranquilidad, se espera que aumenten de peso normalmente.

- **Cólicos.** Los cólicos comienzan a presentarse alrededor de las dos semanas de vida. Los bebés que sufren de cólicos suelen tener cierto período del día en que parecen sentir dolor, levantan las piernas, lloran intensamente y se ponen colorados. Es posible que muestren indicios de hambre, pero cuando se

Sistemas de ayuda a la lactancia

La cantidad de leche que producen sus senos depende de la cantidad de leche que salga de los mismos. Por lo tanto, si su bebé se salta muchas tomas, su cuerpo reducirá automáticamente la producción de leche. Esto le puede ocurrir aun cuando se saque leche cada vez que se salte una toma, porque los extractores no estimulan ni vacían los pechos tan eficazmente como la succión de un bebé.

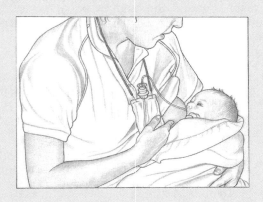

Si tiene que saltarse varias tomas debido a una enfermedad o porque su hijo no sabe mamar por algún motivo, existe la posibilidad de seguir alimentando al bebé mientras va reestableciendo la producción de leche utilizando un sistema de ayuda a la lactancia, un aparato que permite alimentar al bebé de forma suplementaria. A diferencia de lo que ocurre con el biberón, que enseña al bebé a alimentarse lejos del pecho materno, este aparato proporciona leche de fórmula suplementaria, mientras el bebé permanece pegado al seno.

colocan al pecho se retiran del mismo negándose a mamar. Es muy probable que el pediatra le ofrezca varias sugerencias para solucionar el problema de los cólicos. (Vea el Capítulo 6, página 166.)

- **Oferta excesiva o bajada exagerada de leche materna.** Esto puede comenzar en cualquier momento del primer mes. Sentirá que sus pechos están muy llenos y que se le escurre la leche, ya sea a gotas o en chorros. Su bebé tragará leche a borbotones, a veces retirándose del pecho para recuperar el aliento. Esta toma acelerada hace que el bebé trague mucho aire y leche a la vez. Más tarde, se formarán burbujas de gases que le provocará al pequeño un gran malestar abdominal. Su pediatra podría referirla a un especialista en lactancia para que la ayude a solucionar este problema. El lado positivo del asunto es que estos bebés suelen aumentar de peso muy rápidamente. (Vea la sección anterior relativa a la *Congestión*, página 112.)

Este sistema también se utiliza para alimentar a bebés prematuros o para enseñar a mamar a los bebés que tienen problemas con la lactancia. Puede incluso estimular la lactancia en madres adoptivas, o en madres que han dejado de dar el pecho durante un tiempo prolongado y desean volver a hacerlo.

El dispositivo consta de un pequeño recipiente de plástico que contiene leche de fórmula o leche materna previamente extraída y cuelga de un cordel que la madre se coloca alrededor del cuello. Del recipiente sale un tubito flexible de plástico que se sostiene o se adhiere con cinta a lo largo del seno acabando a la altura del pezón. El extremo del tubito se coloca en la comisura de la boca del bebé cuando succiona. Al succionar, el bebé obtiene la leche contenida en el recipiente y, por lo tanto, a pesar de que la madre no produzca suficiente leche, su hijo estará bien alimentado. Esto hará que se refuerce su deseo de mamar y, a su vez, estimulará la producción de leche materna.

Los sistemas de ayuda a la lactancia se pueden adquirir por medio de especialistas en lactancia, tiendas de suministros médicos, algunas farmacias o pedidos por correo. De ser posible, compre el dispositivo a alguien que le ayude a usarlo por primera vez y que le indique cómo se limpia. La mayoría de las madres y bebés necesitan unos cuantos días de práctica para aprender a usar el dispositivo con confianza y comodidad. El uso de un sistema de ayuda a la lactancia requiere de compromiso y dedicación, ya que la reanudación de la producción de leche y de la relación materno infantil con la lactancia puede tardar semanas o incluso meses en producirse.

- **Reflujo (también conocido como reflujo gastroesofágico).** La mayoría de los recién nacidos regurgitan un poco de leche después de haber comido. Cuando esto provoca problemas como dolor o pérdida de peso, es importante que el bebé sea evaluado por el pediatra. (Vea la página 215.)

- **Sensibilidad a determinados alimentos.** Ocasionalmente cierto alimento que usted consuma (incluyendo bebidas que contienen cafeína), podría causarle malestar a su bebé de pecho. Si cree que éste es su caso, evite ese alimento por una semana para ver si los síntomas desaparecen. Después reincorpórelo a su dieta con cautela para ver si los síntomas regresan.

- **Alergias.** Aunque el llanto infantil se puede deber a alergias a alimentos, esto no es tan habitual como se cree. Las alergias ocurren sobre todo en bebés cuyas madres, padres o hermanos sufren de asma, eccema u otras afecciones de tipo alérgico. En el bebé de pecho, la dieta de la madre es la causa de tales alergias. Sin embargo, suele ser muy difícil descubrir el alimento preciso que origina la alergia, puesto que los síntomas alérgicos pueden seguir presentes por más de una semana después de que el alimento ha sido retirado de la dieta de la madre. Las alergias a los alimentos pueden ser muy serias y ser la causa de sangre en las deposiciones, jadeo, urticaria o colapso. Las verdaderas alergias a alimentos requieren la atención del pediatra.

- **Enfermedades serias.** Otras enfermedades serias que tal vez no estén relacionadas con la alimentación del bebé pueden hacer que éste llore sin cesar y que no sea posible calmarlo. Si esto se presenta de repente o el llanto es demasiado intenso, llame al pediatra o busque atención de emergencia inmediatamente.

La cuestión del cáncer. Algunos estudios indican que dar el pecho ofrece cierta protección contra el cáncer de mama. Si a una mujer se le ha diagnosticado un cáncer o se le ha extirpado un tumor maligno pero ya no está siendo sometida a quimioterapia o a tratamiento por radiación, la lactancia materna puede llevarse a cabo. (Consulte con su doctor.) Muchos médicos consideran que dar el pecho no representa ningún riesgo, incluso si a una a mujer se le ha extirpado un quiste o un tumor benigno (no canceroso).

La lactancia después de la cirugía estética en los senos. El hecho de que una mujer se haya sometido a una intervención para aumentar el volumen de los senos no tiene por qué interferir con la lactancia, siempre y cuando los pezones no se hayan desplazado ni se haya cortado ningún conducto lácteo. Las madres que tienen implantes de silicona pueden sentirse inquietas de que un escape de estos implantes le cause problemas al bebé. Sin embargo, la mayoría de las autoridades en el tema, recomiendan amamantar al bebé aun cuando se tengan implantes de silicona y consideran que éstos no constituyen ningún tipo de peligro para el bebé.

El curso de la lactancia materna después de una cirugía de reducción de los senos es algo que varía mucho según el caso. En este tipo de cirugía estética por lo común se desgarra el tejido mamario y se desplaza todo el pezón y la areola. Algunos cirujanos hacen comentarios tajantes como: "Nunca podrá amamantar a un bebé" o justamente lo contrario: "La cirugía que le hicimos le permitirá dar el pecho sin ningún problema". Cada pareja de madre e hijo debe ser apoyada y supervisada individualmente. El peso de su bebé debe ser evaluado por lo menos dos veces a la semana durante las primeras semanas, hasta que se compruebe que está aumentando de peso adecuadamente. Vale la pena intentar amamantar al bebé para suministrarle aunque sea un poco de leche materna, aun cuando no disponga de un suministro completo.

No dude en comentar cualquier inquietud al respecto con su médico. El pediatra de su bebé debe estar al tanto de cualquier cirugía que le hayan practicado en los senos con el fin de hacerle un seguimiento cercano al bebé.

(Para obtener información adicional sobre ictericia e inquietudes por el suministro de leche, consulte las páginas 152 y 105.)

Ventajas y desventajas de la alimentación con biberón

A pesar de reconocer las ventajas de la lactancia materna, algunos padres y madres consideran que la alimentación con biberón da a la madre una mayor libertad y más tiempo para dedicarse a tareas no relacionadas con el cuidado del bebé. El padre, los abuelos, e incluso un hermano mayor pueden darle el biberón al bebé, con leche materna o leche de fórmula. Esto les podría proporcionar a algunas madres mayor flexibilidad.

Hay otras razones que pueden llevar a una pareja a elegir el biberón, les permite saber exactamente qué cantidad de alimento consume el bebé y no hace falta preocuparse de la dieta de la madre ni de las medicinas que pueden afectar a la leche.

Los fabricantes de leche de fórmula aún no han encontrado un modo de reproducir los componentes únicos de la leche humana. Aunque la leche de fórmula suministra los nutrientes que un lactante necesita, carece de los anticuerpos y otros compuestos que sólo la leche materna contiene.

La leche de fórmula además es costosa y puede representar un inconveniente para algunas familias. Tiene que ser comprada y preparada (a menos que use las leches "listas para usar" que son más caras). Esto implica tener que hacer viajes a la cocina a media noche y disponer de varios biberones, mamaderas y otros utensilios. La contaminación casual del preparado también representa un riesgo potencial.

Alimentación con biberón

Si ha optado por darle el biberón a su bebé, lo primero que deberá hacer es elegir la leche de fórmula que va usar. Su pediatra le ayudará a escoger el producto que se ajuste mejor a las necesidades de su hijo. Hace veinte o treinta años, la mayoría de las madres tenían su propia fórmula casera para elaborar la leche para sus hijos: una mezcla de leche de vaca evaporada, agua y azúcar. Sin embargo, la Academia Americana de Pediatría ya no recomienda las leches de fórmula caseras puesto que éstas tienden a ser deficientes en vitaminas y otros nutrientes importantes. Además, un pequeño error en la mezcla de ingredientes podría acarrear serios efectos negativos en el bienestar de su bebé. Actualmente existen muchas variedades y marcas comerciales para elegir.

¿Por qué leche de fórmula en lugar de leche de vaca?

Muchos padres se preguntan por qué no pueden darles a sus bebés leche de vaca. La respuesta es muy sencilla: los lactantes no pueden digerir completamente ni con tanta facilidad la leche de vaca, como la leche de fórmula. Además, la leche de vaca contiene concentraciones elevadas de proteínas y minerales, los que pueden sobrecargar los riñones todavía inmaduros de un lactante y provocar alteraciones graves en momentos de mucho calor, fiebre o diarrea. Además, la leche de vaca no contiene la cantidad de hierro y vitamina C que necesita un bebé de esta edad. Puede, incluso, provocar anemia por déficit de hierro en algunos bebés, puesto que las proteínas que contiene pueden irritar las paredes del estómago y del intestino, provocando pérdidas de sangre a través de las deposiciones. Por este motivo, su hijo no debe consumir leche de vaca durante los primeros 12 meses de vida.

Cuando su hijo ya tenga un año, podrá darle leche de vaca entera, junto con una dieta balanceada de alimentos sólidos (cereales, verduras, frutas y carnes). De cualquier manera, el consumo diario de leche no deberá superar el cuarto de galón (946 ml). Sobrepasar este límite puede suministrar demasiadas calorías y evitar que el niño tenga ganas de comer otros alimentos que necesita. Si a esta altura su hijo todavía no come una amplia gama de alimentos sólidos, déle leche de fórmula enriquecida con hierro en lugar de leche de vaca.

No le dé a su bebé leche baja en grasa (al 2% al 1% o sin grasa) antes de que cumpla los dos años. El niño necesita el elevado contenido de grasa de la leche entera para seguir aumentando de peso con normalidad y, además, su organismo absorbe mejor las vitaminas A y D a partir de la leche entera. Así mismo, la leche sin grasa o baja en grasa contiene una concentración excesiva de proteínas y minerales, por lo que no debe darse a lactantes o niños menores de dos años. Cuando su hijo cumpla los dos años, debe hablar con su pediatra sobre sus necesidades nutricionales, incluyendo la elección de los productos lácteos.

La elección de la leche de fórmula

Una ley del Congreso rige el contenido de las leches de fórmula para infantes, mientras que la Administración de Alimentos y Drogas de los Estados Unidos controla la fabricación de todas las leches de fórmula. Cuando se disponga a comprar leche de fórmula, encontrará tres tipos básicos de productos:

Leche de fórmula elaborada con leche de vaca. Representa cerca del 80% de las leches de fórmula que hay en el mercado. Aunque están hechas a base de leche de vaca, su composición ha sido alterada considerablemente para que sea adecuada a un lactante. La leche se trata con diversas técnicas, como el calentamiento, para que las proteínas sean más fáciles de digerir. Así mismo, se añade más lactosa (el azúcar de la leche) para que la concentración de azúcar se asemeje a la de la leche humana, y la grasa de la leche (grasa de mantequilla) se substituye por aceites vegetales y otras grasas más fáciles de digerir.

Existen leches de fórmula elaboradas con leche de vaca que están enriquecidas con hierro. Este tipo de leche ha reducido significativamente las tasas de anemia infantil debidas a la deficiencia de hierro en las últimas décadas. Algunos lactantes no tienen suficientes reservas de hierro —un mineral necesario para el crecimiento y desarrollo normal del ser humano— como para colmar sus necesidades. Por lo tanto, la Academia Americana de Pediatría actualmente recomienda que se use una fórmula fortificada con hierro para todos los lactantes alimentados con biberón

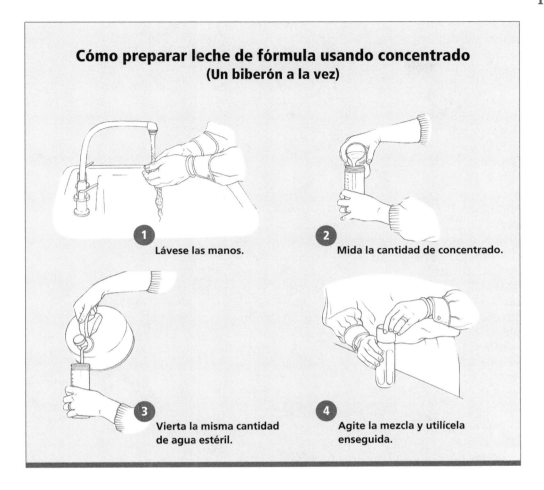

Cómo preparar leche de fórmula usando concentrado
(Un biberón a la vez)

1 Lávese las manos.

2 Mida la cantidad de concentrado.

3 Vierta la misma cantidad de agua estéril.

4 Agite la mezcla y utilícela enseguida.

o que sean parcialmente amamantados, desde el nacimiento hasta que cumplan un año. Hay otros alimentos para bebés que también están enriquecidos con hierro, como los cereales. La leche de fórmula con bajo contenido de hierro no debe emplearse, ya que no proporciona suficiente hierro como para lograr el crecimiento y desarrollo adecuado de su bebé.

Leche de fórmula con soya: Contiene una proteína (soya) y carbohidratos (polímeros de glucosa o sucrosa) distintos a los de la leche de fórmula elaborada con leche de vaca. Suele recomendarse cuando el bebé no puede digerir la lactosa, el principal carbohidrato de la leche de vaca, aunque ahora ya existen productos elaborados con leche de vaca que no contienen lactosa. Muchos lactantes pasan por fases en las que no pueden digerir la lactosa, sobre todo después de tener fuertes diarreas, ya que éstas afectan el funcionamiento de las enzimas intestinales. Cuando su bebé tenga diarrea, el pediatra podría sugerirle una leche de fórmula sin lactosa. Esta leche de fórmula no afectará negativamente la salud del pequeño.

Cómo preparar leche de fórmula en polvo

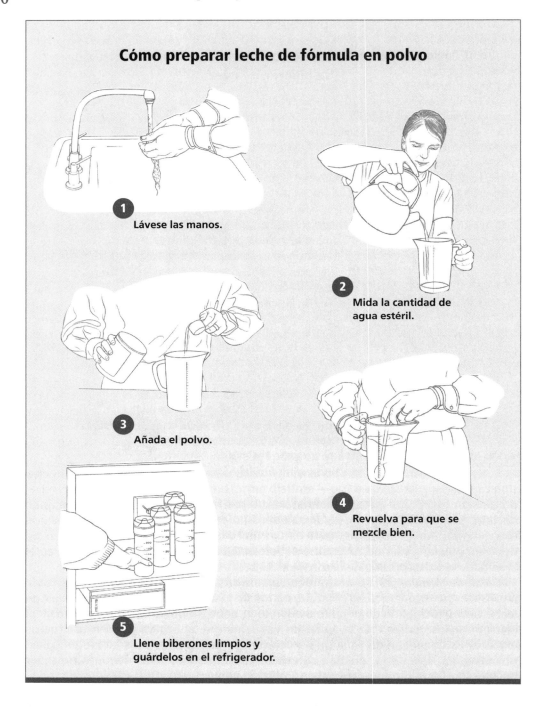

1 Lávese las manos.

2 Mida la cantidad de agua estéril.

3 Añada el polvo.

4 Revuelva para que se mezcle bien.

5 Llene biberones limpios y guárdelos en el refrigerador.

Otro motivo (menos común) para optar por la leche de soya es que el lactante sea alérgico a la leche, lo que puede provocar cólicos, estancamiento en el crecimiento e, incluso, diarrea sanguinolenta. Este tipo de reacción puede ser tan peligrosa en un recién nacido, que algunos médicos recetan leche de soya desde el nacimiento como medida preventiva cuando existe un historial familiar de alergias a la leche de vaca. Lamentablemente, la mitad de los lactantes que son alérgicos a la leche de vaca tampoco toleran la proteína de la soya, por lo que se les deben dar leches de fórmula especiales o bien leche materna. Las llamadas fórmulas hipoalergénicas ayudan a cerca de un 90% de niños que tienen alergias a los alimentos, con síntomas tales como urticaria, congestión nasal y problemas intestinales. La lactancia materna, suplementada con leche de fórmula hipoalergénica es particularmente aconsejable cuando hay un fuerte historial de alergias en la familia, lo que podría reducir algunas alergias a alimentos en lactantes.

La leche de soya también se recomienda en los lactantes que tienen un trastorno poco común denominado galactosemia. Se trata de una intolerancia a la galactosa, uno de los dos azúcares que componen la lactosa. Los carbohidratos utilizados para sustituir a la lactosa en la mayoría de las leches de soya son la sucrosa y el jarabe de maíz (o una combinación de los dos). Ambos son fáciles de digerir y de absorber por un lactante. La mayoría de estas leches de fórmula cuestan lo mismo que las elaboradas con leche de vaca y están enriquecidas con hierro. Casi todos los estados incluyen la prueba de la galactosemia entre los análisis de cernimiento que se practican a los recién nacidos. Los lactantes que tienen este raro trastorno tampoco toleran la leche materna.

Las leches de soya que existen actualmente en el mercado contienen bastantes proteínas, pero no tantas como la leche de vaca (que, a su vez, contiene menos proteínas que la leche humana). Además, un lactante absorbe el calcio y otros minerales menos eficazmente de la leche de soya que de las fórmulas hechas con leche de vaca. Puesto que los bebés prematuros necesitan un mayor aporte de minerales, no se les debe dar leche de fórmula hecha con soya.

A un niño sano nacido a término sólo se le debe dar leche de fórmula hecha con soya cuando sea médicamente necesario. Algunos padres estrictamente vegetarianos prefieren usar este tipo de leche porque no contiene productos de origen animal. La lactancia materna es una buena opción para las familias vegetarianas. Por otro lado, aunque algunos padres creen que la leche de fórmula hecha con soya previene o disminuye los síntomas de cólicos, no hay evidencia sobre su efectividad para este propósito.

Fórmulas especiales. Son productos elaborados específicamente para lactantes que tienen trastornos o enfermedades concretas. También existen productos especiales para bebés prematuros. Se venden leches de fórmula con adición de ácido docosahexaenoico (DHA, por sus siglas en inglés) y ácido araquidónico (ARA, por sus siglas en inglés) que según se cree, son importantes para el desarrollo del cerebro y los ojos del bebé. Sea que su hijo tenga necesidades especiales o no, pregúntele al pediatra cuál es la mejor leche de fórmula para el pequeño. Fíjese también en las instrucciones del paquete (cantidades, forma de administración y proceso de preparación), ya que éstas pueden diferir bastante de las instrucciones de los productos más habituales.

Preparación, esterilización y almacenamiento de las fórmulas

La mayoría de las fórmulas para lactantes se pueden adquirir de tres formas distintas: líquidas y listas para usarse, concentradas y en polvo. Aunque los productos líquidos "listos para usarse" son muy convenientes, también son los más caros. Los productos concentrados se preparan mezclando en partes iguales el producto con agua estéril. Si no se utiliza la lata completa, el concentrado que queda se puede tapar y dejar en el refrigerador por un lapso hasta de 48 horas. Los productos en polvo, que son los más económicos, vienen ya sea en paquetes previamente medidos o en latas grandes con una cuchara medidora. Para preparar la mayoría de las leches en polvo, se debe agregar una cuchara de polvo al ras por cada 2 onzas de agua (60 ml) y mezclarlos bien para que no se formen grumos en el biberón. Si utiliza agua un poco caliente, la solución se mezclará mejor y se disolverán mejor los grumos. Lea siempre la etiqueta para cerciorarse de que está mezclando la fórmula apropiadamente.

Aparte del precio, la ventaja de los productos en polvo es que son mucho más ligeros y manejables. Puede poner un par de cucharadas de polvo en un biberón cuando tenga que salir con el bebé y limitarse a añadir el agua necesaria antes de darle el alimento. El polvo no se estropeará aunque esté varios días dentro del biberón antes de mezclarlo con agua. Si elige un producto que requiere preparación, siga al pie de la letra las instrucciones del fabricante. Si añade demasiada agua, su hijo no obtendrá las calorías ni los nutrientes que necesita para crecer; y si añade muy poca, le dará a su hijo más calorías de las que necesita y la excesiva concentración del preparado podría provocarle diarrea y deshidratación.

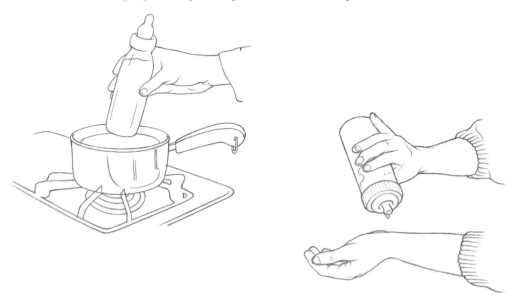

Si usa agua de pozo o le inquieta que el agua de la llave no sea lo suficientemente pura, hiérvala durante aproximadamente un minuto antes de efectuar la mezcla. También puede usar agua embotellada con flúor al hacer el preparado.

Cerciórese de que todos los biberones, mamaderas y demás utensilios que utilice para preparar la leche y darle el biberón al bebé estén limpios. Si el agua de su casa es tratada con cloro, puede utilizar el lavaplatos o lavar a mano los utensilios con agua caliente y jabón, enjuagándolos después con agua caliente. Si el agua que recibe no es tratada con cloro, ponga los utensilios en agua hirviendo durante cinco a diez minutos.

Siempre que prepare leche con antelación, deberá refrigerarla para evitar que crezcan bacterias. Si no utiliza la leche de fórmula refrigerada en un plazo de 24 horas, tírela. Calentar la leche refrigerada antes de dársela a su hijo no es estrictamente necesario, pero la mayoría de los bebés la prefieren a temperatura ambiente. Puede dejar la leche fuera del refrigerador por una hora hasta que alcance la temperatura ambiente o bien calentarla a baño María (insistimos, de nuevo, en que no debe utilizarse un microondas). Si calienta la leche que ha sacado del refrigerador a baño María, compruebe su temperatura antes de dársela a su hijo. Para este fin, lo mejor es dejar caer unas pocas gotas de leche sobre la parte interna de su antebrazo.

Los biberones pueden ser de vidrio, de plástico o de plástico con bolsas interiores. Estas bolsas son muy convenientes e impiden que el bebé trague demasiado aire al chupar, pero resultan más costosas. Conforme el bebé crezca y comience a agarrar el biberón por sí mismo, evite los biberones de vidrio que puedan romperse. Los biberones diseñados para que el bebé los tome por su cuenta no son recomendables, puesto que pueden contribuir al deterioro de la dentadura y a la formación de caries. Al dejar que el niño se alimente cuando quiera, los dientes están constantemente expuestos a los azúcares de la leche. Cuando la leche se acumula detrás de los dientes, se crea un campo de cultivo favorable a la

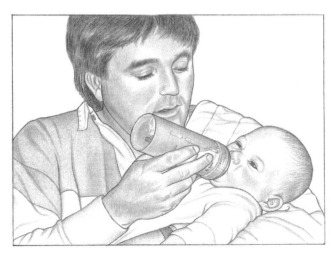

Sostenga el biberón de tal modo que la leche llene el cuello del mismo y cubra la mamadera. Así evitará que el bebé trague aire al chupar.

proliferación de bacterias. Asimismo, se ha comprobado que el dejar al bebé tomando el biberón en una postura supina (acostado boca arriba), puede favorecer el desarrollo de las infecciones de oído (vea *Infecciones del oído medio,* página 649). Nunca se le debe dar al infante o a un niño mayorcito un biberón para que se lo vaya tomando durante la noche. Si se le da un biberón al bebé a la hora de acostarse, es recomendable que se lo quite una vez que se haya dormido.

Pregúntele a su pediatra qué tipo de mamadera o chupón recomienda. Elegirá entre las mamaderas corrientes de goma, las ortodónticas y otros modelos especiales para bebés prematuros o para bebés con paladar hendido. Es posible que tenga que ensayar con varios tipos de mamaderas antes de hallar la que más le guste a su bebé. Sea cual sea el tipo de mamadera que utilice, fíjese en el tamaño del agujero. Si es demasiado pequeño, su hijo succionará con tanta fuerza que tragará demasiado aire; si es demasiado grande, la leche saldrá tan rápido que el niño podría atragantarse. Lo ideal es que la leche salga por la mamadera a un ritmo de una gota por segundo una vez que coloque el biberón boca abajo. (Debería dejar de gotear al cabo de unos segundos.) Muchos padres consideran que una mamadera con un agujero pequeño es adecuado para darle agua al bebé, pero que se necesita un agujero más grande o varios agujeros pequeños para darle leche.

Cómo dar el biberón

El alimentar a su hijo debería ser una experiencia relajante, reconfortante y placentera, tanto para usted como para el bebé. Es una buena oportunidad para demostrarle su amor y para que se conozcan mutuamente. Si usted está tranquila y confiada, el bebé responderá del mismo modo. Si usted está nerviosa o no pone suficiente interés, su hijo podría percibir estos sentimientos negativos y esto afectará su adecuada alimentación.

Probablemente estará más cómoda en una silla con brazos, o en una silla con cojines para poder apoyar los brazos mientras alimenta al bebé. Cargue al bebé en su regazo en una postura semierguida y sosténgale la cabeza. No le dé el biberón cuando esté acostado sobre una superficie plana porque podría atragantarse; además, la leche le podría entrar en el oído medio, y provocarle una infección.

Sostenga el biberón de tal modo que la leche llene el cuello del biberón y cubra la mamadera. Así evitará que el bebé trague aire al chupar. Para conseguir que abra la boca y se agarre a la mamadera, estimule su "reflejo de búsqueda" acariciándole la mejilla o el labio inferior con la mamadera. En cuanto tenga ésta en la boca, su hijo empezará a chupar y tragar instintivamente.

Horarios y cantidad de biberones

Un recién nacido alimentado con leche de fórmula ingiere entre 2 y 3 onzas (60 a 90 ml) de leche por toma, y consume un biberón cada tres o cuatro horas durante las primeras semanas. Los bebés alimentados con pecho, por lo general, ingieren tomas más pequeñas y seguidas que los bebés alimentados con biberón.

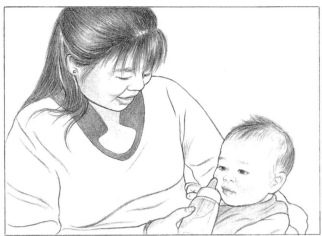

Sostenga al bebé cerca de usted cuando vaya a darle el biberón. Para estimularlo a que abra la boca y se agarre a la mamadera, acaríciele el labio inferior con la mamadera.

Durante el primer mes, si su hijo duerme más de cuatro o cinco horas seguidas y empieza a saltarse tomas, despiértelo y déle un biberón. Hacia el final del primer mes, cada toma será de unas 4 onzas de leche (120 ml) y el horario de las tomas será bastante predecible: aproximadamente cada cuatro horas. A los seis meses, las tomas serán de 6 a 8 onzas (180 a 240 ml) y estarán más espaciadas, con un total de cuatro o cinco tomas en un lapso de 24 horas.

En promedio, su hijo debería tomar 2½ onzas (75 ml) de leche al día por cada libra (453 gramos) de peso. Pero es probable que regule su consumo diario en función de sus necesidades específicas. Por lo tanto, en lugar de fijarle cantidades estrictas, deje que el pequeño sea quien le indique cuándo está satisfecho. Si empieza a moverse o se distrae fácilmente mientras le está dando el biberón, probablemente ya tomó lo suficiente. Si vacía el biberón y sigue relamiéndose, probablemente tiene más hambre. Sin embargo, existen ciertos límites, tanto por exceso como por defecto. La mayoría de los lactantes se quedan satisfechos con 3 a 4 onzas (90 a 120 ml) por toma durante el primer mes, y van aumentando una onza (30 ml) por mes, hasta llegar aproximadamente a las 8 onzas (240 ml). Si su hijo siempre quiere más o menos de estas cantidades, coménteselo al pediatra. Un lactante no debe tomar más de 32 onzas (960 ml) de leche de fórmula en el curso de 24 horas.

Al principio es mejor alimentar a un recién nacido con leche en el momento en que lo pida, o cuando llore porque tiene hambre. A medida que pasa el tiempo, el pequeño irá estableciendo un horario de alimentación bastante regular, y a medida que usted se familiarice con sus señales y necesidades, se irá ajustando cada vez mejor al horario y necesidades de su bebé.

Hacia los dos meses de edad (o las 12 libras [5.4 Kg] de peso), la mayoría de los bebés no necesitan tomar un biberón a media noche, porque comen más durante el día y su patrón de sueño se ha hecho más regular. Pero esto varía bastante de un bebé a otro. A esta edad, la capacidad de su estómago también ha aumentado, lo que significa que pueden aguantar más tiempo entre tomas durante el día —hasta cuatro o cinco horas a la vez. Si su hijo aún sigue queriendo comer con frecuencia a esta edad, intente distraerlo jugando con él y dándole de vez en cuando un biberón lleno de agua entre tomas. Así tendrá más hambre en la próxima toma, chupará más y se sentirá satisfecho durante más tiempo.

Lo más importante que debe recordar, ya sea que le dé a su hijo el pecho o el biberón, es que sus necesidades alimenticias son únicas. Ningún libro puede explicarle exactamente cuánto o cada cuánto tiempo debe comer su hijo, o cómo debe actuar usted entre tomas. Todas estas cosas las irá descubriendo a medida que se vayan conociendo mutuamente.

Suplementos para bebés de pecho y bebés que toman biberón

Suplementos vitamínicos

La leche humana contiene una proporción naturalmente equilibrada de vitaminas, sobre todo C, E y complejo B. Por consiguiente, si tanto usted como su hijo están sanos y usted se alimenta bien, no es necesario que le dé ningún suplemento vitamínico al bebé.

Los bebés que son amamantados necesitan un suplemento de vitamina D. Esta vitamina es producida naturalmente por la piel al ser expuesta a la luz del sol. Sin embargo, la Academia Americana de Pediatría recomienda enfáticamente que se le ponga protector solar a todo niño que vaya a estar expuesto al sol, y dicho protector impedirá que la piel produzca vitamina D. Por tal motivo, hable con su pediatra sobre la necesidad de darle al niño a partir de los dos meses de vida un suplemento de vitamina D en gotas de 200 UI (unidades internacionales) al día. (Las leches de fórmula están enriquecidas con vitamina D.) Su hijo también necesitará un suplemento de vitamina D si nació prematuro o si tiene ciertos problemas médicos. Comente este asunto con su médico cuando su hijo nazca.

Una dieta balanceada debe suministrar todas las vitaminas necesarias tanto para la madre que amamanta como para su bebé. Sin embargo, algunos pediatras recomiendan a las madres seguir tomando un suplemento vitamínico prenatal para garantizar un equilibrio nutricional apropiado. Si usted sigue una dieta vegetariana estricta, debería tomar un suplemento extra de complejo B, ya que determinadas vitaminas B sólo se encuentran en las carnes, aves y pescados. Si su hijo toma leche de fórmula, probablemente obtendrá todas las vitaminas que necesita, ya que estas leches suelen estar enriquecidas con las mismas.

NUESTRA POSICIÓN

La Academia Americana de Pediatría considera que los bebés sanos que siguen una dieta equilibrada no necesitan tomar suplementos vitamínicos que superen los niveles recomendables. Las megadosis de vitaminas —por ejemplo, grandes cantidades de vitamina A, C o D— pueden provocar síntomas de intoxicación, que van desde náuseas y erupciones, hasta dolor de cabeza y, a veces, efectos adversos mucho más graves. Antes de darle a su hijo cualquier suplemento vitamínico, consúltelo con su pediatra.

Suplementos de hierro

La mayoría de los bebés nacen con suficientes reservas de hierro que los protegen contra la anemia. Si usted amamanta a su hijo, éste tomará y absorberá la cantidad de hierro que necesita, por lo que no hará falta darle ningún suplemento adicional. Cuando tenga entre cuatro y seis meses de edad*, debe empezar a darle alimentos de bebé enriquecidos en hierro (cereales, carne y verduras), que le aportarán la cantidad de hierro necesario para crecer adecuadamente.

Si ha optado por darle el biberón, es recomendable que le dé a su hijo leche de fórmula enriquecida con hierro (que contenga de 4.0 a 12 mg de hierro) desde el momento del nacimiento hasta que cumpla un año.

Agua y jugos

Hasta que su hijo empiece a comer sólidos, obtendrá toda el agua que necesita de la leche, ya sea materna o de fórmula. Durante los primeros seis meses, por lo general no es necesario darles agua o jugo adicional a los bebés alimentados con el pecho o biberón. Cuando un bebé que toma leche de fórmula haya cumplido seis meses de edad, se le puede empezar a ofrecer agua entre una toma y otra, pero no hay que forzarlo a que se la tome o preocuparse si la rechaza. Es posible que prefiera obtener el líquido adicional en tomas de leche más frecuentes. Los bebés alimentados con leche materna, por lo general, no necesitan agua adicional si se les permite mamar con la frecuencia necesaria.

---

*Este asunto genera diversas opiniones entre los expertos de la Academia. La Sección sobre Lactancia Materna respalda la lactancia materna como la fuente exclusiva de alimentación durante los primeros seis meses de vida. El Comité sobre Nutrición respalda la introducción de otros alimentos entre los cuatro y los seis meses de vida cuando sea posible adquirir alimentos complementarios seguros y nutritivos para el bebé.

En cuanto su hijo empiece a comer alimentos sólidos, aumentará su necesidad de consumir líquidos. Aproximadamente 9 de cada 10 bebés consumen jugos de fruta para cuando tienen un año de edad. Los jugos más usados son los de manzana, uva, y recientemente, el de pera. Los pediatras recomiendan los jugos como un medio por el cual un lactante normal consume el agua que necesita. Sin embargo, si el bebé bebe demasiado jugo, es posible que no pueda digerirlo bien y le provoque gases o diarrea. Algunos jugos, como el de uva blanca, se digieren más fácilmente que otros porque contienen una proporción equilibrada de carbohidratos y no contienen sorbitol, un azúcar natural.

Procure que su bebé no tome más de 4 a 6 onzas (120 a 180 ml) diarias de jugo. Para ayudarle a regular la cantidad de jugo de fruta que consume, ofrézcale el jugo junto con algún alimento sólido para demorar el proceso de absorción, y mézclelo con agua a partes iguales (vea el recuadro sobre los principales jugos de frutas). Si le ofrece leche adicional o un jugo a su hijo a la hora de las comidas, podría quitarle el apetito para comer los alimentos sólidos. De hecho, los lactantes que beben demasiado jugo de fruta pueden llegar a estar desnutridos debido a que

Contenido promedio de carbohidratos (azúcar)
(Gramos por cada 100 gramos [1 oz. = 28 gramos]) de frutas y jugos de frutas

Fruta / Jugo de fruta	Fructosa	Glucosa	Sucrosa	Sorbitol
Ciruela	14.0	23.0	0.6	12.7
Pera	6.6	1.7	1.7	2.1
Cereza	7.0	7.8	0.2	1.4
Durazno	1.1	1.0	6.0	0.9
Manzana	6.0	2.3	2.5	0.5
Uva	6.5	6.7	0.6	rastros
Fresa	2.2	2.3	0.9	0.0
Frambuesa	2.0	1.9	1.9	0.0
Mora	3.4	3.2	0.2	0.0
Piña	1.4	2.3	7.9	0.0
Naranja	2.4	2.4	4.7	0.0

La tabla muestra cuántos gramos de cada tipo de azúcar contienen los distintos jugos. Los jugos con un elevado contenido de sorbitol deberían evitarse cuando el niño esté recuperándose de una diarrea, puesto que este azúcar podría ayudar a ablandar las deposiciones.

Los jugos que contienen sorbitol podrían ser beneficiosos para un bebé cuyas deposiciones son duras.

NUESTRA POSICIÓN

La Academia Americana de Pediatría recomienda que no se les dé jugos de frutas a lactantes menores de seis meses, puesto que éstos no ofrecen beneficios nutricionales a los niños de este grupo de edad. A partir de los seis meses de edad, los lactantes pueden tomar cantidades limitadas de jugo al día. Para los niños mayores de seis meses, los jugos de frutas no ofrecen beneficios nutricionales superiores a los de la fruta entera. Tampoco es recomendable darles jugo de fruta a los lactantes a la hora de acostarlos, ni como tratamiento para la deshidratación o el manejo de la diarrea. Para los niños de uno a seis años, limite el consumo de jugo de frutas de 4 a 6 onzas (120 a 180 ml) al día.

---

el jugo reemplaza las tomas de leche de fórmula o de leche materna. Muchos jugos de frutas no contienen cantidades significativas de proteínas, grasas, minerales o vitaminas aparte de la vitamina C. Así que en lugar de darle a su hijo más jugo de la cuenta, procure ofrecerle agua con las comidas.

Su pequeño también necesitará beber más agua cuando esté enfermo, sobre todo si tiene fiebre. Pregunte al pediatra qué cantidad de agua necesita en tales circunstancias. El mejor líquido para un bebé enfermo al que se le da el pecho es la leche materna.

Suplementos de flúor

Durante los primeros seis meses, un lactante no necesita tomar ningún suplemento de flúor, ya sea que se alimente con leche materna o de fórmula. A partir de los seis meses, es recomendable darle un suplemento de flúor si el agua de la localidad contiene menos de 0.3 partes por millón (ppm) de esta sustancia. Su pediatra o su dentista pediátrico podrán aconsejarle sobre la necesidad de gotas de flúor para su bebé.

Los lactantes que se alimentan con leche de fórmula consumen cierta cantidad de flúor si el agua potable de la comunidad contiene esta sustancia o si la preparación se hace con agua embotellada que contenga flúor. La Academia Americana de Pediatría le recomienda consultar al pediatra para saber si su bebé necesita un suplemento adicional de flúor.

Gases, hipo y regurgitaciones

Gases

Los bebés pequeños, naturalmente, se ponen inquietos y molestos si tragan aire al mamar. Aunque esto puede ocurrir tanto con los bebés amamantados como con los que toman el biberón, es más frecuente en el segundo caso. Cuando esto le ocurra, es mejor que interrumpa la toma en lugar de que el niño siga alimentándose estando inquieto. En caso contrario, tragaría aún más aire, lo que aumentaría su sensación de malestar y podría llegar a regurgitar.

Lo mejor es sacarle los gases frecuentemente, aun cuando no haya dado ninguna muestra de malestar. Por el simple hecho de hacer una pausa y cambiarlo de posición, el niño empezará a tragar más despacio y, por lo tanto, disminuirá la cantidad de aire ingerido. Si le da el biberón, hágale eructar cada vez que ingiera entre 2 y 3 onzas (60 a 90 ml) de leche. Si le da el pecho, hágalo cada vez que cambie de seno. Algunos bebés que son amamantados no tragan mucho aire y por lo tanto no es necesario sacarles los gases con tanta frecuencia.

Hipo

La mayoría de los bebés tienen hipo de vez en cuando. Esto suele ser más inquietante para los padres que para el propio niño. Pero si a su bebé le da hipo mientras lo está alimentando, cámbielo de posición, intente hacerlo eructar o ayúdelo a relajarse. Espere a que se le vaya el hipo para reanudar la toma. Si el hipo no desaparece en cuestión de cinco a diez minutos, intente reanudar la toma por un breve periodo. Esto suele detener el hipo. Si a su hijo le da hipo con frecuencia, intente darle de comer cuando esté calmado y antes de que esté muy hambriento. Así reducirá la probabilidad de que le dé hipo durante las tomas.

Regurgitaciones

Regurgitar es otra de las constantes de la infancia. A veces, se debe a que el niño ha comido más de lo que le permite su estómago; a veces, se presenta cuando se le sacan los gases o cuando babea. Aunque puede ser un tanto fastidioso, no debe ser motivo de alarma. El hecho de regurgitar muy raramente ocasiona atragantamiento, tos, malestar o peligro para el niño, aun cuando ocurra mientras duerme.

Algunos bebés regurgitan más que otros, pero la mayoría dejan de hacerlo cuando empiezan a sentarse. Unos pocos siguen haciéndolo hasta que empiezan a andar o hasta que aprenden a beber en vaso, e incluso algunos siguen haciéndolo durante todo el primer año.

Cómo sacarle los gases a un bebé

He aquí unas cuantas técnicas de eficacia comprobada. Después de experimentar un poco, sabrá qué técnicas funcionan mejor con su bebé.

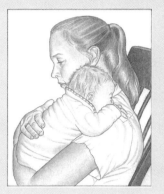

1. Coloque al bebé en posición vertical, de tal modo que la cabeza del niño repose sobre su hombro. Sostenga la espalda y la cabeza del pequeño con una mano y déle unas palmaditas en la espalda con la otra.

2. Siente al bebé en su regazo sosteniéndole el pecho y la cabeza con una mano y dándole palmaditas en la espalda con la otra.

3. Coloque al bebé estirado boca abajo sobre su regazo. Sosténgale la cabeza de tal modo que le quede a un nivel más alto que el pecho y déle palmaditas o hágale masajes en la espalda.

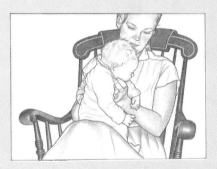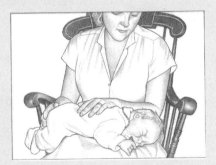

Si el niño sigue sin eructar después de varios minutos, siga alimentándolo y no se preocupe: ningún bebé eructa en todas las tomas. Cuando haya acabado, vuelva a hacerlo eructar y téngalo de 10 a 15 minutos en posición vertical para que no regurgite.

Usted llegará a diferenciar con facilidad lo que es regurgitar y vomitar. Cuando un bebé regurgita, apenas parece darse cuenta. Vomitar, sin embargo, implica expulsar violentamente el alimento ingerido y suele asociarse a un malestar. Generalmente los vómitos ocurren poco después de las tomas e implican expulsar una cantidad mucho mayor de alimento. Si su hijo vomita regularmente (una o más veces al día), consulte a su pediatra. (Vea *Vómitos,* página 190.)

Aunque es prácticamente imposible evitar que un bebé regurgite, las siguientes recomendaciones le ayudarán a reducir la frecuencia de estos episodios y la cantidad de líquido regurgitado:

1. Convierta las tomas en una experiencia tranquila, relajada y placentera.

2. Evite interrupciones, ruidos repentinos, luces brillantes y cualquier otro tipo de distracción mientras alimenta a su hijo.

3. Si le da el biberón, sáquele los gases, por lo menos, cada tres o cinco minutos durante la toma.

4. No alimente a su hijo mientras está acostado.

5. Coloque al bebé en una posición vertical —por ejemplo, sentado en su sillita o en su coche— inmediatamente después de cada toma.

6. No sacuda al bebé ni juegue vigorosamente con él después de darle de comer.

7. Procure alimentarlo antes de que esté muy hambriento.

8. Si le da el biberón, cerciórese de que el agujero de la mamadera no sea ni demasiado grande (lo que haría que la leche salga demasiado de prisa) ni demasiado pequeño (lo que, además de frustrar al niño, le haría tragar demasiado aire). Si el tamaño del agujero es el adecuado, deberían caer sólo unas pocas gotas al invertir el biberón.

9. Eleve la cabecera de la cuna (no use almohadas) y coloque al niño boca arriba para dormir. Así, tendrá la cabeza más alta que el estómago y no se podrá atragantar ni ahogar en caso de que regurgite mientras duerme.

Por la extensión y los detalles de este capítulo, ya se habrá dado cuenta de que alimentar a su hijo es uno de los retos más importantes y, a menudo, desconcertantes que tienen que afrontar los padres. Las recomendaciones de esta sección se refieren a los lactantes en general. Recuerde que su hijo es único y que puede tener necesidades especiales. Si al leer estas páginas no resolvió algunas de sus dudas, pídale a su pediatra que le dé las respuestas adecuadas para el caso concreto de su bebé.

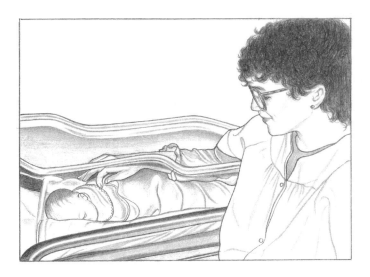

5

Los primeros días
en la vida del bebé

Tras varios meses de embarazo, quizás crea que ya conoce a su bebé. Ha sentido sus pataditas, ha percibido sus momentos de calma y actividad, y ha acariciado su vientre mientras lo llevaba en sus entrañas. Aunque todo esto la acerca a su hijo, se sorprenderá al ver su rostro por primera vez y al sentir cómo se agarra de usted con los deditos.

Durante los días posteriores al parto, tal vez no pueda quitarle los ojos de encima a su bebé. Al mirarlo, quizás le encuentre algún parecido con usted o con otros miembros de su familia. Pero en líneas generales no se parece a nadie. Además tendrá su propio temperamento que se empezará a notar desde el comienzo. Cuando se mueve y se estira, sólo él sabe lo que siente y lo que quiere. Por ejemplo, desde el primer día podría empezar a protestar por tener los pañales mojados o sucios, quejándose a todo pulmón hasta que lo cambien, lo alimenten y lo arrullen. Los lactantes que se comportan de este modo, no sólo tienden a pasar más tiempo despiertos que otros bebés, sino que también suelen llorar y comer más. Por otro lado, algunos recién nacidos no parecen darse cuenta cuando tienen los pañales sucios y se quejan cuando los cambian y sienten las nalgas al aire. Estos bebés suelen dormir mucho y comer menos que los bebés más sensibles. Estas diferencias individuales son indicios precoces de la futura personalidad del niño.

Algunas madres dicen que, después de tantos meses de "poseer" literalmente a su hijo en sus entrañas, resulta difícil ver al bebé como un ser humano distinto, con pensamientos, emociones y deseos propios. Sin embargo, parte de la labor como padres consiste en aceptar la individualidad de nuestros hijos. Si usted es capaz de acoger a su hijo como el ser único que es desde el momento de su nacimiento, le será mucho más fácil aceptar a la persona en que se irá convirtiendo con el paso de los años.

Los primeros días del recién nacido

Su aspecto al nacer

Mientras disfruta en su habitación con su hijo en brazos, destápelo y obsérvelo de arriba a abajo. Percibirá algunos detalles que no advirtió al momento en que nació. Por ejemplo, cuando abra los ojos, verá de qué color son. Muchos recién nacidos de raza blanca tienen los ojos azules, pero es posible que les cambien de color durante el primer año. Generalmente los recién nacidos de piel morena tienen los ojos color marrón y conservan ese tono para siempre. Si los ojos de su hijo van a volverse marrones durante el primer año, es posible que durante los primeros seis meses adquieran un tono indefinido, próximo al gris; pero si siguen siendo azules al cabo de seis meses, probablemente conservarán este color de por vida.

Es posible que su hijo tenga una mancha de sangre en la parte blanca de uno o ambos ojos. Esto, al igual que la hinchazón general de su rostro, se debe a la presión a la que se vio sometido durante el parto. Ambas cosas desaparecerán al cabo de pocos días. Si su hijo nació por cesárea, no tendrá el rostro hinchado y sus ojos no deberían tener rastros de sangre.

Después de bañarlo y secarlo, la piel de su hijo parecerá muy delicada. Si nació más tarde de la fecha prevista de parto, probablemente habrá perdido la capa protectora de vérnix, y su piel estará arrugada y pelándose. Si nace justo a término o antes de lo que le tocaba, es posible que se le pele un poco la piel al entrar en contacto con el aire después de limpiarle el vérnix. Esto es normal y no requiere tratamiento alguno. Todos los bebés, incluyendo los de piel morena, tienden a lucir más blancos al momento del nacimiento. Su piel se irá oscureciendo a medida que crecen.

Al examinar los hombros o la espalda de su bebé, es posible que note un vello fino denominado lanugo. Al igual que el vérnix, este vello crece al final del embarazo pero suele caerse antes de la fecha prevista de parto o un poco después. Si su hijo nace antes de tiempo, será más probable que tenga vello en los hombros y la espalda y tardará un par de semanas en perderlo.

También es posible que encuentre algunas manchas y marcas rosadas en la piel del bebé. Las que se forman en las zonas que están en contacto con los bordes del pañal, se deben simplemente a la presión. Las manchas jaspeadas o moteadas suelen ser una reacción ante la exposición de la piel del bebé al aire fresco y desaparecerán en cuanto lo vuelva a tapar. Si detecta algún rasguño, sobre todo en la cara del bebé, córtele las uñas. (Pregúntele

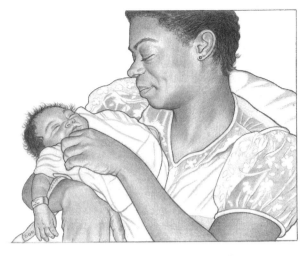

a la enfermera cómo debe cortárselas y mientras tanto, manténgale las manitas cubiertas.) De lo contrario, seguirá arañándose cuando mueva los brazos y las manos.

Su hijo también puede presentar erupciones y marcas de nacimiento. La mayoría desaparecerán rápidamente sin necesidad de tratamiento alguno, pero algunas pueden ser permanentes. He aquí las erupciones y marcas de nacimiento más frecuentes en los recién nacidos:

Hemangioma plano o "picotazo de cigüeña". Manchas de un color rosado intenso, generalmente localizadas en el puente de la nariz, la parte baja de la frente, los párpados superiores, la base de la cabeza y el cuello. Son las manchas más habituales en los recién nacidos, sobre todo en los que tienen la piel clara. Desaparecen durante los primeros meses.

Manchas mongólicas. Zonas extensas y lisas de la piel muy pigmentadas, que parecen azules o verdes (como moretones) y suelen aparecer en la espalda o las nalgas. Son muy comunes, sobre todo en los bebés de piel morena. Suelen desaparecer cuando el niño llega a la edad escolar y no tienen ninguna importancia.

Melanosis pustulosa. Pequeñas ampollas que se secan rápidamente y se pelan, dejando manchitas oscuras como pecas. Algunos bebés solamente presentan estas manchitas, lo que indica que tuvieron la erupción antes de nacer. Las manchitas desaparecen al cabo de varias semanas.

Acné miliar o "milia". Granitos blancos o amarillos que aparecen en la punta de la nariz o la barbilla, provocados por las secreciones de las glándulas sebáceas de la piel. Se trata de acumulaciones de grasa que parecen tener volumen, pero son casi planas y suaves al tacto. Desaparecen al cabo de dos o tres semanas.

Miliaria. Erupción de pequeñas ampollas elevadas llenas de líquido. Este líquido es una secreción normal de la piel y puede ser transparente o de color lechoso. Suele desaparecer al lavar la piel del bebé.

Eritema tóxico. Una erupción de pequeñas manchas rojas con elevaciones de color blanco-amarillento en el centro. Generalmente sólo aparece al otro día del parto y suele desaparecer sin tratamiento durante la primera semana, más o menos.

Hemangioma capilar. Zonas rojizas prominentes de textura rugosa. Durante la primera semana pueden ser de color blanco o pálido, pero más tarde se tornan rojas. Este tipo de hemangioma es provocado por la dilatación de los vasos sanguíneos de las capas más superficiales de la piel. Aumentan de tamaño durante los primeros meses y luego se van achicando hasta desaparecer sin necesidad de tratamiento.

Manchas tipo "vino de oporto". Áreas de la piel extensas y lisas de formas irregulares y de color rojizo o morado. Son provocadas por un exceso de vasos sanguíneos bajo la piel. No desaparecen sin tratamiento. Pueden ser extirpadas por un cirujano plástico o un dermatólogo pediátrico cuando el niño sea mayor.

(Vea también *Marcas de nacimiento y hemangiomas,* página 785.)

Si su hijo nació mediante parto vaginal, además de tener la cabeza alargada podría presentar hinchazón en la parte de la cabeza que fue expulsada primero. Si usted comprime ligeramente con el dedo la zona hinchada, es posible que deje una pequeña marca. No se trata de nada grave y debe desaparecer en pocos días.

A veces, el cuero cabelludo parece hinchado varias horas después del parto, lo que puede deberse a la rotura de vasos sanguíneos durante el parto. (Se trata de hemorragias superficiales que ocurren por fuera de los huesos del cráneo, no en el interior del cerebro). Esta hinchazón, qué también se debe a la intensa presión a la que se ve sometida la cabeza durante el parto, suele afectar solamente un lado de la cabeza y parece desplazarse en cuanto se oprime. No se trata de algo preocupante, pero suele tardar entre seis y diez semanas en desaparecer.

Todos los bebés tienen dos espacios blandos —o fontanelas— en la parte superior de la cabeza. Se trata de las áreas donde los huesos del cráneo, aún inmaduros, están creciendo en conjunto. La abertura más grande está en la parte superior de la cabeza hacia el frente y la más pequeña en la parte posterior. No tema tocar estas áreas con delicadeza. Están cubiertas por una membrana gruesa y resistente que protege las estructuras del interior del cráneo.

Todos los bebés nacen con cabello, pero la cantidad, textura y color varían de un niño a otro. Este "cabello de bebé" se cae durante los primeros seis meses de vida y va siendo reemplazado por uno definitivo. El color y la textura del nuevo cabello pueden ser muy distintos al "cabello de bebé".

Los recién nacidos se ven afectados por la enorme cantidad de hormonas que sus madres produjeron durante el embarazo. Por este motivo, es posible que los pechos de su nuevo bebé luzcan abultados temporalmente e, incluso, que segreguen algunas gotas de leche. Esto puede ocurrir en bebés de ambos sexos y

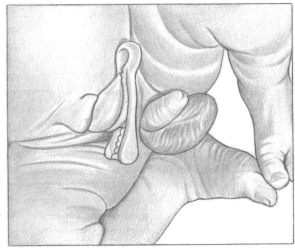

El muñón del cordón umbilical es blanco, translúcido y brillante justo después del parto. Los genitales de los recién nacidos suelen parecer bastante grandes en relación al tamaño de su cuerpo.

generalmente no dura más de una semana, aunque puede prolongarse durante varias semanas. No oprima ni manipulee los pechos de su hijo; no conseguirá reducir la hinchazón y podría provocarle una infección.

Al examinar el abdomen de su hijo, puede parecerle bastante abultado y quizás perciba unos espacios entre los músculos abdominales en los que la piel se proyecta hacia afuera cuando su hijo rompe a llorar. Estos espacios pueden formar una línea en el centro del abdomen o bien un círculo en la base del cordón umbilical. Esto es algo normal que desaparece durante el primer año.

El muñón umbilical es blanco, translúcido y brillante después del parto. Si se curó en el hospital utilizando una solución bactericida, estará azulado y pronto empezará a secarse y a encogerse. Deberá desprenderse en un lapso de tres semanas.

Los genitales de los recién nacidos suelen verse enrojecidos y parecen bastante grandes en proporción a su cuerpo pequeño. Las niñas pueden segregar por la vagina una especie de flujo transparente, blanco o con restos de sangre, debido a la influencia de las hormonas maternas durante el embarazo. El escroto de un niño recién nacido puede verse muy terso y apenas ser lo suficientemente grande como para contener los testículos; o bien puede ser grande y estar arrugado. Los testículos pueden retraerse o sobresalir dentro del escroto. A veces se replegarán hasta la base del pene o, incluso, hasta el pliegue que se forma en la parte superior del muslo. Siempre y cuando estén en el área del escroto la mayor parte del tiempo, es normal.

Algunos varoncitos tienen una bolsa llena de líquido denominada hidrocele en el interior del escroto (vea la página 563). Ésta irá encogiéndose de forma progresiva sin ningún tratamiento a medida que el cuerpo del bebé va reabsorbiendo el líquido contenido en su interior. Si el escroto se hincha de golpe o aumenta de tamaño cuando el niño llora, avísele al pediatra pues podría ser un síntoma de hernia inguinal, la que requiere tratamiento.

El cuidado del pene

El cuidado del pene circuncidado. Si usted quiere que a su hijo le practiquen la circuncisión, probablemente se la harán durante el segundo o tercer día de vida, a menos que se retrase por motivos religiosos. Después de la intervención, le vendarán la cabeza del pene o glande con una gasa impregnada de vaselina. Generalmente, este vendaje se caerá la primera vez que el niño orine. Algunos pediatras recomiendan seguir vendando el pene con una gasa limpia hasta que sane por completo, mientras que otros prefieren dejarlo al descubierto. Lo más importante es mantener la zona operada lo más limpia posible. En caso de que el pene se ensucie con materia fecal, lávelo suavemente con agua y jabón cuando le cambie los pañales.

La punta del pene puede estar bastante roja durante los primeros días y es posible que secrete un fluido amarillento. Ambos indican que el glande está sanando bien. Durante la semana siguiente, tanto el color rojo como la secreción amarillenta deben ir desapareciendo progresivamente. Si persiste el enrojecimiento, el pene se inflama o se forman costras amarillentas que supuran, es posible que la herida se haya infectado. Esto es algo bastante raro, pero, si sospecha que eso ha ocurrido, consulte al pediatra.

Generalmente, después de que la herida haya cicatrizado, el pene no necesita ningún cuidado adicional. En contadas ocasiones, queda un trocito de prepucio. En tal caso, se deberá levantar con suavidad cada vez que se bañe al niño, examinar el surco que rodea el glande y asegurarse de que está limpio.

A veces, esta operación debe posponerse porque el niño es prematuro o por otros problemas de carácter médico. Si no se realiza durante los primeros días, suele posponerse varias semanas o meses. Su pediatra le indicará cuál es el mejor momento para operar a su hijo. Los cuidados posteriores son siempre los mismos independientemente de cuándo se realice la intervención.

El prepucio de un recién nacido está adherido a la cabeza del pene, o glande, y no se puede retraer (tirar hacia atrás) como en los niños mayores y en los hombres adultos. Hay una pequeña abertura en la punta del pene a través de la cual fluye la orina. Si su hijo es circuncidado, le separarán las adherencias entre el prepucio y el glande y removerán parte del prepucio, dejando el glande al descubierto. En el caso de que no opere a su hijo, el prepucio se separará naturalmente del glande durante los primeros años.

Mientras aún está en el hospital, el personal se encargará de observar con detenimiento la primera orina y las primeras deposiciones de su hijo, para cerciorarse de que está evacuando correctamente. Esto puede ocurrir justo al nacer o al día siguiente. La primera o segunda deposición, serán de un color negro-verdoso y

El cuidado del pene no circuncidado. Durante los primeros meses, deberá limpiar el pene de su hijo simplemente con agua y jabón, como el resto del área que queda cubierta por el pañal. Al principio, el prepucio estará unido al glande o cabeza del pene, por lo que usted no debe intentar separarlos. No hace falta lavar el pene con aplicadores de algodón ni antisépticos, pero es conveniente que de vez en cuando observe cómo orina su hijo para cerciorarse de que el agujero del prepucio es lo suficientemente grande como para que pueda hacerlo sin problemas. Si el agujero sólo deja pasar un hilito de orina o parece que su hijo tiene molestias al orinar, consulte al pediatra.

El médico le indicará cuándo se ha separado el prepucio del glande y, por lo tanto, se puede retraer (tirar hacia atrás) sin problemas. Esto puede tardar en ocurrir de varios meses a varios años y nunca se debe forzar. En caso de hacer que el prepucio se retraiga a la fuerza antes del momento oportuno, puede ocasionarle un sangrado doloroso y rasgaduras en la piel. Cuando haya tenido lugar la separación, retraiga de vez en cuando el prepucio para limpiar el extremo del pene que queda cubierto por él.

En cuanto su hijo deje de llevar pañales, deberá indicarle qué debe hacer al orinar y cómo lavarse bien el pene.

- Retirar suavemente el prepucio del glande

- Enjuagar el glande y los pliegues interiores del prepucio con jabón y agua tibia.

- Volver a colocar el prepucio sobre el glande

muy pegajosas. Éstas contienen una sustancia denominada meconio, que llenaba el intestino de su hijo durante el embarazo y que debe ser expulsada para digerir nuevos alimentos y eliminar sus productos de deshecho. Si el meconio no se evacua durante las primeras 48 horas de vida, podría ser un indicio de que el bebé tiene un problema intestinal bajo.

Si detecta un poco de sangre en la materia fecal de su hijo durante los primeros días, puede deberse a que tragó sangre durante el parto o mientras se amamantaba. Aunque esto no le causa ningún daño al niño, es conveniente que se lo comente al pediatra con el fin de que éste se cerciore del motivo; si la causa fuera una hemorragia interna, debería tratarse inmediatamente.

El peso y las medidas de su hijo al nacer

¿Su hijo pesa más o pesa menos de lo que usted esperaba? El peso de un niño al nacer depende de diversos factores, como los siguientes:

- La duración del embarazo. Cuanto más tarde en nacer un bebé, más grande será.

- El tamaño de los padres: si la madre y el padre son de talla grande o pequeña, es probable que el bebé siga esa tendencia.

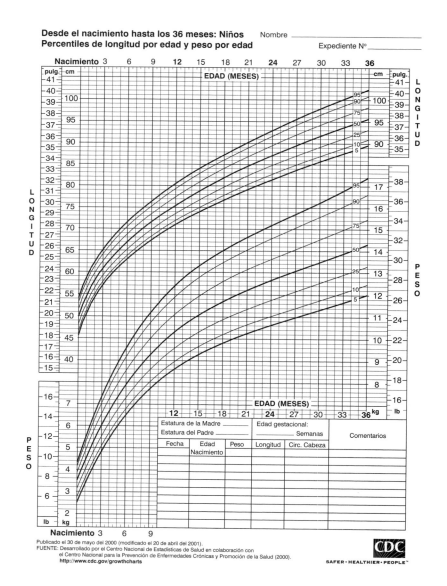

Desde el nacimiento hasta los 36 meses: Niños
Percentiles de longitud por edad y peso por edad

Publicado el 30 de mayo del 2000 (modificado el 20 de abril del 2001).
FUENTE: Desarrollado por el Centro Nacional de Estadísticas de Salud en colaboración con el Centro Nacional para la Prevención de Enfermedades Crónicas y Promoción de la Salud (2000).
http://www.cdc.gov/growthcharts

- Las complicaciones durante el embarazo: si la madre sufrió de tensión arterial alta o de ciertas enfermedades durante el embarazo, el bebé podría ser más pequeño. Sin embargo, si tuvo diabetes durante el embarazo, el bebé podría ser más grande de lo esperado.

- La alimentación de la madre durante el embarazo: si el bebé no obtuvo los nutrientes necesarios estando en el útero, ya sea porque la madre siguió una dieta deficiente o porque tuvo problemas médicos durante el embarazo, el bebé podría ser más pequeño de lo esperado.

- El consumo de tabaco, alcohol o drogas durante el embarazo.

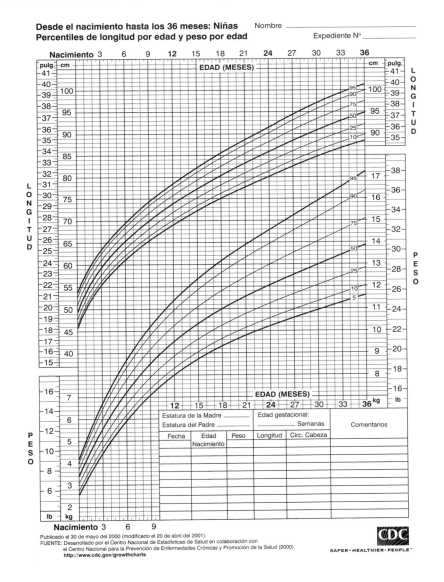

Desde el nacimiento hasta los 36 meses: Niñas
Percentiles de longitud por edad y peso por edad

Publicado el 30 de mayo del 2000 (modificado el 20 de abril del 2001).
FUENTE: Desarrollado por el Centro Nacional de Estadísticas de Salud en colaboración con el Centro Nacional para la Prevención de Enfermedades Crónicas y Promoción de la Salud (2000).
http://www.cdc.gov/growthcharts

CDC
SAFER · HEALTHIER · PEOPLE™

Si un bebé es mucho más pequeño o mucho más grande que el promedio, es más probable que tenga problemas para adaptarse a la vida fuera del vientre materno. Para determinar la relación que guardan las medidas corporales de su hijo con las de otros niños nacidos al mismo tiempo de embarazo, su pediatra utilizará una de las gráficas de crecimiento que aparecen en las páginas siguientes.

Las primeras dos gráficas de crecimiento (en las páginas 140–141) examinan la longitud y el peso de niños y niñas, desde el nacimiento hasta los 36 meses de edad.

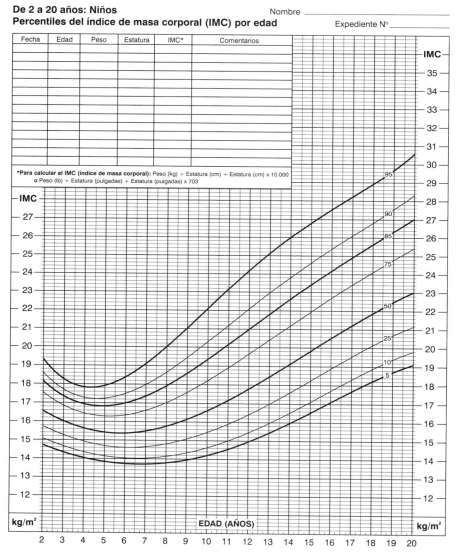

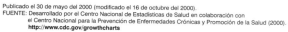

Publicado el 30 de mayo del 2000 (modificado el 16 de octubre del 2000).
FUENTE: Desarrollado por el Centro Nacional de Estadísticas de Salud en colaboración con
el Centro Nacional para la Prevención de Enfermedades Crónicas y Promoción de la Salud (2000).
http://www.cdc.gov/growthcharts

Están seguidas por tablas de índice de masa corporal por edad para niños y niñas respectivamente, de dos a veinte años de edad. (El índice de masa corporal, o IMC, es una medida del peso en relación con la estatura.)

Como se puede ver en las dos primeras gráficas (en las páginas 140–141), ochenta de cada cien bebés nacidos a las 40 semanas o a término, pesan entre 5 libras 11½ onzas (2.6 Kg.) y 8 libras 5¾ onzas (3.8 Kg.). Éste es el promedio normal. Los que están por encima del percentil noventa se consideran grandes y los

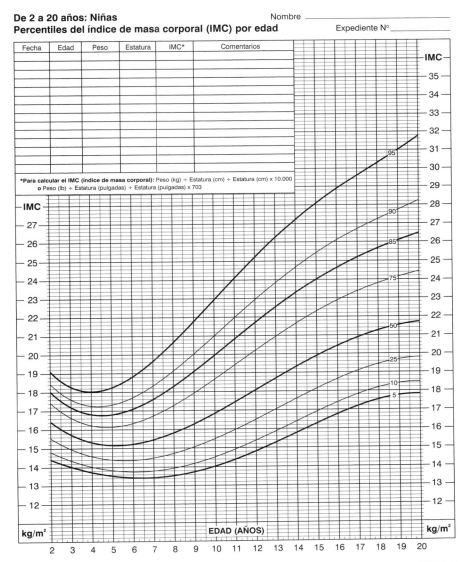

De 2 a 20 años: Niñas
Percentiles del índice de masa corporal (IMC) por edad

Nombre _____

Expediente Nº _____

*Para calcular el IMC (índice de masa corporal): Peso (kg) ÷ Estatura (cm) ÷ Estatura (cm) x 10.000
o Peso (lb) ÷ Estatura (pulgadas) ÷ Estatura (pulgadas) x 703

Publicado el 30 de mayo del 2000 (modificado el 16 de octubre del 2000).
FUENTE: Desarrollado por el Centro Nacional de Estadísticas de Salud en colaboración con
el Centro Nacional para la Prevención de Enfermedades Crónicas y Promoción de la Salud (2000).
http://www.cdc.gov/growthcharts

que están por debajo del percentil diez se consideran pequeños. Algunos niños grandes al principio tienen dificultad para regular el nivel de azúcar en la sangre y se les debe alimentar con más frecuencia para prevenir la hipoglucemia (bajo nivel de azúcar en la sangre). Los niños pequeños pueden tener problemas con la alimentación o la regulación de la temperatura corporal. El hecho de catalogar a un niño como grande o pequeño al nacer, no anticipa el tamaño que alcanzará cuando crezca. Sin embargo, ayuda al personal hospitalario a determinar si necesita recibir atención especial durante sus primeros días de vida extrauterina.

A partir del primer chequeo de su hijo después del parto, el pediatra tomará una serie de medidas en cada examen sucesivo. Por norma general, medirá su largo, su peso y su perímetro craneal (la circunferencia de la cabeza) y representará estas medidas en unas gráficas similares a las que figuran en estas páginas. En un lactante sano y bien alimentado, estas tres medidas deberían aumentar a un ritmo predecible. Cualquier interrupción de este patrón de crecimiento ayudará al médico a detectar problemas de alimentación, de desarrollo o de salud.

Comportamiento del recién nacido

Mientras descansa en sus brazos o en la cuna al lado de su cama, su hijo parece un bultito bien arropado. Así como estaba en su vientre, tendrá los brazos y las piernas replegados contra el cuerpo y los dedos apretados, aunque usted podrá enderezarlos suavemente con las manos. Sus pies estarán doblados hacia adentro. Tardará varias semanas en abandonar esta postura fetal.

Tendrá que esperar aún más para poder escuchar los típicos gorjeos y balbuceos propios de los bebés. Sin embargo, su hijo será muy ruidoso desde un comienzo. Aparte de llorar cuando algo no le gusta, tendrá una amplia gama de gruñiditos, gemidos, grititos, estornudos e hipos. (¡Quizás empezó a sentir sus hipos desde el embarazo!) La mayoría de estos sonidos, al igual que sus movimientos repentinos, son reacciones ante los cambios y perturbaciones de su entorno; por ejemplo, un sonido agudo o un olor penetrante pueden sobresaltarlo o hacerle llorar.

Estas reacciones y otras más sutiles son un indicio de lo bien que funcionan los sentidos de su hijo al nacer. Tras pasar varios meses en el vientre materno, enseguida reconocerá la voz de la mamá (y quizás también la del papá). Al oír música suave, es posible que se tranquilice o se mueva suavemente.

Mediante los sentidos del olfato y del gusto, su hijo será capaz de distinguir entre la leche materna y cualquier otro líquido. Con una predilección natural por los sabores dulces, preferirá el agua azucarada al agua sola y arrugará la nariz ante aromas y sabores ácidos o amargos.

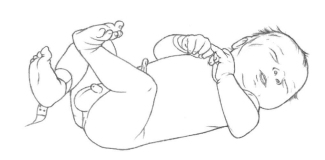

Su bebé verá mejor a distancias comprendidas entre las 8 y las 12 pulgadas (20.3 a 30.5 cm.), lo que significa que podrá ver su cara con toda claridad cuando lo cargue y lo alimente. Pero cuando usted se aleje, los ojos de su hijo se desplazarán sin rumbo fijo, dando la impresión de que tiene estrabismo. No se alarme. A medida que sus músculos oculares maduren y su vista mejore, aprenderá a enfocar los dos ojos en el mismo punto a la vez. Esto suele ocurrir entre el segundo y el tercer mes. De no ser así, consulte con el pediatra del niño.

Aunque su hijo nacerá con la capacidad de distinguir entre la luz y la oscuridad, aún no verá la gama completa de colores. Si le muestra un patrón en blanco y negro o un diseño de contrastes fuertes como un rojo intenso y un amarillo pálido, probablemente lo mirará con interés; pero quizás no reaccione cuando le muestre una ilustración de colores de la misma gama.

Probablemente el sentido más importante para un recién nacido es el del tacto. Después de pasar tanto tiempo sumergido en el fluido cálido del vientre materno, su piel quedará expuesta a toda clase de sensaciones nuevas —algunas desagradables y otras muy reconfortantes. Aunque puede sobresaltarse ante una corriente repentina de aire frío, le encantará la sensación de una cobija suave y el calor de los brazos de mamá alrededor de su cuerpo. El sentirse en sus brazos es tan agradable para su hijo como lo es para usted. Experimentará una sensación de seguridad y comodidad, además de sentirse amado. Algunas investigaciones demuestran que cargar a un bebé estimula su crecimiento y desarrollo.

Una vez en casa

Si su hijo nace en una clínica de partos no convencional, probablemente les darán de alta al cabo de 24 horas. Por el contrario, si tiene un parto rutinario en un hospital convencional, podrán permanecer en el mismo hasta por tres días y, si le practican una cesárea o tiene un parto complicado, su estancia en el hospital se puede prolongar hasta una semana. Sin embargo, en los últimos años hasta los bebés a término y sin problemas son dados de alta junto con sus madres a las 48 horas luego del parto.

Desde el punto de vista emocional y físico, hay argumentos a favor y en contra de una estancia corta o larga en el hospital. A muchas mujeres sencillamente no les gusta estar en el hospital y se sienten más cómodas y relajadas en su propia casa. En cuanto saben que ellas y sus bebés están sanos y pueden desplazarse, están ansiosas por salir del hospital. Al acortar la hospitalización, no cabe duda de que los padres o las compañías de seguros se ahorran dinero. Sin embargo, la nueva mamá por lo general no puede descansar tanto en casa como podría hacerlo en el hospital —sobre todo si otros hijos reclaman su atención. Tampoco podrá contar con el apoyo del personal de enfermería para amamantar y cuidar al bebé durante los primeros días. Hay que evaluar con cuidado estas ventajas y desventajas antes de tomar una decisión sobre la salida del hospital. Si un recién nacido abandona el hospital antes del tiempo promedio, deberá ser visto por el pediatra de

NUESTRA POSICIÓN

El momento en que un recién nacido debe abandonar el hospital debe ser una decisión mutua entre el médico encargado del cuidado del bebé y los padres. La Academia Americana de Pediatría considera que la salud y el bienestar de la madre y el niño deben estar por encima de cualquier consideración de tipo económico. La política de la Academia establece unos requisitos mínimos para poder dar de alta a la madre y al bebé que comprenden: término del embarazo, crecimiento apropiado y exámenes físicos normales. Asimismo considera que es muy poco probable que estos requisitos se puedan cumplir en menos de 48 horas. La Academia apoya las leyes estatales y federales basadas en los parámetros de la AAP, siempre y cuando sea el médico, en consulta con los padres, quienes decidan cuándo se le debe dar el alta al paciente.

24 a 48 horas después de ser dado de alta. Por supuesto, el médico deberá ser llamado de inmediato si el niño está menos activo, si tiene fiebre, vomita, o si su piel se torna amarilla (ictericia).

Antes de abandonar el hospital, su casa y su auto deberán estar equipados con los artículos más imprescindibles. En casa, deberá tener un lugar seguro donde acostar al bebé, varios pañales y suficiente ropa y cobijas para mantenerlo abrigado y protegido. Si va a darle el biberón, también necesitará una buena provisión de leche de fórmula. Por último, debe haber instalado en su auto un asiento de seguridad que cumpla con las normas federales para transportar al recién nacido a su casa. El asiento de seguridad debe colocarse en el asiento trasero del auto y fijarse bien con el cinturón de seguridad. Siga las instrucciones para instalarlo correctamente. (Para obtener más información sobre la elección y uso apropiado de asientos de seguridad para el auto, vea las páginas 479–494.)

En torno a la paternidad

Los sentimientos de la madre

Si usted es como la mayoría de las madres, los primeros días que pase con su bebé serán una mezcla de dicha, malestar, agotamiento y —sobre todo si se trata de su primer hijo— dudas sobre su capacidad como madre. En los momentos de mayor ansiedad, le costará creer que alguna vez llegue a ser una experta en el cuidado de su bebé. Pero esté tranquila. En cuanto vuelva a su casa, las cosas empezarán a ajustarse. En lugar de angustiarse mientras está en el hospital, aproveche el tiempo para descansar y recuperarse físicamente.

Muy a menudo, las madres están tan emocionadas con el nacimiento de su hijo, que no se dan cuenta de lo agotadas y adoloridas que están. A pesar de la fatiga, puede ser difícil relajarse lo suficiente como para conciliar el sueño. El hecho de tener o no a su hijo en su habitación puede complicar aún más las cosas. Si cada vez que oye el llanto de un bebé piensa que es el suyo, el hecho de que su hijo duerma en la sala de recién nacidos puede no darle la paz que imaginó. Puede solucionar este problema dejándolo dormir al lado suyo, en el moisés facilitado por el hospital, para que usted pueda dormir cuando él lo haga y cargarlo cuando se despierte.

Por otro lado, en particular si tuvo un parto largo y prolongado o le practicaron una cesárea, tal vez no tenga la energía suficiente como para hacerse cargo del bebé durante todo el día. Si le hicieron una cesárea, es posible que durante unas cuantas semanas le cueste trabajo alzar a su hijo y tendrá que ensayar distintas posturas para cargarlo y lactarlo sin forzar los puntos de la herida. Estos obstáculos tal vez la hagan sentir que no puede establecer el vínculo afectivo con su hijo que había imaginado. Si esperaba tener un parto natural y sin complicaciones, todavía se sentirá más decepcionada. Pero afortunadamente, las principales preocupaciones de su bebé durante los días iniciales serán dormir y recuperarse, y no le importará demasiado dónde lo haga, siempre que esté abrigado, seco y bien alimentado. Así que, por el momento, el personal de enfermería del hospital podrá cumplir esta función muy bien. Ya habrá suficiente tiempo para que usted y su hijo construyan un buen vínculo afectivo cuando los dos se hayan recuperado físicamente.

Si éste no es su primer hijo, es posible que se plantee algunas de las siguientes preguntas:

■ ¿Se interpondrá el nuevo bebé entre usted y su hijo mayor?

Esto no tiene por qué ocurrir, si usted dedica cierto tiempo a estar a solas con cada uno de sus hijos. Cuando empiece a establecer la nueva rutina diaria durante las primeras semanas de vida del nuevo bebé, no olvide reservar un tiempo especial para estar con su niño mayor.

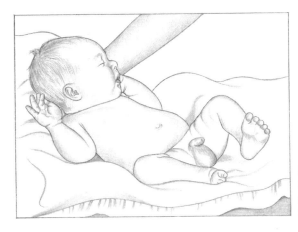

Usted acaba de traer al mundo a un nuevo y maravilloso ser, pero también acaba de adquirir una nueva e inmensa responsabilidad.

■ ¿Será capaz de darle al nuevo bebé todo el amor que le dio al primero?

De hecho, cada niño es especial y despierta distintos sentimientos y reacciones en la madre. Hasta el orden de nacimiento de sus hijos podría afectar el modo en que usted se relaciona con cada uno de ellos.

■ ¿Cómo puede evitar compararlos entre sí?

Quizás se sorprenda a sí misma al pensar que el nuevo bebé no es tan lindo o tan vivaracho como lo era su otro hijo al nacer, o se preocupe porque es más bonito y despierto. Al principio, estas comparaciones son inevitables, pero a medida que emergen las cualidades únicas del nuevo bebé, se sentirá tan orgullosa de las diferencias que hay entre sus hijos como de sus parecidos.

Desde un punto de vista más práctico, la idea de tener que ocuparse de dos niños pequeños o más a la vez puede preocuparle y con razón. A partir de ahora, el reto de manejar bien el tiempo y la rivalidad entre hermanos caerá sobre usted; pero no se deje agobiar. Con tiempo y paciencia, todos aprenderán a ser una familia.

Si la novedad de la situación, el agotamiento y las dudas aparentemente sin respuesta que se plantea la llevan a las lágrimas, no se sienta culpable. No será la primera madre primeriza que llora, ni tampoco la última. Si esto la hace sentir mejor, sus hormonas son en parte culpables de su frágil estado emocional.

Los cambios hormonales que experimentó en la adolescencia o los que tiene cada vez que le viene la menstruación no son nada al lado del cataclismo hormonal que sigue a un parto. Culpe a las hormonas de su estado emocional y tenga la tranquilidad de saber que esto pasará.

Aparte de los altibajos hormonales, experimentará importantes cambios emocionales. Acaba de traer al mundo a un nuevo ser maravilloso, pero también acaba de adquirir una nueva e inmensa responsabilidad. Su vida familiar y la relación con su esposo van a experimentar cambios significativos. Es apenas normal que piense en todas estas cosas y que tienda a darles más importancia de la cuenta.

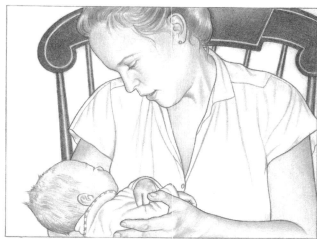

No dude en pedir ayuda si se siente incapaz de afrontar sus preocupaciones.

Los cambios emocionales de esta época a menudo conducen a sentimientos de tristeza, temor, irritabilidad o ansiedad —e incluso de enojo hacia el bebé—; lo que los médicos suelen catalogar como "melancolía posparto" ("baby blues"). En promedio, tres de cada cuatro mamás primerizas experimentan este tipo de sentimientos. Afortunadamente, estas emociones tienden a desaparecer por su cuenta tan de repente como surgieron y, por lo general, no duran más de unos cuantos días.

Algunas mamás primerizas, no obstante, tienen sentimientos tan profundos de tristeza, vacío, apatía e incluso de total desconsuelo, que los médicos las diagnostican con depresión posparto. También pueden experimentar la sensación de que no son adecuados para la tarea y comienzan a apartarse de la familia y los amigos. Estos sentimientos pueden surgir unas cuantas semanas después de que el bebé ha nacido y en promedio afectan a una de cada diez mujeres que han dado a luz. Los síntomas pueden durar muchos meses (e incluso más de un año), pueden empeorar con el tiempo y tornarse tan intensos que la mujer se siente desvalida e incapaz de cuidar de su bebé y de sus otros hijos. Si la madre no recibe atención para su depresión posparto, la condición puede agravarse con el tiempo hasta llegar al punto de poder causarse daño a sí misma o a su bebé. En caso de que usted amamante a su hijo y le hayan recetado medicinas para la depresión posparto, verifique con el pediatra si son inofensivas para el niño.

Es importante que hable acerca de sus sentimientos con su pareja y sus amigos cercanos y que trate de reducir el estrés y la ansiedad haciendo algo de ejercicio y descansando todo lo que pueda. Si estos sentimientos no han disminuido en el curso de unas dos semanas, hable con su obstetra o pediatra, o busque la ayuda de un profesional de salud mental. Es posible que le recomienden consejería y/o medicinas antidepresivas. No tema pedir ayuda profesional si sus inquietudes se convierten en un peso demasiado grande para usted y si se siente cada vez más deprimida. Aunque es normal sentirse un poco deprimida en los días siguientes al parto, la sensación no debe ser abrumadora ni durar más allá de unos cuantos días.

Los sentimientos del padre

Si usted es papá por primera vez, su papel no es menos complicado que el de su pareja. Es cierto: usted no fue quien llevó a su hijo en el vientre durante nueve meses, pero tuvo que irse adaptando física y emocionalmente a la nueva situación a medida que se acercaba la fecha prevista de parto y los preparativos para el nuevo bebé adquirían prioridad. Por un lado, es posible que se haya sentido como si no tuviera nada que ver con el nacimiento; pero por el otro lado, éste también es su hijo.

Cuando por fin llegó el bebé, tal vez se sintió tremendamente aliviado, emocionado y, en cierto sentido, asustado. Al presenciar el parto, es posible que le salieran a flote sentimientos de compromiso y amor hacia su hijo que temía no experimentar. También es posible que sintiera una mayor admiración y amor por su pareja de la que jamás había experimentado antes. A la vez, el pensar en la responsabilidad de cuidar de ese niño durante los próximos veinte años puede resultarle bastante agobiante.

Entonces, ¿cómo puede afrontar unas emociones tan conflictivas? La mejor forma de hacerlo es participar lo más activamente posible en el cuidado del bebé. Por ejemplo, dependiendo del hospital y de su propio horario, podría "alojarse" en el hospital con su compañera y el bebé hasta que llegue el momento de llevarlos a casa. Así evitará sentirse como un simple espectador para convertirse en uno de los actores principales. Esto le permitirá conocer a su hijo desde el principio y compartir una intensa experiencia emocional con su pareja.

Una vez que estén todos en casa, usted puede y debe ayudar a darle de comer al bebé (si es alimentado con biberón), cambiarle los pañales, bañarlo y consolarlo. Contrario a los estereotipos pasados de moda, estas tareas no son sólo "cosa de mujeres". Representan oportunidades maravillosas para que todos ustedes —madre, padre y hasta hermanos— puedan conocer y querer al nuevo integrante de la familia.

Los sentimientos de los hermanos

Los niños mayores pueden recibir al recién llegado ya sea con los brazos abiertos o con la mente cerrada. Su reacción dependerá en gran medida de su edad y nivel de desarrollo. Supongamos, por ejemplo, que se trata de un niño de dos años. Es muy poco lo que se puede hacer para prepararlo de antemano para los cambios que se avecinan. Para empezar, se sentirá confundido cuando sus padres desaparezcan de repente con motivo del nacimiento del bebé. Cuando vaya de visita al hospital, ver a su mamá en cama y quizás con una vía intravenosa, puede asustarle.

También puede estar celoso de que sus padres carguen a otra personita, y puede empezar a portarse mal o actuar como si fuera más pequeño. Por ejemplo, puede insistir en llevar pañales o empezar a tener "accidentes" a pesar de que ya llevaba varios meses usando el inodoro. Éstas son respuestas normales ante el estrés y el cambio y no se resuelven con disciplina. En lugar de castigarlo o de insistir en que tiene que compartir el amor de sus padres, demuéstrele aún más amor y trasmítale una sensación de seguridad. El cariño por su hermano irá creciendo de forma gradual y natural con el paso del tiempo.

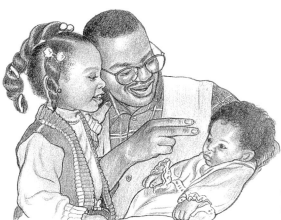

Transmita al hermano mayor que hay suficiente espacio y amor en su corazón para los dos.

Si su hijo mayor está en la etapa preescolar, entenderá mejor lo que está ocurriendo. Si lo va preparando durante el embarazo, le ayudará a superar la confusión y, en cierta medida, los celos. Podrá entender los principales hechos de la situación ("El bebé está en la barriga de mamá"; "El bebé dormirá en mi antigua cuna") y probablemente tendrá mucha curiosidad por conocer a esa personita misteriosa.

Una vez que nazca el nuevo bebé, el hijo mayor echará de menos a sus padres y se sentirá resentido con su nuevo hermanito por ser el nuevo centro de atención. Pero, si se lo elogia por el hecho de ayudar y de comportarse como "un niño mayor", sabrá que él también tiene un papel importante que desempeñar en la familia. Procure que en algunos momentos se le permita ser "el centro de atención" y que se le deja "ser el bebé" cuando lo necesita. También, comuníquele con frecuencia que hay suficiente espacio y amor en su corazón para los dos.

Si su hijo mayor ya va a la escuela, no debería sentirse amenazado por la llegada de un nuevo miembro a la familia. Probablemente sentirá fascinación hacia el proceso del embarazo y el nacimiento y estará deseoso de conocer al bebé. Cuando nazca, es probable que se sienta muy orgulloso y deseoso de proteger a su hermanito. Deje que le ayude a cuidar del pequeño, pero no olvide que su hijo mayor sigue necesitando tiempo y atención. Aunque él no se lo pida, dedíquele cada día un rato exclusivo para él.

(Si usted es el abuelo o abuela de un recién nacido, vea el Capítulo 6 [páginas 184–85] donde figuran algunas reflexiones sobre su nueva función con su nieto o nieta.)

Alertas de salud

Hay algunos trastornos físicos que son comunes durante las primeras dos semanas de vida. Si percibe alguno de los siguientes, póngase en contacto con el pediatra.

Distensión abdominal. La mayoría de los bebés tiene el abdomen protuberante, sobre todo después de una toma copiosa. Entre tomas, sin embargo, el vientre del bebé debe sentirse blando al tacto. Si el abdomen de su bebé está hinchado y duro y lleva más de dos días sin tener deposiciones o ha tenido vómitos, llame al pediatra. Lo más probable es que el problema se deba a un exceso de gases o a estreñimiento, pero podría ser el síntoma de un problema intestinal más grave.

Lesiones perinatales. Un bebé puede lesionarse durante el parto, si éste es largo o difícil, o si el bebé es muy grande. El tipo más habitual de lesión es la fractura de una clavícula, que suele curarse bastante rápido si el brazo de ese mismo lado se mantiene relativamente inmóvil. En tal caso, su pediatra le indicará cómo debe actuar. Es posible que, al cabo de unas semanas, se forme una pequeña protuberancia en el sitio de la fractura. No se alarme; esto es un síntoma positivo de que se está soldando el hueso y de que el proceso de curación avanza.

La debilidad muscular provocada por la presión y el estiramiento de los nervios unidos a los músculos, es otra de las posibles consecuencias de un parto complicado. Suele afectar a un lado de la cara, a un hombro o a un brazo y suele desaparecer al cabo de varias semanas. Entre tanto, conviene preguntarle al pediatra cómo cargar y alimentar al bebé para acelerar el proceso de recuperación.

Color azulado o cianótico. El hecho de que un recién nacido tenga las manos y los pies azulados no debe ser motivo de preocupación. Su cara, lengua y labios, de vez en cuando pueden adquirir una tonalidad azulada cuando llore muy fuerte; pero, en cuanto se calme, estas áreas deberían recuperar rápidamente su color original. Así mismo, si las manos y los pies se le vuelven azulados con el frío, deberían recuperar su color al entrar en calor. Un color azulado persistente es síntoma de que el corazón o los pulmones no están funcionando correctamente y de que la sangre no se está oxigenando suficientemente. En estos casos, el bebé debe recibir atención médica inmediata.

Tos. Si su hijo traga la leche muy rápido o intenta beber agua por primera vez, es posible que tosa o se atragante un poco; pero la tos debería desaparecer en cuanto se familiarice con la rutina de la alimentación. Si persiste la tos o su hijo se atraganta frecuentemente durante las tomas, consulte al pediatra. Estos síntomas podrían indicar un problema subyacente en los pulmones o en el aparato digestivo.

Llanto excesivo. Todos los recién nacidos lloran a menudo y sin motivo aparente. Si su hijo llora a pesar de que lo ha alimentado, le ha sacado los gases, está abrigado y le ha cambiado el pañal, la mejor táctica probablemente será arrullarlo en brazos y hablarle o cantarle algo hasta que deje de llorar. No es posible "malcriar" a un bebé tan pequeño por prestarle mucha atención. Si no consigue calmarlo, envuélvalo en una cobija bien ajustada o intente alguna de las tácticas que se citan en las páginas 47–48.

Usted llegará a acostumbrarse al patrón normal de llanto de su bebé. Si alguna vez le parece que está llorando de una forma distinta —por ejemplo, si suena más como un quejido o un lamento— o si el llanto persiste durante más tiempo de lo habitual, podría indicar un problema médico subyacente. Llame al pediatra y pídale consejo.

Marcas de fórceps. Cuando se utilizan fórceps durante el parto, el bebé puede tener marcas rojas y hasta rasguños superficiales en la cara y la cabeza, en las partes donde el metal presionó sobre la piel del bebé. Estas marcas deben desaparecer en pocos días. A veces, pueden aparecer unos bultitos duros aunque poco prominentes debido al tejido que se ha lesionado debajo de la piel. Estos bultitos también deberían desaparecer en unos dos meses.

Ictericia. Muchos lactantes normales y sanos presentan una tonalidad amarillenta en la piel durante los primeros días de vida. Esta condición, denominada ictericia, se debe a que su sangre contiene demasiada bilirrubina, una sustancia química que se acumula en la sangre del bebé. La bilirrubina se forma por la desintegración normal de glóbulos rojos y suele eliminarse rápidamente del torrente sanguíneo.

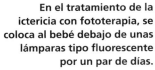

En el tratamiento de la ictericia con fototerapia, se coloca al bebé debajo de unas lámparas tipo fluorescente por un par de días.

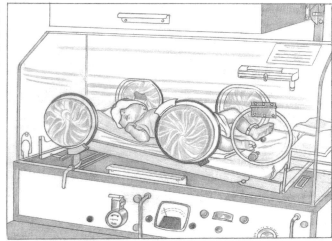

Los recién nacidos suelen tener niveles más elevados de esta sustancia porque su hígado, todavía inmaduro, tiene dificultades para procesar este exceso de bilirrubina.

La ictericia se manifiesta primero en la cara, después en el pecho y el abdomen y por último en los brazos y las piernas. Normalmente, después de ir aumentando progresivamente durante varios días, la ictericia suele desaparecer sin requerir tratamiento. Si el nivel de bilirrubina es muy elevado y no desciende, existe el riesgo de que se lesione el sistema nervioso. Su médico solicitará que le hagan análisis de sangre a su hijo para determinar la causa de la ictericia y es posible que recomiende que lo traten con fototerapia. Este tratamiento consiste en colocar al bebé bajo luces especiales durante un par de días hasta que el hígado madure lo suficiente para metabolizar el exceso de bilirrubina. Se le taparán los ojos durante el tratamiento para protegerlos de la luz. La luz solar normal tiene un efecto similar, pero no es lo suficientemente intensa como para provocar la respuesta deseada. Exponer al bebé directamente a los rayos del sol no sería más efectivo y de hecho debe evitarse por el riesgo de exponerlo a quemaduras solares.

La leche materna a veces interfiere con la capacidad del hígado para procesar la bilirrubina, por lo que algunos bebés amamantados pueden tener episodios más largos de ictericia. Cuando ocurra esto, probablemente el pediatra le recomendará que deje de darle el pecho a su hijo durante un breve período de tiempo (no superior a las 48 horas) para que descienda el nivel de bilirrubina. Este enfoque se adoptará sólo cuando sea estrictamente necesario, puesto que la succión frecuente del pecho materno durante los primeros días es fundamental para estimular la producción de leche. Otra opción sería que el pediatra recomendara que por un par de días le diera al bebé un biberón suplementario con leche de fórmula después de amamantarlo para ayudar a fomentar la expulsión de la bilirrubina. Tan pronto como el nivel de bilirrubina comience a descender, su médico le aconsejará que vuelva a amamantarlo como fuente exclusiva de alimentación. (Para conocer más datos sobre la bilirrubina, vea la página 42.)

Somnolencia y adormilamiento. Todos los recién nacidos se pasan la mayor parte del tiempo durmiendo. Siempre y cuando su hijo se despierte de vez en cuando, se vea contento y esté alerta durante parte del día, es perfectamente normal que duerma durante el resto del tiempo. Pero si casi nunca está alerta, nunca se despierta espontáneamente para comer, parece estar demasiado cansado o desganado, debe ponerse en contacto con el pediatra. Esta somnolencia —sobre todo si se trata de algo que no es habitual en él— podría ser el síntoma de una enfermedad grave.

Dificultad para respirar. Después de nacer, su hijo podrá tardar varias horas en establecer un patrón de respiración normal, pero a partir de ahí no debería tener dificultad para respirar. En caso de que presente algunos de los siguientes síntomas, informe inmediatamente al pediatra.

- Respiración rápida (más de 60 respiraciones por minuto)
- Retracciones intercostales (hundimiento visible de los músculos que hay entre las costillas con cada inspiración, con proyección de las costillas hacia afuera)
- Dilatación de los orificios de la nariz
- Respiración quejumbrosa.
- Persistencia de un color azulado en la piel

Cordón umbilical. A medida que el muñón del cordón umbilical se va secando, usted deberá mantenerlo limpio y seco. En cuestión de semanas terminará por desprenderse. Cada vez que le cambie los pañales al bebé, utilice un aplicador de algodón (mojado en alcohol y escurrido) para limpiar la sustancia pegajosa que a veces se forma en el área donde el muñón entra en contacto con la piel. Este proceso, así como exponer al muñón al aire, contribuirán a que se vaya secando y cicatrizando. Al cambiarle los pañales a su hijo, dóblelos por debajo del ombligo, para evitar que la orina lo moje. Es posible que encuentre varias gotas de sangre en el pañal cuando el muñón umbilical se desprenda o esté a punto de hacerlo. Esto es normal. Sin embargo, si el muñón llega a infectarse, debe recibir tratamiento médico. Por lo tanto, avise al pediatra si detecta cualquiera de los siguientes signos de infección:

- Pus en la base del cordón
- Piel enrojecida alrededor de la base del cordón
- Llanto cuando le toca el cordón o la piel de los costados (Si su bebé llora cuando se le pone alcohol es normal porque está frío, pero si llora cuando le toca el cordón con el dedo, no lo es).

Granuloma umbilical. En contadas ocasiones, después de que el cordón umbilical se haya desprendido, el área del ombligo sigue estando húmeda y se inflama ligeramente. Esto recibe el nombre de granuloma umbilical. Si es de tamaño reducido, el pediatra lo tratará aplicándole una sustancia desecante denominada nitrato de plata. Si esto no es efectivo o si el área aumenta de tamaño o profundidad y supura, es posible que se tenga que atar en la base y extirpar quirúrgicamente. Se trata de una intervención muy sencilla que no requiere anestesia ni hospitalización.

Hernia umbilical. Si el cordón umbilical de su hijo parece proyectarse hacia fuera cuando llora, es posible que tenga una hernia umbilical. Se trata de un pequeño agujero en los músculos de la pared abdominal que permite que el tejido sobresalga cuando se ejerce una presión en el interior del abdomen (por ejemplo, cuando el bebé llora). No es nada grave y suele curarse por sí sola durante los primeros 12 a 18 meses. (En los bebés de raza negra tarda más en curarse). En el caso improbable de que el agujero no cierre, deberá cerrarse quirúrgicamente.

Los primeros exámenes físicos del recién nacido

A su hijo se le debe practicar un examen físico detallado durante las primeras 24 horas de vida y volvérselo a repetir antes de abandonar el hospital. En el caso de que tanto usted como su hijo salgan pronto del hospital (antes de que hayan pasado 24 horas desde el parto), su pediatra debe volver a ver al bebé cuando tenga de 24 a 48 horas de nacido para su seguimiento. El propósito de esta visita es evaluar la salud general del bebé, identificar cualquier problema nuevo, comentar asuntos como los patrones de deposición y micción del bebé, revisar las técnicas de alimentación —incluyendo las asociadas a la lactancia materna (posición adecuada, agarre de la areola y succión). La Academia Americana de Pediatría recomienda que usted y el bebé visiten al doctor cuando tenga entre dos y cuatro semanas de nacido. Como se mencionó en el Capítulo 3 (páginas 77–79), el médico le hará un chequeo físico al bebé y le tomará ciertas medidas como la longitud y el peso del bebé, y la circunferencia de la cabeza. Auscultará el corazón y los pulmones del niño para cerciorarse de que sean normales; le examinará los ojos, los oídos y la boca; le palpará el abdomen para ver si hay zonas sensibles; evaluará la cicatrización del cordón umbilical y la circuncisión del bebé varón; revisará sus reflejos y le examinará las otras partes del cuerpo, de la cabeza a los pies. Le preguntará a usted acerca de la alimentación del bebé (con pecho o biberón) y sobre sus hábitos de micción y deposición. También querrá saber cómo está durmiendo el bebé y si lo coloca boca arriba al momento de acostarlo.

Estas visitas iniciales al pediatra también son una buena oportunidad para hacer preguntas acerca del cuidado del bebé y de aclarar cualquier inquietud que usted tenga. No dude en hacer cualquier pregunta por insignificante que parezca; las respuestas pueden brindarle una información valiosa y darle mayor seguridad.

Análisis de sangre

Mientras su bebé estaba en el hospital, debió haber sido sometido a una serie de análisis. De hecho, en todos los estados existe el requisito de hacerles a los recién nacidos análisis para detectar ciertas enfermedades congénitas de carácter serio. (Para tener detalles al respecto, vea la página 43.) Una de estas enfermedades es la fenilcetonuria (PKU, por sus siglas en inglés), que puede provocar retraso mental, lo que puede evitarse si se detecta temprano la enfermedad y se trata con una dieta especial. También se hacen pruebas para detectar el hipotiroidismo congénito (que también puede provocar retraso mental) y, en algunos estados, la anemia falciforme (una enfermedad de la sangre que afecta sobre todo a la población negra) y otros trastornos.

Estos análisis implican pinchar al bebé en el talón para obtener una pequeña muestra de sangre. La prueba para descartar de fenilcetonuria es recomendable hacerla cercana a la fecha de alta del bebé. Si se hace antes de que hayan pasado 24 horas desde el nacimiento, la prueba podría no ser confiable y tendría que llevar a su hijo al pediatra para que se la repita. Este segundo análisis no debería realizarse más tarde de la tercera semana de vida.

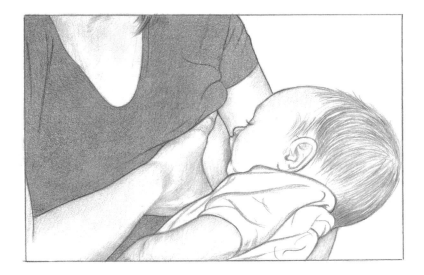

El primer mes

Crecimiento y desarrollo

*E*s posible que al comienzo tenga la sensación de que su bebé no hace nada, aparte de comer, dormir, llorar y ensuciar pañales. Pero al final del primer mes estará mucho más despierto y activo. Poco a poco irá aprendiendo a mover el cuerpo con mayor suavidad y coordinación, sobre todo al llevarse la mano a la boca. Notará que el bebé escucha cuando usted le habla, la mira cuando lo carga y, de vez en cuando, mueve el cuerpo en reacción a sus palabras o para atraer su atención. Pero antes de explorar estas capacidades en constante proceso de expansión, veamos los cambios que van a tener lugar en el aspecto físico del bebé durante su primer mes de vida.

Aspecto físico y crecimiento

Al nacer, el peso de su hijo reflejaba un exceso de fluidos corporales que fue perdiendo durante los primeros días de vida extrauterina. Por lo general, un bebé pierde aproximadamente una décima parte de lo que pesa al nacer durante los primeros cinco días y lo recupera durante los siguientes cinco días; por lo tanto, hacia el décimo día suele pesar lo mismo que al momento de nacer. Usted puede trazar la curva de crecimiento de su hijo en las gráficas de las páginas 140 a 143.

La mayoría de los bebés comienzan a crecer rápidamente una vez que recuperan su peso al nacer, sobre todo durante los denominados "estirones", que tienen lugar entre los siete y los diez días y de nuevo entre la tercera y la sexta semana. Un recién nacido a término suele aumentar un promedio de $\frac{2}{3}$ de una onza (entre 20–30 gramos) al día, y, cuando tiene aproximadamente un mes, pesa unas 9 libras (4 kg). En este mes crece entre una y una pulgada y media (2.5 a 4 cm). Los varoncitos tienden a pesar un poco más que las niñas (la diferencia es de menos de una libra o unos 400 gramos). También tienden a ser un poco más largos que las niñas a esta edad (aproximadamente media pulgada o 1.25 cm. más).

El pediatra prestará especial atención al crecimiento de la cabeza de su hijo, puesto que esto refleja el crecimiento de su cerebro. El cráneo le debe crecer más rápido durante los primeros cuatro meses que en ningún otro momento de su vida. La circunferencia craneal de un recién nacido es de unas $13\frac{3}{4}$ pulgadas (35 cm) y en un mes crece hasta aproximadamente $14\frac{3}{4}$ pulgadas (37.5 cm). Puesto que los niños tienden a ser un poco más grandes que las niñas, su cabeza también es más grande, aunque la diferencia promedio es de menos de $\frac{1}{3}$ de pulgada (1 cm).

Durante las primeras semanas, el cuerpo de su hijo se irá enderezando poco a poco hasta perder la postura encorvada que adoptó en el útero materno durante los últimos meses del embarazo. Empezará a estirar los brazos y las piernas y quizás arquee la espalda de vez en cuando. Es posible que sus piernas y pies sigan estando orientados hacia adentro, dándole un aspecto corvado. Esta característica tiende a corregirse gradualmente y de forma natural en el transcurso de los próximos cinco o seis meses. Si su hijo tiene las piernas muy arqueadas o este rasgo se asocia a una curvatura excesivamente pronunciada en la parte anterior del pie, el pediatra podría recomendar el uso de una férula o yeso para corregir la alteración. Sin embargo, este caso es poco común (vea *Piernas arqueadas* en la página 776 y *Pies varos* en la página 780).

Si su hijo vino al mundo mediante parto vaginal y nació con la cabeza deformada, pronto recuperará su forma normal. Cualquier contusión que tenga en la cabeza o cualquier hinchazón de los párpados desaparecerá hacia el final de la primera o segunda semana. Si tiene manchas rojas en los ojos también desaparecerán al cabo de tres semanas.

Para su desconsuelo, es posible que el bebé comience a perder el pelo fino que le cubría la cabeza cuando nació. Si el niño apoya la parte posterior de la cabeza en la cuna, puede formársele un área de calvicie temporal en esa zona. Esto no tiene importancia, ya que le volverá a salir pelo en pocos meses.

Otra condición muy común es el "acné infantil", unos granitos que le salen al bebé en la cara hacia la cuarta o quinta semana de vida. Se cree que éste se debe a la estimulación de las glándulas sebáceas de la piel por efecto de las hormonas maternas que le llegaron al bebé a través de la placenta durante el embarazo. Este acné puede empeorar si las sábanas del niño se han lavado con detergentes fuertes o están sucias de leche que él mismo ha regurgitado. Si su bebé tiene acné, póngale una manta suave y limpia debajo de la cabeza mientras está despierto y lávele la cara con delicadeza una vez al día con un jabón suave, especial para bebés, con el fin de limpiarle los restos de leche o detergente.

La piel de su recién nacido también puede tener un aspecto moteado, con manchas que varían del rosado al azul. Sus manos y pies, en particular, pueden estar más fríos y azules que el resto del cuerpo. Los vasos sanguíneos de estas áreas son más sensibles a los cambios de temperatura y se contraen como reacción ante el frío. Como resultado, llega menos sangre a la piel, lo que hace que se vea pálida o azulada. Pero si usted le mueve las manos y los pies al bebé, verá que pronto vuelven a adquirir un tono rosado.

El "termostato" interno de su bebé, que le hace transpirar cuando hace demasiado calor o temblar cuando hace demasiado frío, tardará en empezar a funcionar adecuadamente. Además, durante las primeras semanas de vida le faltará la capa aislante de grasa que más adelante lo protegerá de cambios repentinos de temperatura. Por tal motivo, es importante que lo vista apropiadamente: bien abrigado cuando haga frío y ligero de ropa cuando haga calor. No lo abrigue demasiado por el simple hecho de ser un bebé.

Alrededor de la tercera semana, el muñón del cordón umbilical debe haberse secado y caído, dejando tras de sí un área limpia y cicatrizada. A veces, al caerse el cordón, queda un área en carne viva que supura un fluido sanguinolento. Limítese a limpiar y secar esta zona y terminará por cerrarse. Si al cabo de dos semanas no está bien cerrada y seca, consúltele al pediatra.

Reflejos

Gran parte de la actividad de su bebé durante estas primeras semanas se debe a los reflejos. Por ejemplo, cuando usted le mete un dedo en la boca, lo chupa de forma refleja sin pensar en lo que está haciendo. Si lo expone a una luz brillante, cerrará los ojos con fuerza, siguiendo lo que sus reflejos le indican. Muchas de estas reacciones automáticas son naturales; algunas persisten por varios meses mientras que otras desaparecen en cuestión de semanas.

En algunos casos, los reflejos se tornan en conductas voluntarias. Por ejemplo: su hijo nace con un "reflejo de búsqueda" que lo hace girar la cabeza hacia su mano cuando usted le acaricia la boca o la mejilla. Esto le ayuda a encontrar el pezón para mamar. Al principio, girará la cabeza de un lado a otro buscando el pezón y luego la alejará en una longitud progresivamente decreciente. Pero hacia la tercera semana simplemente girará la cabeza hacia el pecho y moverá la boca, listo para chupar.

Los reflejos del recién nacido

A continuación figuran algunos de los reflejos congénitos que podrá detectar en su bebé durante la primera semana de vida. No todos los lactantes adquieren ni pierden estos reflejos exactamente en el mismo momento, pero esta tabla le dará una idea general de lo que se espera.

Reflejo	Edad de aparición	Edad de desaparición
Reflejo de Moro	Nacimiento	2 meses
Reflejo de Marcha	Nacimiento	2 meses
Reflejo de búsqueda	Nacimiento	4 meses
Reflejo tónico del cuello	Nacimiento	5–7 meses
Reflejo de presión palmar	Nacimiento	5–6 meses
Reflejo de presión plantar	Nacimiento	9–12 meses

La succión es otro reflejo de supervivencia que está presente incluso antes del nacimiento. Si a usted le hicieron ecografías durante el embarazo, es posible que viera a su hijo chupándose el pulgar. Después del parto, cuando le pongan un pezón o una mamadera en la boca y esta esté en contacto con el paladar, empezará a chupar automáticamente. Este movimiento suele tener lugar en dos fases: primero coloca los labios alrededor de la areola y aprieta el pezón entre la lengua y el paladar. (Esta acción, denominada "de expresión", hace que la leche salga.) En la segunda fase, o acción de "ordeño", la lengua se mueve de la areola al pezón. Todo el proceso es favorecido por la presión negativa, o succión, que hace que el seno permanezca dentro de la boca del bebé.

El coordinar estos movimientos rítmicos de succión con la respiración y la acción de tragar, es una tarea relativamente compleja para un recién nacido. Por lo tanto, aunque la succión sea un acto reflejo, no todos los bebés maman eficazmente desde el principio. Con la práctica, el reflejo se acaba convirtiendo en una habilidad que todo bebé llega a dominar.

A medida que las acciones de búsqueda, de succión y de llevarse la mano a la boca se vuelvan menos reflejas y más dirigidas, su hijo empezará a utilizarlas para consolarse. ¿Lo ha visto alguna vez acurrucarse en la cuna o mordisquearse la mano cuando está cansado? Si quiere estimular estas técnicas de autoconsuelo, déle un chupete o ayúdelo a encontrar el pulgar.

Otro reflejo más llamativo que está presente durante las primeras semanas de vida, es el denominado reflejo de Moro. Si la cabeza del bebé cambia de posición bruscamente o se va hacia atrás, o bien si se sobresalta ante un estímulo fuerte o repentino, éste reaccionará abriendo brazos y piernas y extendiendo el cuello y después volviendo a juntar los brazos mientras llora desconsoladamente. El reflejo

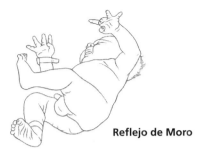

Reflejo de Moro

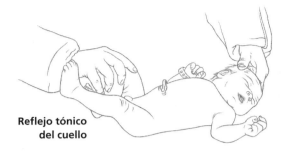

Reflejo tónico del cuello

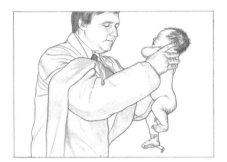

Reflejo de Marcha

de Moro alcanza su pico máximo durante el primer mes y desaparece a partir del segundo.

Una de las reacciones automáticas más interesantes es el reflejo tónico del cuello, también conocido como "postura de espadachín". Tal vez note que, cuando su bebé gira la cabeza hacia un lado, estira el brazo del mismo lado y dobla el contrario, como si estuviera practicando esgrima. Pero no se alarme si no detecta este reflejo en su hijo. Se trata de algo muy sutil y, si su bebé está llorando o un poco alterado, es posible que no se manifieste. Este reflejo desaparece entre los cinco y los siete meses de edad.

Su hijo también tiene un reflejo que le hará agarrarle el dedo automáticamente cuando usted le acaricie la palma de la mano. De modo similar, cuando le acaricie la planta del pie, la doblará flexionando los dedos hacia adentro. Durante esos primeros días, su bebé es capaz de agarrarle la mano con tanta fuerza, que tal vez tenga la impresión de que sería capaz de aguantar su propio peso. Pero no lo intente, ya que el niño no tiene control alguno sobre este tipo de respuestas y podría caerse de golpe.

Aparte de tener esta fuerza "hercúlea", su hijo tiene otro talento oculto: ¡es capaz de "andar"! Obviamente es incapaz de aguantar su propio peso, pero si lo agarra por las axilas (sosteniéndole al mismo tiempo la cabeza) y deja que las plantas de los pies toquen una superficie plana, el bebé colocará un pie delante de otro y "caminará". Este reflejo desaparecerá después del segundo mes y volverá a surgir a medida que el niño aprende a caminar por acción voluntaria hacia el final del primer año.

Aunque crea que su hijo está completamente indefenso, él tiene varios reflejos de protección. Por ejemplo, si le cae una manta o un cojín encima de los ojos, la nariz o la boca, sacudirá la cabeza de un lado a otro y extenderá los brazos para apartarlo y así poder respirar y ver. O, si un objeto viene directo hacia él, girará la cabeza e intentará esquivarlo. (Sorprendentemente, si la trayectoria del objeto sugiere que no va a chocar contra él, observará tranquilamente cómo se acerca sin inmutarse.) Es cierto: su hijo depende de usted, pero no está completamente indefenso.

Desarrollo temprano del cerebro

Como padre, usted sabe que sus acciones afectan a su hijo. Usted se ríe y el se ríe, lo elogia y él manifiesta satisfacción, frunce el ceño cuando se porta mal y él se pone triste. Usted es el centro del universo para su hijo.

Diversas investigaciones demuestran que, durante los tres primeros años de vida, el cerebro del niño crece y se desarrolla significativamente y que en esta época se establecen los patrones básicos de pensamiento y respuesta. ¿Qué significa esto para usted como madre o padre? Significa que tiene una oportunidad muy especial de ayudar a su hijo a desarrollarse adecuadamente y a madurar social, emocional, física y cognoscitivamente. Los primeros años perduran para siempre.

Durante años, se creía erróneamente que el cerebro de un bebé era una réplica exacta del cerebro de sus padres. Por ejemplo, si la madre era artista, el bebé tenía más probabilidades de heredar este mismo talento. Aunque la genética tiene su papel a la hora de determinar las habilidades y destrezas de un niño, investigaciones realizadas recientemente subrayan que el ambiente desempeña una función de igual importancia. En los últimos años, la neurociencia ha puesto de manifiesto que las experiencias que llenan los primeros días, meses y años de un bebé tienen un gran impacto sobre el desarrollo de su cerebro. La naturaleza y la crianza trabajan mano a mano en el desarrollo de un niño.

Algunos estudios han demostrado que los niños necesitan ciertos elementos en las etapas iniciales de su vida para crecer y desarrollar todo su potencial:

- Un niño necesita sentirse especial, querido y valorado.

- Necesita sentirse seguro.

- Necesita crecer en un ambiente predecible.

- Necesita que lo guíen.

- Necesita un equilibrio entre libertad y los límites a qué atenerse.

- Necesita ser expuesto a diversos ambientes, donde haya lenguaje, juego, exploración, libros, música y juguetes apropiados.

Aunque pueda dar la impresión de que lo que ocurre en el cerebro de un bebé es relativamente simple comparado con lo que pasa en el cerebro de un adulto, de hecho, el cerebro de un bebé es el doble de activo que el de un adulto. Los especialistas en neurociencias se están enfocando particularmente en los tres primeros años de vida por considerarlos una etapa crucial. Durante estos años, el cerebro humano posee el mayor potencial de aprendizaje. No sólo aprende más rápido, sino que durante esta etapa se establecen las formas básicas de pensar, responder y solucionar problemas. Por ejemplo, fíjese en lo fácil que es para un niño aprender palabras de otro idioma y lo que le cuesta a un adulto.

¿Qué significa esto para usted como padre? Significa que usted y el entorno que cree para su hijo influirán sobre su forma de afrontar las emociones, de relacionarse con los demás, de pensar y de desarrollarse físicamente. Al crear un entorno adecuado para su hijo, permitirá que su cerebro se desarrolle con normalidad. Quizás se pregunta en qué consiste un entorno "adecuado". Consiste en un entorno "centrado en el niño" que ofrezca oportunidades de aprendizaje adaptadas a los intereses, el nivel de desarrollo y la personalidad del niño. Afortunadamente, los componentes de un entorno adecuado comprenden elementos básicos que los padres, en su mayoría, están dispuestos a ofrecerles a sus hijos: una buena alimentación; un entorno familiar cálido, receptivo y afectivo; tiempo para jugar y divertirse; refuerzos consistentes y positivos; disponibilidad para conversar; buenos libros para leer y escuchar; música para estimular la actividad cerebral; y la libertad para explorar el entorno y aprender del mismo.

Tenga en cuenta los siguientes elementos y cómo cada uno de ellos contribuye al desarrollo cerebral de su hijo:

- *Lenguaje.* Una comunicación directa entre el niño y los padres, así como con las demás personas encargadas de su cuidado, fomenta el desarrollo del lenguaje. La lectura tiene un efecto similar.

- *Identificación temprana de problemas de desarrollo.* Muchos problemas médicos y de desarrollo pueden tratarse eficazmente si se detectan temprano. Los niños con discapacidades o necesidades especiales también pueden beneficiarse enormemente de la estimulación temprana de su desarrollo cerebral.

- *Entorno estimulante.* La oportunidad de explorar y solucionar problemas en ambientes variados y seguros fomenta el aprendizaje.

- *Crianza positiva.* Criar a un niño en un entorno con afecto, apoyo y respeto fomenta su autoestima y la confianza en sí mismo; y tiene un impacto muy positivo sobre su desarrollo posterior.

Las investigaciones sugieren cada vez más lo importante que es el entorno para moldear la vida de un niño. Los nuevos hallazgos científicos nos ayudan a entender lo fundamental que es nuestro papel como padres en el desarrollo cerebral de nuestros hijos. El afecto y la atención que le brinde a su bebé como padre, desempeñará un papel decisivo en la formación del niño.

Para construir un entorno positivo para su hijo en su casa y en su comunidad, siga estas recomendaciones:

- **Obtenga un buen cuidado prenatal.** Puesto que el desarrollo cerebral se inicia desde el vientre materno, cuidarse durante el embarazo es una forma de garantizar un desarrollo saludable del cerebro de su hijo. Hágase examinar desde el comienzo del embarazo, vaya al médico con regularidad y siga sus instrucciones. Llevar una dieta equilibrada y evitar las drogas, el alcohol y el tabaco son pasos fundamentales en bien de su hijo.

- **Intente crear "una comunidad" a su alrededor.** Sacar a un niño adelante estando solo es muy duro. Busque apoyo en sus amigos, en la familia y en su comunidad. Pídale a su pediatra información sobre actividades y grupos de apoyo de padres.

- **Pase con su hijo todo el tiempo posible.** Hable con su hijo; lean, escuchen música, hagan dibujos y jueguen juntos. Este tipo de actividades le permitirán dedicar tiempo a los intereses del niño. Además, así conseguirá que su hijo se sienta una personita muy especial e importante. También le enseñará el lenguaje de la comunicación, que le servirá para entablar relaciones sanas en el futuro.

- **Déle a su hijo mucho amor y atención.** Un entorno cálido y afectivo ayuda a los niños a sentirse seguros, competentes y bien cuidados, así como a demostrar compasión e interés hacia los demás.

- **Proporciónele pautas y normas consistentes.** Procure que tanto usted como las demás personas que colaboran en el cuidado de su hijo sigan las mismas normas. Cerciórese también de que esas normas se adapten a las capacidades del niño. La coherencia le ayuda a un niño a saber qué es lo que puede esperar de su entorno.

Estados de conciencia

A medida que conoce a su bebé, pronto notará que hay momentos en que está muy alerta y activo, otros en que se dedica a observar pasivamente, y otros en que está cansado e irritable. Tal vez usted intente organizar sus actividades diarias con el fin de aprovechar los "mejores momentos" de su hijo y evitar agobiarlo durante los "malos momentos". Sin embargo, no se fíe de este patrón. Los denominados "estados de conciencia" cambian notablemente durante el primer mes de vida.

De hecho, existen seis fases de conciencia por las que su hijo pasará varias veces al día. Dos de ellas son fases de sueño y las otras de vigilia.

La fase 1 es el sueño profundo, cuando el bebé duerme tranquilamente sin moverse ni tener casi ninguna reacción. Si agita un sonajero con fuerza junto a la oreja del bebé, tal vez se mueva, pero muy levemente. Durante el sueño ligero (Fase 2), el mismo ruido le provocará un sobresalto y podría llegar a despertarlo. Durante el sueño ligero usted podrá percibir el movimiento rápido de sus ojos debajo de los párpados cerrados. Su hijo irá alternando de forma cíclica estas dos fases de sueño dentro de una hora dada. A veces, se "retirará" a estas fases cuando esté sobreestimulado o físicamente agotado.

Cuando su bebé empiece a despertarse o a dormirse, atravesará la fase 3. Los párpados se le cerrarán, sus ojos girarán hacia atrás y es posible que se desperece, bostece o tenga pequeños espasmos musculares en brazos y piernas. Una vez despierto, pasará a una de las tres fases restantes. Puede estar completamente despierto, contento y alerta, pero relativamente inmóvil (Fase 4). O puede estar alerta, contento y muy activo (Fase 5). O puede ponerse a llorar desconsoladamente (Fase 6).

Si usted sacude un sonajero junto a la oreja del bebé cuando esté contento y alerta (Fases 4 y 5), probablemente se quedará callado y girará el rostro buscando la fuente del extraño sonido. En estas fases es cuando los bebés responden más a lo que les rodea, están más atentos y participan más de los juegos.

En general, es inútil pretender que un niño que está llorando le preste atención. En estos momentos no es receptivo a información o sensaciones nuevas y lo único que quiere es que lo consuelen. El sonido del sonajero que parecía encantarle hace cinco minutos sólo conseguirá irritarlo y sacarlo aún más de quicio. Cuando sea mayorcito tal vez pueda distraerlo con un objeto o sonido atractivo y lograr que deje de llorar, pero a esta temprana edad la mejor forma de calmarlo es cargarlo y arrullarlo. (Vea *Qué hacer cuando su hijo llora,* página 46)

Niveles de conciencia de un bebé

Fase	Descripción	Qué hace el bebé
Fase 1	Sueño profundo	Descansa tranquilamente sin moverse
Fase 2	Sueño ligero	Se mueve mientras duerme; se sobresalta ante los ruidos
Fase 3	Somnolencia	Los ojos se empiezan a cerrar; puede dormirse por ratos
Fase 4	Vigilia relajada	Ojos completamente abiertos, expresión radiante, cuerpo relajado
Fase 5	Vigilia activa	La cara y el cuerpo se mueven activamente
Fase 6	Llanto	Llora, puede gritar; el cuerpo se mueve de modo descontrolado

A medida que el sistema nervioso de su hijo madura, empezará a seguir un patrón de comportamiento —llorar, dormir, comer y jugar— que cada vez se ajustará más a su propio horario diario. Es posible que siga necesitando comer cada tres o cuatro horas, pero hacia el final del primer mes, cada vez se pasará más tiempo despierto durante el día y estará más alerta y atento.

Cólicos

¿Tiene su hijo un período del día en que se pone muy inquieto sin que haya forma de tranquilizarlo? Esto es muy común, sobre todo entre las 6 P.M. y la media noche, justo cuando usted está más cansada luego de haber pasado el día al pie del cañón. Estos momentos pueden parecerle una verdadera tortura, especialmente si usted tiene trabajo pendiente o más niños a su cargo. Pero afortunadamente, no suelen ser muy prolongados. La duración de estos arranques suele alcanzar su pico máximo —unas tres horas— alrededor de las seis semanas de edad y después disminuye a una o dos horas alrededor de los tres o cuatro meses de edad. Siempre y cuando el bebé termine por calmarse en cuestión de pocas horas y esté relativamente tranquilo el resto del día, no hay de qué alarmarse.

Si el llanto no cesa sino que, por el contrario, se intensifica y persiste a lo largo del día o de la noche, podría tratarse de un cólico. Aproximadamente uno de cada cinco lactantes tiene cólicos, sobre todo entre la segunda y la cuarta semana de vida. Lloran desconsoladamente, por lo general gritando, extendiendo y agitando brazos y piernas o expulsando gases. Su estómago puede estar abultado o distendido y lleno de gases. Las crisis de llanto pueden ocurrir a cualquier hora, pero suelen empeorar al anochecer.

Lamentablemente, no hay una explicación definitiva sobre la causa de los cólicos. La mayoría de las veces los cólicos indican simplemente que el niño está más sensible a estímulos de lo habitual. Conforme vaya madurando, los cólicos irán disminuyendo hasta desaparecer hacia el tercer mes. A veces, en los niños que son amamantados, los cólicos son un síntoma de sensibilidad o intolerancia a un alimento de la dieta de la madre. Este malestar en raras ocasiones se debe a una sensibilidad a las proteínas de la leche de fórmula. Los cólicos también pueden ser un indicio de problemas médicos, como una hernia o cierta enfermedad.

Quizás le tranquilice saber que los cólicos cesarán con el tiempo, a pesar de que esto no le permita detenerlos en el presente. Aunque puede limitarse a aguantar y esperar, hay ciertas cosas que vale la pena ensayar. Antes que nada, póngase en contacto con el pediatra para descartar posibles problemas médicos. Después, pregúntele cuáles de las siguientes tácticas pueden ser más efectivas.

■ Si está dándole el pecho a su hijo, elimine de su dieta los productos lácteos, la cafeína, las cebollas, el repollo y cualquier otro alimento potencialmente irritante. Si lo alimenta con leche de fórmula, procure darle una fórmula hipoalergénica. Si la causa del malestar se debe a intolerancia alimenticia, los cólicos deberían desaparecer al cabo de uno o dos días.

- Pasee al bebé en una mochila porta-bebés. Aunque persista el malestar, el movimiento y el contacto con su cuerpo lo tranquilizará.

- Mézalo. Encienda la aspiradora en la habitación contigua o coloque al bebé cerca de la secadora de ropa. Es posible que los movimientos y sonidos rítmicos y constantes le ayuden a conciliar el sueño. Sin embargo, nunca se debe colocar al bebé encima de la secadora o de la lavadora.

- Déle un chupete. Aunque algunos bebés que son amamantados lo rechazarán, otros se calmarán instantáneamente. (Vea la página 177.)

- Coloque al bebé boca abajo sobre su regazo y frótele la espalda con suavidad. La suave presión en el abdomen puede aliviarle el dolor.

- Envuélvalo en una manta y colóquesela a manera de hamaca para que el bebé se sienta caliente y seguro.

- Si usted o su esposo fuman, procure dejar de fumar o por lo menos fume fuera de la casa.

- Si vuelve a quedar embarazada, no fume durante el embarazo.

- Cuando usted se sienta tensa y ansiosa, pídale a otra persona que se haga cargo del niño y salga de casa. Pasar aunque sea una o dos horas fuera de casa le ayudará a adoptar una actitud más positiva. Por muy enfadada o impaciente que se sienta, no sacuda al bebé. Sacudir a un bebé puede provocarle ceguera, lesiones cerebrales e, incluso, la muerte. (Vea el recuadro "Síndrome del bebé sacudido" en la página 170.)

La primera sonrisa

Uno de los logros más importantes en el desarrollo de un niño durante su primer mes de vida es la aparición de las primeras sonrisas y risitas. Éstas se presentan por primera vez mientras el niño duerme, por motivos aún desconocidos. Quizás sea una señal de que se siente excitado de algún modo o de que está reaccionando ante determinado impulso interno. Aunque ver sonreír a un recién nacido mientras duerme puede ser muy placentero, la verdadera alegría llegará cuando, hacia el final de este primer mes, empiece a sonreírle a usted estando despierto.

Estas primeras sonrisas los "conectarán" aún más, y pronto será capaz de predecir el momento en que su hijo va a sonreírle, a mirarle, a hacer ruiditos, e igualmente importante, a indicarle que ya ha jugado bastante y necesita un descanso. Gradualmente irán reconociendo las reacciones mutuas, de tal modo que sus juegos se convertirán en una especie de danza en la que se alternarán los roles de guía y seguidor. Al identificar y responder a las señales sutiles de su hijo, aun a esta temprana edad, le transmitirá que sus pensamientos y sentimientos son importantes, y que él puede influir sobre el mundo que lo rodea. Este tipo de mensajes son esenciales para el desarrollo de su autoestima.

Movimiento

Durante el primer par de semanas, los movimientos de su hijo serán bruscos y repentinos. Le pueden temblar las manos y la barbilla. Se sobresaltará fácilmente cuando lo muevan con brusquedad y ante ruidos fuertes, y es posible que el sobresalto lo lleve al llanto. Cuando un bebé se mueve agitada y repentinamente, la mejor forma de contenerlo es cargarlo y apretarlo contra el pecho o bien envolverlo en una manta. Pero hacia el final del primer mes, a medida que su sistema nervioso madure y su control muscular mejore, estos estremecimientos y temblores darán paso a unos movimientos de brazos y piernas mucho más suaves, que lo harán parecer como si estuviera montando en bicicleta. Si lo coloca boca abajo verá cómo hace movimientos de gateo con las piernas e incluso puede empujarse con los brazos.

Los músculos del cuello del bebé también se desarrollarán rápidamente, permitiéndole controlar mucho mejor los movimientos de la cabeza hacia el final del primer mes. Tendido boca abajo, podrá levantar ligeramente la cabeza y girarla de un lado a otro. Sin embargo, no podrá aguantar la cabeza sin ayuda sino hasta que tenga unos tres meses, por lo que usted deberá sostenérsela cada vez que lo cargue.

Las manos de su hijo, una fuente de fascinación durante la mayor parte de su primer año de vida, captarán su atención durante estas semanas. Los movimientos de sus dedos aun serán limitados: la mayor parte del tiempo tendrá los puños cerrados y apretados. Pero podrá doblar los brazos y llevarse las manos a la boca o colocarlas dentro de su campo de visión. Aunque no podrá controlar los movimientos de sus manos con precisión, las observará de cerca mientras estén al alcance de su vista.

Logros relacionados con el movimiento hacia el final de este período

- Movimientos inconexos y temblorosos de piernas y brazos
- Se lleva las manos a la boca y las coloca dentro de su campo de visión
- Mueve la cabeza de un lado a otro mientras está tendido boca abajo
- La cabeza se le cae hacia atrás si no se le sujeta
- Mantiene los puños cerrados y apretados
- Movimientos reflejos muy marcados

Visión

La visión de su hijo experimentará muchos cambios durante el primer mes de vida. Además de haber nacido con visión periférica (capacidad para ver en derredor), irá desarrollando gradualmente la capacidad de enfocar la vista en un único punto ubicado en el centro de su campo visual. A esta edad, a su hijo le gustará mirar objetos colocados frente a él a una distancia de entre 8 y 15 pulgadas (20.3 a 38.1 cm) y, al final del primer mes, podrá enfocar la vista brevemente en objetos situados hasta a tres pies (91.4 cm) de distancia.

Así mismo, aprenderá a seguir con la vista el recorrido de objetos en movimiento. Para ayudarle a practicar esta habilidad, puede hacerle juegos de seguimiento ocular. Por ejemplo, mueva lentamente la cabeza de un lado a otro mientras sostiene a su hijo en brazos delante de usted; o mueva un objeto de arriba a abajo o de un lado a otro delante del bebé (procurando que esté dentro de su campo visual). Al principio, es posible que sólo pueda seguir objetos grandes que se mueven muy despacio y durante una parte muy limitada de su recorrido, pero en poco tiempo podrá seguir hasta objetos pequeños que se muevan rápido.

De recién nacido, su hijo era muy sensible a las luces brillantes y sus pupilas estaban contraídas (achicadas) para limitar la cantidad de luz que le entraba por los ojos. A las dos semanas, las pupilas de un bebé empiezan a aumentar de tamaño, permitiéndole captar una gama más amplia de luces y sombras. A medida que la retina (el tejido sensible a la luz que hay dentro del globo ocular) se va desarrollando, su capacidad de percepción y reconocimiento de formas irá aumentando.

Cuanto más contraste presente un diseño, más captará la atención de un bebé. Por eso su hijo se fijará más en los dibujos en blanco y negro o con fuertes contrastes, como rayas bien definidas, círculos de tiro al blanco, tableros de ajedrez y caras simples.

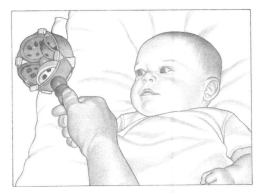

A su bebé le gustará mirar objetos colocados delante de él a una distancia de entre 8 y 15 pulgadas (20.3 a 38.1cm).

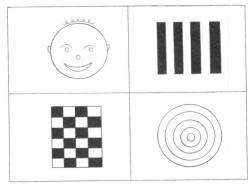

Su hijo prestará más atención a los diseños que sean en blanco y negro o en fuertes contrastes, por ejemplo rayas sobre un fondo que contraste, espirales, un tablero de ajedrez y una cara esquemática.

Si usted le muestra a su hijo tres juguetes idénticos —uno azul, otro amarillo y otro rojo— probablemente fijará la mirada durante más tiempo en el rojo, aunque no se sabe exactamente el por qué. ¿Se debe al color rojo en sí mismo? ¿O es más bien el brillo de este color lo que atrae a los recién nacidos? Sabemos que la visión del color no madura completamente sino hacia el cuarto mes de edad, por lo que, si usted le enseña a su bebé dos colores muy parecidos como el verde y el turquesa, probablemente no los distinguirá.

Síndrome del bebé sacudido

Sacudir a un bebé es una forma seria de maltrato infantil que se da primordialmente durante el primer año de vida de un niño. El hecho de sacudir a un bebé de manera vigorosa o violenta —por lo común como reacción del padre, madre o persona que lo cuida ante la frustración o furia por el llanto o la irritabilidad constante del pequeño— puede provocarle graves problemas físicos y mentales e, incluso, la muerte.

A medida que el niño es sacudido, su frágil cerebro se mueve hacia adelante y hacia atrás dentro del cráneo. Entre las lesiones serias asociadas al llamado síndrome del bebé sacudido figuran la ceguera o lesiones oculares, daño cerebral, daño a la médula espinal y retraso en el desarrollo normal. Entre los signos y síntomas podrían figurar irritabilidad, adormecimiento (dificultad para estar despierto), temblores, vómitos, convulsiones, dificultad para respirar y coma.

La Academia Americana de Pediatría insiste en que bajo *ninguna circunstancia* es correcto sacudir a un bebé. Si sospecha que la niñera ha sacudido a su bebé —o si usted o su cónyuge lo han hecho en un momento de frustración— lleve al niño al pediatra o a una sala de emergencia inmediatamente. Cualquier daño cerebral que pueda haber ocurrido terminará por empeorar si no recibe tratamiento. No permita que la vergüenza o el miedo le impidan buscar tratamiento para su hijo.

Si siente que va a perder el control mientras está cuidando a su bebé:

- Respire profundo y cuente hasta 10.

- Ponga al bebé en su cuna o en otro lugar seguro, salga de la habitación y déjelo que llore a solas.

- Llame a un amigo, amiga o pariente en busca de apoyo emocional.

- Llame al pediatra. El llanto de su bebé puede tener una razón médica.

Logros relacionados con la visión hacia el final de este período

- Enfoca a una distancia de entre 8 y 12 pulgadas (10.3 a 30.4 cm)
- Sus ojos se desplazan constantemente de un lado a otro y de vez en cuando se cruzan entre sí
- Prefiere diseños en blanco y negro o muy contrastados
- Prefiere el rostro humano a cualquier otro diseño

Audición

Es posible que a su bebé le hayan practicado un examen de audición poco después del parto. De hecho, la Academia Americana de Pediatría recomienda que a todo bebé se le practique el examen de audición para recién nacidos antes de ser dado de alta del hospital y que los resultados se informen a los padres. (Vea "Pérdidas de la audición", páginas 635–639.)

Asumiendo que su bebé no tenga problemas de audición, prestará mucha atención a las voces humanas durante el primer mes, sobre todo si le hablan con el tono agudo que solemos emplear al dirigirnos a un bebé. Cuando le hable, girará la cabeza hacia usted y escuchará atentamente el sonido de las distintas sílabas y palabras. Si lo observa atentamente, es posible que lo vea hacer movimientos sutiles de brazos y piernas sincronizados con su voz.

Su bebé también será muy sensible a los niveles de ruido. Si usted hace un chasquido fuerte cerca de su oído o lo lleva a una habitación ruidosa y llena de gente, es posible que se "encierre en sí mismo" sin tener ninguna reacción, como si no oyera nada. O quizás sea tan sensible que se sobresalte, rompa en llanto y gire todo el cuerpo en la dirección contraria al ruido. (Los bebés demasiado sensibles también lloran cuando se les exponen a luces muy brillantes.) Si sustituye el ruido por el sonido de un sonajero o una música suave, el bebé volverá a estar alerta y orientará la cabeza y los ojos hacia la fuente de ese interesante sonido.

Su hijo no sólo es capaz de oír bien sino que, aun a esta edad, es capaz de recordar algunos de los sonidos que ha oído. Algunas madres que leyeron el mismo cuento en voz alta una y otra vez al final del embarazo, han notado que sus hijos parecen reconocerlo cuando lo vuelven a oír después del parto; se tranquilizan y están más atentos. Intente leer su cuento infantil preferido en voz alta varios días seguidos delante de su hijo cuando esté alerta y atento. Espere un día o dos y vuélvaselo a leer. ¿Parece reconocerlo?

Logros relacionados con la audición hacia el final de este período

- La audición ha madurado por completo
- Reconoce algunos sonidos
- Puede orientarse hacia sonidos y voces familiares

Olfato y tacto

Así como prefiere ciertos estímulos visuales y ciertos sonidos a otros, su hijo mostrará predilección hacia algunos sabores y olores. Querrá aspirar el aroma de la leche, la vainilla, la banana o el azúcar, pero arrugará la nariz ante el olor del alcohol o el vinagre. Si le da el pecho, al final de la primera semana será capaz de distinguir entre los pañitos de lactancia de su madre y los de otras madres, orientándose hacia aquéllos e ignorando el resto. Esta especie de radar le ayudará a orientarse durante las tomas y lo hará alejarse de sustancias que pueden ser perjudiciales.

Su bebé también es sensible al tacto y a la forma en que lo toca. Se hundirá en una manta de franela o raso y se retirará de una superficie rugosa, áspera o abrasiva, como el papel de lija. Si lo acaricia suavemente con la palma de la mano, se relajará y tranquilizará. Si lo carga bruscamente, probablemente se sentirá agredido y se pondrá a llorar. Si lo carga con suavidad y lo mece lentamente, se calmará y se mostrará más atento. Al cargarlo, abrazarlo, acariciarlo y arrullarlo conseguirá calmarlo cuando esté agitado y animarlo cuando esté adormilado. Además, le trasmitirá un claro mensaje de amor y afecto. Mucho antes de que empiece a entender las palabras que le dice, su hijo captará sus estados de ánimo y sus sentimientos por la forma en que lo toca.

Logros relacionados con el olfato y el tacto hacia el final de este período

- Prefiere los olores dulces
- Evita los olores amargos o ácidos
- Reconoce el aroma de la leche de su madre
- Prefiere tocar cosas suaves en vez de ásperas
- Le molesta que lo carguen o lo toquen bruscamente

Temperamento

Vamos a poner como ejemplo a dos niñas de la misma familia:

Una es tranquila y calmada y le gusta jugar a solas. Observa todo cuanto ocurre a su alrededor, pero pocas veces exige atención. Si se lo permitieran, dormiría durante muchas horas seguidas y comería en contadas ocasiones.

La otra es muy nerviosa y se sobresalta fácilmente. Agita los brazos y las piernas y vive casi en constante movimiento ya sea despierta o dormida. Aunque la mayoría de los recién nacidos duermen unas catorce horas al día, ella sólo duerme diez y se despierta en cuanto percibe la más mínima actividad a su alrededor. Parece tener prisa por hacerlo todo y hasta come con afán, tragando tanto aire que necesita que le saquen los gases con frecuencia.

Las dos niñas que acabamos de describir son totalmente normales y ambas gozan de buena salud. Ninguna es "mejor" que otra, pero debido a que sus personalidades son tan distintas, serán tratadas de forma diferente desde el principio.

Al igual que estas dos niñas, su bebé manifestará muchos rasgos singulares de personalidad desde las primeras semanas de vida. El ir descubriendo estos rasgos es una de las partes más emocionantes de tener un hijo. ¿Es muy activo y vivaz, o es más bien tranquilo? ¿Es tímido ante las situaciones nuevas, como el primer baño, o disfruta con la novedad? Encontrará claves de la personalidad de su hijo en todo cuanto haga, desde dormirse hasta llorar. Cuanto más se esmere en identificar estas señales y aprenda a responder adecuadamente a la personalidad única de su hijo, más tranquila y más predecible será su vida durante los meses por venir.

Aunque muchos de estos rasgos de carácter tempranos dependen de la constitución genética que el niño ha heredado, es posible que demore en manifestarlos si fue prematuro. Los bebés nacidos antes de tiempo no expresan sus necesidades —como hambre, cansancio o malestar— con tanta claridad como los recién nacidos a término. Pueden ser más sensibles a la luz, el sonido y el tacto durante varios meses. Hasta unas frases cariñosas pueden resultar demasiado intensas para un niño prematuro, poniéndolo nervioso y haciéndole retirar la mirada. Cuando ocurra esto, lo mejor es dejar tranquilo al bebé y esperar a que esté más alerta y preparado para recibir más atenciones. Con el tiempo, la mayoría de estas reacciones iniciales desaparecerán y sus rasgos naturales de carácter se harán más evidentes.

Los bebés de bajo peso al nacer (menos de 5.5 libras o 2.5 kg), aunque hayan nacido a término, suelen ser más pasivos que los demás recién nacidos. Al principio tienden a estar adormilados y a ser poco vivaces. Al cabo de unas semanas, parece como si se despertaran y empiezan a comer ávidamente, pero siguen estando irritables e hipersensibles a los estímulos entre tomas. Esta irritabilidad puede persistir hasta que el niño crezca y madure un poco. Cuanto más se le proteja de la sobreestimulación y se le consuele cuando esté intranquilo, más pronto pasará esta tendencia.

Desde el principio, los rasgos de personalidad de su hijo influirán sobre lo que sienta hacia él y sobre la forma en que lo trate. Si usted tenía una idea formada de cómo criar a su hijo antes del nacimiento, deberá reevaluarla ahora para ver si se

Alertas sobre el desarrollo

Si durante la segunda, tercera o cuarta semana de vida su bebé presenta alguno de los siguientes síntomas de retraso del desarrollo, informe a su pediatra:

- Chupa con poca fuerza y se alimenta con lentitud
- No parpadea ante una luz brillante
- No enfoca ni sigue objetos cercanos que se muevan de un lado a otro
- Rara vez mueve brazos y piernas; parece rígido
- Sus extremidades parecen demasiado flojas o flácidas
- La mandíbula inferior le tiembla constantemente, incluso cuando no llora o está excitado
- No reacciona ante ruidos fuertes

adapta a las características de su bebé. Haga lo mismo con los consejos de los expertos —libros, artículos y, sobre todo, amigos y familiares bien intencionados— sobre "la forma correcta" de cuidar y educar a un niño. La única verdad es que no existe ninguna "forma correcta" de criar a un niño. Usted debe crear sus propias pautas basadas en la personalidad única de su bebé, sus propias ideas y las circunstancias particulares de su vida familiar. Lo importante es aceptar y respetar la individualidad de su bebé. No intente encasillarlo en ningún molde o esquema definido. La personalidad exclusiva de su hijo es su principal fortaleza y al respetar dicha fortaleza desde el principio, contribuirá a sentar las bases de su autoestima y de su capacidad para mantener relaciones armoniosas con los demás.

Juguetes apropiados para el primer mes de vida

- Un móvil de colores y diseños contrastantes
- Un espejo irrompible fijado de forma segura al interior de la cuna
- Cajas de música y discos o cintas de música suave
- Juguetes blandos, de colores brillantes y que emitan sonidos suaves y agradables

Cuidados básicos

Alimentación y nutrición
(Para más información, vea el Capítulo 4)

La leche, sea materna o de fórmula, debe ser la principal fuente de nutrición de su hijo durante los primeros doce meses de vida. Aunque por ahora no tiene que preocuparse mucho por la dieta de su bebé, deberá establecer un patrón de alimentación regular y cerciorarse de que está consumiendo suficientes calorías para crecer bien.

Establecer un patrón de alimentación no significa establecer un horario rígido y empeñarse en que su hijo tome el pecho por un tiempo fijo o que consuma 4 onzas (120 ml) de leche en cada toma. Es mucho más importante aprender a escuchar las señales de su hijo e intentar satisfacer sus necesidades. Si le da leche de fórmula y queda con hambre, probablemente llorará al final de la toma. Por otro lado, si ya está satisfecho en los primeros diez minutos, dejará de succionar y es posible que se quede dormido. Los bebés que son amamantados se comportan de una forma un poco distinta en el sentido de que no lloran cada vez que tienen hambre. La única forma de saber si están comiendo lo suficiente es observar si van aumentando de peso. Además, se les debe dar el pecho por lo menos cada dos o tres horas y no permitir que se salten tomas por estar dormidos hasta que tengan al menos cuatro semanas de edad.

Los "estirones" pueden ocurrir en distintos momentos, según cada bebé. Al principio de la segunda semana de vida y, de nuevo, entre la tercera y la sexta semana, su bebé podría experimentar etapas de crecimiento rápido que lo harán estar más hambriento de lo habitual. Aunque usted no perciba un crecimiento claramente visible, durante estos estirones el cuerpo de su hijo experimentará cambios importantes y necesitará un aporte adicional de calorías. Prepárese para amamantarlo más a menudo en el caso de que le dé el pecho, o para aumentar ligeramente la cantidad de leche si toma biberón.

Si su bebé padece de un problema nutricional, probablemente empezará a perder peso o no lo irá ganando de manera adecuada. Hay varias señales que le pueden ayudar a detectar este tipo de problemas. Si le da el pecho, una de las posibles señales de alarma es que sus senos no se sientan llenos de leche al cabo de una semana. Si no gotean leche al iniciar cada nueva toma, es posible que el bebé no los esté estimulando suficientemente al chupar. Más adelante se mencionan otras señales de alarma. Estas señales también pueden indicar un problema médico no relacionado con la alimentación. En el caso de que persistan, llame al pediatra.

Señales de que el bebé está comiendo demasiado:

- Si se le da el biberón, el bebé toma más de 4 a 6 onzas (120 a 180 ml) por toma.

- Después de alimentarlo, el bebé vomita la mayor parte o todo lo que ha ingerido.

- Las evacuaciones son blandas y acuosas y tiene ocho deposiciones o más al día. (Los bebés que son amamantados podrían tener más deposiciones.)

Señales de que el bebé no está comiendo lo suficiente:

- Si se le da el pecho, el bebé deja de chupar al cabo de diez minutos o antes.

- Moja menos de cuatro pañales diarios.

- Su piel sigue arrugada después de la primera semana.

- Al cabo de tres semanas todavía no se le ha puesto la cara redonda.

- Parece que se queda con hambre, ya que al poco rato de finalizar la toma busca algo para chupar.

- Se pone cada vez más amarillo, en lugar de menos, durante la primera semana.

Alergias o problemas digestivos:

- Después de alimentarlo, el bebé vomita la mayor parte o todo lo que ha ingerido.

- Las evacuaciones son blandas y acuosas, y tiene ocho deposiciones o más al día.

A esta edad, la mayoría de los bebés regurgitan de vez en cuando luego de comer. Esto se debe a que la válvula muscular que hay entre el esófago (el pasaje que hay entre la garganta y el estómago) y el estómago, todavía no han madurado lo suficiente. En lugar de cerrarse por completo, esta válvula queda lo suficientemente abierta como para que el contenido del estómago suba, pase por el esófago y salga por la boca. Se trata de algo normal e inofensivo para el bebé y pasa con el tiempo, por lo general para cuando cumple su primer año.

Cómo cargar al bebé

Puesto que un lactante de pocos meses aún no tiene suficiente tono muscular en el cuello, se le debe cargar de tal modo que la cabeza le quede bien erguida, para evitar que se vaya de un lado a otro o que se mueva de adelante hacia atrás. Esto se consigue apoyando la cabeza en alguna parte del cuerpo del adulto cuando se carga al niño en una posición horizontal, y sosteniendo la cabeza y el cuello con la mano cuando se lleva al niño en posición vertical.

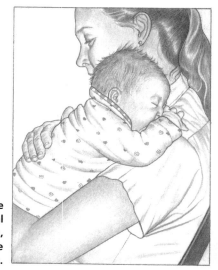

Un lactante de pocos meses, por carecer de suficiente tono muscular en el cuello, se debe cargar de tal modo que la cabeza le quede bien sostenida, para evitar que se mueva de un lado a otro o que se caiga hacia adelante o hacia atrás.

Chupetes

Muchos padres tienen opiniones extremas acerca de los chupetes. Algunos se oponen a su uso, ya sea por su aspecto o porque no les gusta la idea de "consolar" al bebé con un objeto. Otros piensan —erróneamente— que utilizar un chupete es perjudicial para el bebé. Pero los chupetes no provocan problemas médicos ni psicológicos. Si su hijo quiere seguir chupando después de mamar o de tomar el biberón, un chupete llenará esa necesidad.

La razón de un chupete es satisfacer las necesidades de succión no nutritivas del bebé, más no sustituir o retrasar la alimentación. Por lo tanto, ofrézcale el chupete a su hijo después de alimentarlo o entre cada toma, cuando sepa que no tiene hambre. Si su bebé tiene hambre y usted le ofrece el chupete a cambio, es posible que se enfade tanto que tenga problemas al momento de alimentarlo. Recuerde: el chupete es para beneficio de su bebé, no para su conveniencia. Por lo tanto, permítale decidir en qué momento lo quiere.

A algunos bebés el chupete les ayuda a conciliar el sueño. El problema radica en que suelen despertarse en cuanto se les sale de la boca. Cuando su hijo sea mayorcito y tenga la coordinación manual como para agarrarlo y volvérselo a poner en la boca, no habrá ningún problema. Pero, mientras sea tan pequeño, probablemente llorará para que usted venga a ponérselo. En este sentido, los bebés que se chupan los dedos o las manos tienen una ventaja, puesto que sus manos están siempre a su alcance.

A la hora de comprar un chupete, elija uno blando y de una sola pieza (algunos modelos tienen dos piezas que se pueden desmontar). Debe ser lavable, de tal modo que pueda hervirlo o meterlo en el lavaplatos antes de que lo use el bebé. Hasta que el niño cumpla seis meses, hay que lavar el chupete a menudo de alguna de esas dos formas para evitar exponerlo a posibles infecciones cuando su sistema inmune todavía está muy inmaduro. A partir de los seis meses, la probabilidad de contraer infecciones se reducirá considerablemente, por lo que bastará lavarlo con agua y jabón y enjuagarlo bien.

Existen dos tamaños de chupetes: para bebés de hasta seis meses de edad y para bebés mayorcitos. También encontrará una gran variedad de formas, desde modelos cuadrangulares o de "ortodoncia", hasta los corrientes que simulan la mamadera de un biberón. Una vez que elija el más adecuado para su hijo, compre varios de reemplazo; los chupetes tienen la extraña tendencia a desaparecer o a caerse al suelo o en la calle cuando más los necesita. Sin embargo, nunca intente solucionar este problema atando el chupete a un cordel y colgándolo al cuello de su hijo. Esto podría interferir con su respiración o, incluso, llegar a estrangularlo. Por motivos de seguridad, tampoco fabrique usted mismo los chupetes de su hijo utilizando mamaderas de antiguos biberones. Algunos bebés han sacado la mamadera de estos chupetes "caseros" y se han ahogado con ellas.

Al salir de casa

El aire fresco y un cambio de ambiente son favorables tanto para usted como para su hijo, incluso durante el primer mes. Por lo tanto, sáquelo de paseo cuando haga buen tiempo, pero cerciorándose de vestirlo adecuadamente para estas salidas. Puesto que su "termostato" interno no madurará completamente sino hacia el final del primer año, por ahora le costará mucho regular su temperatura corporal cuando se le expone al calor o al frío excesivos. La ropa que le ponga ha de cumplir parte de esta función, conservando el calor cuando haga frío y dejándolo escapar cuando haga calor. Por norma general, su hijo debería llevar una capa de ropa más que usted.

Durante los primeros seis meses de vida, la piel de un bebé también es muy susceptible a sufrir quemaduras solares. Por ello, procure mantener a su hijo lo más alejado posible de la luz del sol, tanto directa como reflejada (por el agua, la arena o el concreto, por ejemplo). Si tiene que sacarlo cuando hay sol, vístalo con ropa ligera y de colores claros, y protéjale la cara de los rayos del sol con un gorrito. Si va a estar acostado o sentado en algún sitio durante cierto tiempo, cerciórese de ponerlo a la sombra y vaya modificando su posición a medida que el sol se mueva. No se recomienda el uso de bloqueador o protector solar en bebés menores de seis meses de edad, pero este tema genera controversia. Algunos dermatólogos opinan que a falta de otras formas de protección —tales como ropa adecuada, sombreros y un lugar con sombra— se le puede poner al bebé bloqueador solar en pequeñas áreas del cuerpo (como la cara y el dorso de las manos). Éste es un asunto que deberá tratarlo con su pediatra.

Otra recomendación importante para los meses de calor: no deje el equipo del bebé (asiento protector, coche, etc.) al sol durante un período largo de tiempo. Las partes metálicas y de plástico de estos artefactos se pueden calentar hasta el punto de poder quemar la piel de un bebé. Revise la temperatura de estas superficies antes de permitir que entren en contacto con el cuerpo de su bebé.

Cuando haga mucho frío o esté lloviendo evite en lo posible sacar a su hijo de casa. Si no tiene más remedio que salir, póngale un suéter caliente sobre la ropa y utilice una gorra caliente para taparle la cabeza y las orejas. Puede protegerle la cara del frío del exterior con una cobija.

Para comprobar si está suficientemente abrigado, tóquele las manos, los pies y la piel del pecho. Sus manos y pies deben estar un poco menos calientes que el resto del cuerpo pero no frías, y su pecho deberá estar caliente. Si sus manos, pies y pecho están fríos, llévelo a una habitación caliente, destápelo y déle algo caliente de tomar, o cárguelo y apriételo contra su cuerpo para que entre en calor. Hasta que no recupere la temperatura corporal normal, las capas adicionales de ropa sólo conseguirán retener el frío. Por lo tanto, utilice los métodos antes mencionados para calentarlo antes de abrigarlo más.

Ayuda temporal para cuidar del bebé

La mayoría de las madres necesitan ayuda cuando llegan a casa con el nuevo bebé. Si el papá puede faltar al trabajo un par de días durante la primera o segunda semana, las cosas se facilitan mucho. De lo contrario, y si la economía familiar no permite contratar a alguien para que ayude a la madre, se podría acudir a uno de los parientes o amigos cercanos. Es mejor dejar todo organizado antes del parto que esperar hasta el último momento para buscar este tipo de ayuda.

En algunas comunidades existen enfermeras visitantes o servicios a domicilio que colaboran en las tareas del hogar. Aunque este tipo de servicio no soluciona los problemas que surgen a medianoche, le da a la madre un par de horas para ponerse al día en los quehaceres o simplemente para descansar un poco. Este servicio también se debe contratar con anticipación.

Sea selectivo a la hora de pedir ayuda. Elija a personas que realmente van a apoyarle. Su meta es reducir el nivel de estrés en lugar de aumentarlo.

Antes de empezar a hacer entrevistas o a pedir la colaboración de amigos o familiares, decida exactamente qué tipo de ayuda le conviene más. Hágase las siguientes preguntas:

- ¿Quiere a una persona que le ayude a cuidar del niño, a limpiar la casa, a cocinar o a hacer un poco de todo?

- ¿Durante qué horas necesita ayuda?

- ¿Necesita a alguien que sepa conducir (para recoger a otros niños en la escuela, ir de compras, hacer diligencias y cosas por el estilo)?

Cuando defina su necesidad, cerciórese de que la persona elegida entiende lo que usted pide y necesita.

La primera niñera de su bebé. Es probable que en algún momento del primer o segundo mes tenga que dejar a su hijo por primera vez al cuidado de otras manos. Cuanto más confíe en esa persona, más fáciles serán las cosas. Por lo tanto, lo mejor es que deje al niño con alguien muy cercano y de plena confianza: la abuela, una buena amiga o un pariente que los conozca bien a ambos.

Cuando sobreviva la primera separación, tal vez piense en buscar una niñera fija. Empiece por pedir recomendaciones a sus amigos, vecinos y compañeros de trabajo o pregunte al pediatra o enfermera si pueden referirla a alguien. Si no obtiene sugerencias de estas personas, tal vez el pediatra conozca una agencia local de cuidado de niños o un servicio de referencia. En caso de que esto tampoco le reporte nada concreto, establezca contacto con los servicios de oferta de empleos en universidades cercanas para que le faciliten listas de estudiantes del área de educación y desarrollo infantil que se ofrecen para cuidar niños. También puede encontrar nombres de posibles candidatos en periódicos comunitarios, las páginas amarillas y carteleras de anuncios de iglesias y supermercados. Sin embargo, debe tener en cuenta que estos anuncios no han pasado por ningún tipo de control. Es de vital importancia que evalúe las referencias —hacer indagaciones acerca de la responsabilidad, madurez y habilidad para seguir instrucciones de la niñera— particularmente si se trata de alguien que acaba de conocer o a quien no conoce muy bien.

Entreviste a todas las candidatas con su hijo presente. Busque a una persona afectuosa, capaz y que coincida con usted en cómo se debe cuidar a un niño. Si le gusta la candidata después de hablar un rato con ella, permítale que cargue al niño para poder ver cómo lo trata. Pregúntele si ha cuidado a niños antes. Aunque la experiencia, las referencias y tener buena salud son aspectos importantes, la mejor forma de evaluar a una niñera es poniéndola a prueba un día que usted vaya a estar en casa. Así su hijo y esa persona tendrán la oportunidad de conocerse mutuamente antes de estar solos y usted podrá comprobar si se siente tranquila dejando a su hijo a su cuidado.

Siempre que deje a su bebé con una niñera, déle una lista con todos los teléfonos de emergencia, incluyendo aquéllos en los que puede localizarla a usted o a otro familiar cercano si surgen problemas. Es importante que sepa en dónde está usted y cómo puede ubicarla en todo momento. Establezca pautas claras sobre qué hacer en caso de una emergencia, y recuérdele que debe llamar al 911 para pedir ayuda de urgencia. Indíquele en dónde están localizadas todas las salidas de su casa, así como los detectores de humo y los extinguidores de incendios. Cerciórese de que sepa qué debe hacer cuando un niño se atraganta o no puede respirar por algún otro motivo (vea *Reanimación cardiopulmonar* y *respiración boca a boca,* página 517, *Atragantamientos*, página 521). Es más, averigüe si la YMCA (Asociación Cristiana de Jóvenes) o la Cruz Roja Americana pueden suministrarle una lista de niñeras que han tomado un curso de reanimación cardiopulmonar (CPR, por sus siglas en inglés) o de medidas de seguridad para el cuidado de niños. Déle cualquier otra orientación que considere importante (por ejemplo, nunca debe abrirle la puerta a un desconocido, aunque sea alguien que traiga un pedido). Pídale que anote cualquier duda que tenga sobre el cuidado del bebé. Informe a sus amigos y vecinos que va a dejar a su hijo con una niñera para que puedan darle una mano en caso de emergencia y pídales que le comenten cualquier sospecha que tengan sobre lo que ocurre en su casa durante su ausencia.

Viajando con su bebé

Los viajes que haga con su hijo cuando aún sea un lactante serán probablemente los más fáciles de todos. Durante esta etapa, lo único que le preocupará al bebé es estar cómodo, lo que significa tener el estómago lleno, los pañales limpios y un sitio agradable donde estar sentado o acostado. Si usted colma estas necesidades básicas, probablemente su hijo viajará sin ocasionar grandes problemas. La clave es tratar de mantener, en lo posible, su rutina.

Los viajes largos que implican un cambio de horario pueden alterar el patrón de sueño de un bebé. (Vea *Viajes en avión,* página 412.) Por lo tanto, haga lo posible por planear sus actividades teniendo en cuenta el patrón de sueño de su hijo y déle varios días para que se vaya ajustando al cambio de horario. Si el bebé se despierta muy temprano, trate de empezar sus propias actividades antes. Prepárese también para irse a dormir antes, pues su pequeño empezará a mostrarse cansado e intranquilo mucho antes de que el reloj indique que es hora de acostarse. No olvide realizar una inspección de seguridad de la cuna que haya en el hotel donde se aloja. (Vea *Cunas*, página 461.)

Si hay un cambio de horario durante más de dos o tres días, el reloj interno de su hijo se irá sincronizando de forma gradual hasta coincidir con su nuevo horario. Usted tendrá que alimentar a su hijo en los momentos en que el cuerpo del bebé le diga que tiene hambre. Mamá y papá —e incluso los hermanos mayores— pueden ser capaces de postergar las comidas para adaptarse al nuevo horario, pero un bebé no es capaz de ajustarse tan fácilmente.

Su bebé se adaptará mejor al nuevo ambiente si le lleva algunas de sus cosas. Si tiene una manta favorita con la que siempre duerme, no se olvide de incluirla en el equipaje. Su sonajero y algunos de sus juguetes también le trasmitirán una sensación de bienestar y seguridad. Utilice el jabón de siempre, una toalla conocida y no olvide llevar uno de sus juguetes de baño para que se sienta a gusto al bañarlo. A la hora de comer, déle los alimentos de siempre. Éste no es el mejor momento para ensayar una nueva leche de fórmula o para presentarle nuevos sabores.

Cuando haga el equipaje, es mejor utilizar una bolsa aparte para las cosas del bebé. Así podrá encontrar todo con más facilidad y no se le olvidará algo importante. También necesitará un bolso grande para pañales, en el que también puede llevar biberones, juguetes pequeños, algo para comer, pomada y toallitas limpiadoras. Lleve el bolso siempre con usted.

Al viajar en auto, compruebe que su bebé esté bien colocado y sujeto en su asiento de seguridad. Para más información sobre asientos de seguridad, vea la página 479. El asiento trasero es el sitio más seguro para cualquier niño. Los asientos de seguridad orientados hacia atrás nunca deben colocarse en el asiento delantero de un auto que tenga bolsa de aire en el lugar del pasajero. A esta edad, un bebé siempre debe ir en un asiento de seguridad orientado en el sentido opuesto al de la marcha. Si va a alquilar un auto, reserve con antelación un asiento de seguridad o lleve el suyo propio, en el caso de que tenga uno. Si el asiento rentado le parece demasiado grande, puede utilizar pañales enrollados para centrar a su bebé.

Asimismo, use un asiento de seguridad siempre que viaje con su bebé en avión o en tren. Si no sabe bien cómo sujetar a su bebé al asiento del avión o del tren, pida ayuda al auxiliar de vuelo o al encargado. Como se describe en el Capítulo 12, a menos que compre un boleto para su bebé, se supone que debe llevarlo en su regazo. La Academia Americana de Pediatría, no aconseja esto, considerando que todos los niños deben viajar debidamente sujetos en un avión. Cuando sobren asientos a bordo, quizás le permitan colocar al bebé en un asiento distinto del suyo sin tener que pagar un boleto más.

Si su bebé toma el biberón, no lleve la leche justa, sino bastante más de la que necesitará durante el viaje, por si hay un retraso inesperado. El auxiliar de vuelo o el encargado le ayudarán a mantenerla fría hasta que vaya a utilizarla. Si le da el pecho a su bebé y quiere tener privacidad, pídale al auxiliar de vuelo una manta para cubrirse.

Un biberón o chupete podría tener otros beneficios al viajar con un bebé en avión. Los cambios rápidos en la presión del aire asociados con el viaje aéreo pueden provocarle molestias al niño en el oído medio. Los bebés no pueden "destaparse" los oídos intencionalmente como lo hacen los adultos (al tragar o bostezar), pero sí pueden sentir cierto alivio dentro del oído al chupar de un biberón o chupete. Para reducir el riesgo de dolor, alimente a su bebé durante el vuelo y no deje que se quede dormido cuando el avión está por descender.

La familia

Un mensaje especial para las mamás

Una de las razones por las que este primer mes puede ser tan difícil es que usted aún se está recuperando físicamente del estrés del embarazo y el parto. Podrán pasar varias semanas hasta que su cuerpo vuelva a la normalidad, sus heridas cicatricen (si le practicaron una episiotomía o una cesárea) y usted esté en capacidad de reanudar su actividades cotidianas. También es muy probable que experimente altibajos en su estado de ánimo debido a los cambios hormonales que están teniendo lugar en su cuerpo. Estos cambios pueden provocar episodios repentinos de llanto sin motivo aparente o una ligera depresión durante las primeras semanas. Estas emociones se pueden intensificar debido al agotamiento provocado por el hecho de tener que levantarse de noche cada dos o tres horas para alimentar y cambiar al bebé.

Es posible que estos bajones anímicos —en caso de que los experimente— la hagan sentirse un poco "loca", avergonzada o, incluso, que crea que es una "mala madre". Por muy difícil que le parezca, intente mantener estas emociones en perspectiva recordándose a sí misma que se trata de algo normal después de un embarazo y un parto. Hasta los papás se sienten a veces tristes y se ponen más emotivos de lo habitual cuando acaban de tener un hijo (probablemente como reacción ante la intensidad psicológica de la experiencia). Para impedir que la tristeza domine su vida —y para poder disfrutar de su bebé— evite aislarse durante las primeras semanas. Procure dormir cuando duerma su hijo, de tal modo que no se le vaya acumulando el cansancio. Si estos sentimientos persisten más allá de las primeras semanas o se intensifican demasiado, hable con el pediatra o con su propio médico para que le brinden ayuda adicional. (En el Capítulo 5, páginas 148 a 149, encontrará más información sobre la llamada "melancolía posparto".)

Las visitas de familiares y conocidos pueden ayudarle a combatir la tristeza al celebrar con usted la llegada del bebé. Quizás le lleven regalos de bienvenida para el recién nacido o —algo aún mejor para estas primeras semanas— le ofrezcan ayudarla con las comidas o con las tareas domésticas. Pero las visitas también pueden resultar agotadoras para usted y abrumadoras para el bebé e, incluso, pueden exponer a la criatura a infecciones. Es conveniente restringir las visitas durante las dos primeras semanas y mantener al bebé alejado de cualquier persona que tenga tos, un resfriado u otra enfermedad contagiosa. Pida a los visitantes que llamen antes de venir, que se laven las manos antes de tocar o cargar al bebé y que su visita no se alargue demasiado hasta que el hogar retorne a su rutina regular. Si al bebé parece molestarle el ajetreo, no deje que las visitas lo carguen o se le acerquen demasiado.

Si le agobian las llamadas telefónicas y tiene un contestador automático, utilícelo para ganar un poco de tranquilidad. Grabe un mensaje en el que informe el sexo y el nombre del bebé, la fecha y hora de su nacimiento, así como su peso y longitud. Después active el contestador y quítele el timbre a su teléfono. Así podrá contestar las llamadas cuando pueda sin sentirse estresada o culpable cada vez que suene el teléfono. Si no tiene un contestador automático, mantenga el teléfono descolgado o tape el timbre con una almohada.

Con un nuevo bebé en casa, visitas constantes, dolor en su cuerpo, cambios impredecibles en su estado de ánimo y, en algunos casos, otros hijos reclamando su atención, es fácil descuidar los quehaceres domésticos. Resígnese de antemano: la ropa no se va a lavar con la frecuencia habitual, la casa va a tener más polvo que de costumbre y muchas comidas serán congeladas o traídas de un restaurante. Seguramente podrá ponerse al día al mes siguiente. Por ahora, lo importante es que se concentre en recuperarse físicamente y en disfrutar de su nuevo bebé.

Un mensaje especial para los papás

Éste puede ser un período de mucha tensión para la pareja. Es casi imposible encontrar tiempo —y mucho menos, energía— para dedicárselo al otro, considerando que hay que dividir el tiempo entre las demandas casi constantes del bebé, las necesidades de otros niños, los quehaceres domésticos y el horario laboral del padre. (En nuestra sociedad, no todos los padres tienen la opción de tomar una licencia de paternidad, lo que permitiría reducir estas tensiones). Una noche tras otra despertándose para alimentar, cambiar y pasear al bebé para apaciguar su llanto, terminan por fatigar a cualquiera. Si ambos padres no procuran compartir estas tareas y uno asume las responsabilidades mientras el otro duerme un rato, el agotamiento puede levantar un muro inmenso e innecesario entre ambos.

Durante este período, algunos papás también sienten que se les margina del niño y que no reciben cariño y atención por parte de su pareja, sobre todo si se amamanta al bebé. El hecho de que los ginecólogos tiendan a prohibir las relaciones sexuales durante las primeras semanas, tampoco ayuda a la causa. Aunque no

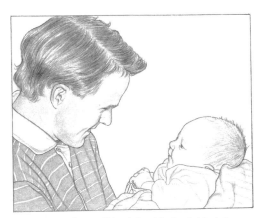

Participe en lo posible del cuidado del bebé y juegue con él a menudo. Así establecerá un vínculo emocional tan fuerte como el que tiene el pequeño con su madre.

existiera esta advertencia, muchas mujeres sencillamente no sienten deseos de tener relaciones sexuales durante un tiempo después del parto debido al agotamiento físico y al estrés emocional que pueden estar sintiendo.

Los conflictos y los celos que surjan en esta época serán temporales. Pronto se establecerá una nueva rutina que les permitirá dedicarse tiempo el uno al otro y normalizar su vida sexual y sus actividades sociales. Mientras tanto, hagan un esfuerzo por pasar tiempo a solas cada día y recuerde que está permitido que se abracen, besen y mimen el uno al otro, así como también al bebé.

Una forma positiva de afrontar este asunto es hacer que el padre participe en todo lo posible del cuidado del bebé y que dedique un rato a jugarle y mimarlo. Esos momentos le permitirán establecer un vínculo emocional con el bebé tan fuerte como el que tiene con la madre.

Esto no significa que las madres y los padres jueguen con sus bebés del mismo modo. En general, los padres suelen activar y excitar a los bebés, mientras que las madres tienden a estimularlos de forma más sutil, como mecerlos suavemente e involucrarlos en juegos tranquilos, canciones y otras actividades relajantes. Los padres suelen inventar juegos más bruscos y ruidosos y mueven al bebé con más vigor. Los bebés reaccionan en consonancia, riéndose y moviéndose más con papá que con mamá. Desde el punto de vista del bebé, ambos estilos de juego son igualmente valiosos y, de hecho, se complementan a la perfección. Éste es otro motivo más para que ambos padres participen activamente del cuidado del bebé.

Un mensaje especial para los abuelos

La primera vez que mire a los ojos a su nieto o nieta, es probable que le asalten muchos sentimientos: amor, fascinación, asombro y felicidad, junto con muchas otras emociones. Tal vez se remonte a la época en que sus hijos nacieron y sienta un inmenso orgullo de que su propio hijo o hija adulta esté sacando adelante a su propia familia.

Dependiendo de sus propias responsabilidades y de lo cerca que viva de su nieto, puede y debe participar en lo posible de la vida del nuevo bebé. Las investigaciones indican que los niños que han tenido el aporte de sus abuelos tienen una mejor niñez y un mejor futuro en general. Usted tiene mucho amor y gran cantidad de abrazos por dar, lo cual puede reportarle un gran beneficio a su nieto. A medida que pasa tiempo con el pequeño, establecerá y fortalecerá un vínculo perdurable y se convertirá en una valiosa fuente de cariño y orientación.

Si vive en la misma ciudad que su nuevo nieto, visítelo con frecuencia a las horas que considere apropiadas su hijo adulto. (No se aparezca sin anunciarse o sin que le inviten y, por supuesto, reconozca en qué momento debe marcharse.) A la vez, estimúlelos a que vayan a su casa. (Cerciórese de poner su hogar a prueba de niños como lo recomienda este libro.) Limite al mínimo los consejos y más aún las críticas que ofrezca a los nuevos padres; a cambio, déles apoyo, respete sus opiniones y sea paciente. Es posible que su enfoque de crianza sea bastante distinto al que usted usó, pero recuerde que ellos ahora son los padres. Si le preguntan:

"Mami, ¿qué crees que debo hacer con respecto a....?" obviamente debe dar su opinión. Comparta su punto de vista, pero sin tratar de imponerles sus creencias. Recuerde que ha trascurrido un buen tiempo desde que usted crió niños, y aunque muchas cosas pueden ser las mismas, hay otras que han cambiado bastante. Pregunte cómo puede apoyar a los nuevos padres en el proceso de crianza y siga lo que el sentido común le dicte en cuanto a cómo, dónde y qué tan a menudo debe cooperar. Por ejemplo, podría enfo-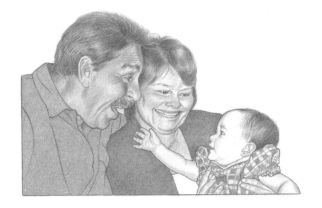carse en el cuidado básico del bebé, incluyendo su alimentación y cambio de pañales, pero sin intentar llevar el mando. Asimismo, ofrézcale a la pareja una tregua de tanto en tanto para que salgan de noche (o incluso un fin de semana fuera de casa cuando ya sea oportuno). Pero independientemente de qué tan a menudo los visite, llámelos con frecuencia, no sólo durante la infancia de su nieto, sino también en los años siguientes cuando ya pueda mantener una conversación con el niño.

Cuando su nieto vaya creciendo, cuéntele cómo era su mamá o su papá de niño. El compartir la historia familiar y enseñar sus valores, son aportes importantes en la vida del niño. Entre tanto, podría empezar a hacer un álbum de fotos y otros recordatorios de su nieto para compartirlo con el niño algún día. Como parte del álbum, cree un árbol genealógico en el que contribuyan los diversos miembros de la familia. Procure reunirse con ellos en los días festivos, asistir a las fiestas de cumpleaños y, más adelante, ir a los partidos de fútbol y béisbol del pequeño atleta.

Si vive a cientos de kilómetros de distancia, y por lo tanto no puede hacerse presente en la vida de su nieto como quisiera, aún puede ser un excelente abuelo o abuela a la distancia. Una magnífica opción para estar en contacto es el Internet. Si los nuevos padres tienen una cámara digital, pídales que le manden fotos de su nieto por correo electrónico de tal modo que las pueda ver desde su computadora. Quizás los padres también pueden hacer un video de su nieto. A su vez, mándeles videos de usted y su cónyuge para que se los muestren al niño cuando sea más grande.

Hermanos

Ante el entusiasmo que se respira en casa por la llegada del nuevo bebé, el hermano (o hermanos) tiende a sentirse relegado. También puede estar contrariado por la hospitalización de mamá, sobre todo si se trata de su primera separación prolongada. Incluso cuando la madre vuelve a casa, es posible que le cueste entender por qué está tan cansada y no puede jugar con él como de costumbre. Si a esto le sumamos las atenciones que mamá empieza a prodigarle al recién llegado —¡atenciones que sólo un par de semanas antes le correspondían a él!—

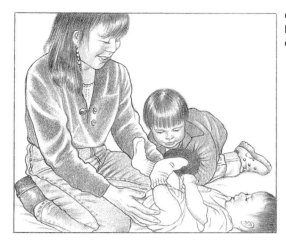

Cuando llegue el bebé, probablemente su hermano mayor se sentirá muy orgulloso y deseoso de proteger al nuevo hermanito.

es lógico que surjan los celos y se sienta relegado. Depende de ambos padres buscar la forma de hacerle ver al hermano que aún se le quiere y valora mucho, así como ayudarle a llevarse bien con su nuevo "competidor".

He aquí algunas sugerencias para tranquilizar al niño mayor y hacerlo partícipe de los cuidados del bebé durante el primer mes.

1. Si está permitido, deje que vaya al hospital a visitar a mamá y al nuevo bebé.

2. Cuando mamá regrese a casa, es conveniente que le traiga un regalo especial para celebrar el acontecimiento.

3. Reserve un momento del día para estar a solas con cada niño. Tanto mamá como papá deben tratar de pasar un rato con cada niño, individualmente y juntos.

4. Cuando le esté tomando fotos a su recién nacido, retrate también al niño mayor, solo y junto al bebé.

5. Pida a los abuelos o a otro pariente cercano que lleven al niño mayorcito a algún sitio especial como al zoológico, al cine o a merendar. Este detalle puede ser de gran ayuda cuando el niño se sienta un tanto abandonado.

6. Tenga a la mano unos cuantos regalitos para el niño mayor. Cada vez que venga alguien a la casa con un regalo para el bebé, déle uno al hermano mayor.

7. Especialmente durante el primer mes, cuando el bebé necesita comer con tanta frecuencia, el niño mayor puede ponerse muy celoso debido a la cercanía que usted tiene con el recién nacido mientras lo alimenta. Para compartir con el hermano mayor estos momentos tan íntimos, relátele un cuento mientras amamanta o le da el biberón al pequeño. Los cuentos relativos al tema de los celos lo animarán a ventilar sus sentimientos y le ayudarán a aceptar más al recién llegado.

Alertas de salud

A continuación figuran algunos problemas médicos que tienden a inquietar a los padres durante el primer mes del bebé. (Para obtener más detalles sobre los problemas que pueden presentarse a lo largo de la niñez, consulte los listados de la segunda parte de este libro.)

Problemas respiratorios. Normalmente, su bebé debe tener entre 20 y 40 respiraciones por minuto. Este patrón será más regular cuando su hijo esté durmiendo y goce de buena salud. Cuando esté despierto, de vez en cuando puede respirar más deprisa durante un período corto y luego hacer una pausa (de menos de diez segundos) antes de volver a respirar con normalidad. Si tiene fiebre, su ritmo respiratorio puede aumentar en unas dos respiraciones por minuto por cada grado de fiebre. Si tiene mucha mucosidad, su respiración puede verse afectada, debido a que sus conductos nasales son muy estrechos y se tapan fácilmente. Para atenuar este problema, lo mejor es utilizar un humidificador en frío y una perilla succionadora de goma (que por lo general la obsequian en el hospital; para saber como se usa, vea la página 218). En algunas ocasiones, es recomendable ponerle al bebé gotas nasales con una solución salina para ablandarle la mucosidad y despejarle la nariz.

Diarrea. Un bebé sufre de diarrea si tiene deposiciones muy blandas y aguadas más de seis a ocho veces al día. La diarrea por lo general se debe a infecciones virales. El peligro, sobre todo a esta edad tan tierna, es la excesiva pérdida de agua que termine en deshidratación. Los primeros síntomas de deshidratación son la sequedad de la boca y una disminución significativa de pañales mojados. Pero no espere a que aparezcan estos síntomas. Si las evacuaciones del bebé son muy sueltas y ocurren más a menudo que después de cada toma (más de seis a ocho veces al día), llame al pediatra.

Sueño excesivo. Puesto que no todos los lactantes necesitan dormir la misma cantidad de horas, es difícil saber cuándo un bebé está demasiado adormilado. Si su hijo empieza a dormir más de lo habitual, es posible que tenga una infección y por lo tanto es importante que llame al pediatra. Así mismo, si su bebé está siendo amamantado y durante el primer mes duerme más de cinco horas seguidas sin despertarse, debe plantearse la posibilidad de que no esté comiendo lo suficiente o de que alguna medicina que usted tome lo esté afectando a través de la leche ingerida.

Infecciones oculares. (Vea también *Problemas de lagrimeo,* página 681.) Algunos bebés nacen con uno o ambos conductos lagrimales parcial o totalmente bloqueados. Éstos suelen abrirse hacia la segunda semana, cuando se empiezan a producir las primeras lágrimas. En caso contrario el bloqueo producirá un lagrimeo líquido o un tanto mucoso. Las lágrimas, en lugar de drenarse a través de la nariz, empezarán a caer por los párpados. Esto no es dañino y los conductos tienden a abrirse sin necesidad de tratamiento. Para contribuir a que se abran, de un masaje suave en la comisura del ojo y hacia abajo, en el lado correspondiente de la nariz. Sin embargo, hágalo sólo bajo la supervisión del pediatra.

Si los conductos lagrimales siguen bloqueados impidiendo que las lágrimas drenen como deberían, es factible que se infecten. Estas infecciones producen una secreción blanquecina en la comisura del ojo. Las pestañas se vuelven pegajosas y es posible que, al secarse, se peguen entre sí mientras el bebé duerme, de tal modo que le resulte imposible abrir el ojo. Este tipo de infecciones suelen tratarse con gotas o pomadas especiales que receta el médico después de examinar el ojo del bebé. A veces, basta con limpiar suavemente las pestañas con agua estéril. Cuando las pestañas de su hijo estén pegajosas, empape una mota de algodón en agua estéril y pásela suavemente por los párpados del bebé, avanzando desde la nariz hacia afuera. Utilice cada algodón sólo una vez y luego tírelo a la basura. Utilice todos los algodones que necesite hasta que vea que el ojo está bien limpio.

Aunque este tipo de infecciones leves pueden ocurrir varias veces durante los primeros meses, lo más probable es que remitan sin necesidad de un tratamiento complejo y sin dejar secuelas. En muy pocas ocasiones el bloqueo de los conductos lagrimales requiere intervención quirúrgica. Si el ojo del bebé está inyectado en sangre o enrojecido, es posible que tenga una infección más grave, denominada conjuntivitis. En tal caso, informe al pediatra de inmediato.

Fiebre. Si su bebé está muy inquieto o lo nota más caliente de lo habitual, póngale el termómetro (Vea *Cómo tomar la temperatura rectal,* página 72). Si su temperatura rectal supera los 100.4 °Fahrenheit (38 °centígrados) en dos lecturas independientes y la calentura no se explica por el hecho de que el bebé esté demasiado abrigado, llame al pediatra de inmediato. Durante el curso de las primeras semanas de vida la fiebre puede indicar una infección y, a esta edad, el estado del niño se puede agravar rápidamente.

Flacidez. Todos los recién nacidos lucen un tanto flácidos ya que sus músculos todavía están formándose, pero si su bebé parece excesivamente flácido o pierde tono muscular, podría ser el síntoma de un problema grave, como una infección. Póngase en contacto con el pediatra de inmediato.

Audición. Fíjese bien en cómo reacciona su bebé ante los sonidos, aun cuando haya pasado la evaluación de audición para recién nacidos. ¿Se sobresalta ante los ruidos fuertes o repentinos? ¿Se tranquiliza o se orienta hacia usted cuando le habla? Si no parece responder con normalidad a los sonidos, pídale al pediatra que le haga una prueba formal de audición. (Vea *Pérdidas de la audición,* páginas 635 a 639.) Este tipo de pruebas son particularmente recomendables en bebés extremadamente prematuros, que sufrieron de falta de oxígeno durante el parto, bebés que han tenido infecciones graves o bien que han nacido en familias con antecedentes de pérdidas de audición durante la primera infancia. Si usted tiene la más mínima sospecha de que su hijo no oye correctamente, debe pedir que le hagan este tipo de prueba lo antes posible, ya que es muy fácil que un retraso en el diagnóstico y el tratamiento de una pérdida auditiva interfiera con el desarrollo normal del lenguaje.

Ictericia. La ictericia, el color amarillento que a menudo tiene la piel de los recién nacidos, a veces persiste durante la segunda semana en los bebés que son amamantados. (Vea la página 153.) A veces se debe interrumpir la lactancia materna por un periodo de 24 a 48 horas para que esta condición desaparezca. En cuanto desaparece la ictericia se puede volver a dar el pecho al bebé, ya que este tipo de ictericia no tiende a ser recurrente. Si volviera a aparecer, se puede intentar una nueva interrupción de la lactancia materna o bien un cambio definitivo a la leche de fórmula. El pediatra le ayudará a tomar la mejor decisión al respecto. (Para obtener más detalles sobre la ictericia, vea el Capítulo 5, página 152.)

Temblores. A muchos recién nacidos les tiembla la barbilla y agitan las manos, pero si todo el cuerpo del bebé parece temblar, puede deberse a un nivel muy bajo de azúcar o calcio en la sangre, o a cierto tipo de trastorno convulsivo. Póngase en contacto con el pediatra para determinar la causa de los temblores.

Erupciones e infecciones. Éstas son algunas de las erupciones más habituales en los recién nacidos:

- **Costra infantil (dermatitis seborreica)** Este trastorno consiste en la aparición de escamas gruesas, en forma de costra, en el cuero cabelludo del infante. Lavarle el pelo al bebé y cepillarle las escamas diariamente ayuda a controlar este trastorno. Suele desaparecer por sí solo durante los primeros meses, pero puede requerir tratamiento con un champú especial. (Vea *Costra infantil y Dermatitis seborreica,* página 789.)

- **Infecciones en las uñas de las manos o de los pies.** Se ven como zonas enrojecidas alrededor de las uñas, dando la sensación de que duelen al tocarse. A veces, pueden remitir mediante compresas calientes, pero es mejor que las vea el doctor ya que pueden requerir medicamentos.

- **Infecciones umbilicales.** Suelen manifestarse por el enrojecimiento de la zona que rodea la base del cordón umbilical. Deben ser examinadas por el pediatra. Si su hijo tiene una infección umbilical, podría necesitar antibióticos o incluso hospitalización.

- **Dermatitis del pañal.** Vea las instrucciones para su tratamiento en las páginas 58 a 59.

Aftas. La aparición de áreas blanquecinas en la boca del bebé puede indicar que tiene una infección bastante común provocada por hongos. Se trata con medicinas fungicidas recetadas por el pediatra.

Visión. Observe cómo le mira su bebé cuando está alerta. Cuando el rostro del bebé está a una distancia de 8 a 15 pulgadas (20.3 a 38.1 cm) del suyo, ¿le sigue con la mirada cuando usted se mueve?; ¿sigue una lucecita o un juguete pequeño en movimiento situado a esta misma distancia? A esta edad, es posible que su hijo parezca bizco o que de vez en cuando un ojo se le vaya hacia adentro o hacia afuera. Esto se debe a que los músculos oculares, encargados de controlar el

Síndrome de Muerte Súbita del Lactante

Aproximadamente uno de cada dos mil lactantes mueren mientras duermen, sin motivo aparente, entre la cuarta y la decimosexta semana de vida. Estos bebés generalmente han recibido un trato adecuado y no tienen síntomas obvios de enfermedad. La autopsia no permite identificar la causa de estas muertes que, por este motivo, se consideran casos de *Síndrome de Muerte Súbita del Lactante* o *Muerte en la Cuna.*

Este tipo de muerte se da más frecuentemente durante el invierno y entre niños de sexo masculino que pesaron poco al nacer. Los niños prematuros, los que cuentan con un historial familiar de muertes súbitas, los hijos de madres fumadoras y los que duermen boca abajo (vea la página 49) también corren mayor riesgo. Existen muchas teorías que intentan explicar este síndrome, pero ninguna de ellas ha sido validada. Las infecciones, la alergia a la leche, la neumonía y el maltrato han sido descartados como posibles causas. La teoría que actualmente cuenta con más defensores es que hay cierto retraso en la maduración de los centros de activación del cerebro de algunos niños que los predispone a dejar de respirar bajo ciertas condiciones.

Si su hijo deja de respirar de vez en cuando o se pone azul, el pediatra probablemente querrá hospitalizarlo para cerciorarse de que este tipo de episodios no obedece a causas que se puedan tratar y para evaluar la gravedad del trastorno. Si los episodios son muy severos, es posible que el pediatra le sugiera que aprenda las técnicas de reanimación

movimiento visual, aún no han madurado lo suficiente. Sin embargo, es importante que los dos ojos tengan un movimiento equivalente y que ambos se muevan en todas las direcciones. Asimismo, el niño debe ser capaz de seguir objetos cercanos que se mueven lentamente. Si no puede hacerlo, o si es muy prematuro o sufrió de falta de oxígeno durante el parto, es posible que el pediatra lo refiera a un especialista para que le examine los ojos a fondo.

Vómitos. Si su bebé empieza a vomitar con fuerza (expulsando grandes cantidades de líquido, en lugar de sólo unos pocos buches), acuda inmediatamente al pediatra para asegurarse de que no tiene obstruida la válvula que hay entre el estómago y el intestino delgado (estenosis hipertrófica del píloro; vea la página 573.) Asimismo, si el vómito persiste por más de doce horas o está acompañado de diarrea o fiebre, llévelo al pediatra.

Aumento de peso. A mediados del primer mes, su hijo debe aumentar de peso con rapidez (de media onza a una onza diaria —14 a 28 gramos—). En caso contrario, el pediatra querrá verificar si su hijo está consumiendo suficientes calorías y

cardiopulmonar (CPR, por sus siglas en inglés) y que instale un monitor en casa para conectarlo mientras el bebé duerme. Estos aparatos miden el ritmo respiratorio y hacen sonar una alarma cuando baja demasiado. Si su hijo nació prematuro, es posible que el pediatra prefiera controlar este trastorno con medicinas como la cafeína o la teofilina, que estimulan la respiración.

Junto a los sentimientos normales de tristeza y depresión, muchos padres que pierden a sus hijos debido al Síndrome de Muerte Súbita del Lactante se sienten culpables y se vuelven extremadamente protectores, tanto con los hermanos mayores como con los bebés que vienen más adelante. Una pareja puede encontrar ayuda en los grupos de apoyo locales o a través de la National SIDS Alliance, con sede en Maryland. En caso necesario, pregunte al pediatra qué recursos hay en la localidad donde vive. Hasta el momento, la mejor medida preventiva que los padres pueden tomar es acostar al bebé boca arriba. Desde 1992, la Academia Americana de Pediatría ha recomendado que los bebés siempre duerman en esta posición. Antes de que se expidiera esta recomendación, más de 5,000 bebés morían al año en los Estados Unidos debido a la muerte de cuna. Pero hoy en día, con la disminución en el número de bebés que duermen boca abajo, los casos de muerte de cuna se han reducido a menos de 3,000 al año. Cada una de estas muertes es trágica y hay campañas que siguen promocionando el mensaje de que los padres y el personal que cuida niños coloquen a los bebés boca arriba al momento de acostarlos a dormir.

que las está absorbiendo correctamente. Prepárese a contestar las siguientes preguntas:

- ¿Con qué frecuencia alimenta al bebé?

- ¿Cuánto ingiere en una toma? (si le da el biberón) ¿Durante cuánto tiempo mama? (si le da el pecho)

- ¿Cuántas deposiciones tiene al día?

- ¿Cuál es la cantidad de materia fecal y cómo es su consistencia?

- ¿Con qué frecuencia orina?

Si el bebé come bien y sus evacuaciones son normales tanto en cantidad como en consistencia, probablemente no hay ningún motivo de alarma. Quizás su hijo está un poco demorado en su crecimiento, o quizás cometieron algún error cuando lo pesaron al nacer. Su pediatra probablemente le citará para otra visita dentro de dos o tres días para reevaluar la situación.

Cuestiones de seguridad

Asientos de seguridad para el auto

- *Cada vez* que vaya en auto, su hijo debe ir en un asiento de seguridad que cumpla con todos los requisitos federales de seguridad y que esté correctamente colocado en el vehículo. A esta edad, debe ir en el asiento trasero del auto y orientado en el sentido opuesto al de la marcha, esto es mirando hacia atrás. Nunca coloque un asiento de seguridad en un auto cuyo asiento delantero (del pasajero) esté equipado con bolsa de aire.

El baño

- Cuando bañe al bebé en el fregadero de la cocina o en el lavamanos, colóquelo sobre una toalla para evitar resbalones y sosténgalo por las axilas. Nunca prenda el lavaplatos al momento en que su bebé está siendo bañado en el fregadero pues podría causarle quemaduras debido al agua caliente del lavaplatos.
- Regule el termostato de su calentador a 120 °Fahrenheit (48. 9 °centígrados) o menos para evitar posibles quemaduras.

Cambiador

- No deje nunca al bebé solo encima de una superficie que esté por encima del nivel del suelo. Incluso siendo tan pequeño, podría estirarse cuando esté cerca del borde y caerse.

Prevención de asfixia

- No le ponga talco al bebé. Si llegara a inhalarlo, podría sufrir serios daños pulmonares y problemas respiratorios.
- Despeje la cuna de objetos pequeños (ganchos o imperdibles, piezas de juguetes, etc.), que el bebé pueda tragar.
- Nunca deje bolsas de plástico u otro tipo de envoltorio al alcance del bebé.

Prevención de incendios

- Vista al bebé con ropa repelente a las llamas.
- Instale detectores de humo en los lugares apropiados de la casa.

Supervisión

- Nunca deje a su hijo solo en la casa, el jardín o dentro de un auto.

Cadenitas y cordones

- No deje cordeles ni cuerdas colgando en la cuna.
- No cuelgue chupetes, medallas u otros objetos en la cuna o en alguna parte del cuerpo del bebé.
- No ponga cadenitas, collares ni cordeles alrededor del cuello del bebé.
- No use ropa con cordones.

Movimientos bruscos

- No agite ni sacuda vigorosamente la cabeza del bebé.
- Cuando mueva al bebé, sujétele siempre la cabeza y el cuello.

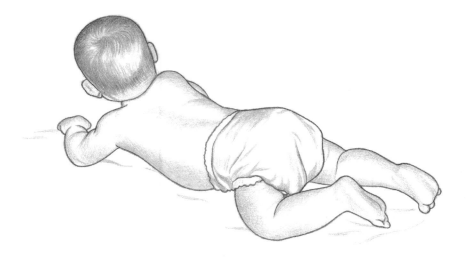

7

Del primer al tercer mes de edad

*A*l iniciarse el segundo mes del bebé, gran parte del estupor, agotamiento e incertidumbre que sintió después del parto darán paso a la confianza. Probablemente ya ha establecido cierta rutina (aunque bastante dura) que gira entorno a las tomas y los ratos en que duerme el bebé. Ya se habrá adaptado a tener a un nuevo miembro en la familia y comienza a conocer su temperamento. Y probablemente ya recibió un regalo que compensa todos sus sacrificios: la primera sonrisa real del bebé. Esto es un pequeño anticipo de las delicias que le esperan durante los próximos tres meses.

Entre el primer y el cuarto mes, su hijo experimentará una transformación espectacular, pasando de ser un bebé totalmente dependiente a un infante activo y expresivo. Perderá muchos de sus reflejos de recién nacido, al tiempo que irá adquiriendo un mayor control voluntario de su cuerpo. Se pasará horas mirándose las manos y observando cómo se

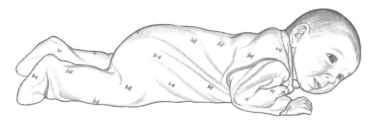

mueven. Así mismo, cada vez le interesará más su entorno, sobre todo la gente que lo rodea. Pronto aprenderá a reconocer su rostro y su voz y sonreirá cuando le vea o le oiga. En algún momento del segundo o tercer mes hasta llegará a "contestarle" emitiendo gorjeos y ruiditos intencionales. En cada uno de estos descubrimientos y logros, verá una faceta más de la personalidad emergente de su hijo.

Habrá ocasiones en que el desarrollo de su bebé parecerá retroceder. Por ejemplo, es posible que después de llevar varias semanas durmiendo de corrido en la noche, de repente empiece a despertarse de nuevo cada tres horas. ¿Qué significa esto? Lo más probable es que sea un indicativo de que el niño está por dar un importante paso en su proceso evolutivo. Es posible que en una o dos semanas vuelva a dormir toda la noche y que durante el día esté mucho más despierto y pendiente de la gente y de lo que pasa a su alrededor. Los progresos evolutivos como éste suelen ir precedidos de "retrocesos" temporales. Por muy frustrante que esto le parezca al principio, pronto aprenderá a reconocer las señales, a anticipar lo que pasará y a valorar estas etapas de cambio.

Crecimiento y desarrollo

Aspecto físico y crecimiento

Del primer al cuarto mes, su hijo seguirá creciendo al ritmo que estableció durante las primeras semanas. Cada mes aumentará entre 1½ y 2 libras (0.7 a 0.9 kg) y crecerá entre 1 y 1½ pulgadas (2.5 a 4 cm). El tamaño de su cabeza aumentará una media pulgada (1.25 cm) al mes. Puesto que estas cifras son sólo promedios, si el desarrollo de su hijo se ajusta a una de las curvas normales de las gráficas de crecimiento de las páginas 140 a 143, no tiene de qué alarmarse.

A los dos meses, las fontanelas de la cabeza del bebé seguirán estando abiertas y planas, pero hacia el segundo y tercer mes, la fontanela de la parte posterior debe haberse cerrado. Por otra parte, a esta edad la cabeza puede parecer desproporcionada, ya que está creciendo más rápido que el resto del cuerpo. Esto es normal y su cuerpo no tardará en alcanzar las proporciones normales.

A los dos meses, su hijo lucirá regordete, pero en cuanto empiece a utilizar los brazos y las piernas más activamente, sus músculos se desarrollarán y la grasa empezará a desaparecer. Sus huesos también crecerán rápidamente y, conforme sus brazos y piernas se "aflojan", tanto el tronco como las extremidades parecerán estirarse, dándole un aspecto más espigado.

Movimiento

Al empezar este período, muchos de los movimientos de su hijo seguirán siendo reflejos. Por ejemplo, es posible que adopte la postura de "espadachín" cada vez que gire la cabeza (reflejo tónico del cuello, vea la página 161) y que extienda los brazos si oye un ruido fuerte o percibe que se está cayendo (reflejo de Moro, página 160). Pero, como ya señalamos, estos reflejos empezarán a desaparecer durante el segundo o tercer mes. Es posible que al perder tales reflejos su hijo parezca menos activo, pero a partir de ahora sus movimientos, aunque sutiles, serán intencionales y conllevarán de manera constante a una actividad más madura.

Uno de los desarrollos más importantes de estos primeros meses es el aumento del tono muscular del cuello. Coloque a su hijo sobre el estómago y observe qué ocurre. Antes de los dos meses de edad, se esforzará por levantar la cabeza para mirar a su alrededor. Aunque sólo logre mantenerla levantada durante un par de segundos, esto le permitirá ver las cosas desde un ángulo ligeramente distinto, así como retirar la nariz y la boca de cualquier cojín o manta que le obstruya la vista. Estos "ejercicios" momentáneos también le ayudarán a fortalecer los músculos de la parte posterior del cuello, de tal modo que hacia el cuarto mes de edad, podrá levantar la cabeza y el pecho apoyándose sobre los antebrazos. Esto es un gran logro, ya que le permitirá tener el control y la libertad de mirar a su alrededor cuando lo desee, en lugar de limitarse a mirar el colchón o el móvil de su cuna.

Para usted, este desarrollo también será muy conveniente, pues ya no tendrá que preocuparse tanto por sujetarle la cabeza al cargarlo. Si usted utiliza un cargador ajustado a su espalda o al frente para llevar al pequeño, a partir de ahora el bebé podrá sostener su propia cabeza y mirar a su alrededor mientras usted camina.

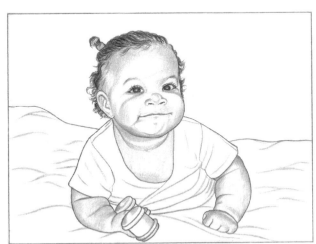

Cuando cumpla cuatro meses, su bebé podrá levantar la cabeza y el pecho y mantenerse en esta postura apoyándose sobre los antebrazos.

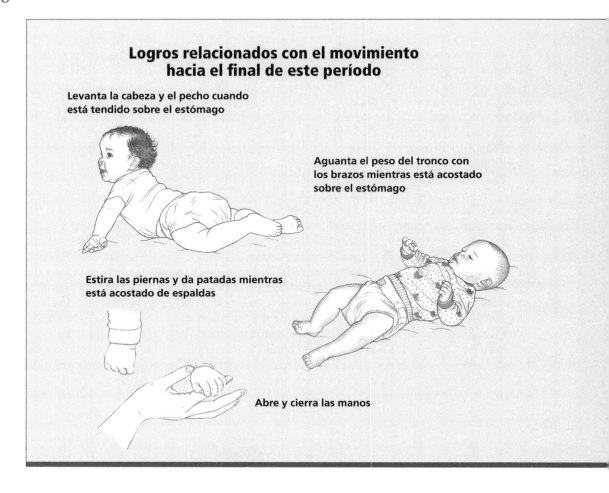

Logros relacionados con el movimiento hacia el final de este período

Levanta la cabeza y el pecho cuando está tendido sobre el estómago

Aguanta el peso del tronco con los brazos mientras está acostado sobre el estómago

Estira las piernas y da patadas mientras está acostado de espaldas

Abre y cierra las manos

El control de los músculos de la parte anterior del cuello y de los abdominales se desarrolla más lentamente, por lo que su hijo tardará más tiempo en levantar la cabeza cuando esté boca arriba. Cuando su hijo tenía tan sólo un mes, si le estiraba suavemente de los brazos para sentarlo, la cabeza se le caía hacia atrás. Hacia el cuarto mes, su hijo podrá sostener la cabeza en cualquier dirección.

Las piernas de su bebé también se volverán más fuertes y activas. A lo largo del segundo mes empezarán a enderezarse desde la postura arqueada hacia adentro que es propia de los recién nacidos. Aunque las patadas que dé seguirán siendo en su mayoría reflejas durante cierto tiempo, sus piernas adquirirán fuerza con rapidez y, al final del tercer mes, es posible que ya sea capaz de darse vuelta, poniéndose boca arriba a partir de la postura boca abajo. (Tal vez no podrá voltearse de la postura boca arriba a la postura boca abajo hasta que tenga seis meses de edad). Puesto que usted no podrá predecir cuándo va a darse vuelta, deberá vigilarlo de cerca cuando lo ponga sobre el cambiador o cualquier otra superficie que esté por encima del nivel del suelo.

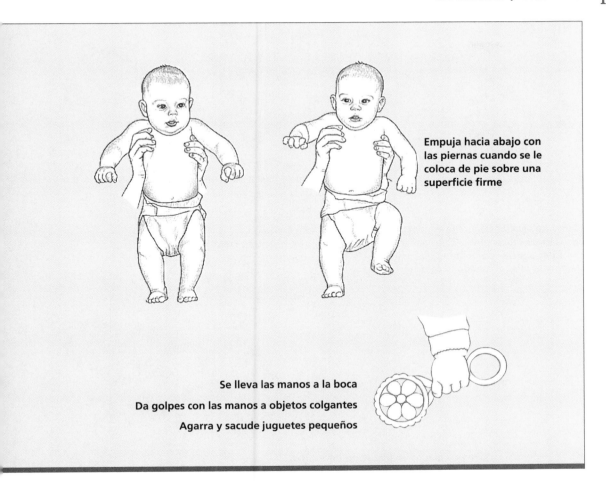

Empuja hacia abajo con las piernas cuando se le coloca de pie sobre una superficie firme

Se lleva las manos a la boca

Da golpes con las manos a objetos colgantes

Agarra y sacude juguetes pequeños

El reflejo de marcha que tuvo de recién nacido desaparece alrededor de las seis semanas, por lo que tal vez no vuelva a ver a su hijo dar un paso hasta que esté listo para andar. Sin embargo, a partir del tercer o cuarto mes podrá doblar y estirar las piernas a voluntad. Si lo coloca en posición vertical y lo deja apoyar los pies en el suelo, empujará hacia abajo y estirará las piernas como si se parara por sí mismo (sólo que usted lo está sosteniendo). Entonces doblará las rodillas y descubrirá que puede impulsarse hacia arriba.

Los brazos y las manos de su hijo también adquirirán mayor movilidad durante estos tres meses de vida. Al principio, tendrá las manos cerradas en forma de puño, con el pulgar aprisionado por los demás dedos; si le abre la mano separándole los dedos y le coloca un sonajero en la palma, lo agarrará automáticamente, pero no sabrá agitarlo ni llevárselo a la boca. Se mirará las manos con interés cuando —por casualidad o a raíz de un movimiento reflejo— entren en su campo visual, pero es muy probable que no sea capaz de acercárselas a la cara.

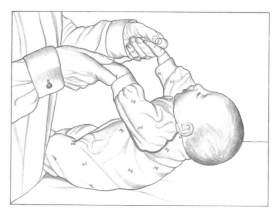

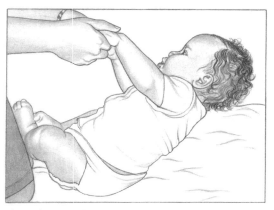

Al mes de nacido, si jala suavemente al bebé de los brazos para sentarlo, la cabeza se le caerá hacia atrás (por lo tanto, sosténgale siempre la cabeza cuando lo cargue).

Sin embargo, a los cuatro meses, su hijo podrá sostener la cabeza en cualquier dirección.

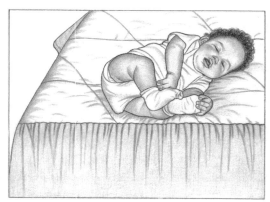

Puesto que no se puede predecir cuándo el niño va a darse vuelta, deberá estar muy pendiente de él.

Sin embargo, en el curso de un par de meses se producirán muchos cambios. De repente, las manos de su bebé parecerán relajarse y los brazos se abrirán hacia afuera. Durante el tercer mes, tendrá las manos medio abiertas gran parte del tiempo y usted verá cómo las abre y las cierra cuidadosamente. Si le coloca un sonajero en la palma de la mano, lo agarrará, quizás se lo lleve a la boca y, después de examinarlo bien, lo soltará. (Cuanto más ligero sea el objeto, mejor controlará sus movimientos.) Nunca parecerá aburrirse de sus manos, y podrá pasar largos ratos entretenido mirándose los dedos.

Su hijo tratará insistentemente de llevarse las manos a la boca, pero la mayoría de sus esfuerzos iniciales serán inútiles. Aun cuando sus dedos lleguen ocasionalmente a su destino, enseguida se alejarán del mismo. Pero hacia el cuarto mes es probable que ya domine este juego y podrá llevarse el pulgar a la boca y mantenerlo allí por el tiempo que quiera. Si le pone un sonajero en la palma de la mano, lo agarrará con fuerza, lo agitará, se lo llevará a la boca y hasta es posible que se lo cambie de mano.

Su bebé también podrá alcanzar objetos colgantes con precisión y rapidez, no sólo con ambas manos, sino con todo el cuerpo. Cuelgue un juguete encima de su cabeza cuando esté acostado boca arriba y verá cómo levanta manos y piernas para golpearlo o agarrarlo. Su cara se pondrá tensa en señal de concentración y hasta es posible que llegue a levantar un poco la cabeza hacia el objeto. Será como si todo su cuerpo vibrara de entusiasmo al ir dominando nuevas habilidades.

Visión

Los bebés de un mes no pueden ver con mucha claridad más allá de las 12 pulgadas (30.4 cm) de distancia más o menos, pero examinan con gran detenimiento todo lo que entra en su campo visual: la esquina de su cuna, el juego de luces, las sombras de la pared, las formas del móvil que cuelga encima de él. No obstante, el rostro humano será su imagen favorita. Cuando lo cargue, fijará automáticamente la mirada en su cara y, sobre todo, en sus ojos. A menudo, el sólo ver sus ojos le hará sonreír. Su campo de visión aumentará poco a poco, de tal modo que podrá contemplar todo su rostro en lugar de un solo rasgo, como los ojos. Cuando esto ocurra, responderá mucho más a las expresiones faciales en las que se usen la boca, la mandíbula y las mejillas. También le encantará "coquetearle" a su propia imagen. Si le compra un espejo irrompible diseñado para colocarlo en el interior de una cuna o corral, se podrá entretener cuando esté solo.

Durante las primeras semanas de vida, a su hijo le costará bastante seguir visualmente la trayectoria de un objeto en movimiento. Si usted mueve rápidamente una pelota o un juguete de un lado a otro delante de su hijo, parecerá mirar al vacío, o si usted sacude la cabeza, el bebé ya no podrá enfocar la mirada en sus ojos. Sin embargo, hacia el segundo mes se producirá un cambio espectacular, ya que los ojos de su hijo estarán más coordinados y funcionarán de forma sincronizada, moviéndose y enfocándose al mismo tiempo. Muy pronto podrá seguir objetos que se mueven en un semicírculo completo delante de él. Esta mayor

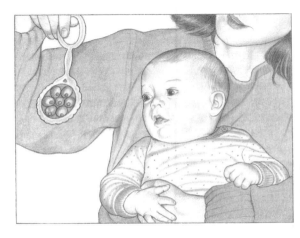

A los dos meses de edad, los ojos de su bebé tendrán más coordinación y funcionarán de forma sincronizada, moviéndose y enfocándose a la vez.

coordinación visual también le permitirá percibir la profundidad necesaria para seguir con los ojos objetos que se acercan o se alejan de él. Hacia los tres meses, también adquirirá el control de brazos y manos necesario como para golpear objetos que cuelguen delante o encima de él. Su puntería aún tardará mucho en perfeccionarse, pero con la práctica irá mejorando la coordinación ojo-mano. Sin embargo, si los ojos de su bebé no pueden seguir una trayectoria de una sola vez cuando cumple tres meses de edad, hable con su pediatra.

La visión a distancia también se desarrolla durante este período. Quizás note que cuando tenga unos tres meses, su hijo le sonríe de un extremo a otro de la habitación o que observa un objeto que está a varios pies de distancia. Hacia el cuarto mes, lo puede sorprender observando la pantalla lejana del televisor o mirando por la ventana. Éstas son señales de que su capacidad de ver a distancia se está desarrollando apropiadamente.

La visión de los colores madura aproximadamente al mismo ritmo. Los bebés de un mes son bastante sensibles al brillo y a la intensidad de los colores; por lo tanto, prefieren mirar diseños llamativos en blanco y negro o con fuertes contrastes. De hecho, los colores pastel que solemos asociar con la habitación de un recién nacido no son los más apreciados por un bebé debido a su limitada visión de los colores. Hacia el cuarto mes de edad, ya es capaz de percibir toda la gama de colores y tonos.

A medida que la vista de su bebé se desarrolla, buscará espontáneamente cosas más estimulantes que ver. Cuando tenía un mes de edad, sus diseños favoritos eran las imágenes lineales simples, como rayas anchas o un tablero de ajedrez. A los tres meses, le interesarán mucho más los diseños circulares (tablero de tiro al blanco, espirales). Por tal motivo las caras, que contienen tantos círculos y curvas, le resultarán más atractivas.

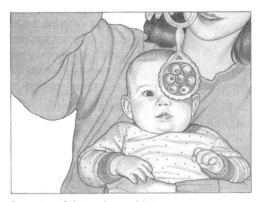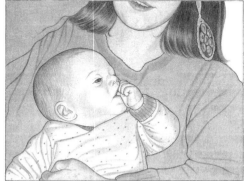

Pronto podrá seguir un objeto que se mueve en semicírculo delante de él.

Audición y producción de sonidos

Así como un bebé prefiere el rostro humano a cualquier otro diseño visual, también prefiere la voz humana a cualquier otro sonido. La voz de su madre es sin duda su sonido preferido, puesto que la asocia con calor, alimento y bienestar. A los bebés les gustan las voces agudas de las mujeres en general, algo que la mayoría de los adultos perciben de forma intuitiva, ya que, sin darse cuenta, hablan con ese tono al dirigirse a un bebé.

La próxima vez que hable con su bebé, escúchese a sí misma. Quizás note que emplea un tono más agudo, habla más despacio, exagera ciertas sílabas y abre la boca y los ojos más de lo habitual. Esta actitud teatral es la mejor forma de captar la atención de un bebé y hacerlo reír.

Al percibir el modo en que usted y otras personas le hablan, su hijo descubrirá la importancia del lenguaje mucho antes de entender o repetir palabras específicas. Cuando tenga un mes, será capaz de reconocer a la mamá a partir de la voz, incluso si usted está en otra habitación y, cuando le hable, se sentirá más seguro, aliviado y entretenido. Cuando le sonría y gorjee en respuesta a sus palabras, su hijo verá la alegría en su rostro y aprenderá que la conversación es un proceso de ida y vuelta. Estas primeras conversaciones le enseñarán muchas reglas sutiles de la comunicación, tales como el turnarse para hablar, la entonación, la imitación y las pausas, y la velocidad de la interacción verbal.

Hacia el segundo mes de vida, es posible que el bebé empiece a repetir algunos sonidos vocálicos (aahh, oohh), sobre todo después de que usted le hable utilizando palabras o frases claras y simples. Con el tiempo es fácil adoptar el hábito de hablarle a un bebé con palabritas infantiles, pero debe tratar de alternar esto con el lenguaje adulto y dejar de utilizar el lenguaje "de bebé" cuando su hijo tenga seis meses.

Logros relacionados con la visión hacia el final de este período

- Observa los rostros con intensidad

- Sigue con la mirada objetos en movimiento

- Reconoce personas y objetos familiares a distancia

- Empieza a utilizar manos y ojos de forma coordinada

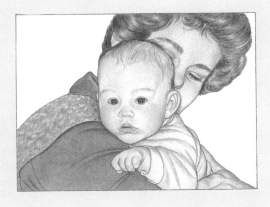

Hacia el cuarto mes, su hijo balbuceará asiduamente y se pasará largas horas entretenido produciendo nuevos sonidos (mu-mu, ba-ba). También será más sensible al tono de su voz y al énfasis que ponga en ciertas palabras y frases. Con el paso de los días, aprenderá a saber cuándo va a alimentarlo, a cambiarle los pañales, a sacarlo de paseo o a acostarlo según la voz que usted emplee. La forma en que le hable le trasmitirá muchas cosas acerca de su estado de ánimo y su temperamento, y de igual manera, la forma en que él reaccione le dirá a usted mucho acerca de su pequeño hijo. Si le habla de modo animado o reconfortante, probablemente su bebé le sonreirá o gorjeará. Si le grita o le habla con voz de enojo, tal vez se sobresalte o se ponga a llorar.

Logros relacionados con la audición y el lenguaje al final de este período

- Sonríe al escuchar su voz
- Empieza a balbucear
- Empieza a imitar algunos sonidos
- Gira la cabeza en dirección del sonido

Desarrollo emocional y social

Hacia el segundo mes, su bebé pasará la mayor parte del tiempo observando y escuchando a la gente que lo rodea. Aprenderá que los demás lo entretienen, lo tranquilizan, lo alimentan y le ayudan a sentirse a gusto. Se sentirá bien cuando le sonrían y parecerá saber instintivamente que él también puede sonreír a los demás. Incluso durante su primer mes de vida habrá hecho alguna mueca que otra. Durante el segundo mes, estos movimientos se convertirán en señales auténticas de placer y simpatía.

¿Ya lo ha visto sonreír por primera vez de forma real? Éste será un momento culminante tanto para usted como para su hijo. Si aún tenía dudas, esta sonrisa le hará sentir que todas las noches en vela y los caóticos días de las primeras semanas merecen la pena, y hará lo posible por seguir cosechando más sonrisas. Por su parte, el bebé descubrirá de repente que, con sólo mover los labios, puede mantener "conversaciones" con usted ya que al sonreír consigue captar aún más su atención y a la vez sentirse bien. El sonreír será otro modo además del llanto de expresar sus necesidades y ejercer cierto control sobre lo que le ocurre.

Al principio su bebé parecerá sonreír al vacío, sin mirarle a los ojos. Pero no deje que esto la mortifique. Mirar hacia otro lado le da cierto control y le evita sentirse abrumado por usted. Es un modo de tener una visión general sin "sentirse atrapado" por sus ojos. De este modo, puede fijarse al mismo tiempo en su expresión facial, el sonido de su voz, el calor de su cuerpo y la forma que tiene de cargarlo. A medida que se conocen mejor, su hijo cada vez la mirará más a los ojos y usted aprenderá a aumentar su "tolerancia" —sosteniéndolo a cierta distancia de su rostro, modulando la intensidad de su voz o modificando sus expresiones faciales.

Hacia los tres meses, su hijo se convertirá en el "maestro de las sonrisas". A veces empezará una "conversación" dirigiéndole una amplia sonrisa y emitiendo ruiditos para captar su atención. Otras veces estará a la expectativa, observando su rostro hasta que usted le dedique la primera sonrisa para devolvérsela con entusiasmo. Todo su cuerpo participará en estos diálogos. Abrirá las manos, elevará los brazos y moverá brazos y piernas al ritmo de su voz. Sus expresiones faciales también serán un espejo de las suyas. Mientras le habla, puede abrir los ojos y la boca de par en par y, si usted saca la lengua, ¡es posible que su hijo haga lo mismo!

Obviamente, es probable que su hijo no se comporte del mismo modo con todo el mundo. Al igual que las personas mayores, los bebés prefieren ciertas personas a otras. Y sus adultos favoritos, por supuesto, serán sus padres. Alrededor del tercer o cuarto mes, su hijo empezará a interesarse por otros niños. Si tiene hermanos, se alegrará en cuanto alguno de ellos empiece a hablarle. Si oye voces de niños procedentes de la calle o de la televisión, es posible que se mueva para ver de dónde vienen. Esta fascinación por los niños aumentará a medida que vaya creciendo.

Los abuelos o las niñeras conocidas pueden recibir al principio una sonrisa cautelosa, seguida de gorjeos y gestos corporales cuando lleven un rato jugando con el pequeño. En contraste, los desconocidos cosecharán solo una mirada de

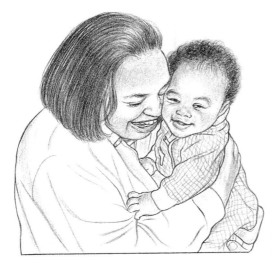

A medida que se conozcan mejor, su bebé le sostendrá la mirada por un período de tiempo más largo.

curiosidad o un esbozo de sonrisa. Esta conducta selectiva sugiere que, incluso a esta tierna edad, su hijo empieza a categorizar quién es quién en su vida. Aunque las señales son muy sutiles, no cabe duda de que está empezando a apegarse a sus seres queridos.

Aunque esta interacción no verbal puede parecer un simple juego, los intercambios iniciales de este tipo desempeñan un papel importante en el desarrollo emocional y social de un bebé. Si usted responde con rapidez y entusiasmo a las sonrisas de su hijo y participa con frecuencia en este tipo de "conversaciones", le transmitirá el mensaje de que lo considera importante, que puede confiar en usted y que tiene cierto control sobre su propia vida. Al reconocer estas señales y evitar interrumpirlo o ignorarlo cuando "le hable", también le demostrará que lo valora y lo tiene en cuenta. Así fomentará su autoestima en vías de desarrollo.

A medida que su bebé crece, la comunicación entre ambos variará en función de los deseos y necesidades del pequeño. Día a día, usted se dará cuenta de que su hijo tiene tres niveles generales de necesidad que cada uno refleja una faceta distinta de su personalidad:

1. Cuando sus necesidades sean urgentes —por ejemplo, cuando tenga mucha hambre o le duela algo— se lo hará saber a su manera: gritando, gimiendo o mediante un lenguaje corporal intenso. Con el tiempo usted aprenderá a reconocer estas señales tan rápidamente, que podrá colmarlas casi antes de que el pequeño sepa qué es lo que quiere.

2. Si su hijo duerme apaciblemente, o está despierto y se entretiene por su cuenta, usted sabrá con certeza que en ese momento todas sus necesidades han sido satisfechas. Esos ratos de tranquilidad le permitirán a usted descansar u ocuparse de otras cosas. Los momentos en que su hijo juegue a solas constituyen una magnífica oportunidad para observar —desde la distancia— cómo se están desarrollando las nuevas destrezas del pequeño, tales como alcanzar y agarrar cosas, seguir algo con la mirada o el uso de sus manos.

3. Cada día su hijo tendrá momentos en que, a pesar de tener cubiertas sus necesidades básicas, seguirá estando inquieto o quejoso. Quizás le transmita su intranquilidad con un gemido, con movimientos agitados, o con estallidos de actividad desenfrenada entre períodos de calma. Es probable que ni él mismo sepa qué es lo que quiere, pero hay varios recursos para calmarlo. Podría ser efectivo jugarle, hablarle, cantarle, arrullarlo o pasearlo; en otras ocasiones bastará con cambiarlo de postura o simplemente dejar que "se desahogue". Quizás un recurso determinado lo calme momentáneamente, pero enseguida se pondrá aún más intranquilo y reclamará más su atención. Este ciclo tal vez no se rompa hasta que lo deje llorar por un rato o lo distraiga haciendo algo distinto, como sacarlo de casa o alimentarlo. Por muy agotadores que sean estos momentos, le permitirán a usted y a su hijo conocerse mutuamente. Descubrirá cómo le gusta a su hijo que lo mezan, qué gestos o voces cómicas le divierten y qué cosas prefiere mirar. El pequeño, a su vez, descubrirá qué es lo que tiene que hacer para captar su atención, cómo se esfuerza usted por complacerlo y cuál es su límite de tolerancia.

Con el tiempo, disminuirán los períodos de necesidades apremiantes y su hijo se distraerá solo durante lapsos de tiempo cada vez más largos. Esto se debe en parte a que usted aprenderá a anticipar y colmar muchas de las necesidades del pequeño antes de que llegue a sentirse incómodo. Asimismo, el sistema nervioso del bebé irá madurando y, por lo tanto, cada vez estará más capacitado para afrontar las situaciones diarias por su cuenta. Conforme vaya controlando su cuerpo, podrá hacer más cosas para distraerse a sí mismo y experimentará menos frustraciones. Los períodos en que es más difícil satisfacerlo tal vez tarden algunos años en desaparecer por completo, pero a medida que se vuelva más activo, será más fácil distraerlo. La meta final es que aprenda a superar estas crisis por su cuenta.

Durante los primeros meses no tema "malcriar" a su hijo por dedicarle tantas atenciones. Esté pendiente de él y reaccione con prontitud cuando reclame sus cuidados. Es posible que no siempre consiga tranquilizarlo, pero de todos modos es bueno demostrarle que se preocupa por él. De hecho, entre más se apresure a tranquilizar a su hijo cuando esté inquieto durante sus primeros seis meses de vida, menos reclamará su atención cuando sea mayor. A esta edad, su hijo necesita que lo calmen frecuentemente para sentirse seguro y aprender a confiar en usted. El ayudarlo a adquirir esta sensación de seguridad ahora, le ayudará a sentar las bases de confianza para que pueda irse separando progresivamente de usted hasta llegar a ser una persona fuerte e independiente.

Cuidados básicos

Alimentación

Idealmente, durante los primeros cuatro a seis meses de vida de su bebé, la dieta debe consistir exclusivamente de leche, ya sea materna o de fórmula*. La cantidad de leche ingerida en cada toma debería aumentar gradualmente de 4 a 5 onzas (120 a 150 ml) durante el segundo mes a 5 ó 6 onzas (150 a 180 ml) hacia el cuarto. Su consumo diario de leche debe llegar a unas 30 onzas (900 ml) para el cuarto mes de vida. Por lo general, esta cantidad es suficiente para satisfacer las necesidades nutricionales de un bebé de esta edad. Si nota que su bebé casi siempre se queda con hambre después de lo que usted considera una toma adecuada, solicite el consejo de su pediatra. Cuando un bebé que es amamantado no aumenta de peso, es posible que la madre haya empezado a producir menos leche. Se puede recurrir a diversas técnicas para incrementar el suministro de leche y de la toma en sí. Si es claro que el bebé está tomando suficiente leche pero aún parece tener hambre, es posible que el doctor le recomiende que empiece a darle alimentos sólidos.

*Este asunto genera diversas opiniones entre los expertos de la Academia Americana de Pediatría. La Sección sobre Lactancia Materna respalda la lactancia materna como la fuente exclusiva de alimentación durante los primeros seis meses de vida. El Comité sobre Nutrición respalda la introducción de otros alimentos entre los cuatro y los seis meses de edad cuando sea posible adquirir alimentos complementarios seguros y nutritivos para el bebé.

Sin embargo, los sólidos sólo deben introducirse al final de este período, puesto que los bebés más pequeños tienden a expulsar la comida con la lengua, lo que dificulta alimentarlos con cuchara. Además, esposible que los bebés de pocos meses no toleren algunos alimentos sólidos. Si realmente necesita introducir sólidos en la dieta de su hijo, empiece con los alimentos menos alergénicos, como cereal de arroz, y dilúyalo al máximo con leche materna o de fórmula. (Para obtener más información sobre la introducción de sólidos, vea el Capítulo 8).

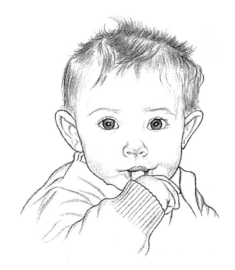

Aunque no modifique la dieta de su hijo, probablemente notará que sus deposiciones van cambiando durante estos meses. Sus intestinos tendrán más capacidad y absorberán más nutrientes de la leche, por lo que las deposiciones tenderán a estar más sólidas. También irá perdiendo el reflejo gastrocólico, por lo que ya no deberá tener una deposición después de cada toma. (Vea *Evacuaciones,* en la página 60.) De hecho, entre el segundo y el tercer mes la frecuencia de las deposiciones debe disminuir notoriamente, tanto en los bebés que son amamantados como en los que toman el biberón. Algunos niños de esta edad que son amamantados sólo evacuan una vez cada tres o cuatro días, y un número reducido de niños totalmente sanos ensucian los pañales solamente una vez a la semana. Siempre y cuando su hijo coma bien, siga aumentando de peso y sus deposiciones no sean demasiado duras o secas, no hay por qué alarmarse debido a una disminución en la frecuencia de las mismas.

Logros socio-emocionales hacia el final de este período:

- Comienza a desarrollar la sonrisa social
- Disfruta jugando con los demás y tal vez llore cuando se acaba el juego
- Se vuelve más comunicativo y expresivo con el rostro y el cuerpo
- Imita algunos movimientos y expresiones faciales

Sueño

Hacia los dos meses de edad, su bebé estará más alerta, será más sociable y pasará más horas despierto durante el día. Esto lo hará estar un poco más cansado de noche, cuando todo esté oscuro y en silencio y cuando nadie lo entretenga. Al mismo tiempo, la capacidad de su estómago habrá aumentado, por lo que no necesitará alimentarse tan seguido. Como resultado, es posible que empiece a saltarse una toma nocturna y que duerma desde las 10 P.M. hasta que amanezca. Hacia el tercer mes, la mayoría de los bebés (aunque no todos) duermen de corrido por la noche (entre siete y ocho horas seguidas).

Si su hijo no empieza a dormir toda la noche cuando tenga tres meses, probablemente deberá tratar de mantenerlo despierto en las tardes y al anochecer. Juegue activamente con él o deje que se una al resto de la familia en la cocina o en la sala, para que no tenga la tentación de quedarse dormido antes de tiempo. Aumente también la cantidad de leche (si le da el biberón) o la duración de la última toma del día (si le da el pecho) para que no se despierte demasiado temprano porque tiene hambre.

Incluso después de que su bebé tenga un patrón establecido de sueño bastante regular y razonable, pueden surgir problemas. Por ejemplo, es bastante habitual que a esta edad los bebés confundan el día con la noche, de tal modo que duerman más durante el día. Aunque este tipo de situaciones parecen ocurrir sin previo aviso, suelen desarrollarse en el transcurso de varios días. El bebé empieza durmiendo más de lo normal por el día, lo que le hace estar más despierto por la noche. Si lo alimentan y lo consuelan cuando se despierta de noche, adoptará este nuevo ciclo de sueño de forma bastante natural. Para evitar o erradicar este hábito, induzca a su hijo a que se duerma lo más pronto posible cuando se despierte de noche. No encienda la luz, no le hable ni juegue con él. Si necesita alimentarlo y cambiarlo, intente desvelarlo lo menos posible. Así mismo, manténgalo despierto al máximo durante el día y no lo acueste antes de las 10 u 11 de la noche. *Recuerde que a esta edad los bebés deben dormir boca arriba* (pero déjelo estar boca abajo cuando esté despierto puesto que esto es bueno para su desarrollo físico normal). Si tiene paciencia y es consistente, el patrón de sueño de su hijo pronto empezará a regularizarse. (Vea *Cómo ayudar a su hijo a conciliar el sueño,* página 49.)

Asimismo, muchos bebés tienden a despertarse mucho más temprano de lo que sus padres quisieran. Este problema a veces se soluciona colocando cortinas en las ventanas para que no entre la luz del sol, y si el niño se despierta, es posible que vuelva a dormirse al cabo de unos minutos de intranquilidad. Si esto no funciona, procure mantenerlo despierto una hora más por la noche. Lamentablemente, no todos los bebés son capaces de seguir durmiendo hasta tarde por las mañanas; muchos se despiertan automáticamente y están listos para empezar el nuevo día en cuanto amanece. Si éste es el patrón de su hijo, no tendrá más remedio que adaptar su propio horario al de su bebé. Cuando sea mayorcito (entre los seis y los ocho meses), es posible que se distraiga si le deja sus juguetes favoritos en la cuna mientras usted disfruta de unos cuantos minutos más de sueño.

Alertas sobre el desarrollo

Aunque cada bebé se desarrolla de una forma distinta y a su propio ritmo, el no alcanzar ciertos pasos evolutivos puede indicar un problema médico o de desarrollo que requiere atención especial. Si percibe alguna de las señales de alarma que se especifican a continuación, póngase en contacto con el pediatra.

- Sigue teniendo el reflejo de Moro después de los cuatro meses

- No parece reaccionar ante ruidos fuertes

- No percibe sus propias manos a los dos meses

- No sonríe al escuchar la voz de su madre a los dos meses

- No sigue con la mirada objetos en movimiento entre los dos y los tres meses

- No agarra ni sostiene objetos a los tres meses

- No sonríe a la gente a los tres meses

- No sostiene bien la cabeza cuando tiene tres meses

- No intenta alcanzar ni agarrar juguetes para los tres a cuatro meses

- No balbucea cuando tiene entre tres y cuatro meses

- No se lleva objetos a la boca cuando tiene cuatro meses

- Empieza a balbucear, pero no intenta imitar ninguno de los sonidos que usted hace cuando tiene cuatro meses

- No empuja hacia abajo con las piernas cuando se le coloca de pie sobre una superficie dura cuando tiene cuatro meses

- Tiene problemas para mover uno o ambos ojos en todas las direcciones

- Vira sus ojos la mayor parte del tiempo (Es normal que se le crucen los ojos de vez en cuando durante los primeros meses.)

- No presta atención a las caras nuevas o se asusta mucho ante caras o ambientes desconocidos

- Sigue teniendo el reflejo tónico del cuello después de cumplir los cuatro o cinco meses

Juguetes y actividades apropiadas para un bebé de uno a tres meses

- Imágenes o libros que tengan fuertes contrastes
- Móviles de formas variadas y colores brillantes
- Un espejo irrompible adherido al interior de la cuna
- Sonajeros
- Cantarle canciones
- Ponerle música variada de cajas de música, discos compactos o cintas grabadas

A veces, le podrá parecer que su bebé se ha despertado cuando, de hecho, está atravesando una fase de sueño ligero. Puede retorcerse, moverse agitadamente y hasta llorar, y sin embargo, estar dormido. O puede estar despierto pero a punto de volver a quedarse dormido si se le deja solo. No cometa el error de intentar calmarlo en esos momentos; sólo conseguirá despertarlo más y retrasar el momento en que vuelva a agarrar el sueño. Si en cambio permite que haga aspavientos y llore unos minutos, aprenderá a volverse a dormir sin tener que contar con su ayuda. Algunos bebés necesitan llorar para "quemar energía" y poder conciliar el sueño o despertarse. Un máximo de quince a veinte minutos de llanto no le harán daño a su hijo. Sin embargo, cerciórese de que no llora porque tiene hambre, le duele algo o está mojado. Aunque le cueste mucho dejar llorar a su bebé por tan siquiera un par de minutos, a largo plazo será mejor para ambos.

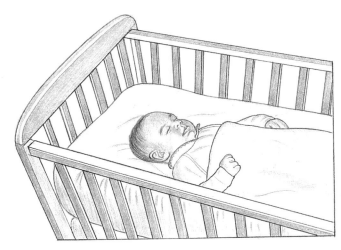

A partir de los tres meses de edad, la mayoría de los bebés (aunque no todos) duermen toda la noche de corrido.

Para los abuelos

Como abuelo o abuela, su papel en la vida no sólo del nieto recién nacido y de sus padres sino de los niños mayores, puede ser muy importante. Procure dedicarle tiempo a los niños mayores que pueden sentirse un poco abandonados ante el hecho de que el bebé acapara la atención. Usted puede "suplantar" a los padres a medida que se ajustan a su nuevo bebé planeando alguna actividad con el hermano o hermana del pequeño. Por ejemplo podría invitar al niño a:

- Acompañarle a las tiendas o a hacer otra actividad
- Pasear en auto
- Oír música, contarle cuentos o involucrarlo en otra actividad estimulante
- Dormir en casa de la abuela

Como sugerimos en otras partes del libro (vea las páginas 184, 246 y 285), usted puede desempeñar diversas e importantes funciones para ayudar a su hija o hijo a ajustarse al nuevo miembro de la familia. Ayúdelos con la limpieza, las compras y otras diligencias. Asimismo, pero sin entrometerse demasiado, comparta con ellos algunas de sus nociones sobre el cuidado de un bebé, quizás explicándoles lo "normal" que es el llanto, el color de las deposiciones, las pequeñas erupciones u otros cambios en el color de la piel, así como todo lo demás que puede ocurrir durante los primeros meses. Por ejemplo, habrá momentos de frustración para los nuevos padres, como cuando el bebé llora excesivamente y es difícil consolarlo. En estos casos, apoye y anime a los padres y, de ser posible, déles un respiro llevándose al bebé a pasear en coche. Los consejos y la ayuda de los abuelos pueden tener un efecto calmante y "salvador" en los nuevos padres.

Hermanos

Hacia el segundo mes de vida de su hijo, usted quizás ya se haya acostumbrado a tener un nuevo bebé en casa. Pero es posible que sus hijos mayores aún no se hayan adaptado a esa situación. En particular si éste es su segundo hijo, es posible que el primero esté resentido por haber dejado de ser el centro de atención. Habiendo perdido esta posición privilegiada, es probable que intente recuperarla a toda costa, lo que muchas veces significa portarse mal.

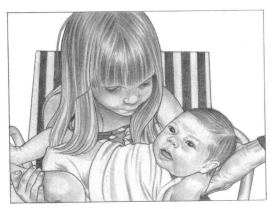

Establezca normas claras y consistentes, como no cargar al bebé sin permiso.

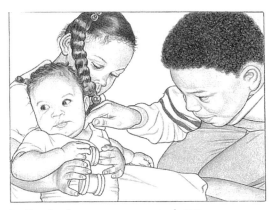

Invite a los hermanos mayores a jugar con el bebé.

A veces su hijo mayor puede expresar su frustración contestándole mal, haciendo cosas que sabe que están prohibidas o literalmente gritando para llamar su atención. También es posible que presente conductas de tipo regresivo, como volver a mojar la cama o tener "accidentes" durante el día cuando ya llevaba varios meses usando el inodoro. Este problema se podría resolver si usted y su pareja le dedican al niño mayor un rato del día exclusivamente para él.

Sin embargo, si el hermano mayor dirige su rabia contra el bebé —arrebatándole el biberón o incluso pegándole— deberá tomar medidas más directas. Siéntese a hablar con él, y prepárese a escuchar cosas como "Ojalá que ese bebé no hubiera nacido". Procure tener en cuenta éstos y otros sentimientos del niño al dialogar con él. Asegúrele que usted sigue queriéndolo mucho, pero explíquele con firmeza que no debe lastimar al bebé. Esfuércese por incluirlo en todas las actividades familiares e invítelo a jugar con su nuevo hermanito. Hágalo sentir como el "hermano mayor" al asignarle tareas relacionadas con el cuidado del bebé, tales como llevar la pañalera, guardar sus juguetes o ayudar a vestirlo. A la vez, establezca desde el principio normas claras y consistentes, como nunca cargar al bebé sin permiso.

Alertas de salud

Los siguientes problemas médicos son bastante habituales entre los dos y cuatro meses de vida. Para obtener más información sobre enfermedades y trastornos que se pueden presentar durante la infancia, remítase a la segunda parte de este manual.

Diarrea. (Vea también *Diarrea,* en la página 551.) Si su hijo tiene un episodio de vómitos seguido de diarrea luego de un par de días, puede tener una infección de origen viral en el tracto intestinal. Si le está dando el pecho, es posible que el pediatra le sugiera que lo siga amamantando como de costumbre. Si lo alimenta con leche de fórmula, en la mayoría de los casos puede seguir dándole este producto. En algunos casos el pediatra podría recomendarle que limite la alimentación del bebé a una solución especial de electrolitos (como sal y potasio) y azúcar. Es posible que le recomiende una fórmula de soya durante unos cuantos días cuando vuelva a darle leche de fórmula. Esto se debe a que la diarrea arrasa con las enzimas necesarias para digerir el azúcar de la leche de vaca.

Infecciones de oído. (Vea también *Infecciones de oído,* página 649.) A pesar que las infecciones de oído son más frecuentes en bebés mayores, de vez en cuando también se presentan en lactantes menores de tres meses. Los bebés son propensos a este tipo de infecciones porque tienen muy corto el conducto que conecta la cavidad nasal con el oído medio, lo que propicia que los agentes infecciosos que provocan los resfriados pasen de la nariz al oído medio. Si la infección se agrava o no se trata correctamente, el tímpano puede llegar a romperse y el fluido infectado pasa a través del mismo al canal auditivo externo. Pero con el tratamiento adecuado, el tímpano se cura sin dejar secuelas.

La primera manifestación de una infección de oído suele ser la irritabilidad, sobre todo por las noches. También es posible que el bebé se tire de la oreja o se la toque. Conforme avanza la infección, el bebé puede tener fiebre. Si sospecha que su hijo tiene una infección de oído, llame al médico lo antes posible. Si el examen confirma que hay una infección, el doctor podría recomendarle que le dé a su bebé acetamonifén líquido en la dosis apropiada. (*No le dé* aspirina puesto que puede causarle un grave trastorno cerebral llamado Síndrome de Reye; vea la página 570.) El pediatra también podría recetarle antibióticos, aunque éstos se usan con mayor precaución que en el pasado.

Infecciones oculares. La conjuntivitis en los lactantes por lo común se debe a una infección viral o bacteriana. Tal tipo de infección a esta edad suele asociarse con la clamidia, adquirida cuando el recién nacido atravesó el canal del parto. Es posible que las gotas o pomadas que todos los bebés reciben en la sala de partos no acaben con la infección de los ojos ni que impidan que se disemine a la nariz y la garganta o a los pulmones, causando neumonía. Debido a este peligro, los bebés que han estado expuestos a la clamidia durante el nacimiento, son tratados con un antibiótico oral llamado eritromicina.

Cualquier señal de infección ocular tal como hinchazón o enrojecimiento de los ojos o supuración durante las primeras semanas de vida, debe ser reportada de inmediato al pediatra. (Vea *Infecciones oculares,* página 679 para obtener más información.)

Reflujo gastroesofágico. Esta condición ocurre cuando el contenido del estómago se devuelve por el esófago (el tubo por el que los alimentos y líquidos son transportados de la garganta al estómago). El llamado reflujo se produce cuando el esfínter (la válvula que separa el estómago del esófago) es débil o se relaja, permitiendo que el alimento fluya hacia arriba en la dirección de donde vino.

Estimulación del crecimiento cerebral: del primero al tercer mes

- Déle una alimentación sana a medida que crece; llévelo al pediatra para que le haga chequeos periódicos y siga puntualmente el itinerario de vacunación recomendado por su médico.

- Sea cálido y afectivo con el bebé; tenga contacto físico con él en forma de abrazos, besos y caricias para trasmitirle una sensación de seguridad y bienestar. Háblele o cántele mientras lo viste, lo baña, lo alimenta, juega o pasea con él o mientras van en auto. Utilice frases sencillas y estimulantes y llame al bebé por su nombre. Responda a sus gestos, así como a las muecas y los sonidos que haga.

- Sea sensible a su ritmo y a su estado de ánimo. Aprenda a leer las claves que le da y respóndale cuando esté molesto así como cuando esté contento. Los bebés no pueden "malcriarse".

- Facilítele objetos coloridos de diferentes formas, tamaños y texturas con los que pueda jugar. Muéstrele libros infantiles con ilustraciones y fotos de la familia.

- La cara de papá y mamá es el estímulo visual más interesante para un bebé de esta edad. Juegue con el niño a esconder su rostro detrás de algo.

- Coloque un espejo irrompible en la cuna de su hijo para que pueda mirarse la cara.

- Si usted habla un idioma distinto al del lugar donde vive, utilícelo en casa.

- Evite someter al bebé a experiencias estresantes o traumáticas, tanto físicas como psicológicas.

- Cerciórese de que todas las personas que van a cuidar de su hijo, aparte de velar por su salud y seguridad, entienden lo importante que es darle cariño y consuelo.

Investigaciones recientes indican que el reflujo gastroesofágico es más común en los niños de lo que se creía y que puede iniciarse desde la infancia temprana. No mucho después de haber comido, el lactante que padece de esta condición puede vomitar, tener períodos de tos, ponerse irritable, tener dificultar para tragar y mostrar un peso muy bajo para su edad. Para reducir este problema, sáquele a su bebé los gases varias veces mientras lo está alimentando, así como al finalizar la toma. Puesto que la condición puede empeorar cuando el bebé está tendido, procure mantenerlo en una posición vertical alrededor de media hora después de cada toma. Asimismo podría experimentar menos síntomas al ser acostado boca arriba que boca abajo, y considerando la inquietud en torno a la muerte de cuna, es mejor no colocarlo boca abajo al acostarlo a dormir o para reducir los síntomas del reflujo.

Para aliviar la condición, el doctor podría recomendarle que le comenzara a dar al bebé una leche de fórmula hipoalergénica si lo alimenta con biberón y le pedirá que se fije si los síntomas disminuyen durante el transcurso de un par de semanas. A veces los bebés que vomitan son alérgicos a la leche de vaca, por lo que este cambio de fórmula puede ser efectivo.

Erupciones y problemas de la piel. Muchas de las erupciones que aparecen en las primeras semanas persisten durante el segundo y tercer mes. Además, el eccema puede aparecer en cualquier momento después del primer mes. El eccema, o dermatitis atópica (vea también *Eccema,* página 791) produce placas secas, escamosas y a menudo rojas generalmente en el rostro, en el pliegue de los codos y detrás de las rodillas. En los infantes los lugares más frecuentes son los codos y las rodillas. Las placas pican mucho, por lo que el bebé puede estar muy irritable. Pídale al pediatra que le recete un tratamiento. No le ponga ninguna pomada o crema al bebé a menos que el pediatra se la recomiende específicamente. Para evitar que vuelva a aparecer el eccema, utilice jabones muy suaves tanto para bañar al bebé como para lavar su ropa y vístalo con tejidos suaves (no utilice lana ni telas ásperas). No lo bañe más de tres veces a la semana, puesto que los baños frecuentes pueden secarle aún más la piel.

Infecciones por el Virus Respiratorio Sincisial (RSV, por sus siglas en inglés). Aunque muchos padres no han oído hablar de este virus, es la causa más común de infecciones de la vía respiratoria inferior en los niños. Al infectar los pulmones y las vías respiratorias, este virus a menudo es responsable de la bronquiolitis y de la neumonía en niños menores de un año de edad. De hecho, la incidencia más alta de enfermedades por el virus respiratorio sincisial se da en lactantes de dos a ocho meses de edad. Este virus también es la causa más común de hospitalizaciones de niños menores de un año.

El virus respiratorio sincisial es una infección altamente contagiosa que se suele presentar durante los meses del otoño a la primavera. Causa síntomas similares a los de un resfriado común, incluyendo congestión o goteo nasal, dolor de garganta, tos leve y fiebre, aunque en una condición como la bronquiolitis, los síntomas también podrían incluir una respiración más rápida de lo normal y sibilancias.

Si su bebé fue prematuro o tiene una afección pulmonar crónica, el riesgo de contraer una infección por este virus es más alto. Los bebés prematuros tienden a tener pulmones poco desarrollados y es posible que no hayan recibido suficientes anticuerpos de la madre como para poder combatir el virus respiratorio sincisial en caso de estar en contacto con el mismo.

Si su bebé cae en la categoría de alto riesgo, podrá reducir la posibilidad de contraer una infección debida a este virus haciendo lo siguiente:

- Lávese las manos con agua tibia y jabón antes de tocar y cargar a su bebé

- Reduzca el contacto con su bebé cuando tiene un resfriado o fiebre

- Si alguno de los hermanos está resfriado, impida que pase tiempo con el bebé

- No lleve al bebé a sitios donde haya mucha gente, como los centros comerciales

- No fume ni deje que nadie fume cerca de su bebé

Si su pediatra determina que su hijo ha contraído una bronquiolitis u otra infección debida al virus respiratorio sincisial, podría recomendarle una medicina para reducir los síntomas, como acetaminofén para bajarle la fiebre. Una neumonía o una bronquiolitis severa puede requerir de hospitalización con el fin de administrarle al niño oxígeno húmedo y medicamentos para ayudarlo a respirar con más facilidad. (Para obtener más información sobre las infecciones ocasionadas por el virus respiratorio sincisial, vea *Bronquiolitis,* página 605.)

Infecciones de las vías respiratorias altas. (Vea también *Resfriados/Infecciones de las vías respiratorias altas*, página 646.) Muchos bebés tienen su primer resfriado durante estos meses. La leche materna proporciona cierta inmunidad, pero no garantiza una protección total, sobre todo si otro miembro de la familia padece alguna enfermedad respiratoria. Este tipo de infecciones se contagian fácilmente a través de las gotas de saliva en el aire o de las manos. (La exposición al frío o las corrientes de aire no provoca resfriados.) Lavarse las manos, taparse la boca al toser o estornudar y no besar a otra persona cuando uno está resfriado son las mejores formas de prevenir el contagio.

La mayoría de las infecciones respiratorias que contraen los bebés pequeños son leves, provocándoles tos, goteo nasal y un ligero aumento de la temperatura, aunque rara vez fiebre alta. La mucosidad, no obstante, puede ser un verdadero problema para un lactante. Al no poder sonarse la nariz, la mucosidad puede acabar bloqueándole los conductos nasales. Antes de cumplir tres o cuatro meses, los lactantes todavía no respiran bien por la boca, así que este bloqueo puede provocarles un mayor malestar que a los niños mayores. Así mismo, la congestión nasal afecta el sueño, ya que, al no poder respirar por la nariz, el bebé se despierta. También puede interferir con la alimentación, puesto que tendrá que dejar de chupar para poder respirar por la boca.

Para atenuar este problema, coloque un humidificador de rocío frío en la habitación del bebé. Si persiste la congestión, utilice una perilla succionadora, sobre todo antes de las tomas o cuando su hijo tenga la nariz muy tapada. Si antes vierte unas cuantas gotas de solución salina (recetada por el pediatra) en cada uno de los orificios de la nariz, conseguirá reblandecer las secreciones, lo que facilitará la aspiración. Apriete primero la perilla y seguidamente, introduzca la punta por el orificio de la nariz y vaya soltando suavemente la perilla. Aunque es cierto que el acetaminofén baja la fiebre y reduce la irritabilidad, debe darse a un bebé de esta edad *sólo* bajo recomendación médica. *No use aspirina* (Vea *Síndrome de Reye*, página 570, *Medicamentos,* página 718.)

Normalmente, no hará falta que lleve a su bebé al médico cuando tenga una infección de las vías respiratorias altas. Sin embargo deberá llamarlo si el niño presenta alguno de los síntomas a continuación:

- Tos persistente.

- Pérdida del apetito y se salta varias tomas.

- Fiebre: *Siempre que su hijo menor de tres meses tenga una temperatura rectal superior a los 101 °Fahrenheit (38.3 °centígrados), debe informar al pediatra.*

- Irritabilidad excesiva.

- Mayor somnolencia de lo habitual y dificultad para despertarlo.

Atención a las vacunas

Su bebé debe recibir la vacuna de la Hepatitis B al poco tiempo de nacer y antes de ser dado de alta del hospital, y de nuevo al menos cuatro semanas después de la primera dosis.

A los dos meses y nuevamente, cuando tenga cuatro, debe recibir:

- La vacuna DTaP

- La vacuna inactivada contra la poliomielitis.

- La vacuna Hib (Esta vacuna puede provocar fiebre baja e inflamación del área que rodea al pinchazo. Ayuda a prevenir la meningitis, la neumonía e infecciones de las articulaciones provocadas por la bacteria *Haemophilus influenzae* tipo b.)

- Vacuna contra el neumococo

(Para obtener información más detallada, vea las páginas 79 a 86 y el Capítulo 27, *"Vacunas".*)

Cuestiones de seguridad

Caídas

- Nunca coloque a su bebé en su asiento de seguridad sobre una mesa, silla o cualquier otra superficie que esté sobre el nivel del suelo.

- Nunca deje a su bebé solo en una cama, sofá, mesa, silla o cambiador. Al comprar un cambiador, fíjese en uno que tenga barandas de dos pulgadas. No lo coloque cerca de una ventana. (Para obtener más información sobre cambiadores, vea la página 464.)

- Utilice las correas de seguridad que son parte de las sillas altas y de los cambiadores.

Quemaduras

- Nunca cargue a su hijo mientras esté fumando, bebiendo algo caliente o cocinando en la estufa o en el horno.

- No permita que nadie fume cerca del bebé.

- Antes de meter a su bebé en la bañera, compruebe siempre la temperatura del agua con la cara interna de la muñeca o el antebrazo.

- Nunca caliente la leche del bebé (o, más adelante, cualquier otro alimento) en el microondas.

Atragantamiento

- Revise habitualmente todos los juguetes de su hijo en busca de bordes cortantes o partes que podrían romperse o despegarse.

- Si su hijo tiene un minigimnasio, un móvil u otro juguete colgante adherido a la cuna, revise que esté bien sujeto para que no pueda descolgarlos ni enredarse en ellos.

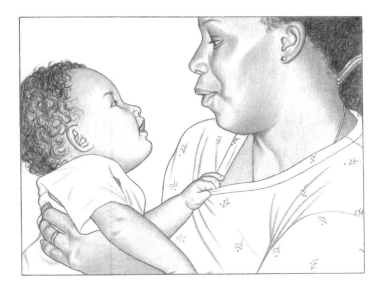

8

Del cuarto al séptimo mes

*C*uando su bebé cumpla cuatro meses, es muy probable que usted ya haya establecido una rutina diaria en cuanto a su alimentación, siestas, baño y horario de acostarlo en la noche. Esta rutina hará que las cosas sean predecibles, lo que contribuirá a que su bebé se sienta seguro y le permitirá a usted programar sus actividades. Sin embargo, el horario establecido debe ser flexible como para dar paso a momentos de diversión improvisados. Ir a dar un paseo cuando sale el sol después de un día gris, una visita inesperada de los abuelos a la hora del almuerzo o ir al zoológico o al parque en familia, son magníficas excusas para romper la rutina. El dejarse llevar por los impulsos hará que su vida en común sea mucho más grata y ayudará a su hijo a saber adaptarse a todos aquellos cambios que afrontará en el futuro.

Por el momento, los cambios más importantes son los que se están produciendo en su interior. En este período va a aprender a coordinar sus habilidades emergentes de percepción (utilizar los sentidos de la vista, el tacto y el oído) y sus capacidades motoras en proceso de expansión, desarrollando habilidades como agarrar cosas, darse vuelta, sentarse e incluso gatear. El control, que es tan evidente en el plano motor, se pondrá de manifiesto en todas las facetas de su vida. En vez de reaccionar básicamente por reflejo, como ocurría durante sus primeros meses de vida, ahora decidirá lo que quiere o no quiere hacer. Por ejemplo, cuando era un recién nacido chupaba prácticamente todo lo que entraba en contacto con su boca, pero ahora tendrá preferencias claras. Mientras que en el pasado se limitaba a contemplar el objeto que veía por primera vez, ahora se lo llevará a la boca, lo tocará y explorará todas sus características.

Ahora su bebé sabrá comunicar mejor sus emociones y deseos, lo que hará con frecuencia. Por ejemplo, llorará no sólo cuando tenga hambre o se sienta molesto, sino también cuando quiera otro juguete o desee cambiar de actividad.

También notará que su bebé de cinco o seis meses a veces llora cuando usted sale de la habitación o cuando viene a verlo una persona hasta entonces desconocida para él. Esto se debe a que está estableciendo un fuerte vínculo de apego con usted y las demás personas que lo cuidan. Para el pequeño, usted es símbolo de bienestar y ya sabe distinguirla de los demás. Incluso si no se pone a llorar ante un desconocido, demostrará esta nueva capacidad examinando atentamente el rostro de esa persona. Cuando tenga entre ocho y nueve meses, probablemente rechazará abiertamente a un extraño que se le acerque demasiado. Esta reacción, conocida como "ansiedad ante los desconocidos", señala el principio de una etapa totalmente normal del desarrollo.

Sin embargo, antes de que esta etapa se manifieste abiertamente, es probable que su hijo atraviese por un período de don de gentes en el que sonría y juegue con todo el que se cruce en su camino. Su personalidad empezará a aflorar y hasta quienes lo ven por primera vez percibirán algunos de sus rasgos. Aproveche la sociabilidad de esta fase para presentarle a quienes le ayudarán a cuidarlo en el futuro, como niñeras, parientes o personal de guardería. Esto no impedirá las tempestades de la fase de "ansiedad ante los desconocidos", pero quizás ayude a lidiar con el temporal.

Durante estos meses, usted también aprenderá —si es que ya no lo sabía— que no hay una fórmula precisa para criar a un niño ideal. Tanto usted como su hijo son únicos así como también lo es la relación que sostienen. Por lo tanto, lo que funciona con un niño no necesariamente funciona con otro. Usted tiene que descubrir lo que resulta efectivo en su caso mediante ensayo-error. Mientras que el bebé de los vecinos tal vez no tenga el menor problema para conciliar el sueño y duerma toda la noche seguida, su hijo puede necesitar que lo arrullen antes de acostarlo así como para volver a conciliar el sueño cuando se despierte a media noche. Es posible, por ejemplo, que su primer hijo necesitara que lo consolaran y lo abrazaran mucho, mientras que el segundo quiera estar más tiempo a solas. Estas diferencias individuales no implican necesariamente que el modo en que está criando a su hijo sea "bueno" o "malo"; indican, simplemente, que cada niño es único. Durante el transcurso de estos primeros meses y años, usted irá conociendo el temperamento individual de su hijo e irá creando pautas de actividad e inter-acción adaptadas a su caso. Si usted es flexible y acepta esos rasgos de perso-nalidad particulares, su hijo le guiará en la dirección adecuada.

Crecimiento y desarrollo

Aspecto físico y crecimiento

Entre los cuatro y los siete meses, su bebé seguirá aumentando entre 1 y 1¼ libras (0.45 a 0.56 kg) al mes. Para cuando cumpla ocho meses, probablemente pesará aproximadamente dos veces y media lo que pesó al nacer. Sus huesos también seguirán creciendo a un ritmo rápido, por lo que durante estos meses su longitud aumentará unas 2 pulgadas (5 cm) y la circunferencia de su cabeza alrededor de 1 pulgada (2.5 cm).

El peso y la longitud de su bebé no son tan importantes como su ritmo de crecimiento. Seguramente usted ya habrá establecido la posición de su hijo en las curvas de crecimiento de las páginas 140 a 141. Siga marcando gráficamente sus medidas a intervalos regulares para verificar que continúa creciendo al mismo ritmo. Si nota que empieza a seguir un patrón de crecimiento distinto, o que está aumentando de peso o altura a un ritmo muy lento, hable con el pediatra.

Movimiento

Durante los cuatro primeros meses, su hijo adquirió el control muscular necesario para mover los ojos y la cabeza, lo que le permitía ver la trayectoria de objetos en movimiento. Ahora dará un paso aún más grande: aprenderá a sentarse. Lo conseguirá de forma gradual, conforme se fortalecen los músculos de la nuca y espalda y adquiere más equilibrio en el tronco, la cabeza y el cuello. Primero aprenderá a levantar la cabeza y a sostenerla mientras está tendido boca abajo.

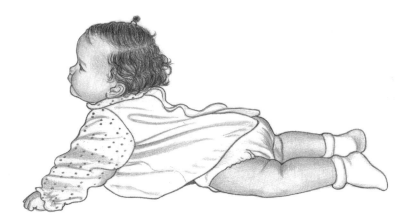

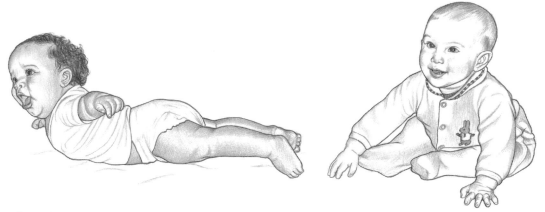

Para fomentar esta conducta, colóquelo boca abajo y extiéndale los brazos hacia adelante. A continuación, sostenga un sonajero u otro juguete llamativo delante del bebé para captar su atención y animarlo a que mantenga la cabeza elevada con los ojos en su dirección. Así también podrá poner a prueba su vista y su audición.

En cuanto su hijo pueda levantar la cabeza, empezará a empujarse con sus brazos y arqueará la espalda para levantar el pecho. Esto hará que se fortalezca la parte superior de su cuerpo, lo que le permitirá mantener el tronco firme y recto cuando esté sentado. Al mismo tiempo, es posible que, estando acostado de estómago, se balancee de un lado a otro, dé patadas en el aire y haga como si nadara con los brazos. Estas habilidades, que suelen surgir hacia el quinto mes, son necesarias para darse vuelta y para gatear. Al final de este período es probable que su hijo pueda darse vuelta en ambos sentidos. La mayoría de los bebés aprenden primero a voltearse boca arriba a partir de la posición boca abajo, pero la secuencia inversa también es completamente normal.

En cuanto su bebé tenga la fuerza necesaria para levantar el pecho, usted puede ayudarle a practicar la postura de sentado. Elévele la espalda o apóyesela en una almohada o contra la esquina de un sofá para que vaya aprendiendo a mantener el equilibrio. Pronto aprenderá a adoptar la postura de "trípode", inclinándose hacia adelante y extendiendo los brazos para apoyar las manos en el suelo y, así, equilibrar la parte superior del cuerpo. Si le pone delante juguetes brillantes y llamativos, le ayudará a concentrase en algo a medida que adquiere mayor equilibrio. Pasará algún tiempo hasta que aprenda a sentarse por sí mismo, pero entre los seis y los ocho meses, si usted lo coloca en esta postura, será capaz de mantenerse sentado sin inclinarse hacia adelante apoyando los brazos en el suelo. Entonces descubrirá todas las cosas maravillosas que puede hacer con las manos desde este nuevo y ventajoso punto de vista.

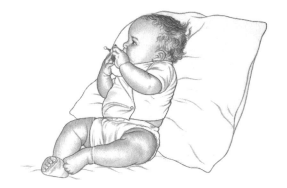

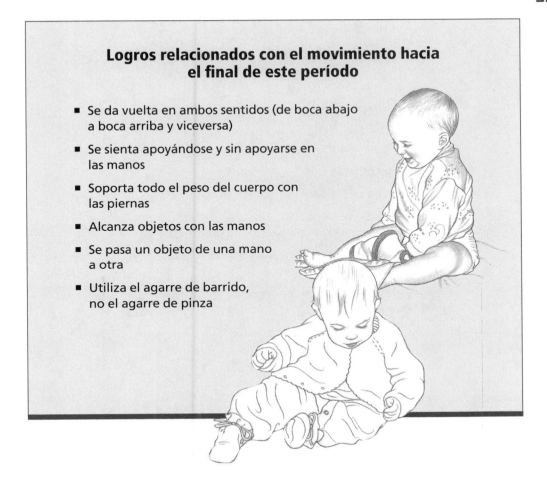

Logros relacionados con el movimiento hacia el final de este período

- Se da vuelta en ambos sentidos (de boca abajo a boca arriba y viceversa)

- Se sienta apoyándose y sin apoyarse en las manos

- Soporta todo el peso del cuerpo con las piernas

- Alcanza objetos con las manos

- Se pasa un objeto de una mano a otra

- Utiliza el agarre de barrido, no el agarre de pinza

Hacia el cuarto mes, su hijo podrá llevarse objetos interesantes a la boca sin mayor dificultad. Durante los próximos cuatro meses, empezará a usar todos los dedos de la mano a la vez para agarrar cosas a manera de rastrillo, como si tuviera mitones o garras. El agarre a modo de pinza usando el índice y el pulgar no empezará a manifestarse hasta que tenga unos nueve meses de edad, pero entre el sexto y el octavo mes aprenderá a cambiarse los objetos de mano y a voltearlos.

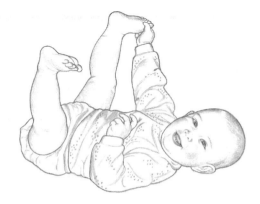

Juguetes apropiados para un bebé de cuatro a siete meses

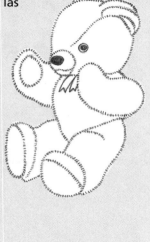

- Un espejo irrompible, adherido a la cuna o al corral.

- Pelotas blandas, incluyendo algunas que hagan ruidos suaves y placenteros

- Juguetes con textura y que hagan ruido

- Juguetes con agujeros para meter los dedos

- Juguetes musicales, tales como campanas, maracas y panderetas (Cerciórese que no tengan piezas que se desprendan)

- Sonajeros translúcidos, en los que se pueden ver las piezas que hacen ruido

- Revistas viejas con fotos llamativas para mostrárselas al bebé

- Libros para bebés con páginas de cartón, tela o vinilo

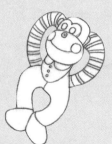

A medida que mejora su coordinación física, su hijo descubrirá partes de su cuerpo que antes ni siquiera sospechaba que existían. Cuando esté tendido de espaldas, podrá agarrarse los pies y llevárselos a la boca. Mientras le cambia los pañales, podrá estirar los brazos y tocarse los genitales. Cuando esté sentado, podrá darse golpecitos en las rodillas o los muslos. Mediante estas exploraciones descubrirá nuevas e interesantes sensaciones. También empezará a entender la función de cada parte de su cuerpo. Por ejemplo, cuando le coloque los pies que acaba de descubrir sobre el suelo, es posible que al principio doble los dedos hacia adentro y se limite a acariciar el suelo, pero pronto notará que puede utilizar los pies para practicar el movimiento de "andar" o simplemente para impulsarse de abajo hacia arriba. ¡Prepárese! Todo esto indica que dos importantes logros de desarrollo están por ocurrir: gatear y mantenerse de pie.

Visión

Cada vez que su bebé pone en práctica sus importantes destrezas motoras, ¿se ha fijado en lo detenidamente que observa todo cuanto hace? La concentración con la que alcanza un juguete le puede hacer recordar a un científico enfrascado en sus investigaciones. No cabe duda de que la vista desempeña un papel fundamental en las primeras fases del desarrollo motor y cognoscitivo. Los ojos de su hijo se volverán completamente funcionales justo cuando más los necesite.

Aunque su hijo ya veía al nacer, su vista tardará varios meses en madurar por completo. Sólo hasta ahora podrá distinguir distintas tonalidades de rojos, azules y amarillos. No se sorprenda si su bebé prefiere el rojo o el azul a los demás colores; parece que son los favoritos de la mayoría de infantes de esta edad. A medida que crecen, la mayoría de bebés prefieren estímulos visuales cada vez más complejos, algo que conviene tener en cuenta al comprar libros de ilustraciones o carteles para la habitación del niño.

Cuando tenga cuatro meses, el alcance de la vista de su hijo habrá aumentado a varios pies o metros y seguirá incrementándose hasta que, alrededor de los siete meses, su vista esté mucho más madura. Simultáneamente, podrá seguir con la mirada objetos en movimiento cada vez más deprisa. Durante sus primeros meses, cuando usted hacía rodar una pelota por el suelo de la habitación, no podía coordinar los movimientos oculares lo suficientemente bien como para seguirla con la mirada. Ahora podrá hacerlo sin problemas. A medida que mejora su coordinación visomotriz también será capaz de agarrar con las manos estos objetos en movimiento.

Un móvil colgado encima de la cuna o delante del asiento de seguridad es una forma ideal de estimular la visión de un infante. Sin embargo, para cuando tenga cinco meses se aburrirá pronto y buscará otras cosas que mirar. Además, a esta edad es posible que sepa sentarse y podría tumbar el móvil o enredarse con el mismo. *Por este motivo, los móviles deben retirarse de la cuna o el corral en cuanto el bebé aprenda a incorporarse o a pararse sosteniéndose de algo.*

Otra forma de estimular el interés visual de su bebé es pasearlo por la casa o sus alrededores, llevarlo al supermercado o a un sitio especial. En estas salidas, ayúdelo a descubrir cosas que no había visto antes y vaya diciendo sus nombres en voz alta.

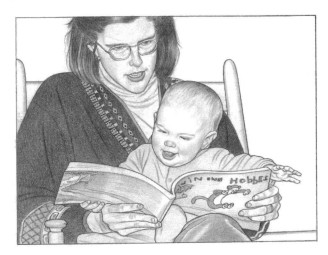

Cuando su hijo tenga unos cuatro meses no solo se dara cuenta del modo en que usted le habla sino que empezará a distinguir sonidos individuales.

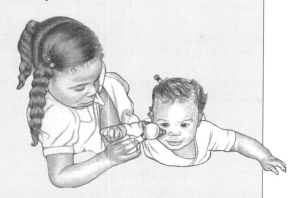

Logros relacionados con la visión hacia el final de este período

- Se desarrolla plenamente la visión de color
- Madura la visión a distancia
- Mejora la habilidad para seguir con la mirada objetos en movimiento

Un espejo es otra de las grandes fuentes de fascinación para un bebé de esta edad. La imagen reflejada cambia constantemente y, lo que es más importante, responde a cada uno de sus propios movimientos. Esta pista le hará comprender que la persona que está reflejada en el espejo es, de hecho, él mismo. Tal vez tarde un poco en hacer la asociación, pero es probable que lo haga durante este período.

En definitiva, la percepción visual de un bebé debe aumentar claramente durante el transcurso de estos cuatro meses. Observe cómo reacciona su hijo cuando le enseña nuevas formas, colores y objetos. Si no manifiesta ningún interés por observar cosas nuevas, o si uno o ambos ojos se le van hacia adentro o hacia afuera, infórmeselo al pediatra. (Vea también el Capítulo 21, "Ojos".)

Desarrollo lingüístico

Su bebé aprenderá el lenguaje en varias etapas. Desde que nació, su hijo ha estado recibiendo información sobre el lenguaje al oír los sonidos que emiten las personas y observar cómo se comunican entre sí. Al principio le interesarán más el tono y la intensidad de su voz. Cuando usted le hable con ternura, dejará de llorar al percibir que usted quiere calmarlo. En contraposición, cuando le grite con enojo quizás se ponga a llorar, porque su voz le transmitirá el mensaje de que algo anda mal. Hacia el cuarto mes de edad, su hijo no sólo percibirá el modo en que le hable sino que empezará a distinguir sonidos individuales. Escuchará las vocales y las consonantes, y notará cómo se combinan formando sílabas, palabras y oraciones.

Aparte de oír sonidos, su hijo ha estado produciéndolos desde el principio, primero en forma de llanto y luego de ruiditos y gorjeos. Hacia el cuarto mes, empezará a balbucear, usando muchos de los ritmos y características de su lengua

Logros relacionados con el lenguaje hacia el final de este período

- Responde cuando se le llama por su nombre
- Empieza a entender la palabra "no"
- Distingue emociones a partir de la entonación
- Responde a sonidos emitiendo sonidos
- Utiliza la voz para expresar alegría y malestar
- Balbucea secuencias de consonantes

materna. Aunque al principio sus balbuceos pueden parecerle sin sentido, si lo escucha bien percibirá cómo modifica la entonación, como si estuviera afirmando o preguntando algo. Para estimularlo, hable con él a toda hora. Cuando el bebé diga una sílaba reconocible, repítala y seguidamente diga algunas palabras simples que contengan esos sonidos. Si por ejemplo dice "be", dígale "bebé", "baño", "bola".

Su participación en el desarrollo lingüístico de su hijo será aún más importante a partir del sexto o séptimo mes, cuando empiece a imitar activamente los sonidos del habla. Hasta entonces, su bebé se podría pasar uno o varios días seguidos repitiendo determinado sonido antes de ensayar otro. Pero ahora estará más pendiente de los sonidos que oiga e intentará seguir las directrices que usted le dé. Por lo pronto, empiece a presentarle sílabas y palabras simples, tales como "bebé", "gato", "agua", "vamos", "dame", "toma", "anda", "mamá" y "papá". Aunque puede pasar un año para llegar a interpretar los balbuceos infantiles, su bebé podrá entender muchas de las palabras que escucha antes de su primer cumpleaños.

Si con siete meses su hijo no balbucea ni imita sonidos, podría tener algún problema auditivo o en el desarrollo del lenguaje. Un bebé que tenga una pérdida parcial de la audición puede sobresaltarse ante ruidos fuertes o bien orientarse en su dirección e, incluso, reaccionar al oír su voz, pero tendrá dificultades para imitar los sonidos del habla. Si su hijo no balbucea o produce diversos sonidos, informe al pediatra. Si ha tenido infecciones de oído varias veces es posible que le haya quedado algo de líquido en el interior del oído, lo que podría interferir con su audición.

Existe un equipo especial para evaluar la audición de un infante. A todo recién nacido se le debe practicar una prueba para detectar una posible pérdida auditiva, pero las observaciones de los padres son el mejor sistema de alerta para determinar si hay que someterlo a pruebas adicionales. Si sospecha que su bebé tiene un problema de este tipo, el pediatra podría referirlo a un especialista en audición.

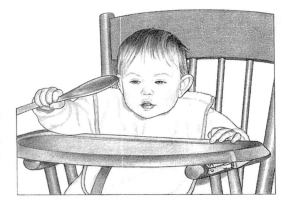

Cuando golpee ciertas casas contra la mesa o las deje caer al suelo, desencadenará una secuencia de reacciones en su audiencia

Desarrollo cognoscitivo

Durante los primeros cuatro meses de vida de su hijo, ¿sentía que su bebé no entendía casi nada de lo que pasaba a su alrededor? Esta reacción paterna no es nada sorprendente. Después de todo, aunque usted sabía cuándo su hijo estaba contento o descontento, probablemente el pequeño daba muy pocos indicios de estar pensando. Ahora, a medida que aumenta su atención y su memoria, el bebé empezará a dar señales no sólo de estar recibiendo información sino también de aplicarla en sus actividades cotidianas.

Durante este período, uno de los conceptos más importantes que asimilará su hijo es el principio de causa-efecto. Tal vez lo capte por casualidad entre los cuatro y cinco meses de edad. Quizás note que, cuando da patadas al colchón, la cuna se mueve. O quizás compruebe que el sonajero hace ruido cuando lo golpea o lo agita. En cuanto capte que él mismo puede causar estas reacciones, seguirá experimentando otros modos de conseguir ciertos resultados.

Su hijo pronto descubrirá que ciertas cosas, como las campanas y las llaves, producen ruidos interesantes cuando se mueven o agitan. Al golpear ciertos objetos contra la mesa o al dejarlas caer al suelo, desencadenará una secuencia de reacciones en su audiencia, desde caras divertidas hasta quejas y otras reacciones que pueden conllevar a la reaparición —o desaparición— del objeto. Muy pronto empezará a tirar intencionalmente cosas al suelo para ver cómo las recoge usted. Aunque esto puede llegar a ser molesto, es una vía que le permite al bebé aprender el concepto de causa y efecto, así cómo descubrir su habilidad de influir sobre su entorno.

Es importante facilitarle al pequeño los objetos que necesita para realizar estos experimentos y animarlo a poner a prueba sus "teorías". Pero todas las cosas que le dé deben ser irrompibles, livianas y lo suficientemente grandes para que no se las pueda tragar. Si no tiene a la mano sus juguetes habituales o éstos dejan de interesarle, las cucharas de plástico o madera, las tazas irrompibles, y las tapas de vasijas o cajas son objetos baratos y entretenidos.

Otro descubrimiento importante que hará su hijo durante este período es que los objetos siguen existiendo aunque no estén a la vista, un principio denominado

Logros cognoscitivos hacia el final de este período

- Encuentra objetos escondidos parcialmente
- Explora el entorno utilizando las manos y la boca.
- Se esfuerza por agarrar objetos que están fuera de su alcance

permanencia de objeto. Cuando su bebé era más pequeño asumía que el mundo consistía exclusivamente de lo que él podía ver. Cada vez que usted salía de su habitación, asumía que se había desvanecido; cuando regresaba, le veía como una persona completamente distinta. Del mismo modo, cuando usted escondía un juguete debajo de una manta o dentro de una caja, el pequeño pensaba que había desaparecido y no intentaba buscarlo. Pero en algún momento a partir del cuarto mes, su hijo empezará a percibir que el mundo es mucho más permanente de lo que creía. Usted es la misma persona que le saluda cada mañana. El osito de peluche que está en el suelo es el mismo con el que durmió la noche anterior. El bloque que usted acaba de esconder detrás de la caja no se ha desvanecido. Los juegos de escondite y el hecho de ver cómo las cosas y las personas que le rodean se van y vuelven, le permitirán a su hijo aprender más sobre la permanencia de objeto durante los meses por venir.

Desarrollo emocional

Entre el cuarto y el séptimo mes, su hijo podría experimentar un gran cambio en su personalidad. Al principio de este período puede parecer relativamente pasivo, y no demostrar mayor interés aparte de comer, dormir y recibir cariño. Pero, en cuanto aprenda a sentarse, a utilizar las manos y a moverse con mayor soltura, se volverá cada vez más activo y estará más pendiente del mundo que lo rodea. Hará lo posible por tocar y agarrar todo cuanto vea, y si no puede hacerlo solo, le pedirá ayuda gritando, haciendo ruido, dando patadas o dejando caer lo que tenga en las manos. En cuanto usted entre en escena, probablemente olvidará qué quería y se concentrará en usted, sonriéndole, riendo, balbuceando e imitándole durante un buen rato. Aunque se puede aburrir hasta del juguete más entretenido, nunca se cansará de que usted le haga caso.

Los aspectos más sutiles de la personalidad de su hijo están determinados por su temperamento básico. ¿Es inquieto o tranquilo? ¿Risueño o irritable? ¿Testarudo o complaciente? En gran parte, éstos son rasgos innatos del carácter y se harán cada vez más evidentes durante estos meses. No todas estas características resultan agradables —sobre todo cuando su obstinado hijo de seis meses llora de frustración porque quiere atrapar a toda costa al gato de la familia. Pero no cabe duda que a la larga lo más conveniente es adaptarse a la personalidad natural del niño.

Alertas sobre el desarrollo

Puesto que cada bebé se desarrolla de una forma particular, es imposible saber exactamente en qué momento su hijo dominará completamente determinada habilidad. Los logros de desarrollo citados en este libro le darán una idea general de los cambios que puede esperar, pero no se preocupe si su bebé sigue un patrón ligeramente distinto. No obstante, si su hijo presenta alguno de los siguientes síntomas que pueden indicar la existencia de un retraso del desarrollo en bebés de esta edad, consulte al pediatra.

- Parece rígido, con los músculos muy tensos
- Parece flojo, como un muñeco de trapo
- Todavía se le cae la cabeza hacia atrás cuando se le tira de los brazos para sentarlo
- Sólo agarra cosas con una mano.
- Rechaza los abrazos
- No manifiesta afecto por la persona que lo cuida.
- No parece gustarle estar rodeado de gente
- Uno o ambos ojos se le van constantemente hacia adentro o hacia afuera
- Lagrimea constantemente, le supuran los ojos o es muy sensible a la luz

Los bebés testarudos y muy excitables requieren una dosis extra de paciencia y atención. No suelen adaptarse a los cambios con tanta facilidad como los niños más calmados y se molestan cuando los presionan u obligan a hacer algo antes de sentirse preparados. Los mimos y las palabras cariñosas pueden hacer maravillas para calmar a un niño irritable. Distraerlo con algo también puede ayudarlo a canalizar su energía. Por ejemplo, si se pone a gritar porque usted no le recoge el juguete que ha tirado al suelo por décima vez, acérquelo al suelo para que pueda agarrarlo él mismo.

Los niños tímidos o "sensibles" también necesitan atención especial, sobre todo si conviven con otros niños más ruidosos que los opacan por completo. Si su hijo es silencioso y no reclama su atención, es fácil suponer que está bien o, si apenas ríe o sonríe, es posible que usted pierda el interés por jugar con él.

- No reacciona ante los ruidos que lo rodean

- Le es difícil llevarse objetos a la boca

- No gira la cabeza para localizar la fuente de un sonido hacia los cuatro meses

- No es capaz de voltearse en ningún sentido (de boca abajo a boca arriba y viceversa) hacia los cinco meses de edad

- Llora desconsoladamente en las noches habiendo ya cumplido los cinco meses

- No sonríe espontáneamente a los cinco meses

- No puede sentarse con ayuda a los seis meses

- No se ríe ni emite grititos agudos a los seis meses

- No se esfuerza activamente por alcanzar objetos entre los seis y los siete meses

- No sigue con ambos ojos la trayectoria de objetos en movimiento cercanos (1 pie / 30 cm) o lejanos (6 pies / 180 cm) cuando tiene siete meses

- No soporta el peso del cuerpo con las piernas a los siete meses

- No intenta atraer la atención con su comportamiento a los siete meses

- No balbucea cuando tiene ocho meses

- No le interesan los juegos ni el escondite a los ocho meses

Sin embargo, este tipo de bebés suelen necesitar incluso más contacto personal que otros. Tienden a angustiarse fácilmente y necesitan que les enseñen a ser más positivos y a participar en las actividades que hay a su alrededor. ¿Cómo puede lograrlo? Déle suficiente tiempo a su hijo para que se adapte poco a poco a una situación y procure que la gente se le acerque lentamente. Permítale observar la situación antes de animarlo a que interactúe directamente con otros niños. En cuanto se sienta seguro, responderá poco a poco a la gente que le rodea.

Si le preocupa algún aspecto del desarrollo emocional de su hijo, hable con el pediatra. Sólo así podrá ayudarle, ya que es difícil detectar este tipo de problemas en una visita rutinaria. Por eso es importante que usted le comente sus dudas y le describa las observaciones diarias sobre su bebé. Anótelas para que no se le olviden.

Logros socio-emocionales hacia el final de este período

- Disfruta con el juego social

- Le gusta mirarse en el espejo

- Reacciona ante las expresiones de emoción de otras personas y a menudo se le ve contento

Cuidados básicos

Introducción de los alimentos sólidos

A los cuatro meses, la dieta de un bebé debe consistir de leche materna y/o de fórmula (que puede estar enriquecida con vitaminas o hierro si su pediatra así lo recomienda). Entre los cuatro y los seis meses*, ya se le pueden empezar a dar alimentos sólidos. Aunque algunos niños están preparados para ingerir sólidos con apenas tres meses, a esa edad casi ningún bebé ha perdido el reflejo que le hace sacar la lengua cuando se le mete algo en la boca. Debido a este reflejo, un lactante de pocos meses empujará la lengua contra la cuchara o cualquier otra cosa que se le introduzca en la boca, incluyendo la comida. La mayoría de los bebés pierden este reflejo aproximadamente al cuarto mes. Casualmente, las necesidades energéticas de un bebé aumentan alrededor de esta misma edad, por lo que es el momento ideal para empezar a introducir más calorías en su dieta a través del consumo de sólidos.

Usted puede empezar a introducir los alimentos sólidos a la hora del día más oportuna tanto para usted como para su bebé. Sin embargo, recuerde que a medida que su hijo crece, querrá comer con el resto de la familia. Para evitar que se atragante al darle alimentos sólidos por primera vez, cerciórese de que está sentado bien derecho, ya sea en su regazo o en una silla de seguridad. Si llora o se resiste cuando usted intenta meterle comida en la boca, no lo fuerce. Es más importante que ambos disfruten durante las comidas que el hecho que su hijo comience a comer estos alimentos en una fecha específica. Vuelva a darle el pecho o el biberón exclusivamente durante una o dos semanas y después inténtelo de nuevo.

---

* Este asunto genera diversas opiniones entre los expertos de la Academia Americana de Pediatría. La Sección sobre Lactancia Materna respalda la lactancia materna como la fuente exclusiva de alimentación durante los primeros seis meses de edad. El Comité de Nutrición respalda la introducción de otros alimentos entre los cuatro y los seis meses de edad cuando sea posible adquirir alimentos complementarios seguros y nutritivos para el bebé.

Utilice siempre una cuchara para darle alimentos sólidos, a menos que, por recomendación del pediatra, tenga que espesar la leche de fórmula porque el niño presenta reflujo gastroesofágico (tendencia a expulsar el contenido del estómago). Algunos padres intentan introducir los alimentos sólidos en el biberón o en otro sistema de alimentación infantil que tenga mamadera, pero este método puede aumentar drásticamente la cantidad de alimento que el bebé consume en cada toma, lo que puede conducir a un aumento de peso excesivo. Además, es importante que su hijo se habitúe al rito de las comidas: sentarse bien, tomar cucharadas de alimento, hacer pausas después de masticar y dejar de comer cuando se sienta lleno. Estas experiencias iniciales ayudarán a sentar las bases de buenos hábitos alimenticios por el resto de su vida.

Hasta las cucharitas estándar para bebé pueden ser demasiado anchas para un niño de esta edad, pero una cucharita de café puede servir. Empiece ofreciéndole media cucharadita o menos (como un cuarto de cucharita) y háblele durante todo el proceso ("Mmmm, qué rico está"). Es probable que el bebé no sepa qué hacer al principio. Quizás parezca confundido o molesto, arrugue la nariz, empiece a darle vueltas a la comida dentro de la boca o la rechace por completo. Es una reacción muy comprensible si tiene en cuenta lo distinta que ha sido su alimentación hasta ahora.

Una forma de facilitar esta transición a los alimentos sólidos consiste en darle primero un poco de leche materna o de botella, después pasar a darle varias medias cucharaditas de comida y acabar con un poco más de leche. Así evitará que se sienta totalmente frustrado cuando tenga mucha hambre y, además, podrá asociar la satisfacción de la lactancia con la nueva experiencia.

Por mucho que se esfuerce, gran parte de los primeros alimentos sólidos terminarán en la cara y el babero del bebé. Por ello, empiece dándole muy poca cantidad de alimento —una o dos cucharaditas— y aumente paulatinamente la porción hasta que se acostumbre a tragar sólidos.

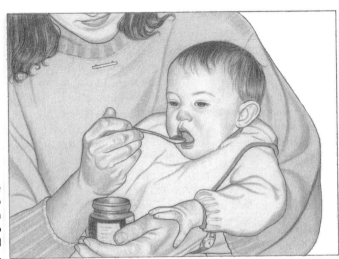

No le dé de comer a su bebé directamente del frasco sino más bien coloque una porción del mismo en un plato pequeño. Lo que quede en el plato debe tirarse a la basura.

El primer alimento sólido que se le suele dar a los bebés es el cereal de arroz, seguido por cereal de avena y de cebada. Por lo general es mejor introducir el trigo y los cereales mixtos más adelante, puesto que éstos pueden provocar reacciones alérgicas en bebés de pocos meses.

Puede usar cereales ya listos que vienen en frascos, o cereales en hojuelas que deben mezclarse con agua o con leche materna o de fórmula. Sin embargo, las carnes son más ricas en hierro y zinc, nutrientes necesarios en la alimentación infantil. Las carnes también pueden ser el primer alimento sólido que se le da al niño. Los cereales ya preparados son muy cómodos, pero los que se venden en hojuelas tienen más hierro y su consistencia puede modificarse según las necesidades de cada bebé. Sea cual sea el cereal que elija, cerciórese de que es un producto hecho para bebés. Así tendrá la certeza de que contiene los nutrientes que su bebé necesita a esta edad.

En cuanto su hijo acepte los cereales, podrá empezar a darle poco a poco otros alimentos. Un orden posible es carnes, vegetales y frutas. Déle al bebé un solo alimento nuevo a la vez, y espere por lo menos dos o tres días antes de darle el siguiente. Cada vez que le dé un alimento nuevo, esté pendiente de posibles reacciones alérgicas, como diarreas, erupciones o vómitos. Si detecta alguna de estas reacciones, elimine el alimento sospechoso de la dieta del bebé e informe al pediatra. En los siguientes dos o tres meses, la dieta de su hijo deberá incluir leche materna o de fórmula, cereales, verduras, carnes y frutas, todo esto distribuido en tres comidas diarias. Puesto que los huevos tienden a provocar alergias, suelen ser el último alimento que se introduce en la dieta.

En cuanto su hijo pueda mantenerse sentado, empiece a darle alimentos que se puedan agarrar con las manos para que vaya aprendiendo a comer solo. Cerciórese de que todo lo que le da sea blando, fácil de tragar y que se deshace en trocitos pequeños para que no se atragante. Guisantes verdes, arvejas y papas, cada cosa bien cocida y cortada, o trozos pequeños de galletas tipo wafer o galletitas de soda, son buenos ejemplos. No le dé a esta edad alimentos que deban ser masticados.

En cada una de las tres comidas diarias, su bebé de seis meses deberá ingerir unas 4 onzas (120 ml) de compota para bebé. (Puesto que los alimentos enlatados para adultos suelen contener sal y preservativos, no se le deben dar a ningún bebé.)

Al darle a su bebé alimentos sólidos, no los saque directamente del frasco sino más bien coloque una porción del frasco en un plato pequeño. Esto impedirá que el alimento del frasco se contamine debido a la introducción de bacterias proveniente de la boca del bebé. La porción que quede en el plato debe tirarse a la basura.

No le ofrezca jugos a su bebé sino hasta que tenga por lo menos seis meses de edad. Debido a que éstos tienen carbohidratos que el organismo no absorbe, una gran cantidad de jugo de fruta puede aumentar la frecuencia de las deposiciones y volverlas aguadas. Este aumento de evacuaciones sueltas puede ocasionarle al bebé salpullido de un rojo intenso que le provocará dolor al limpiarlo cuando le cambie el pañal. Dejar la zona afectada en contacto con el aire y aplicar una pomada protectora suele bastar para curar la irritación, pero también es recomendable reducir la cantidad de jugo de frutas que se le da al niño.

No prepare estos alimentos en la casa

Remolacha, nabos, zanahoria, col rizada, espinacas. En algunas zonas del país, estos vegetales contienen grandes cantidades de nitratos, una sustancia química que puede provocar un tipo poco común de anemia en los infantes. Los fabricantes de alimentos para bebés son conscientes de este problema y analizan la cantidad de nitratos contenida en las verduras que utilizan para preparar sus productos; así mismo, evitan comprar estas verduras en los lugares en que se ha detectado una mayor acumulación de nitratos. Puesto que usted no puede analizar la cantidad de nitratos contenida en los alimentos que prepare, es mejor que utilice productos comerciales de estos alimentos, sobre todo mientras su hijo sea un lactante. Si, de todos modos decide preparar estos alimentos en casa, sírvalos siempre frescos y no los almacene. Con el paso del tiempo la cantidad de nitratos contenida en estos productos va aumentando.

Si su bebé parece tener sed entre comidas, amamántelo o déle un biberón adicional. Durante los meses más calurosos, cuando pierda mucho líquido a través de la transpiración, déle 2 a 4 onzas (60 a 120 ml) de agua o más leche materna o de fórmula para prevenir la deshidratación.

¿Y si usted prefiere darle a su hijo alimentos frescos, en lugar de enlatados o deshidratados? En tal caso, utilice una licuadora o procesador de alimentos, o simplemente aplaste bien los alimentos blandos con un tenedor. Todo lo que le dé a su hijo debe ser blando, bien cocido y no se le debe añadir sal ni ninguna otra especia. Las verduras o vegetales frescos y hervidos o la compota de frutas (vea las excepciones en el recuadro anterior) son fáciles de preparar. Aunque puede darle a su hijo bananas frescas en puré, deberá hervir todas las demás frutas hasta que queden bien blandas. Refrigere todos los alimentos preparados que no use inmediatamente e inspecciónelos bien antes de dárselos a su hijo para detectar posibles indicios de que se están empezando a dañar. A diferencia de los productos comerciales, los alimentos que usted prepara pueden contener bacterias, por lo que se estropearán mucho antes.

Cuando su hijo tenga seis o siete meses, probablemente ya se sentará bien y podrá comer en una silla alta para bebé. Para que esté más cómodo, es recomendable cubrir la base de la sillita con un cojín que se pueda quitar y lavar para eliminar los restos de comida que se acumulen allí. Así mismo, a la hora de comprar la silla para comer, elija una con bandeja removible y bordes sobresalientes. (Vea las recomendaciones de seguridad en la página 472.) Los bordes impedirán que los platos o la comida se resbalen de la bandeja cuando el bebé esté muy inquieto a la hora de comer. La bandeja removible puede llevarse directamente al fregadero para lavarla, algo que valorará mucho durante los meses que se le avecinan. (No obstante, habrá días en que la única forma de limpiar la silla alta será ¡poniéndola bajo la ducha!)

A medida que la dieta de su bebé se vuelve más variada y el pequeño empieza a comer por sí mismo con regularidad, comente sus necesidades nutricionales con el pediatra. El adquirir hábitos alimenticios incorrectos durante la infancia, puede conducir a problemas de salud más adelante.

El pediatra le dirá si su hijo está sobrealimentado, no come lo suficiente o come demasiada cantidad de ciertos alimentos inadecuados. Si usted se familiariza con el contenido calórico y nutricional de los alimentos que come su hijo, podrá proporcionarle una dieta equilibrada. Fíjese también en los hábitos alimenticios de los demás miembros de la familia. Puesto que su hijo cada vez irá "picando" más alimentos de la mesa familiar (lo que suele iniciarse entre los ocho y los diez meses de edad en cantidades similares a las usadas en alimentos para bebés), imitará la forma en que ustedes comen —incluyendo la tendencia a usar el salero o a estar comiendo bocaditos salados y alimentos procesados. Por el bien de su hijo y el suyo propio, reduzca al mínimo el uso de la sal.

¿Y si a usted le preocupa que su hijo *ya* pese demasiado? Algunos padres empiezan a tener la inquietud de que sus bebés estén aumentando demasiado de peso desde esta tierna edad. Por un lado, actualmente hay un aumento en la obesidad infantil junto con todas sus posibles complicaciones (tales como diabetes), y por lo tanto es sensato estar atentos al problema, sea cual sea la edad del niño. Hay evidencia de que los bebés alimentados con biberón aumentan de peso más rápidamente que los bebés amamantados, quizás porque algunos padres insisten en que el bebé se termine el contenido del biberón. Sin embargo, *no permita que la ansiedad por la obesidad lo lleve a darle menos alimento del necesario durante su primer año de vida.* Siga las recomendaciones del pediatra antes de hacer cualquier cambio en su dieta. Durante estos meses de crecimiento rápido su hijo necesita una proporción equilibrada de grasas, carbohidratos y proteínas. Por lo tanto, no es recomendable darle leche descremada a un niño de esta edad ni cualquier otro sustituto bajo en grasa en lugar de la leche materna o de fórmula.

En cuanto empiece a darle al niño alimentos sólidos, sus evacuaciones se volverán más duras y cambiarán de color. Debido a los azúcares y grasas contenidos en los sólidos, también tendrán un olor mucho más fuerte. Las arvejas o guisantes y otras verduras pueden teñir la materia fecal de un verde intenso; la remolacha puede hacerlo de rojo. (La remolacha a veces también tiñe la orina de rojo.) Si los alimentos no son aplastados o licuados, sus evacuaciones pueden contener partículas de comida no digeridas, sobre todo pieles de guisantes, maíz, tomate u otros productos de origen vegetal. Todo esto es completamente normal. Sin embargo, si las deposiciones son extremadamente blandas, acuosas o están llenas de mucosidad, podría significar que el tracto digestivo del niño está irritado. En tal caso, acuda al pediatra para saber si su bebé tiene un problema digestivo.

Suplementos dietéticos

Aunque la Academia Americana de Pediatría recomienda la lactancia materna durante los primeros doce meses de vida del niño, la leche materna no contiene suficiente vitamina D como para prevenir una deficiencia de la misma, lo que puede producir enfermedades tales como el raquitismo (la forma severa de una deficiencia de vitamina D que se caracteriza por el ablandamiento de los huesos). Aunque la luz del sol estimula a la piel para producir su propia vitamina D, a todo niño se le debe poner un protector solar cuando sale al aire libre, y este producto impide que la piel elabore vitamina D.

Como resultado, la Academia recomienda que si está amamantando a su bebé, le proporcione un suplemento de vitamina D dentro de los dos primeros meses de vida. Se recomienda un suplemento de 200 UI (Unidades Internacionales) al día para bebés que son amamantados, a menos que se les destete parcialmente y se les dé un mínimo de 16.9 onzas (500 ml) de leche de fórmula o leche de vaca enriquecida con vitamina D al día. También se recomienda esta misma dosis de suplemento a los bebés alimentados únicamente con biberón que están consumiendo menos de 16.9 onzas (500 ml) de leche de fórmula o leche de vaca enriquecida con vitamina D. Debe discutir este tema con su pediatra. La leche de fórmula provee toda la vitamina D necesaria en un niño alimentado con fórmula y por lo tanto no requerirá de ningún suplemento

¿Y con respecto al hierro? Durante los primeros cuatro a seis meses, un bebé que es amamantado no necesita ingerir ningún suplemento de hierro. La cantidad de hierro que tenía al nacer es suficiente para el crecimiento inicial del niño. Pero ahora sus reservas habrán disminuido y sus requerimientos de hierro aumentarán a medida que crezca. La Academia considera que los bebés que no son amamantados o que lo son parcialmente, deben recibir una leche de fórmula enriquecida con hierro (que contenga entre 4 y 12 mg de hierro) desde el nacimiento hasta los doce meses de edad. No recomendamos el uso de leches de fórmulas bajas en hierro.

Afortunadamente, cuando su bebé comience a comer alimentos sólidos, recibirá el hierro de los cereales enriquecidos con hierro, las carnes y las verduras. Por ejemplo, cuatro cucharadas rasas de cereal enriquecido diluidas en leche materna o fórmula, proporcionan unos 7 mg de hierro; la carne es otra fuente muy buena de hierro. (Vea también *Suplementos nutritivos para lactantes,* página 126.)

El destete: del pecho al biberón

Cada madre inicia el destete de su hijo por motivos diferentes. El proceso de destete comienza cuando el bebé recibe por primera vez un alimento distinto a la leche materna.

De cualquier modo, deberá seguir dándole leche materna o de fórmula a su bebé hasta que cumpla un año de edad. A partir de entonces podrá empezar a darle leche de vaca. Muchos bebés que son amamantados nunca llegan a usar un biberón, sino que pasan directamente del pecho al vaso. Si tiene intenciones de empezar a darle a su hijo biberones con leche de fórmula o leche materna que se ha extraído, no espere que la transición sea muy fácil si nunca antes le ha dado un biberón. Probablemente lo rechazará las primeras veces, sobre todo si es la mamá quien intenta dárselo. A esta altura asocia a su madre con el pecho, por lo que es lógico que se sienta confundido y hasta enfadado ante este cambio repentino e inesperado en su rutina. Es posible que las cosas marchen mejor si el papá u otro miembro de la familia empieza a darle el biberón cuando la mamá no está presente. Cuando el bebé se acostumbre a la idea, mamá podrá volver a alimentarlo, pero tendrá que suplir el contacto piel a piel con muchos abrazos, mimos y palabras de aliento.

En cuanto su hijo aprenda a tomarse un biberón de vez en cuando, será relativamente fácil destetarlo por completo, si es esto lo que usted desea hacer. Sin embargo, el tiempo necesario para realizar el destete varía bastante, según las necesidades emocionales y físicas de madre e hijo. Si su bebé se adapta bien a los cambios y usted está preparada para hacer la transición, es posible que consiga destetarlo en un par de semanas. Los dos primeros días, sustituya una sesión de lactancia por un biberón cada día. (No se extraiga leche por el momento.) Al tercer día, déle el biberón dos veces. Al quinto día ya podrá darle el biberón tres o cuatro veces al día.

En cuanto deje de amamantar a su hijo por completo, su producción de leche disminuirá rápidamente. Entre tanto, si siente los pechos congestionados, tal vez tenga que extraerse leche durante los dos o tres primeros días para disminuir el malestar. Un destete gradual, eliminando una toma a la vez, ayudará a reducir mucho la congestión. En el curso de una semana, el malestar deberá desaparecer.

Muchas mujeres prefieren destetar al bebé de forma más paulatina, incluso si éste coopera plenamente. La lactancia materna brinda una proximidad sin paralelo entre madre e hijo y, como es de entender, algunas madres se resisten a renunciar a este tipo de intimidad. En tales casos, se puede seguir combinando el pecho y el biberón hasta que el niño cumpla un año o más. Muchos bebés pierden el interés por el pecho entre el noveno y el duodécimo mes o cuando aprenden a beber en vaso. Es importante que usted no interprete este cambio como un rechazo personal, sino como un signo de la creciente independencia de su hijo. Sin embargo, la lactancia materna puede seguir formando parte de la alimentación del bebé incluso después de que cumpla un año.

Sueño

Por lo general, un bebé de esta edad sigue necesitando por lo menos dos siestas al día —una por la mañana y otra por la tarde— de una a tres horas de duración cada una. Es conveniente dejarlo dormir todo lo que quiera, a menos que le cueste conciliar el sueño por la noche. Si esto se convierte en un problema, despiértelo de su siesta de la tarde un poco antes de lo usual.

Hacia el cuarto mes de vida, es muy probable que su bebé ya duerma toda la noche seguida o que se despierte una sola vez para comer. "Toda la noche" puede significar de las 7 P.M. a las 7 A.M. o de las 10 P.M. a las 6 A.M., dependiendo del reloj interno de su hijo; pero a esta edad debe ser capaz de dormir por lo menos durante ocho horas seguidas sin despertarse para que lo alimenten.

Puesto que a esta edad el niño estará más vivaz y activo, es posible que le cueste conciliar el sueño al final del día. Seguir una rutina consistente a la hora de acostarlo puede ser útil en este sentido. Ensaye qué método resulta más efectivo para su hijo, teniendo en cuenta tanto las actividades del resto de la familia como el temperamento del bebé. Cosas como un baño caliente, un masaje, mecerlo, leerle un cuento, cantarle una canción, ponerle música suave o darle el pecho o el biberón le ayudan al bebé a relajarse y prepararse para dormir. Con el tiempo, asociará estas actividades con la hora del sueño, haciendo que se calme y relaje.

En lugar de esperar a que su hijo se duerma durante este ritual, métalo en la cuna y arrópelo cuando todavía esté despierto para que aprenda a dormirse solito. Acuéstelo suavemente, susúrrele buenas noches al oído y abandone la habitación. Si se pone a llorar, no vuelva a entrar a toda prisa. Es posible que se calme al cabo de unos minutos y consiga conciliar el sueño por su cuenta.

¿Y si sigue llorando desconsoladamente luego de cinco minutos? Vuelva a su habitación y consuélelo por un minuto, más o menos, pero sin cargarlo. Dígale que lo quiere y que puede contar con usted. Después, salga de la habitación. Si sigue llorando, espere un poco más de cinco minutos antes de volver a entrar a la habitación y repita la secuencia. Sea consistente y firme. Por muy duro que le resulte esto, más duro será para su hijo percibir que usted titubea. La verdadera recompensa vendrá cuando su hijo se despierte a media noche y pueda volverse a dormir por su cuenta.

Algunos bebés lloran un poco todas las noches, lo que hace temer a los padres que esto les cause daños psicológicos. Pero si usted toma el tiempo que llora el niño, verá que no es tanto como creía, sólo que ese momento *parece* eterno. Si los padres fueran más firmes, la mayoría de los bebés llorarían mucho menos por las noches y terminarían por dormirse luego de quejarse un poco. Pero aun cuando su bebé llore por un buen rato (veinte a treinta minutos), no hay evidencias de que esto le cause daño.

Si el llanto persiste por más de veinte minutos, es conveniente descartar cualquier problema (como que el bebé tenga un pelo enredado en un dedo del pie). Pero de cualquier modo estas intervenciones deben ser cortas y no ser pretexto para jugar un rato con el niño. Lo importante es que usted sepa controlar sus sentimientos naturales de frustración —e incluso de enfado— de tal modo que mantenga la calma y sea firme pero cariñoso cuando su hijo se resista a dormir.

Cuando el bebé se despierte a media noche, déle unos cuantos minutos para ver si vuelve a conciliar el sueño por su cuenta. Si sigue llorando, háblele y consuélelo, pero no lo acueste con usted. Así mismo, a menos que tenga motivos para pensar que tiene hambre (por ejemplo, si se durmió antes de lo habitual o se saltó una toma), no lo alimente. Por muy tentador que sea tratar de tranquilizarlo con comida o metiéndolo en su cama, pronto empezará a querer este tipo de respuestas en cuanto se despierte de noche, y no volverá a dormirse a menos que las obtenga.

Cuando un bebé se despierta más de una vez por la noche, tal vez hay algo que no lo deja dormir. Si continúa durmiendo en la habitación de mamá y papá luego de cumplir seis meses, ha llegado la hora de sacarlo de ahí, ya que se puede estar despertando porque oye o percibe a sus padres. Si todavía duerme en el moisés, tal vez ya le quede pequeño; a esta edad necesita espacio para estirarse y moverse libremente mientras duerme y debe tener una cuna grande dotada de protectores. Otro posible problema es que la habitación del niño sea demasiado oscura. El bebé necesita dormir con un poco de luz para que, cuando se despierte, pueda comprobar que está en un entorno conocido. Una simple lamparita de noche puede solucionar este problema.

La salida de los dientes

Los dientes suelen empezar a salir durante estos meses. Los incisivos centrales inferiores suelen ser los primeros en salir, seguidos, entre cuatro y ocho semanas después, de los cuatro incisivos superiores (centrales y laterales) y, aproximadamente un mes después, de los otros dos incisivos inferiores. A continuación suelen salir los primeros molares, seguidos de los caninos o colmillos.

Si a su hijo no le sale el primer diente sino mucho tiempo después, no se preocupe. Esto puede ser una característica hereditaria y no significa que algo ande mal.

La salida de los dientes *ocasionalmente* provoca irritabilidad, llanto, fiebre baja (no superior a los 101 °Fahrenheit o 38.3 °centígrados), babeo excesivo y ganas de morder cosas duras. A menudo las encías se inflaman y se ponen muy sensibles. Para aplacar el malestar del bebé, intente frotarle o masajearle suavemente las encías con los dedos. Los aros mordedores también suelen ayudar, pero deben ser de caucho duro (los mordedores que se meten en el congelador tienden a ponerse demasiado duros y pueden provocar más dolor que alivio). Los analgésicos que se aplican sobre las encías no son necesarios ni efectivos, puesto que permanecen muy poco tiempo en la boca del bebé. Si su hijo parece sentirse muy mal o tiene fiebre mayor a 101° Fahrenheit (38.3 °centígrados), lo más probable es que estos síntomas no se deban a que le están saliendo los dientes, por lo que deberá informar al pediatra.

¿Cómo se le deben lavar los dientes a un bebé? Simplemente con un cepillo suave para niños o limpiándolos con una gasa al final del día. Para evitar que le salgan caries, no deje que se duerma con el biberón en la boca, ya sea de día o de noche. Al evitar esto la leche no se le quedará entre los dientes, lo que crea un campo de cultivo idóneo para la formación de caries.

Columpios y corrales

Muchos padres encuentran que los columpios mecánicos, sobre todo aquellos que se pueden acoplar al moisés, pueden calmar a un bebé que llora desconsoladamente cuando todo lo demás ha fracasado. Si va a usar uno de estos aparatos, no coloque a su hijo en la silla del columpio sino hasta que sepa mantenerse sentado (generalmente entre los siete y los nueve meses). Utilice sólo columpios estables y que se coloquen sobre el suelo, no los que se cuelgan de los marcos de las puertas. Además, no utilice el columpio por más de media hora ni más de dos veces al día puesto que su uso no sustituye la atención de los padres a pesar de que calme al bebé. Asegure al niño apropiadamente con las correas de seguridad siempre que lo ponga en el columpio. Cerciórese también de que el producto que va a comprar no ha recibido un aviso de devolución. Consulte el sitio web del "Consumer Product Safety Comission" (Comisión de Seguridad de Productos del Consumidor de los E.U.), www.cpsc.gov, para saber qué productos han tenido avisos de devolución.

Cuando su hijo empiece a desplazarse de un sitio a otro, es probable que necesite un corral. Incluso antes de que gatee o ande, un corral es un lugar seguro donde puede estar tendido o sentado, ya sea al aire libre como en aquellas habitaciones donde no hay una cuna o moisés. (Vea las recomendaciones específicas en *Corrales*, página 474.) Recuerde que nunca debe dejar bajados los laterales del corral. Si el bebé se acostumbra a estar en el corral ahora, es probable que esté más dispuesto a quedarse en el mismo cuando sea mayorcito. Pero no lo dé como un hecho. Aunque hay bebés que no ponen reparos de estar en un corral, otros se resisten vigorosamente.

Comportamiento

Disciplina

A medida que su hijo se torna más activo y curioso, también se volverá más asertivo. Esto es excelente para su autoestima y debe fomentarse al máximo. Sin embargo, cuando el bebé quiera hacer algo peligroso o que perturbe al resto de la familia, hay que tomar cartas en el asunto.

Durante los primeros seis meses, la mejor forma de afrontar este tipo de conflictos es distraer al bebé con un juguete o actividad alternativa. Los métodos habituales de disciplina no surtirán efecto hasta que aumente la memoria del bebé, hacia el final del séptimo mes de vida. Sólo a partir de entonces se pueden utilizar diversas técnicas para disuadirlo de la conducta no deseada.

Cuando finalmente empiece a disciplinar a su hijo, no lo haga con "mano dura". Por lo general el método más efectivo consiste sencillamente en reforzar la conducta adecuada y retener la recompensa cuando el niño no se comporte de la forma deseada. Por ejemplo, si llora sin motivo aparente, fíjese que no tenga una molestia física; y cuando deje de llorar, recompénselo con palabras cariñosas, abrazos y mayor atención. Si vuelve a llorar, espere un poco antes de dedicarle su atención y háblele con voz firme. Esta vez, no lo recompense con un tratamiento especial.

El objetivo principal de la disciplina es fijarle a su hijo unos límites claros, así que debe ayudarlo a entender exactamente qué está haciendo mal cada vez que no cumpla una norma. Si hace algo que no está permitido, como tirarle del pelo, dígale "no" con voz serena, impídale que lo siga haciendo y dirija su atención hacia otra actividad aceptable.

Si su hijo está tocando o metiéndose en la boca algo que no debe, apártele la mano suavemente mientras le dice que no está permitido agarrar ese objeto en particular. Pero, puesto que quiere estimularlo a que toque *otras* cosas, evite decirle "No se toca". Frases más concretas, tales como "Las flores no se comen" o "Las hojas no se comen", trasmiten el mensaje sin confundirlo.

Puesto que a esta edad aún es relativamente fácil modificar el comportamiento del niño, es un buen momento para que usted establezca su autoridad. Pero procure no exagerar. Su hijo todavía es demasiado pequeño para portarse mal a propósito y no entenderá por qué le grita o lo castiga. Conserve la calma y tome una

Estimulación del crecimiento cerebral del lactante: del cuarto al séptimo mes

A esta edad, se están produciendo muchas conexiones en el cerebro de su pequeño hijo. Tales conexiones se reflejan en sus diversos comportamientos, como mostrar apego hacia usted y las demás personas que lo cuidan habitualmente, llorar cuando usted sale de la habitación o cuando se le acerca un desconocido o llorar cuando quiere un juguete en particular o cuando desea cambiar de actividad. Asimismo, comienza a interesarse más en el mundo que lo rodea y puede expresar mejor sus emociones y deseos, al tiempo que desarrolla nuevas destrezas como agarrar objetos, darse vuelta y sentarse.

Procurando no sobre-estimular al bebé, ponga en práctica estas actividades para ayudarle a fomentar las conexiones de su cerebro en desarrollo:

- Cree un ambiente estimulante y seguro, donde su hijo pueda moverse a sus anchas y explorar libremente su entorno.

- Sea cálido y afectivo con el bebé, abrácelo, bésele y acaríciele para trasmitirle una sensación de seguridad y bienestar.

- Sea sensible a su ritmo y a su estado de ánimo. Respóndale tanto cuando está molesto como cuando está contento.

- Háblele o cántele canciones mientras lo viste, lo baña, lo alimenta, juega o pasea con él y mientras van en auto. Quizás aún no entienda lo que le dice, pero a medida que escuche las mismas palabras, sus destrezas de lenguaje irán desarrollándose. Si le parece que su hijo no escucha bien o no imita las palabras que oye, infórmeselo al pediatra.

- Establezca diálogos de tú a tú con su hijo. Imite sus sonidos para demostrarle su interés.

actitud firme, consistente y cariñosa. Si su hijo sabe desde ahora que usted tiene la última palabra, todo será más fácil para ambos cuando el niño crezca y tienda a ser más testarudo.

Hermanos

Si su hijo tiene un hermano o hermana mayor, es posible que en esta etapa usted empiece a percibir señales cada vez más evidentes de rivalidad. Anteriormente su bebé era más dependiente, dormía mucho y no requería su constante atención. Pero ahora que se ha vuelto más exigente, deberá racionar su tiempo y energía para poder atender a cada niño individualmente, así como a toda la familia junta. Esto es más importante —y mucho más difícil— si usted regresa a trabajar.

- Léale algo cada día. A su bebé le encantará el sonido de su voz y no tardará en contemplar las ilustraciones y "leer" por su cuenta.

- Si usted habla un idioma distinto al del lugar donde vive, utilícelo en casa.

- Participe en actividades que implican movimientos rítmicos con su hijo, tales como bailar juntos al ritmo de la música.

- Evite someter al bebé a experiencias tensas o traumáticas, tanto físicas como psicológicas.

- Déle a su hijo la oportunidad de relacionarse con otros niños y padres; éste es un período muy especial para los bebés. Esté pendiente de las claves que indiquen que está preparado para conocer nuevas personas.

- Anime a su hijo a que alcance él mismo sus juguetes. Déle bloques para bebé y juguetes suaves que estimulen su coordinación ojo-mano así como sus destrezas motoras finas.

- Cerciórese de que todas las personas que van a cuidar de su hijo, aparte de velar por su salud, entiendan lo importante que es darle cariño y consuelo.

- Procure que su hijo vaya durmiendo cada vez más tiempo seguido por las noches; si necesita que le aconsejen sobre este paso tan importante en el desarrollo de su hijo, hable con el pediatra.

- Pase un rato cada día jugando en el suelo con su hijo.

- Elija bien a quien cuidará de su hijo: que sea una persona preparada, atenta, afectiva y que sepa velar por la seguridad del niño. Hable con ella frecuentemente e intercambien ideas sobre una crianza positiva.

Una forma de dedicarle un rato especial al niño grande es encargarle tareas especiales "de hermano mayor" en las que no participe el bebé. Así podrá pasar tiempo a solas con su hijo mayor y, al mismo tiempo, adelantar los oficios domésticos. No se olvide de manifestarle al niño lo mucho que valora su ayuda.

Para fomentar la relación entre hermanos, incluya al niño mayor en actividades con el bebé. El pequeño podría divertirse oyendo cómo usted y su otro hijo le leen cuentos o le cantan canciones. El hermano mayor también puede participar —hasta cierto punto— del cuidado del bebé, como ayudar a la hora del baño o cambiarle los pañales. Pero a menos que el niño mayor tenga diez años o más, no lo deje a solas con el bebé, aun cuando insista en ayudar. Un niño pequeño puede dejar caer a un infante o hacerle daño sin darse cuenta.

Un mensaje para los abuelos

Como abuelo o abuela, le fascinará ver el desarrollo de su nieto. Durante esta época de su vida (de los cuatro a los siete meses), el pequeño continúa descubriendo el mundo que le rodea y cuenta con mayores destrezas físicas y habilidades cognoscitivas como para participar y disfrutar de su entorno.

Puesto que las cosas que ve y oye van adquiriendo mayor significado para su nieto, y considerando que abundarán las risas, éstos serán meses maravillosos para compartir con el pequeño. Las sonrisas, los juegos interactivos y el reconocimiento de objetos, sonidos, personas y nombres familiares, harán parte de estos meses de descubrimiento. La visión del pequeño habrá mejorado, la habilidad de pasarse objetos de una mano a otra será más eficiente y su curiosidad no tendrá límites. Procure fomentar estos logros de aprendizaje tempranos que se presentarán durante el curso de estos meses.

Su nieto también comenzará a moverse más durante esta época. Aunque se trata de un periodo maravilloso en la vida del pequeño, usted deberá estar muy pendiente cuando comience a sentarse. Puesto que estará en posición vertical con más frecuencia, será más probable que se caiga.

Usted desempeña un papel muy importante como abuelo o abuela. Para sacarle el mayor partido a su rol, disfrutar del tiempo que pasa con el pequeño y estimular el desarrollo de sus padres, le ofrecemos estas sugerencias:

- Siga las pautas que le dé su hijo o hija con respecto a las actividades que realizará con su nieto y aporte sus propias ideas cuando sea apropiado. Los nombres especiales que utilizan en familia ("Nana" "Tita", "Tito", "Tata"), los lugares a los que van juntos, así como libros y discos compactos que pueda compartir con el pequeño serán experiencias singulares entre usted y él. También contemple la idea de invitar a otros abuelos y nietos a hacer algo con ustedes, lo que sin duda le encantará a su nieto.

- Al comprar regalos para su nieto, escoja libros apropiados para su edad, así como juguetes que fomenten el juego creativo.

- Ofrézcase para cuidar al niño tan a menudo como sea posible cuando su hijo o hija lo necesiten. Estos momentos a solas con su nieto serán recuerdos que atesorará de por vida. Llévelo de paseo (al parque o al zoológico) y, a medida que pasen los años, ayúdelo a adquirir pasatiempos que puedan realizar juntos.

- Usted irá descubriendo mejor el temperamento de su nieto a medida que pasa el tiempo. Inevitablemente, usted lo comparará con otras personas de la familia. El pequeño empezará a demostrar lo que le gusta y lo que no le gusta, y lo mejor es respetarle sus preferencias. Si su nieto es particularmente bullicioso y activo, a ratos usted tendrá que armarse de mucha paciencia para poder disfrutar de su compañía. Déle su propio espacio, permítale ser la persona que es, pero acórtele la rienda si se sobrepasa. Lo mismo recomendamos con un niño tímido; no pretenda que apenas usted aparezca el pequeño salga de su retraimiento. Apréciielo tal como es.

- Cambiarle el pañal a "un pequeño monstruo en movimiento" a menudo es una tarea titánica. Usted tendrá que usar toda su fuerza para impedir que el bebé ruede y se caiga al piso. El usar la cama en lugar del cambiador puede ser una buena idea. Recuerde tener a la mano todas las cosas que necesitará para cambiarle el pañal.

- Cuando de disciplina se trate, coméntelo con los padres del pequeño y cerciórese que su criterio acerca del tema sea consistente con el de ellos.

- Contemple la idea de invertir dinero en una cuna para su nieto y otros muebles necesarios. Una silla alta sin duda será muy útil si el pequeño come ocasional o frecuentemente en su casa. Un cochecito y una silla de seguridad para el auto también serán muy convenientes. Mantenga algunos medicamentos básicos en su casa (para la fiebre, para la "pañalitis", etc.) así como unos cuantos juguetes que le gusten al niño.

- La alimentación de su nieto se ha vuelto más regular y hacia el final de este período, ya habrá empezado a comer alimentos sólidos (como cereal para bebé, compotas de vegetales, frutas y carnes). Cuando usted esté al cuidado de su nieto, siga como siempre las pautas que le den los padres del pequeño sobre lo que debe comer. Si el niño ya come una variedad de alimentos sólidos, invítelo a explorar sus propias versiones de "alimentos junior", como pudines y yogurt. No le dé al niño alimentos enlatados para adultos. Evite darle trozos de comida que sean muy grandes y que puedan atragantarlo. Si su nieto aún es amamantado, guarde en su congelador algunas bolsas de leche materna.

- Su nieto ya deberá estar durmiendo la noche seguida, así que podrá disfrutarlo más y no interrumpir su propio sueño cuando pase la noche con usted. Cuando se quede a dormir en su casa, usted y su cónyuge pueden turnarse para atender al pequeño temprano en la mañana si es que se despierta antes de lo que ustedes lo hacen habitualmente.

- Prepare su hogar con el fin de que sea un entorno seguro para su nieto. Siga las guías que se dan en el Capítulo 14 sobre cómo poner su casa a prueba de bebés, desde colocar cubiertas protectoras en los enchufes eléctricos que no estén en uso, hasta cerciorarse de que no haya fósforos al alcance del pequeño.

- Habrá momentos en que tener a su nieto y a sus hermanitos en su casa será un poco agobiante para usted. Procure cuidar un solo niño a la vez, especialmente al principio. Esto le permitirá adaptar sus propias actividades a tiempo que le brinda un poco de alivio a su hijo o hija, quien a su vez podrá enfocar sus energías en el niño o los niños que quedan en casa. Su continua y valiosa colaboración para que su hijo y su pareja sean los mejores padres posibles, seguirá siendo la razón principal de su papel como abuelo o abuela.

- Usted puede fomentar el desarrollo de su nieto tanto ahora como en el futuro fotografiando y filmando actividades familiares, creando álbumes de fotos y escribiendo anécdotas de la familia (acompañadas de fotos viejas y nuevas).

Alertas de salud

No se sorprenda si su hijo tiene su primer resfriado o su primera infección de oído poco después de cumplir cuatro meses. Ahora que puede agarrar objetos por cuenta propia, entrará en contacto con muchos más objetos y personas, por lo que será más probable que contraiga enfermedades infecciosas.

La mejor forma de proteger a su hijo es mantenerlo alejado de cualquier persona que está enferma. Tenga cuidado especial con las enfermedades infecciosas como la varicela, el sarampión y las paperas (vea *Varicela*, página 788; *Sarampión*, página 803; y *Paperas*, página 746). Si alguien del grupo de juegos de su hijo contrae alguna de estas enfermedades, mantenga a su hijo alejado del grupo hasta tener la certeza de que nadie se ha contagiado.

No obstante, por mucho que intente proteger a su hijo, a veces se enfermará. Las enfermedades son parte inevitable del crecimiento y se presentarán más a menudo a medida que su hijo se relaciona con otros niños. No siempre es fácil saber si un bebé está enfermo, pero hay algunos signos que pueden ayudar a saberlo. ¿Está pálido u ojeroso? ¿Está más pasivo o más irritable que de costumbre? Si tiene una enfermedad infecciosa, probablemente tendrá fiebre (vea el Capítulo 23 "Fiebre") y podría perder peso debido a la falta de apetito, diarrea o vómitos. Algunas infecciones pulmonares o renales difíciles de detectar impiden que los bebés aumenten de peso. A esta edad, la pérdida de peso también puede obedecer a que el bebé tenga problemas digestivos, como una alergia a las proteínas del trigo o la leche (vea *Enfermedad celíaca,* página 547, *Alergia a la leche,* página 567), o a que carece de las enzimas digestivas necesarias para procesar ciertos alimentos sólidos. Si sospecha que su hijo está enfermo pero no sabe qué le pasa exactamente, o si tiene dudas sobre su estado de salud, llame al pediatra y descríbale los síntomas que le preocupan.

Su bebé y los antibióticos

Los antibióticos constituyen unos de los medicamentos más importantes y efectivos que existen. Cuando se utilizan adecuadamente, pueden salvar vidas, pero, si se utilizan mal, pueden ser perjudiciales para el niño.

La mayoría de las infecciones son provocadas por dos tipos de gérmenes: los virus y las bacterias. Los virus provocan todos los resfriados y la mayoría de los dolores de garganta y cuadros de tos. Las infecciones virales más comunes no se curan con antibióticos. Su hijo se recuperará de la infección viral cuando la enfermedad haya terminado su ciclo. *Los antibióticos no deben utilizarse para tratar infecciones virales.*

Los antibióticos pueden utilizarse para tratar infecciones bacterianas, pero algunas cepas de bacterias se han hecho resistentes a ciertos antibióticos. Si su hijo sufre una infección provocada por una bacteria resistente, es posible que necesite otro tipo de antibiótico o incluso que tenga que ser hospitalizado para que le administren medicinas más fuertes por vía intravenosa. Hay un número reducido de cepas nuevas de bacterias que son intratables. Para proteger a su hijo contra estas bacterias resistentes a los antibióticos, déle antibióticos sólo cuando el pediatra considere que pueden ser eficaces, puesto que el uso repetido o inadecuado de este tipo de medicamento contribuye a la proliferación de bacterias resistentes.

- **¿Cuándo conviene administrar antibióticos? ¿Cuándo no conviene?** Éstas son preguntas complicadas que debe responder el pediatra, puesto que su respuesta depende del diagnóstico específico. Si cree que su hijo podría requerir tratamiento, póngase en contacto con el médico.

- *Infecciones de oído*: Algunas requieren tratamiento con antibióticos, pero otras no.

- *Sinusitis*: Los antibióticos son necesarios en los casos más graves o persistentes, pero el simple hecho de que su bebé tenga mucosidad de color amarillo o verde no significa necesariamente que tenga una infección de origen bacteriano. Es normal que la mucosidad se espese y cambie de color a lo largo de un resfriado de origen viral.

- *Bronquitis*: Los niños rara vez necesitan tomar antibióticos cuando tienen bronquitis.

- *Dolor de garganta*: La mayoría de los casos son de origen viral. Sólo los provocados por estreptococos, que se deben diagnosticar con una prueba de laboratorio, requieren antibióticos.

- *Resfriados*: Los resfriados son provocados por virus y pueden durar hasta más de dos semanas. Los antibióticos no tienen ningún efecto sobre los resfriados. El pediatra le indicará cómo puede aliviar los síntomas mientras la enfermedad sigue su curso.

Las infecciones virales a veces desembocan en infecciones bacterianas. Pero el tratar una infección viral con antibióticos para prevenir la infección bacteriana siguiente no funciona y puede conllevar a infecciones provocadas por cepas de bacterias resistentes a los antibióticos. Si la enfermedad empeora o dura demasiado, informe al pediatra para que le indique el tratamiento a seguir.

Si el pediatra le receta antibióticos, cerciórese de darle al bebé todas las dosis prescritas. Nunca guarde antibióticos para usarlos mas tarde ni permita que otros miembros de la familia usen una prescripción que no se les recetó a ellos.

Las siguientes enfermedades son las más comunes a esta edad. (Todas se describen en la segunda parte de este libro.)

Bronquiolitis	Diarrea	Neumonía
Resfriados	Dolor de oído o	Infecciones de
Conjuntivitis	Infección de oído	origen viral
Crup	Fiebre	Vómitos

Atención a las vacunas

Cuando su hijo tenga cuatro meses, debe recibir:

- La segunda dosis de la vacuna DTaP
- La segunda dosis de la vacuna contra la poliomielitis
- La segunda dosis de la vacuna Hib (Haemophilus influenzae tipo B)
- La segunda dosis de la vacuna contra el neumococo
- La segunda dosis de la vacuna contra la Hepatitis B (se puede administrar entre el primer y el cuarto mes de edad)

Y a los seis meses:

- La tercera dosis de la vacuna DTaP.
- La tercera dosis de la vacuna contra la poliomielitis (que se puede administrar entre los seis y los dieciocho meses de edad)
- La tercera dosis de la vacuna contra el neumococo
- La tercera dosis de la vacuna Hib (dependiendo del tipo de vacuna que se utilizó en las dos primeras dosis)
- La tercera dosis de la vacuna contra la Hepatitis B, administrada entre los seis y los dieciocho meses de edad

Cuestiones de seguridad

Asientos de seguridad para el auto

- Coloque a su hijo en un asiento de seguridad para bebés pequeños que esté aprobado y debidamente instalado. Sujete bien al niño con las correas antes de encender el auto. El asiento debe estar equipado con un arnés de tres o de cinco puntos y debe colocarse mirando hacia atrás. Puede seguir usando este asiento hasta que su hijo pese por lo menos 20 libras (9 kg) y haya cumplido un año de edad. (Algunos asientos para bebés pequeños se pueden usar hasta que el niño llegue a pesar 22 libras (10 kg); revise las indicaciones del fabricante.) Cuando su hijo alcance el peso o la altura máxima que se permite para este tipo de asiento de seguridad, deberá empezar a usar un asiento de seguridad convertible, que es más grande y pesado que un asiento para bebés pequeños y en el que se pueden acomodar niños más grandes.

Ahogamiento

- **Nunca deje a su bebé solo en la bañera o cerca de ningún tipo de acumulación de agua, por muy poco profunda que sea. Los infantes pueden ahogarse en unas pocas pulgadas de agua. Ni las sillitas infantiles para la tina ni los aros de respaldo sustituyen la supervisión de un adulto.**

- La Academia Americana de Pediatría recomienda que los niños viajen en el asiento de seguridad mirando hacia atrás durante el mayor tiempo posible, preferentemente hasta que alcancen la altura o el peso que se permiten para el uso de ese asiento. El asiento trasero del auto es el sitio más seguro para todo niño. No coloque nunca un asiento de seguridad en el asiento delantero de un auto que tenga bolsas de aire para el pasajero delantero.

Caídas

- No deje nunca a su hijo desatendido sobre una superficie elevada, como una mesa o la cuna con la baranda baja. Si el niño llegara a caerse y luego tiene un comportamiento fuera de lo normal, llame de inmediato al pediatra.

Quemaduras

- No cargue nunca a su hijo mientras esté fumando, comiendo, bebiendo o llevando algo caliente.

- Para evitar quemar al bebé cuando lo bañe, gradúe el termostato de su casa a 120 °Fahrenheit (48.9 °centígrados) o menos.

Atragantamientos

- Nunca le dé a su hijo alimentos u objetos pequeños con los que se pueda atragantar. Todos los alimentos que le dé deben ser molidos, aplastados o ser lo suficientemente blandos como para que los pueda tragar sin masticarlos.

9

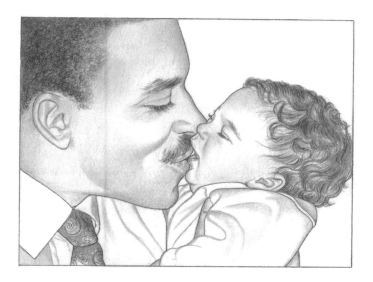

Del octavo al duodécimo mes

*D*urante estos meses, su bebé será cada vez más activo, lo que representa todo un acontecimiento y un reto para ambos. Poder movilizarse de un sitio a otro le dará a su hijo una maravillosa sensación de poder y control —su primera experiencia real de independencia física. Y, aunque esto será emocionante para el pequeño, en esta etapa también tenderá a sentir temor de separarse de usted. Por lo tanto, por muy deseoso que esté de moverse por sí solo y de explorar los confines más alejados de sus dominios, a menudo se sentirá desconsolado cuando le pierda de vista.

Para usted, la movilidad de su bebé será motivo de orgullo e inquietud a la vez. Gatear y andar son señales de que se está desarrollando bien, pero estos logros también significan que usted tendrá que multiplicarse para velar por su seguridad. Si todavía no ha puesto su casa "a prueba de niños", éste es el momento de hacerlo (Vea el Capítulo 14, sobre cuestiones de seguridad). A esta edad, su bebé no tiene noción del peligro y su memoria para recordar sus advertencias es muy limitada. La única forma de protegerlo de los innumerables peligros que le acechan en casa es colocar cierres de seguridad en armarios y cajones, guardar los objetos peligrosos y delicados lejos de su alcance y prohibirle el acceso a los sitios peligrosos, como el baño, a menos que esté con un adulto.

El poner su casa "a prueba de niños" también le dará a su bebé más libertad. De este modo, reducirá la cantidad de áreas prohibidas y podrá dejar que el niño vaya haciendo sus propios descubrimientos, sin que usted tenga que intervenir a cada rato. Estos logros personales fomentarán la emergente autoestima del bebé. Usted incluso puede idear formas de facilitarle sus descubrimientos, como por ejemplo:

1. Llene una alacena baja de la cocina con objetos que no impliquen peligro alguno y deje que su bebé los descubra por su cuenta.

2. Coloque varias herramientas de juguete para jardinería en un rincón del patio para que su hijo las encuentre cuando ambos salgan al mismo.

3. Coloque cojines y almohadones de diversas formas y tamaños por toda la casa para que el bebé experimente distintas formas de subirse, bajarse y desplazarse entre ellos.

Saber cuándo se debe guiar a un bebé y cuándo es mejor dejarlo hacer las cosas por su cuenta son parte del difícil arte de la crianza. A esta edad su hijo será muy expresivo y le hará saber cuándo es necesario intervenir. Por ejemplo, cuando el bebé parezca frustrado en lugar de entusiasmado, no lo deje batallar a solas. Si se pone a llorar porque la pelota se le metió debajo del sofá donde no puede alcanzarla, o porque subió las escaleras y no las sabe bajar, necesita de su ayuda. En otras ocasiones, sin embargo, es mejor permitirle al pequeño que solucione sus propios problemas. Evite dejarse llevar por la impaciencia y no intervenga a menos que sea absolutamente necesario. Tal vez se sienta tentada a darle de comer a su hijo de nueve meses porque es más rápido y sencillo que dejarlo que coma solo. Sin embargo, esto lo privará de la oportunidad de adquirir una nueva y valiosa destreza. Cuantas más oportunidades le dé para que descubra, ensaye y mejore sus nuevas habilidades, más seguro de sí mismo y más aventurero será.

Crecimiento y desarrollo

Aspecto físico y crecimiento

Su bebé seguirá creciendo rápidamente durante estos meses. Un niño promedio de ocho meses pesa de 14½ a 17½ libras (6½ kg a 8 kg) Las niñas tienden a pesar media libra menos. Al cumplir su primer año, un niño promedio ha triplicado el peso con el que nació y mide entre 28 y 32 pulgadas (71 a 81 cm). Entre los ocho y los doce meses de edad, el crecimiento de la cabeza se hace un poco más lento con respecto a los seis primeros meses. El tamaño promedio de la cabeza de un niño de

A esta edad, los pies de su hijo parecen planos porque el arco queda oculto tras una almohadilla de grasa. Pero, en dos o tres años, esta grasa desaparecerá y el arco se hará evidente.

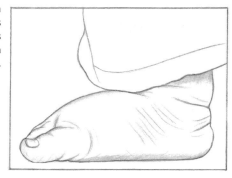

ocho meses es de 17½ pulgadas (45 cm) de circunferencia; hacia el primer año de vida es de 18 pulgadas (47 cm). No obstante, cada niño crece a su propio ritmo, por lo que es recomendable situar las medidas de peso y de longitud de su hijo en las gráficas de crecimiento de las páginas 140 a 141 para verificar que está siguiendo el patrón de los primeros ocho meses.

La primera vez que su bebé se ponga de pie puede sorprenderle su postura. Sacará el abdomen y las nalgas y arqueará la espalda. Aunque parezca rara, esta postura es completamente normal desde que el niño empieza a ponerse de pie hasta que desarrolla un buen sentido del equilibrio, lo que ocurre durante el segundo año de vida.

Los pies de su bebé también pueden parecerle un poco extraños. Cuando está acostado de espaldas, es posible que los dedos de sus pies se doblen hacia adentro como si fueran varos o torcidos. Esta tendencia habitual suele desaparecer alrededor de los dieciocho meses de edad. Si persiste, es posible que el pediatra le recomiende que practique con su hijo algunos ejercicios de pies o de piernas. Si el problema es serio, probablemente le remitirá a un ortopeda pediátrico. (Vea *Pies varos*, página 780.)

Cuando el bebé dé sus primeros y tambaleantes pasos, su postura será distinta: es posible que sus pies giren hacia afuera. Esto se debe a que los ligamentos de la cadera están todavía tan laxos, que las piernas rotan hacia afuera de forma natural. Durante los primeros seis meses del segundo año, estos ligamentos se fortalecerán y entonces sus pies deberán apuntar prácticamente hacia adelante.

A esta edad, los pies de su bebé le parecerán planos porque el arco queda oculto tras una almohadilla de grasa. Pero en dos o tres años, esta grasa desaparecerá y el arco se hará evidente.

Movimiento

Hacia los ocho meses de edad, es posible que su bebé ya pueda sentarse sin tener que apoyarse. Aunque tal vez pierda el equilibrio de vez en cuando, generalmente lo evitará apoyando las manos en el suelo. A medida que se fortalezcan los músculos de su tronco, empezará a inclinarse para agarrar juguetes. Con el tiempo descubrirá cómo dejarse caer hacia adelante para quedar sobre el vientre y volverse a sentar.

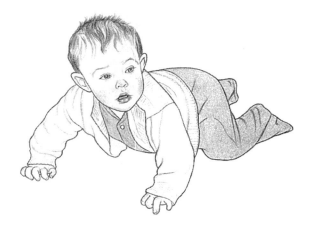

Cuando esté tendido sobre una superficie plana, su bebé no cesará de moverse. Cuando esté boca abajo, levantará el cuello para poder mirar a su alrededor, y cuando esté boca arriba se agarrará los pies (o cualquier otra cosa que tenga cerca) y se los llevará a la boca. Pero no se contentará con permanecer acostado de espalda por mucho tiempo. Podrá darse la vuelta una y otra vez en un abrir y cerrar de ojos. Esto puede ser particularmente peligroso durante el cambio de pañales, por lo que es conveniente dejar de usar el cambiador y pasar a cambiarlo en el suelo o en una cama, desde donde es menos probable que se caiga. No lo deje solo ni por un instante.

Toda esta actividad fortalecerá los músculos del bebé, preparándolo para gatear, destreza que dominará entre los siete y los diez meses de edad. Durante algún tiempo se limitará a ponerse a gatas y a balancearse. Puesto que los músculos de los brazos se han desarrollado más que los de las piernas, es posible que en lugar de impulsarse hacia delante, lo haga hacia atrás. Pero con tiempo y práctica, descubrirá que apoyándose sobre las rodillas y empujando el cuerpo hacia adelante, puede desplazarse por toda la habitación en la dirección que desee.

Un número reducido de bebés nunca llegan a gatear. En lugar de ello, utilizan otros métodos para desplazarse, tales como arrastrarse sobre las nalgas o deslizarse sobre el vientre. Siempre y cuando su bebé aprenda a coordinar ambos lados del cuerpo y utilice por igual ambos brazos y piernas, no hay de qué preocuparse. Lo importante es que pueda explorar el entorno por su cuenta y que vaya fortaleciendo su cuerpo para prepararse para caminar. Si le da la impresión de que su bebé no se desplaza con normalidad, comente sus preocupaciones con el pediatra.

¿Cómo puede estimular a su bebé para que gatee? Muéstrele objetos interesantes y póngalos fuera de su alcance. A medida que se vuelva más ágil, coloque pequeños obstáculos en su recorrido, como cojines, cajas y almohadones para que los suba o atraviese. Participe en el juego escondiéndose detrás de uno de los obstáculos y volviendo a aparecer con un "¡Aquí estoy!" Sin embargo, no lo deje solo entre estos objetos. Si se cae entre dos almohadones o se queda atrapado debajo de una caja, es posible que no sepa salir. Probablemente se asustaría y hasta se podría asfixiar.

Las escaleras son, de por sí, otra carrera de obstáculos, pero pueden ser peligrosas. Aunque su bebé tiene que aprender a subir y bajar escaleras, a esta edad no debe dejarle jugar a solas cerca de las mismas. Si en su casa hay escaleras, probablemente su hijo se irá directo hacia ellas cada vez que tenga la oportunidad, por lo que es importante que cierre su paso con portones tanto en la parte de arriba como en la de abajo. Los portones de seguridad deben tener aberturas pequeñas y un travesaño firme. Los antiguos portones tipo acordeón deben evitarse, puesto que un niño puede estrangularse al meter la cabeza por sus aberturas. (Vea la ilustración en el Capítulo 14, página 470.)

Como sustituto de las escaleras, deje que su bebé practique subiendo y bajando escalones hechos con cubos de espuma o cajas de cartón resistente forradas de tela. Cuando su bebé ya sea un "gateador" experto alrededor del primer cumpleaños, podrá enseñarle a bajar las escaleras reales desplazándose hacia atrás. Tal vez tenga varios tropiezos antes de entender la lógica de que los pies van antes que la cabeza. Por eso es mejor que empiece a practicar en escaleras con alfombra y solo en los primeros peldaños. Si en su casa no hay escaleras alfombradas, deje que el bebé perfeccione esta habilidad cuando vayan de visita a otra casa donde sí las haya.

Aunque el hecho de gatear modificará enormemente la visión que tendrá el bebé de su entorno y de lo que puede hacer en el mismo, no se conformará con esto por mucho tiempo. Verá que todos a su alrededor caminan, y él también querrá hacerlo. Como preparativo para este gran paso, aprovechará cualquier oportunidad para ponerse de pie, aunque las primeras veces no sabrá cómo volver a sentarse. Si llora pidiendo ayuda, demuéstrele cómo doblar las rodillas para que pueda volver al suelo sin caerse. Al enseñarle esta destreza, usted se ahorrará muchas excursiones nocturnas cuando el bebé llore desde su habitación porque no sabe cómo sentarse luego de haberse puesto de pie en la cuna.

Una vez que se sienta seguro estando de pie, su bebé intentará dar pasitos apoyándose en algo. Por ejemplo, cuando usted no esté cerca para darle la mano, se desplazará agarrándose de los muebles. Compruebe que lo que pueda usar como apoyo no tenga bordes cortantes y que sea estable o esté bien sujeto al piso para que no se le caiga encima.

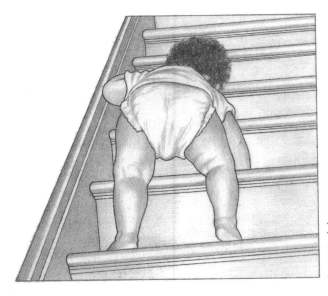

Aunque es cierto que su bebé tiene que aprender a subir y bajar escaleras, a esta edad no debe dejarle jugar a solas cerca de las mismas.

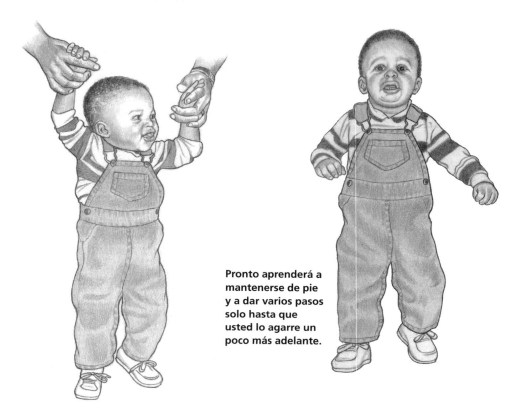

Pronto aprenderá a mantenerse de pie y a dar varios pasos solo hasta que usted lo agarre un poco más adelante.

Conforme el equilibrio del pequeño mejora, se soltará brevemente, volviéndose a apoyar en cuanto se sienta tambalear. Los primeros pasos que dé sin apoyo serán temblorosos. Al principio, es posible que dé solo un paso y se caiga con gesto de sorpresa o alivio. Pero pronto aprenderá a dar varios pasos seguidos avanzando hasta que usted lo sostenga. Por milagroso que parezca, la mayoría de los niños pasan en cuestión de días de dar estos primeros pasos a caminar con bastante seguridad.

Aunque este espectacular progreso será motivo de emoción para ambos, habrá momentos en que usted se desespere, sobre todo cuando el pequeño tropiece y se caiga. Por mucho que se esmere en proporcionarle a su hijo un entorno seguro y mullido, es casi imposible evitar los golpes y moretones. Enfrente estos percances como algo natural. Déle un abrazo rápido o una palabra de aliento y deje que siga intentándolo. Al bebé no le afectarán demasiado las caídas si usted no hace mayor alboroto.

A esta edad, o incluso antes, muchos padres empiezan a usar andadores. A diferencia de lo que su nombre sugiere, estos artefactos no enseñan a caminar al bebé. Aunque fortalecen las pantorrillas, no hacen lo mismo con los músculos de los muslos ni de las caderas, que son los que deben ejercitarse para la acción de caminar. Los andadores, de hecho, desalientan el deseo de andar, ya que permiten que el niño se desplace sin mayor esfuerzo. Como si fuera poco, implican un serio

Logros relacionados con el movimiento hacia el final de este período

- Se sienta solo sin necesidad de ayuda

- Se arrastra hacia adelante apoyándose sobre el vientre, elevándose con los brazos y empujando con las piernas.

- Se pone "en cuatro patas"

- Se arrastra con las manos y las rodillas, soportando el peso del tronco con las mismas

- Si está sentado, puede colocarse en posición de gatear o estirarse boca abajo

- Se empuja hasta ponerse de pie

- Anda apoyándose en los muebles

- Se mantiene de pie momentáneamente sin apoyarse

- Puede dar dos o tres pasos sin apoyarse

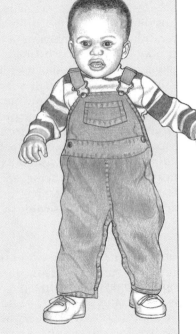

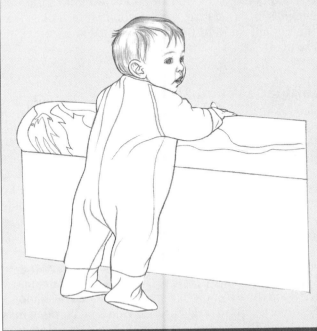

riesgo, ya que se pueden volcar fácilmente cuando el niño choca con un obstáculo como un juguete pequeño o un tapete. Además, es más fácil que un niño que va en un andador se caiga por las escaleras o llegue a lugares peligrosos que de otro modo no estarían a su alcance. Por tales motivos, *la Academia Americana de Pediatría aconseja enfáticamente a los padres que no usen andadores.*

Una carretilla o carrito para empujar es una mejor elección. Cerciórese de que tenga una barra para que el niño pueda empujarlo y que sea estable para que no se vuelque cuando el niño se suba al mismo.

En cuanto su hijo empiece a caminar, necesitará zapatos que le protejan los pies. Cuñas, suelas dobles, talones reforzados, arcos especiales —y otras características diseñadas para moldear y darle soporte a los pies— encarecen los zapatos, pero no se ha demostrado que sean particularmente beneficiosos para el niño promedio. Por lo tanto, lo mejor es buscar zapatos que sean cómodos y que tengan suela antideslizante, para evitar resbalones. Los zapatos tenis son una buena elección. Los pies de su hijo crecerán muy deprisa durante los próximos meses y sus zapatos tendrán que ir cambiando a ese ritmo. Aunque su primer par de zapatos le durará probablemente dos o tres meses, durante este período formativo deberá fijarse mensualmente si todavía le quedan bien.

Muchos niños dan sus primeros pasos alrededor de su primer cumpleaños, pero es totalmente normal que empiecen un poco antes o un poco después. Al principio, su bebé andará con los pies bien separados, para mantener su aún precario equilibrio. Durante esos primeros días y semanas, es posible que ande demasiado rápido de forma involuntaria y que se caiga cuando intente parar. Conforme adquiere seguridad, aprenderá a detenerse y cambiar de dirección. No tardará en descubrir cómo ponerse en cuclillas para agarrar algo y volverse a incorporar. Cuando domine ese nivel de habilidad, se divertirá mucho con los juguetes de arrastre. Cuanto más ruidosos sean, mejor.

Habilidades manuales

Aprender a ponerse de pie, a gatear y a caminar, son sin duda los logros más espectaculares de este período, pero no ignore todas las cosas maravillosas que su hijo aprenderá a hacer con las manos. Al principio de este período todavía agarrará los objetos de una forma un tanto torpe, utilizando el agarre de "barrido", pero al final aprenderá a agarrar las cosas con precisión usando el pulgar y el índice. Lo verá practicando el movimiento de pinza con cualquier objeto pequeño, desde motas de polvo hasta trozos de cereal, e incluso podría tratar de chasquear los dedos si usted le enseña a hacerlo.

Cuando su bebé aprenda a abrir los dedos a voluntad, le encantará hacer caer y lanzar cosas. Si usted deja juguetes pequeños en la bandeja de la silla de comer o en el corral, los tirará al suelo y después gritará para que alguien se los alcance y volver a dejarlos caer. Si lanza objetos duros, como bloques, puede causar daños y aumentará considerablemente el nivel de ruido en la casa. Su vida será un poco más tranquila si dirige la atención del bebé hacia objetos blandos, como pelotas de distintos tamaños, colores y texturas. (Incluya algunas que contengan cuentas o

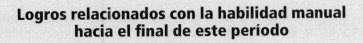

Logros relacionados con la habilidad manual hacia el final de este período

- Utiliza el agarre de pinza fina
- Golpea un bloque contra otro
- Introduce objetos en recipientes
- Extrae objetos de recipientes

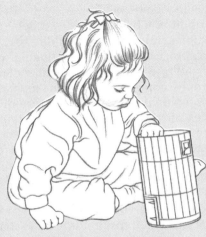

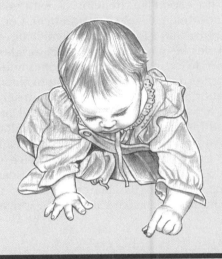

- Suelta objetos voluntariamente
- Hurga con el índice
- Trata de hacer garabatos

campanitas y que suenen al rodar). Una actividad que aparte de ser divertida permite observar las habilidades en desarrollo del bebé, es sentarse en el suelo y hacer rodar una pelota hacia donde él está. Al principio, la golpeará al azar, pero terminará por hacerla rodar en la dirección en que usted se encuentra.

Al mejorar su coordinación, el bebé ahora podrá explorar los objetos que encuentre a su paso con mayor detenimiento. Los recogerá, los agitará en el aire, golpeará unos contra otros, se los cambiará de mano. Le intrigarán especialmente los juguetes que tengan partes móviles, como ruedas que giran, palancas que se levantan y bisagras que se abren y cierran. También le encantará meter los dedos entre agujeros y, cuando sea aún más diestro, dejar caer objetos a través de los mismos.

Los bloques son otros de los juguetes favoritos a esta edad. De hecho, no hay nada que incite más a gatear a un bebé que una torre de bloques esperando a ser derribada. Hacia el final de este período, es posible que su hijo empiece a construir torres apilando varios bloques.

Desarrollo lingüístico

Hacia el final del primer año, su bebé empezará a indicar lo que quiere señalando, gateando o haciendo gestos en la dirección del objeto deseado. También imitará muchos de los gestos que ve hacer a los adultos mientras hablan. Sin embargo, esta forma no verbal de comunicarse es temporal, hasta que aprenda a expresar sus mensajes mediante palabras.

Los ruiditos y balbuceos de su bebé darán paso a la pronunciación de sílabas reconocibles, tales como "ba", "da", "ga", "pa" y "ma". Es posible que diga una que otra palabra completa, como "mama" o "tata" de forma accidental y, al ver el entusiasmo que genera en su audiencia, perciba que ha dicho algo significativo. Muy pronto comenzará a decir "mama" para captar su atención. A esta edad, también puede pasarse un día entero diciendo "mama" solo por practicar. Con el tiempo usará las palabras solo cuando quiera trasmitir lo que éstas significan.

Aunque usted ha hablado con su bebé desde que era recién nacido, ahora empezará a entender muchas más cosas y, por lo tanto, sus conversaciones adquirirán un significado completamente nuevo. Antes de que sepa decir palabra alguna, su bebé entenderá mucho más de lo que se podría sospechar. Por ejemplo, observe cómo reacciona cuando usted nombra su juguete favorito que está en el otro extremo de la habitación. Si el bebé lo mira, significa que ha entendido. Para fomentar su comprensión, háblele lo máximo posible. Cuéntele lo que pasa a su alrededor, especialmente cuando lo bañe, lo cambie y lo alimente. Utilice un lenguaje simple y concreto: "Te estoy secando con la toalla azul grande. ¡Qué suave es!" Póngale un nombre específico a objetos y juguetes familiares, e intente ser consistente. Es decir, si hoy llama "gato" a la mascota de la familia, no le diga "miau-miau" al otro día.

Logros relacionados con el lenguaje hacia el final de este período

- Cada vez presta más atención a lo que se dice a su alrededor
- Responde a peticiones verbales simples
- Reacciona ante el "no"
- Utiliza gestos simples, tales como mover la cabeza de un lado a otro para decir "no"
- Balbucea con entonación
- Dice "papa" y "mama"
- Utiliza exclamaciones, tales como "¡Oh-oh!"
- Trata de imitar palabras

Los libros de ilustraciones pueden estimular este proceso de aprendizaje, reforzando la noción de que todo tiene su nombre. Escoja libros con páginas grandes de cartón, tela o vinilo, para que su bebé pueda pasar las hojas por su cuenta. Busque también dibujos sencillos pero vistosos de cosas que su hijo sepa reconocer.

Siempre que le lea o le hable a su bebé, déle la oportunidad de participar en la conversación. Hágale preguntas y escuche sus respuestas, o deje que sea el pequeño quien lleve la voz cantante. Por ejemplo, si dice "Gaagaagaa", repita lo mismo y observe lo que hace. Aunque estos intercambios parezcan sin sentido, le transmiten a su bebé el mensaje de que la comunicación es un proceso de dos vías y que usted valora su participación. Además, al prestar atención a lo que dice su hijo, podrá identificar mejor lo que es capaz de entender y así reconocer sus primeras palabras.

Las primeras palabras de su bebé pocas veces serán en un español perfecto. Para su hijo, una "palabra" es cualquier sonido que se refiere consistentemente a la misma persona, objeto o suceso. Por lo tanto, si su hijo dice "tete" cada vez que quiere leche, considere que se trata de una palabra legítima. Sin embargo, cuando usted le hable sobre la leche, utilice la palabra correcta y el pequeño terminará por corregirse a sí mismo.

Bebés expuestos a dos idiomas

Si usted habla un segundo idioma en casa, no debe preocuparle el hecho de que su hijo se confunda al escuchar dos lenguas distintas. Millones de familias estadounidenses hablan otro idioma aparte del inglés en su vida diaria. Las investigaciones, así como la experiencia de otros padres, indican que los niños que están expuestos a dos (e incluso más) idiomas a una edad temprana —particularmente si escuchan ambos de manera consistente— son capaces de aprender ambos idiomas simultáneamente. Es cierto que durante el desarrollo normal del lenguaje, el niño puede dominar mejor un idioma que otro, e incluso usar palabras de un idioma cuando está hablando en otro. Pero con el tiempo, los dos idiomas se diferenciarán claramente y el niño será capaz de entender ambas lenguas. (Algunos estudios sugieren que, aunque tenga la habilidad de entender ambos idiomas, hablará uno mejor que otro durante algún tiempo.)

Sin lugar a dudas es recomendable que estimule a su hijo a ser bilingüe. Es una ventaja y una destreza que lo beneficiarán de por vida. En general, entre más pequeño sea cuando se le presenten ambos idiomas, mejor podrá dominarlos; en contraste, podría tener un poco más de dificultad si empieza a estar en contacto con un segundo idioma durante la edad preescolar, después de haber aprendido y hablado exclusivamente el primer idioma.

La edad en la que los niños empiezan a decir palabras reconocibles varía mucho. Algunos tienen un vocabulario de dos o tres palabras al cumplir su primer año, pero lo más frecuente es que a esta edad lo que dice un bebé parezca un griterío en el que solo se reconocen las entonaciones y variaciones del lenguaje. Siempre y cuando experimente con sonidos que varíen en intensidad, tono y timbre, irá preparándose para hablar como tal. Cuanto más le conteste usted como si el pequeño le hablara de verdad, más estimulará su deseo de comunicarse.

Desarrollo cognoscitivo

Un bebé de ocho meses es muy curioso, pero el alcance de su atención aún es muy limitado, por lo que cambia rápidamente de actividad. Jugará de dos a tres minutos como máximo con el mismo objeto y enseguida dirigirá su atención hacia otra cosa. A los doce meses de edad, aunque podría pasar hasta quince minutos jugando con algo que le llame mucho la atención, en general seguirá estando en constante movimiento y usted no debe esperar lo contrario.

Jugando a las escondidas

Hay muchas variaciones del juego de escondidas que puede hacer con el bebé a esta edad. A medida que se vuelve más activo y vivaz, propóngale juegos en que sea él quien lleve la voz cantante. He aquí algunas sugerencias:

1. Cúbrale la cabeza con un pañuelo suave y pregúntele: "¿Dónde está el bebé?" En cuanto entienda en qué consiste el juego, se quitará el pañuelo y sacará la cabeza sonriendo.

2. Con el bebé tendido boca arriba y de cara a usted, levántele ambas piernas —"Arriba, arriba"— y júntesela de modo que el bebé no pueda verle a usted la cara. Entonces, ábraselas de golpe: "¡Cú-cú!" En cuanto capte la idea, él mismo empezará a abrir las piernas. (Éste es un buen juego a la hora de cambiarle los pañales).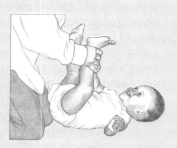

3. Escóndase detrás de una puerta o un mueble, dejando a la vista un pie o un brazo a modo de pista. ¡Al bebé le encantará ir a buscarlo!

4. Tápese la cabeza con una toalla grande y deje que su hijo tire de la misma. Luego intercambien los roles, de tal modo que sea él quien esté tapado y usted tire de la toalla.

Irónicamente, aunque los fabricantes de juguetes sacan al mercado una gran cantidad de juguetes caros, los objetos que más cautivan a los niños de esta edad son los utensilios domésticos corrientes, como cucharas de madera, cajas de huevos y recipientes de plástico de diversas formas y tamaños. A su bebé le interesarán sobre todo las cosas que sean ligeramente diferentes de los objetos conocidos. Por lo tanto, si nota que empieza a cansarse de jugar con el envase de avena, puede renovar su interés metiendo una pelota dentro del envase o atándole un cordel para convertirlo en un juguete de arrastre. Estos cambios le ayudarán a detectar las pequeñas diferencias entre lo conocido y lo novedoso. Así mismo, cuando le compre un juguete, tenga presente que si le regala uno demasiado parecido a los que ya tiene, le echará un vistazo y luego lo ignorará, mientras que si el juguete es demasiado extraño podría confundirse y hasta asustarse. En lugar de ello, ofrézcale objetos y juguetes que le permitan ampliar sus horizontes.

Muchas veces el bebé no necesitará de su ayuda para descubrir objetos que encajen en este nivel de novedad. De hecho, en cuanto aprenda a gatear, partirá a conquistar nuevas cosas. Meterá las narices en los cajones, vaciará las papeleras, explorará las alacenas de la cocina y realizará elaborados experimentos con todo lo que encuentre a su paso. (Cerciórese de que no haya nada peligroso en los recipientes que encuentre y no le quite los ojos de encima al pequeño mientras se dedica a estas actividades). Nunca se cansará de dejar caer, hacer rodar, tirar, sumergir o agitar objetos para ver lo que ocurre. Aunque esto le puede parecer

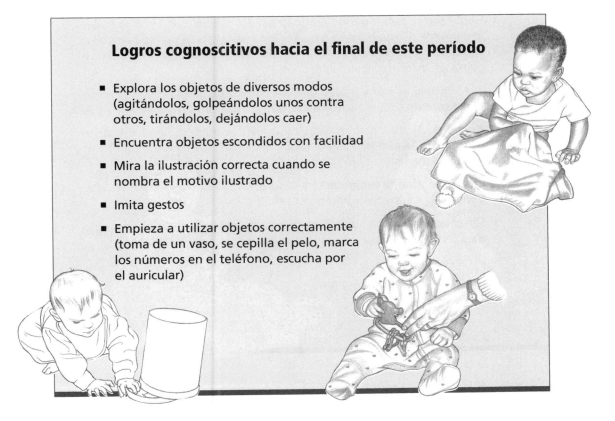

Logros cognoscitivos hacia el final de este período

- Explora los objetos de diversos modos (agitándolos, golpeándolos unos contra otros, tirándolos, dejándolos caer)

- Encuentra objetos escondidos con facilidad

- Mira la ilustración correcta cuando se nombra el motivo ilustrado

- Imita gestos

- Empieza a utilizar objetos correctamente (toma de un vaso, se cepilla el pelo, marca los números en el teléfono, escucha por el auricular)

a usted un juego sin sentido, es la única forma que tiene su bebé de averiguar cómo funciona el mundo. Como todo buen científico, analizará las propiedades de los objetos y a partir de sus observaciones, irá desarrollando nociones acerca de las figuras (algunas cosas ruedan y otras no), las texturas (algunas cosas son rugosas y otras suaves), y el tamaño (algunas cosas caben dentro de otras). Incluso aprenderá que algunas cosas se pueden comer y otras no, aunque seguirá metiéndose todo en la boca para comprobarlo. (De nuevo, fíjese que no haya nada peligroso a su paso que se pueda llevar a la boca.)

Las continuas observaciones de su hijo durante estos meses también le ayudarán a entender que los objetos siguen existiendo aun cuando no los vea. Este concepto recibe el nombre de permanencia de objeto. Cuando su bebé tenga ocho meses, si usted esconde un juguete debajo de un pañuelo, el pequeño lo levantará y agarrará el juguete que hay debajo, una reacción que no habría tenido tres meses atrás. Pero si esconde el juguete debajo del pañuelo y luego lo retira sin que su bebé se dé cuenta, cuando levante el pañuelo y no lo encuentre allí, el niño quedará

Estimulación del crecimiento cerebral: de los ocho a los doce meses de edad

- Hable con su bebé usando lenguaje adulto mientras lo viste, lo baña, lo alimenta, juega o pasea con él o van en el auto. Si su hijo parece no responder a los sonidos o si no ha empezado a decir sílabas o palabras, informe al pediatra.

- Sea sensible al ritmo y al estado de ánimo de su bebé. Respóndale tanto cuando esté molesto como cuando esté contento.

- Anime a su hijo a jugar con bloques y juguetes blandos que le ayudarán a desarrollar la coordinación visual, las destrezas motoras finas y la confianza en sí mismo.

- Cree un ambiente estimulante y seguro, donde su hijo pueda moverse a sus anchas y explorar libremente su entorno.

- Sea cálido y afectivo con el bebé; déle abrazos, acarícielo y acérquelo a su pecho para trasmitirle una sensación de seguridad y bienestar.

- Léale algo cada día.

- Si usted habla un idioma distinto al del lugar donde vive, utilícelo en casa.

confundido. A los diez meses, estará tan seguro de que el objeto tiene que estar en alguna parte, que seguirá buscándolo. Para ayudarle a su hijo a dominar la "permanencia de objeto", juegue con él a taparse y destaparse la cara. Si varía la forma de jugar, conseguirá mantener el interés del niño casi indefinidamente.

Conforme llega a su primer cumpleaños, el niño irá haciéndose más consciente de que las cosas no solo tienen nombres, sino que también tienen funciones específicas. Esto se pondrá de manifiesto en sus juegos, que reflejarán una forma incipiente de fantasía. Por ejemplo, en lugar de tratar a un teléfono de juguete como un objeto atractivo para morderlo, empujarlo o golpearlo, su bebé se pondrá el auricular en la oreja como lo ha visto a usted hacerlo. Para fomentar este tipo de actividades formativas, facilítele accesorios adecuados —un peine, un cepillo de dientes, un vaso, una cuchara— y sea un entusiasta espectador de sus representaciones.

- Evite someter a su hijo a experiencias estresantes o traumáticas, tanto físicas como psicológicas.

- Juegue con su hijo al escondite y a las palmitas o tortitas para estimular su memoria.

- Déle la oportunidad de relacionarse con otros niños y sus padres.

- Proporcione al niño juguetes seguros y apropiados para su nivel de desarrollo y que no sean costosos. No es necesario gastar mucho en un juguete; los objetos corrientes del hogar cumplirán el mismo fin. Recuerde: es más importante darle a su hijo más atención que juguetes.

- Enséñele a decir "adiós" con la mano y a decir si y no con la cabeza.

- Cerciórese que todas las personas que cuidan de su hijo, aparte de velar por su salud, entiendan lo importante que es darle afecto.

- Respete la intranquilidad de su hijo en presencia de desconocidos o de personas que no ve con regularidad.

- Pase un rato cada día jugando en el suelo con su hijo.

- Elija bien a la persona que cuidará de su hijo: que sea una persona afectiva, atenta, bien preparada y que vele por la seguridad del niño. Hable con ella frecuentemente e intercambien ideas sobre una crianza positiva.

Desarrollo cerebral

Como ha leído en este y otros capítulos, los primeros meses de vida de su bebé son cruciales para el desarrollo de su cerebro. El ambiente al que lo exponga, así como las experiencias que tenga en esta época de su vida, ejercerán una poderosa influencia en el crecimiento de su cerebro.

Todos los días usted tiene la oportunidad de enriquecer el cerebro de su hijo. Puede estimularlo intelectualmente con tan solo hablarle y animarlo a que repita las palabras que está aprendiendo. Puede brindarle un entorno cómodo y seguro en el que explore el mundo que le rodea. Puede facilitarle juguetes sencillos que fomenten el desarrollo cerebral. Puede involucrar al pequeño en juegos que amplíen su memoria.

En el recuadro de la página 266, encontrará algunas sugerencias que puede poner en práctica a diario a medida que su bebé avanza de los ocho a los doce meses de edad. Estas actividades pueden tener un impacto positivo en la vida del niño, no solo en el presente, sino como base para el crecimiento cerebral de los años subsiguientes.

Desarrollo emocional

Durante estos cuatro meses, habrá momentos en que su bebé parecerá tener dos personalidades distintas. Puede ser abierto, cariñoso, extrovertido y comunicativo con usted, mientras que alrededor de personas y objetos desconocidos se muestra ansioso, retraído y temeroso. Algunas personas le dirán que su hijo es miedoso y tímido porque usted lo está mimando demasiado, pero no les haga caso. Esta gran variabilidad en el patrón de comportamiento no se debe a su estilo de crianza; obedece a que ahora, por primera vez en su vida, el pequeño es capaz de apreciar la diferencia entre lo familiar y lo desconocido. De hecho, las ansiedades predecibles de este período son una señal de la sana relación que su hijo mantiene con usted.

La ansiedad ante los desconocidos suele ser uno de los primeros logros del desarrollo emocional de un bebé. Tal vez crea que algo anda mal con su hijo, pues a

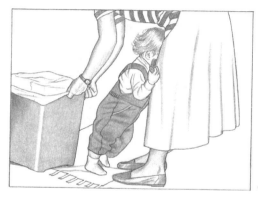

Las ansiedades y los miedos predecibles de este período son una señal de la sana relación que su hijo mantiene con usted.

los tres meses se relacionaba plácidamente con todo el mundo y ahora empieza a ponerse tenso cuando se acerca un desconocido. Se trata de algo normal a esta edad y no debe ser motivo de preocupación. Hasta los parientes y niñeras con quienes su hijo estaba a sus anchas meses atrás, ahora pueden provocarle reacciones de miedo y llanto, sobre todo si se le acercan bruscamente.

Hacia esta misma época, su hijo se volverá mucho más "pegajoso" cada vez que se separe de usted. Es el principio de la ansiedad de separación. Así como empieza a entender que cada objeto es único y permanente, también ha descubierto que usted es singular. Cuando no le vea, sabrá que usted está en algún sitio pero no a su lado, y esto lo intranquilizará mucho. Su noción del tiempo es tan limitada, que no sabe cuándo o si usted volverá. Cuando sea mayorcito, el recuerdo de experiencias previas a su lado le tranquilizará cada vez que usted se ausente, y por lo tanto podrá anticipar su regreso. Pero por ahora, su hijo solo tiene conciencia del presente, por lo que, cada vez que le pierda de vista —incluso si es solo para ir a la habitación de al lado— empezará a hacer alboroto y a llorar. Si lo deja con otra persona, es posible que se ponga a gritar como si se le estuviera partiendo el corazón. A la hora de acostarlo, se resistirá a que usted se marche de su habitación y tal vez se despierte a media noche buscándole.

Logros sociales y emocionales hacia el final de este período

- Es tímido o miedoso con los desconocidos
- Llora cuando se marcha la madre o el padre
- Disfruta imitando a la gente cuando juega
- Manifiesta preferencias claras por ciertas personas y juguetes
- Pone a prueba las reacciones de sus padres ante su actitud cuando le dan de comer (¿Qué hace usted si él rechaza la comida?)
- Pone a prueba las reacciones de sus padres ante su comportamiento (¿Qué hace usted si se pone a llorar en cuanto usted abandona la habitación?)
- Puede mostrarse temeroso en ciertas situaciones
- Prefiere a la madre y/o a quien suele hacerse cargo de él que a cualquier otra persona
- Repite sonidos y gestos para llamar la atención
- Es capaz de comer solo con sus manos
- Estira el brazo o la pierna para ayudar cuando lo visten

¿Cuánto tiempo tiende a durar esta ansiedad de separación? Suele manifestarse con mayor intensidad entre los diez y los dieciocho meses y va desvaneciéndose hacia el final del segundo año. Por una parte, esta fase del desarrollo emocional de su hijo será muy tierna para ambos, pero por otro lado será dolorosa. De hecho, el deseo de su hijo de estar siempre a su lado no es más que la manifestación del apego que siente por su primer y gran amor: usted. La intensidad de los sentimientos que experimenta cuando se echa en sus brazos es irresistible para el pequeño, sobre todo si se pone a pensar que nadie —ni siquiera él mismo— volverá a considerarle una persona tan perfecta como él la considera ahora. Asimismo, tal vez le agobie que su bebé esté tan apegado a usted y se sentirá culpable cada vez que lo deje llorando por su ausencia. Por fortuna, estas tormentas emocionales terminarán por acabar junto con la ansiedad de separación. Entre tanto, haga lo posible por restarle importancia a su partida. He aquí algunas sugerencias que pueden serle útiles.

1. Su bebé será más susceptible a la ansiedad de separación cuando esté cansado, hambriento o enfermo. Si usted sabe que va a salir, organice las cosas para que su partida tenga lugar cuando el niño haya comido y dormido. Intente estar a su lado en lo posible cuando esté enfermo.

2. No haga un drama de su partida. Pídale a la persona que se va a quedar con su hijo que lo distraiga de algún modo (con un nuevo juguete, llevándolo a verse en el espejo, dándole un baño, etc.) Dígale adiós y váyase deprisa.

3. Recuerde que las lágrimas de su hijo desaparecerán a los pocos minutos de su partida. Su ataque de llanto busca persuadirle de que se quede con él. Cuando usted desaparezca, pronto dirigirá su atención a la persona que lo cuidará.

4. Ayúdele a afrontar la separación con breves sesiones de práctica en casa. La separación le resultará más fácil cuando él mismo la inicie. Por lo tanto, cuando su bebé se dirija a otra habitación (que también esté a prueba de niños) no lo siga de inmediato; espere un par de minutos antes de entrar. Cuando tenga que salir de la habitación por unos segundos, dígale a dónde va y que volverá enseguida. Si empieza a quejarse, háblele desde lejos en lugar de volver corriendo. Poco a poco aprenderá que cuando usted se va no ocurre nada espantoso e, igualmente importante, que usted siempre vuelve cuando dice que lo hará.

5. Si lleva a su bebé a casa de una niñera o a una guardería, no se limite a dejarlo allí y marcharse. Quédese unos minutos jugando con él en este nuevo entorno. Cuando se marche, asegúrele que vendrá a buscarlo más tarde.

Si su bebé ha establecido un vínculo de apego fuerte y sano con usted, su ansiedad de separación aparecerá antes que en otros bebés y le durará menos. En lugar de agobiarse por la posesividad de su hijo durante estos meses, tenga paciencia y continúe siendo cariñosa y risueña con él. Con su actitud, le enseñará a expresar y a devolver amor. Ésta es la base emocional sobre la que se apoyará en el futuro.

El primer contacto entre el bebé y su niñera

¿**V**a a dejar a su bebé por primera vez con una niñera por unas cuantas horas? De ser posible, procure que su hijo se familiarice con esa persona mientras usted está presente. Lo ideal es dejar que el bebé pase cierto tiempo con la niñera durante varios días seguidos antes de dejarlos solos. Si esto no es factible, pase con ellos una o dos horas para que puedan familiarizarse el uno con el otro antes de que usted se marche.

En el primer encuentro, su hijo y la niñera deben conocerse gradualmente, siguiendo estos pasos:

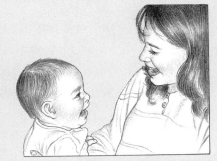

1. Tenga al bebé en su regazo mientras habla con la niñera. Fíjese en pistas que le indiquen que su hijo se siente a gusto antes de que la niñera establezca contacto visual con el pequeño. Espere a que su hijo la mire o a que esté jugando tranquilamente.

2. Pídale a la niñera que hable con su hijo mientras usted lo tiene cargado. Aún no deberá tocarlo ni acercársele demasiado.

3. Cuando su hijo parezca sentirse a gusto con la situación, póngalo en el suelo con su juguete favorito, frente a la niñera. Invite a la niñera a acercarse poco a poco hasta que termine jugando con el niño. Si el pequeño parece estar a gusto en su compañía, usted puede irse retirando gradualmente.

4. Observe qué pasa cuando usted sale de la habitación. Si su hijo no se da cuenta de que usted se ha ido, significa que la presentación ha sido un éxito.

Usted podrá emplear estas mismas pautas cuando estén frente a una persona que el bebé no ha visto en los últimos días, incluyendo familiares y amigos. Los adultos suelen agobiar a los bebés de esta edad si se les acercan mucho y empiezan a hacerles ruiditos graciosos, o peor aún, si intentan cargarlos y alejarlos de sus madres. Cuando esto ocurra, no dude en intervenir. Explique a estas personas bien intencionadas que su hijo necesita tiempo para familiarizarse con la gente, y que de seguro reaccionará mejor si se le acercan poco a poco.

Desde el principio, usted sabía que su bebé era un individuo único, con rasgos de personalidad y gustos específicos. Para el pequeño, sin embargo, su noción de identidad como alguien distinto de usted es una novedad. Esta noción comenzará ahora a florecer. Conforme vaya adquiriendo un creciente sentido de sí mismo como individuo, más consciente será de que usted es una persona distinta de él.

Juguetes apropiados para bebés de ocho a doce meses de edad

- Juguetes de apilar que tengan distintos tamaños, formas y colores
- Tazas, cubos o baldes y otros recipientes irrompibles
- Espejos irrompibles de diversos tamaños
- Juguetes para la hora del baño, que floten, salpiquen o se puedan llenar de agua
- Bloques grandes para construir
- "Cajas sorpresa", que hacen ruido, se abren y se mueven
- Juguetes para apretar
- Muñecos grandes y títeres
- Carritos, camiones y otros vehículos de juguete hechos de plástico flexible, sin bordes cortantes ni partes que se puedan desmontar
- Pelotas de todos los tamaños (pero no tan pequeñas como para que se las pueda meter en la boca)
- Libros de cartón con ilustraciones grandes
- Discos compactos, casetes, cajas de música y juguetes musicales
- Juguetes de arrastre
- Teléfonos de juguete
- Tubos de cartón, cajas vacías, revistas viejas, cajas de huevos, botellas de plástico vacías en las que venían refrescos/jugo/leche (bien enjuagadas)

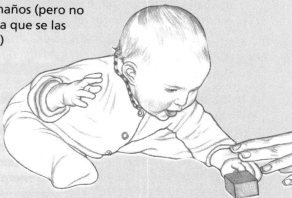

Alertas sobre el desarrollo

Puesto que cada bebé se desarrolla de una forma particular, es imposible saber con precisión en qué momento su hijo dominará completamente determinada habilidad. Los logros de desarrollo citados en este manual le darán una idea general de los cambios que puede esperar, pero no se alarme si el desarrollo de su hijo sigue un curso ligeramente distinto. Si su bebé llegara a presentar alguno de los siguientes signos que pueden indicar la *posible* existencia de un retraso en el desarrollo en niños de ocho a doce meses de edad, informe al pediatra.

- No gatea
- Arrastra un lado del cuerpo al gatear (por más de un mes)
- No se mantiene de pie mientras le sujetan
- No busca objetos que se han escondido en su presencia
- No dice ninguna palabra aislada (como "mama" o "papa")
- No aprende a utilizar gestos, como saludar con la mano o negar con la cabeza
- No señala objetos ni dibujos

Una de las señales más claras de que su hijo está adquiriendo una conciencia de sí mismo es la forma en que se mira al espejo. Hasta los ocho meses de edad, más o menos, un bebé observa un espejo como cualquier otro objeto fascinante. Quizás crea que su reflejo sea otro bebé o que se trata de una superficie mágica de luces y sombras. Pero ahora su reacción cambiará, indicando que entiende que una de las imágenes es la suya propia. Mientras observa el espejo, por ejemplo, es posible que su bebé se toque una mancha que tiene en la nariz o se estire de un mechón de pelo. Para reforzar su sentido de la identidad, invítelo a jugar frente al espejo. Mientras se miran juntos en el espejo, vaya tocando diferentes partes de su cuerpo y del cuerpo del niño y vaya diciendo: "Ésta es la nariz de Julia... ésta es la nariz de mamá". O juegue a aparecer y desaparecer del espejo. O haga muecas delante del mismo y póngale nombre a las emociones que está transmitiendo.

Conforme pasen los meses y el concepto de sí mismo se vaya consolidando, su bebé tendrá menos dificultad al conocer personas y al separarse de usted. También se volverá más asertivo. Antes, usted podía asumir que si su bebé estaba cómodo, no le causaría mayores problemas. Pero ahora, casi siempre querrá que las cosas se hagan a su manera. Por ejemplo, no le extrañe si retira la cara cuando le ofrece ciertos platos u objetos. Así mismo, debido a la mayor movilidad del bebé, usted se la pasará diciendo "no" para mantenerlo alejado de las cosas que no debe tocar. Pero, incluso cuando haya captado el significado de la palabra "no", es posible que se empeñe en tocar lo prohibido. Prepárese: esto es un pequeño anticipo de las luchas de poder que le esperan.

Es posible que su bebé también empiece a asustarse de objetos y situaciones que antes no lo inquietaban. A esta edad son habituales los miedos a la oscuridad, a los truenos y a los electrodomésticos ruidosos, como la aspiradora. Más adelante, usted podrá disminuir esos temores conversando con su hijo, pero ahora la única solución viable es eliminar en lo posible las fuentes de los mismos. Por ejemplo, deje una lamparita de noche encendida en la habitación del bebé o pase la aspiradora cuando el pequeño no esté cerca. Y cuando no pueda protegerlo de algo que usted sabe que lo asusta, intente anticipar su reacción y esté a su lado para calmarlo. Aliéntelo, pero mantenga la calma para que perciba que usted no tiene miedo. Si le da seguridad cada vez que oye un trueno o el ruido de un avión, el temor de su hijo se moderará paulatinamente hasta que todo lo que tenga que hacer para sentirse seguro sea buscarle con la mirada.

Objetos de transición

Casi todo el mundo conoce al personaje de Lino y su manta de la serie de tiras cómicas, Carlitos. La arrastra por todas partes, mordisqueándola o abrazándose a ella cuando las cosas se ponen feas. Los objetos que fomentan la sensación de seguridad, como las mantas, forman parte del sistema de apoyo emocional de todo niño durante sus primeros años de vida.

Es posible que su bebé no elija precisamente una manta. Quizás prefiera un peluche o incluso el cinturón de la bata de mamá. Es probable que su hijo haga su elección entre los ocho y los doce meses de edad y que conserve ese objeto especial durante años. Cuando esté cansado, le ayudará a conciliar el sueño. Cuando esté lejos de usted, le servirá de consuelo. Cuando esté asustado o molesto, le tranquilizará. Cuando se encuentre en un lugar desconocido, le ayudará a sentirse como en casa.

Estas cosas especiales se denominan objetos de transición, porque ayudan a los niños a hacer la transición emocional de la dependencia a la independencia. Son efectivos, en parte, por generar una sensación agradable: son suaves, blandos y mullidos. También surten efecto por ser objetos familiares: tienen el aroma de lo conocido y traen recuerdos del bienestar y la seguridad de su propia habitación. Le trasmiten al niño la sensación de que todo va a ir bien.

Cuidados básicos

Alimentación

A esta edad, los bebés necesitan ingerir entre 750 y 900 calorías diarias, de las cuales, entre 400 y 500 deben proceder de la leche, sea materna o de fórmula (unas 24 onzas [720 ml] diarias). Pero no se alarme si tiene menos apetito ahora que durante sus primeros ocho meses de vida. Esto se debe a que su ritmo de crecimiento está disminuyendo así como el hecho de que hay muchas cosas nuevas e interesantes que lo distraen.

Hacia los ocho meses de edad, tal vez quiera introducir en la dieta de su hijo alimentos "junior" (para bebés mayores). Éstos tienen más consistencia que las compotas, vienen en frascos más grandes —por lo común de 6 a 8 onzas (180 a 240 ml)— y exigen masticar más. También puede ampliar la dieta de su hijo con alimentos blandos, como pudines, puré de papas, yogur y gelatina. Los huevos son una excelente fuente de proteínas, pero al principio déle solo la yema, ya que su valor nutritivo es mayor y puede provocar menos reacciones alérgicas que la clara.

Contrario a los mitos populares, estos objetos no son una señal de debilidad o inseguridad y, por lo tanto, no hay por qué evitar que su bebé los use. De hecho, los objetos de transición pueden ser tan útiles que quizás desee ayudar a su hijo a elegir uno e incluirlo en el ritual de la hora de acostarse. Desde el principio, intente tener una manta pequeña y suave o un juguete pequeño en la cuna de su hijo. Es posible que al principio lo ignore, pero si siempre está allí, acabará agarrándolo en algún momento.

También se facilitan las cosas al tener dos objetos de seguridad idénticos. Así podrá lavar uno mientras su hijo utiliza el otro, evitando de este modo que su hijo (y usted) tenga una crisis emocional cuando le falte este objeto. Si el bebé elige una manta grande como objeto de seguridad, podrá convertirla fácilmente en dos mantas idénticas al cortarla por la mitad. El pequeño aún tiene una noción muy limitada del concepto de tamaño y no se dará cuenta del cambio. Si elige un juguete, intente encontrar un duplicado lo más pronto posible. Si no empieza a alternarlos enseguida, su hijo podría rechazar el segundo por sentirlo muy nuevo o raro.

A muchos padres les inquieta el hecho de que los objetos de transición fomenten chuparse el dedo y, de hecho, a veces lo hacen (aunque no siempre). Pero es importante tener presente que chuparse el dedo es una forma normal y natural que tienen los niños pequeños de tranquilizarse. Gradualmente, su hijo irá dejando tanto los objetos de transición así como el hábito de chuparse el dedo, a medida que madura y encuentra otras formas de afrontar el estrés.

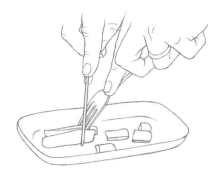

En un par de meses ya podrá darle el huevo entero. Como dijimos antes, introduzca un solo alimento a la vez y espere dos o tres días antes de darle al niño otro para cerciorarse que no tiene una reacción alérgica.

Cuando tenga entre ocho y nueve meses, la habilidad manual del niño habrá mejorado, así que ya puede darle su propia cuchara y dejar que juegue con ella a la hora de comer. En cuanto aprenda a agarrarla, colóquela en el plato y deje que el pequeño intente comer por su cuenta. No espere milagros al principio: va a caer más comida en el suelo y en la silla de comer que dentro de la boca del niño. Colocar un plástico debajo de la silla facilitará la tarea de limpieza.

Tenga paciencia y resista la tentación de retirarle la cuchara. El pequeño no solo necesita practicar sino también saber que usted confía en que puede comer solo. Durante cierto tiempo tal vez quiera ir alternando las cucharadas de su propio hijo con las cucharadas que le va dando usted con otra cuchara. En cuanto el niño sepa llevarse consistentemente la cuchara a la boca (lo que quizás no ocurra sino hasta después de su primer cumpleaños), usted puede seguir llenándole la cuchara para reducir el caos y evitar desperdiciar mucha comida. Pero deje que sea él quien se alimente como tal.

Durante las primeras semanas en que su bebé comience a usar la cuchara, quizás las cosas salgan mejor si tiene mucha hambre, pues así estará más interesado en comer que en jugar. Aunque a esta edad comerá tres veces al día, como el resto de la familia, quizás usted no desee imponerle a los demás miembros de la familia el comportamiento caótico del pequeño en la mesa. Muchas familias llegan a un punto intermedio, dándole al bebé casi toda la comida antes que el resto de la familia se siente a comer y dejándole que ocupe su sitio en la mesa y vaya picando cosas que se pueden agarrar con la mano mientras los demás comen.

Entre los alimentos apropiados para que un bebé coma con la mano figuran tostadas, pasta bien cocida, trocitos de pollo, huevos revueltos, cereales y pedacitos de banana. Procure ofrecerle una variedad de sabores, formas, colores y texturas, y esté pendiente por si se atraganta al comer un trozo demasiado grande (vea *Atragantamiento*, página 521). Así mismo, puesto que su hijo tenderá a tragar las cosas sin masticar, no le dé nunca cucharadas de mantequilla de maní o cacahuate, trozos grandes de zanahoria cruda, nueces, uvas, palomitas de maíz, guisantes crudos, apio, caramelos duros u otros alimentos redondos y duros. Los atragantamientos también se presentan con salchichas ("hot dogs") y palitos de carne para bebé, por lo que éstos siempre se deben cortar a lo largo y luego en trocitos más pequeños antes de dárselas a un niño de esta edad.

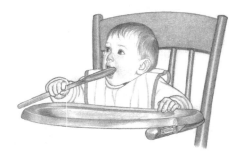

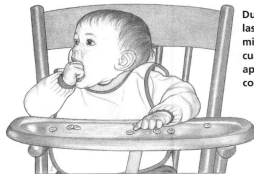

Durante las primeras semanas en las que el niño se alimente por sí mismo, las cosas serán más fáciles cuando el pequeño tenga mucho apetito y esté más interesado en comer que en jugar.

Del biberón al vaso

Si su hijo ya come solo con regularidad, es el momento perfecto para enseñarle a beber en vaso. Para comenzar, déle un vasito para bebé con doble asa y que tenga tapa con pico, o bien un vaso de plástico pequeño. Ambas opciones permiten reducir los derrames mientras el niño ensaya diversas formas de agarrar (y muy seguramente de tirar) el vaso.

Al principio, llene el vaso de agua y ofrézcaselo solo en una comida al día. Enséñele a llevárselo a la boca e inclinarlo para que pueda beber. No se desespere si durante las primeras semanas se pone a jugar con el vaso; casi todos los bebés hacen lo mismo. Tenga paciencia y, antes de llenarle el vaso con leche o jugo o de dárselo en todas las comidas, espere a que aprenda a tomarse la mayor parte del líquido —en lugar de regárselo por la barbilla o de salpicar toda la habitación.

Beber en vaso tiene grandes ventajas: estimula la coordinación mano-boca y prepara al bebé para el destete, que suele darse hacia esta edad. Recuerde que la Academia Americana de Pediatría considera que la lactancia materna es la mejor fuente de nutrición para el bebé hasta por lo menos su primer cumpleaños. Pero a medida que empieza a recibir otros tipos de líquidos de manera gradual, hay ciertas señales que indican que el pequeño está listo para beber de un vaso:

1. Empieza a mirar a su alrededor mientras lo amamanta o le da el biberón

2. Agarra el seno o la mamadera con la boca pero no chupa

3. Intenta bajarse de su regazo antes de terminar de comer

Incluso en las circunstancias más óptimas, el destete no suele ocurrir de la noche a la mañana. Podrían pasar seis meses antes de que su hijo quiera tomar todas sus bebidas en vaso. Sin embargo, usted puede empezar ahora el proceso e ir avanzando de forma gradual, dejándose guiar por el interés y los deseos de su hijo. Es posible que al principio le parezca más fácil sustituir el pecho o el biberón por el vaso en la toma del mediodía. En cuanto se adapte a este cambio, intente hacerlo también en la toma de la mañana. Es probable que la toma de antes de acostarse sea la última en ser modificada, y por un buen motivo: su hijo se ha acostumbrado a esta forma de tranquilizarse y de obtener bienestar antes de

Ejemplo de un menú diario para un bebé de ocho a doce meses de edad

1 taza = 8 onzas [240 ml]
4 onzas = 120 ml
6 onzas = 180 ml

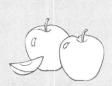
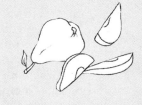

Desayuno
¼ a ½ taza de cereal o una yema de huevo machacada
¼ a ½ taza de fruta en trocitos
4 a 6 onzas de leche de fórmula/materna

Merienda
4 a 6 onzas de jugo
¼ taza de queso o verduras hervidas en trocitos

Almuerzo
¼ a ½ taza de yogur o requesón
¼ a ½ taza de vegetales amarillos
4 a 6 onzas de leche de fórmula

conciliar el sueño y le costará cierto tiempo renunciar a la misma. Si su bebé duerme toda la noche seguida y no se despierta con hambre, desde el punto de vista físico no necesita recibir el pecho o el biberón antes de acostarse. En este caso, usted puede tratar de romper el hábito en varias etapas, sustituyendo primero la leche de la hora de acostarse por un biberón lleno de agua y pasando luego a darle un vaso de agua.

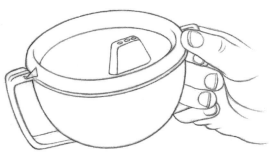

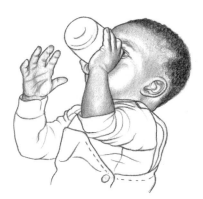

Pueden pasar seis meses hasta que su bebé acepte beber todo el contenido de un vaso.

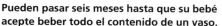

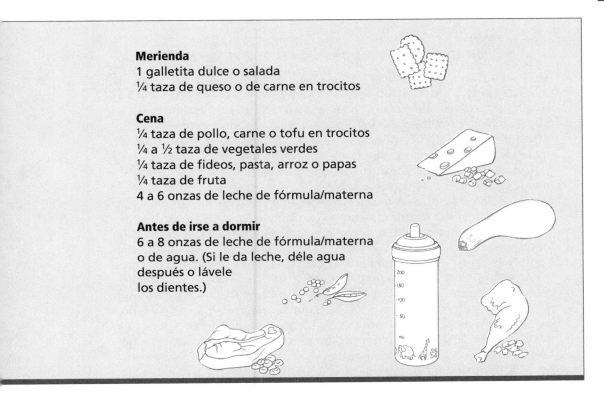

Merienda

1 galletita dulce o salada

¼ taza de queso o de carne en trocitos

Cena

¼ taza de pollo, carne o tofu en trocitos

¼ a ½ taza de vegetales verdes

¼ taza de fideos, pasta, arroz o papas

¼ taza de fruta

4 a 6 onzas de leche de fórmula/materna

Antes de irse a dormir

6 a 8 onzas de leche de fórmula/materna

o de agua. (Si le da leche, déle agua

después o lávele

los dientes.)

Durante el proceso, puede verse tentada a ponerle leche o jugo en el biberón para ayudarle a conciliar el sueño, pero no lo haga. Si el bebé se queda dormido con el biberón en la boca, la leche o el jugo le impregnarán sus dientes nacientes, fomentando la formación de caries— trastorno conocido como el síndrome del biberón. Para empeorar las cosas, beber mientras se está acostado boca arriba contribuye a las infecciones de oído, puesto que el líquido puede pasar al oído medio a través de la trompa de Eustaquio.

El uso del biberón por un tiempo muy prolongado presenta otro inconveniente: puede acabar convirtiéndose en el objeto que le brinde seguridad al bebé, sobre todo si sigue usándolo luego de cumplir un año. Para evitar que esto ocurra, no deje que su hijo se pasee con el biberón o que beba del mismo mientras juega. Limite su uso a las horas de las comidas, cuando el niño esté sentado o cuando alguien lo tenga cargado. Las demás veces déle un vaso. Si usted no le deja llevar el biberón de un lado a otro, no se le ocurrirá que existe esa posibilidad. No se retracte después de haber tomado esta decisión o su hijo podría empezar a pedírselo aún después de haberlo dejado "oficialmente".

NUESTRA POSICIÓN

El sobrepeso y la obesidad en la niñez se están convirtiendo en un problema cada vez más común. En los Estados Unidos, su prevalencia se ha duplicado entre los niños y se ha triplicado entre los adolescentes durante el transcurso de las dos décadas pasadas. La obesidad crónica que se extiende durante la niñez, puede conducir a problemas de salud potencialmente serios, tales como diabetes y presión arterial alta. También puede causar tensión psicológica asociada al hecho de sentirse diferente de sus compañeros, lo que lleva a la depresión y una baja autoestima.

La Academia Americana de Pediatría considera que tanto los padres como los pediatras necesitan tomar medidas para prevenir el desarrollo de problemas de sobrepeso en los niños. Su pediatra puede llevar un control anual del aumento de peso de su hijo desde su primer año de vida y ayudar a garantizar que permanezca dentro de los parámetros normales a medida que crece. Su médico calculará el índice de masa corporal de su pequeño (BMI, por sus siglas en inglés), que es el peso en libras dividido por la altura en pulgadas cuadradas, y luego multiplicado por 703 (o el peso en kilogramos dividido por la altura en metros cuadrados). Un niño con un índice de masa corporal entre el percentil 85 y 95 para su edad y sexo, se considera en riesgo de sufrir de sobrepeso; cuando el índice de masa corporal esté en el percentil 95 o por encima del mismo, se considera que está en sobrepeso o que es obeso. (Vea Tablas de crecimiento, Capítulo 5, en las páginas 142 a 143.)

Algunos niños son más propensos que otros a aumentar de peso debido a su historial familiar, pero en muchos casos la elección de alimentos y la falta de ejercicio pueden contribuir a la obesidad. Hable con el pediatra sobre el modo de desarrollar hábitos alimentarios saludables que deben comenzar en la infancia y continuar durante la niñez y la edad adulta. Tenga en cuenta que, como madre o padre, usted ejerce un enorme impacto no solo en el tipo de alimentos que su hijo tienda a elegir de por vida, sino también en otros factores que pueden contribuir o prevenir la obesidad. Desde el principio, anime a su hijo a comer porciones moderadas de alimentos nutritivos y a llevar un estilo de vida activo en la casa, en el sitio donde lo cuidan y en la escuela. Cuando comience a comer bocaditos, déle cosas nutritivas, como vegetales, frutas, productos lácteos bajos en grasa y granos integrales. Puesto que frente a la pantalla del televisor los niños están inactivos y tienden a comer más cosas, la Academia recomienda limitar el tiempo que ven televisión y usan otros medios de comunicación a un máximo de dos horas al día.

Sueño

A los ocho meses de edad su bebé probablemente sigue tomando dos siestas al día, una por la mañana y otra por la tarde. También es probable que duerma hasta doce horas seguidas por la noche, sin que necesite despertarse para comer. Pero tenga presente que podrían presentarse algunos problemas. Conforme la ansiedad de separación del bebé se intensifica durante los próximos meses, es posible que se resista a dormir y que se despierte más por las noches reclamando su presencia.

Durante este difícil período usted tendrá que ensayar diversas estrategias que le ayuden a su bebé a conciliar el sueño. Por ejemplo, algunos niños se duermen más fácilmente si la puerta está abierta (para poder oír a sus padres); otros desarrollan hábitos de consuelo como chuparse el pulgar o mecerse. Como dijimos antes, es posible que su bebé adopte un objeto de transición, como una manta o un peluche especial que le sirva de consuelo cuando usted no esté a su lado. Cualquier cosa suave y que se pueda abrazar, acariciar o chupar servirá a ese fin. Si quiere ayudar a su bebé a adoptar un objeto de transición, ponga a su disposición un surtido de frazadas o juguetes blandos y agradables al tacto. Evite darle un chupete; si su hijo depende de éste para conciliar el sueño, llorará para que se lo vuelva a poner cada vez que se le caiga de la boca durante la noche.

En cuanto su bebé se quede dormido, su patrón de sueño será bastante predecible. Luego de una o dos horas de sueño profundo, pasará por una fase de sueño más ligero y quizás se despierte parcialmente antes de volver al sueño profundo. Durante el resto de la noche, se irán alternando fases de sueño profundo y de sueño más ligero. En las fases de sueño más ligero, que pueden ocurrir de cuatro a seis veces cada noche, es posible que su hijo hasta llegue a abrir los ojos, mire a su alrededor y empiece a llorar llamándole. Ésta experiencia puede ser bastante irritante, sobre todo si usted ya se estaba acostumbrando a dormir toda la noche seguida. Consuélese pensando que la mayoría de los bebés de esta edad se comportan de este modo debido a la ansiedad de separación. Su hijo necesita la certeza de que usted está cerca cuando se despierta. También tiene que aprender a volverse a dormir y es usted quien debe enseñarle a hacerlo. Para ello, puede utilizar las mismas técnicas que usó para ayudarle a conciliar el sueño cuando era más pequeño. (Vea *Cómo ayudar a su hijo a conciliar el sueño*, página 49.) Si actúa correctamente, este período de despertares nocturnos no durará más de unas cuantas semanas.

He aquí otras sugerencias para que este periodo pase pronto. En primer lugar, no haga nada que recompense a su bebé por ponerse a llorar a medianoche. Vaya a verlo para cerciorarse de que está bien y dígale que usted estará cerca en caso necesario. Pero no encienda la luz, no lo meza ni lo pasee en brazos. Puede ofrecerle un poco de agua, pero no le dé de comer y, sobre todo, no se lo lleve con usted a la cama. Si está sufriendo de ansiedad de separación, el llevárselo a la cama solo hará que le sea más difícil volver a su cuna después.

Cuando vaya a darle una miradita a su bebé, haga lo necesario para que esté lo más cómodo posible. Si se ha enredado en las cobijas o está en una esquina de la cuna, acomódelo bien. Así mismo, compruebe que no está enfermo. Ciertos problemas, como las infecciones de oído o el crup, pueden aparecer de repente por la noche. Si no detecta ningún síntoma de enfermedad, vea cómo tiene los pañales y cámbielo solo si tuvo una deposición o si están demasiado mojados. Proceda lo más rápido posible, en la penumbra, y después vuelva a acostarlo boca arriba en la cuna, debajo de las cobijas. Antes de salir de la habitación, susúrrele algo para tranquilizarlo y dígale que es hora de dormir. Si sigue llorando, espere cinco minutos y vuelva a consolarlo por un tiempo breve. Regrese a su habitación cada cinco a diez minutos por un corto rato hasta que vuelva a dormirse.

Insistimos en que este período puede ser extremadamente difícil para los padres. Después de todo, escuchar llorar a un bebé por la noche es algo que resulta emocional y físicamente agotador y es posible que usted reaccione con una mezcla de pena, enfado, preocupación y resentimiento. Pero recuerde que el comportamiento de su hijo, lejos de ser intencional, es una forma de reaccionar ante la ansiedad y el estrés propios de su edad. Si usted mantiene la calma y sigue un patrón consistente noche tras noche, su hijo no tardará en aprender a dormirse solo. Tenga presente esta meta mientras se enfrenta a la lucha del "entrenamiento" nocturno. De este modo, la vida será más fácil para ambos.

Comportamiento

Disciplina

Las ansias de explorar que tiene un bebé de esta edad son casi imposibles de satisfacer. Su hijo querrá tocar, manipular y probar todo lo que encuentre. En el proceso, se meterá en lugares y situaciones prohibidas. Por lo tanto, y a pesar de que su curiosidad es vital para su desarrollo general y no debe limitarse innecesariamente, no puede permitirle que se ponga a sí mismo en peligro ni que destruya objetos valiosos. Ya sea que a su bebé se le ocurra tocar los fogones de la estufa o arrancar plantas del macetero, usted debe ayudarlo a detenerse.

Tenga en cuenta que el modo en que usted enfrente estos incidentes iniciales sentará las bases de la futura disciplina de su hijo. Aprender a no hacer algo que le encantaría hacer es un gran paso hacia el autocontrol. Si el niño aprende bien esta lección ahora, usted tendrá que intervenir menos en los años que se avecinan.

Por lo tanto, ¿cuál es la mejor estrategia? Como sugerimos antes, la distracción suele ser una forma eficaz de frenar una conducta indeseable. La memoria de su hijo aún es muy limitada, por lo que podrá desviar su foco de atención con muy poca resistencia. Si el niño va directo hacia algo que no debe tocar, usted no siempre tiene que decirle "no". Si abusa de esta palabra, dejará de surtir efecto a largo plazo. En cambio, cárguelo y diríjalo hacia algo con lo que pueda jugar. Busque una situación que sea aceptable e interesante y que le permita seguir estando activo sin limitar su curiosidad natural.

La disciplina seria debe reservarse para aquellas situaciones en que la conducta del niño puede exponerlo a un peligro real, como jugar con cables eléctricos. Éste es el momento de decir "no" con firmeza y alejarlo del peligro. Pero no pretenda que su hijo aprenda a partir de un par de incidentes. Debido al poco alcance de su memoria, esta escena se tendrá que repetir una y otra vez hasta que el niño oiga y siga sus advertencias.

La consistencia es fundamental para mejorar la eficacia de la disciplina. Por lo tanto, cerciórese que todos los que están a cargo de su hijo sepan qué puede y qué no puede hacer. Establezca un número reducido de normas, preferiblemente limitadas a las situaciones que pueden ser peligrosas para el niño. Procure que oiga "no" cada vez que entra en territorio prohibido.

Actuar de inmediato es otro componente esencial de una buena disciplina. Actúe en cuanto vea que su hijo se mete en líos, no al cabo de cinco minutos. Si deja para más tarde el regaño, el niño no captará el motivo de su enfado y la lección será en balde. Así mismo, no lo consuele justo después de reñirlo. Es posible que llore, tanto de sorpresa como de disgusto; pero aguarde un par de minutos para consolarlo. De lo contrario, no sabrá si en verdad hizo algo indebido.

En el próximo capítulo, nos referiremos con cierto detalle a la importancia de no pegarle ni sacudir a un niño para disciplinarlo. Sea cual sea la edad de su hijo, e independientemente de su comportamiento, el castigo físico siempre es un modo inapropiado de reaccionar. Pegarle a un niño solo le enseña a actuar agresivamente cuando está molesto. Es cierto que al castigarlo con golpes usted puede descargar su frustración temporalmente, y que al momento sienta que le ha hecho algún bien a su hijo. Pero *no hay una forma menos efectiva* de disciplinar a un niño, y ciertamente no le enseña al pequeño alternativa alguna para actuar. Además debilita una comunicación efectiva entre ustedes dos, además de debilitar el sentido de seguridad del niño.

¿Qué otra opción tiene? La Academia Americana de Pediatría recomienda el uso de "pausas obligadas" como alternativa a darle una palmada o nalgada a su hijo. Esto consiste en colocar al niño que se ha portado mal en un lugar silencioso por unos cuantos minutos, alejado de otras personas, de la televisión y de los libros. Cuando la pausa obligada termina, explíquele al pequeño exactamente por qué su comportamiento fue inaceptable. (Vea más información sobre palizas y otros modos más apropiados de disciplinar en las páginas 315 a 318.)

A medida que sus técnicas de disciplina mejoran, no pase por alto la importancia de reaccionar positivamente cuando su hijo se porte *bien*. Este tipo de reacción es igual de importante para ayudarle a adquirir el autocontrol que necesita. Si su hijo se detiene antes de tocar la estufa, demuéstrele que notó cómo se controló y dígale lo mucho que le gusta que actúe de ese modo. Asimismo, déle un abrazo cuando sea agradable con otra persona. Conforme va creciendo, su buena conducta dependerá, en gran medida, del deseo de complacerle a usted. Si ahora le trasmite lo mucho que valora el que se porte bien, será menos probable que se porte mal solo por captar su atención.

A algunos padres les preocupa la posibilidad de malcriar a un bebé de esta edad por el hecho de dedicarle demasiada atención, pero no deje que esto le preocupe. De los ocho a los doce meses, un bebé tiene una capacidad muy limitada de manipular a los demás. Cuando su hijo llora, usted debe asumir que no está fingiendo, sino que lo hace porque una de sus necesidades no ha sido convenientemente satisfecha.

Estas necesidades serán cada vez más complejas y usted percibirá más variaciones en el llanto de su hijo y en la forma que usted reacciona ante el mismo. Por ejemplo, usted acudirá corriendo cuando oiga el quejido contundente que indica sin lugar a dudas que algo no está bien. En cambio, podrá acabar lo que está haciendo antes de reaccionar ante el gritito agudo que significa "ven-aquí-quiero-que-estés-a-mi-lado". Probablemente también aprenderá a reconocer el llanto lastimero y apagado que transmite algo parecido a "me quedaría dormido ahora si me dejaran solo". Reaccionando adecuadamente a los mensajes que se ocultan tras los llantos de su hijo, podrá trasmitirle que sus necesidades son importantes, pero que solo responderá a los llamados que merecen ser atendidos.

De cualquier modo, habrá ocasiones en que no sabrá con precisión por qué llora su hijo. En estos casos, quizás ni él mismo sepa lo que le ocurre. Lo más efectivo es consolarlo un poco y dar cabida a que el pequeño recurra a sus propias técnicas de consuelo. Por ejemplo, cárguelo mientras él abraza su peluche favorito o su manta especial, juegue un rato con él o léale un cuento. Si el niño se anima, ambos se sentirán mejor. Recuerde que la necesidad de atención y afecto es tan vital como la de alimento o la de estar limpio.

Hermanos

A medida que su bebé adquiere mayor movilidad, podrá jugar más con sus hermanos, y es muy probable que éstos se muestren dispuestos a cooperar. A los hermanos mayores, sobre todo si tienen entre seis y diez años, les encanta construir torres para que el pequeño de ocho meses las destruya, o darle la mano al niño de once meses para que dé sus primeros pasos. Un bebé de esta edad puede ser un maravilloso compañero de juegos para sus hermanos.

Sin embargo, aunque la creciente movilidad del bebé le permitirá participar más activamente en los juegos de sus hermanos, también aumentará la probabilidad de que invada su territorio privado. Esto puede violar el sentido de propiedad y privacidad de los hermanos mayores y representa una amenaza a la seguridad del bebé, ya que los juguetes de los niños mayores suelen tener piezas pequeñas fáciles de tragar. Para garantizar la paz y la seguridad de todos, reserve un espacio cerrado para los hermanos mayores, donde éstos puedan guardar sus juguetes y jugar a sus anchas sin temer la "invasión del bebé".

Por otra parte, ahora que el bebé puede agarrar casi todo lo que ve, llegó el momento de afrontar la difícil cuestión del compartir. Los niños menores de tres años son incapaces de compartir nada sin la guía y —en la mayoría de los casos— la intervención directa de los adultos.

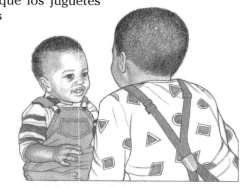

Un bebé de esta edad puede ser un magnífico compañero de juegos para sus hermanos.

Para evitar el problema en lo posible, anime a cada uno de sus hijos a jugar con sus propias cosas, aunque lo hagan uno al lado de otro. Cuando quieran jugar juntos, sugiérales que miren libros, oigan música, se pasen la pelota o jueguen al escondite; en otras palabras, actividades que no exigen mucha cooperación.

Abuelos

La niñez temprana (de los ocho a los doce meses) es una época maravillosa para disfrutar de su nieto. Ahora es mucho más activo físicamente y tiene un mayor repertorio verbal así como más entusiasmo emocional. Sin embargo, los bebés de esta edad tienden a experimentar la llamada ansiedad ante los desconocidos, y pueden mostrarse un tanto reacios de ir a casa de los abuelitos. No se lo tome a pecho, ya que esto es parte normal del desarrollo. Sencillamente siga estando presente y bríndele todo el amor y la atención que le ha prodigado hasta ahora, pero no sienta que tiene que esforzarse demasiado durante estos episodios de rechazo. Sea paciente y verá que la aparente frialdad de su nieto se disolverá con el tiempo.

Cuando realice actividades con su nieto, podrá aprovechar sus adelantos en las siguientes áreas:

Gateo. Juegue con su nieto en el piso tanto como su estado físico lo permita. Estos momentos serán no solo divertidos sino reconfortantes para el bebé. Al pequeño le encantará que usted sea su "blanco" al gatear o su objeto de exploración. Sin embargo, no olvide revisar el piso con cuidado en busca de posibles peligros, puesto que los bebés recogen cualquier objeto que esté a su alcance y se lo llevan a la boca.

Destrezas motrices finas. Cree su propio conjunto de "juegos" para fomentar el desarrollo de la motricidad fina de su nieto. Por ejemplo, invítelo a abrir y cerrar artículos, a volcar y volver a poner en su sitio los juguetes y a accionar cerrojos. Prepárese a repetir la acción varias veces, puesto que los bebés parecen no cansarse de una misma actividad.

Lenguaje. Lea libros y escuche música del radio, cintas de audio y discos compactos con su nieto. Paralelamente, siga comunicándose con el bebé. Si usted habla un idioma distinto al que su nieto está aprendiendo, no tema usarlo con él (con la aprobación de los padres). Para obtener más información sobre los bebés expuestos a dos idiomas o bilingüismo, vea la página 263.

Cuidados básicos. A esta edad, cuando se trata de la alimentación y el sueño del bebé, es importante mantener la rutina diaria. Tenga en su casa frascos de alimentos para bebés grandecitos ("junior foods"). También puede idear un "Menú especial de la abuela" que su nieto llegue a anticipar cuando vaya a visitarle.

Siempre que el niño se quede a dormir en su casa, deberá mantener en lo posible los horarios habituales de sus siestas y hora de acostarse en la noche. Los cambios en la rutina a veces provocan confusión en los bebés.

Seguridad. Para garantizar el bienestar de su nieto, siga en su casa las precauciones de seguridad que se describen al final de este capítulo Coloque portones en la parte de arriba y de abajo de las escaleras. Cubra los bordes afilados o redondos con protectores de plástico. No coloque a su nieto en un andador. Asimismo, puesto que los bebés de esta edad pueden ser voluntariosos e inquietos, en lo posible pida la ayuda de alguien cuando le vaya a cambiar el pañal. Al hacerlo, coloque al niño en un piso alfombrado o en un sofá para reducir al mínimo el riesgo de que se dé vuelta y caiga del cambiador. Mientras lo cambia, déle algo para que tenga las manos ocupadas y se entretenga.

Atención a las vacunas

Cuando el bebé tenga un año de edad (o en los meses sucesivos a su primer cumpleaños), deberá recibir la vacuna triple vírica contra el sarampión, las paperas y la rubéola (MMR, por sus siglas en inglés). Esta vacuna protegerá a su hijo de tres enfermedades serias que pueden causar fiebre, erupción y otros síntomas, con el potencial de conducir a complicaciones serias (neumonía en niños con sarampión y dificultades de la audición en niños con paperas). La recomendación actual es que el niño reciba la primera triple vírica entre los doce y los quince meses de edad.

La vacuna contra la varicela debe administrarse a los doce meses o a partir de esa edad si el niño es susceptible a dicha enfermedad, es decir, si no ha tenido la varicela.

La tercera dosis de la vacuna contra la Hepatitis B también se administra entre los seis y los dieciocho meses de edad.

Cuestiones de seguridad

Asiento de seguridad

- Antes de encender el auto, coloque a su bebé en un asiento de seguridad que tenga la debida aprobación y que esté correctamente instalado, y sujételo adecuadamente al mismo. Deberá colocarlo mirando hacia atrás hasta que el niño pese por lo menos 20 libras (9 kg) y tenga por lo menos un año de edad. La Academia Americana de Pediatría recomienda que los bebés viajen en auto mirando hacia atrás durante el mayor tiempo posible, preferiblemente hasta que alcancen el peso máximo recomendado para usar este tipo de asiento (siempre y cuando el tope de la cabeza quede más bajo que el tope del asiento de seguridad).

Caídas

- Coloque portones de seguridad en la parte superior e inferior de las escaleras y en las puertas de las habitaciones en las que hayan muebles u objetos a los que podría subirse el bebé, o que tengan bordes cortantes o puntiagudos con los que podría hacerse daño.

- No deje que el bebé se suba a sillas de base estrecha y respaldo tipo "escalera", pues si intenta treparse por la silla ésta se podría volcar, lo que le provocaría al niño lesiones en la cabeza y posibles fracturas en piernas o brazos.

Quemaduras

- No fume ni lleve bebidas o comidas calientes cerca de un bebé o mientras lo está cargando.

- No deje nunca recipientes con bebidas o comidas calientes cerca del borde de una mesa o mostrador.

- No permita que su hijo gatee cerca de estufas calientes, calentadores de piso o rendijas de la calefacción.

Ahogamiento

- Nunca deje a su bebé solo en la bañera o cerca de algún recipiente que contenga agua, como un balde, una piscinita, el fregadero o lavamanos, o un inodoro abierto. Vacíe los recipientes inmediatamente después de haberlos usado.

Envenenamiento y atragantamiento

- Nunca deje objetos pequeños en el área por donde gatea su hijo.

- No le dé a su hijo trozos de alimentos duros.

- Guarde todos los medicamentos y productos de limpieza en un lugar alto y que esté fuera del alcance del niño.

- Coloque pestillos de seguridad en los cajones y armarios donde guarde objetos que podrían ser peligrosos para el bebé.

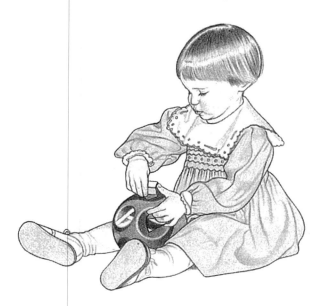

10

El segundo año

Cuando su hijo comience su segundo año dejará de ser un bebé y entrará a la primera infancia. Gateará enérgicamente, caminará, e incluso, empezará a hablar. A medida que se vuelve más y más independiente, los días de adoración y dependencia incuestionable hacia usted estarán contados.

Este hecho probablemente le produzca una mezcla de tristeza y emoción, así como un poco de ansiedad al pensar en los conflictos que se avecinan. De hecho, es posible que ya haya tenido un anticipo de este tipo de enfrentamientos. Por ejemplo, si intenta quitarle algo, el pequeño puede llorar en señal de protesta. O si lo aleja de una peligrosa puerta giratoria, a los pocos segundos lo volverá a ver allí, ignorando sus advertencias. O al ofrecerle su plato favorito —cereal con fruta— es posible que lo rechace de forma inesperada. Éstos son sus primeros intentos de poner a prueba los límites que usted le impone y descubrir los suyos propios.

Durante los próximos años, su hijo dedicará mucho tiempo a explorar y tantear los límites fijados por las normas que usted establezca y sus propias limitaciones físicas. Afortunadamente, estas tentativas empezarán poco a poco, lo que les dará tiempo a ambos de adaptarse a su naciente independencia. Al principio, como a todo niño que está aprendiendo a andar, lo que más le interesará a su hijo será descubrir qué aspecto tiene el mundo "desde arriba". Sin embargo, esta curiosidad lo llevará a situaciones prohibidas y peligrosas. Recuerde siempre que su hijo no se porta mal a propósito. El pequeño sigue dependiendo de usted para que le indique lo correcto y lo incorrecto, e irá a su lado frecuentemente en busca de apoyo y seguridad.

No obstante, a medida que su hijo camina con más soltura, empezará a dar muestras de su creciente deseo de imponer su voluntad. Hacia los dieciocho meses de edad, es probable que su palabra favorita sea "no" y, cuando se aproxime a su segundo cumpleaños, tal vez empiece a tener rabietas cuando le obliguen a hacer algo en contra de su voluntad.

Su hijo también será más posesivo, tanto con sus pertenencias como con las personas más cercanas. Si ve que usted carga a otro niño, es posible que se ponga a llorar desesperadamente, o, si otro niño agarra un juguete que le gusta a él, inicie una batalla campal para quitárselo. En pocos meses, conforme su vocabulario vaya creciendo, la palabra "mío" se convertirá en otra de sus favoritas.

El vocabulario de su hijo por ahora es limitado, pero aumentará muy deprisa. Siempre y cuando le hablen con claridad y usando palabras sencillas, entenderá gran parte de lo que le digan. También es posible que usted descifre algunas de las cosas que él dice. Por increíble que parezca, dentro de un año podrán sostener largas conversaciones.

Crecimiento y desarrollo

Aspecto físico y crecimiento

Hacia el final del primer año, el crecimiento de su bebé comenzará a hacerse más lento. Desde ahora hasta el siguiente estirón (qué ocurre a comienzos de la adolescencia), su altura y peso deberán aumentar de forma constante, pero no tan rápidamente como durante los primeros meses de vida. Cuando era bebé, aumentaba aproximadamente 4 libras (1.8 kg) de peso en cuatro meses o menos, pero durante todo el segundo año probablemente no aumentará más de 3 a 5 libras (1.4 a 2.3 kg). Siga representando sus medidas cada dos o tres meses en las gráficas de las páginas 140 a 141 para cerciorarse de que se ajusta al patrón de crecimiento normal. Como verá, a esta edad la pauta definida como "normal" presenta un margen de variabilidad mucho mayor que en las etapas anteriores.

A los quince meses, una niña promedio pesa unas 22 libras (10 kg) y mide unas 31 pulgadas (77.5 cm); un niño promedio pesa unas 24 libras (10.4 kg) y mide unas 31½ pulgadas (79 cm). Durante el transcurso de los próximos tres meses ambos aumentarán aproximadamente 1½ libras (0.7 kg) y crecerán aproximadamente una pulgada (2.5 cm). Por lo tanto, cuando cumpla dos años, una niña promedio medirá unas 34 pulgadas (86 cm) y pesará casi 27 libras (12.2 kg); un niño promedio medirá unas 36 pulgadas (88 cm) y pesará casi 28 libras (12.6 kg).

El crecimiento de la cabeza también es más lento durante el segundo año. Aunque el tamaño de la cabeza de su hijo tan solo aumente alrededor de una pulgada (2.5 cm) en el transcurso de todo este año, habrá alcanzado cerca del 90 por ciento de su tamaño adulto al cumplir los dos años de edad.

Sin embargo, es probable que el aspecto de su hijo cambie más que su tamaño. A los doce meses todavía parecía un bebé, aun cuando ya había empezado a caminar o a decir sus primeras palabras. La cabeza y el abdomen seguían siendo las partes más voluminosas de su cuerpo; su vientre sobresalía cuando se ponía de pie y sus nalgas, en comparación, parecían pequeñas —¡por lo menos cuando no tenía pañales!— Las extremidades todavía eran bastante cortas y rollizas, en lugar de ser musculosas, y la cara tenía contornos suaves y redondeados.

Todo esto cambia a medida que se vuelve más activo. Sus músculos se irán desarrollando y perderá parte de la grasa que tenía antes. Sus brazos y piernas se irán alargando paulatinamente y al caminar, sus pies empezarán a apuntar hacia adelante y no hacia afuera. Su rostro se hará más perfilado y su mandíbula se irá definiendo cada vez más. Cuando su hijo cumpla dos años, será difícil recordar el aspecto que tenía de bebé.

Movimiento

Si su hijo no empezó a caminar antes de cumplir el año, deberá hacerlo durante los próximos seis meses. De hecho, perfeccionar esta destreza será uno de los logros más importantes durante este segundo año. Aunque su niño ya camine, es posible que necesite un par de meses más para que sea capaz de incorporarse y andar con soltura y sin ningún apoyo. Sin embargo, no pretenda que se ponga de pie como lo haría usted. Su técnica particular podría ser colocar primero las palmas de las manos en el suelo, estirar los brazos y elevar las nalgas mientras endereza las piernas empujando contra el suelo. Por último, estirará las piernas y se colocará de pie enderezándo el cuerpo.

Al principio el niño dará pasos tambaleantes, lo que dista bastante de la forma madura de caminar. En lugar de caminar como tal, separará bastante las piernas con los pies apuntando hacia afuera, e irá dando tumbos a ambos lados mientras avanza. Por muy lento y difícil que parezca el proceso al principio, su hijo enseguida adquirirá velocidad. De hecho, no le extrañe que pronto usted tenga que correr para seguirle el paso.

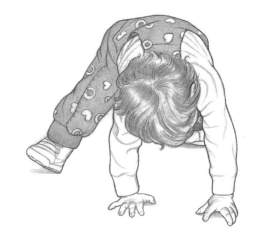

Una parte inevitable del proceso de aprender a andar es, lógicamente, caerse. Sobre todo, el desplazarse sobre superficies irregulares será todo un reto a esta edad. Al principio, su hijo tropezará con los obstáculos más insignificantes, como una pequeña arruga en la alfombra o una leve inclinación en la entrada de una habitación. Tendrán que pasar meses para que su hijo pueda subir y bajar escaleras o cambiar de dirección sin caerse.

Asimismo, no espere que su hijo utilice las manos al andar desde el principio. Aunque los brazos le servirán para mantener el equilibrio (doblados a la altura de los hombros, como a la "defensiva"), al principio no podrá utilizar las manos para agarrar o llevar cosas mientras camina. Pero, cuando lleve andando dos o tres meses, ya tendrá dominado todo el proceso: no solo podrá detenerse para agarrar un juguete y transportarlo de un lugar a otro, sino que será capaz de empujar o jalar un cochecito de juguete, andar de lado o hacia atrás e, incluso, tirar una pelota mientras camina.

Unos seis meses después de que su hijo dé sus primeros pasos, su forma de andar será mucho más madura. Juntará más los pies y dará los pasos con mayor

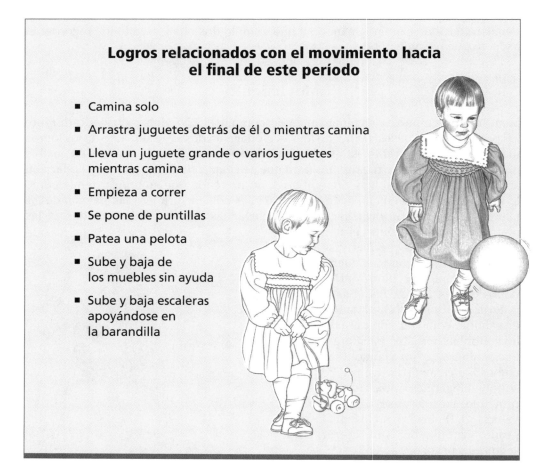

Logros relacionados con el movimiento hacia el final de este período

- Camina solo
- Arrastra juguetes detrás de él o mientras camina
- Lleva un juguete grande o varios juguetes mientras camina
- Empieza a correr
- Se pone de puntillas
- Patea una pelota
- Sube y baja de los muebles sin ayuda
- Sube y baja escaleras apoyándose en la barandilla

soltura. Con su ayuda, será posible que suba y baje escaleras. Sin embargo, cuando lo intente él solo, subirá gateando sobre manos y rodillas y bajará un escalón a la vez apoyándose en el estómago. Pronto empezará a dar sus primeras carreras cortas, aunque probablemente no correrá bien sino hasta el tercer año. Cuando cumpla dos años, su hijo se moverá con gran eficacia. ¡Y pensar que hace un año apenas podía dar un paso!

Habilidades manuales

Es posible que con los grandes avances que hará su hijo o hija durante este segundo año en el área motora, pase por alto los cambios más sutiles en su habilidad para usar las manos, tanto independientemente como en coordinación con los ojos. Estos avances le darán mayor control y precisión al momento de examinar objetos y ensayar movimientos nuevos. También le permitirán ampliar mucho su capacidad para explorar y aprender cosas sobre el mundo que le rodea.

A los doce meses de edad todavía le costará trabajo agarrar cosas muy pequeñas utilizando el índice y el pulgar, pero hacia los dieciocho meses, la tarea será más simple. Observe cómo manipula objetos pequeños a su antojo, explorando las formas en que se pueden combinar y modificar. Entre sus juegos preferidos podrían figurar los siguientes:

- Construir torres de hasta cuatro bloques para luego tumbarlas

- Tapar y destapar cajas y otros recipientes

- Agarrar pelotas y otros objetos en movimiento

- Darle la vuelta a la perilla de las puertas y pasar páginas

- Encajar fichas redondas en sus agujeros

- Hacer garabatos y pintar

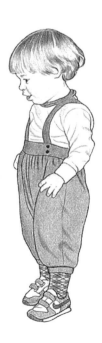

Estas actividades no solo le ayudarán a perfeccionar sus destrezas manuales, sino que también le permitirán aprender conceptos espaciales, tales como "adentro", "afuera", "debajo" y "alrededor". Al acercarse a su segundo cumpleaños y mejorar su coordinación física, podrá involucrarse en juegos más complejos, tales como:

- Doblar papel (si usted le enseña a hacerlo)

- Encajar fichas cuadradas grandes (que es más difícil que introducir fichas redondas, pues implica encajar ángulos)

- Hacer una torre hasta con cinco o seis bloques

- Desarmar juguetes y luego volverlos a armar

- Moldear con plastilina

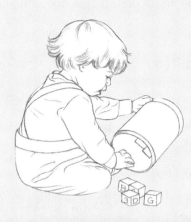

**Logros relacionados con destrezas finas manuales
hacia el final de este período**

- Hace garabatos espontáneamente
- Vuelca recipientes para verter su contenido
- Construye torres con cuatro bloques o más
- Es posible que utilice una mano más que la otra

Hacia el segundo año de vida, su hijo puede demostrar una clara tendencia a ser diestro o zurdo. Sin embargo, muchos niños no indican una clara preferencia sino hasta muchos años después. Otros son ambidextros, siendo capaces de usar ambas manos con igual destreza, e incluso nunca llegan a establecer una preferencia definida. No hay motivo para forzar a su hijo a utilizar más una mano que otra ni a acelerar el proceso natural que lo llevará a definir su preferencia.

Desarrollo lingüístico

Al inicio de su segundo año notará que su hijo de repente entiende todo lo que usted le dice. Si le avisa que es la hora de almorzar, se dirigirá hacia su sillita. Si le dice que ha perdido un zapato, lo buscará y se lo traerá. Al principio, la rapidez de sus reacciones lo sorprenderá. ¿Entendió realmente lo que le dijo o es apenas un sueño? Tenga la certeza que esto no es producto de su imaginación. El pequeño está desarrollando sus destrezas de lenguaje y comprensión siguiendo el patrón normal de desarrollo.

Este avance gigantesco probablemente afectará el modo en que usted empiece a hablarle y a conversar con los demás cuando el pequeño esté presente. Por ejemplo, si no quiere que su hijo se entere de algo, puede deletrear alguna parte de la oración (como "¿Vamos a tomar un H-E-L-A-D-O?"). Del mismo modo, es posible que le hable con más entusiasmo al saber que el pequeño ya le entiende.

Quizás ya no tenga que emplear tanto el "lenguaje de bebé" ni acudir a los monólogos agudos y cantarines para captar la atención del niño. Háblele con lentitud y claridad, utilizando palabras simples y frases cortas. Enséñele los nombres correctos de los objetos y de las partes del cuerpo, y deje de utilizar motes infantiles como "tete" para referirse al biberón. Si le brinda un buen modelo de lenguaje, lo ayudará a aprender a hablar sin confundirlo.

Hacia el final del segundo año, la mayoría de los niños saben decir por lo menos cincuenta palabras y hablan utilizando frases cortas, aunque hay variaciones entre uno y otro niño. Algunos niños no hablan demasiado durante el segundo año incluso teniendo una capacidad auditiva e intelectual normal. Así mismo, los varones suelen presentar un desarrollo lingüístico más lento que las niñas. Independientemente del momento en que su hijo empiece a hablar, es probable que sus primeras palabras sean los nombres de personas conocidas, de sus posesiones favoritas y de algunas partes del cuerpo. Quizás usted sea la única persona que entienda esas primeras palabras, puesto que su hijo omitirá o cambiará algunos sonidos. Por ejemplo, es posible que pronuncie bien la primera consonante (*b, d, t*) y la primera vocal (*a, e, i, o, u*) de una palabra, pero que deforme el resto. O es posible que substituya sonidos que no puede pronunciar por otros que sí puede (como la *d* y la *b*).

Con el tiempo y la ayuda de los gestos que haga, usted aprenderá a entender lo que dice su hijo. Ante todo, no ridiculice los errores que cometa el niño al hablar. Déle el tiempo que necesite para decir las cosas sin apurarlo, y contéstele pronunciando correctamente la palabra ("Muy bien, es una pelota"). Con comprensión y paciencia, la pronunciación del pequeño irá mejorando poco a poco.

Logros relacionados con el lenguaje hacia el final de este período

- Señala objetos o dibujos cuando alguien se los nombra

- Reconoce el nombre de personas conocidas, objetos y partes del cuerpo

- Dice palabras aisladas (entre los quince y los dieciocho meses)

- Utiliza frases simples (entre los dieciocho y los veinticuatro meses)

- Construye oraciones de dos a cuatro palabras

- Sigue instrucciones simples

- Repite algunas de las palabras que oye en las conversaciones

Cuando tenga aproximadamente un año y medio, su hijo utilizará unos cuantos verbos activos, como "vamos" y "salta" y algunas palabras de dirección como "arriba", "abajo", "adentro" y "afuera". Al cumplir dos años, entenderá las palabras "tú" y "yo" y las utilizará continuamente.

Al principio utilizará frases muy peculiares, combinando una sola palabra con un gesto o ruidito. Por ejemplo, puede señalar y decir "pelota" —su modo de transmitirle que quiere que le tire la pelota. O puede hacerle una pregunta diciendo "¿Afuera?" o "¿Arriba?", elevando la voz al final. Pronto empezará a combinar los sustantivos con los verbos o preposiciones, construyendo frases como "pelota arriba", o "dame leche" y haciendo preguntas como "¿Qué esto?" Hacia el final del segundo año o un poco después, comenzará a usar oraciones de dos palabras.

Desarrollo cognoscitivo

Cuando su hijo está jugando, ¿ha notado cómo se concentra en todo lo que hace? Cada juego o tarea es para él una propuesta de aprendizaje y un modo de reunir todo tipo de información sobre el funcionamiento de las cosas. Además, sabrá utilizar lo que ya ha aprendido para tomar decisiones y hallar soluciones a los retos que le planteen esos juegos. Sin embargo, su hijo solo manifestará interés en resolver aquellos problemas apropiados para su nivel de desarrollo y aprendizaje. Por lo tanto, si le ofrece un juguete que le encantaba cuando tenía once meses, es probable que lo ignore por completo, y si le propone un juego demasiado complicado tal vez se niegue a jugar. Le atraerán mucho los aparatos mecánicos, como los juguetes de cuerda o los que tengan interruptores, botones o perillas. Quizás tenga dudas acerca de las cosas con las que su hijo puede jugar a esta edad, pero al pequeño no le costará nada saberlo. Ponga a su disposición una variedad de actividades y él elegirá las que le resulten más atractivas sin que estén por encima de sus posibilidades.

A esta edad, la imitación es parte integral del proceso de aprendizaje. En lugar de limitarse a manipular los utensilios domésticos, como lo hizo durante su primer año de vida, el niño utilizará el cepillo para peinarse, balbuceará al agarrar el auricular del teléfono, dará vueltas al timón de su carrito de juguete y lo empujará hacia adelante y hacia atrás. Al principio realizará estas actividades a solas, pero poco a poco irá incluyendo a otras personas. Por ejemplo, es posible que peine a su muñeca, le "lea" un libro a usted, ofrezca una bebida ficticia a su compañero de juegos o le ponga el auricular del teléfono de juguete en la oreja.

Mucho antes de cumplir dos años, su hijo será un experto en juegos de escondite y será capaz de recordar donde está un objeto mucho después de haberlo dejado de ver. Si usted le pide que le entregue la pelota o el paquete de galletitas mientras él juega, es posible que a usted se le olvide el asunto, pero ¡seguro que él si se acordará!

A medida que el niño domina los juegos de esconder y buscar cosas, también reaccionará mejor ante las separaciones. Así como sabe que el objeto escondido está en algún sitio a pesar de no poderlo ver, sabe que usted siempre regresa a su lado aunque pase todo el día fuera de casa. Si es posible mostrarle adonde va cuando se marcha de casa —a trabajar o al supermercado, por ejemplo— su hijo se podrá hacer una imagen mental de dónde está usted, lo que contribuirá a que la separación le resulte aún más fácil.

A esta edad su hijo actúa como un director, indicándole qué rol quiere que desempeñe usted en sus actividades. A veces le traerá un juguete para que le ayude a ponerlo en marcha; otras veces se lo arrebatará para intentarlo por su cuenta. Muchas veces, cuando crea que ha hecho algo especial, su hijo se detendrá a la espera de sus aplausos. Si usted responde a estas pistas, le dará el apoyo y el ánimo que necesita para seguir aprendiendo.

También deberá proporcionarle el sentido común que él aún no tiene. Es cierto que ahora sabe cómo funcionan ciertas cosas, pero puesto que no entiende cómo una cosa afecta a otra, aún no capta por completo la noción de consecuencia. Por lo tanto, aunque quizás sepa que su carretilla de juguete saldrá rodando por una pendiente, no puede predecir qué pasará si ésta aterriza en medio de una calle de mucho tráfico. Aunque sabe que una puerta se abre y se cierra, no entiende que ésta le puede lastimar un dedo. Y aun cuando el niño haya pasado por esa dolorosa experiencia, no asuma que aprendió la lección. Es muy posible que no asocie el dolor a la cadena de sucesos que lo provocaron y de seguro no recordará esa secuencia la próxima vez. Hasta que su hijo no adquiera su propio sentido común, necesitará que usted vele por su seguridad.

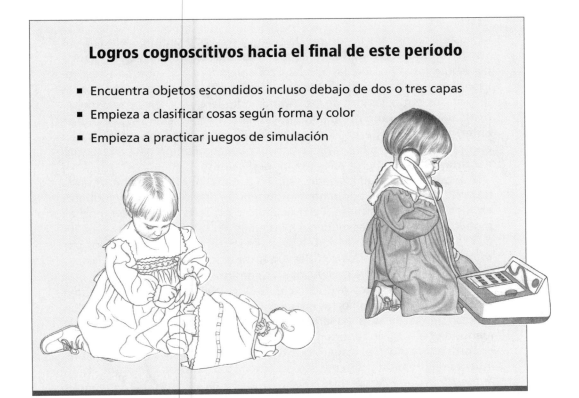

Logros cognoscitivos hacia el final de este período

- Encuentra objetos escondidos incluso debajo de dos o tres capas
- Empieza a clasificar cosas según forma y color
- Empieza a practicar juegos de simulación

Desarrollo social

Durante su segundo año de vida, su hijo o hija formará una imagen muy específica de su mundo social, de sus amigos y conocidos. Se verá a sí mismo como el centro de todo, y —aún cuando usted esté cerca de él— lo que más le preocupará en ese momento será dónde está todo en relación a su propia persona. Sabe que existen otras personas y éstas le interesan vagamente, pero no tiene idea de qué piensan o de cómo se sienten. Desde su punto de vista, todo el mundo piensa igual que él.

Como es de imaginar, esta forma de ver el mundo (que algunos expertos denominan egocentrismo) representa un obstáculo para que pueda jugar con otros niños en un sentido plenamente social. Podrá jugar al lado de otro y competir por los juguetes, pero no es fácil que participe en juegos realmente cooperativos. Le gustará observar y estar cerca de otros niños, sobre todo si son un poco mayores que él. Es posible que intente imitarlos o que los trate como a una muñeca —por ejemplo, tratará de cepillarles el pelo— pero le extrañará mucho que hagan lo mismo con él y probablemente se resistirá. Tal vez les ofrezca juguetes o algo de comer, pero podría enfadarse si los otros niños reciben lo que les ofrece.

Identificación del género

Si usted reuniera a un grupo de niños y niñas de un año de edad, los vistiera a todos igual y los dejara jugar a sus anchas en un parque, ¿podría distinguir los niños de las niñas? Probablemente no, porque —exceptuando pequeñas variaciones de tamaño— a esta edad existen muy pocas diferencias entre los dos sexos. Ambos adquieren sus destrezas aproximadamente al mismo ritmo (aunque las niñas tienden a empezar a hablar antes) y les gusta hacer el mismo tipo de cosas. Algunos estudios han encontrado que los niños son más activos que las niñas, pero las diferencias durante los dos primeros años son insignificantes.

Aunque a esta edad los padres suelen tratar a los niños de ambos sexos de una forma similar, por lo general fomentan distintos juegos y juguetes en los niños y en las niñas. Pero dejando a un lado la tradición, no hay motivo para comprarles muñecas a las niñas y carritos a los niños. Si se les dejara elegir, los niños de ambos sexos se sentirían igual de atraídos por todos los juguetes y el permitirles jugar tanto con cosas "de niña" como "de niño" les reportaría beneficios en su desarrollo.

Entre otras cosas, los pequeños aprenden a verse como niñas o como niños al relacionarse con otros miembros de su propio sexo. Pero éste es un proceso que tarda años. Ponerle siempre faldas a su hija o llevar a su hijo a juegos de béisbol, no tendrá mucho efecto a esta edad. Lo que realmente importa es el amor y el respeto que tenga usted por su hijo como persona, independientemente de cuál sea su sexo. Esto será los cimientos de su autoestima.

Logros sociales hacia el final de este período

- Imita el comportamiento de los demás, sobre todo de adultos o de niños mayores
- Cada vez tiene más conciencia de sí mismo como un individuo independiente de los demás
- Cada vez le entusiasma más la compañía de otros niños

Compartir es una palabra que no tiene sentido para un niño de esta edad: creen que todo les pertenece. Lamentablemente, casi todos los niños pequeños son tan asertivos como egocéntricos, por lo que la competencia por los juguetes y la atención de los adultos provoca frecuentes peleas y llantos. ¿Cómo puede reducir estos enfrentamientos cuando su hijo esté con sus "amiguitos"? Procure que haya suficientes juguetes para todos y prepárese para hacer de árbitro.

Como mencionamos anteriormente, es posible que su hijo sea muy posesivo con los objetos que sabe que le pertenecen. Si otro niño se atreve a tocar alguno de sus juguetes, es probable que salga corriendo a arrebatárselo. Procure hacerle ver que el otro niño "solo le estaba echando un vistazo" y anímelo a dejar que lo use un ratito. Pero a la vez tranquilícelo diciéndole: "Yo sé que es tu juguete y nadie se lo va a llevar". Puede ser conveniente reservar dos o tres juguetes favoritos del niño que nadie más pueda tocar. Así quizá sienta que tiene cierto control sobre el mundo que le rodea y será menos posesivo con el resto de sus pertenencias.

Masturbación

Cuando su hijo explore su cuerpo, terminará por descubrir sus genitales. Puesto que tocárselos le producirá sensaciones agradables, lo hará a menudo cuando no tenga puestos los pañales. Aunque estos contactos pueden ir acompañados de erección del pene en los niños, a esta edad estas experiencias no tienen connotaciones sexuales ni emocionales. Simplemente, le resulta agradable. No hay ningún motivo de alarma ni hay que tratar de eliminar esta conducta. Si usted reacciona negativamente al ver que su hijo se toca los genitales, le transmitirá el mensaje de que pasa algo malo con esa parte del cuerpo. Hasta es posible que interprete su reacción como que pasa algo malo con él. Espere a que sea mayor para hablarle sobre temas como la intimidad y el pudor. Por ahora, acepte este comportamiento como una curiosidad completamente normal.

Puesto que los niños de esta edad tienen poca conciencia de los sentimientos ajenos, pueden ser bastante bruscos al relacionarse con otros niños. Incluso cuando quieren explorar un poco o expresar afecto, pueden meterle el dedo en el ojo a otro niño o darle un abrazo demasiado fuerte. (Lo mismo ocurre cuando se relacionan con animales). Cuando se enfadan, pueden darle patadas o pegarle a otro niño, sin darse cuenta de que le están haciendo

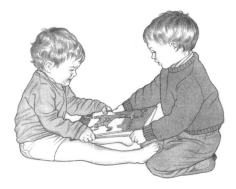

daño. Por tal motivo, siempre esté pendiente de que su hijo juegue con otros niños de su edad y retírelo de la escena en cuanto se presente algún tipo de agresividad física. Dígale "No le pegues" y dirija la atención del niño hacia un juego más amistoso.

El niño agresivo

Algunos niños son agresivos por naturaleza y comienzan a dar indicios de esto durante el segundo año de vida. Quieren controlar todo lo que ocurre a su alrededor. Cuando no consiguen lo que quieren, transforman su energía en violencia, dando patadas, puñetazos y mordiscos.

¿Se ajusta su hijo o hija a esta descripción? Si es así, deberá vigilarlo muy de cerca y fijarle límites firmes y consistentes. Permítale canalizar su energía de forma positiva a través del ejercicio y juegos activos. Pero cuando se relacione con otros niños, no le quite la vista de encima para evitar problemas graves, y no se olvide de elogiarlo cuando no provoque ningún conflicto en una sesión de juegos.

En algunas familias se fomenta la agresividad, sobre todo en los varones. Ciertos padres dicen con orgullo que sus hijos son "duros", lo que el niño puede interpretar como que tiene que pegar y morder para ganarse su aprobación. En otras familias, los estallidos agresivos propios de esta edad se interpretan como un mal presagio de que el niño será un delincuente. Con la convicción de que tienen que frenar este comportamiento lo antes posible, los padres lo castigan con mano dura. Sin embargo, un niño al que se le trata de este modo es probable que acabe creyendo que así es como debe tratar a la gente cuando no le gusta su actitud. Por lo tanto, este tipo de reacción puede acabar reforzando su agresividad. La mejor forma de enseñarle a su hijo a controlar sus impulsos agresivos es actuar con firmeza y coherencia cuando se porte mal. Asimismo, debe recibir un buen ejemplo, tanto de usted como de sus hermanos. (Vea también *Coraje, agresividad y mordiscos*, página 577)

Afortunadamente, su hijo también demostrará una creciente conciencia de sí mismo de formas menos agresivas. Cuando tenga unos dieciocho meses, sabrá decir su nombre. Alrededor de esa misma edad, identificará su propia imagen en el espejo y empezará a demostrar mayor interés por cuidarse. Al acercarse a su segundo cumpleaños, es posible que empiece a lavarse las manos y los dientes si usted le enseña a hacerlo. También colaborará a la hora de vestirse y sobre todo de desvestirse. A menudo lo encontrará concentrado quitándose los zapatos y los calcetines, incluso en medio del supermercado o del parque.

Puesto que a esta edad los niños son grandes imitadores, su hijo participará con entusiasmo en cualquier actividad casera. Ya sea que usted esté leyendo el periódico, barriendo, cortando el césped o preparando la comida, el pequeño querrá "ayudar". Aunque el aceptar la colaboración de su hijo puede alargar el oficio, procure convertirlo en un juego. Si está haciendo algo en lo que el niño no puede colaborar —porque es peligroso o tiene mucha prisa— busque otra "tarea" en la que *pueda* participar. Ante todo, no desaliente este maravilloso deseo de ser servicial. Ayudar, igual que compartir, es una habilidad social de vital importancia y, cuanto antes la adquiera su hijo, más agradable será la vida para todos.

El niño tímido

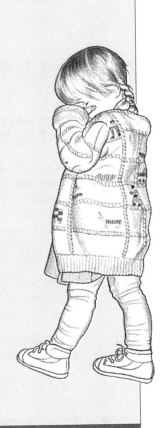

A algunos niños les asustan mucho las situaciones y personas nuevas. Antes de decidirse a participar en una actividad grupal, se mantienen al margen, observando y esperando. Si se les fuerza a probar algo nuevo, se resisten y, cuando se les presenta a una persona desconocida, se aferran a su madre o padre. Para quien desea fomentar la independencia y la sociabilidad en sus hijos, este comportamiento puede resultar muy frustrante. Pero el forzar o ridiculizar a un niño tímido solo hará que se sienta aún más inseguro.

La mejor solución es dejar que el niño vaya a su propio ritmo. Déle el tiempo que necesita para adaptarse a las situaciones nuevas y permítale que le agarre la mano en los momentos en que necesite su apoyo. Al aceptar este comportamiento, los demás tenderán a ridiculizar al niño con menos frecuencia y éste adquirirá más seguridad en sí mismo. Si su hijo continúa comportándose de este modo durante mucho tiempo, hable con el pediatra. Éste podrá darle consejos específicos para su caso concreto y, si fuera necesario, referirle a un psicólogo o psiquiatra de niños.

Desarrollo emocional

Durante su segundo año de vida, su hijo o hija se moverá constantemente entre una insistente independencia y el querer aferrarse a usted. Ahora que ya camina y puede hacer cosas por su cuenta, podrá alejarse de usted y poner a prueba nuevas destrezas. Pero a la vez, todavía no se sientirá bien del todo con la idea de ser un individuo, separado de usted y del resto del mundo. Sobre todo cuanto esté cansado, enfermo o asustado, querrá que usted esté a su lado para que lo consuele y lo acompañe.

Es imposible predecir cuándo su hijo le dará la espalda y cuándo vendrá corriendo en busca de protección. Quizás cambie de actitud de un momento a otro, o que parezca muy maduro e independiente por varios días seguidos y, de repente, tenga un retroceso en su comportamiento. Asimismo, usted podrá tener reacciones encontradas: mientras que en ocasiones le gustará que su "bebé" acuda en su búsqueda, habrá otras en que le molestará que siga siendo tan dependiente y

Estimulación del crecimiento cerebral: el segundo año

- Su hijo aprende a través del juego. Elija juguetes que fomenten la creatividad. Al seleccionar juguetes sencillos, estimulará a su hijo a desarrollar su propia imaginación.

- Anime a su hijo a jugar con bloques y juguetes blandos que le ayudarán a desarrollar la coordinación ojo-mano, la motricidad fina y la confianza en sí mismo.

- Sea cálido y afectivo con su hijo: déle abrazos, besos y caricias para transmitirle una sensación de seguridad y bienestar.

- Sea sensible al ritmo y estado anímico del niño. Respóndale tanto cuando se sienta molesto como cuando esté contento. Anímelo y apóyelo, utilizando una disciplina firme cuando sea necesario, pero sin gritarle ni pegarle; déle normas claras y consistentes.

- Hable con su hijo o cántele mientras lo viste, lo baña, lo alimenta, juega o pasea con él o van en auto, empleando un lenguaje adulto. Háblele despacio y déle tiempo para que pueda responderle. Intente no contestarle con el típico "ajá", porque se dará cuenta de que no lo está escuchando; en lugar de ello, añada sobre las frases de su hijo.

- Sea regular con los horarios; establezca un patrón predecible en lo que respecta a las comidas, la siesta y la hora de acostarse.

- Fomente las asociaciones de palabras poniéndole un nombre concreto a las actividades y objetos cotidianos.

llorón. Algunas personas denominan este período la primera adolescencia. Se trata del reflejo de los sentimientos contradictorios que tiene su hijo ante el hecho de crecer y alejarse de usted, y es algo totalmente normal. Recuerde que la mejor forma de ayudarle a recuperar la compostura es ofrecerle la atención y el apoyo que necesita. Si usted le dice de mala manera que se porte "como un niño grande", solo conseguirá que actúe con mayor inseguridad y que se aferre más a usted.

El separarse de usted por breves períodos de tiempo puede ayudar a su hijo a adquirir más independencia. Seguirá experimentando cierta ansiedad de separación y es posible que arme un escándalo cuando usted se vaya, aunque solo vaya a estar afuera un rato. Pero sus protestas durarán poco. Tal vez estas separaciones le intranquilicen más a usted que a su hijo, pero procure que el pequeño no se dé cuenta. Limítese a darle un beso y a decirle que volverá. Y cuando regrese, salúdelo con entusiasmo y dedíquele toda su atención durante un rato antes de hacer otras cosas. Cuando su hijo entienda que usted siempre vuelve y que sigue queriéndolo, se sentirá más seguro.

- Léale algo cada día. Elija libros que inciten a tocar y señalar objetos, y léale rimas, poemas y cuentos infantiles.

- Si usted habla un idioma distinto al del lugar donde vive, utilícelo en casa.

- Ponga música suave y melódica para que su hijo la escuche.

- Escuche y responda a las preguntas de su hijo. Hágale preguntas para estimular el proceso de toma de decisiones.

- Empiece a explicarle algunas normas de seguridad de forma sencilla; por ejemplo, el sentir el calor de la estufa ayuda a entender el peligro que hay en los objetos calientes.

- Cerciórese de que todas las personas que van a cuidar de su hijo, aparte de velar por su salud, entiendan lo importante que es darle cariño.

- Anime a su hijo a mirar libros y a dibujar.

- Ayúdelo a utilizar palabras para describir emociones y expresar sentimientos, como felicidad, alegría, enfado o miedo ("contento", "bravo" y "triste").

- Juegue con su hijo todos los días un rato en el suelo.

- Elija bien a la niñera o el centro de cuidado: que sean personas afectuosas, atentas, preparadas y que velen por la seguridad del pequeño. Hable con ellas frecuentemente e intercambie ideas sobre el cuidado adecuado de los niños.

Alertas sobre el desarrollo

Puesto que cada niño evoluciona a su propio ritmo, es imposible saber exactamente en qué momento su hijo dominará completamente determinada habilidad. Los logros de desarrollo que se citan en este libro le darán una idea general de los cambios que puede esperar a medida que su hijo va creciendo, pero no se alarme si su hijo sigue un patrón ligeramente distinto. Sin embargo, en el caso de que presentara algunos de los siguientes signos, que pueden indicar la existencia de un retraso del desarrollo en niños de esta edad, informe al pediatra.

- No camina con dieciocho meses cumplidos.

- Aún no ha desarrollado una forma madura de andar —apoyando primero el talón y luego los dedos de los pies, a pesar de llevar varios meses caminando, o anda exclusivamente en puntillas

- No dice por lo menos quince palabras a los dieciocho meses.

- No utiliza oraciones de dos palabras a los dos años

- No parece conocer la función de los objetos domésticos de uso habitual (cepillo, teléfono, timbre, tenedor, cuchara) a los quince meses.

- No imita acciones ni palabras al final de este período

- No sigue instrucciones simples a los dos años

- No sabe empujar juguetes de ruedas a los dos años.

Cuidados básicos

Alimentación y nutrición

Después del primer cumpleaños de su hijo, quizás notará que el apetito del niño decae mucho. De repente se volverá remilgoso, volteará la cabeza después de unos cuantos bocados o se resistirá a sentarse a la mesa a la hora de comer. Ahora que es mucho más activo que antes, se supone que debería comer más en lugar de menos, pero hay un buen motivo para este cambio. Su ritmo de crecimiento se ha hecho más lento y por lo tanto no necesita comer tanto como antes.

Su hijo necesita unas 1,000 calorías diarias para satisfacer sus necesidades de crecimiento, energía y nutrición. Si alguna vez usted ha seguido una dieta de 1,000 calorías, sabrá que la cantidad de comida que esto implica no es mucha. Pero su hijo tendrá suficiente con esta cantidad dividida en tres comidas pequeñas y dos

Logros emocionales hacia el final de este período

- Demuestra una creciente independencia

- Empieza a presentar conductas desafiantes

- La ansiedad de separación va en aumento hasta los dieciocho meses y después remite

meriendas. Sin embargo, no asuma que su hijo siempre va a comer de este modo, pues los hábitos alimentarios de los niños de esta edad son bastante variables e impredecibles de un día para otro. Es posible que el niño se coma todo a la hora del desayuno y que no coma prácticamente nada durante el resto del día. O tal vez se limite a comer su alimento favorito por tres días seguidos y después lo rechace por completo. O quizás consuma 1,000 calorías un día, pero coma notablemente más o menos los dos días sucesivos. Las necesidades de su hijo variarán dependiendo de su nivel de actividad, su ritmo de crecimiento y su metabolismo.

Por regla general, es un gran error convertir las horas de las comidas en una batalla campal por lograr que su hijo siga una dieta equilibrada. El niño no la está rechazando a usted cuando se niega a comer lo que le ha preparado, así que no se lo tome a pecho. Además, entre más lo fuerce a comer, menos dispuesto estará a ceder. En cambio, ofrézcale un surtido de alimentos nutritivos en cada comida y déjelo elegir el que prefiera. Varíe en lo posible el sabor y la textura de los alimentos.

Si su hijo rechaza la comida, lo mejor es retirarle el plato y volvérselo a ofrecer cuando tenga más hambre. Sin embargo, no deje que se llene de galletas o dulces luego de haberse negado a comer, puesto que así solo logrará que pierda el apetito y aumente su interés por estos alimentos que, aunque sean altos en calorías, son bajos en nutrientes importantes como las vitaminas y los minerales. Por difícil que sea creerlo, la dieta del niño se equilibrará de forma natural al cabo de varios días si usted le ofrece un surtido de alimentos nutritivos y saludables y no lo obliga a comer un alimento específico en cada comida.

Las preferencias alimentarias que tendrá el niño como adulto se van adquiriendo desde ahora.

Su hijo necesita comer alimentos pertenecientes a los mismos cuatro grupos básicos que usted consume:

1. Carne, pescado, pollo y huevos

2. Productos lácteos

3. Frutas y verduras

4. Cereales, papas, arroz, pan y pasta

Al planear el menú de su hijo, recuerde que el colesterol y otras grasas son muy importantes para que crezca y se desarrolle bien, por lo que no deben restringirse durante este período. Los bebés y los niños hasta de dos años de edad deben obtener la mitad de sus calorías de las grasas. Cuando su hijo cumpla los dos años, usted puede disminuir gradualmente su consumo de grasas (reduciéndolo a casi un tercio de las calorías diarias para cuando cumpla cuatro o cinco años). Aunque no debe pasar por alto el creciente problema de la obesidad infantil, durante el segundo año de vida un niño necesita de las grasas en su dieta. Si usted mantiene el consumo calórico de su hijo en unas 1,000 calorías diarias, no hay por qué preocuparse de estar dándole más comida de la cuenta y de ponerlo en riesgo de aumentar demasiado de peso.

Juguetes apropiados para el segundo año

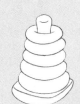

- Libros de cartón con ilustraciones grandes y argumentos sencillos
- Libros y revistas con fotografías de bebés
- Bloques
- Juguetes que encajen unos en otros
- Clasificadores de formas y tableros de clavijas
- Rompecabezas sencillos
- Juguetes que fomentan el juego de simulación (máquina de cortar césped, cocinitas, escobas)
- Juguetes para excavar (baldes, palas, rastrillos)
- Muñecas de todos los tamaños
- Carritos, camiones, trenes
- Recipientes irrompibles de diversas formas y tamaños
- Juguetes para la hora del baño (barcos, recipientes, juguetes que flotan y que hacen ruido)

Cuando cumpla un año, su hijo podrá comer la mayoría de los alimentos que se sirven al resto de la familia, pero con ciertas precauciones. Primero, asegúrese de que la comida no esté muy caliente para que no se queme la boca. Verifique la temperatura antes, porque el pequeño empezará a comer sin tener en cuenta ese detalle. No le dé alimentos muy condimentados, salados, con mantequilla o azúcar. Estos ingredientes impiden que el niño experimente el sabor natural de los alimentos y en el futuro pueden ser nocivos para su salud. Al parecer, los pequeños son más sensibles que los adultos a estos sabores y es posible que rechacen los alimentos muy condimentados.

Su hijo todavía puede atragantarse si le da trozos demasiado grandes de alimentos duros que podrían bloquearle las vías respiratorias. Tenga presente que los niños no aprenden a moler los alimentos con los dientes sino hasta que tienen unos cuatro años de edad. Durante el segundo año de vida de su hijo deberá asegurarse de que todo lo que le dé está molido, machacado o cortado en trocitos pequeños y fáciles de masticar. Nunca le ofrezca maní o cacahuate, uvas pasas, tomates enteros (a menos que los corte en cuartos), zanahorias, semillas (como semillas procesadas de calabaza o de girasol), salchichas ("hot dogs") enteras o cortadas en rodajas grandes, palitos de carne, caramelos duros (incluyendo los llamados "jelly beans") ni cucharadas de mantequilla de maní (está bien esparcir una capa delgada de mantequilla de maní en una galletita de sal

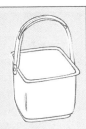

- Pelotas de todos los tamaños y formas

- Juguetes de arrastre

- Juguetes para el exterior (toboganes, columpios, areneros)

- Triciclos para principiantes

- Juguetes de conectar (cadenas, cuentas grandes para ensartar, figuras en forma de S)

- Juguetes de peluche

- Teclados para niños y otros instrumentos musicales

- Creyones grandes

- Teléfonos de juguete

- Espejos irrompibles de todos los tamaños

- Ropa para disfrazarse

- Cucharas de madera, revistas viejas, cestas, cajas y tubos de cartón y otros objetos similares irrompibles que pueda ir "encontrándose" por la casa (como ollas y cacerolas)

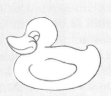

Menos dulces

A casi todo el mundo le gustan los dulces, y su hijo no va a ser la excepción. Como cualquier ser humano, nació con una preferencia por el sabor dulce y es bastante sensible a sus distintas concentraciones. Déle a elegir entre un boniato o camote y una papa asada, y elegirá el primero. Déle a elegir entre un camote y una galleta, y ganará la galleta. Tenga la seguridad de que usted no tiene la culpa si su hijo prefiere un caramelo o un helado cuando usted preferiría que se comiera un trozo de queso. Pero es responsabilidad suya limitar su consumo de dulces y proporcionarle a su hijo una dieta integrada fundamentalmente por alimentos nutritivos y que fomenten el crecimiento, no las caries.

Afortunadamente, cuando los dulces no estén dentro del campo de visión de su hijo, tampoco estarán en su mente. Por lo tanto, no tenga dulces en casa o escóndalos. Evite también añadir azúcar a los alimentos y no convierta los postres en cosa de todos los días. A la hora de la merienda, en lugar de ofrecerle a su hijo dulces o cosas grasosas, déle fruta, pan, galletitas o queso. En otras palabras, empiece a fomentar en su hijo hábitos alimenticios saludables que duren de por vida.

o en pan). Las salchichas y las zanahorias, en particular, siempre se deben cortar a lo largo en cuatro y luego en trocitos más pequeños. Cerciórese también de que su hijo esté sentado y supervisado por un adulto cuando come. Aunque es probable que quiera comer mientras corre o habla, esto aumenta el riesgo de atragantamiento. Enséñele cuanto antes que antes de hablar, debe terminar de comer lo que tiene en la boca.

Cuando cumpla un año o poco después, su hijo deberá tomar todos los líquidos en vaso. A partir de ahora necesitará menos leche, ya que obtendrá la mayor parte de las calorías de los alimentos sólidos.

Suplementos dietéticos. A pesar de lo que aseguran los anuncios publicitarios, los niños en edad preescolar no necesitan suplementos vitamínicos. Si usted le da a su hijo un surtido de alimentos de los cuatro grupos básicos y le da a probar diversos sabores, colores y texturas, lo más probable es que su dieta sea equilibrada y con suficientes vitaminas. Algunas vitaminas, como las que son solubles en agua (la A y la D), pueden incluso llegar a representar un peligro, ya que se almacenan en los tejidos cuando se consumen en exceso y, en niveles muy altos, pueden enfermar al niño. Las elevadas dosis de minerales como el zinc y el hierro por un tiempo prolongado, también pueden tener efectos negativos.

Sin embargo, los suplementos pueden ser importantes para algunos niños. Su hijo podría necesitar un suplemento vitamínico y/o mineral si los hábitos dietéticos de su familia se limitan a ciertos grupos de alimentos. Por ejemplo, si ustedes son vegetarianos estrictos y no consumen huevos ni productos lácteos (una dieta no recomendable para un niño), es posible que su hijo necesite suplementos de las vitaminas B-12 y D, así como riboflavina y calcio. El raquitismo, por ejemplo, es una enfermedad en la que los huesos se ablandan y se asocia a un consumo inadecuado de vitamina D así como a la falta de exposición a la luz del sol. Aunque es poco común en los Estados Unidos, se siguen reportando casos de raquitismo. Consulte con el pediatra qué suplementos vitamínicos debe darle a su hijo y en qué cantidades.

Algunos niños tienen deficiencias en hierro que pueden provocar anemia (una afección que limita la capacidad de la sangre para transportar oxígeno). En algunos casos, la causa de la anemia está en la dieta. Los niños de esta edad necesitan consumir por lo menos 15 miligramos diarios de hierro en los alimentos que consumen, pero muchos no lo obtienen. (Vea la tabla de alimentos ricos en hierro en la página 310.) Beber demasiada leche puede provocar anemia por deficiencia de hierro, ya que el niño perderá el apetito hacia otros alimentos, algunos de los cuales son ricos en hierro.

Si su hijo toma entre 24 y 32 onzas (720 a 960 ml) de leche al día o menos, no hay motivo de alarma. Pero si bebe una cantidad mayor y usted no logra que coma alimentos ricos en hierro, comente con el pediatra la posibilidad de añadir un suplemento de hierro en su dieta. Mientras tanto, no le dé tanta leche al niño y ofrézcale una amplia variedad de alimentos ricos en hierro con el objetivo de que con el tiempo no sea necesario acudir a ningún tipo de suplemento.

Comer solo. A los doce meses, su hijo empezó a tomar en vaso y a comer solo con cuchara o con las manos. Al llegar a los quince meses de edad dominará mucho más la situación, metiéndose la comida en la boca con relativa facilidad cuando le apetezca, o regándola por todos lados cuando quiera un poco de diversión. Irá aprendiendo a llenar la cuchara y a llevársela a la boca con relativa soltura, aunque de vez en cuando la ladeará demasiado y se le caerá el contenido en el último segundo. Con un niño de esta edad es imprescindible utilizar platos, vasos y tazas irrompibles, puesto que también pueden salir volando cuando su contenido le aburra. Desaliente este tipo de comportamiento reprendiendo al niño y volviendo a colocar los utensilios en su debido lugar.

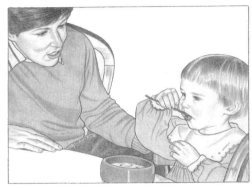

Cerciórese de que su hijo coma sentado y supervisado por un adulto.

Cuando tenga dieciocho meses, su hijo podrá utilizar cucharas, tenedores y vasos o tazas irrompibles cuando quiera, aunque no siempre querrá hacerlo. Habrá ocasiones en que preferirá usar el pudín para pintar o convertir el plato en un avioncito. Algunos niños superan esta caótica forma de comer hacia los dos años de edad e incluso se molestan si derraman algo o se ensucian las manos con comida. Otros, sin embargo, siguen ensuciando a su alrededor al comer incluso durante el tercer año.

Alimentos ricos en hierro

Excelente

Hígado	Melaza de caña de azúcar	Almejas
Ostras	Hojuelas de salvado al 40%	

Bueno

Hamburguesas	Uvas pasas	Semillas de soya
Camarones	Pollo	Fresas
Papas cocidas con piel	Huevos, yemas de huevo	Jamón
Albaricoques secos	Frijoles pintos	Espárragos
Carne magra	Ciruelas, jugo de ciruela	Guisantes secos
Salchichas o hot dogs	Atún	Jugo de tomate
Frijoles blancos	Espinacas	

Adecuado

Arroz enriquecido	Jugo de arándano	Habichuelas o judías verdes
Pasta enriquecida, fideos	Naranjas	Guisantes o arvejas
Pan enriquecido	Manzanas	Tocino
Bananas	Bróculi	Mantequilla de maní
Aguacate	Tomates	
	Zanahorias	

Ejemplo de un menú diario para un niño de un año

Este menú está ideado para un niño de un año que pese aproximadamente 21 libras (9.5 kg).

1 cucharadita = ⅓ de cucharada (5 ml)

1 cucharada = ½ onza (15 ml)

1 vaso o taza = 8 onzas (240 ml)

1 onza = 30 ml

DESAYUNO

½ taza de cereal enriquecido con hierro o un huevo cocido (no más de tres huevos a la semana)

¼ vaso de leche entera (con cereal)

4 a 6 onzas de jugo

Añada al cereal alguna de estas frutas:

½ banana en rodajas

2 a 3 fresas grandes en rodajas

A MEDIA MAÑANA

1 tostada o panecillo integral

1 a 2 cucharadas de queso para untar o mantequilla de maní

1 vaso de leche entera

ALMUERZO

½ sándwich (de atún, huevo duro, mantequilla de maní o carnes frías)

½ taza de vegetales verdes cocidos

A MEDIA TARDE

1 a 2 onzas de queso en cuadritos, o 2 a 3 cucharadas de dátiles sin pepa en trocitos

1 vaso de leche entera

CENA

2 a 3 onzas de carne cocida, ya sea molida o en trocitos

½ taza de vegetales amarillos o anaranjados

½ taza de pasta, arroz o papas

½ vaso de leche entera

¡Adiós al biberón!

La mayoría de los pediatras recomiendan dejar por completo el biberón alrededor del año, o como muy tarde, a los dieciocho meses. En cuanto su hijo aprenda a beber en vaso, ya no necesitará utilizar el biberón. Lamentablemente, el destete definitivo no es tan fácil como parece. Para facilitar las cosas, lo mejor es empezar eliminando el biberón del mediodía y después el de la tarde y el de la mañana, dejando el de la noche para el final, puesto que ese suele ser el más difícil de ceder.

Si a un niño le cuesta mucho conciliar el sueño o se despierta repetidamente por las noches, es fácil adquirir el hábito de utilizar la comida o el biberón para tranquilizarlo. Pero a esta edad, los niños no necesitan comer ni beber nada por las noches. Si usted todavía alimenta a su hijo por la noche, debe dejar de hacerlo. Aunque su hijo le pida el biberón y parezca beber con sed, las tomas nocturnas son una forma de consolarse y no un modo de satisfacer sus necesidades nutricionales. Es fácil que el biberón se acabe convirtiendo en un arma de doble filo, al no permitir que su hijo aprenda a dormirse por su cuenta. Si llora por un período de tiempo corto, deje que lo haga hasta que se duerma. Después de unas cuantas noches probablemente se olvidará del biberón. Si esto no ocurre, consulte con el pediatra y lea las demás secciones sobre el sueño en este libro. (Vea, por ejemplo, la página 49 y la página 240.)

Entre otras cosas, no hay ningún problema en darle a su hijo una bebida o algo de comer antes de acostarlo y, de hecho, puede ayudarlo a conciliar el sueño. Darle el pecho por un rato corto, un poco de leche de vaca u otra bebida, o incluso un poco de fruta u otro alimento nutritivo, es algo apropiado a esa hora. Si lo que le da es el biberón, substitúyalo poco a poco por un vaso.Sea cual sea lo que le dé de comer o beber al niño, haga que se lo termine antes de lavarle los dientes. De lo contrario, la comida o el líquido permanecerá en la boca del niño durante toda la noche, promoviendo la formación de caries. Si su hijo necesita algo para tranquilizarse antes de conciliar el sueño, déjelo que utilice un peluche, una manta o su pulgar, pero no el biberón.

Preparando al niño para aprender a usar el inodoro

A medida que su hijo se acerca a los dos años de edad, usted empezará a pensar en la tarea de enseñarle a usar el inodoro. Quizás sea a pedido de los abuelos o porque piensa llevar a su hijo a una guardería o jardín infantil donde le exigen que ya esté entrenado. Sin embargo, antes de iniciar esta tarea, tenga en cuenta que por lo general, los niños aprenden a usar el inodoro más fácil y rápidamente cuando son un poco mayores. Es cierto que se les puede enseñar antes, pero no siempre es lo mejor. Incluso puede ejercer una presión innecesaria sobre un niño que quizás todavía no ha adquirido ni el control de los esfínteres ni las habilidades motoras necesarias para quitarse la ropa eficaz y rápidamente antes de usar el inodoro.

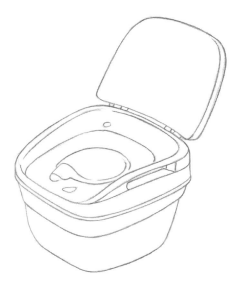

Muchos niños están preparados para aprender a usar el inodoro en cuanto cumplen dos años (los varoncitos a menudo un poco más tarde que las niñas), pero es posible que su hijo esté listo antes. En tal caso, esté pendiente de las siguientes señales:

1. Sus deposiciones siguen un horario relativamente regular y predecible.

2. Sus pañales no siempre están mojados; permanecen secos al menos por dos horas seguidas durante el día o después de la siesta. Esto indica que la vejiga del niño ya es capaz de almacenar bastante orina.

3. Entiende y sigue las instrucciones.

4. Muestra interés por imitar a otros miembros de la familia o amigos cuando utilizan el inodoro.

5. A través de palabras, expresiones faciales, posturas o un cambio de actividad, demuestra que sabe cuándo tiene la vejiga llena o cuándo tiene ganas de evacuar.

6. Puede caminar hasta el baño de ida y vuelta, y puede ayudar a desvestirse.

Si su hijo está preparado para aprender a usar el inodoro, lea la página 346 para obtener más detalles. Incluso si aún no está listo, puede empezar a familiarizarlo poniendo la bacinilla a su disposición y explicándole de una forma muy simple cómo funciona ésta. Cuanto más familiarizado esté con el proceso, menos confuso y temeroso estará cuando empiece el entrenamiento como tal.

Sueño

A esta edad, ningún niño quiere irse a dormir. Meterse a la cama significa perderse la acción, separarse de usted y tener que afrontar la noche solo. Si se lo permitiera, quizás su hijo se pasaría toda la noche postergando la hora de acostarse. Un cuento más, otro beso, un poco más de agua; el pequeño utilizará todos los trucos posibles para retenerle a su lado. Conforme se enriquezca su vocabulario, sus peticiones y tácticas dilatorias se volverán más complejas y elaboradas. Y en cuando crezca lo suficiente y se haga más fuerte, es posible que se salga de la cuna para ir a buscarle.

A veces es tentador ceder y dejar que el niño termine durmiéndose de puro agotamiento. Pero así solo conseguirá empeorar las cosas. En lugar de ello, fíjese en qué momento su hijo parece tener sueño y designe ese momento como la hora de acostarlo. Idee un ritual tranquilo para la hora de dormir y coméntelo con el niño. Ya sea que incluya un baño, un cuento o una canción, el ritual debe acabar con el niño tranquilo pero despierto, dentro de la cuna y listo para su beso de buenas noches antes de que usted salga de la habitación. Si se pone a llorar por un buen rato, siga el procedimiento descrito en el Capítulo 9 para que aprenda a conciliar el sueño por su cuenta.

Lamentablemente, la resistencia a irse a dormir no será la única batalla que tendrá que librar con su hijo en este ámbito. ¿Recuerda la primera vez que durmió durante toda la noche siendo todavía un bebé y usted creyó que ya habían terminado sus problemas de sueño? Como madre o padre de un niño pequeño ahora conoce la triste realidad: no dé por sentado que su hijo dormirá toda la noche seguida —por lo menos no durante estos primeros años de vida. Tal vez durante unos pocos días, semanas e incluso meses duerma como un angelito, pero de repente podría empezar a despertarse casi tan a menudo como cuando era recién nacido.

Los cambios en la rutina diaria son la causa más frecuente de estos despertares nocturnos. Un cambio de habitación o de cama, la pérdida de su peluche, juguete o manta favorita, o el hecho de tener que dormir fuera de casa, podrían perturbar su patrón de sueño. Si su hijo está enfermo o le está saliendo un diente, también se despertará más a menudo. Además, entre los doce y los catorce meses empezará a soñar activamente, lo que probablemente le sobresaltará o hará que se despierte del susto. Todos estos son motivos más que suficientes para que su hijo se despierte por las noches, pero no para que usted lo cargue y se lo lleve a su habitación. El niño debe aprender a volverse a dormir, aunque para ello tenga que llorar un poco antes. De nuevo, puede aplicar las estrategias que se explican en el Capítulo 9.

¿Y si su hijo está acostumbrado a que le dedique mucho tiempo por las noches? En tal caso, deberá ir deshabituándolo progresivamente. Supongamos que usted ha estado dándole leche cada vez que se despierta de noche. Ya es hora de sustituirla primero por agua, y después suspenderla por completo. Si usted ha estado encendiendo la luz y jugando con él, intente tranquilizarlo a oscuras. Si ha estado cargándolo, intente calmarlo a distancia utilizando exclusivamente la voz. Por encima de todo, no se enfade con el niño si sigue protestando. Aunque debe mantenerse firme, también tiene que transmitirle apoyo y consuelo. No es nada fácil, pero a la larga, tanto usted como su hijo dormirán mejor.

Comportamiento

Disciplina

Tener un niño de entre uno y dos años implica una lección de humildad y presenta nuevos retos, aventuras y oportunidades de satisfacción personal. Antes de que su hijo naciera, o incluso cuando era bebé, era fácil observar a distancia a los hijos de los demás cuando tenían una rabieta y decir: "Mi hijo nunca se portará así". Sin embargo, ahora descubrirá que cualquier niño puede tener berrinches inesperados. Usted puede guiar a su hijo y enseñarle lo correcto, lo que surtirá efecto la mayor parte del tiempo. Pero no puede forzarlo a actuar exactamente como usted quiere. Por lo tanto, afronte la realidad: habrá ocasiones en que el niño insoportable a quien se dirigen todas las miradas será precisamente el suyo.

A esta edad, un niño tiene una idea muy limitada de lo que significan las palabras "bueno" y "malo", y no capta por completo los conceptos de reglas y advertencias. Usted le puede decir "Si le jalas la cola al gato, te va a arañar", pero para él eso no tiene ningún sentido. Hasta la frase "Sé bueno con el gatito", puede no parecerle lo suficientemente clara. Por lo tanto, cuando a su hijo le da por correr hacia la calle o cuando rechace el beso de su abuela, no se está portando mal a propósito, ni su comportamiento indica que usted no lo está criando bien. Simplemente, el pequeño actúa siguiendo los impulsos del momento. Harán falta largos años de disciplina firme pero amable para que logre entender lo que usted espera de él y sepa controlarse para colmar tales expectativas.

Mucha gente identifica la disciplina con el castigo. Aunque el castigo puede formar parte de la disciplina, el amor constituye una parte mucho más importante de la misma. Querer a su hijo y velar por él constituyen el núcleo de su relación filial y desempeñan un papel muy importante en la forma como se comporte el pequeño. El amor y el respeto que usted le dé, le enseñarán a su hijo a preocuparse de los demás y de sí mismo. Su propio ejemplo diario de honestidad, responsabilidad y confiabilidad le enseñará a su hijo a ser honesto, responsable y digno de confianza. Asimismo, el control que usted muestre al ayudarle a aprender entre el bien y el mal, le servirá de modelo de autodisciplina cuando sea mayor. En resumen, si usted quiere que su hijo se porte bien, usted deberá portarse del mismo modo con él.

Si llevara la cuenta, lo ideal sería que sus muestras de afecto superaran a los castigos y las críticas. Un abrazo o un beso rápido o hasta uno que otro juego brusco pero bien dirigido, sirven para transmitirle a su hijo lo mucho que lo quiere. En aquellos días en que el niño está necio y usted tiene que reprenderlo a cada rato, procure ser muy especial cuando se porte bien, abrazándolo y diciéndole que ha hecho algo bueno. Especialmente durante su segundo año de vida, a su hijo le importará mucho complacerle. Por lo tanto, el elogio y la atención se convertirán en recompensas muy poderosas para motivarlo a obedecer las normas razonables que usted le fije.

Es importante tener expectativas realistas sobre el comportamiento de su hijo basadas en el temperamento y la personalidad del niño y no en sus propias fantasías. Es posible que sea mucho más activo y curioso de lo que usted habría deseado, pero si insiste en que pase largas horas encerrado en el corral o sentado en la silla de comer, solo logrará que muestre mayor resistencia y frustración.

Aun cuando su hijo sea un niño "modelo", necesita aprender lo que usted espera de él. Por muy obvio que parezca, él no sabrá automáticamente que no está bien comer tierra, cruzar solo la calle o jalarle el pelo a otro niño. Y no bastará con decírselo una vez para que aprenda la lección. Tendrá que aprender por ensayo y error (a menudo varios errores) para asimilar la norma.

Otra recomendación importante, si empieza a exigirle demasiado a su hijo desde esta temprana edad, usted acabará frustrada y él dolido y agobiado. Por lo tanto, haga la vida más grata para ambos estableciendo prioridades y definiendo sus normas poco a poco. Dé prioridad a las normas que velen por la seguridad del niño. A medida que el pequeño aprende a caminar (entre los nueve y los dieciséis meses de edad), la seguridad debe ser el motivo principal de disciplina, dándole la libertad de explorar sin que corra peligro, cerciorándose de que los gabinetes donde hay platos pesados u ollas tengan seguros a prueba de niños. Además, debe hacerle ver al niño que está prohibido pegar, morder o patear a alguien. En cuanto su hijo domine estas normas, podrá introducir las que se refieran a conductas impropias, tales como gritar en público, tirar la comida al suelo, garabatear en las paredes o quitarse la ropa en momentos inadecuados. Más vale que deje los detalles más sutiles de buena educación para dentro de unos cuantos años. Pretender que un niño de dieciocho meses sea amoroso con su abuela cuando se muere de ganas de salir a jugar, es pedirle demasiado.

Puesto que su hijo aun no tiene la edad para entender todo lo que usted le dice, conviene eliminar al máximo las tentaciones. El niño necesita libertad para explorar. Sembrar la casa de zonas prohibidas le privará de esa libertad y creará más restricciones de las que él puede asimilar. Además, esto frustrará al pequeño. Aunque usted no puede deshacerse del horno, sí puede colocar la vajilla o las plantas fuera del alcance del niño.

Para evitar conductas no deseadas, preste mucha atención a su hijo cuando esté cansado, hambriento, enfermo o cuando esté en un lugar desconocido; en otras palabras, cuando tenga más probabilidades de sentir estrés. Procure también que la rutina diaria sea lo más flexible posible, para que su hijo no se sienta muy presionado. Si los dos están en el supermercado a la hora en que le toca hacer la siesta, no le extrañe que tenga una de sus rabietas.

A pesar de todos sus esfuerzos, su hijo romperá a veces algunas de las normas principales. Cuando esto ocurra, hágaselo saber, transmitiéndole su desagrado con la expresión facial y el tono de voz y, después, llévelo a otro sitio. A veces esto bastará, pero con la misma frecuencia será preciso tomar otras medidas. Es mejor que desde ahora decida cómo va a reaccionar en esas circunstancias. De lo contrario, cuando su hijo crezca y se vuelva más travieso, es más probable que usted pierda el control y haga algo de lo que tenga que lamentarse.

He aquí un importante pacto que debe hacer consigo mismo. *Nunca* recurra a un castigo que pueda herir física o emocionalmente a su hijo. Aunque debe indicarle que ha hecho algo malo, esto no significa que tenga que lastimarlo. Darle bofetadas, pegarle, ridiculizar o gritarle a un niño de cualquier edad hace mucho más mal que bien. Éstos son algunos de los argumentos en que se basa esta afirmación:

1. Aunque es posible que el castigo físico frene la mala conducta momentáneamente, también transmite la idea de que es correcto pegar o gritar cuando uno está molesto o enfadado. Piense en la madre que abofetea a su hijo mientras le grita: "¡Te dije que no le pegaras a nadie!" Absurdo, ¿verdad? Pero también es trágicamente habitual y tiene consecuencias igualmente lamentables: los niños a quienes se les pega a menudo suelen acabar pegándoles a los demás, habiendo aprendido que la violencia es un modo aceptable de expresar el enojo y de disciplinar a alguien.

2. Los castigos físicos pueden hacerle mucho daño a un niño. Si una nalgada no parece surtir efecto, muchos padres le pegan al niño más y más fuerte conforme se sienten más enojados y frustrados.

3. El castigo físico hace que el niño se enfade con el padre o la madre. Por lo tanto, en lugar de fomentar la autodisciplina, aumenta las probabilidades de que el niño intente desquitarse volviéndose a portar mal pero sin dejarse sorprender.

4. El castigo físico puede interpretarse por el niño como un caso extremo de atención hacia él. Aunque sea desagradable —y hasta doloroso— le transmite al niño el mensaje de que captó el interés de sus padres. Si el padre o la madre suelen estar demasiado ocupados o preocupados como para prestarle atención, el niño puede interpretar que la mala conducta y el castigo subsiguiente valen la pena pues captan la atención paterna.

El castigo físico causa daño emocional tanto al padre como al niño. Es el método menos efectivo de disciplinar. Por lo tanto, si ni pegar ni gritar es lo correcto, ¿qué enfoque debemos adoptar? Por difícil que parezca, la mejor forma de reaccionar ante el mal comportamiento de un niño tan pequeño es aislarlo durante un período de tiempo breve. Sin atención, sin juguetes y sin diversión. Esta estrategia, conocida como "pausa obligada", consiste en lo siguiente:

1. Usted le ha dicho a su hijo que no abra la puerta del horno, pero él se empeña en seguir haciéndolo.

2. Sin levantar la voz, vuélvale a decirle con firmeza. "No abras la puerta del horno" y cárguelo de espaldas a usted.

3. Vacíe el corral y métalo adentro. Después, abandone la habitación.

4. Espere un par de minutos o hasta que el niño deje de llorar, antes de volver a la habitación.

El fundamento de esta técnica —o de cualquier otra forma de disciplina— es la consistencia y la tranquilidad. Por muy difícil que sea, procure reaccionar de inmediato cada vez que su hijo se salte una norma importante, pero no se deje dominar por el enfado. Si usted es como la mayoría de los padres, no lo conseguirá el cien por ciento de las veces. De cualquier modo, un descuido ocasional no lo va a echar todo a perder. Lo importante es que intente ser lo más consistente posible.

Cuando sienta que está perdiendo los estribos, respire profundo, cuente hasta diez y, si es posible, pida a otra persona que se haga cargo del niño mientras usted sale de la habitación. Dígase a sí mismo que usted es el adulto y que debería ser más sensato que un niño pequeño. Usted sabe que a esta edad su hijo no trata de fastidiarlo o avergonzarlo a propósito, por lo que más vale que deje su ego a un lado. A fin de cuentas, cuanto más logre ejercer la auto-disciplina, más éxito tendrá a la hora de impartir disciplina a su hijo.

Cómo reaccionar ante una rabieta

Mientras usted se esfuerza por fijar las normas y reglas para su hijo, el pequeño está intentando convertirse en el dueño de su propio destino. Por lo tanto, es inevitable que choquen de vez en cuando. El primer anticipo de estos enfrentamientos lo tendrá cuando su hijo de poco más de un año sacuda la cabeza y diga con énfasis "¡No!" cuando usted le pida que haga algo. Alrededor del segundo cumpleaños, sus protestas se pueden convertir en gritos o rabietas completas, en las que se tirará al suelo, apretará los dientes, dará patadas, alaridos, puñetazos contra el suelo e, incluso, aguante la respiración. Por mucho que a usted le cueste tolerar estas actuaciones, son formas normales (y hasta saludables) de afrontar los conflictos a esta edad.

Trate de ver la situación desde el punto de vista de su hijo. Como cualquier niño de esta edad, cree que el mundo gira a su alrededor. Está intentado por todos los medios ser independiente y la mayor parte del tiempo usted aplaude su fortaleza y carácter. Sin embargo, de tanto en tanto, cuando procura hacer algo que realmente desea hacer, usted lo aleja de su objetivo y lo dirige a que haga otra cosa. El pequeño no puede entender por qué usted se pone en su camino, ni tampoco puede explicarle con palabras lo molesto que se siente. La única forma que tiene de expresar su frustración es a través de las rabietas.

Por lo tanto, esos estallidos son casi inevitables y será el temperamento de su hijo el que marque el tono de la mayoría de éstos. Si su hijo es adaptable, es de fácil trato, suele ser positivo y fácil de distraer, es posible que nunca llegue a gritar y a dar patadas. En lugar de ello, probablemente hará gestos de desagrado, dirá que no, o simplemente, se irá en la dirección opuesta a la que usted le ha indicado. La oposición sigue estando ahí, pero es de baja intensidad. Por otra parte, si su hijo ha sido muy activo, acaparador e insistente desde que era bebé, probablemente pondrá la misma intensidad en sus rabietas. Usted tendrá que recordarse a sí mismo una y otra vez que esto no es ni bueno ni malo, y que no tiene nada que ver con lo bien o mal que lo está criando. Su hijo no trata de fastidiarle conscientemente, sino que está atravesando por una fase normal de su desarrollo que pronto (aunque quizás no tan rápido como usted desea), pasará.

He aquí algunos puntos que se deben tener en cuenta al tener que convivir con las rabietas:

- Probablemente le será menos difícil afrontar los berrinches de su hijo si piensa en ellos como actuaciones teatrales. Esto le ayudará a recordar qué es lo que tiene que hacer para detenerlos: básicamente, eliminar al público. Puesto que usted es el único espectador que le importa realmente a su hijo, salga de la habitación donde se encuentra el niño. Si él lo sigue, utilice la "pausa obligada" y métalo en su corral. En el caso de que se ponga a dar patadas o a morder durante la rabieta, aplique inmediatamente la pausa obligada. Aunque es normal que su hijo intente exteriorizar su frustración dando rienda suelta a este tipo de conductas muy agresivas, usted no puede permitirlo.

- Cuando las rabietas ocurren fuera de casa, es mucho más difícil mantener la calma. Si usted está en un lugar público, no puede dejar a su hijo e irse a otra habitación. Y, puesto que usted sentirá frustración y vergüenza, tendrá más probabilidades de que se le escape una palmada. Pero esto no va a ser más efectivo fuera de casa que en casa y, además, tiene el inconveniente adicional de hacer que a los ojos de los demás usted parezca aún peor que su pequeño hijo. En lugar de dejar que se le vaya la mano o que el niño se salga con la suya —conductas que solo consiguen perpetuar las rabietas— llévelo con calma al baño o métalo en el auto para que pueda acabar su actuación lejos de los demás espectadores. A veces, cuando hay público presente, un brazo fuerte e inmovilizador, acompañado de palabras tranquilizadoras, pueden calmar y aquietar a un niño.

- Cuando la rabieta haya pasado o la pausa obligada haya llegado a su fin, no le dé más vueltas a lo ocurrido. Si lo que desencadenó la rabieta fue una petición que usted le hizo al niño, repítasela calmadamente. Si mantiene la compostura y la determinación, su hijo pronto se dará cuenta de que sus rabietas son una pérdida de tiempo, tanto para usted como para él.

- Es posible que en algunas de sus rabietas más extremas su hijo aguante la respiración. A veces esto puede durar lo suficiente como para que el niño se desmaye por un período de tiempo breve. Este tipo de episodios puede causar pánico, pero el niño recuperará la conciencia al cabo de 30 a 60 segundos. Procure mantener a su hijo en un lugar seguro y protegido, e intente no reaccionar descontroladamente, puesto que así solo conseguirá reforzar esta conducta. Si no se refuerza, este tipo de comportamiento suele desaparecer en poco tiempo.

NUESTRA POSICIÓN

La Academia Americana de Pediatría se opone totalmente a golpear a un niño. Si a un padre se le escapa sin querer una nalgada, más adelante le debe explicar a su hijo por qué lo hizo, la conducta específica que lo provocó y lo enfadado que estaba. Asimismo, deberá disculparse ante el niño por haber perdido los estribos, pues esto suele ayudar a los niños pequeños a entender y aceptar la nalgada.

Cómo evitar las rabietas
(Vea también *Rabietas,* en la página 593)

En lo que respecta al tema de la disciplina, usted tiene algunas ventajas sobre su hijo. En primer lugar, usted sabe que inevitablemente van a haber conflictos entre ambos (hasta es posible que pueda predecir qué situaciones los van a desencadenar), por lo que puede planificar su estrategia con antelación para evitar posibles fricciones.

Siga estas indicaciones para reducir al máximo las rabietas de su hijo, tanto en cantidad como en intensidad. Cerciórese de que todas las personas que cuidan del niño entienden y siguen consistentemente estas pautas.

1. Cuando le pida a su hijo que haga algo, utilice un tono de voz amistoso y plantee su petición como una invitación en lugar de una orden. También puede ayudar bastante el decir "por favor" y "gracias".

2. No reaccione de forma desproporcionada cuando su hijo diga "no". Durante bastante tiempo es posible que diga "no" automáticamente ante *cualquier* petición o instrucción que se le dé. A esta edad, ¡hasta es posible que diga no a un pastel o a un helado! Lo que en el fondo quiere decir es algo parecido a "Quiero tener el control de la situación, así que diré que no hasta que lo piense bien o hasta que vea que la cosa es en serio". En lugar de poner el grito en el cielo, responda al reto oculto de su hijo repitiendo la petición con calma y claridad. No lo castigue nunca por decir que "no".

3. Elija bien sus batallas. Su hijo no tendrá una rabieta a menos que usted lo presione, por lo tanto no lo fuerce a algo a menos que lo que esté en juego merezca la pena. Por ejemplo, que esté bien sujeto

Relaciones familiares

Puesto que su hijo está tan centrado en sí mismo, puede resultar fastidioso para los hermanos mayores. No solo sigue acaparando el tiempo y la atención de sus padres, sino que cada vez invade más el territorio de sus hermanos y utiliza sus pertenencias. Y cuando tratan de echarlo, es posible que reaccione con una de sus rabietas. Aun cuando los hermanos mayores fueran tolerantes y cariñosos con él cuando era bebé, es probable que ahora manifieste cierta oposición —por lo menos de vez en cuando.

Será más fácil mantener la paz si usted establece normas para proteger el derecho a la intimidad del hermano mayor y cada día pasa un rato a solas con él. Independientemente de la edad que tengan, todos sus hijos necesitan de su

en su asiento de seguridad cuando van en el auto es algo prioritario, pero conseguir que se coma las arvejas antes que la compota de manzana no lo es. Por lo tanto, aunque él diga que "no" a todo, usted debería decir "no" solo cuando sea absolutamente necesario.

4. No le ofrezca opciones cuando no las haya y evite hacer tratos. Hay cuestiones, como el baño, la hora de acostarse o el no cruzar la calle solo, que son innegociables. No debe prometerle al niño una galleta extra o un paseo por el parque por el hecho de respetar estas normas. Los sobornos solo le enseñarán a su hijo a saltarse la norma cada vez que usted olvide darle la recompensa acordada.

5. Déle a elegir siempre que sea posible. Deje que decida qué pijama quiere ponerse, qué cuento quiere que le lea, con qué juguete le apetece jugar. Si usted estimula su independencia en estos ámbitos, será mucho más fácil que le obedezca en las cuestiones realmente importantes.

6. Evite las situaciones que pueden desencadenar una rabieta. Si su hijo siempre monta una escenita en el supermercado, déjelo con la niñera cuando tenga que ir de compras. Si alguno de sus compañeros de juego siempre lo saca de quicio, sepárelos durante varios días o semanas y vea si mejora la dinámica a medida que crecen.

7. Refuerce la buena conducta con elogios y atención. El simple hecho de sentarse a su lado mientras él mira tranquilamente un libro, puede servir para demostrarle que usted aprueba lo que hace.

8. Mantenga el sentido del humor. Aunque no es una buena idea reírse de su hijo mientras éste grita y da patadas durante sus actuaciones, puede ser muy terapéutico reírse y hablar de esto con amigos y otros miembros de la familia cuando el niño no pueda oírlos.

cariño y atención. Ya sea que se estén preparando para el picnic del jardín infantil, planeando un trabajo de ciencias para segundo grado, entrenándose para el equipo de fútbol de la escuela intermedia o intentando concertar una cita para la fiesta de clausura del curso, sus demás hijos le necesitan tanto como el pequeño.

Si su hijo de uno o dos años es el hermano mayor, la rivalidad puede ser mucho más intensa. (Vea *Rivalidad entre hermanos,* en la página 700.) Los celos normales se intensifican debido a su egocentrismo, y el pequeño no cuenta con la habilidad de razonar para asumir ese sentimiento. A pesar de su deseo de independencia, habrá muchos momentos del día en que querrá ser el bebé de la casa y no estará dispuesto a esperar su turno pacientemente.

Es importante que empiece a preparar al pequeño antes de que nazca el bebé. El niño percibirá cambios cuando usted lleve poco tiempo de embarazo, así que no trate de ocultárselo. Cuando se lo pregunte, explíquele que el bebé está en camino pero no haga énfasis en que va a tener un hermanito o hermanita. De lo contrario, esperará encontrarse con un compañero de juegos en lugar de un bebé. Así mismo, no hable con demasiada insistencia sobre el nacimiento del nuevo bebé con antelación al parto, puesto que a los niños de esta edad solo les preocupa lo que ocurre en el futuro inmediato.

Por muy tentador que le parezca enseñar a su hijo a usar el inodoro antes de que nazca su hermanito —para no tener que cambiar pañales por partida doble— si lo tiene que presionar demasiado para conseguirlo, el esfuerzo no merece la pena. (Vea el Capítulo 1, página 26.) Es bastante probable que sus intentos se vuelvan en su contra y el estrés adicional haga que su hijo mayor se resienta aún más con el bebé. Si la llegada del bebé implica algún cambio en la rutina diaria de su hijo mayor, como mudarlo de habitación, hágalo con suficiente antelación. Cuanta menos tensión sienta su hijo en estos momentos, mejor irán las cosas para todos.

Cuando llegue el bebé, haga todo lo posible por incluir a su hijo mayor en las actividades relacionadas con su cuidado. Aunque no cabe duda de que no podrá dejarlo a solas con el bebé, invítelo a "ayudar" cuando lo alimente, lo bañe, lo cambie y lo vista. Aproveche los momentos en que el bebé esté dormido para estar a solas con su hijo mayor e insista en lo valioso que él es, tanto para usted como para el bebé.

También es importante que usted acepte que no va a poder satisfacer las necesidades de todos sus hijos al mismo tiempo, sobre todo si no tiene ayuda. Cuando se sienta particularmente cansada, "divida y vencerá". Por ejemplo, si tiene dos hijos, deje a uno de ellos con su pareja, un familiar o una buena amiga mientras usted se encarga del otro. Si es posible, procure que estas personas saquen de casa al hermano mayor y lo lleven de paseo, aunque solo sea a un parque o al zoológico. Si consigue que los hermanos se "desconecten" el uno del otro de vez en cuando, habrá menos rivalidad y todo el mundo estará más tranquilo.

NUESTRA POSICIÓN

La Academia Americana de Pediatría recomienda administrar dos dosis de la vacuna combinada contra el sarampión, las paperas y la rubéola (MMR, o triple vírica). La primera dosis debe administrarse entre los doce y los quince meses de edad y la segunda entre los cuatro y los seis años de edad.

Atención a las vacunas

Entre los doce y los quince meses, su hijo tendrá que ponerse la dosis de refuerzo de la vacuna Hib y de la vacuna conjugada contra el neumococo. Estas vacunas ayudan a prevenir la meningitis, la neumonía e infecciones de las articulaciones provocadas por la bacteria *Haemophilus influenzae* tipo b y por varias cepas de la bacteria *Streptococcus pneumoniae*. Durante estos meses su hijo también debe recibir la primera dosis de la vacuna contra el sarampión, las paperas y la rubéola (MMR). Además, entre los doce y los dieciocho meses, se le deben poner las siguientes vacunas:

- La cuarta dosis de la vacuna DTaP (esta se puede administrar a partir de los doce meses, pero se recomienda hacerlo entre los quince y los dieciocho meses de edad).

- La tercera dosis de la vacuna "inactivada" contra la poliomelitis.

- La vacuna contra la varicela, si su hijo no ha tenido esta enfermedad.

Cuestiones de seguridad

Seguridad en la cuna

- Coloque el colchón de la cuna en la posición más baja posible.

- No deje en la cuna del niño objetos que podría apilar para treparse y salirse de la misma.

- Si su hijo aprende a salirse de la cuna, cámbielo a una cama baja.

- Coloque la cuna lejos de cortinas, cables eléctricos y otros cordeles.

- Retire de la cuna los gimnasios y cualquier otro objeto colgante.

Un mensaje para los abuelos

Usted desempeña un papel continuo en la crianza y el desarrollo de su nieto o nieta. Durante esta época en la vida del pequeño, éstas son algunas actividades en las que usted puede participar y algunas cosas que debe tener en cuenta en diversas áreas.

Destrezas motoras

Ayude a su nieto a practicar aquellas destrezas que van con sus propios gustos y preferencias. Por ejemplo:

- Involúcrelo en actividades físicas (como barrer, sacudir o arreglar la casa) donde pueda darle una manito para garantizar su éxito y seguridad.
- Idee e inicie juegos y ejercicios al aire libre que puedan disfrutar juntos.

Logros cognoscitivos

Para ayudar a su nieto a desarrollarse en el campo cognoscitivo:

- Léale libros especiales
- Escuchen música y entonen canciones juntos
- Ayúdelo a medida que comienza a aprender a contar
- Juegue con el niño a las escondidas y a taparse y destaparse la cara
- Combine el juego imaginario con el juego real

Seguridad con los juguetes

- No le dé a su hijo ningún juguete que tenga que enchufarse a la corriente eléctrica.
- No le dé ningún juguete motorizado en el que se pueda montar.

Desarrollo social

- Estimule a su nieto a relacionarse con sus compañeros, pero tenga en cuenta que a esta edad es normal una conducta egocéntrica.

- No reaccione más de la cuenta si el niño se muestra egoísta o si ignora los sentimientos de otros. Tan solo haga énfasis en que debe tener en cuenta lo que sienten otros niños.

- Tenga presente que este período de egocentrismo se disipará hacia los tres años de edad.

- Fomente su autoestima en cada oportunidad que se le presente, pero no a expensas de otros.

Desarrollo emocional

- Repítale con frecuencia a su nieto lo especial que es para usted. Dígale cómo valora el tiempo que pasan juntos.

- No se sobresalte más de la cuenta ante los cambios anímicos por los que pasa el niño —demasiado apegado a veces, independiente al minuto y desafiante al rato.

- No refuerce su agresividad si ésta se torna abusiva. Establezca límites, pero no lo restrinja físicamente ni lo castigue. Lea la sección sobre crecimiento cerebral de los niños de esta edad (páginas 302 a 303). Siga sus propias inclinaciones al realizar actividades o áreas que puedan promover el desarrollo del niño.

Seguridad en torno al agua

- Nunca deje a su hijo, *ni siquiera por pocos segundos,* dentro o cerca de cualquier recipiente o lugar que contenga agua, sin supervisarlo. Esto incluye tinas, inodoros, piscinas o piscinitas, estanques de peces, jacuzzis o *whirlpools,* tinas de agua caliente, lagos y playas.

Seguridad en el auto

- El lugar más seguro para que cualquier niño viaje en auto es en su asiento de seguridad en la parte trasera del auto.

- No deje nunca que su hijo se salga de su asiento de seguridad mientras el auto esté en marcha.

- No deje nunca a su hijo solo dentro del auto, ni aunque esté cerrado con llave y estacionado en la entrada de su casa.

Seguridad en el hogar

- Coloque mallas o rejas en todas las ventanas que su hijo pueda abrir. Tenga en cuenta que las mallas no impiden las caídas desde una ventana.

- Cerciórese de que todos los enchufes de la casa estén protegidos con tapas de seguridad y todos los armarios que contienen productos de limpieza peligrosos tengan pestillos de seguridad.

- Instale interruptores de circuito a tierra (GFCI, por sus siglas en inglés) para prevenir que alguien se electrocute.

- Mantenga los cables eléctricos fuera del alcance del niño.

- En las casas donde hay niños no debe haber armas de fuego. El mejor modo de proteger a un niño de las heridas relacionadas con armas de fuego es retirarlas de los hogares y las comunidades. Cuando un niño se encuentra con una pistola sin supervisión o con otro niño que tenga un arma de fuego, ninguno de los dos debe tocar el arma y deben llamar de inmediato a uno de sus padres o a un adulto de confianza. Si usted debe tener un arma de fuego en su casa, guárdela descargada bajo llave y fuera de la vista. Mantenga las municiones bajo llave en un lugar distinto.

Seguridad fuera de casa

- Instale cierres de seguridad en las puertas, barreras y alarmas para impedir que su hijo tenga acceso a piscinas, entradas a garajes y calles sin que usted se entere.

- Agarre siempre a su hijo de la mano cuando estén cerca de una calle, de un estacionamiento y de entradas a garajes, incluso si el vecindario es tranquilo.

- Coloque cercas o cualquier otro tipo de barrera para que el niño no pueda salir de su área de juegos, a fin de mantenerlo alejado del tráfico, piscinas o cualquier otro peligro.

- Cerciórese de que la superficie del área de juegos al aire libre esté cubierta de arena, virutas de madera u otro material mullido.

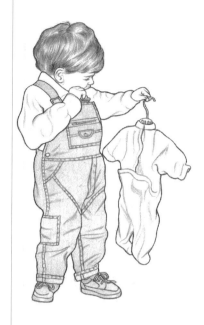

11

De los dos a los tres años

Su bebé ahora está ingresando a los años preescolares. Durante esta época, su crecimiento físico y su desarrollo motor serán más lentos, pero usted apreciará grandes avances en lo intelectual, social y emocional. Su vocabulario aumentará, tratará de ser más independiente del resto de la familia y —al descubrir que la sociedad tiene ciertas normas que debe respetar— empezará a desarrollar un autocontrol real.

Estos cambios serán un verdadero reto emocional tanto para su hijo como para usted. Después de todo, estamos hablando de los "terribles dos años", etapa durante la cual la palabra "no" será una de las favoritas del niño. Este período le parecerá una constante lucha entre lo mucho que su hijo sigue dependiendo de usted y la necesidad de afirmar su independencia. El niño estará entre dos extremos: aferrándose a usted cuando intente marcharse o corriendo en la dirección opuesta cuando usted quiera que le obedezca. Es posible que empiece a añorar al bebé que se dejaba arrullar y al mismo tiempo presionar a su hijo a que se porte como un "niño grande". No es de extrañar que de vez en cuando pierdan la paciencia el uno con el otro.

El reconocer y aceptar estos cambios, hará la vida mucho más fácil para ambos durante los agitados años que se avecinan. Dependiendo en gran parte de la forma como trate a su hijo —animándolo y respetándolo, valorando sus logros, dándole cariño y protección— él aprenderá a sentirse a gusto consigo mismo, capaz y especial.

Estos sentimientos le ayudarán años más tarde cuando vaya a la escuela y conozca gente nueva. Más importante aún, harán que se sienta orgulloso de sí mismo como persona.

Crecimiento y desarrollo

Aspecto físico y crecimiento

Aunque el crecimiento de su hijo será más lento durante el segundo y el tercer año, seguirá experimentando una importante transformación física de bebé a niño. El cambio más espectacular será el de sus proporciones corporales. Cuando era un bebé, su cabeza era relativamente grande y sus brazos y piernas, más cortos. El crecimiento de lo cabeza será más lento, si durante el segundo año de vida hubo un crecimiento de ¾ de pulgada (2 cm.), en los próximos 10 años el crecimiento será de ¾ a 1¼ pulgadas (2 a 3 cm). Al mismo tiempo, aumentará de estatura, sobre todo debido a que sus piernas, y en cierta medida su tronco, crecerán más deprisa. Con estos cambios en su ritmo de crecimiento, el tronco y las piernas del niño parecerán mucho más proporcionados. Si mide la "talla" de su hijo cuando esté sentado, podrá tener una idea de los cambios en la proporción de su cuerpo.

La "talla" cuando uno está sentado, se obtiene midiendo la distancia que hay entre la parte superior de la cabeza y la superficie en que está sentado. En un recién nacido, representa tres cuartas partes de la longitud total del cuerpo, debido al tamaño desproporcionado de su cabeza. Alrededor de los dos años, la talla sentado disminuirá hasta representar aproximadamente dos terceras partes de la estatura total, reduciéndose casi a la mitad hacia los trece o catorce años.

La grasa de bebé que le daba a su hijo un aspecto regordete durante los primeros meses de vida, irá desapareciendo gradualmente durante los años preescolares. El porcentaje de grasa, que alcanzó su punto máximo cuando tenía un año de edad, se irá reduciendo de manera estable hasta llegar a la mitad hacia su quinto cumpleaños. Notará que sus brazos y piernas se hacen más esbeltos y su cara menos redonda. Y hasta las almohadillas de grasa que le recubrían los arcos de los pies dando la impresión de que tenía los pies planos, desaparecerán.

Su postura también cambiará durante este período. Su aspecto rechoncho e infantil se debía en parte a su postura, sobre todo a su prominente abdomen y a la curvatura hacia adentro de la parte baja de la espalda. Pero, conforme aumente su tono muscular y adquiera una postura más erecta, se verá más estilizado y fuerte.

Su hijo seguirá creciendo aunque a un ritmo más lento. Los niños en edad preescolar crecen un promedio de 2½ pulgadas y media (6 cm) y aumentan unas 4 libras (2 kg) al año. Represente la estatura y el peso de su hijo en las gráficas de crecimiento de las páginas 140 a 141 para comparar su tasa de crecimiento con el promedio de su grupo de edad. Si percibe un retraso muy pronunciado en el patrón de crecimiento de su hijo, hable con su pediatra. Probablemente le dirá que no debe preocuparse demasiado, puesto que algunos niños completamente sanos no crecen tan deprisa como sus compañeros durante el segundo y el tercer año. Usualmente, la tasa de crecimiento de estos niños se normaliza hacia el tercer año, aunque es posible que no alcancen la estatura correspondiente a su edad sino hasta la adolescencia. Asimismo, debido a que la tasa de crecimiento se hace más lenta, estos niños suelen entrar a la pubertad más tarde. Aunque es posible que den el "estirón" de la adolescencia un poco más tarde de lo habitual, la mayoría de estos niños llegan a tener una estatura normal de adultos.

En casos menos frecuentes el estancamiento en el crecimiento durante la primera infancia y la etapa preescolar puede ser el síntoma de un problema de salud crónico, como una enfermedad renal o hepática o una infección recurrente. En raras ocasiones este retraso en el crecimiento se debe a problemas hormonales o a complicaciones gastrointestinales debidas a enfermedades crónicas. El pediatra tendrá en cuenta todo esto cuando examine al niño.

Recuerde que a partir de los dos años los niños de la misma edad empiezan a presentar mayores diferencias en cuanto a estatura y peso, así que procure no comparar las medidas de su hijo con las de otros niños de la misma edad. Mientras mantenga su ritmo individual de crecimiento, no hay por qué alarmarse.

No se sorprenda si su hijo come menos de lo que cree que debería comer. A esa edad, los niños no necesitan consumir tantas calorías porque están creciendo más lentamente. A pesar de que coma menos, el niño puede estar bien alimentado si le ofrece una variedad de alimentos saludables. A la vez, si el niño se muestra obsesionado con la comida y parece estar aumentando demasiado de peso, pida al pediatra que le indique cómo tratar de controlar su peso. Los hábitos alimentarios iniciales pueden acentuar el riesgo de obesidad durante el transcurso de la vida de una persona, por eso es tan importante controlar el peso en la niñez así como en cualquier otra etapa de la vida.

Movimiento

A esta edad, le parecerá que su hijo se la pasa corriendo, pateando, escalando y brincando. Su margen de atención, que nunca ha sido muy largo, ahora será aún más corto. Intente empezar un juego con su hijo, e inmediatamente cambiará a otro. Oriéntelo en una dirección, y pronto girará hacia otra. Desde luego, el "exceso" de energía que tendrá su hijo entre el segundo y el tercer año de vida le obligará a usted a estar en constante trajín. Pero consuélese al pensar que este nivel de actividad le permitirá al niño fortalecer sus músculos y mejorar su coordinación.

Durante los próximos meses, su hijo empezará a correr con mayor suavidad y coordinación. También aprenderá a patear y dirigir el movimiento de un balón, a subir y bajar escaleras por su cuenta agarrado de la barandilla y a sentarse sin dificultad en sillas para niños. Con un poco de ayuda, hasta es posible que pueda pararse en un solo pie.

Si observa como camina su hijo, verá que ya ha dejado el andar tieso y con las piernas abiertas propio de los bebés de uno a dos años, reemplazándolo por un paso similar al del adulto, apoyándose primero en el talón y luego en las puntas de los pies. En el proceso, ha aprendido a dominar su cuerpo, ahora puede andar hacia atrás y girar en esquinas que no sean demasiado cerradas. También podrá hacer otras cosas mientras se desplaza, como utilizar las manos, hablar y mirar a su alrededor.

No se preocupe por buscar actividades que le ayuden a su hijo a desarrollar sus destrezas motoras. Es muy probable que el pequeño las encuentre por sí mismo. Cuando usted quiera unirse a la diversión, tenga en cuenta que a los niños de esta edad les encanta que los lleven sobre los hombros, revolcarse sobre colchonetas, deslizarse por toboganes poco pendientes y montarse con ayuda en balancines. Cuanto más puedan correr y treparse, mejor.

Si es posible, saque todos los días a su hijo para que juegue, explore y corra al aire libre. Así evitará unos cuantos desastres en casa ¡y muchos ataques de nervios! Además es menos riesgoso que un niño de esta edad corra al aire libre que golpearse contra las paredes y los muebles de la casa. Sáquelo al jardín, al parque o a cualquier otro lugar que sea accesible y seguro. Pero recuerde: puesto que el autocontrol y el sentido común de su hijo todavía están mucho menos desarrollados que sus destrezas motoras, usted debe estar pendiente del niño y tener como prioridad su seguridad y evitar que se lastime.

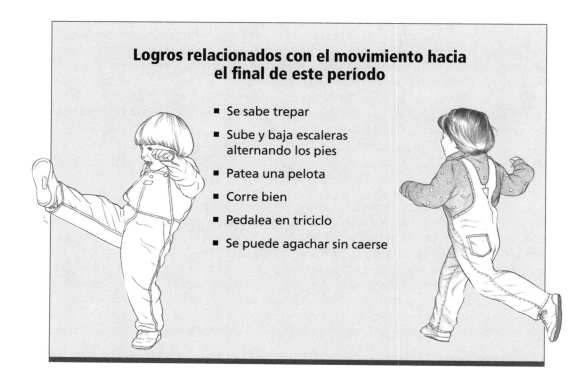

Logros relacionados con el movimiento hacia el final de este período

- Se sabe trepar
- Sube y baja escaleras alternando los pies
- Patea una pelota
- Corre bien
- Pedalea en triciclo
- Se puede agachar sin caerse

Habilidades manuales

A los dos años, su hijo o hija podrá manipular objetos pequeños con facilidad. Podrá pasar las páginas de un libro, construir torres de seis bloques, quitarse los zapatos y abrir cremalleras grandes. También coordinará los movimientos de la muñeca, los dedos y la palma de la mano con tal destreza, que podrá girar la manija de una puerta, desenroscar la tapa de un frasco, beber en vaso con una sola mano y desenvolver un caramelo.

Uno de sus mayores logros durante este año será aprender a "dibujar". Déle un creyón y observe lo que ocurre: colocará el pulgar a un lado del creyón y los demás dedos al otro y después, torpemente, intentará extender el dedo índice o medio hacia la punta. Por muy ineficaz que parezca este agarre, le dará a su hijo el control suficiente para producir sus primeras creaciones artísticas, haciendo trazos verticales y circulares.

Afortunadamente, cuando su hijo juegue a algo tranquilo, será capaz de concentrarse mucho más que a los dieciocho meses, cuando quería "estar en todas partes a la vez". Su margen de atención es más largo y, puesto que ya sabe pasar las hojas de un libro, se convertirá en un participante activo cuando miren revistas o libros juntos. También empezará a manifestar interés en actividades como dibujar, construir cosas y manipular objetos. Por lo tanto, los bloques y los juegos que tengan piezas de conectar lo mantendrán ocupado durante ratos largos. Si lo deja con una caja de creyones o pintura de dedos, podrá dar rienda suelta a sus impulsos creativos.

Logros relacionados con las habilidades manuales hacia el final de este período

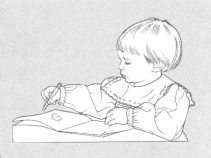

- Hace rayas verticales, horizontales y circulares utilizando un lápiz o creyón

- Pasa las hojas de un libro de una en una

- Construye torres de seis bloques

- Agarra un lápiz utilizando el agarre que se usa para escribir

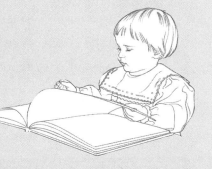

- Enrosca y desenrosca tapas de frascos, tornillos y tuercas

- Gira manijas que rotan

Desarrollo lingüístico

Cuando tenga dos años, su hijo o hija no solo entenderá la mayor parte de lo que usted le diga, sino que también hablará utilizando un creciente vocabulario de cincuenta palabras o más. Durante el curso de este año, pasará de las oraciones de dos o tres palabras ("Tomo jugo", "Mamá quiere galleta") a oraciones de cuatro, cinco y hasta seis palabras ("Papi, ¿dónde está la pelota?", "Aquí está mi manta"). También empezará a utilizar pronombres (yo, tú, mi, nosotros, ellos) y a entender el concepto de "mío" ("Quiero mi taza", "Allí está mi mamá"). Fíjese cómo utiliza el lenguaje para describir ideas y dar información, así como para expresar sus necesidades y deseos físicos y emocionales.

Aunque es humano comparar las habilidades verbales de un hijo con las de otros niños de su misma edad, procure no hacerlo. En esta etapa hay más variaciones en el área del desarrollo lingüístico que en cualquier otra área. Mientras que algunos niños en edad preescolar parecen ir mejorando paulatinamente, otros progresan de modo muy irregular. Además, hay niños que son más habladores por naturaleza. Esto no implica que los niños más verbales sean más listos o más maduros que los más callados, ni tampoco que tengan un vocabulario más rico. De hecho, es posible que un niño callado sepa la misma cantidad de palabras pero sea más selectivo a la hora de emplearlas. Por norma general, los niños empiezan a hablar más tarde que las niñas, pero esta diferencia —como la mayoría que hemos mencionado— tienden a desaparecer al acercarse a la edad escolar.

Con el simple hecho de escuchar y practicar —sin tener que recibir una enseñanza formal— su hijo dominará muchas de las principales reglas gramaticales para cuando entre a la escuela. Si quiere ayudarlo a ampliar su vocabulario y

Logros relacionados con el lenguaje hacia el final de este período

- Sigue instrucciones de dos o tres pasos, tales como "Ve a tu habitación y trae el osito y el perrito".

- Reconoce e identifica el nombre de casi todos los objetos e ilustraciones de uso común

- Entiende la mayoría de las oraciones

- Entiende las relaciones espaciales ("sobre", "dentro", "debajo")

- Construye oraciones de cuatro y cinco palabras

- Sabe decir su nombre, su edad y su sexo

- Utiliza pronombres (yo, tú, mí, nosotros, ellos) y plurales

- Los desconocidos entienden la mayoría de lo que dice

mejorar sus habilidades lingüísticas, convierta la lectura en parte de su rutina diaria. A esta edad, el niño ya puede seguir la trama de un cuento, así como entender y recordar muchos datos e ideas del libro. No obstante, puesto que aún no podrá quedarse quieto durante un rato largo, procure leerle cuentos cortos. Para mantener su atención, elija libros que fomenten algún tipo de actividad, como tocar, señalar y nombrar objetos o repetir ciertas frases. Cuando su hijo se acerque al final del tercer año, conforme sus destrezas lingüísticas vayan mejorando, empezará a disfrutar de rimas, juegos de palabras y chistes que juegan con el lenguaje repitiendo sonidos divertidos o usando frases sin sentido.

En algunos niños, no obstante, el proceso de adquisición del lenguaje no se da con tanta facilidad. De hecho, uno de cada diez a quince niños tiene problemas de comprensión o expresión verbal. En algunos casos estas dificultades se deben a deficiencias auditivas o intelectuales, a la falta de estimulación verbal en el hogar, o a un historial familiar de demoras en el lenguaje. Pero en la mayoría de los casos se desconoce la causa de tales dificultades. Si el pediatra sospecha que su hijo tiene problemas de lenguaje, primero le hará un chequeo físico detallado así como un examen de audición y, de ser necesario, le remitirá a un especialista en patología del habla o en infancia temprana para que le haga otras evaluaciones. Es fundamental detectar e identificar lo antes posible los retrasos en el lenguaje o las deficiencias auditivas y de ese modo, iniciar el tratamiento antes de que el problema interfiera con el aprendizaje en otras áreas. A menos que usted y el pediatra no identifiquen la dificultad e intervengan adecuadamente, el niño podría tener problemas constantes con el aprendizaje escolar.

Desarrollo cognoscitivo

Recuerde los dos primeros años de vida de su hijo o hija. Hasta entonces aprendía sobre el mundo que le rodeaba a través de los sentidos, tocando, mirando, manipulando y escuchando. Ahora el proceso de aprendizaje se ha hecho más consciente. Su dominio del lenguaje cada vez es mayor y está empezando a formarse imágenes mentales de cosas, acciones y conceptos. También empieza a solucionar problemas de modo mental, utilizando la técnica de ensayo-error en lugar de tener que manipular objetos físicamente. A medida que las habilidades intelectuales y la memoria del niño se expanden, empezará a entender conceptos simples de tiempo, tales como "puedes jugar *después* de comer".

Su hijo también está empezando a entender las relaciones entre los objetos. Por ejemplo, cuando le dé juegos de clasificación y rompecabezas sencillos, será capaz de agrupar objetos de formas similares. También empezará a entender que los números sirven para contar objetos, sobre todo el número 2. Al ir mejorando su comprensión de los conceptos de causa y efecto, cada vez le interesarán más los juguetes de cuerda y le gustará prender y apagar luces y electrodomésticos.

También percibirá que los juegos de su hijo se vuelven más complejos. Lo más notorio es que empezará a combinar varias actividades distintas creando secuencias lógicas. En lugar de cambiar de un juego o juguete a otro al azar, quizás agarre una muñeca, la meta en la cama y la arrope. O puede simular que le da de comer a varias muñecas, una detrás de otra. Durante los años que se avecinan, combinará actividades simuladas en secuencias cada vez más largas y elaboradas, representando la mayor parte de su rutina diaria, desde despertarse por la mañana hasta bañarse y acostarse.

Si hubiera que señalar la principal limitación intelectual de un niño de esta edad, esta sería la idea de que todo cuanto ocurre en su mundo es el resultado de algo que él ha hecho. Al pensar de este modo, le resultará muy difícil entender sucesos como la muerte, el divorcio o la enfermedad, sin creer que él desempeñó un papel en los mismos. Por lo tanto, si los padres se separan o un miembro de la familia enferma, el pequeño suele sentirse responsable. (Vea el comentario del Capítulo 22, "Asuntos familiares".)

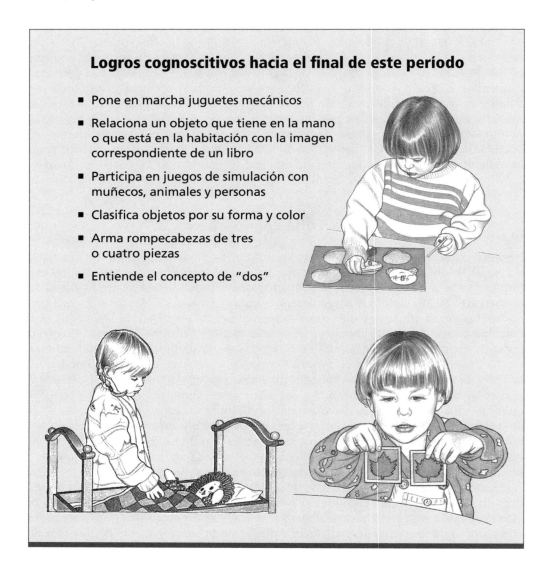

Logros cognoscitivos hacia el final de este período

- Pone en marcha juguetes mecánicos
- Relaciona un objeto que tiene en la mano o que está en la habitación con la imagen correspondiente de un libro
- Participa en juegos de simulación con muñecos, animales y personas
- Clasifica objetos por su forma y color
- Arma rompecabezas de tres o cuatro piezas
- Entiende el concepto de "dos"

Razonar con un niño de dos años suele ser difícil. Después de todo, él lo ve todo de una forma muy simple. Aún tiende a confundir la fantasía con la realidad, a no ser que esté participando en un juego de simulación. Por ejemplo, en un relato precioso de Selma Fraiberg, *"The Magic Years"* (Los años mágicos), unos padres le explican a su hijo de dos años y medio que pronto volarán a Europa. Con un gesto de preocupación, el pequeño contesta: "Pero... yo no tengo suficiente fuerza en los brazos para volar". Por lo tanto, durante este período, tenga mucho cuidado con las palabras que elija. Comentarios que a usted pueden parecerle graciosos e inofensivos —como "Si comes más helados, vas a explotar"— pueden aterrorizar a un niño de esta edad, puesto que no sabe que usted está bromeando.

Desarrollo social

Por naturaleza, los niños de esta edad suelen estar muy preocupados con sus propias necesidades y hasta pueden actuar de forma egoísta. A menudo se niegan a compartir algo que les interesa e interactúan poco con otros niños, incluso cuando están jugando uno al lado de otro, a menos que uno quiera jugar con algo que tiene otro. En ocasiones el comportamiento social de su hijo podrá molestarle, pero si se fija bien, notará que los demás niños de su grupo de juegos probablemente actúan del mismo modo.

A los dos años, un niño ve el mundo casi exclusivamente a través de sus necesidades y deseos. Puesto que aún no es capaz de entender cómo se sienten los demás en la misma situación, asume que todo el mundo piensa y siente exactamente igual que él. Cuando se dan cuenta que están equivocados, quizás no sean capaces de controlarse. Por tal motivo, no tiene mucho sentido tratar de moldear el comportamiento de su hijo con preguntas como: "¿Qué sentirías si te lo hicieran a ti?" Guárdese este tipo de comentarios para cuando su hijo sea mayor y esté preparado para entender lo que piensan y sienten otras personas, siendo capaz de reaccionar basado en este razonamiento.

Puesto que su hijo está tan centrado en sí mismo, quizás a usted le preocupe que esté demasiado mimado o que llegue a perder el control. Es muy probable que sus temores sean infundados y que esta fase pase con el tiempo. Los niños muy activos y agresivos, que empujan y se imponen a los demás, suelen ser tan "normales" como los niños callados y tímidos que nunca parecen exteriorizar sus sentimientos ni pensamientos.

Paradójicamente, a pesar de que el niño está tan centrado en sí mismo, muchos de sus juegos los dedicará a simular los gestos y actividades de otras personas. Imitar y "hacer de cuenta" son los juegos favoritos de los niños a esta edad. Por lo tanto, cuando su hijo de dos años acueste a su osito de peluche o le dé de comer a un muñeco, es posible que le oiga usar las mismas palabras y el tono de voz que usted emplea cuando le dice que es hora de acostarse o que se coma las verduras. Por mucho que su hijo se resista a seguir sus instrucciones en otras ocasiones, cuando adopta el rol de mamá o papá, ¡le imita a la perfección! Los juegos de simulación permiten que los niños se pongan en el papel de otra persona y son un

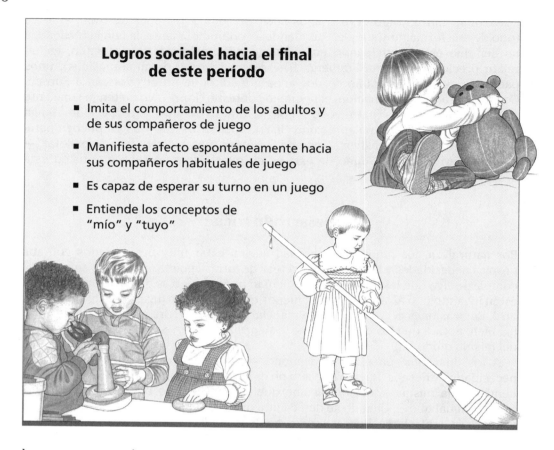

Logros sociales hacia el final de este período

- Imita el comportamiento de los adultos y de sus compañeros de juego

- Manifiesta afecto espontáneamente hacia sus compañeros habituales de juego

- Es capaz de esperar su turno en un juego

- Entiende los conceptos de "mío" y "tuyo"

buen ensayo para futuros intercambios sociales. También permiten que usted se dé cuenta de lo importante que es ser un buen modelo, al comprobar que los niños suelen hacer lo que hacen los adultos, no lo que éstos predican.

La mejor forma de que su hijo aprenda a comportarse alrededor de otras personas es darle muchas oportunidades de adiestrarse. Por lo tanto, no permita que su actitud relativamente antisocial le desanime al punto de dejar de llevarlo a jugar con otros niños. Al principio, es sensato limitar el grupo de juego a dos o tres niños. Y, aunque usted tendrá que supervisar sus actividades de cerca para que ninguno se haga daño o se enoje demasiado, debe dejar que jueguen a su manera lo máximo posible. Lo que necesitan es aprender a jugar unos con otros, no con los padres de otros.

Desarrollo emocional

Es muy difícil adaptarse a los altibajos de un niño de dos años. En cuestión de segundos puede pasar de estar feliz y amigable a decaído y llorón, a menudo sin motivo aparente. Sin embargo, estos cambios de humor forman parte del proceso de crecimiento. Son manifestaciones de los cambios emocionales que está experimentando conforme lucha por controlar sus acciones, sus impulsos, sus sentimientos y su cuerpo.

A esta edad, su hijo o hija quiere explorar el mundo en busca de aventuras. Como resultado, se pasará la mayor parte del tiempo poniendo a prueba los límites: de sí mismo, de usted y de su entorno. Lamentablemente, aún le faltan muchas

Hiperactividad

Desde el punto de vista de un adulto, muchos niños de dos años son "hiperactivos". Pero es perfectamente normal que un niño de esta edad prefiera correr, saltar y treparse en todas partes que andar despacio o estar sentado tranquilamente. También es posible que hable tan deprisa que cueste entenderle, y quizás a usted le preocupe su corto margen de atención. Pero tenga paciencia. Este exceso de energía suele ir remitiendo a medida que el niño se aproxima a la edad escolar.

Mientras el nivel de actividad de un niño sea elevado, tendrá más sentido que sean los padres los que intenten adaptarse a él que forzar al niño a que baje el ritmo y se tranquilice. Si su hijo es "un terremoto", modifique sus expectativas. No espere que se esté quieto en una larga reunión comunitaria o en un restaurante. Si lo lleva de compras, prepárese a ir al ritmo de su hijo, no al suyo. En general, evite colocarlo en situaciones que lo hagan sentirse acorralado y en las que ambos acaben frustrados. Déle muchas oportunidades para que queme su exceso de energía participando en juegos que impliquen correr, saltar, trepar, patear o lanzar pelotas.

Sin una guía firme, la energía de un niño muy activo puede transformarse fácilmente en un comportamiento agresivo o destructivo. Para evitarlo, establezca normas claras y sensatas y aplíquelas consistentemente. También puede fomentar un comportamiento más calmado elogiando a su hijo cuando juegue tranquilamente o se pase más de unos pocos minutos seguidos mirando un libro. Además es conveniente mantener las rutinas de la comida, el baño, la siesta y la hora de acostarse lo más regularmente posible, de tal modo que el día del niño esté claramente estructurado.

Un número reducido de niños en edad preescolar tienen problemas de hiperactividad y déficit de atención que persisten más allá de la etapa preescolar. Estos problemas solo requerirán un tratamiento especial si llegan a interferir con el rendimiento académico o con las relaciones sociales del niño. (Vea *Hiperactividad y problemas de concentración*, página 584.) Si usted sospecha que su hijo tiene dificultades en estas áreas, pídale al pediatra que lo evalúe.

Manteniendo a raya las rabietas

La frustración, el enfado y las rabietas ocasionales son inevitables en cualquier niño de dos años. Como padre o madre, debe permitir que su hijo exprese sus emociones, pero a la vez, debe ayudarle a expresar su enfado de formas que no sean violentas ni abiertamente agresivas. He aquí algunas sugerencias:

1. Cuando vea que su hijo se está empezando a enfadar, intente dirigir su atención y su energía hacia una actividad distinta y más aceptable.

2. Si no consigue distraerlo, ignórelo. Cada vez que usted reacciona ante cualquiera de las explosiones del niño, no hace otras cosa que recompensar un comportamiento negativo dedicándole más atención. Hasta regañarlo, castigarlo e intentar razonar con él pueden fomentar la conducta no deseada.

3. Si están en un lugar público y el comportamiento de su hijo le avergüenza, limítese a sacarlo de allí sin discutir ni hacer demasiado alboroto. Espere a que el niño se calme antes de reanudar sus actividades.

4. Si la rabieta implica pegar, morder o cualquier otro comportamiento que pueda lastimar a alguien, usted no puede ignorarlo. Pero reaccionar de una forma exagerada tampoco le servirá de nada. En lugar de eso, dígale a su hijo inmediatamente, con claridad y voz calmada, que no debe comportarse así, lléveselo y déjelo a solas por unos

habilidades para conseguir todo lo que necesita sin poner en peligro su integridad física, por lo que a menudo será preciso que usted lo proteja.

Cuando el pequeño se pase de la raya y usted lo frene, podrá reaccionar con enfado y frustración, quizás con una rabieta o un ataque de furia. Hasta es posible que intente desquitarse pegando, mordiendo y dando patadas. A esta edad, su hijo no sabe controlar sus impulsos emocionales, por lo que su enojo y frustración suelen estallar de repente en forma de llantos, golpes y gritos. Esa es la única forma que tiene de afrontar las dificultades que le plantea la vida. Hasta es posible que se haga daño o se lo haga a otra persona sin querer. Todo esto es parte de tener dos años de edad.

¿Le ha dicho un familiar o una niñera que su hijo nunca se porta mal mientras lo cuidan? No es nada raro que un niño de esta edad sea un ángel cuando los padres están ausentes, ya que con los demás no tiene la confianza para poner a prueba sus límites. Pero cuando esté con usted, su hijo intentará hacer cosas que pueden ser peligrosas o difíciles, porque sabe que usted lo rescatará si se mete en problemas.

cuantos minutos. No podrá entender explicaciones complicadas, así que no intente razonar con él. Basta con hacerle entender qué es lo que ha hecho mal e imponerle el castigo que merece en ese mismo momento. Si deja que pase una hora, su hijo no relacionará el castigo con "el crimen cometido". (Vea *Rabietas*, página 593.)

5. Nunca emplee el castigo físico para disciplinar a un niño. Al hacerlo, le transmitirá el mensaje de que la agresión es una forma adecuada de reaccionar cuando las cosas no salen como quiere.

6. Controle lo que su hijo mira en la televisión. (Vea *Televisión*, página 588.) Los niños en edad preescolar pueden comportarse de forma más agresiva si ven programas violentos.

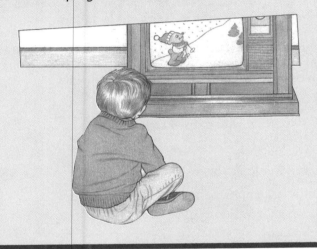

Sea cuál sea la forma concreta de protestar que tenía su hijo hacia el final del primer año, seguirá utilizándola por cierto tiempo. Por ejemplo, cuando vaya a dejarlo con la niñera, podría enfadarse y tener una rabieta anticipando la separación. Tal vez empiece a lloriquear y se aferre a usted. O es posible que simplemente se ponga desanimado y silencioso. Sea cual sea su comportamiento, no se altere más de la cuenta ni lo regañe o castigue. La mejor táctica es asegurarle antes de marcharse que volverá y, cuando regrese, elógielo por ser tan paciente mientras usted estuvo ausente. Consuélese pensando en que las separaciones serán mucho más fáciles una vez que su hijo cumpla tres años.

Cuanto más seguro y confiado se sienta su hijo, tenderá a ser más independiente y a portarse mejor. Esta actitud positiva se puede fomentar estimulando al niño a comportarse con mayor madurez. Para lograrlo, fíjele y hágale respetar consistentemente unos límites razonables que le permitan explorar y dar rienda suelta a su curiosidad, pero que frenen las conductas peligrosas o antisociales. Con estas directrices, su hijo empezará a comprender qué es aceptable y qué no lo es. Como ya hemos dicho, la clave está en la consistencia. Elógielo cada vez que juegue amistosamente con otro niño, siempre que coma, se vista o se desvista solo o cuando usted lo ayude a comenzar una actividad y él la complete por su cuenta. De este modo, empezará a sentirse orgulloso de sí mismo sabiendo que se está comportando de cierto modo —el modo que usted ha fomentado— y como consecuencia las conductas negativas se irán disipando.

Alertas de desarrollo

Los logros de desarrollo citados en este libro le darán una idea general de los cambios que puede esperar a medida que su hijo crece, pero no se preocupe si sigue un patrón ligeramente distinto. Cada niño se desarrolla a su propio ritmo. Sin embargo deberá consultar con el pediatra si su hijo presenta algunos de los siguientes síntomas que pueden indicar la existencia de un retraso del desarrollo en niños de esta edad.

- Se cae frecuentemente y le cuesta subir y bajar escaleras

- Babea constantemente o casi no se le entiende lo que habla

- No puede construir torres de más de cuatro bloques

- Le es difícil manipular objetos pequeños

- Con tres años cumplidos, no sabe copiar un círculo

- No sabe comunicarse utilizando frases cortas

- No participa en juegos de simulación

- No entiende instrucciones sencillas

- Muestra muy poco interés hacia los demás niños

- Tiene dificultades extremas al separarse de su madre

- Establece muy poco contacto visual

- Muestra muy poco interés en los juguetes

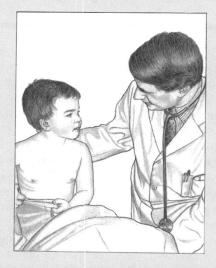

Logros emocionales hacia el final de este período

- Expresa afecto abiertamente

- Expresa una gran variedad de emociones

- Con tres años, se separa fácilmente de sus padres

- Le disgusta que haya grandes cambios en su rutina

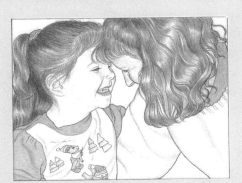

Puesto que los niños de esta edad suelen expresar una gran variedad de emociones, prepárese para todo, desde el deleite hasta la ira. No obstante, si cree que su hijo es muy pasivo o retraído, está siempre triste e insatisfecho y reclama atención constante, consulte con su pediatra. Éstos podrían ser signos de depresión, provocada ya sea por un tipo de estrés oculto o por un problema de carácter biológico. Si el médico sospecha que el niño está deprimido, podría referirlo a un profesional de salud mental.

Cuidados básicos

Alimentación y nutrición

Con dos años, su hijo o hija debe ingerir tres comidas principales y una o dos meriendas diarias. A esta edad ya puede comer lo mismo que el resto de la familia. Sus avances en las destrezas verbales y sociales le permitirán participar activamente en la mesa familiar si se le da la oportunidad de comer con los demás.

Afortunadamente, ahora su hijo come de una forma relativamente "civilizada". A los dos años podrá utilizar la cuchara, beber del vaso con una mano y comer cosas que se pueden agarrar con las manos. A los tres años, además deberá ser capaz de utilizar el tenedor y comer por sí solo, derramando algo de comida, de vez en cuando, entre el plato y la boca. Pero aunque ya

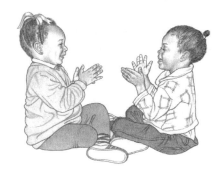

Ejemplo de un menú diario para un niño de dos años

Este menú está ideado para un niño de dos años que pesa aproximadamente 27 libras (12.5 kg).

1 cucharadita = ⅓ cucharada (5 ml)

1 cucharada = ½ onza (15 ml)

1 onza = 30 ml

1 taza o vaso = 8 onzas (240 ml)

DESAYUNO

¾ de vaso de leche al 2%

½ taza de cereal enriquecido con hierro o un huevo

½ vaso de jugo cítrico o de tomate o ⅓ de taza de melón o fresas

½ tostada

½ cucharadita de margarina o mantequilla

1 cucharadita de jalea

A MEDIA MAÑANA

2 cucharadas de queso crema

4 galletitas de soda

½ vaso de jugo

pueda comer correctamente, aún está aprendiendo a masticar y a tragar eficazmente, y es posible que trague la comida cuando esté deseoso por irse a jugar. Por este motivo, el riesgo de atragantamiento es alto, así que evite los siguientes alimentos que, en caso de ser tragados enteros, puedan bloquear las vías respiratorias:

salchichas o "hot dogs" (a menos que sean rebanadas a lo largo y luego a lo ancho)

nueces (sobre todo cacahuate o maní)

caramelos redondos y duros

uvas enteras

cucharadas de mantequilla de maní

zanahorias crudas y enteras

cerezas crudas con semilla

apio crudo

ALMUERZO

½ vaso de leche al 2%

½ sándwich—1 rebanada de pan integral, 1 cucharadita de margarina (o mantequilla) o dos cucharaditas de aderezo para ensalada, y 1 onza de carne

2 a 3 palitos de zanahoria ó 2 cucharadas de otro tipo de verdura u hortaliza amarilla

1 galleta de avena pequeña baja en grasa (½ onza)

A MEDIA TARDE

½ vaso de leche al 2%

½ manzana (en rodajas), 3 dátiles, ⅓ taza de uvas (partidas) ó ½ naranja

CENA

½ vaso de leche al 2%

2 onzas de carne

⅓ taza de pasta, arroz o papas

2 cucharadas de verdura

1 cucharadita de margarina (o mantequilla) o dos cucharaditas de aderezo para ensaladas

Idealmente, su hijo debe comer diariamente alimentos pertenecientes a cada uno de los cuatro grupos siguientes:

1. Carne, pescado, pollo y huevos

2. Leche, queso y otros derivados lácteos

3. Frutas y verduras

4. Cereales, papa, arroz y productos elaborados con harina

Sin embargo, no se inquiete si la dieta de su hijo no se apega a ese ideal. Muchos niños de esta edad se niegan a comer ciertas cosas, o insisten en comer solo uno o dos de sus alimentos favoritos durante largos períodos de tiempo. Cuanto más batalle con su hijo debido a sus gustos alimenticios, más se le opondrá. Como ya dijimos, si le ofrece una variedad de alimentos y deja la elección en sus manos, terminará por escoger una dieta balanceada de forma natural. Es posible que le apetezcan más los alimentos saludables si puede comerlos por su cuenta. Por lo tanto, procure ofrecerle aquéllos que se pueden comer con las manos (como frutas o verduras crudas, excepto zanahorias y apio), en lugar de alimentos cocidos que se tienen que comer con cubiertos.

Suplementos dietéticos. Los niños de esta edad que siguen una dieta balanceada raras veces necesitan tomar suplementos vitamínicos. Sin embargo, si su hijo come muy poca carne, cereales enriquecidos con hierro o verduras ricas en hierro, probablemente necesitará un suplemento de hierro. Tomar demasiada leche (más de 32 onzas [960 ml] al día) puede interferir con el proceso de absorción de hierro, aumentando el riesgo de una deficiencia de este elemento. A esta edad, su hijo debería tomar entre 16 y 32 onzas (480 a 960 ml) de leche al día. Esto aporta la cantidad de calcio necesaria para el crecimiento óseo sin reducir el apetito hacia otros alimentos, sobre todos aquéllos ricos en hierro.

Un suplemento de vitamina D de 200 UI (unidades internacionales) es importante para aquellos niños que no estan regularmente expuestos al sol, no consumen suficiente leche enriquecida con vitamina D o que no toman una multivitamina diaria que contenga por lo menos 200 UI de esta vitamina. Esta cantidad de vitamina D puede prevenir el raquitismo.

La dentición y la higiene dental

Cuando su hijo o hija tenga aproximadamente dos años y medio, debe tener todos los dientes temporales o de leche, incluyendo los segundos molares, que suelen salir entre los veinte y los treinta meses. Los dientes definitivos (o permanentes) probablemente no empezarán a sustituir a los de leche sino hasta que cumpla seis o siete años, aunque es posible que salgan un poco antes o un poco después.

Como es de imaginar, el problema dental número uno entre los preescolares son las caries. Aproximadamente uno de cada diez niños de dos años de edad tiene una o más caries; a los tres años el problema se extiende a un 25 por ciento y, a los cinco años, la cifra se acerca al 50 por ciento. Muchos padres asumen que las caries no son importantes cuando afectan los dientes de leche, ya que, al fin y al cabo, éstos se van a caer. Pero ésta es una suposición muy arriesgada. Las caries dentales pueden convertirse en un doloroso absceso y —si los dientes de leche se pierden demasiado pronto debido a las caries o una infección— los dientes permanentes aún no estarán preparados para substituirlos. Cuando esto ocurre, los demás dientes de leche cambian su posición en la mandíbula para rellenar los espacios vacíos, así que cuando los dientes permanentes salen, no hay espacio para los mismos.

La mejor forma de proteger los dientes de su hijo es ayudándolo a adquirir buenos hábitos dentales. Con su ayuda, adoptará rápidamente buenos hábitos de higiene dental como parte de su rutina diaria. A los dos años, su hijo debe lavarse los dientes por lo menos dos veces al día. Sin embargo, aunque tenga las mejores intenciones, este aún no posee el control ni la concentración que se necesita para lavarse los dientes por su cuenta. Usted deberá supervisarlo y ayudarle para que el cepillo retire toda la placa dental, esto es el depósito pegajoso de bacterias que se acumula en los dientes causando caries.

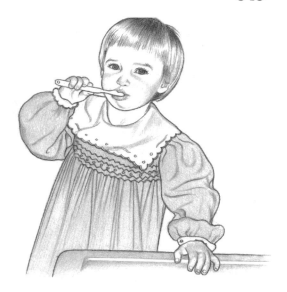

Mientras que usted usaba una gasa o pañito húmedo para limpiarle los dientes a su hijo cuando era menor, ya es hora de usar un cepillo de dientes y pasta dental con flúor. (El flúor de la pasta penetra al esmalte dental ayudando a prevenir las caries.) Cerciórese de que el cepillo de dientes de su hijo sea de cerdas suaves de nylon con múltiples salientes. Ponga muy poca pasta en el cepillo (una porción equivalente a un guisante) ya que es difícil evitar que un niño se trague parte de la misma. Un exceso de flúor puede provocar manchas permanentes en los dientes. Si al niño no le gusta el sabor de una pasta dental, pruebe otra o use solo agua durante cierto tiempo. Cepillarse bien los dientes y enjuagarse es más importante que la pasta en sí.

Usted oirá todo tipo de consejos sobre la mejor forma de cepillarse los dientes: de arriba hacia abajo, de delante hacia atrás o en círculos. Lo cierto es que la dirección no interesa. Lo importante es limpiar cada diente a fondo, por abajo y por arriba, por delante y por detrás. Aquí es donde encontrará la mayor resistencia por parte de su hijo, quien probablemente se concentrará solamente en los dientes anteriores, que son los que más ve. En tal caso, puede ser efectivo jugar a "encontrar el diente escondido".

Aparte de la higiene, la dieta desempeña un papel fundamental en la salud dental de su hijo. Y, por supuesto, el azúcar es el malo de la película. Cuantas más veces y por más tiempo se expongan los dientes de un niño al azúcar, más probabilidades tendrá de contraer caries. Esto significa que un pedazo enorme de pastel no le hará daño a su hijo si se lava los dientes después de comérselo; sin embargo, los dulces pegajosos, los chicles y las frutas secas, cuyo azúcar permanece mucho rato en la boca, pueden ser muy perjudiciales. Es aconsejable evitar dulces "pegajosos", sobre todo entre comidas. Además, impida que su hijo se la pase tomando bebidas azucaradas en un vasito con tapa por un tiempo prolongado.

Durante el chequeo médico regular, el pediatra examinará los dientes y las encías del niño para verificar que estén sanos. Si nota algún problema, podría referirlo a un dentista pediátrico (pedodoncista) o a un dentista general que tenga interés en el tratamiento dental de niños. Sin embargo, un niño menor de un año tendrá que ir al dentista si:

- Se ha astillado o lastimado un diente, o ha tenido una lesión en la cara o la boca.

- Los dientes cambian de color (lo que puede ser un indicativo de caries dentales).

- Se queja de dolor en alguno de sus dientes o estos son sensibles a las comidas y bebidas calientes o frías. (Esto también puede ser señal de caries.)

Todo niño debe comenzar a ir al dentista de manera habitual a partir del año y medio, más o menos. El dentista comprobará si los dientes le han salido correctamente y si presenta algún problema dental. Es posible que además le aplique una solución tópica de flúor para proporcionarle una protección adicional contra las caries. Si viven en un área en la que el agua no está tratada con flúor, es posible que le recete gotas o comprimidos masticables que contengan flúor. Para obtener más detalles sobre los suplementos de flúor, hable con su pediatra y vea en el Capítulo 4 la sección "Suplementos de flúor", página 129.

Aprendiendo a usar el inodoro

Cuando su hijo o hija tenga dos años de edad, probablemente usted estará ansioso por enseñarle a usar el inodoro. La presión por alcanzar esta meta puede ser particularmente intensa si usted quiere llevar a su hijo a un jardín infantil o a una guardería que no acepta niños con pañales. De cualquier modo, debe tener en cuenta que si presiona al niño antes de que esté preparado para el aprendizaje, se puede alargar este proceso.

En general, no le hará ningún daño al niño si empieza a entrenarlo antes de que cumpla los dieciocho meses, siempre y cuando mantenga expectativas realistas en cuanto al éxito que alcanzará. Sin embargo, la mayoría de los expertos considera que el entrenamiento para ir al baño es más efectivo si se pospone hasta que el niño pueda controlar gran parte de las etapas que este proceso requiere. Ciertos estudios indican que muchos de los niños a los que se les intenta enseñar a usar el inodoro antes de que cumplan dieciocho meses, no consiguen dominar completamente la cuestión hasta que tienen cuatro años. En contraste, la mayoría de los que inician el entrenamiento alrededor de los dos años, dominan el uso del baño alrededor de su tercer cumpleaños. La edad promedio para haber completado el entrenamiento es poco después de los dos años y medio.

Es probable que los intentos por enseñarle a su hijo a usar el inodoro no tengan éxito sino hasta que supere el negativismo y la resistencia propios de esta edad. Es necesario que él quiera dar ese gran paso. Estará listo cuando parezca deseoso de complacerle a usted y de imitarle, así como de ser más independiente. Puesto que el niño necesita tal independencia, es importante evitar las luchas de poder que siempre terminan por retardar el entrenamiento. La mayoría de los niños llegan a este punto entre los dieciocho y los veinticuatro meses de edad, pero si ocurre un poco más tarde también es normal.

En cuanto su hijo esté preparado para iniciar el proceso de aprendizaje, las cosas marcharán bien siempre y cuando usted mantenga una actitud relajada y paciente. Elógielo por sus logros y no se le ocurra mencionar los errores que cometa.

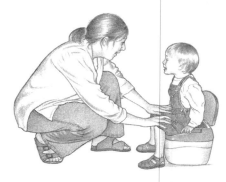

Durante las primeras semanas, deje que el niño se siente totalmente vestido en la bacinilla mientras usted le cuenta acerca del uso del inodoro, para qué sirve y cuándo emplearlo.

El castigarlo o hacerlo sentir mal cuando tenga un "percance", solo conseguirá añadir un estrés innecesario al proceso, lo que sin duda dificultará el avance.

¿Cómo debe presentarle al niño el concepto de usar el inodoro? La mejor forma es dejarle que vea cómo lo utilizan otros miembros de la familia de su mismo sexo. (Observar a personas del sexo contrario simplemente podría confundirlo.) Asimismo, háblele con frecuencia acerca del proceso para ir al baño.

La primera meta debe ser enseñarle a evacuar en el inodoro. Tenga en cuenta que cuando se evacúa, muchas veces también se orina, por lo que al principio a su hijo le costará separar ambos actos. Sin embargo, en cuanto aprenden a evacuar, muchos niños (sobre todo las niñas) enseguida hacen la conexión. Los niños suelen aprender a orinar sentados y poco a poco empiezan a hacerlo de pie, sobre todo cuando comprueban que es así como lo hacen los niños grandes.

El primer paso del entrenamiento consiste en adquirir una bacinilla y colocarla ya sea en la habitación del niño o en el baño más cercano o conveniente. A continuación, haga lo siguiente:

1. Durante las primeras semanas, deje que su hijo se siente en la bacinilla completamente vestido mientras usted le explica para qué sirve y cuándo se utiliza.

2. En cuanto quiera sentarse en la bacinilla voluntariamente, deje que lo haga sin llevar puesto el pañal. Enséñele a mantener los pies firmemente apoyados en el suelo, pues esto será importante cuando tenga que evacuar. Haga que la bacinilla sea parte de su rutina cotidiana y que gradualmente la utilice para sentarse varias veces al día.

3. Cuando se haya habituado a esta rutina, intente quitarle el pañal mientras está sentado en la bacinilla, dejando que el contenido del pañal caiga dentro de la misma para que compruebe cuál es su verdadera función.

4. En cuanto el niño capte el proceso, es probable que le interese más utilizar la bacinilla del modo correcto. Para animarlo, déjelo jugar cerca de la bacinilla sin llevar puestos los pañales para que así pueda utilizarla cuando lo necesite. Al principio se olvidará y tendrá algunos percances, pero no le demuestre su decepción. En cambio, espere a que utilice la bacinilla correctamente y recompénselo con entusiasmo y elogios.

5. Cuando empiece a utilizar la bacinilla con regularidad, substituya durante el día los pañales por unos pantaloncitos de entrenamiento. En este punto, la mayoría de los varoncitos aprenden rápidamente a orinar en el inodoro imitando a sus padres o a niños mayores. Es posible que tanto los niños como las niñas sean capaces de utilizar el inodoro de adultos si se le coloca encima una silla especial de entrenamiento.

Como pasa con la mayoría de los niños, su hijo probablemente tardará más tiempo en controlar los deseos de ir al baño mientras duerme. De todos modos, trate de animarlo a usar el inodoro también por la noche o antes de la siesta, e insistir todavía más si ya ha empezado a ir al baño regularmente durante el día. El mejor enfoque consiste en instar a su hijo a que use la bacinilla justo antes de acostarse y en cuanto se despierte. También es conveniente ponerle pantaloncitos de entrenamiento en vez de pañales durante la siesta o por la noche. Sin duda, su hijo tendrá más de un percance, pero si coloca un plástico debajo de la sábana que cubre al colchón, las consecuencias serán menores. Dígale a su hijo que todos los niños tienen este tipo de accidentes y elógielo cada vez que haga la siesta o pase toda la noche sin mojar la cama. Dígale también que, si se despierta de noche y necesita ir al baño, puede ir solo o llamarla para que lo ayude.

Su meta debe ser convertir este proceso en lo más positivo, natural y relajado posible para que su hijo no tenga miedo de usar el inodoro por su cuenta. Si el niño sigue orinándose consistentemente por las noches o a la hora de la siesta un año después de haber aprendido a usar el inodoro, hable con el pediatra.

Sueño

Entre los dos y los tres años de edad, su hijo o hija dormirá de nueve a trece horas diarias. La mayoría de los niños de esta edad hacen una sola siesta de dos o tres horas luego del almuerzo, pero algunos siguen haciendo dos siestas cortas en lugar de una. Otros no duermen en absoluto durante el día. A menos que su hijo esté irritable habitualmente y parezca muy cansado durante el día por falta de sueño, no tiene ningún sentido forzarlo a hacer una siesta.

A la hora de acostarse, es posible que su hijo se vuelva algo rígido con el ritual de las buenas noches. Sabe que cuando llega determinada hora, se pone el pijama, se lava los dientes, usted le lee un cuento y se acuesta con su manta, muñeco o peluche favorito. Si usted modifica en lo más mínimo esa rutina, es posible que su hijo se queje y hasta le cueste conciliar el sueño.

Sin embargo, aunque haya una rutina totalmente predecible, algunos niños de entre dos y tres años se resisten a ir a dormir. Si siguen durmiendo en la cuna, se pondrán a llorar en cuanto se queden solos o incluso saldrán de la cuna en busca de mamá y papá. Si ya están durmiendo en una cama, se levantarán una y otra vez insistiendo en que no están cansados (aun cuando estén completamente agotados) o pidiendo que se les deje participar en lo que esté haciendo el resto de la familia. Esto se debe en parte al negativismo típico de esta edad —esto es, la tendencia a no

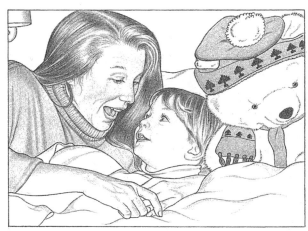

A la hora de dormir, prepare a su hijo o hija para que pueda conciliar el sueño fácilmente, jugando con él a algo tranquilo o leyéndole un cuento placentero.

hacer cualquier cosa que mamá o papá quieran que haga— y en parte, a la persistente ansiedad de separación. A pesar de su deseo de independencia, aún se sienten intranquilos cuando sus padres están fuera del alcance de su vista, sobre todo si se quedan solos en un cuarto oscuro.

Para que su hijo tenga la sensación de que controla la situación, deje que él mismo haga la mayor cantidad de elecciones posibles a la hora de acostarse, como qué pijama se va a poner, qué cuento quiere que le lean y con qué peluche va a dormir. Asimismo, deje una lamparita de noche encendida en su habitación (hasta es posible que se sienta mejor si deja la luz prendida) y permítale dormir con algún objeto que le transmita seguridad (Vea *Objetos de transición,* páginas 274 a 275), para ayudarle a afrontar la ansiedad de separación. Si a pesar de todo se pone a llorar en cuanto usted se marche, déle unos diez minutos para ver si es capaz de tranquilizarse solo antes de volverlo a apaciguar; si vuelve a llorar, espere otros diez minutos y repita el proceso. No lo regañe ni lo castigue, pero tampoco recompense su comportamiento dándole algo de comer o quedándose con él.

En algunos casos, estas batallas nocturnas no son más que una forma de llamar la atención. Si su hijo se levanta noche tras noche y va en su búsqueda, vuélvalo a meter en la cama de inmediato y dígale: "Es hora de dormir". No lo reprenda ni le hable más, y salga de la habitación en cuanto esté acostado. Es posible que trate de poner a prueba sus límites levantándose una y otra vez durante muchas noches seguidas; pero si usted mantiene la calma y es consistente, el niño acabará dándose cuenta de que con eso no va a conseguir nada y empezará a acostarse con una mejor actitud.

Algunas veces su hijo podrá despertarse en medio de una pesadilla. A esta edad las pesadillas son bastante frecuentes, puesto que aún no distinguen con claridad entre lo real y lo imaginario. Si oyen un relato de terror o ven escenas violentas por televisión, muchas veces estas imágenes se fijan en su mente y más adelante surgen en forma de pesadillas. Y si recuerdan haber soñado con un "monstruo", es probable que crean que éste es real.

Cuando su hijo se despierte en medio de una pesadilla, la mejor forma de actuar es abrazarlo y calmarlo. Deje que le hable sobre el sueño, si puede, y acompáñelo hasta que se haya calmado lo suficiente como para volverse a dormir.

Su hijo tendrá pesadillas más a menudo cuando esté ansioso o tenso. Si tiene sueños desagradables con frecuencia, intente averiguar qué es lo que le inquieta para calmar su ansiedad. Por ejemplo, si empieza a tener más pesadillas cuando haya iniciado el proceso para aprender a usar el inodoro, disminuya la presión y permítale ensuciarse pintando con los dedos o jugando un poco con la comida. Así mismo, intente hablarle, en la medida de lo posible, sobre lo que le preocupa. Algunas de sus ansiedades pueden estar relacionadas con el hecho de separarse de usted, el tiempo que pasa en la guardería, o algún cambio que haya tenido lugar en el hogar. El hablar a veces ayuda a evitar que el estrés se acumule.

Como precaución general para evitar las pesadillas, seleccione cuidadosamente los programas que vea su hijo, y no lo deje ver televisión justo antes de acostarse. Incluso los programas que usted considera inocentes pueden contener imágenes que tal vez lo asusten. Durante el resto del día, déjelo ver solo programas educativos o sobre la naturaleza que sean apropiados para su edad. No le permita ver programas violentos de ningún tipo, incluyendo muchos dibujos animados.

Cuando llegue la hora de acostarse, prepare al niño para dormir jugando a algo tranquilo con él o leyéndole un cuento placentero. Poner música suave también puede ayudarlo a conciliar el sueño, y dejar encendida una lamparita de noche puede darle seguridad si llega a despertarse.

Disciplina

¿Cuál es el reto más importante al que deben enfrentarse los padres durante este año y los que se avecinan? Sin lugar a dudas, la disciplina. Como podrá comprobarlo, su hijo o hija aprenderá a controlar sus impulsos de forma muy gradual. Entre los dos y los tres años seguirá tratando de salirse con la suya mediante rabietas, empujones, codazos y protestas. La mayoría de estas reacciones son impulsivas; aunque no planee comportarse así, no puede evitarlo. Ya sea que su mala conducta sea consciente o inconsciente, el fin básico del niño es poner a prueba sus propios límites tanto como los suyos.

La estrategia que usted adopte para fijar e impartir esos límites es algo muy personal. Algunos padres son bastante estrictos y castigan a sus hijos cuando se saltan cualquier norma; otros son más permisivos y prefieren razonar a castigar. Sea cual sea el enfoque que usted elija, debe ajustarse al temperamento de su hijo así como a sus propios criterios para que surta efecto y pueda aplicarlo consistentemente. Encontrará otras recomendaciones útiles en el recuadro: *Algunas reglas de oro sobre la disciplina del niño en edad preescolar,* páginas 352 a 353.

Un programa preescolar es particularmente beneficioso para aquellos niños que no tienen muchas oportunidades de relacionarse con otros niños o adultos, o bien para los que tienen facultades extraordinarias o problemas de desarrollo que merecen una atención especial.

Aparte de los beneficios que una guardería o jardín infantil le reporte a su hijo, estos centros también pueden ser convenientes para usted. Quizás piense reincorporarse al trabajo o vaya a tener otro hijo; o tal vez quiera disponer de unas cuantas horas al día para usted. En esta etapa del desarrollo de su hijo, la separación puede ser positiva para ambos.

háblele utilizando palabras sencillas y concretas. No utilice nunca argumentos hipotéticos como "¿Qué sentirías si yo te hiciera lo mismo?" Ningún niño en edad preescolar puede entender este tipo de razonamientos.

5. No modifique las normas o los castigos al azar. Así solo conseguirá confundir a su hijo. Conforme vaya creciendo, es natural que usted espere un comportamiento más maduro. Pero, cuando usted modifique alguna norma, hágaselo saber y explíquele por qué. Por ejemplo, cuando su hijo tenía dos años. Usted podía tolerar que le jalara la ropa cuando quería que le hiciera caso, pero cuando tenga cuatro, es posible que prefiera que se dirija a usted de una forma más madura. Cuando decida cambiar una norma, explíqueselo al niño antes de empezar a aplicarla.

6. Cerciórese de que todos los adultos que viven en su casa y las demás personas que cuidan de su hijo entiendan las normas y los castigos que se deben utilizar para disciplinarlo. Si un padre dice que algo está bien y el otro lo prohíbe, el niño está condenado a vivir confundido. Al final, descubrirá que puede salirse con la suya poniendo a un padre contra el otro, lo que les complicará la vida a todos, tanto ahora como en el futuro. La mejor forma de evitar este tipo de conflictos es presentar un frente unido.

7. Recuerde que usted es un modelo fundamental para su hijo. Cuanto más coherente y sensato sea su comportamiento, más probabilidades habrá de que la conducta de su hijo refleje esas cualidades. Sí, contrariamente, usted le pega cada vez que se salta una norma, le estará enseñando que es correcto resolver los problemas mediante la violencia.

Si hasta ahora no ha pasado mucho tiempo alejada de su hijo, es posible que esta separación le haga sentirse triste o culpable. También podría ponerse un tanto celosa si su hijo establece un fuerte vínculo con uno de sus maestros de preescolar, sobre todo si —en uno de sus enfados— le da por decir que le gusta más su maestra que usted. Pero usted sabe muy bien que ningún maestro la puede reemplazar, del mismo modo que la vida en el preescolar nunca podrá reemplazar la vida familiar del niño. Estas nuevas relaciones le ayudarán a su hijo a entender que hay un mundo de gente que se preocupa por él aparte de su familia. Ésta es una importante lección que debe aprender conforme se va preparando para ingresar al gran mundo de la escuela primaria.

Estimulación del crecimiento cerebral: el tercer año

El tercer año de vida de su hijo es un período importante en el desarrollo de su cerebro. Como describimos antes, el crecimiento físico del niño podría hacerse más lento durante esta época, pero su cerebro y su crecimiento intelectual están avanzando a gran velocidad. Así como usted ha hecho un esfuerzo por estimular su crecimiento cerebral desde el nacimiento, deberá continuar haciéndolo durante esta edad trascendental. He aquí algunas sugerencias:

- Fomente los juegos creativos, de construcción y de dibujo. Déle a su hijo o hija el tiempo y los utensilios que necesite para que aprenda divirtiéndose.

- Sea sensible al ritmo y al estado de ánimo de su hijo. Respóndale tanto cuando se sienta molesto como cuando esté contento. Anímelo y apóyelo, utilizando una disciplina firme cuando sea preciso, pero sin gritarle, pegarle ni zarandearlo. Déle normas claras y consistentes.

- Sea cálido y afectivo con su hijo. Déle abrazos, besos y caricias para transmitirle una sensación de seguridad y bienestar.

- Hable con su hijo o cántele mientras lo viste, lo baña, lo alimenta, lo lleva de paseo o cuando van en el auto. Use un lenguaje de adulto y háblele lentamente, dándole tiempo para que le pueda contestar. Intente no contestarle con un "ajá", porque el niño se dará cuenta de que no le está escuchando; en lugar de ello, alargue las frases de su hijo.

- Léale algo cada día. Elija libros que lo inciten a tocar y señalar, y léale rimas, poemas y cuentos infantiles.

- Si usted habla un idioma distinto al del lugar donde vive, utilícelo en casa.

Cuando sienta punzadas de tristeza, culpabilidad o celos, piense que estas separaciones estructuradas le ayudarán a su hijo a adquirir mayor independencia, experiencia y madurez, a la vez que le permitirán a usted tener más tiempo para cultivar sus intereses y necesidades. En definitiva, estas separaciones fortalecerán el vínculo entre usted y su hijo.

Idealmente, toda guardería o jardín infantil debe ofrecer a los niños un entorno seguro y estimulante, supervisado por adultos atentos y dedicados. Lamentablemente, no todos los programas satisfacen estos requisitos básicos. ¿Cómo

- Facilite a su hijo instrumentos musicales de juguete (pianos, tambores, etc.). Las destrezas musicales pueden tener un efecto sobre las habilidades matemáticas y resolución de problemas.

- Ponga música suave y melódica para que su hijo la escuche.

- Escuche y responda a las preguntas de su hijo.

- Pase tiempo a solas cada día con su hijo.

- A lo largo del día, déle a su hijo opciones sencillas cuando sea posible (¿Mantequilla de maní o queso? ¿La camiseta amarilla o la roja?).

- Ayude a su hijo a utilizar palabras para describir sus emociones y expresar sus sentimientos, como felicidad, alegría, enfado y miedo.

- Limite el tiempo que su hijo pasa viendo televisión o videos; evite los dibujos animados violentos. Supervise todos los programas que vea el niño y coméntelos con él. No utilice la televisión a modo de niñera.

- Fomente las experiencias sociales fuera de casa tales como programas para preescolares, grupos de juego e interacción con otros niños.

- Reconozca y comente a menudo las cosas buenas que ha hecho el niño (ejemplo: "Me gusta el modo en que los dos juegan juntos").

- Cerciórese de que todas las personas que van a cuidar de su hijo entienden lo importante que es forjar una relación afectiva y placentera con el niño.

- Juegue con su hijo en el suelo un rato, todos los días.

- Elija bien a la niñera: que sea una persona afectuosa, atenta, preparada y que vele por la seguridad del pequeño. Hable con ella frecuentemente e intercambie ideas sobre el cuidado adecuado de los niños.

distinguir entre un buen y un mal programa? He aquí ciertos aspectos que debe tener en cuenta.

1. La escuela debe tener metas afines con sus puntos de vista. Un buen centro preescolar procura ayudar a los niños a adquirir independencia y confianza en sí mismos, así como a desarrollar sus destrezas sociales. Tenga mucho cuidado con los programas que prometen enseñar habilidades académicas o "acelerar" el desarrollo intelectual. Desde el punto de vista del desarrollo, la mayoría de los niños en edad preescolar no están preparados para recibir una enseñanza formal y el exigirles demasiado tan solo les predispone a una actitud negativa frente al aprendizaje. Si usted sospecha que su hijo está preparado para asumir mayores retos educativos, pida al pediatra que lo evalúe o que lo remita a un especialista en desarrollo infantil. Si la evaluación confirma sus sospechas, busque un programa que estimule la curiosidad natural y el talento de su hijo pero sin presiones.

2. Si su hijo tiene necesidades especiales —como dificultades en la audición o en el lenguaje, u otro problema de desarrollo o de conducta— póngase en contacto con el director de educación especial del sistema escolar local para que lo refiera a un programa apropiado en su zona residencial. Muchos programas locales carecen de la infraestructura para proporcionar terapia o consejería especializada, por lo que es posible que un niño con necesidades especiales sienta que se "queda atrás" o que está "fuera de lugar".

3. Busque programas cuyas clases sean relativamente pequeñas. Los niños de dos a tres años se adaptan mejor a clases de ocho a diez niños y requieren de supervisión permanente. Hacia los cuatro años de edad ya no necesitan una supervisión tan directa y por lo tanto podrían disfrutar de un grupo de hasta dieciséis niños. He aquí los parámetros de la Academia Americana de Pediatría sobre la proporción adecuada de niños/personal.

Edad	Relación máxima de niños/personal	Tamaño del grupo
13 a 30 meses	4:1	8
31 a 35 meses	5:1	10
3 años de edad	7:1	14
4 años de edad	8:1	16

4. Los maestros y asistentes deben tener una buena formación en desarrollo o educación infantil. No se fíe mucho de un centro en el que el personal se renueva constantemente. Esto no solo refleja la escasa capacidad de la dirección para seleccionar al personal, sino que dificulta encontrar información sobre los maestros que trabajan allí.

5. Cerciórese de que está de acuerdo con los métodos disciplinarios que utilizan. La introducción de límites debe ser firme y consistente, sin impedir la necesidad de exploración del niño. Las normas deben tener en cuenta el nivel de desarrollo de los niños y los maestros deben apoyar y ayudar a los pequeños sin limitar su creatividad e independencia.

6. Deben permitirle ir a ver a su hijo a cualquier hora. Aunque el hecho de que los padres entren y salgan puede alterar la rutina cotidiana, esta actitud abierta transmite una sensación de consistencia y demuestra que la escuela no tiene nada que ocultar.

7. Tanto la escuela en sí como sus predios deben estar "a prueba de niños". (Vea el Capítulo 14 sobre cuestiones de seguridad). Siempre debe haber un adulto presente que sepa aplicar las técnicas de primeros auxilios, incluyendo reanimación cardiopulmonar (CPR, por sus siglas en inglés, que consta de respiración boca a boca y estimulación cardíaca para reanimar a una persona cuando deja de respirar o le deja de latir el corazón) y cómo se debe proceder en caso de atragantamiento.

8. Debe haber una política clara sobre cómo actuar en caso de enfermedad. En general, un niño que tenga fiebre debe excluirse del programa si la misma viene acompañada de cambios de conducta o bien si el niño presenta síntomas que merecen atención médica. Asimismo, un niño con síntomas de una enfermedad infecciosa debe ser enviado a casa. A la vez, tenga en cuenta que la presencia de fiebre por sí sola no debe ser impedimento para que un niño asista a una guardería o jardín infantil, puesto que la fiebre en sí no es muy relevante en cuanto al contagio a otros niños.

9. La higiene es muy importante para reducir al mínimo la transmisión de enfermedades infecciosas. Cerciórese de que haya lavamanos a la altura de los niños y que se les pida a ellos que se laven las manos siempre que sea conveniente, sobre todo después de usar el inodoro. Si la escuela acepta niños que todavía usen pañales, es imprescindible que haya un área para cambiar pañales completamente aislada de las actividades y del sitio donde comen los niños para controlar el contagio de enfermedades infecciosas.

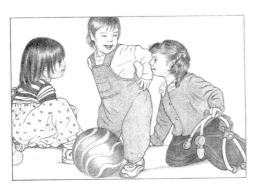

Un programa de educación preescolar puede ser especialmente recomendable si su hijo no tiene muchas oportunidades de relacionarse con otros niños o adultos.

10. Cerciórese de que la ideología general del programa esté de acuerdo con sus ideas. Averigüe qué efecto tiene la filosofía sobre el programa académico y decida si es lo que su familia busca. Muchos centros preescolares dependen de iglesias, sinagogas u otras organizaciones religiosas. Generalmente el niño no tiene que ser miembro de la congregación para asistir a ese centro en particular, pero quizás sea expuesto a ciertos ritos de esa fe.

Para obtener más información sobre guarderías y jardines infantiles, vea el Capítulo 13.

Programas para niños con posibles dificultades de aprendizaje

Algunos niños pequeños que habitualmente no alcanzan los logros de desarrollo propios de su edad, presentan un mayor riesgo de tener dificultades de aprendizaje en la escuela. Una identificación e intervención temprana para tales niños podría prevenir problemas posteriores en la escuela y podría ayudarle a usted a asumir las dificultades cotidianas que experimente. (Vea *Hiperactividad y problemas de concentración*, página 584.)

Si su pediatra comparte sus inquietudes, y el maestro o maestra (una fuente de información invaluable) también está de acuerdo, se podría sugerir una evaluación profesional adicional. Pero no se alarme. Una discapacidad en el aprendizaje tan solo es una dificultad que cualquier niño podría experimentar al tratar de aprender nueva información. Quizás solo implique un problema a la hora de leer o entender lo que se le dice.

Las leyes federales (la Ley de Educación para Individuos con Discapacidades [IDEA, por sus siglas en inglés]), fomenta el establecimiento de servicios de apoyo estatal para bebés y niños en edad preescolar que necesitan ayuda especial con el fin de promover su desarrollo temprano y prepararlos para la escuela. Aunque el modo en que esta ley ha sido puesta en acción varía de un estado a otro, la mayoría de los estados suministran servicios para aquellos niños que tengan por lo menos tres años de edad, y algunos brindan programas en la primera infancia. Los niños pueden ser referidos a estos programas por sus padres, pediatras, maestros de preescolar o cualquier adulto preocupado por el niño. Las recomendaciones de admisión se basan en las necesidades del niño y la disponibilidad de programas. La mayoría de estos servicios comprenden alguna forma de guardería o jardín infantil especializado. (Vea también el Capítulo 19, "Dificultades en el desarrollo".)

Un mensaje para los abuelos

El segundo año de vida de un niño, que coincide con los llamados "terribles dos", suele ser un período de desafíos para los padres y por lo tanto también para los abuelos. Un pequeño de esta edad está constantemente mostrando una creciente actividad física, mayores cambios anímicos y rabietas frecuentes o conductas exigentes, así como también pone a prueba los límites de todos los adultos.

Como abuelo o abuela, es posible que se le haya olvidado cómo son los niños de dos años. Después de todo, ha pasado mucho tiempo desde que sus hijos tenían esa edad. He aquí algunas direcciones que puede tener en cuenta cuando esté con su nieto de dos años (aunque algunos de estos pasos suenan más fáciles de lo que en realidad son).

- Haga un esfuerzo por mantener la calma. No exagere su reacción ante los arranques del pequeño. Procure tomarlos un poco a la ligera y piense que su comportamiento, en gran medida, busca una respuesta de su parte. Mantenga una reacción flexible pero firme.

- Sea consistente en su enfoque disciplinario y procure que vaya con la disciplina que imparten los padres del niño. *Nunca use el castigo físico.*

- Fomente las buenas conductas con elogios y comentarios positivos. Demuestre con sus propias acciones el modo en que le gustaría que su nieto actuara.

- Trate de estimular el autocontrol en el niño.

- Siempre trate a su nieto con cariño.

- Tenga en cuenta que los niños de esta edad son egocéntricos (por ejemplo, están pensando más que nada en "yo" y no en las demás personas que lo rodean), así que no se tome a pecho su falta de interés hacia usted. Esto es normal en un niño de dos años y no durará para siempre.

A esta edad, el aprender a usar el inodoro será uno de los logros más importantes de su nieto. Hable con los padres del niño acerca de la etapa de entrenamiento en la que está y cómo puede usted reforzar lo que ha alcanzado hasta el momento, particularmente cuando lo esté cuidando, ya sea una tarde de sábado o un fin de semana completo. Si el pequeño suele pasar cierto tiempo en su casa, compre unos pantaloncitos de entrenamiento y tenga una bacinilla idéntica a la que él usa en su casa.

Por último, recuerde colocar a su nieto en un asiento de seguridad en la silla trasera del auto cada vez que viajen en el mismo.

Relaciones familiares

Un nuevo bebé

Si usted decide tener otro bebé durante este año, lo más probable es que su hijo o hija se muestre muy celoso al recibir la noticia. Después de todo, a esta edad todavía no entiende el concepto de compartir, se trate de tiempo, objetos o afecto y lo último que desea es que otra persona se convierta en el centro de atención.

La mejor forma de reducir al mínimo los celos es empezar a preparar a su hijo con varios meses de anticipación. Deje que su hijo la acompañe a comprar la ropa y el equipo del bebé. Si su hospital ofrece clases de preparación para hermanos, inscriba a su hijo para que asista durante el último mes de embarazo. Así podrá ver dónde nacerá su hermanito y dónde irá a visitarle. Hablen de cómo serán las cosas cuando haya un nuevo miembro en la familia y cómo podrá ayudar a su hermanito. (Vea *Preparando a los hermanitos para la llegada del nuevo bebé,* página 24).

Cuando el bebé ya esté en casa, anime al niño mayor a ayudar a cuidar a su hermanito y jugar con él, pero sin forzarlo. Si se muestra interesado, encárguele una tarea que lo haga sentirse el hermano mayor, como botar los pañales sucios o recoger la ropa del bebé o los juguetes de la tina. Y cuando usted esté jugando con el bebé, invítelo a unirse al juego y muéstrele cómo cargar y llevar en brazos a su hermanito. Pero deberá hacer énfasis en que no puede hacer estas cosas a menos que usted u otro adulto esté presente. Recuerde pasar un tiempo a solas con cada uno de sus hijos.

La adoración por el hermano mayor

¿Tiene su hijo un hermano o hermana mayor? Si es así, alrededor de los dos años de edad notará como empieza a idolatrar a su hermano mayor. A los ojos del niño, su hermano mayor lo hace todo bien. Es un modelo perfecto; alguien que es fuerte e independiente pero sigue jugando como un niño.

Si se muestra interesado, encárguele una tarea que le ayude a sentirse como el hermano mayor.

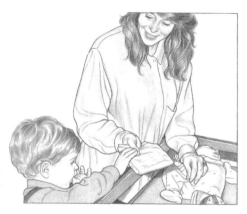

Este tipo de relación entre hermanos tiene sus ventajas y desventajas. Su hijo en edad preescolar probablemente seguirá a su hermano mayor como un perrito faldero. Esto quizás le dé a usted cierta libertad y hará que los dos niños se diviertan juntos por un tiempo. Pero tarde o temprano su hijo mayor querrá recuperar su libertad, lo que provocará ciertas decepciones —y quizás lágrimas y mal comportamiento— en el más pequeño. Sea como sea, de usted depende que esta dependencia hacia el hermano mayor no se prolongue demasiado. Si usted no interviene, la relación entre los hermanos podría deteriorarse.

Si su hijo mayor tiene ocho años o más, probablemente ya tendrá una vida bastante independiente, con amigos y actividades fuera de casa. Si usted lo permitiera, su hijo pequeño se convertiría en la sombra de su hermano. Sin embargo, usted no lo debe dejar, a menos que el hermano o hermana mayor también lo desee o usted vaya a ir con ellos para que el pequeño no acose al mayor. Si el hermano mayor tiene la edad suficiente para hacer de niñero/a, el compensarlo de algún modo por cuidar a su hermano mientras usted está afuera evitará muchos resentimientos.

Las tensiones y la rivalidad entre hermanos son inevitables, pero si se logra un equilibrio saludable entre camaradería e independencia, el vínculo fraterno crecerá beneficiando la autoestima de ambos. A través de su hermano mayor, su hijo pequeño asimilará los valores familiares y se hará una idea de lo que significa ser "un niño grande". El niño mayor, por su parte, descubrirá lo que significa ser un héroe en su propia casa.

No cabe duda que ser un modelo para un hermano pequeño es una gran responsabilidad y, si usted se lo hace ver a su hijo mayor, es posible que esto motive un mejor comportamiento de su parte. Sin embargo, si cree que su hijo mayor es una mala influencia para el pequeño y no hay forma de que corrija su comportamiento, no tendrá más remedio que separarlos cuando el mayor se porte mal. De lo contrario, el pequeño pronto empezará a imitar al mayor y no tardará en adoptar sus malos hábitos. Aunque es importante que su hijo en edad preescolar aprenda a distinguir entre "portarse bien" y "portarse mal", evite avergonzar al hermano mayor castigándolo delante del pequeño.

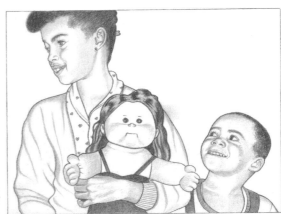

A los ojos de un niño de dos años,
su hermano o hermana mayor
lo hace todo bien.

La visita al pediatra

A partir de los veinticuatro meses, su hijo debe ir al pediatra una vez al año para un chequeo general. Aparte de los exámenes que le realizaron en las primeras visitas, pueden ser necesarias las siguientes pruebas de laboratorio:

- Un *análisis de sangre* para determinar si hay envenenamiento por plomo.

- Un a*nálisis de orina* para determinar si tiene una infección o enfermedad renal o metabólica. Si los resultados de los primeros análisis de orina son normales, probablemente no se repetirán en visitas posteriores, a no ser que el niño tenga síntomas de una infección en el aparato urinario u otro problema asociado. Sin embargo, algunos pediatras prefieren analizar el nivel de azúcar y de proteínas que hay en la orina en cada chequeo regular.

- La *prueba cutánea de la tuberculosis* se puede aplicar anualmente, dependiendo del riesgo de contagio.

Atención a las vacunas

Cuando tenga dos años cumplidos, su hijo o hija debe haber recibido la mayor parte de las vacunas infantiles. Éstas incluyen la serie contra la Hepatitis B, la vacuna Hib contra la *Haemophilus influenzae* tipo b, la serie de vacunas contra el neumococo, las primeras tres dosis de la vacuna contra la poliomielitis, las primeras cuatro dosis de DTaP, la primera dosis de la vacuna contra sarampión, paperas y rubéola (MMR o triple vírica) y la vacuna contra la varicela. Algunos estados tienen una mayor incidencia de infecciones causadas por Hepatitis A, por lo que su pediatra podría recomendarle iniciar una serie de dos dosis. Recuerde también que su hijo debe obtener una dosis de refuerzo de la vacuna DTaP, de la poliomelitis y de la triple vírica cuando empiece a ir a la escuela, o entre los cuatro y los seis años.

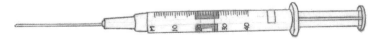

Cuestiones de seguridad

Su hijo en edad preescolar ya es capaz de correr, saltar y montar en triciclo. Su curiosidad natural lo llevará a explorar muchas cosas nuevas, incluyendo algunos lugares peligrosos. Lamentablemente, su autocontrol y habilidad para rescatarse a sí mismo aún no se han desarrollado por completo, así que todavía necesita de una supervisión cercana. (Vea el Capítulo 14 para obtener información adicional sobre medidas de seguridad.)

Caídas

- Cierre con llave las puertas de áreas de peligro y esconda las llaves.
- Coloque portones de seguridad en las escaleras y protectores en las ventanas.

NUESTRA POSICIÓN

Cuando un niño tiene una enfermedad crónica seria, sus padres a menudo recurren a medicinas alternativas como complemento al cuidado que recibe el niño por parte del pediatra u otro profesional de salud convencional, aun cuando estén contentos con el cuidado tradicional. En algunos casos, pueden sentirse frustrados con lo que la medicina convencional ofrece a su pequeño, y recurren a un tratamiento alternativo que cada día gana más popularidad.

Si usted ha decidido buscar un enfoque alternativo para el cuidado de su hijo, haga partícipe a su pediatra del proceso. Su médico podría ayudarle a entender estas terapias, a saber si tienen un fundamento científico, si lo que alegan es cierto o exagerado y si representan algún riesgo para el bienestar del niño. Tenga en cuenta que un tratamiento "natural" no siempre significa que sea "seguro". Su pediatra puede ayudarle a determinar si hay riesgo de una interacción con los demás medicamentos que recibe su hijo.

La Academia Americana de Pediatría ha instado a los pediatras a evaluar los méritos científicos de los tratamientos alternativos, determinar si podrían causar algún daño directo o indirecto y aconsejar a los padres sobre la gama completa de tratamientos opcionales. Si usted decide emplear una terapia alternativa, su pediatra también podría estar en capacidad de ayudar a evaluar la respuesta del niño a ese tratamiento.

Quemaduras

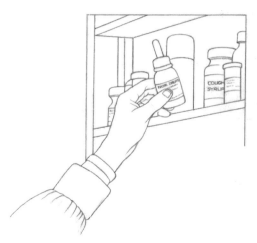

- No permita que el niño se acerque a los electrodomésticos de la cocina, planchas o calentadores de piso.

- Coloque tapas de seguridad en todos los enchufes.

- Mantenga los cables eléctricos fuera del alcance.

Intoxicaciones

- Guarde todas las medicinas en recipientes a prueba de niños, fuera de su alcance y bajo llave.

- Conserve solo aquellos productos de limpieza y medicinas que utilice regularmente y guárdelos en un armario cerrado con llave.

- Coloque al lado de cada teléfono el número universal del centro de control de envenenamiento de los Estados Unidos y sus territorios: 1-800-222-1222.

Seguridad en el auto

- Supervise atentamente lo que hace su hijo cuando esté jugando a la entrada de su casa o cerca de una calle.

- Instale apropiadamente un asiento de seguridad o silla elevadora que tenga la debida aprobación y úsela cada vez que el niño viaje en auto.

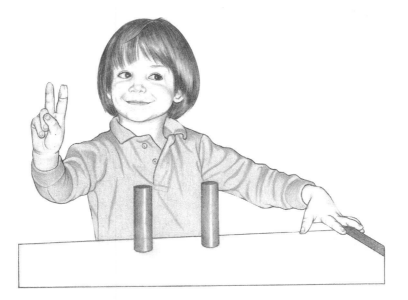

12

De los tres a los cinco años

Cuando su hijo cumpla tres años, habrá superado oficialmente los "terribles dos años" e ingresará a los "años mágicos" —etapa entre los tres y cuatro años de edad en la que la fantasía y la imaginación dominan el mundo del niño. Habiendo dejado atrás la primera infancia, será cada vez más independiente y, a su vez, manifestará mayor interés en estar con otros niños. Ésta es la edad perfecta para llevar a su hijo a un jardín infantil o a un grupo organizado de juegos donde ejercite sus destrezas y a la vez aprenda a socializarse.

Durante los próximos dos años su hijo madurará en muchas áreas, como en el aprendizaje para usar el inodoro y el cuidado de su propio cuerpo. Puesto que ahora es capaz de controlar y dirigir mejor sus movimientos, podrá participar en juegos y deportes más organizados. Además dominará las principales reglas del lenguaje y habrá adquirido un vocabulario asombroso, que irá aumentando conforme experimenta con las palabras. El lenguaje también desempeñará un papel muy importante en su comportamiento, ya que podrá expresar sus deseos y sentimientos verbalmente en lugar de usar acciones como arrebatar las cosas, pegarle a alguien o llorar. La mejor forma de guiarlo en el camino hacia la auto-disciplina durante estos años es ayudarlo a utilizar conjuntamente todas estas destrezas para que se sienta capaz y confiado en sí mismo.

Durante este período la relación con su hijo cambiará notablemente. Desde el punto de vista emocional, el niño ya es capaz de verle como una persona aparte, con sentimientos y necesidades que empieza a entender. Cuando usted esté triste, es posible que trate de consolarla o ayudarla a solucionar sus problemas. Si usted se enfada con alguien, es posible que su hijo diga que él "también odia" a esa persona. A esta edad, el pequeño desea complacerle con todas sus fuerzas y sabe que para ello debe hacer determinadas cosas y comportarse de cierto modo. Pero, al mismo tiempo, quiere complacerse a sí mismo, por lo que a menudo le propondrá tratos. "Si yo hago esto por ti, ¿tú harás lo otro por mí?" Cuando usted solo quiera que el niño se porte bien, estas propuestas pueden ser irritantes, pero son un síntoma saludable de independencia y sentido de la justicia.

Cuando cumpla cinco años, su "bebé" ya estará listo para ingresar a la escuela, la ocupación más importante de la niñez. Este paso tan grande significa que ya es capaz de atenerse a los límites establecidos por la escuela y la sociedad en general, y que tiene las habilidades necesarias para asumir retos cada vez más complejos. También significa que puede separarse de usted sin problemas y hacer cosas por su cuenta. Ahora su hijo no solo es capaz de compartir y de preocuparse por los demás, sino que también ha aprendido a valorar la amistad —tanto de otros niños como de otros adultos— fuera de su propia familia.

Crecimiento y desarrollo

Aspecto físico y crecimiento

Durante este período, su hijo o hija seguirá perdiendo grasa y ganando masa muscular, lo que le dará un aspecto más fuerte y maduro. Sus brazos y piernas se volverán más esbeltos y el tronco más angosto y huesudo. Algunos niños aumentan de estatura mucho antes de ganar peso y masa muscular, por lo que pueden empezar a verse delgados y frágiles. Pero esto no significa que estén enfermos o que algo malo les ocurra; a medida que sus músculos se desarrollen empezarán a verse más llenitos.

El ritmo de crecimiento de su niño en edad preescolar disminuirá de unas 5 libras (2.3 kg) y 3½ pulgadas (8.9 cm) durante el tercer año a unas 4½ libras (2 kg) y 2½ pulgadas (6.4 cm) durante el quinto. Mida a su hijo dos veces al año y represente sus medidas en las gráficas de crecimiento de las páginas 140 a 141. Si parece estar aumentando de peso más deprisa que de estatura, es posible que esté engordando demasiado, o si su estatura no aumenta para nada en seis meses, es posible que tenga un problema de crecimiento. En cualquier caso, hable con el pediatra sobre este asunto.

El rostro de su hijo también madurará durante estos años. Su cráneo se alargará ligeramente y la mandíbula inferior se hará más pronunciada. A la vez, la mandíbula superior se ensanchará a fin de que le puedan salir los dientes permanentes. Como resultado, la cara del niño se agrandará y sus rasgos faciales se harán más distintivos.

Cómo medir a su hijo

Aunque durante la etapa preescolar su hijo o hija probablemente solo irá al pediatra una vez al año, quizás usted quiera medirlo y pesarlo cada seis meses. Ya que para medirlo con precisión necesita de su colaboración, lo mejor es que convierta el proceso en algo especial. En primer lugar, establezca un sitio fijo para marcar la estatura del niño. Por ejemplo, puede hacer o comprar una cinta métrica y pegarla en la pared o en la parte de atrás de una puerta. Estas cintas suelen estar ilustradas y tienen medidas marcadas hasta unos cinco pies de altura. Hay espacios para anotar la estatura del niño junto con su edad 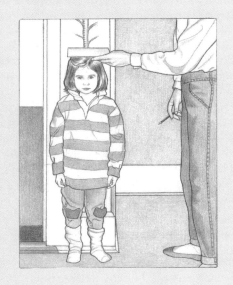 y la fecha. Como alternativa puede utilizar el marco de una puerta o una pared. Sin embargo, si usted va a hacer un seguimiento de cómo va creciendo su hijo con el paso de los años, tenga cuidado de no pintar encima cuando haga arreglos en la casa. Será muy divertido, tanto para usted como para el pequeño, observar la secuencia de mediciones y ver cómo ha ido creciendo.

Para efectuar la medición, pídale a su hijo que se ponga de espaldas a la pared con las plantas de los pies apoyadas en el suelo. Debe tener la cabeza bien erguida, de tal modo que quede mirando directamente hacia delante. Para hacer la marca en la pared correctamente, justo a la altura del límite superior de la cabeza del niño, utilice una regla, un libro o cualquier otra superficie plana y firme.

De los tres a los cuatro años

Movimiento

Con tres años, su hijo o hija en edad preescolar ya no necesita concentrarse en la mecánica de ponerse de pie, correr, saltar o caminar. Ahora sus movimientos son bastante ágiles, ya sea que se desplace hacia delante, hacia atrás, o suba y baje escaleras. Camina erguido, con los hombros hacia atrás y el vientre sumido por músculos abdominales más firmes. Al andar, apoya primero el talón y luego las puntas de los pies, y sus pasos son regulares en longitud, ancho y velocidad. Además, ya anda muy bien en triciclo.

Sin embargo, no todo le resulta tan fácil. Tal vez aún tenga que esforzarse a conciencia para ponerse de puntillas, pararse en un pie, levantarse estando en cuclillas y atrapar una pelota. Pero, si mantiene los brazos extendidos hacia delante, puede atrapar una pelota grande y tirar una pelota pequeña con una sola mano y con relativa facilidad.

Aunque a esta edad su hijo puede ser tan activo como cuando tenía dos años de edad, es muy probable que le interesen los juegos más estructurados. En lugar de correr sin rumbo fijo por la arenera o de estar cambiando de actividad, quizás se pase un largo rato montando en triciclo o jugando con arena. También le gustarán los juegos activos con otros niños, como perseguirse unos a otros o jugar a la pelota.

Su niño en edad preescolar parecerá estar en constante movimiento gran parte del tiempo. Esto se debe a que utiliza el cuerpo para expresar ideas o sentimientos que todavía no sabe comunicar a través del lenguaje. El mover su cuerpo también le ayuda a entender muchas palabras y conceptos que le son nuevos. Por ejemplo, si al conversar usted menciona un avión, es posible que el niño abra los brazos y empiece a "volar" por la habitación. Aunque este nivel de actividad a veces resulta fastidioso, es parte del proceso de aprendizaje del niño y de su necesidad de divertirse.

Puesto que el control personal, el sentido común y la coordinación de su hijo aún se están desarrollando, es imprescindible que siga siendo supervisado por un adulto para evitar que se lastime. Sin embargo, es un error pisarle los talones todo el tiempo. Unos cuantos chichones y moretones son inevitables e incluso necesarios para que un niño descubra sus propios límites físicos. Por lo general, no hay peligro en

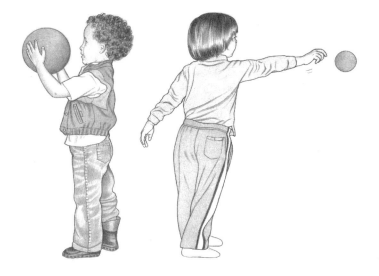

dejarlo jugar a solas en su habitación. El niño jugará a su propio ritmo, ensayando aquellas actividades que estén dentro de sus posibilidades. Cuando juegue con otros niños, esté cerca de máquinas o equipos peligrosos y sobre todo, cuando haya tráfico a su alrededor, sí será necesario que lo cuide y vigile de cerca. Es posible que otros niños lo inciten a hacer cosas peligrosas, mientras que el tráfico, las máquinas y los equipos representan un desafío a su capacidad de predicción o de reacción. Además, todavía no puede anticipar las consecuencias de acciones como ir a agarrar una pelota en medio del tráfico o meter la mano entre los radios de la rueda de su triciclo, por lo que deberá protegerlo en este tipo de situaciones.

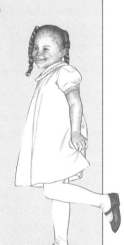

Logros relacionados con el movimiento hacia el final de este período

- Salta y se para en un solo pie hasta por cinco segundos seguidos

- Sube y baja escaleras sin necesidad de apoyarse en algo

- Patea la pelota hacia delante

- Lanza una pelota con las manos hacia arriba

- Atrapa pelotas al rebote la mayoría de las veces

- Se desplaza hacia delante y hacia atrás con agilidad

Habilidades manuales

A los tres años, su hijo o hija irá adquiriendo tanto el control muscular como la concentración que necesita para dominar muchos movimientos de precisión. Notará que ahora puede mover los dedos de la mano tanto por separado como en conjunto, lo que significa que en lugar de agarrar el creyón con el puño, ya puede agarrarlo como lo hacen los adultos, colocando el pulgar a un lado y los demás dedos en el otro. Ahora podrá trazar un cuadrado, copiar un círculo y garabatear a sus anchas.

Puesto que su percepción espacial ha mejorado bastante, será más sensible a las relaciones que hay entre los objetos, por lo que en sus juegos colocará sus juguetes con sumo cuidado y controlará la forma de agarrar utensilios y herramientas para realizar tareas específicas. Este aumento en su sensibilidad y control le permitirá construir torres de nueve o más bloques, comer sin casi derramar alimento, verter agua de una jarra a un vaso (con ambas manos), desabrochar botones y hasta abrochar botones grandes.

Asimismo, mostrará gran interés por descubrir lo que puede hacer con utensilios como papel y tijeras y con materiales como plastilina, pintura y creyones. Ya tiene la habilidad para manipular estos objetos y empezará a experimentar con ellos para crear otras cosas. Al principio, se limitará a jugar con los materiales al azar, quizás dándose cuenta de lo que ha hecho solo al final del proceso. Por ejemplo, al observar uno de sus garabatos, se le puede ocurrir que es un perro. Pero pronto invertirá el proceso y decidirá qué quiere hacer antes de poner manos a la obra. Este cambio de enfoque lo estimulará a desarrollar una precisión aún mayor en sus movimientos y en la forma de usar las manos.

Entre las actividades tranquilas que pueden fomentar las habilidades manuales de su hijo figuran:

- Construir torres con bloques

- Armar rompecabezas sencillos (de cuatro o cinco piezas grandes)

- Jugar con tableros de clavijas

- Ensartar cuentas grandes de madera

- Colorear con creyones o tizas

- Hacer castillos de arena

- Verter agua en recipientes de diversos tamaños

- Vestir y desvestir muñecas con ropa que tenga cierres grandes, botones a presión y cordones

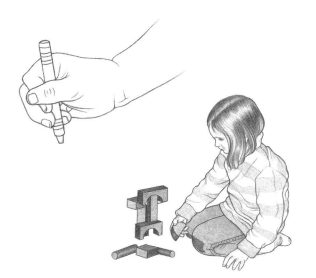

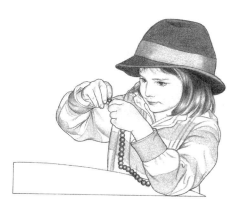

Logros relacionados con las habilidades manuales hacia el final de este período

- Copia cuadrados

- Dibuja personas con dos a cuatro partes del cuerpo

- Utiliza las tijeras

- Dibuja círculos y cuadrados

- Empieza a copiar algunas letras mayúsculas

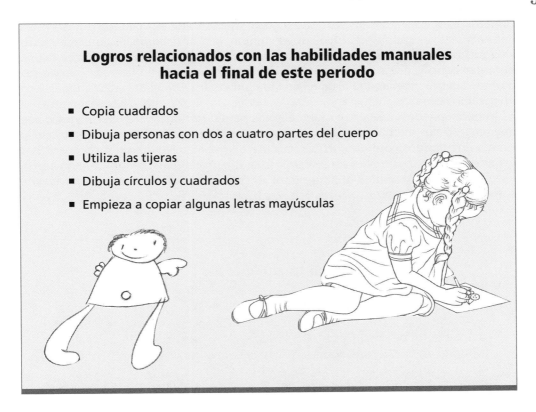

También puede estimular a su hijo a usar las manos enseñándole a usar algunas de las herramientas que emplean los adultos. Al pequeño le encantará usar un destornillador "de verdad", un martillo liviano, un batidor de huevos o las herramientas de jardinería. Como es obvio, usted deberá supervisar de cerca a su hijo, pero si le permite que le ayude en su oficio, le sorprenderá lo mucho que es capaz de hacer por su cuenta.

Desarrollo lingüístico

Con tres años de edad, su hijo o hija deberá tener un vocabulario activo de trescientas palabras o más. Podrá construir oraciones de cinco o seis palabras e imitar la mayor parte de los sonidos del habla adulta. A ratos hablará sin parar y, aunque esto llegue a ser irritante, es esencial para que el niño aprenda nuevas palabras y experimente con las mismas. El lenguaje le permite expresar sus pensamientos y, cuanto mejor hable y entienda lo que escucha, más herramientas tendrá para pensar, crear y explicar cosas.

Usted notará que su hijo emplea el lenguaje para entender y participar de las cosas que ocurren a su alrededor. Por ejemplo, podrá nombrar la mayoría de los objetos familiares, y si no sabe cómo se le dice a algo, le preguntará espontáneamente "¿Qué es esto?". Para ayudarle a ampliar su vocabulario, enséñele nuevas palabras aunque el niño no haga preguntas. Por ejemplo, si señala un carro y dice: "Auto grande", usted puede contestarle: "Sí, es un auto grande de color gris. Mira cómo brilla". O si le está ayudando a hacer un ramo de flores, describa las flores que vaya agarrando: "Ésta es una linda margarita blanca y amarilla y éste es un geranio rosado".

También puede enseñarle a usar palabras para describir cosas e ideas que no se pueden ver. Por ejemplo, si le cuenta que soñó con "un monstruo", pregúntele si estaba enfadado o contento. Pregúntele de qué color era, dónde vivía y si tenía amigos. De este modo no solo lo estimulará a emplear palabras para expresar lo que piensa, sino también a superar el miedo que le producen esas imágenes extrañas y aterrorizantes.

El tartamudeo

Muchos padres se angustian al notar que su hijo tartamudea, a pesar de que casi nunca esto es un motivo de alarma. De hecho, es bastante habitual que los niños de dos a tres años de edad repitan sílabas, sonidos o palabras de tanto en tanto o que duden entre varias palabras. La mayoría ni siquiera se da cuenta que está hablando incorrectamente y superan el problema del tartamudeo sin ningún tipo de ayuda especial. Sólo cuando este tipo de problema persiste durante un tiempo prolongado (más de dos o tres meses) e interfiere con la comunicación, se considera un caso de tartamudeo como tal.

Aproximadamente uno de cada veinte niños en edad preescolar tartamudea en cierta medida, más a menudo entre las edades de dos y seis años, dándose con una frecuencia tres veces mayor en los varones. Se desconoce la causa. Algunos niños pueden tener dificultades para aprender el ritmo y el tiempo normal del habla, pero la mayoría no presenta problemas médicos ni de desarrollo. El tartamudeo puede aumentar cuando el niño está ansioso, cansado, enfermo, o cuando está demasiado excitado e intenta hablar demasiado rápido. Algunos niños tartamudean cuando están aprendiendo demasiadas palabras a la vez. Otras veces, lo que ocurre es que el pensamiento del niño se antepone a las palabras, lo que hace que a media frase pierda el hilo de lo que estaba diciendo, y, al repetir un sonido o una palabra, consigue recuperarlo. En algunos niños que tartamudean, el tono de su voz puede elevarse a medida que repiten sílabas o sonidos; o pueden abrir la boca para hablar pero durante un rato, no les sale ningún sonido.

Cuanto más se frustre un niño por el hecho de tartamudear, más problemas le generará el mismo. Por lo tanto, el mejor enfoque para los padres es ignorar el tartamudeo. Escuche a su hijo o hija cuando le hable,

Con tres años, su hijo todavía está aprendiendo a utilizar pronombres como "yo", "mí", "mío" y "tú". Por simples que parezcan estas palabras, se refieren a conceptos difíciles de captar, puesto que indican dónde acaba el cuerpo, las pertenencias o la autoridad de uno y dónde empiezan los de otro. Como si fuera poco, estos términos cambian en función de quién sea la persona que esté hablando. A menudo el niño utilizará su propio nombre en lugar de decir "yo", "me" o "mi". Cuando hable con usted, le llamará "mami" o "papi", en lugar de "tú". Si usted intenta corregirle (por ejemplo diciéndole "Di 'yo quiero una galleta'"), solo conseguirá confundirlo, porque creerá que se está refiriendo a usted misma. En lugar de ello, utilice correctamente los pronombres al hablar. Por ejemplo, dígale "Quiero que vengas" en lugar de "Mamá quiere que vengas". Así, no solo le enseñará a usar correctamente las palabras, sino que también contribuirá a que su hijo le vea como una persona como tal aparte de desempeñar el rol de mamá.

pero no lo corrija. No lo interrumpa ni complete sus oraciones y manifieste interés hacia lo que el niño está diciendo mediante sus gestos. Asimismo, usted puede darle un buen ejemplo hablando correctamente y sin prisa y utilizando un lenguaje simple cuando se dirija a él. También puede ser conveniente reducir un poco el ritmo de todas las actividades domésticas, incluyendo la velocidad a la que usted y los demás miembros de la familia hablan. Usted le hará mejor al niño si le hablo lentemente, que si le dice que él es quien tiene que hablar más despacio.

Asimismo, procure reservar un rato al día para dedicárselo por entero al niño y compartir con él alguna actividad relajada, ya sea jugar o conversar. Permita que sea el niño quien decida qué quiere hacer con usted. Para elevar su autoestima y la confianza en sí mismo, elógielo por todas las actividades que hace correctamente, evitando ponerlo en evidencia por las dificultades que tiene al hablar. No dé indicios de estar molesta, frustrada o avergonzada por su tartamudeo (evite decir cosas como "¡Habla más despacio!" "¡Repite lo que dijiste pero con más claridad!" o "¡Relájate!"; demuéstrele que lo acepta tal como es. Haga énfasis en las cosas que hace bien. En este ambiente de aceptación, la ansiedad asociada al tartamudeo se irá reduciendo, lo que ayudará al niño a dominar el problema. Con su apoyo, es muy probable que su hijo llegue a superar la tendencia a tartamudear para cuando ingrese a la escuela.

Si el tartamudeo es muy grave, podría ser necesario llevar al niño a una terapia del lenguaje para evitar problemas a largo plazo. Si su hijo repite con frecuencia sonidos o partes de palabras, se siente cohibido por el problema y manifiesta señales claras de tensión (como muecas o movimientos faciales espasmódicos), informe al pediatra. Coméntele también cualquier antecedente de tartamudeo que haya en su familia. Probablemente le remitirá a un especialista en trastornos del lenguaje.

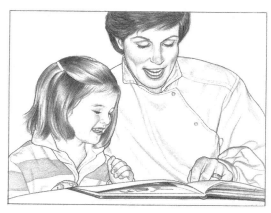

Si la pregunta es: "¿Por qué el perro no habla?", puede invitar al niño a indagar al respecto en libros acerca de perros.

A esta edad, su hijo debe hablar con suficiente claridad como para que un desconocido lo entienda. Sin embargo, es posible que todavía pronuncie incorrectamente hasta la mitad de los sonidos del habla. Por ejemplo, tal vez substituya la *r* por la *d* ("dosa" en lugar de "rosa", "doto" en lugar de "roto") y la *ch* por la *t* ("muto" en lugar de "mucho"). Asimismo, las dobles consonantes como *st* o *tr*, se reducen a un solo fonema "pato" en lugar de "pasto"; "ten" en lugar de "tren". Por último, se reducen los diptongos: "gante" en lugar de "guante", "tene" en lugar de "tiene". Es posible que el niño tarde meses en perfeccionar estos sonidos.

Logros relacionados con el lenguaje hacia el final de este período

- Entiende los conceptos de "igual" y "diferente"
- Domina algunas de las reglas gramaticales básicas
- Construye oraciones de cinco a seis palabras
- Habla con suficiente claridad como para que lo entiendan los desconocidos
- Relata cuentos o anécdotas

Desarrollo cognoscitivo

Su hijo o hija de tres años dedicará gran parte del día a cuestionar todo lo que pasa a su alrededor. Le encantará preguntar "¿Y por qué …?" y escuchará atentamente sus respuestas, siempre y cuando sean sencillas y vayan al grano. Usted no tendrá que explicarle detalladamente cada una de las reglas de la casa; su hijo aún no entiende ese tipo de razonamientos ni le interesa. Si intenta mantener una conversación "seria" con el niño, notará que su mirada se pierde en el vacío o se dirige a algo más entretenido, como un juguete que está al otro extremo de la habitación o un camión que pasa por la calle. Decirle que haga algo simplemente "por tu propio bien" o "para que no te lastimes", tendrá mucho más sentido para el pequeño que una explicación detallada.

Los "por qués" más abstractos que le formule su hijo pueden ser más difíciles de responder, en parte porque puede hacerle cientos de estas preguntas en un mismo día, y en parte porque algunos "por qués" no tienen respuesta —o usted la desconoce. Si su hijo le pregunta "¿por qué brilla el sol?" o "¿por qué no me habla el perro?", puede contestarle que no lo sabe, o invitarlo a que busquen libros sobre el sistema solar o sobre perros para averiguarlo. Procure tomar en serio estas preguntas. Así le ayudará al niño a adquirir nuevos conocimientos, alimentará su curiosidad y le enseñará a pensar con más claridad.

Cuando su hijo de tres años se enfrente con problemas específicos de aprendizaje, comprobará que su forma de razonar es todavía bastante unilateral. Aún no es capaz de ver una cuestión desde dos ángulos distintos, ni de resolver problemas que exigen tener en cuenta más de un factor al mismo tiempo. Por ejemplo, si usted agarra dos vasos idénticos llenos de agua y vierte el contenido de uno en un recipiente bajo y ancho y el del otro en un recipiente largo y angosto, probablemente su hijo le dirá que el recipiente alto contiene más agua que el bajo. Aunque vea los dos vasos iguales desde el principio y observe cómo usted vierte su contenido, seguirá opinando lo mismo. Su lógica le dice que el recipiente más

Logros cognoscitivos hacia el final de este período

- Nombra correctamente algunos colores

- Entiende el concepto de contar y es posible que sepa algunos números

- Enfoca los problemas considerando solamente un punto de vista

- Empieza a tener una noción más clara del tiempo

- Sigue instrucciones de tres pasos

- Recuerda partes de cuentos

- Entiende el concepto de igual/diferente

- Participa en juegos de simulación

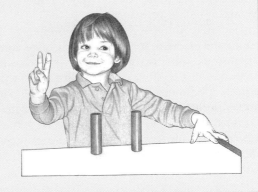

alto es "más grande" y que por lo tanto debe contener más líquido. Alrededor de los siete años los niños llegan a entender que hay que tomar en consideración varios aspectos de un mismo asunto para llegar a una respuesta.

Cuando su hijo esté bordeando los tres años de edad, su sentido del tiempo se hará mucho más preciso. Ahora conocerá bien su rutina diaria e intentará imaginar la de los demás. Por ejemplo, tal vez espere con ansiedad la llegada diaria del cartero y se sorprenda de que solo vengan a recoger la basura una vez por semana. Entenderá que ciertos sucesos especiales, como los días festivos y los cumpleaños, ocurren de vez en cuando, pero aún no tendrá una idea clara de lo que dura un año a pesar de que sepa cuántos años tiene.

Aunque es humano querer medir los progresos intelectuales de un hijo, evite sobrevalorar o desestimar la capacidad de razonamiento del niño sin que le hagan una prueba formal de inteligencia. Es fácil creer que un niño de tres años —simpático, alegre y hablador— es brillante, y asumir que otro niño de la misma edad que es callado e introvertido, no es tan inteligente. Esto puede ser cierto o no, pero la única forma de saberlo es mediante una evaluación profesional. Todos los pediatras están familiarizados con este tipo de evaluaciones y hay algunos que las realizan ellos mismos, mientras que otros prefieren remitir al niño a un especialista. Por lo tanto, si cree que su hijo es superdotado o que está un poco retrasado, pida información al pediatra sobre este tipo de evaluaciones. Si se confirman sus sospechas, quizás desee matricular al niño en un programa adaptado a sus necesidades y habilidades individuales.

Desarrollo social

Cuando tenga tres años, su hijo será mucho menos egoísta que cuando tenía dos. Además dependerá menos de usted, una señal de que su sentido de identidad se ha arraigado. Ahora jugará con otros niños, relacionándose con ellos en vez de limitarse a jugar a su lado. En este proceso, su hijo irá descubriendo que no todo el mundo piensa como él y que cada uno de sus compañeros de juego tiene muchas cualidades únicas, algunas agradables y otras no. Usted también notará que empieza a manifestar ciertas preferencias por jugar con algunos niños, forjando sus primeras relaciones de amistad. En este proceso descubrirá que él también tiene cualidades especiales que lo hacen agradable a los demás, una revelación que fomentará su autoestima.

Hay más buenas noticias sobre el desarrollo social de su hijo a esta edad: conforme se hace más consciente y sensible a los sentimientos y acciones de los demás, irá dejando gradualmente de competir y aprenderá a cooperar cuando juegue con sus amigos. Será capaz de esperar su turno y compartir juguetes en grupos pequeños, aunque no siempre estará dispuesto a hacerlo. En lugar de arrebatar las cosas, llorar y gritar, las pedirá con educación la mayoría de las veces. Como resultado, es probable que se reduzcan las conductas agresivas y que las sesiones de juego sean mucho más tranquilas. A menudo, los niños de tres años saben resolver sus disputas por su cuenta, estableciendo turnos o intercambiando los juguetes.

Sin embargo, sobre todo al principio, es importante fomentar este tipo de cooperación. Por ejemplo, puede sugerirle que "utilice palabras" para resolver sus conflictos en lugar de acciones violentas. Asimismo, puede recordarle que cuando dos niños deciden compartir un juguete, cada uno espera a que le toque el turno. Cuando dos niños quieran el mismo juguete, sugiérales formas simples de llegar a una solución. Tal vez uno puede dedicarse a pintar o a jugar con otra cosa, mientras espera su turno. Esto no siempre funciona, pero vale la pena intentarlo. Otro modo de ayudar a su hijo es proporcionándole las palabras que necesita para expresar sus deseos y sentimientos a fin de que no se sienta frustrado. Sobre todo, enséñele con su ejemplo a afrontar pacíficamente los conflictos. Si usted tiene un carácter explosivo, procure controlar sus reacciones en presencia del niño. De lo contrario, cuando esté bajo estrés su hijo acabará imitando su forma de comportarse.

De cualquier manera, es posible que haya momentos en que el enfado y la frustración de su hijo se materialicen en agresiones físicas. Cuando esto ocurra, impídale que le haga daño a alguien y, si no se calma, aléjelo de los demás niños. Hable con él sobre sus sentimientos e intente averiguar por qué está tan alterado. Hágale saber que usted entiende y acepta sus sentimientos, pero deje en claro que atacar a otro niño no es una forma adecuada de expresar las emociones.

Ayúdele a ver las cosas desde el punto de vista del otro niño, recordándole cómo se sintió cuando alguien le pegó o le gritó a él en el pasado y después, sugiérale formas más pacíficas de resolver los conflictos. Por último, una vez que su hijo entienda qué es lo que ha hecho mal —pero no antes— pídale que se disculpe con el otro niño. Sin embargo, el limitarse a decir "lo siento" tal vez no sea suficiente para corregir esa conducta. Su hijo también debe entender por qué se está disculpando. Quizás aún no lo capte por completo, pero cuando tenga cuatro años, este tipo de explicaciones empezarán a tener sentido.

De hecho, los intereses normales de los niños de esta edad harán que haya pocas peleas. Los juegos imaginarios a los que dedican tanto tiempo propician más la cooperación que otro tipo de juguetes o actividades. Como tal vez haya visto, su hijo y sus compañeros de juego se asignarán roles los unos a los otros y se enfrascarán en complejos juegos de simulación, utilizando objetos reales o imaginarios. Este tipo de juegos les ayuda a desarrollar importantes destrezas sociales, tales como turnarse, prestar atención a los demás, comunicarse (a través de acciones y expresiones así como de palabras), y reaccionar a lo que hacen sus compañeros. Además, estos juegos tienen otro beneficio: permiten que los niños asuman el papel que desean representar —como He-Man, la Mujer Maravilla, Superman o el Hada Madrina— lo que les ayuda a explorar conceptos sociales más complejos, como el poder, la riqueza, la compasión, la crueldad y la sexualidad.

Al observar cómo se comporta su hijo en estos juegos de simulación, también notará que empieza a identificarse con su propio sexo. Cuando juegan a "la mamá y al papá", los niños adoptan de modo natural el rol de padre y las niñas el de madre, reflejando las diferencias que han percibido en su propia familia y en el mundo que les rodea. A esta edad los varoncitos pueden sentirse fascinados por su padre, sus hermanos mayores u otros chicos del vecindario, mientras que las niñas lo harán por sus madres, hermanas mayores y otras chicas.

Logros sociales hacia el final de este período

- Le atraen las experiencias nuevas
- Coopera con otros niños
- Juega "al papá y a la mamá"
- Cada vez tiene mayor capacidad de inventiva en el juego simbólico
- Se viste y se desviste por su cuenta
- Negocia soluciones a conflictos
- Es más independiente

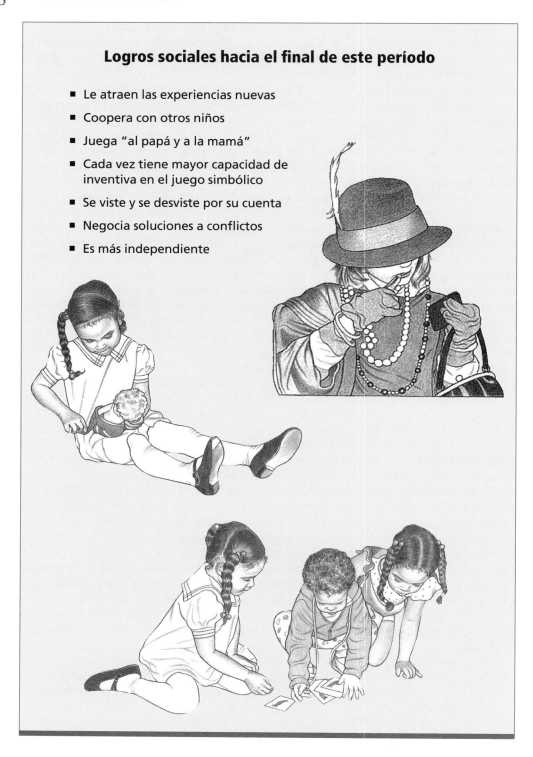

Las investigaciones demuestran que muy pocas de las diferencias en el desarrollo y el comportamiento que suelen distinguir a un niño de una niña, están determinadas biológicamente. Por ejemplo, un niño en edad preescolar promedio tiende a ser más agresivo, mientras que las niñas suelen ser más verbales. Sin embargo, a esta edad, la mayoría de las características relacionadas con el rol sexual se deben a la influencia del entorno familiar y cultural. Incluso si ambos padres trabajan fuera de casa y comparten equitativamente las tareas domésticas, los niños seguirán viendo modelos convencionales del rol masculino y femenino en programas de televisión, revistas, libros, avisos publicitarios y lo que ven en las familias de sus amigos y vecinos. Es posible, por ejemplo, que su hija tienda más a jugar con muñecas debido a la publicidad, los regalos de parientes bien intencionados y los comentarios de aprobación de otros niños y adultos. A los varones, por su parte, se les incita a que se olviden de las muñecas (aunque a la mayoría les encantan durante la primera infancia) y se orienten hacia juegos más bruscos y hacia el deporte. A las niñas que prefieren este tipo de juegos se les dice que actúan como un varón, mientras que a los niños se les dice que son fuertes y decididos. No es sorprendente que los niños sepan percibir la aprobación o desaprobación en este tema y modifiquen su comportamiento en consonancia. Como consecuencia, cuando un niño o una niña empieza a ir al kinder, su identidad sexual suele estar bastante establecida.

A esta edad, los niños suelen llevar el proceso de identificación sexual hasta los extremos. Las niñas insisten en ponerse vestidos, pintarse las uñas e ir maquilladas a la escuela o al parque. Los niños se muestran imponentes y llevan sus armas de juguete a todas partes. Esta forma de conducta refuerza su sentido de ser hombre o mujer.

A medida que su hijo adquiere su identidad sexual en estos primeros años, experimentará actitudes y comportamientos propios de ambos sexos. No hay ningún motivo para reprimir estos impulsos, a no ser que impliquen rechazar u oponerse a parámetros culturales firmemente asentados. Por ejemplo, si su hijo se empeña en ponerse vestido todos los días, es conveniente que lo convenza con delicadeza de tomar un camino más convencional. Si continúa insistiendo, hable de este asunto con el pediatra.

También es posible que su hijo imite algunas conductas que los adultos consideran sexuales, como por ejemplo, el coqueteo. Si un niño es muy teatral y expresivo, es posible que sus miradas y movimientos "seductores" inquieten a sus padres, pero todo está en la mente de los adultos. A esta edad, los niños no tienen intenciones sexuales maduras y sus gestos no son más que un juego de imitación, así que no hay motivo de alarma. Sin embargo, en el caso de que su hijo o hija imite abiertamente comportamientos sexuales o que indique que ha estado expuesto a este tipo de actos, debe hablar con el pediatra pues podría tratarse de un signo de abuso sexual.

Desarrollo emocional

La vivaz imaginación de su niño de tres años le permite explorar y familiarizarse con una gran variedad de emociones, desde amor y dependencia, hasta enfado, protesta y miedo. No solo será capaz de adoptar distintas identidades, sino que a menudo atribuirá cualidades y emociones propias de los seres vivos a objetos inanimados, tales como un árbol, un reloj, un camión o la luna. Pregúntele por qué la luna sale de noche, por ejemplo, y podría contestarle: "Para saludarme".

Alertas sobre el desarrollo

Puesto que cada niño se desarrolla a su propio ritmo, es imposible saber exactamente en qué momento su hijo dominará completamente determinada habilidad. Los logros del desarrollo citados en este libro le darán una idea general de los cambios que puede esperar a medida que su hijo va creciendo, pero no se preocupe si sigue un patrón ligeramente distinto. Sin embargo, en el caso de que presente alguna de estas señales que pueden indicar la existencia de un retraso del desarrollo en niños de esta edad, informe al pediatra.

- No sabe lanzar una pelota hacia arriba
- No puede saltar en un mismo sitio
- No puede andar en triciclo
- No sabe agarrar un creyón entre el pulgar y los demás dedos
- Tiene dificultades para garabatear
- No puede apilar cuatro bloques
- Sigue aferrándose o echándose a llorar cuando se van sus padres
- No manifiesta interés por jugar de manera interactiva con otros niños
- Ignora a otros niños
- No responde a la gente ajena a la familia
- No participa en juegos de simulación
- Se resiste a vestirse, dormirse o usar el inodoro
- Estalla descontroladamente cuando se enfada o se disgusta
- No puede copiar un círculo
- No usa oraciones de más de tres palabras
- No utiliza "mi" ni "tú" correctamente

Prepárese a que su hijo en edad preescolar le presente de vez en cuando a uno de sus amigos imaginarios. Algunos niños tienen un solo compañero imaginario hasta por seis meses, otros los cambian varias veces al día, mientras que hay niños que nunca los llegan a tener o que prefieren tener animales imaginarios. No se inquiete pensando que estos amigos-fantasma son un indicio de que su hijo se siente solo o de que tiene problemas emocionales; de hecho solo se trata de una forma muy creativa de ensayar distintas actividades, conversaciones, conductas y emociones.

También notará que a lo largo del día su hijo pasará de la fantasía a la realidad y viceversa. A veces, se involucrará tanto en la situación simulada, que no sabrá dónde acaba exactamente la fantasía y dónde comienza la realidad. Incluso es posible que las experiencias que viva mientras juegue se filtren a su vida cotidiana. Por ejemplo, una niña puede sentarse un día a la mesa convencida de que es la Cenicienta y otro día puede ponerse a llorar después de escuchar un cuento de fantasmas que cree que es de verdad.

Aunque es importante tranquilizar a su hijo cuando esté asustado o intranquilo por un suceso imaginario, no lo ridiculice ni se burle de sus ocurrencias. Estas manifestaciones son parte de una etapa normal y necesaria de su desarrollo emocional y no deben reprimirse. Ante todo, nunca le diga a su hijo en broma que lo va a "encerrar si no se acaba la comida" o "dejarlo solo si no se apura". Podría tomarse sus palabras al pie de la letra y es posible que pase el resto del día —o incluso más tiempo—completamente aterrorizado.

De vez en cuando, procure unirse al juego imaginario de su hijo. Al hacerlo, es posible que le ayude al pequeño a encontrar nuevas formas de expresar sus emociones y hasta de solucionar sus problemas. Por ejemplo, le puede sugerir que "lleve la muñeca a la escuela" para ver cómo se siente de tener que ir a la guardería. Sin embargo, no insista en participar en las fantasías de su hijo. Gran parte de la diversión reside precisamente en poder controlar sus dramas imaginarios. Por lo tanto, si usted propone una idea, quédese en un segundo plano y déjelo todo en manos del pequeño. Si le pide que desempeñe determinado papel, intente no llevar la voz cantante. Deje que en el mundo imaginario sea *él* quien lleve la batuta.

De regreso a la vida real, hágale saber a su hijo que está orgullosa de su nueva independencia y creatividad. Hable con él, escúchelo y demuéstrele que sus opiniones cuentan. Cuando sea posible déjelo elegir: qué quiere comer, qué ropa va a

Logros emocionales hacia el final de este período

- Imagina que muchas imágenes desconocidas son "monstruos"
- Se ve a sí mismo como una persona completa, que tiene cuerpo, mente y sentimientos
- A menudo cofunde la fantasía con la realidad

ponerse, a qué quiere jugar. Esto lo hará sentirse importante y le ayudará a aprender a tomar decisiones. No obstante, simplifique las opciones. Por ejemplo, cuando vayan a un restaurante, redúzcale el menú a dos o tres platos. De lo contrario, se agobiará con tantas posibilidades y tal vez no pueda decidir qué quiere. (Llevarlo a una heladería que ofrece veinte sabores de helados puede ser una verdadera agonía si no limita sus opciones.)

¿Cuál es el mejor enfoque? A pesar de lo que dijimos, una de las mejores formas de fomentar la independencia de su hijo consiste en controlar con firmeza todas las

Especialmente para los abuelos

Un niño de tres a cinco años de edad se va volviendo mucho más "personita". A medida que esto pasa, la relación que hay entre usted y su nieto se tornará más significativa y especial, ofreciendo muchas oportunidades de crecimiento personal para ambos.

Esta etapa de la niñez a menudo se conoce como "los años mágicos". El niño se está volviendo más sociable, participa en más juegos de simulación y fantasía y es posible que tenga un "amigo imaginario" por un tiempo. Como abuelo o abuela, su función es ser parte de las actividades del pequeño, jugar a su lado, gozar de su mente creativa cuando realiza algún trabajo y crear escenarios de juego con él a los que puedan retornar cada vez que estén juntos.

Saque el tiempo para vivir aventuras o hacer fiestas con el pequeño en su casa. Lleve al niño de paseo y a visitar museos o parques. (Cerciórese de seguir todas las reglas y consejos al viajar que aparecen en este capítulo.)

Es probable que perciba un pequeño cambio en la personalidad de su nieto a medida que pasa de los cuatro años a la etapa más independiente de los cinco años. Quizás ponga a prueba su autoridad, se muestre agresivo, quiera mandar y en ocasiones hasta emplee malas palabras que "imita" de alguien. No se alarme. Mantenga la calma, sabiendo que esta etapa es solo un escalón para adquirir un mayor dominio de su entorno. Disciplínelo firmemente pero sin dureza, y evite tener una reacción muy exagerada ante un lenguaje que puede sorprenderle y hasta ser ofensivo a sus oídos.

Durante este período en la vida de su pequeño nieto, también estará ampliando su red social, así como haciendo "mejores amigos". Si desea expandir esta red aún más, ubique a niños que vivan cerca de su casa, así como nietos de amigos o primos cercanos. Establezca fechas para que los niños se reúnan a jugar.

facetas de su vida y, a la vez, darle cierta libertad. Hágale saber que usted lleva las riendas y que no pretende que él tome las decisiones importantes. Si un amigo lo incita a que se suba a un árbol y él tiene miedo, puede ser muy reconfortante que usted diga "no" para evitarle tener que admitir sus temores. A medida que el niño domine sus ansiedades infantiles y se haga más responsable de sus decisiones, usted irá otorgándole de manera natural un mayor control. Mientras tanto, es importante que su hijo se sienta seguro y protegido.

¿Y en caso de que usted viva a muchas millas de distancia de su nieto y no sea posible verlo con frecuencia? Hay muchas estrategias a larga distancia para los abuelos, aprovechando el hecho de que los niños de esta edad ya son muy verbales. He aquí algunas sugerencias:

- El teléfono es una opción obvia. Establezca una hora fija en la que su nieto espere su llamada. Durante estas conversaciones telefónicas, hablen acerca de las actividades del niño. Pregúntele cómo está y quiénes son sus amigos. Las actividades del preescolar y los "sucesos" que ha vivido suelen ser prioridades en su mente. Tome notas para que pueda referirse a sus amigos o a los lugares especiales a los que va cuando hablen en otra ocasión.

- Si los teléfonos con pantallas de televisión llegan a estar a su alcance, contemple la idea de invertir en uno, especialmente si no tiene la oportunidad de ver a su nieto a menudo. El poder verse mientras hablan por teléfono, vale más que mil palabras.

- A los niños *les encanta* recibir correo. El enviarle postales y recuerdos divertidos de los viajes que usted realiza puede hacer que la conexión entre ustedes se mantenga viva.

- El intercambiar fotos familiares, películas y cintas de audio puede enriquecer mucho su relación.

- Cuando no pueda ver al niño en su cumpleaños o los días festivos, llámelo por teléfono y envíele tarjetas. Es importante establecer contacto en las ocasiones especiales.

- A pesar de la distancia, visitar o ser visitado por el niño debe ser una prioridad. Por buenas que sean las sugerencias anteriores, nada reemplaza el poder estar juntos. Aunque solo se trate de un fin de semana, el contacto repetido y la familiaridad son claves para que tanto nietos como abuelos disfruten de una relación significativa.

De los cuatro a los cinco años

De un momento a otro, el niño de tres años relativamente tranquilo que tenía en casa se convertirá en un torbellino de energía y motivación, querrá dominar la situación, y su comportamiento parecerá incontrolable y cambiante. Quizás todo esto le recuerde las dificultades que le hizo pasar cuando tenía dos años, pero esta vez su hijo va a tomar una dirección muy distinta. Aunque parezca que va de un lugar a otro sin rumbo fijo, está aprendiendo de todas estas experiencias. Al final, terminará por tranquilizarse (justo cuando usted creía que no iba a aguantarlo ni un día más) y, cuando se vaya acercando a su quinto cumpleaños, se irá transformando en un niño más calmado y seguro.

Entre tanto, ésta será una edad bastante difícil. Cada día habrá un nuevo reto que afrontar. Los altibajos emocionales de los niños de esta edad les hacen parecer seguros y presuntuosos en un momento dado, e inseguros y llorones un rato después. Además, un niño de cuatro años está muy apegado a la rutina y se niega al cambio por miedo a no saber cómo actuar. Esta resistencia ante la novedad revela la inseguridad que sienten.

El comportamiento cambiante de su hijo también se pondrá de manifiesto en su forma de hablar. A los niños de esta edad les encanta decir malas palabras y observar la expresión de sus padres cuando las dicen. Usan ese vocabulario más que nada para provocar una reacción, así que no se exalte demasiado por este motivo.

Ese torbellino de energía que es su hijo todavía tiene una noción muy limitada de la propiedad. Ante sus ojos, todo le pertenece. Pero esto no significa que los niños de cuatro años sean ladrones o mentirosos; simplemente creen que todo es suyo.

Durante este año también le llamará la atención el tremendo caudal de ideas fantasiosas que ocuparán la mente de su hijo y saldrán de su boca. Los "monstruos" con los que habló en la escuela o el "dragón" que le ayudó a cruzar la calle, son personajes normales en la vida de un niño de cuatro años. A esta edad los niños están tratando de distinguir entre fantasía y realidad, y sus fantasías a veces se descontrolan un poco. Estos tipos de comportamientos y reflexiones le ayudarán al pequeño a sentar unas bases sólidas a medida que ingresa al mundo escolar.

Movimiento

Su hijo o hija tiene ahora la coordinación y el equilibrio de un adulto. Si lo observa, verá que camina y corre con pasos largos y seguros, sube y baja escaleras sin necesidad de agarrarse a la barandilla, se pone de puntillas, gira sobre sí mismo y se columpia solo. También tiene la fuerza muscular para realizar actividades desafiantes, como dar volteretas o hacer saltos a lo largo. Es difícil saber quién está más emocionado con sus progresos, si usted o él.

En su deseo de poner a prueba lo capaz e independiente que es, su hijo a menudo correrá delante suyo cuando vayan de paseo. Sin embargo, sus habilidades motoras siguen siendo muy superiores a su sentido común, por lo que usted tendrá que estar recordándole que la espere y que le dé la mano para cruzar la calle. También debe vigilarlo de cerca cuando esté cerca del agua. Aunque ya sepa nadar, es muy probable que no lo haga bien ni tenga la resistencia suficiente. Y si llega a caerse al agua, quizás se asuste tanto que se olvide de cómo mantenerse a flote. Por lo tanto, nunca lo deje solo en una piscina o en una playa.

Logros relacionados con el movimiento hacia el final de este período

- Se para en un solo pie durante diez segundo o más

- Salta, da volteretas

- Se columpia, trepa

- Es posible que sepa brincar alzando un pie y luego el otro

Habilidades manuales

A esta edad, la coordinación y la habilidad de su hijo para usar ambas manos están casi completamente desarrolladas. Como resultado, empieza a ser capaz de cuidarse a sí mismo. Ahora ya sabe lavarse los dientes y vestirse con poca ayuda, y hasta quizás pueda amarrarse los cordones de los zapatos.

Fíjese que ahora utiliza las manos con mucho más cuidado y precisión al dibujar. Primero decide qué quiere dibujar y luego pone manos a la obra. Es posible que las figuras humanas que haga no tengan cuerpo y que las piernas les salgan de la cabeza. Pero ya les hará ojos, nariz, boca y, lo más importante, considerará que son personas.

Este control creciente de sus manos hará que el niño manifieste un mayor interés hacia el arte y las manualidades en general. Entre sus actividades preferidas pueden figurar:

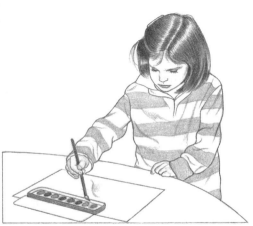

- Escribir o dibujar, sosteniendo la hoja de papel con una mano y agarrando el lápiz o el creyón con la otra

- Trazar o copiar figuras geométricas, como una estrella o un diamante

- Juegos de mesa

- Pintar con pincel y con los dedos

- Hacer figuras de plastilina

- Recortar y pegar

- Hacer construcciones complejas con muchos bloques

Este tipo de actividades no solo le permitirán poner en práctica y perfeccionar muchas de sus destrezas emergentes, sino también descubrir el placer de crear. Además, la sensación de éxito que experimentará con estas actividades contribuirá a elevar su autoestima. A través de sus obras es posible que usted note que el niño tiene ciertos "talentos", pero a esta edad no es conveniente encaminarlo en una u otra dirección. Limítese a ofrecerle una gran variedad de opciones para que pueda experimentar y ejercitar sus habilidades. Él mismo se encargará de encaminarse hacia lo que más le guste.

Logros relacionados con las destrezas manuales hacia el final de este período

- Copia triángulos y otras figuras geométricas

- Dibuja personas con cuerpo

- Escribe varias letras

- Se viste y se desviste sin ayuda

- Utiliza tenedor, cuchara y (a veces) cuchillo de mesa

- Habitualmente usa el inodoro por su cuenta

Desarrollo lingüístico

Cuando su hijo o hija esté bordeando los cuatro años, sus habilidades lingüísticas estarán en plena expansión. Ahora podrá pronunciar la mayoría de los sonidos de la lengua española, aunque quizás aún tenga cierta dificultad con la *doble r* o con la combinación de dos o tres consonantes, sonidos que no pronunciará perfectamente sino hasta que tenga cinco o seis años.

Su hijo deberá tener un vocabulario de unas 1500 palabras y éste aumentará en otras mil a lo largo de este año. Puede contar historias elaboradas utilizando oraciones relativamente complejas, hasta de ocho palabras y hablará no solo sobre lo que le ha ocurrido y lo que quiere, sino también sobre sus sueños y fantasías.

Sin embargo, no se sorprenda si algunas de las palabras que emplea su hijo no son precisamente las que usted quisiera oír. Después de todo, acaba de aprender lo poderosas que son las palabras y se dedicará a explorar con entusiasmo este poder, tanto para bien como para mal. Por lo tanto, si su hijo es un típico niño de cuatro años, a veces será muy mandón, y podrá exigirles a usted y a su pareja que "se callen la boca" o a un compañerito que "venga ya mismo". Para contrarrestar esta tendencia, enséñele a utilizar las palabras "por favor" y "gracias". Pero además, analice el modo en que usted y los demás adultos de la familia se dirigen al niño o se hablan entre sí. Quizás su hijo no esté haciendo más que repetir muchas de las órdenes que oye a menudo en su entorno.

A esta edad su hijo o hija también podría aprender a decir una que otra mala palabra. Desde su punto de vista, este tipo de palabras tienen gran poder. Los adultos las dicen cuando están disgustados o exaltados y, cuando él las usa, provocan tremenda reacción. ¿Cuál es la mejor forma de frenar este comportamiento? En primer lugar, dé un buen ejemplo y procure no utilizar estas palabras delante del niño, incluso cuando esté bajo estrés. En segundo lugar trate de ignorar a su hijo cuando use esas palabras. Lo más probable es que no tenga la menor idea de lo que significan y lo que le gusta es la energía que parecen transmitir.

Cuando el niño se disguste, es posible que recurra a los insultos. Esto sin lugar a dudas es preferible a la violencia física, pero no deja de ser desagradable. Recuerde, no obstante, que su hijo también está disgustado cuando insulta a alguien. Si dice "¡Te odio!", lo que en el fondo quisiera decir es: "Estoy muy enfadado y quiero que me ayudes a ordenar mis sentimientos". Si se enfada con el niño y le grita, solo conseguirá que se sienta aún más dolido y confundido. En lugar de ello, mantenga la calma y dígale que usted sabe que no le odia. Hágale saber que tiene derecho a enfadarse y hable sobre lo que provocó la explosión. Intente suministrarle las palabras que le permitan expresar lo que siente.

Si el insulto es inofensivo, la mejor respuesta podría ser una broma. Supongamos que le dice "bruja fea". Usted se puede reír y contestarle: "Y estoy preparando un delicioso caldo de alas de murciélago y ojos de rana. ¿Quieres probarlo?". Este tipo de humor es un excelente modo de atajar el enfado del niño y de paso, el suyo.

De cualquier modo, habrá ocasiones en que no hará falta que su hijo diga nada ofensivo para que usted pierda la paciencia; su constante charla puede sacarla de quicio. Una posible solución en estos casos es tratar de canalizar la energía verbal del pequeño. Por ejemplo, en lugar de permitir que siga repitiendo un estribillo sin sentido, enséñele una rima o canción o léale un poema. Así le enseñará a prestar más atención a las palabras que dice y a valorar más la lengua escrita.

Logros relacionados con el lenguaje hacia el final de este período

- Recuerda partes de historias o cuentos
- Habla en oraciones de más de cinco palabras
- Utiliza el tiempo futuro
- Relata historias o cuentos más largos
- Sabe decir su nombre y su dirección

Desarrollo cognoscitivo

Cuando tenga aproximadamente cuatro años, su hijo o hija empezará a descubrir muchos de los conceptos básicos que le enseñarán en la escuela de modo más sistemático. Por ejemplo, ahora sabe que el día se divide en mañana, tarde y noche y que hay distintas estaciones. Cuando entre al kinder, es posible que ya sepa el nombre de algunos días de la semana y que los días tienen horas y minutos. También es posible que sepa contar los números, recitar el alfabeto, e identificar las relaciones de tamaño (grande *versus* pequeño) y los nombres de figuras geométricas.

Hay muy buenos libros para niños que ilustran estos conceptos, pero no hay por qué acelerar las cosas. Su hijo no va a tener una gran ventaja por aprender estos conceptos antes y, si se siente presionado ahora, podría resistirse al aprendizaje formal de la escuela.

El mejor enfoque consiste en ofrecerle al niño una gran variedad de oportunidades de aprendizaje. Por ejemplo, esta es una edad perfecta para comenzar a llevarlo a zoológicos y museos, si aún no lo ha hecho. Muchos museos tienen secciones diseñadas para los niños, donde pueden experimentar activamente el proceso de aprendizaje.

El aprendizaje de la lectura

¿**M**anifiesta su hijo interés por aprender los nombres de las letras? ¿Ojea libros y revistas por iniciativa propia? ¿Le gusta "escribir" con un lápiz o un bolígrafo? ¿Escucha atentamente cuando alguien le lee un cuento? Si la respuesta es afirmativa, es probable que su hijo esté preparado para empezar a aprender los aspectos básicos de la lectura. Si la respuesta es negativa, su hijo es como la mayoría de los niños y tardará uno o dos años más en adquirir las habilidades del lenguaje, percepción visual y memoria que son necesarias para iniciar el aprendizaje formal de la lectura.

Aunque es cierto que algunos niños de cuatro años desean sinceramente aprender a leer y empiezan a reconocer algunas palabras escritas de uso habitual, no tiene ningún sentido forzar al niño a hacerlo. Aunque usted logre enseñarle a su hijo a leer precozmente, es muy probable que esta ventaja desaparezca cuando entre a la escuela. El nivel de lectura de la mayoría de los lectores precoces se equipara al de los demás niños en el segundo o el tercer grado de la enseñanza primaria.

El factor decisivo que determina si un alumno tendrá o no éxito en el terreno académico no es lo mucho que se le instó a aprender precozmente, sino su propio entusiasmo por el aprendizaje. Esta pasión no se le puede inculcar a un niño forzándolo a aprender a leer a los cuatro años. Por el contrario, muchos de los llamados programas de aprendizaje

Al mismo tiempo, es importante que respete las preferencias de su hijo y que fomente sus intereses y talentos especiales. Si parece tener inclinaciones artísticas, llévelo a museos y galerías de arte o inscríbalo en una clase de pintura para niños en edad preescolar. Asimismo, si conoce a un pintor, lleve al pequeño a conocer su estudio. Si le interesan más las máquinas y los dinosaurios, llévelo al museo de historia natural, ayúdele a construir maquetas y facilítele juegos de montaje y construcción para que diseñe sus propias máquinas. Independientemente de cuáles sean los intereses de su hijo, puede ayudarle a encontrar las respuestas a sus preguntas y ampliar sus horizontes mediante libros. A esta edad, es importante que descubra el placer de aprender para que, cuando empiece la educación formal, esté bien motivado.

También notará que aparte de formularle preguntas sobre cuestiones prácticas, su hijo de cuatro años le planteará preguntas "universales" sobre diversos temas, como el origen del mundo, la muerte y la composición del sol y del cielo. En esta etapa usted puede escuchar la clásica pregunta de "¿Por qué el cielo es azul?" Como les ocurre a muchos padres, es posible que le cueste bastante contestar este tipo de preguntas, sobre todo si tiene que utilizar un lenguaje sencillo al alcance del pequeño. En lugar de inventarse las respuestas, acuda a libros infantiles que tratan el tema. En su biblioteca local le pueden aconsejar cuáles son los más apropiados para la edad del niño.

precoz interfieren con el entusiasmo natural del niño al forzarlo a concentrarse en tareas para las que aún no está preparado.

Por lo tanto, ¿cuál es el mejor enfoque en términos de un aprendizaje temprano? Deje que sea su hijo o hija quien fije el ritmo y que disfrute con todo lo que hace. No lo agobie con demasiadas letras, números, colores, formas y palabras. En cambio, estimule su curiosidad natural y su tendencia a explorar las cosas por sí mismo. Léale libros que le gusten, pero no lo obligue a aprenderse de memoria las palabras. Ponga a su disposición experiencias educativas, pero cerciórese de que también sean divertidas.

Cuando su hijo esté preparado para aprender a leer, usted dispondrá de muchas herramientas para ayudarle: programas educativos por televisión, juegos, canciones e incluso algunos de los últimos programas de enseñanza por computadora. No espere que estas herramientas hagan todo el trabajo. Usted tendrá que involucrase en la tarea. Por ejemplo, si a su hijo le gusta ver *Plaza Sésamo* o cualquier otro programa educativo, siéntese a verlo con él y hablen de los conceptos y de la información que se presenta. Si está jugando en la computadora, verifique que el nivel es apropiado para su edad. Si el juego es demasiado difícil, su hijo se sentirá frustrado y gran parte del entusiasmo inicial se desvanecerá. Un aprendizaje activo en un ambiente cálido y de apoyo, es la clave del éxito.

Logros cognoscitivos hacia el final de este período

- Puede contar diez objetos o más
- Sabe el nombre de por lo menos cuatro colores
- Tiene una mejor noción del tiempo
- Sabe sobre las cosas que se usan a diario en casa (dinero, comida, electrodomésticos)

Desarrollo social

Con cuatro años, su hijo ya debe tener varios amigos y llevar una vida social activa. Incluso puede tener un "mejor amigo" que por lo general, aunque no siempre, es de su mismo sexo. Lo ideal es que tenga amigos en el vecindario, en el jardín infantil o en el preescolar, a los que vea con regularidad.

Pero ¿y si su hijo no asiste a un jardín infantil o preescolar y no vive cerca de otras familias? ¿Y si los hijos de los vecinos son demasiado grandes o pequeños para él? En tal caso, lo mejor es organizar sesiones de juego con otros niños de su edad. Los parques, los patios de recreo y los programas de actividades para niños en edad preescolar ofrecen excelentes oportunidades para que su hijo se relacione con otros niños.

Cuando su hijo o hija haya encontrado varios compañeros de juego con los que parezca llevarse bien, usted deberá tomar ciertas iniciativas para estimular su relación. Anímelo a que invite a sus amigos a casa. Es importante que desee "presumir" de su casa, de su familia y de sus pertenencias delante de sus amigos. Esto le ayudará a establecer un sentido de orgullo propio. Está de más decir que para este fin, su casa no tiene que ser lujosa ni estar llena de juguetes caros; basta con que sea cálida y acogedora.

También debe tener en cuenta que a esta edad los amigos de su hijo no son solo compañeros de juego, sino que influyen activamente sobre su forma de pensar y de comportarse. Su hijo desea desesperadamente ser como ellos, aunque eso signifique saltarse las normas y parámetros que usted le ha inculcado desde que nació. Ahora se está dando cuenta de que hay otros valores y opiniones, aparte de los que se contemplan en su casa, y es probable que ponga a prueba este descubrimiento pidiéndole cosas que nunca le había pedido antes, como determinados juguetes, comidas, ropa o permiso para ver ciertos programas de televisión.

No se desespere si la relación con su hijo cambia radicalmente a raíz de sus nuevas amistades. Es posible, por ejemplo, que le conteste mal por primera vez. Cuando usted le pida que haga algo que no quiere hacer, es probable que le diga que "se calle la boca" o incluso que llegue a insultarle. Por mucho que le cueste aceptarlo, este cambio de actitud es un signo positivo, ya que indica que su hijo está aprendiendo a desafiar a la autoridad y poner a prueba los límites de su independencia. De nuevo, la mejor forma de afrontar estas situaciones es expresar su desaprobación y comentar con el niño qué siente o quiere decir realmente. Cuanto usted más se altere, más estimulará al niño a que siga comportándose mal. Pero si el enfoque suave no parece surtir efecto y su hijo sigue contestándole mal, lo mejor es enviarlo a su cuarto o a una esquina. (Vea la página 405.)

Aunque a esta edad su hijo está explorando los conceptos de lo bueno y lo malo, tenga en cuenta que su sentido de moralidad aún es simple y muy limitado. Por lo tanto, cuando obedece una norma al pie de la letra, no significa que entiende o acepta la misma sino que muy probablemente quiere evitarse el castigo. En su mente, lo que cuenta no son las intenciones sino las consecuencias. Por lo tanto, cuando rompe algo valioso, quizás asume que es algo malo, ya sea que lo haya hecho a propósito o no. Sin embargo, debe enseñarle la diferencia que hay entre un percance y el hecho de portarse mal deliberadamente.

Para ayudarle a establecer esta diferencia, usted deberá distinguir entre él —como persona— y su comportamiento. Cuando haga o diga algo que merece un castigo, cerciórese de que entiende que se le está corrigiendo por un acto concreto que ha cometido, no porque él sea "malo". En lugar de decirle que es un niño malo, explíquele bien lo que ha hecho mal, separando a la persona del acto en sí. Por ejemplo, si el niño está fastidiando a su hermano pequeño, explíquele que no está bien molestar a los demás, en lugar de decirle: "Eres un mal hermano". Cuando haga algo malo sin querer, procure tranquilizarlo y dígale que sabe que no tuvo la culpa. Procure no alterarse demasiado, o su hijo pensará que usted está molesta con él en lugar de con lo que ha hecho.

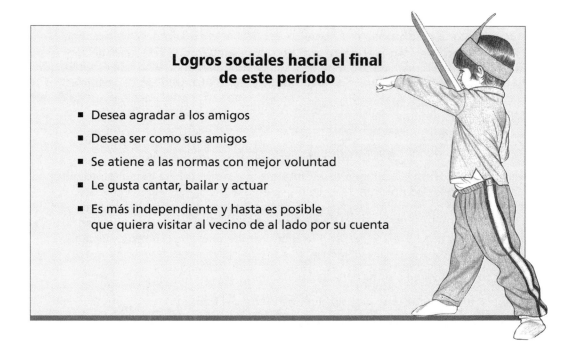

Logros sociales hacia el final de este período

- Desea agradar a los amigos

- Desea ser como sus amigos

- Se atiene a las normas con mejor voluntad

- Le gusta cantar, bailar y actuar

- Es más independiente y hasta es posible que quiera visitar al vecino de al lado por su cuenta

También es importante que le asigne tareas que usted sabe que puede cumplir, y que lo elogie cuando las haga bien. Ya está preparado para asumir responsabilidades sencillas, como ayudar a poner la mesa u ordenar su habitación. Cuando salgan a pasear en familia, dígale al pequeño que espera que se porte bien, y felicítelo si lo hace. Junto con las responsabilidades, déle la oportunidad de jugar con otros niños, y dígale lo orgullosa que se siente de él cuando comparte algo o ayuda a un niño más pequeño.

Desarrollo emocional

Al igual que cuando era más pequeño, la vida imaginativa de su hijo o hija seguirá siendo muy activa al cumplir cuatro años. Sin embargo, ahora empezará a distinguir entre realidad y ficción, y podrá pasar de una a otra casi sin confundirse.

A medida que sus juegos de simulación se vuelven más elaborados, es posible que en ellos surjan indicios de violencia. Simular una guerra, luchar contra un dragón e incluso, jugar a perseguirse, son juegos que contienen cierta dosis de

Alertas sobre el desarrollo

Puesto que cada niño se desarrolla a su propio ritmo, es imposible saber exactamente en qué momento su hijo en edad preescolar dominará completamente determinada habilidad. Los logros del desarrollo que se citan en este libro le darán una idea general de los cambios que puede esperar a medida que su hijo va creciendo, pero no se preocupe si su hijo sigue un patrón ligeramente distinto. Sin embargo, en el caso de que presente algunos de los siguientes signos que pueden indicar la existencia de un retraso del desarrollo en niños de esta edad, hable con el pediatra.

- Es extremadamente miedoso o tímido
- Es extremadamente agresivo
- No puede separarse de sus padres sin hacer un gran alboroto
- Se distrae fácilmente; es incapaz de concentrarse en una misma actividad por más de cinco minutos
- Manifiesta poco interés en jugar con otros niños
- Se muestra retraído con la gente en general, o solo responde a las personas superficialmente
- Utiliza muy poco la fantasía o la imitación en sus juegos
- Parece triste o abatido la mayor parte del tiempo

violencia. Algunos padres prohíben las pistolas de juguete pero se encuentran con que los niños acaban fabricando sus propias armas con trozos de cartón, o simplemente, utilizando el índice para apuntar y disparar mientras dicen "pum-pum". Pero no hay por qué mortificarse. Esto no es prueba de que el niño, sea "violento". A esta edad un niño no tiene idea de lo que es matar o morir. Para él, las armas de juguete solo son una forma inocente y divertida de competir con sus amigos y elevar su autoestima.

Si usted quiere tener una prueba de la creciente confianza en sí mismo que está adquiriendo su hijo, escuche el modo en que habla con los adultos. En lugar de retraerse, como quizás lo hacía cuando tenía dos o tres años, ahora quizás se muestre hablador, amistoso y curioso. También es probable que sea más consciente de los sentimientos de los demás —sean adultos o niños— y que disfrute haciendo feliz a la gente. Cuando vea que alguien se ha hecho daño o está triste, manifestará interés y preocupación. Lo más probable es que sienta deseos de abrazar o besar a la persona, ya que esto es lo que más le reconforta a él cuando tiene dolor o está triste.

- No quiere participar en una diversidad de actividades
- Evita a otros niños y adultos, o se queda completamente al margen
- No expresa una gran variedad de emociones
- Tiene dificultad para comer, conciliar el sueño o usar el inodoro
- No distingue entre realidad y ficción
- Su comportamiento es demasiado pasivo
- No entiende órdenes de dos pasos que contienen preposiciones ("Pon la taza sobre la mesa"; "Saca la pelota de debajo del sofá")
- No sabe decir correctamente su nombre y apellido
- No utiliza apropiadamente el plural ni el pasado al hablar
- No habla sobre lo que hace durante el día
- No puede construir torres de seis a ocho bloques
- Al usar un creyón, lo hace torpemente
- Le cuesta trabajo desvestirse
- No puede lavarse bien los dientes
- No puede lavarse ni secarse las manos

A esta edad, es posible que su hijo empiece a manifestar un ávido interés por los aspectos básicos de la sexualidad, tanto la suya como la del sexo opuesto. Es posible que le pregunte de dónde vienen los bebés o indague sobre los genitales y la evacuación. Tal vez quiera saber por qué el cuerpo de un niño y de una niña son distintos. Cuando su pequeño le haga este tipo de preguntas, déle una explicación simple pero correcta. No entre en demasiados detalles y procure no mostrarse abochornada o excesivamente seria. Un niño de cuatro años no necesita conocer los pormenores del acto sexual, pero debe sentirse libre de hacer preguntas a sus padres, sabiendo que va a obtener respuestas directas, claras y correctas.

Junto con este creciente interés por la sexualidad, es probable que su hijo también juegue con sus propios genitales e incluso manifieste interés por los genitales de otros niños. Éstas no son actividades sexuales propiamente dichas, sino manifestaciones de una curiosidad normal que no merece regaños ni castigos.

¿En qué punto deben los padres establecer límites para este tipo de exploraciones? En realidad se trata de una decisión familiar. Quizás lo mejor sea no darle demasiada importancia al asunto, puesto que a esta edad este tipo de cosas son normales si se hacen con moderación. Sin embargo, todo niño debe aprender qué es y qué no es socialmente aceptable. Por lo tanto, usted puede decirle que:

- El interés por sus órganos genitales es algo sano y natural.

- Desnudarse y jugar con los órganos sexuales en público no es algo aceptable.

- Nadie, ni siquiera sus mejores amigos o parientes, puede tocarle sus "partes íntimas". La excepción a esta norma son los médicos y las enfermeras durante los chequeos médicos, o sus propios padres cuando intenten encontrar el origen de un dolor o molestia que tenga en los genitales.

Alrededor de esta misma edad, su hijo o hija empezará a sentir una fascinación hacia el padre del sexo opuesto. Es muy probable que una niña de cuatro años compita con su madre por la atención de su padre, y que un niño lo haga por la de su madre. Este tipo de comportamiento, conocido como complejo de Edipo, forma parte del desarrollo normal de la personalidad a esta edad, y desaparecerá por sí solo con el tiempo, si los padres responden adecuadamente. No hay motivo para sentirse amenazados o celosos.

Logros emocionales hacia el final de este período

- Toma conciencia de su sexualidad
- Distingue la realidad de la ficción
- A veces es exigente y otras muy cooperativo

Cuidados básicos

Alimentación y nutrición

Es importante que su hijo en edad preescolar tenga una actitud sana ante la comida. Lo ideal sería que a esta edad ya hubiera dejado de utilizar el hecho de comer o no comer como una forma de desafío, y que no confundiera la comida con el amor o el afecto. Generalmente, aunque no siempre, los niños de esta edad comen como respuesta natural al hambre y las comidas son para ellos una experiencia social gratificante.

A esta edad, su hijo también ya debería ser una buena compañía a la hora de las comidas y estar preparado para adquirir buenos modales. Aproximadamente a partir de los cuatro años, dejará de agarrar el tenedor y la cuchara cerrando el puño, pues ya puede hacerlo como los adultos. Con la instrucción adecuada, también aprenderá a usar el cuchillo. Ya podrá enseñarle otros modales, como no hablar con la boca llena, limpiarse con la servilleta y no con la manga y no pasar la mano por encima de un plato ajeno para alcanzar algo. Aunque es necesario explicarle estas normas, es mucho más importante darle un buen ejemplo, puesto que un niño se comporta tal y como ve que se comporta el resto de la familia. También adquirirá mejores modales si en su casa existe la costumbre de comer en familia. Por lo tanto, convierta por lo menos una comida diaria en un momento de reunión familiar y pídale al niño que ponga la mesa o le ayude a preparar algo.

Independientemente del buen apetito que tenga su hijo, tendrá preferencias específicas por determinados alimentos que podrían cambiar de la noche a la mañana. Por muy irritante que le parezca el que desprecie algo que le encantaba hace solo un par de días, es mejor no prestarle mucha atención al asunto. Deje que se coma los demás alimentos que tiene en el plato u ofrézcale alguna otra cosa. Siempre y cuando elija cosas que no sean excesivamente dulces, grasosas o saladas, no se oponga. Sin embargo, déle a probar pequeñas cantidades de un alimento nuevo, en lugar de insistir en que se coma un plato lleno de algo a lo que no está habituado.

Los anuncios de televisión pueden obstaculizar la buena nutrición de su hijo. Ciertas investigaciones revelan que los niños que ven más de veintidós horas de televisión a la semana, tienen mayores probabilidades de acabar siendo obesos. Los niños de esta edad son muy receptivos a los anuncios de cereales azucarados y golosinas, sobre todo si han estado en otras casas donde se comen tales productos. La obesidad es un problema creciente en los niños que viven en los Estados Unidos. Por tal motivo, debe estar pendiente de los hábitos alimentarios de su pequeño, tanto en casa como fuera de ella y controlar lo que come para que lleve una alimentación lo más sana posible.

Para combatir las influencias externas, mantenga su casa lo más "limpia" posible. Llene la despensa con productos bajos en sal, azúcar y grasas, y reserve los dulces para ocasiones especiales. Asimismo, controle el tiempo que su hijo pasa frente al televisor y los anuncios que ve. Al final, acabará acostumbrándose a comer alimentos saludables, lo que le hará menos susceptible a caer en la tentación de consumir cosas dulces, saladas o grasosas. (Vea *La televisión*, página 589.)

¿Cuánto es suficiente?

A muchos padres les preocupa que sus hijos no estén comiendo lo "suficiente". Estas pautas le servirán para saber si su hijo o hija come lo necesario pero no más de la cuenta.

1. Ofrézcale cantidades reducidas y solo déle más, si se lo pide. He aquí algunas cantidades "a la medida" para un niño de esta edad.

1 cucharadita = 5 ml	1 cucharada = 15 ml
1 onza = 30 ml	1 taza o vaso = 240 ml

4 a 6 onzas de leche o jugo	4 cucharadas de verduras
½ taza de requesón o yogurt	½ taza de cereal
2 onzas de carne de hamburguesa	2 onzas de pollo
1 rebanada de pan tostado	1 cucharadita de margarina (o mantequilla)

2. Limite las meriendas entre comidas a dos por día y ofrézcale alimentos sanos en lugar de refrescos, dulces, pasteles o alimentos salados o grasosos. Picar entre comidas no solo quita el apetito para las comidas principales, sino que también expone a los dientes a alimentos que propician caries por un periodo de tiempo extendido. Para reducir al mínimo el riesgo de formación de caries y evitar que su hijo consuma demasiadas calorías, ofrézcale cosas nutritivas, tales como:

frutas y jugos de frutas	sándwiches pequeños
palitos de zanahoria, apio o pepino	galletas de avena (bajas en grasa)
yogur	"muffins" de salvado
tostadas o galletas	queso

3. Nunca utilice la comida como una recompensa a la buena conducta.

Suplementos dietéticos. Los niños de esta edad por lo general no necesitan tomar suplementos vitamínicos. Sin embargo, si su hijo es extremadamente selectivo y se niega a llevar una dieta equilibrada, pregúntele al pediatra si necesita tomar una multivitamina. (Vea también las páginas 126 a 129.)

4. Cerciórese de que su hijo tiene hambre o sed cuando le pida algo de comer o tomar. Si lo que busca en el fondo es su atención, hable o juegue con él, pero no utilice la comida como sustituto del afecto.

5. No le deje comer mientras juega, escucha un cuento o mira televisión. Al permitirle hacer esto, es fácil que siga comiendo sin darse cuenta a pesar de estar lleno.

6. Averigüe cuántas calorías tienen los alimentos que su hijo consume a menudo y lleve un control de cuántas calorías promedio consume al día. Un niño de entre cuatro y cinco años de edad, debería consumir de 900 a 1800 calorías diarias o unas 40 calorías por libra de peso.

7. Si el patrón de alimentación de su hijo es inconsistente, no se preocupe. Habrá días que comerá todo lo que cae en sus manos y otros en que rechazará todo. Cuando se niegue a comer, es posible que no tenga hambre porque el día anterior estuvo menos activo que de costumbre. También considere la posibilidad de que su hijo esté usando la comida como una forma de ejercer control. Sobre todo en los días en que esté muy negativo, se resistirá a cualquier intento por hacer que coma. Cuando esto ocurra, no lo fuerce. Tenga la seguridad de que hasta en los días de mayor negativismo no se morirá de hambre y que es poco probable que llegue a perder peso por este motivo. Sin embargo, si comprueba que su hijo está muy inapetente por más de una semana o presenta otros síntomas de enfermedad como fiebre, náuseas, diarrea o pérdida de peso, hable con el pediatra.

8. Limite el consumo de leche. La leche es un alimento importante, sobre todo por su contenido de calcio. Sin embargo, si un niño toma demasiada leche, puede perder el apetito para otros alimentos que también son importantes. Su hijo necesita tomar aproximadamente dos vasos de leche (16 onzas ó 480 ml) al día para satisfacer sus necesidades de calcio.

Ejemplo de un menú diario para un niño en edad preescolar

Este menú está ideado para un niño de cuatro años que pese aproximadamente 36 libras (16.5 kg).

1 cucharadita = ⅓ cucharada (5 ml)

1 cucharada = ½ onza (15 ml)

1 onza = 30 ml

1 taza o vaso = 8 onzas (240 ml)

DESAYUNO

½ vaso de leche al 2%

½ taza de cereal

4 a 6 onzas de jugo cítrico o de tomate o ½ taza de melón o fresas

A MEDIA MAÑANA

½ vaso de leche al 2%

½ taza de banana

1 rebanada de pan integral

1 cucharadita de margarina (o mantequilla)

1 cucharadita de jalea

ALMUERZO

¾ vaso de leche al 2%

1 sándwich—2 rebanadas de pan integral, 1 cucharadita de margarina (o mantequilla) o 2 cucharaditas de aderezo para ensalada y 1 onza de carne o queso

¼ taza de hortalizas o verduras

A MEDIA TARDE

1 cucharadita de mantequilla de maní

1 rebanada de pan integral o 5 galletas de soda

CENA

¾ vaso de leche al 2%

2 onzas de carne, pescado o pollo

½ taza de pasta, arroz o papas

¼ taza de verduras

1 cucharadita de margarina (o mantequilla) o 2 cucharaditas de aderezo para ensalada

Más allá del entrenamiento para usar el inodoro

Al acercarse a los tres años de edad, casi todos los niños ya han dejado los pañales, aun cuando hayan aprendido a evacuar en una bacinilla y no en un inodoro. Sin embargo, como preparativo para ingresar a la escuela, tendrán que acostumbrarse a usar el inodoro, tanto en casa como fuera de la misma.

El primer paso de este proceso consiste en colocar la bacinilla cerca de la taza del inodoro, para que el niño se acostumbre a "ir al baño". Cuando ya domine el uso de la bacinilla, adquiera un asiento de inodoro para colocarlo en el mismo, así como una caja estable o un taburete para que el pequeño se pueda subir y bajar del inodoro por su cuenta. Así también tendrá una superficie donde apoyar los pies mientras lo esté usando. Una vez que voluntariamente haya completado la transición de la bacinilla al inodoro, retíre la bacinilla del baño.

Durante el entrenamiento para usar el inodoro, los varoncitos suelen orinar sentados, pero a la edad preescolar empiezan a imitar a sus padres, amigos o hermanos mayores, e intentan orinar de pie. Cuando su hijo esté aprendiendo a orinar de este modo, cerciórese de que levanta el asiento del inodoro antes de orinar. Prepárese a limpiar más de la cuenta alrededor de la taza, puesto que la puntería del niño dejará mucho que desear por algún tiempo. (Advertencia: cerciórese de que la tapa del inodoro queda bien ajustada al levantarla; muchos niños se han lastimado cuando se les cae la tapa encima.)

Cuando esté con su hijo fuera de casa, enséñele a reconocer los letreros que indican donde están los baños públicos y anímelo a utilizarlos cuando lo necesite. Al principio tendrá que acompañarlo y ayudarlo, pero cuando ya tenga cinco años de edad, debe estar en capacidad de arreglárselas por su cuenta. Sin embargo, siempre que sea posible, debe acompañarlo al baño un adulto o un niño mayor o, por lo menos, esperarlo en la puerta.

Durante la etapa preescolar, los varoncitos empiezan a imitar a sus padres, amigos o hermanos mayores y orinan de pie.

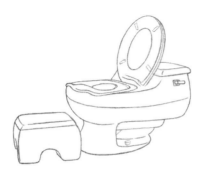
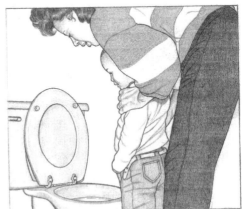

Su hijo o hija también debe aprender que a veces conviene ir al baño cuando haya uno cerca, incluso antes de sentir la necesidad imperiosa de orinar o evacuar. Así, las salidas y sobre todo los viajes en auto serán más llevaderos. A veces, sin embargo, es posible que no haya un baño a la vista y su hijo tenga ganas de orinar. Por eso es conveniente enseñarle a orinar al aire libre. Esto no representa un problema para los varoncitos, pero las niñas tendrán que aprender a ponerse en cuclillas y separar las piernas para no mojarse la ropa ni los pies. Para ayudarla, demuéstrele cómo debe colocarse y sosténgala mientras está de cuclillas.

Durante todo el proceso antes descrito, usted tendrá que ayudar a su hijo tanto en casa como afuera. No bastará con limpiarlo después de orinar o evacuar, sino tendrá que ayudarle a quitarse la ropa y volvérsela a poner correctamente. Sin embargo, antes de que empiece a ir a la escuela, el niño debe poder realizar todo el proceso por su cuenta. Para una niña, esto implica enseñarle a limpiarse de adelante hacia atrás, sobre todo después de evacuar, puesto que si las deposiciones entran en contacto con la uretra o la vagina, podrían provocar infecciones en el aparato urinario o en la vagina. Los niños tienen que aprender a bajarse los pantalones (si son de cintura elástica) o a abrirse la bragueta. Para facilitar las cosas al máximo, vista a su hijo o hija con ropa que se pueda abrir, bajar o quitarse sin ayuda. A pesar de que los "overoles", por ejemplo, son prácticos por otros motivos, a los niños pequeños les suele costar mucho ponérselos y quitárselos sin ayuda. Para los niños de ambos sexos, lo más cómodo es llevar pantalones de cintura elástica. En el caso de las niñas, una falda o un vestido con pantaloncitos interiores elásticos puede ser igualmente conveniente.

Mojar la cama

Cuando están aprendiendo a usar el inodoro, todos los niños mojan la cama de vez en cuando. Incluso si su hijo lleva varios días seguidos sin orinarse por la noche, es posible que vuelva a hacerlo, quizás como reacción ante el estrés o un cambio que haya tenido lugar en su vida. Cuando esto ocurra, no haga un escándalo. Simplemente, vuelva a ponerle por un tiempo los pantaloncitos de entrenamiento de noche. En cuanto disminuya el estrés, deberá dejar de mojar la cama. Si continúa haciéndolo, hable con el pediatra.

La mayoría de los niños que mojan la cama de forma recurrente, nunca han sido consistentes en mantenerse secos. Algunos tienen la vejiga demasiado pequeña, incluso con cuatro o cinco años de edad, lo que hace que no puedan pasar la noche entera sin orinar. En otros casos, el proceso de aprender a controlar la vejiga requiere de más tiempo y el niño tal vez no sea capaz de reconocer cuándo tiene la vejiga llena y despertarse a tiempo para ir al baño.

Si su hijo o hija en edad preescolar sigue orinándose en la cama, lo más probable es que el problema vaya desapareciendo a medida que madure. A esta edad, no es conveniente darle medicamentos ni tampoco castigarlo o ridiculizarlo. El pequeño no moja la cama a propósito. Limitar la cantidad de líquido ingerido o despertarlo para que vaya al baño probablemente tampoco servirá de mucho, pero transmitirle el mensaje de que estos percances no tienen importancia, tal vez le ayude a sentirse menos avergonzado. Asimismo, asegúrese de que entiende que el hecho de mojar la cama no es culpa suya y que probablemente dejará de hacerlo en cuanto crezca un poco más. Si en su casa hay un historial familiar de este tipo, hágaselo saber al pequeño para que no se sienta tan culpable. Si su hijo sigue mojando la cama luego de cumplir cinco años, es posible que su pediatra le recomiende algún tipo de tratamiento. (Vea *Mojar la cama,* página 734.)

Si un niño que ya llevaba seis meses o incluso más tiempo yendo al inodoro sin problemas empieza a orinarse en la cama, es posible que haya una causa física o emocional que no ha aflorado aún. Como dijimos antes, quizás la situación se deba a una fuente de estrés, o tal vez esté reaccionando a la llegada de un nuevo bebé a casa, una mudanza a un nuevo vecindario o un divorcio. Si el niño tiene estos percances tanto de día como de noche, se le escapa algo de orina constantemente o se queja de dolor o ardor al orinar, es posible que tenga una infección en las vías urinarias u otro problema médico. En cualquier caso, llévelo al pediatra lo antes posible.

Sueño

Para muchos padres, la hora de acostar a sus hijos es el momento más temido del día y generalmente por un buen motivo: a menos que estén muy cansados, los niños de esta edad suelen resistirse a ir a la cama. Este momento resulta particularmente problemático si el niño tiene hermanos mayores que se pueden quedar despiertos hasta más tarde. El hermano pequeño sentirá que se le "hace de lado" y temerá "perderse de algo" mientras los demás miembros de la familia siguen levantados. Estos sentimientos son comprensibles y no le hará daño al pequeño si es un poco flexible al respecto. Pero recuerde que un niño de esta edad necesita dormir entre diez y doce horas cada noche.

La mejor forma de preparar a su hijo en edad preescolar para que concilie el sueño, es leerle un cuento. Cuando termine de leerle y le haya dado el beso de buenas noches, no deje que lo convenza a quedarse con él hasta que se duerma. El niño tiene que aprender a dormirse por su cuenta. Asimismo, no le deje participar en juegos muy movidos justo antes de acostarse. Cuanto más tranquila y calmada sea la actividad que realice antes de acostarse, menos le costará conciliar el sueño.

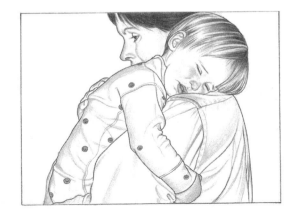

La mayoría de los niños de esta edad duermen bien por las noches, pero a menudo se despiertan y echan un vistazo a su alrededor antes de volverse a dormir. No obstante, es posible que algunas noches su hijo tenga sueños muy intensos que le hagan despertarse súbitamente. En estos sueños suelen reflejarse algunas de las vivencias del día. También hay impulsos, emociones agresivas o temores que solo salen a la superficie a través de imágenes de terror o sueños.

Cuando su hijo cumpla cinco años, o un tiempo después, entenderá mejor que estas imágenes solo son sueños, pero hasta que llegue ese momento, necesitará que alguien le asegure que no son reales. Si se despierta a medianoche asustado y llorando, abrácelo, hable del sueño y quédese a su lado hasta que se calme. Para su tranquilidad, piense que solo se trata de una pesadilla, no de un problema serio.

Para ayudar a su hijo a superar estos miedos, puede leerle cuentos sobre los sueños y el acto de dormir. Al oír y comentar estos relatos, el niño entenderá que todo el mundo sueña y que no tiene por qué tener miedo de sus sueños. Hay

Cómo distinguir entre una pesadilla y un terror nocturno

A veces puede ser difícil saber si un niño está teniendo una pesadilla o un terror nocturno. Esta tabla puede ser de ayuda para reconocer la diferencia.

	Pesadilla	Terror nocturno
¿Qué es?	Un sueño que provoca miedo, seguido de un despertar completo	Un despertar solo parcial desde una fase de sueño muy profundo
¿Cuándo se da cuenta usted del fenómeno?	Cuando ya ha pasado y su hijo se despierta y le cuenta lo que soñó	Mientras está teniendo lugar y el niño grita y se mueve agitadamente. Después se tranquiliza
Momento en que ocurre	En la segunda mitad de la noche, cuando los sueños son más intensos	Generalmente pasadas entre una y cuatro horas de haberse acostado
Aspecto y comportamiento del niño	El niño llora y está muy asustado cuando se despierta	Se sienta, está agitado, hace movimientos extraños. Llora y grita, gime, habla. Tiene los ojos abiertos de par en par, el ritmo cardiaco acelerado y está sudoroso. El miedo y la confusión aparentes desaparecen cuando se despierta.

muchos cuentos clásicos sobre este tema que pueden serle de ayuda. Sin embargo, asegúrese que los cuentos en sí no atemoricen al pequeño.

Es posible que alguna vez encuentre a su hijo en la cama, aparentemente despierto y muy alterado, quizás gritando y temblando, con los ojos abiertos de par en par y completamente aterrorizado. Si usted intenta hablarle, no reaccionará. En estos casos, su hijo no está despierto ni tiene pesadillas: usted estará presenciando un "terror nocturno". Este misterioso y angustioso comportamiento que aparece durante el sueño, es común durante esta etapa y los primeros años escolares. Típicamente, el niño se duerme sin problemas, pero al cabo de una hora, más o menos, abre los ojos de par en par en actitud de terror. Es posible que tenga alucinaciones, señale objetos imaginarios, dé patadas al aire, grite, repita cosas como "¡No, no puedo!" y parezca inconsolable. Para los padres estas experiencias

	Pesadilla	Terror nocturno
Respuesta	En cuanto se despierta, el niño se da cuenta de su presencia y se tranquiliza al verle	El niño no parece darse cuenta de su presencia e incluso puede empujarlo, gritando y agitándose aún más si usted intenta inmovilizarlo
Reconciliando el sueño	Es posible que le cueste volver a conciliar el sueño por lo asustado que está	Vuelve a conciliar el sueño rápidamente sin llegar a despertarse por completo
Recuerdo de la experiencia	Suele recordar la pesadilla y puede hablar sobre lo que soñó	No recuerda nada de lo que ha soñado ni tampoco los gritos y la agitación

Adaptado de *Solve Your Child's Sleep Problems* (Solucione los problemas de sueño de su hijo), de Richard Ferber, M.D.

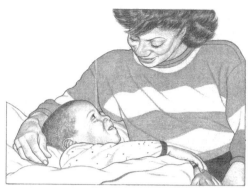

A menos que estén muy cansados, los niños en edad preescolar tienden a resistirse a irse a dormir.

pueden ser muy perturbadoras porque su hijo luce y actúa de manera muy distinta a lo habitual. (Estos episodios son mucho más angustiantes para los padres que para el niño en sí.) Lo único que puede hacer usted en estos casos es cargar al pequeño para evitar que se haga daño. Procure calmarlo diciéndole cosas como: "Tranquilo, mamá y papá están contigo". Cuando pasen de diez minutos a media hora, el niño se tranquilizará y volverá a dormirse y a la mañana siguiente no se acordará de nada.

Algunos niños tienen terrores nocturnos solo una vez en la vida, mientras que otros tienen varios episodios de este tipo. Pero lo que sí no es habitual es que un niño tenga terrores nocturnos recurrentes y frecuentes durante un período de tiempo prolongado. Si estos episodios son muy seguidos, las medicinas para el sueño que le recete el pediatra pueden ayudarle, aunque la mejor estrategia parece ser esperar a que desaparezcan por sí solos. Puesto que algunos niños tienen terrores nocturnos cuando están muy cansados, procure acostar a su hijo media hora antes de lo habitual y vea si estos episodios disminuyen en frecuencia. De cualquier modo, estos terrores desaparecerán por sí solos a medida que el niño crece.

Pero, ¿y si usted tiene la certeza de que su hijo no tiene ni una pesadilla ni un terror nocturno, pero aun así se despierta de noche llamándola? Limítese a tranquilizarlo, arrópelo y déjelo solo. No recompense la conducta de despertarse a medianoche dándole de comer o llevándoselo con usted a su habitación.

Disciplina

Cuando tenga cuatro años, su hijo o hija tendrá cierto control sobre sus reacciones emocionales impredecibles, pero todavía no sabrá controlar sus deseos de desafiar a la autoridad. Por lo tanto, es posible que a esta edad desobedezca intencionalmente las normas familiares, que le conteste, le grite e incluso, le insulte. A menudo se portará mal con el único fin de fastidiarle. Por muy irritante o vergonzoso que le parezca este comportamiento, muy pocas veces es una señal de trastorno emocional y si usted lo toma con tranquilidad, probablemente desaparecerá a comienzos de la etapa escolar.

Esto no significa que usted tenga que dejar que su hijo le controle o intimide. Aunque no lo crea, esto no es lo que el niño busca. Por el contrario, lo que espera es que usted lo detenga cuando se pase de la raya, del mismo modo que asume que lo protegerá si hace algo peligroso. Por lo tanto, debe enseñarle qué conductas son

Pausa obligada

Aunque no se puede ignorar un comportamiento peligroso o destructivo, hay casos en que es mejor utilizar la llamada "pausa obligada" (*time-out* en inglés). Esta técnica resulta especialmente eficaz con niños de tres y cuatro años de edad, que generalmente saben cuándo han hecho algo realmente grave y entienden por qué se les castiga.

He aquí en qué consiste y cómo se aplica la pausa obligada:

1. Defina el comportamiento que quiere eliminar y registre la frecuencia con que se presenta. Los castigos solo deben aplicarse cuando el niño hace intencionalmente algo que sabe que está prohibido.

2. Adviértale a su hijo que si sigue haciendo lo incorrecto, lo castigará.

3. Reserve una zona para aplicar la pausa obligada, preferentemente una habitación donde no haya juguetes, televisión ni cualquier otra distracción. En otras palabras, una habitación que sea lo más aburrida posible para el niño. Si no dispone de un sitio con estas características, puede usar una silla orientada de cara a la pared en un corredor o en una habitación donde no haya nadie.

4. Cuando su hijo haga algo que sabe que se castiga con una pausa obligada, envíelo inmediatamente a la zona reservada para tal fin y dígale cuánto tiempo tendrá que permanecer allí. Por lo general basta con cinco minutos. Deje un cronómetro o un reloj a la vista para que el mismo niño pueda llevar el control del tiempo. Comience con un minuto e incremente el tiempo un minuto a la vez si el mal comportamiento continúa (hasta por cinco minutos).

5. Si llora o grita, vuelva a poner el cronómetro por cinco minutos más. Si el niño abandona la zona reservada para la pausa obligada, vuélvalo a llevar allí y empiece a contar el tiempo desde ese momento.

6. Utilice la pausa obligada cada vez que su hijo viole esa norma en concreto. Asimismo, siempre que usted note que la está respetando, felicítelo por su buen comportamiento.

aceptables e inaceptables. La única forma de que aprenda a fijarse sus propios límites más adelante, es que usted le ponga ahora unos límites razonables. Si usted es firme y consistente, el pequeño adquirirá mayor seguridad en sí mismo.

A la hora de decidir los límites a establecer, tenga en cuenta que muchas de las estrategias que utilizó cuando su hijo era más pequeño siguen siendo útiles. Aún es importante recompensar la conducta deseable más a menudo que castigar la conducta indeseable, así como evitar los castigos físicos. Y sigue siendo fundamental corregir la mala conducta interviniendo de manera oportuna y justa, en lugar de esperar a que el niño se olvide de cuál fue el motivo de su reprimenda.

A esta edad, su hijo está mucho más consciente que antes cuándo se porta mal. Durante la primera infancia actuaba sobre todo por curiosidad, intentando encontrar y poner a prueba sus propios límites; ahora, como niño en edad preescolar, su comportamiento será mucho menos inocente. Un niño de tres años, al enterarse de que su madre está embarazada o de que sus padres se van a separar, por ejemplo, puede reaccionar haciendo deliberadamente algo que sabe que no está permitido. Es posible que no entienda las emociones que lo llevan a saltarse las normas, pero no cabe duda que sabe que se las está saltando.

Para frenar este tipo de conducta, ayude a su hijo a expresar sus emociones a través de palabras en lugar de usar actos violentos o desagradables. Si una niña le da una patada a su madre, ésta puede decirle: "¡Basta! Estás enfadada. Dime qué te pasa". Sí la niña sigue actuando de ese modo, lo mejor será mandarla a su habitación o a una esquina.

A veces su hijo no sabrá por que está enfadado y usted tendrá que ayudarle a descubrirlo. Aunque esto puede ser un verdadero reto para su paciencia, tenga la seguridad de que vale la pena. Generalmente las cosas son más claras si se analizan desde el punto de vista del pequeño. La madre embarazada que acabamos de describir, por ejemplo, puede sugerirle a su hija: "Sé que estás enfadada pero mami te va ayudar a sentirte mejor". Este enfoque le resultará mucho más eficaz si usted anima a su hijo a que le hable habitualmente sobre sus problemas y sentimientos.

Preparando a su hijo para el kinder

La entrada al kinder es un momento decisivo en la vida de un niño. Aunque haya pasado por la experiencia de ir a un jardín infantil, cuando empiece a ir a la escuela se esperará de él que sea más maduro e independiente y tendrá que asumir más responsabilidades. Además, la escuela como tal suele ser mucho más grande que un jardín infantil típico y su medio social es más complejo y confuso. Aunque su clase no sea más grande que la del jardín infantil al que iba, es posible que pase parte del día interactuando con

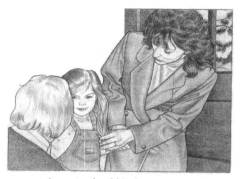

La entrada al kinder es un momento decisivo en la vida de un niño.

niños mayores de otras clases. Por lo tanto, tendrá que estar preparado emocionalmente no solo para realizar las tareas que le van a exigir en kinder, sino también para el desafío que supone ser un niño pequeño en una escuela grande.

Conforme su hijo se acerca a la edad escolar, usted debe empezar a prepararlo. Explíquele cómo cambiará su rutina diaria cuando empiece a ir a la escuela e invítelo a comprar con usted la ropa que necesitará para ir a la misma. También es conveniente pasar por la escuela de vez en cuando e incluso entrar al que será su salón de clase para que sepa con qué se va a encontrar. Muchas escuelas abren sus puertas antes de que empiecen las clases, lo que permite que los padres lleven a sus hijos y les presenten a sus futuros maestros. Todos estos preparativos contribuyen a alimentar el entusiasmo de los niños y a disminuir la ansiedad por tener que dar un paso tan importante fuera de casa.

Antes de empezar a ir a la escuela, su hijo debe someterse a un chequeo médico detallado (en muchos estados es obligatorio). El pediatra le evaluará la vista, los oídos y el desarrollo físico global, y comprobará si le han administrado todas las vacunas y refuerzos necesarios. (Vea el Capítulo 27, Vacunas y el itinerario de vacunaciones en las páginas 80 a 81.) Dependiendo de las leyes vigentes de cada estado y de las probabilidades de exposición, es posible que le administren la prueba de tuberculina y le manden a hacer otros análisis de laboratorio.

En la mayoría de los sistemas escolares, la admisión de un niño a el kinder se basa en la edad que tenga, generalmente fijando fechas muy rígidas. Por ejemplo, si su hijo o hija cumple cinco años el 31 de diciembre, es posible que le permitan matricularlo con solo cuatro años de edad, pero si su cumpleaños es el 1 de enero, tendrá que esperar hasta el próximo otoño. Aunque este enfoque es adecuado para la mayoría de los niños, no es perfecto. El ritmo de desarrollo es tan variable, que un niño puede estar preparado para empezar a ir a la escuela con solo cuatro años, mientras que otro puede no estarlo hasta que ya casi tenga seis años.

Si no sabe con certeza si su hijo está listo para entrar a la escuela y lo lleva a un jardín infantil, el maestro o la maestra del niño puede orientarlo. Allí han visto cómo se relaciona con otros niños y pueden decirle si está preparado para afrontar la experiencia de asistir a una clase más estructurada. Las pruebas para determinar su nivel de desarrollo también pueden ayudarle a tomar esta decisión. El pediatra

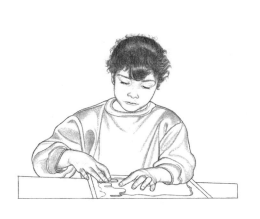

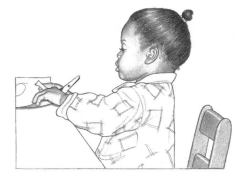

podrá ayudar a coordinar la administración de dicha prueba. Este tipo de pruebas también pueden ser útiles si sospecha que su hijo está adelantado para su edad, y usted desea que empiece a ir a la escuela antes de lo habitual.

Cuando el niño dice mentiras

Decir mentiras a esta edad es algo bastante habitual. Los niños en edad preescolar mienten por diversas razones. A veces lo hacen por miedo al castigo, porque se dejan llevar por la imaginación, o quizás porque están imitando una conducta que han visto hacer a los adultos. Antes de castigar a su hijo por no decir la verdad, procure entender los motivos que lo llevaron a mentir.

Si dice mentiras para evitar el castigo, es posible que haya violado alguna de las normas de la casa. Por ejemplo, tal vez rompió algo que está prohibido tocar, o quizás fue demasiado brusco y lastimó a uno de sus compañeros de juego. En cualquier caso, no cabe duda de que lo que ha hecho es una ofensa más grave que el hecho de mentir. Si usted quiere que confiese, debe ayudarle a entender que mentir es una falta más grave. Guárdese el enojo y el castigo más severo para cuando su hijo se empeñe en ocultar la verdad y, cuando sospeche que ha hecho algo malo, no lo acuse directamente sino dígale algo como "Esto se rompió. ¿Qué habrá pasado?" Si el niño confiesa, mantenga la calma y castíguelo con menos dureza que si hubiera seguido ocultando la verdad. De este modo, la próxima vez le dará menos miedo confesar.

El contar sucesos o historias fantasiosas es muy distinto a mentir. Se trata simplemente de la manifestación de la productiva e incansable imaginación de su hijo que no perjudica a nadie. Sólo se convertirá en un problema si usted —o su hijo— no saben distinguir entre realidad y fantasía. Aunque inventarse una historia no es algo que merezca un castigo, sí merece una lección. Relátele a su hijo el cuento de "Pedro y el lobo" y hágale entender lo peligroso que puede ser inventar cosas. (Por ejemplo, ¿y si el niño estuviera enfermo o se hubiera hecho daño y usted no supiera si creerle o no?) Transmítale que por su propio bien, lo mejor es que diga la verdad.

Si su hijo miente porque también ha visto que usted lo hace, la mejor forma de eliminar el comportamiento es dejando de darle un mal ejemplo. Cuando le oye decir "mentiras piadosas", tal vez no entienda que usted lo hace por tener tacto o para no herir la susceptibilidad de alguien. Lo único que sabe es que usted no está diciendo la verdad y, por consiguiente, se siente en libertad de mentir también. Usted puede tratar de explicarle la diferencia que hay entre una mentira piadosa y una mentira propiamente dicha, pero lo más probable es que el pequeño no entienda sus argumentos. Obtendrá mejores resultados modificando su modo de actuar.

Muchas escuelas públicas realizan evaluaciones iniciales de forma sistemática para determinar si los niños en edad preescolar están preparados para el ingreso escolar. Las pruebas suelen hacerse en la misma escuela durante el verano, antes de que empiece el año escolar. Asimismo, es posible que el personal de enfermería de la escuela se encargue de reunir información sobre el estado de salud del niño, comprobando que sus vacunas estén al día y quizás, examinándole también la audición y la vista.

A menos que tenga algún motivo para sospechar que su hijo o hija va a tener problemas para adaptarse a la escuela, lo mejor puede ser dejarle un período de prueba cuando empiecen las clases. Si al final del año existen dudas sobre el progreso del niño, se debe considerar seriamente la posibilidad de que repita el curso. Esta decisión se tomará en función de su capacidad para aprender y seguir instrucciones y rutinas, así como el modo que tenga de relacionarse con los demás niños y con sus maestros.

Viajando con un niño en edad preescolar

Conforme su hijo crece y se vuelve más activo, será más complicado viajar con él. Se moverá constantemente en el asiento y podrá protestar y quejarse abiertamente cuando usted insista en que se esté quieto. Por su propia seguridad, usted deberá mantenerse firme, pero si le proporciona suficientes distracciones, es probable que el pequeño termine por superar la inquietud inicial. Los trucos concretos que conviene utilizar para viajar con niños de esta edad, dependen del medio de transporte utilizado.

En auto. Incluso en los viajes más cortos, su hijo debe ir sentado en un asiento de seguridad o en una silla elevadora. (Vea *Asientos de seguridad para el auto,* en la página 479 para elegir el modelo adecuado e instalarlo correctamente.) La mayoría de los choques de auto ocurren a menos de cinco millas del hogar y a velocidades inferiores a las 25 millas por hora, así que no debe haber excepciones a la regla. Si su hijo protesta, no encienda el auto hasta que esté bien sujeto. Si el niño se sale del asiento mientras usted conduce, deténgase y vuelva a sujetarlo.

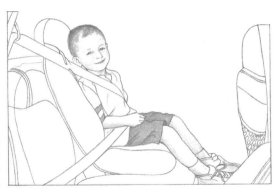

Incluso en los viajes más cortos, su hijo debe ir sentado en su asiento de seguridad para el auto o en una silla elevadora.

Actividades al viajar en auto

Si usted consigue que los viajes en auto sean divertidos, su hijo los soportará mejor. He aquí algunas sugerencias para ayudarlo a entretenerse.

- Háblele sobre los paisajes que ven durante el recorrido. Pregúntele qué ve por la ventana. Señale cosas interesantes. Cuando el niño ya sepa el nombre de varios colores, figuras, letras o números, pídale que los identifique en las señales de tráfico y los avisos de la calle. Pero no se olvide de mantener los ojos en la carretera mientras conduce.

- Lleve en el auto varios libros de ilustraciones y juguetes pequeños y déjelos al alcance del niño.

- Lleve varias cintas de canciones o cuentos infantiles en el auto. Anime a su hijo a que cante sus canciones favoritas.

- Para los viajes largos, lleve una caja pequeña con juguetes y materiales apropiados a la edad de su hijo, tales como libros de colorear o de actividades, creyones, papel, calcomanías o muñecas de papel. (No permita que use tijeras en el auto ya que podrían ser peligrosas en caso de que usted frene de repente.) Lleve también cintas de audio, discos compactos, videos (si hay un aparato de video en la silla trasera) con canciones, rimas o algún otro tipo de actividad entretenida y familiar.

- Haga paradas por lo menos cada dos horas para descansar. Así el niño podrá estirar las piernas, tal vez comer algo y cambiarle el pañal o usar el inodoro.

- Si su hijo tiende a marearse cuando va en auto, puede darle una dosis adecuada de Dramamine® media hora antes de iniciar el viaje. (Vea *Mareos provocados por el movimiento,* página 744.)

El viaje resultará más agradable y cómodo para todos si sigue de manera consistente las siguientes recomendaciones:

- Nunca deje a un niño solo en un auto, ni siquiera por un minuto.

- No permita que los pasajeros griten, se peguen, se muerdan los unos a los otros o hagan mucho ruido.

- No permita que los niños toquen las manijas de las puertas.

- Recuerde a los niños que tengan consideración con las demás personas que van en el auto.

Cómo controlar en su hijo el impacto
del cambio de horario al viajar

Nada puede arruinar tanto la alegría de iniciar las vacaciones como el llamado "jet lag" o impacto por el cambio de horario que sufre el niño (y la familia entera) después de un vuelo largo. El viajar a través de zonas con diversos horarios puede perturbar el reloj interno del organismo, a menudo provocando un caos en los ciclos de sueño y despertar de la familia (ritmos circadianos) y dejando a los niños malhumorados y somnolientos hasta que se ajustan al nuevo horario. Aunque el cambio de una sola zona de horario no suele generar un gran trastorno, es más probable que se presenten dificultades en el sueño con un cambio de dos o más horas. En general, la gente se adapta más fácilmente cuando el viaje se hace del este al oeste.

Algunos padres descubren que pueden reducir al mínimo el impacto del cambio de horarios en su hijos mediante las siguientes estrategias:

- En los días previos al viaje, vaya cambiando gradualmente la hora en que acuesta a su pequeño a dormir para que se ajuste más a la hora de la región a la que van a viajar. Asimismo, puede tratar de modificar poco a poco el horario de las comidas para que coincida un poco más con las horas en que comerán en su destino final. (Los bebés, por supuesto, deben ser alimentados cuando tienen hambre, sin importar el horario de la zona.)

- Una vez que lleguen a su destino, no planee muchas cosas ese mismo día. Mantenga cierta flexibilidad, pero realicen algunas actividades al aire libre en los primeros días para exponer al niño a la luz del día por el mayor tiempo posible. La luz del sol fomentará los cambios químicos del cuerpo que ayudarán al pequeño a adaptarse al cambio de horario.

- Muchas personas se deshidratan durante los vuelos largos. Cerciórese de que su hijo beba bastante agua tanto durante el viaje en sí como a su llegada para evitar el malestar de una boca seca y otros síntomas de deshidratación que pueden contribuir al impacto del cambio de horario.

- Aunque se han promocionado una variedad de suplementos dietéticos —sobre todo la melatonina— como un medio efectivo de combatir el llamado "jet lag", no existe evidencia científica de sus beneficios, particularmente en niños. La melatonina es una hormona que segrega la glándula pineal del cerebro, pero hasta que no se tengan más conocimientos al respecto, la Academia Americana de Pediatría recomienda enfáticamente a los padres evitar darles este suplemento a niños y adolescentes.

En avión. Cuando viaje en avión con un niño pequeño, elija un vuelo directo, siempre que sea posible, para limitar el tiempo de vuelo a un mínimo y procure viajar durante la hora de la siesta del niño o en un vuelo nocturno. Siempre informe a la compañía aérea con antelación que va a viajar con uno o más niños. De esa manera podrán sentarlos juntos y es posible que la compañía le ofrezca un menú especial para niños si usted lo solicita cuando hace las reservaciones. No elija un asiento en la fila donde está la salida de emergencia.

Recientemente, los procedimientos de seguridad de los aeropuertos se han vuelto más rigurosos. Reserve un margen de tiempo suficiente para que la familia pase por los mostradores de seguridad. La Administración Federal de Aviación (FAA, por sus siglas en inglés) recomienda que cuando viaje con niños pequeños, se reserve aún más tiempo de lo usual para hacer los trámites de seguridad. Recuerde que todos los artículos infantiles —incluyendo coches, asientos de seguridad para el auto, porta-bebés y juguetes— deben ser inspeccionados visualmente, así como pasar por un detector de rayos X. Es probable que le pidan que doble el equipo cuando llegue a la cinta transportadora para que el proceso de inspección sea más rápido.

Sugerencias para mantener seguros a los niños en el avión

- Actualmente no se requiere que los niños menores de dos años tengan puesto el cinturón de seguridad o estén colocados en su asiento de seguridad durante los despegues, aterrizajes y turbulencias por las que atraviese el avión; pueden ir sentados en el regazo de adultos y debidamente sostenido por los mismos. Sin embargo, la Academia Americana de Pediatría considera que todos los niños deben ir en sus asientos de seguridad al viajar en avión y recomienda enfáticamente que todo niño pequeño (menor de un año de edad y que pese menos de 20 libras [9 kg]) esté debidamente colocado y asegurado en un asiento de seguridad orientado hacia atrás. Los niños mayores de un año y que pesen entre 20 y 40 libras (9 a 18 kg) deben ir debidamente sentados en un asiento de seguridad orientado hacia delante. Los niños que pesen más de 40 libras pueden ir con el cinturón de seguridad del avión. Estas medidas ayudarán a que los niños estén protegidos durante los despegues y aterrizajes o en caso de turbulencia. Las sillas elevadoras con bandeja de protección no se deben usar puesto que el respaldo de la silla de un avión tiende a flexionarse hacia adelante a causa del movimiento del pasajero que va en el asiento de atrás.

- Cerciórese de que el asiento de seguridad de su hijo esté aprobado por la FAA. Verifique que la etiqueta diga que es apto para su uso en vehículos automotores y aviones.

Por la seguridad de su hijo, vístalo con ropas de colores brillantes cuando vayan de viaje, de tal modo que pueda divisarlo entre la multitud. Coloque una tarjeta en el bolsillo del niño en la que esté escrito su nombre (y el suyo), su número de teléfono (incluyendo el celular), su dirección y su itinerario de viaje. Tenga siempre a la mano una foto actualizada del niño. (Si es posible, tómele una foto instantánea el día del vuelo, con la ropa que lleva puesta el niño mientras viaja.)

Aunque es sensato solicitar un pasaje para abordar antes que el resto de los pasajeros cuando se viaja con un bebé, tenga en cuenta que esto no es aconsejable con un niño de pocos años que puede ponerse inquieto entre más tiempo pase en el avión.

Una ventaja de viajar en avión es que el niño podrá estirar las piernas cuando se apague la indicación de "Abrocharse los cinturones". Éste es el mejor antídoto contra la inquietud, sobre todo si se encuentra a otro niño de su misma edad por el pasillo.

Para mantener al niño entretenido mientras está en su asiento, lleve consigo un surtido de libros y juguetes como el que llevaría si hiciera un viaje en auto. Asimismo, algunas compañías aéreas le ofrecen a los niños materiales para realizar distintas actividades. Pídale información al auxiliar de vuelo.

- **Compruebe las medidas del asiento de seguridad.** Aunque las sillas de los aviones varían en ancho, un asiento de seguridad que no tenga más de 16 pulgadas (41 cm) de ancho por lo general se ajusta a la mayoría de las sillas de la clase turista. Incluso si se retiran los apoyabrazos, un asiento de seguridad de más de 16 pulgadas de ancho difícilmente podrá instalarse correctamente en la silla de un avión.

- **Busque opciones para que su hijo tenga su propio asiento de seguridad al ir en un avión.** Quizás tenga que comprar un pasaje para el niño, así que pregunte al agente de reservas si hay un pasaje con descuento. Otra opción es elegir vuelos donde exista la posibilidad de que haya asientos libres; en este caso indague cuál es la política de la aerolínea en cuanto al uso de un asiento desocupado al lado de usted para colocar el asiento de seguridad de su hijo sin tener que pagar otro pasaje.

- **Si compra un pasaje para su hijo, reserve un asiento contiguo al suyo.** El asiento de seguridad debe colocarse siempre junto a una ventana y lejos de las salidas de emergencia para que no bloquee su acceso.

- **Si tiene que hacer escalas y cambiar de avión, puede ser bastante complicado transportar el equipaje, el asiento de seguridad y al niño mismo por el aeropuerto.** Puede solicitar a la aerolínea que le brinde ayuda durante dichas escalas.

La visita al pediatra

Su hijo o hija debe ser examinado por el pediatra una vez al año. Puesto que ahora es capaz de seguir instrucciones y comunicarse mejor, se le podrán realizar algunas evaluaciones que antes no se le podían hacer. En particular, su madurez permitirá evaluarle mejor la visión y la audición.

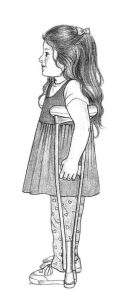

Audición. Cuando tenga aproximadamente cuatro años de edad, su hijo se expresará lo suficientemente bien como para describir distintos sonidos. Se podrá evaluar a fondo su capacidad auditiva, utilizando tonos de distintas frecuencias. Esta revisión se debe repetir cada dos años o más a menudo si se detectan problemas de audición.

Visión. Cuando tenga tres o cuatro años, su hijo entenderá instrucciones y cooperará lo suficiente como para que le puedan hacer pruebas formales de visión. A esta edad su agudeza visual debería ser de 20/30 o mejor. Más importante que la visión absoluta en cada ojo, es cualquier diferencia en la agudeza visual entre los dos ojos. Si sospecha que el niño tiene un problema, deber ser visto por un oftalmólogo pediátrico.

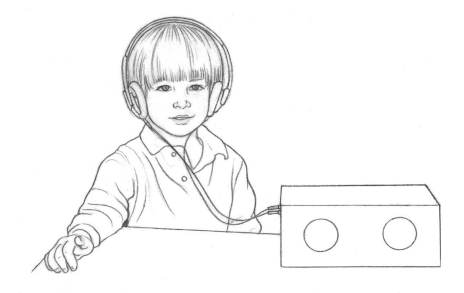

Atención a las vacunas

Durante los años preescolares, su hijo debe recibir una dosis de la vacuna DTaP (difteria, tétanos y tos ferina). Este refuerzo debe administrarse cuando hayan pasado entre dos años y medio y tres años y medio desde que se le administró la cuarta dosis de la serie inicial de la misma vacuna. Puesto que la cuarta dosis de la serie inicial suele darse entre los quince y los dieciocho meses de edad, la siguiente dosis debe administrarse entre los cuatro y los seis años.

En algunos estados se exige que los niños reciban una dosis de refuerzo de la "triple vírica" o MMR (sarampión, paperas y varicela) antes de empezar a ir a la escuela, por lo que es recomendable pedir información al pediatra.

La cuarta dosis de la vacuna inactivada contra la poliomielitis también se debe administrar entre los cuatro y los seis años de edad.

Cuestiones de seguridad

Vigile las caídas desde:

- Equipos de juego como toboganes y pasamanos.
- Triciclos: evite los que se vuelcan fácilmente y use los que permiten al niño estar cerca del piso. Póngale un casco de bicicleta que se le ajuste bien al pequeño y que sea certificado.
- Escaleras: no retire todavía los portones de seguridad para acceder a las escaleras.
- Ventanas: no retire todavía los protectores de las ventanas que estén en el segundo piso o más arriba.

Quemaduras

- No deje fósforos, encendedores ni objetos calientes al alcance del niño.

Choques de tráfico

- Cuando su hijo alcance el peso máximo que su asiento de seguridad para el auto permite, o las orejas le lleguen al borde del asiento de seguridad, necesitará una silla elevadora.

- Su hijo pequeño corre peligro cuando está cerca de los autos. Manténgalo alejado de los lugares donde haya autos. Las entradas a garajes y las calles sin tráfico pueden ser peligrosas.

- No deje que su hijo ande en triciclo por la calle o cerca del tráfico; no le permita que monte su triciclo en la entrada del garaje hacia la calle.

Ahogamiento

- Nunca deje solo a su hijo en edad preescolar cerca de acumulaciones de agua, aunque supuestamente sepa nadar.

- Un niño por lo general no está lo suficientemente desarrollado para recibir clases formales de natación sino después de haber cumplido los cuatro años.

- Las clases de natación no son una estrategia para prevenir los ahogamientos.

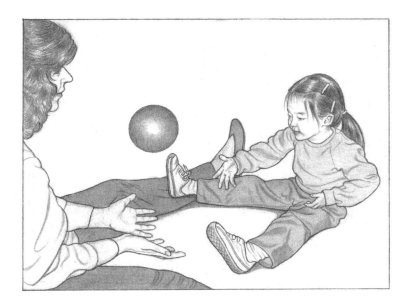

13

Ayuda para cuidar de su hijo

¿*Q*uién cuidará de su hijo cuando usted esté ausente? Tarde o temprano tendrá que plantearse este interrogante. Ya sea que necesite que le cuiden a su hijo por unas cuantas horas a la semana o por nueve horas diarias, es importante confiar plenamente en la persona con quien va a dejarlo. Encontrar a la persona indicada puede ser todo un reto. Puesto que su prioridad es garantizar el bienestar del niño, su elección debe ser hecha pensando en esto. En este capítulo le ofrecemos algunas sugerencias para facilitarle la búsqueda así como una serie de recomendaciones para prevenir, reconocer y resolver los problemas que se presenten después de haber hecho la elección.

La parte más importante del proceso de selección consiste en evaluar las características y capacidades del programa de cuidado infantil o de la niñera que estará a cargo de su hijo. Casi seis de cada diez familias recurren a centros de cuidado infantil. Hay padres que deciden compartir el cuidado de los niños, o bien encargar esta labor a parientes o a

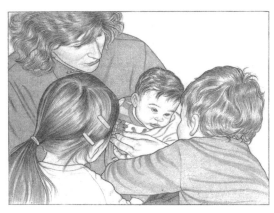

Nunca confíe el cuidado de su hijo a una persona sin antes haber visto cómo se relaciona con su hijo y otros niños.

personas ajenas a la familia. Algunos niños son supervisados en distintos ambientes según la hora o día de la semana. Si la niñera de su hijo no es un familiar suyo, es posible que solo pueda verla unas cuantas veces antes de dejarla encargada del niño. (La labor de cuidar niños por lo general, aunque no siempre, la realizan mujeres.) Sin embargo, usted deseará confiar en la niñera como si se tratara de un miembro de su familia. Aunque es difícil tener plena confianza en un desconocido, usted puede percibir mucho sobre la forma de proceder de la niñera al observarla en acción durante uno o varios días, así como al revisar cuidadosamente sus referencias. Sólo después de ver cómo la niñera se relaciona con su hijo y con otros pequeños, y de sentirse a gusto con sus habilidades y dedicación, podrá dejar al niño en sus manos.

Qué se debe buscar en el personal de cuidado infantil. Guía para el cuidado de bebés mayores de un año y niños en edad preescolar

(Para lactantes, vea también el capítulo 6, página 179)

Los niños se desarrollan adecuadamente cuando están con adultos que les brindan afecto y los ayudan a encontrar soluciones, a la vez que los protegen de tomar decisiones que puedan lastimarlos. La siguiente lista contempla algunos de los aspectos que debe tener en cuenta al evaluar a la persona que podría cuidar de su hijo. Estas pautas sirven no solo para el personal de una guardería sino también para niñeras y maestros de preescolar y de los primeros años de primaria. También es conveniente que las tenga en cuenta cuando juegue con su hijo o supervise a un grupo pequeño de niños. Una buena niñera debe:

- Escuchar atentamente a los niños y observar su comportamiento.

- Establecer límites razonables para los niños y hacerlos respetar consistentemente.

- Explicar a los niños por qué ciertas cosas no están permitidas y ofrecerles alternativas aceptables.

- Saber manejar situaciones difíciles en el momento en que surjan y antes de que estén fuera de control.

- Cumplir con lo que les promete a los niños.

- Unirse a los juegos de los niños sin perturbar la actividad que realizan.

- Estimular a los niños a generar sus propias ideas antes de ofrecerles sugerencias.

- Recompensar los esfuerzos de los niños y aliviar sus "penas" con gestos afectuosos como un abrazo o una caricia.

- Charlar con los niños de modo natural sobre lo que están haciendo.

- Incitar a los niños a que compartan sus logros para que se estimulen unos a otros.

- Estimular a los niños a completar proyectos, aun cuando tarden más de lo que inicialmente se creía.

- Limitar las conversaciones entre adultos en presencia de los niños.

- Respetar las ideas y decisiones de los niños.

- Evitar darle a elegir a un niño cuando solo hay una opción posible.

- Dejar que los niños cometan errores y que aprendan de los mismos (siempre y cuando éstos no impliquen algún tipo de peligro).

Opciones de cuidado infantil

Aparte de las recomendaciones generales que acabamos de mencionar, es importante que identifique sus propias necesidades y deseos específicos. Entre las preguntas que debe formularse figuran las siguientes:

- ¿Dónde quiero que esté mi bebé durante el día? ¿En casa? ¿En la casa de otra persona? ¿En un jardín infantil o guardería? Si va a estar fuera de casa, ¿qué lugar me conviene?

- ¿Cuántos días y horas a la semana necesito que alguien cuide de mi hijo?

- ¿Cómo llevaré a mi hijo al sitio donde van a cuidarlo (si no es en mi propia casa)?

- ¿Qué arreglos debo hacer en caso de imprevistos? ¿Qué haré cuando el bebé esté enfermo o cuando la niñera no esté disponible por enfermedad o motivos personales? ¿Cómo me organizaré los días de fiesta, en el verano y las vacaciones?

- Siendo realista, ¿cuánto puedo pagar?

- ¿Cuántos niños quiero que tenga el programa al que vaya mi hijo?

- ¿Qué preparación quiero que tenga la persona que cuidará de mi hijo?

- ¿Cómo quiero que se le imparta disciplina?

- ¿Qué otras condiciones básicas contribuirían a que me quede tranquila al dejar a mi hijo bajo el cuidado de otra persona?

Cerca de una cuarta parte de los padres se encargan de cuidar a sus hijos personalmente. Aproximadamente otra cuarta parte deja a los niños con familiares, en la mayoría de los casos las abuelas. Éstas no solo se encargan de cuidar a los niños parte del día, sino que cada vez es más común que se encarguen de llevar y traer a sus nietos a algún tipo de programa preescolar.

Si tiene un familiar o amiga que viva cerca a quien pudiera encargarle el cuidado de su hijo, piense si se sentirá bien de dejarlo en sus manos y si esa persona estaría dispuesta a cuidar del niño por un tiempo del día ya sea de modo regular o cuando se presente la necesidad. También tenga en cuenta que, de ser posible, es justo pagarle a la persona por este tipo de servicio, lo que además le servirá de estímulo para cuidar mejor del niño.

Otras opciones son traer a alguien a vivir en casa, llevar al niño al domicilio de otra persona, o a un centro de cuidado infantil. Su capacidad económica, la edad y las necesidades de su hijo y sus preferencias acerca de la crianza, le ayudarán a decidir cuál es la mejor opción.

Cuidado en el hogar

Si usted tiene que reincorporarse al trabajo cuando su hijo aún es un lactante, una de sus opciones (y a menudo la más costosa) es que una persona vaya a su casa a cuidar del bebé y, tal vez, ayudar un poco con los quehaceres domésticos. Esta persona puede ir diariamente a su casa o bien vivir con usted. Para hallar a esa persona puede pedir referencias a sus amigos, buscar o poner un aviso en la sección de clasificados de los periódicos (sobre todo en publicaciones para padres) y acudir a una agencia de niñeras.

Puesto que para ser niñera doméstica no es indispensable tener una licencia, es importante comprobar las referencias que le den las candidatas y evaluar su comportamiento. Este tipo de servicio es más popular en algunas comunidades que en otras. Actualmente es menos común emplear a personas ajenas a la familia para cuidar al niño en el hogar. Pídale a cada candidata información sobre su trayectoria laboral durante los últimos cuatro o cinco años y hable con todas las familias con las que haya trabajado. Solicite referencias y hágale preguntas personales y detalladas que le permitan determinar si es una persona capaz y digna de confianza. Así mismo, pregúntele cómo enfoca el tema de la disciplina, los horarios, la alimentación y la forma de consolar a un niño, para ver si se adapta a su hijo y a su propio estilo de crianza.

La persona por la que se decida terminará formando parte de su familia, así que debe elegir a alguien que respete sus valores, creencias y estilo de vida. En lo posible, intente que todos los miembros de la familia participen en el proceso de elección y antes de llegar a un acuerdo definitivo, establezca un período de prueba de por lo menos una semana cuando usted esté en casa y pueda observar a la niñera bajo su supervisión.

Un mensaje para los abuelos

Como abuelo o abuela, es posible que usted llegue a ser la persona que cuide de su nieto mientras sus padres están trabajando. Por lo tanto, muchas de las pautas que se describen en este capítulo se podrían aplicar a su caso. Deberá considerar las recomendaciones acerca del mejor entorno para el niño, precauciones de seguridad, necesidades especiales y tamaño del grupo (si usted cuida a más de un niño).

En su papel de abuela, su función es singular e importante. Usted no es simplemente "otra niñera". Tiene una conexión fundamental con el niño, brindando la continuidad entre generaciones que su nieto llegará a entender y respetar. Aproveche ese papel irremplazable. Usted es la única persona que puede recibir el apelativo de "abuelita" o "abuelito" al lado de su nombre propio. Su participación en la vida del niño y la facultad de presentarle su propio mundo, es particularmente valiosa. Atesore esta oportunidad. Haga que aquellos días en que usted cuida del niño sean muy especiales y ofrézcase a hacerlo de manera regular si le es posible.

Quizás en ciertos momentos usted no esté encargada del cuidado de su nieto como tal, sino que tenga que llevarlo y traerlo a la guardería o a la casa de la niñera. Ofrezca otro "par de ojos" para evaluar la calidad de la guardería o de la niñera, lo que le ayudará a su propio hijo o hija (a los padres de su nieto) a sentirse seguros con la elección del sitio que escogieron para el cuidado del niño. No dude en hacer preguntas fuertes acerca del entorno, y prepárese a expresar sus puntos de vista si no está de acuerdo con la evaluación del resto de la familia acerca del lugar. Si por lo que ha observado tiene sus propias reservas sobre el sitio donde su nieto pasa gran parte del tiempo, manifieste sus inquietudes. Después de todo, usted tiene mucha más experiencia en apreciar algunos de los factores de mayor relevancia. La información de este capítulo le ofrece algunas pautas para poder juzgar con mejor criterio la calidad del sitio donde cuidan a su nieto.

Entre otras cosas, si usted ha aceptado la responsabilidad de recoger o llevar a su nieto de manera regular, preséntese ante la niñera o directores de la guardería y suminístreles su número de teléfono como uno de los contactos a los que pueden llamar en caso necesario. Y recuerde que cuando lleve al niño en su auto, deberá cerciorarse de que en todo momento esté bien sentado y sujeto en su asiento de seguridad.

El hecho de contar con una niñera en su propia casa tiene las siguientes ventajas y desventajas:

Ventajas

1. Su hijo está en un entorno conocido, recibe atención y cuidados individualizados.

2. No se ve expuesto a las enfermedades ni al comportamiento negativo de niños ajenos a su familia.

3. Cuando el niño se enferme, usted no tendrá que faltar al trabajo ni hacer arreglos especiales para que alguien más lo cuide.

4. La niñera también puede realizar algunas tareas domésticas ligeras y preparar la comida para la familia. (Si ésta es una de sus expectativas, déjelo muy claro desde el principio.)

5. No tendrá que preocuparse por el transporte de su hijo (a menos que quiera que la niñera lleve a su hijo a excursiones o paseos).

Desventajas

1. Tal vez sea difícil encontrar a una persona dispuesta a aceptar el salario, los beneficios y el hecho de estar recluida en su casa; o quizás a usted le resulte prohibitivo el costo que esto implica.

2. Puesto que la niñera será su empleada, usted deberá cumplir con los requisitos de salario mínimo, seguro social y deducción de impuestos. También tendrá que brindarle un seguro médico si ella no tiene otro tipo de cobertura de salud. (Si contrata los servicios de una agencia de niñeras por horas, es posible que le salga más caro, pero no tendrá que reportar al gobierno ni hacer la deducción de impuestos por su cuenta.)

3. La presencia de una niñera puede restarle intimidad a la familia, sobre todo si se queda a dormir en su casa. Además, es posible que traiga problemas y preocupaciones personales a su hogar, lo que le quitará a usted parte del tiempo y la energía que tanto necesita.

4. Puesto que la niñera estará a solas con su hijo la mayor parte del tiempo, usted no tendrá modo de saber cómo está haciendo su trabajo.

5. Usted dependerá de su niñera. Si se enferma, tiene problemas familiares, encuentra un trabajo mejor o quiere tomarse unos días de descanso sin previo aviso, usted tendrá que buscar de inmediato un substituto.

Cuidado en otra casa de familia

A menudo, muchas personas cuidan a grupos pequeños de niños en su propia casa, mientras se encargan del cuidado de sus propios hijos o nietos. Algunas incluso ofrecen cuidado en las noches o aceptan niños con necesidades especiales. El cuidado en una casa de familia suele ser menos costoso y más flexible que el que ofrece una guardería formal, pero esta modalidad ha disminuido notablemente en la última década. Las casas de familia donde se cuidan grupos pequeños tienen menos de seis niños, generalmente supervisados por una sola persona. Los grupos grandes pueden tener hasta doce niños, supervisados por dos o más personas.

Un grupo reducido de casas de familia que ofrecen este tipo de servicios cuenta con la debida certificación y licencia. Las regulaciones en este sentido pueden variar de un estado a otro y las especificaciones se pueden obtener a través de las autoridades locales pertinentes. Asimismo, la Academia Americana de Pediatría facilita información general sobre los requisitos básicos de cuidado infantil en casas particulares, así como los parámetros nacionales en cuanto a lo que debe ser un ambiente seguro y saludable para un niño tanto en una casa de familia como en cualquier centro de cuidado infantil. (Si desea información al respecto escriba a: American Academy of Pediatrics, 141 Northwest Point Boulevard, Elk Grove Village, IL 60007; www.aap.org)

La mayoría de las casas particulares que ofrecen cuidado infantil no han sido inspeccionadas y, en caso de que lo fueran, las inspecciones suelen ser poco frecuentes y superficiales. Por este motivo, debe observar con detenimiento el trabajo de la persona que cuidará de su hijo y comprobar las referencias y certificaciones antes de tomar una decisión.

El cuidado de niños en una casa particular tiene las siguientes ventajas y desventajas:

Ventajas

1. En una casa de familia donde se ofrezca un buen cuidado infantil hay una proporción adecuada de adulto por niño. Si algunos de los niños son lactantes, el número total de niños con respecto al de adultos que los cuidan no debe ser mayor de tres niños por adulto y no más de dos niños (una proporción de dos a uno) si ambos son lactantes.

2. Su hijo tendrá todas las comodidades que brinda una casa y podrá participar en muchas de las actividades que encontraría en su propio hogar.

3. Es probable que su hijo tenga compañeros de juego. Esto le daría más oportunidades de estimulación social que si estuviera en casa a solas con la niñera.

4. El cuidado infantil en una casa de familia es muy flexible, por lo que generalmente es fácil llegar a arreglos especiales para satisfacer intereses y necesidades individuales.

Desventajas

1. Usted no puede observar qué pasa con su hijo durante su ausencia. Mientras que en algunas casas se organizan actividades adecuadas para los niños, en otras se utiliza a la televisión como niñera —incluso permitiéndoles ver programas inapropiados— mientras los adultos se dedican a realizar las tareas domésticas. (Tenga en cuenta que puede pasar lo mismo si la niñera va a su casa para cuidar de su hijo.)

2. Puede ser difícil encontrar referencias satisfactorias sobre una casa en particular donde cuiden niños.

3. Las personas que ofrecen cuidado infantil en su propia casa por lo general trabajan sin supervisión o consejo de otros adultos.

4. Tendrá que indagar con anticipación quién más estará en la casa cuando su hijo se encuentre allí. Es posible que la encargada principal comparta la tarea con parientes, su novio u otras personas que podrían exponer al niño a peligros o enfermedades.

Para obtener los nombres de casas particulares que se ofrecen a cuidar niños en su área, póngase en contacto con la agencia que las regula o utilice los servicios de una agencia de referencia local. Indague en la misma sobre las casas que se anuncian en los periódicos o anuncios de su barrio, puesto que tal vez éstas no tengan licencia de funcionamiento. Comuníquese con Child Care Aware en el 1-800-424-2246 o www.childcareaware.org para averiguar cuál es la agencia de referencias sobre cuidado para niños más cercana a su casa. Las referencias que le den los padres que tengan hijos de una edad similar a la del suyo y que hayan usado los servicios de la casa de familia que usted está considerando, pueden ser muy útiles.

Antes de llegar a un acuerdo con una familia que cuida niños:

- Revise las referencias, permisos o registros estatales o del gobierno local, acreditación e informes de inspección (si es que los tiene). Averigüe si la persona que cuida niños ha sido acreditada por la National Association for Family Child Care (Asociación Nacional para el Cuidado de Niños en Casas de Familia) y si pertenece a una asociación de proveedores familiares de cuidado infantil o a una agencia de cuidado infantil.

- Llame a los padres que estén utilizando o hayan utilizado recientemente los servicios de esa familia para conocer sus impresiones y experiencias al respecto.

- Entérese de cuántos niños (incluyendo los hijos de la encargada) están habitualmente en la casa en distintas horas y días de la semana.

- Pregunte quien reemplazará a la persona responsable en caso de que se enferme ella o algún otro miembro de la familia.

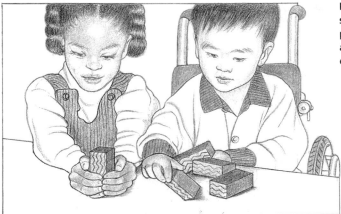

En una casa de familia donde se cuidan niños, su hijo puede participar en muchas de las actividades que encontraría en su propio hogar.

- Pregunte a la persona responsable cómo actuaría en una situación de emergencia en que estuviera implicado alguno de los niños o ella misma.

- Cerciórese de que tanto la persona encargada de cuidar a los niños como las instalaciones (si tiene licencia de funcionamiento) cumplen con los requisitos sanitarios y de seguridad básicos, tales como aquellos estipulados por la Academia Americana de Pediatría como parámetros nacionales. Puede revisar los parámetros nacionales por el Internet en el http://.nrc.uchsc.edu. (Vea también *La elección final,* página 427.)

Centros de cuidado infantil

Los centros de cuidado infantil también se conocen como guarderías o centros de desarrollo del niño. Muchos de éstos abren de 6 ó 7 A.M. a 6 P.M. para llenar las necesidades de la mayoría de los padres que trabajan fuera de casa. Estos centros suelen tener grupos de diez niños o más y a menudo están ubicados en iglesias, centros comunitarios, escuelas o edificios de oficinas. Aunque la mayoría están autorizados para cuidar a niños entre dos años y medio y seis años, muchos aceptan también a lactantes. Un creciente número de estos centros participan en programas acreditados. Para obtener más información sobre la acreditación de centros, comuníquese con The National Association for The Education of Young Children (Asociación Nacional para la Educación de Niños Pequeños), 1509 16th Street NW, Washington, D C, 20036-1426, 1-800-424-2460, www.naeyc.org.

Los centros de cuidado infantil a tiempo parcial se han expandido rápidamente en los Estados Unidos. Existen diversos tipos de centros y cada uno tiene sus propias características, fortalezas y debilidades.

Los centros pertenecientes a una cadena se han convertido en una próspera industria nacional. Los más grandes ofrecen una amplia variedad de actividades y programas dirigidos a las necesidades de padres e hijos (programas de desarrollo infantil, currículos estructurados, administración centralizada y rutinas establecidas). Debido a la marcada centralización administrativa, algunos no cuentan con las características distintivas que tienen los centros independientes.

Los centros privados independientes por lo común son pequeños y cuentan con poco personal. Generalmente no reciben subvenciones de agencias, iglesias u otras fuentes, por lo que dependen completamente de las matrículas para pagar al personal y reportar alguna ganancia al propietario. Puesto que estos centros son administrados por una o dos personas, pueden ser bastante buenos —siempre y cuando estos individuos supervisen las actividades diarias. Lamentablemente, estos centros no siempre mantienen altos niveles de calidad, debido a los altos costos comparados con el ingreso, la movilidad del personal y los cambios de propietario.

Los centros sin fines de lucro por lo común están vinculados a iglesias, sinagogas, centros comunitarios, universidades u organizaciones como YMCA o YWCA. Es posible que disfruten de fondos públicos, lo que les permite ofrecer precios accesibles a las familias de bajos ingresos. Todas las ganancias se reinvierten en el centro, beneficiando directamente a los niños. Sin embargo, estos centros también están sujetos a cambios no deseados debido a los altos costos y los bajos ingresos, así como a las exigencias de las organizaciones que los subvencionan. Muchos también dependen de la participación activa de los padres para recaudar fondos y para ayudar con otros aspectos del funcionamiento del centro.

Los centros de cuidado infantil también presentan ventajas y desventajas.

Ventajas

1. Puesto que los centros de cuidado infantil son más fáciles de controlar y regular, generalmente existe más información sobre los mismos que sobre las demás opciones.

2. Muchos centros tienen programas bien estructurados y están diseñados para satisfacer las necesidades de desarrollo de los niños.

3. En la mayoría de los centros hay varias personas a cargo de los niños, por lo que usted no dependerá de la disponibilidad de una sola persona.

4. El personal de estos centros suele estar mejor supervisado que en otros ambientes.

5. Generalmente se pueden hacer arreglos para dejar al niño por menos horas diarias o por menos días a la semana, si usted trabaja a medio tiempo.

6. Muchos centros fomentan la participación de los padres, de tal modo que usted podrá ayudar a que el centro mejore mientras su hijo esté inscrito en el mismo.

Desventajas

1. Las regulaciones para los centros de cuidado infantil son muy variados. Los parámetros estrictos que se aplican a los centros de patrocinio público no siempre se exigen en los centros privados. Además, en muchos estados, los centros que dependen de iglesias están eximidos hasta de los requisitos mínimos. Para ahorrar dinero en salarios o cuando hay escasez de personal, un centro podría brindar un cuidado ineficiente y contar con adultos menos competentes de lo necesario.

2. Los buenos programas suelen tener largas listas de espera debido a la gran demanda que tienen.

3. Puesto que en estos centros se atiende a más niños y el personal es más numeroso, su hijo podría recibir un trato menos individualizado que en un programa más pequeño.

Los centros de cuidado infantil por lo común aparecen en el directorio telefónico o pueden identificarse llamando a una agencia local de sanidad o de bienestar social. Muchas comunidades tienen agencias de recursos y referencias que ayudan a los padres a encontrar el cuidado apropiado para sus hijos. Para ubicar una agencia cerca del lugar donde vive, comuníquese con la organización de patrocinio federal Child Care Aware en el 1-800-424-2246 o www.childcareaware.org. Pídale a su pediatra o a otros padres que lleven a sus hijos a un centro de cuidado infantil que le recomienden uno de los que figuran en la lista.

La elección final

Al considerar quién cuidará de su hijo, usted necesitará conocer todas las reglas y acciones que repercutirán sobre el niño. Si el programa que elija es lo suficientemente formal como para disponer de un manual impreso, éste puede responder a muchas de sus preguntas. Si no es así, pregúntele al director lo siguiente (algunas preguntas pueden utilizarse en el caso de niñeras o de cuidado del niño en una casa de familia):

1. ¿Qué requisitos se exigen al personal? En la mayoría de los programas de calidad, el personal debe tener por lo menos dos años de formación universitaria, haber cumplido unos requisitos de salud mínimos y haber recibido las vacunas básicas. Lo ideal es que tengan experiencia en el campo del desarrollo infantil y tal vez hasta que tengan hijos. Los directores por lo general deben tener un título universitario o muchos años de experiencia que los acrediten como expertos, tanto en el ámbito del desarrollo infantil como en el administrativo.

2. ¿Cuál es la proporción de adulto por niño? Aunque algunos niños necesitan atención más personalizada y a otros les basta con una supervisión menos directa, la norma general que se debe seguir es: cuanto más pequeño sea el niño, más adultos deberá haber en cada grupo. A cada niño se le debe asignar un adulto que se responsabilice de él y esa persona deberá ser quien le brinde la atención directa (como alimentarlo, cambiarle el pañal o acostarlo a dormir).

¿Cuántos niños hay en cada grupo? Generalmente, los grupos más pequeños son más propicios para que los niños interactúen y aprendan los unos de los otros.

Aunque por lo general es mejor que haya menos niños por adulto, he aquí la proporción máxima y los tamaños de grupo para cada categoría de edad:

Edad	Proporción de niño por adulto	Tamaño del grupo
Del nacimiento a los 12 meses	3:1	6
De los 13 a los 30 meses	4:1	8
De los 31 a los 35 meses	5:1	10
De 3 años de edad	7:1	14
De los 4 a los 5 años de edad	8:1	16
De los 6 a los 8 años de edad	10:1	20
De los 9 a los 12 años de edad	12:1	24

3. ¿Hay cambios de personal con mucha frecuencia? En caso afirmativo, esto podría indicar que hay problemas de funcionamiento interno. Lo ideal es que la mayoría del personal lleve varios años trabajando en el centro. Lamentablemente, puesto que los salarios suelen ser bajos y hay pocos beneficios, la rotación del personal suele ser considerable.

4. ¿Cuáles son las metas del programa? Algunos centros son muy organizados y procuran enseñar nuevas destrezas y cambiar o moldear el comportamiento de los niños. Otros tienen un enfoque mas relajado y su énfasis está en ayudar a cada niño a desarrollarse a su propio ritmo, mientras hay otros que se encuentran en un punto intermedio. Decida qué quiere para su hijo y cerciórese de que el programa que elije se ajusta a sus expectativas. Evite los centros que no ofrecen atención ni apoyo personalizado. Generalmente esto es lo que ocurre cuando los grupos son grandes y no hay suficiente personal.

5. ¿Cuál es el procedimiento de admisión? Los programas de calidad solicitan información sobre los antecedentes de cada niño. Prepárese para contestar preguntas muy concretas sobre las necesidades individuales de su hijo, su nivel de desarrollo y su estado de salud. También es posible que le pregunten sobre su filosofía de crianza y sobre los demás niños de la familia.

Deberán pedirle una copia del certificado de cuidado de salud preventivo del niño e indagar sobre cualquier problema de salud identificado por el pediatra. Desconfíe si el centro no solicita este tipo de información.

6. ¿Cuenta el centro de cuidado con una licencia válida y un certificado sanitario reciente? ¿Se exige que los niños matriculados cumplan con todos los requisitos de salud e inmunológicos? El centro debe exigir que tanto los niños como el personal tengan al día las vacunas y los chequeos médicos regulares.

7. ¿Cómo se actúa en caso de enfermedad? Si un miembro del personal o un niño contrae una enfermedad contagiosa de riesgo considerable (no un simple resfriado, sino enfermedades como la varicela o la hepatitis), se debe notificar a los padres. El centro también debe tener una política muy clara en lo que se refiere a un niño enfermo. Es importante saber cuándo debe dejar a su hijo en casa por motivos de salud y cual será el procedimiento del centro si su hijo se enferma durante el día.

8. ¿Cuál es el costo? ¿Cuál es el precio de la matrícula? ¿Cada cuánto se deberán pagar las cuotas? ¿Qué cubre el precio exactamente? ¿Se tendrá que pagar lo mismo si su hijo falta al centro cuando está enfermo o cuando salgan de vacaciones?

9. ¿Qué ocurre en un día típico? Lo ideal es que haya una combinación de actividad física con momentos de tranquilidad. Algunas actividades deben hacerse en grupo y otras de forma individual. Debe haber un horario establecido para las comidas principales y meriendas. Aunque es conveniente que haya cierta organización, también debe haber espacio para el juego libre y los eventos especiales.

10. ¿En qué medida se espera que los padres se involucren? Algunos programas dependen bastante de la participación de los padres, mientras que otros solicitan muy poca ayuda. Un centro de calidad, por lo menos, debe tener en cuenta sus opiniones y permitirle visitar a su hijo a cualquier hora. Descarte cualquier programa que cierre las puertas a los padres durante todo o parte del día.

11. ¿Cuáles son los procedimientos generales? Un centro bien organizado debe tener normas y regulaciones claramente establecidas en lo que se refiere a:

- Horario de atención al público
- Transporte de los niños
- Salidas y excursiones
- Comidas y meriendas
- Administración de medicinas y primeros auxilios

- Evacuaciones en casos de emergencia

- Notificación cuando un niño falte

- Cierre por motivos de mal tiempo

- Proceso para dar de baja al niño del centro

- Artículos y equipo que deben suministrar los padres

- Celebraciones especiales

- Cómo ponerse en contacto con el personal durante el día o la noche

- Exclusión de niños que tienen ciertas enfermedades

- Acceso de los padres a todos los lugares del centro que sus hijos usan, durante cualquier momento en que los niños estén allí

- Sistema de seguridad que garantice que todo el que entra a las instalaciones —incluyendo a los patios de recreo— tenga la autorización del personal del centro, que ningún desconocido pueda ingresar al edificio y que los adultos conocidos que actúen de forma extraña no tengan acceso a ningún lugar donde estén los niños, ya sea dentro o fuera del edificio.

Una vez que disponga de la información básica, deberá inspeccionar el edificio y sus terrenos durante las horas de funcionamiento para ver cómo interactúan los miembros del personal con los niños. La primera impresión es muy importante, puesto que influirá sobre la forma como se relacione con el programa. Si percibe un trato cariñoso y cálido hacia los niños, probablemente se sentirá bien dejando a su hijo allí. Si ve a un empleado dándole una palmada a un niño o agarrando a un pequeño con demasiada fuerza, deberá reconsiderar la idea de dejar a su hijo en ese centro, aunque ésa sea la única señal de maltrato que perciba.

Procure observar la rutina diaria del centro, prestando atención a la organización y las actividades que se organizan para los niños. Fíjese cómo se prepara la comida y averigüe cuántas veces se da de comer a los niños. Vea cuál es la frecuencia con la que se lleva a los niños al baño y/o se les cambian los pañales. Mientras recorre el centro, compruebe también si se cumplen las siguientes normas básicas de salud y seguridad:

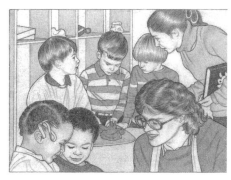

Cuanto más pequeños sean los niños, más adultos debe haber en cada grupo.

- El local y las instalaciones están razonablemente ordenados y limpios (sin limitar el juego de los niños).

- Hay suficientes equipos de juego y están en buen estado.

- El equipo es adecuado para las destrezas de los niños que acuden al programa.

- Se supervisa de cerca a los niños cuando se trepan a sitios altos, se revuelcan, juegan con bloques (que a veces se tiran los unos a los otros) o con otros juguetes que pueden ser peligrosos.

- Existen áreas de juego seguras, tanto en el interior como al aire libre, donde los niños puedan jugar activamente y ejercitar sus músculos todos los días. Debe haber material que sirva para amortiguar posibles caídas debajo y alrededor de cualquier equipo donde se trepen los niños, ya sea dentro o fuera del local, cubriendo un área de por lo menos 6 pies (1.8 metros) alrededor del mismo. Cerciórese de que la superficie de juegos y el equipo se ajusten a los parámetros de la Consumer Product Safety Comission (Comisión de Seguridad sobre Productos de Consumo). Para obtener más información, consulte la página por Internet http://cpsc.gov.

- El área donde se preparan los alimentos está claramente separada del baño y del lugar donde se cambian los pañales.

- El lugar donde se cambian los pañales se limpia y se esteriliza después de cada uso.

La hora de la siesta en los centros de cuidado infantil

El síndrome de muerte súbita del lactante, o muerte de cuna, ha captado gran atención en los años recientes y muchos padres ahora saben que para evitar este peligro, es importante colocar a los bebés boca arriba cuando se les acuesta a dormir. Como es obvio, estas mismas precauciones se deben tomar en cualquier centro de cuidado infantil, donde se presentan el 20 por ciento de los casos de muerte de cuna. En el año 2003, la Academia Americana de Pediatría lanzó una campaña para destacar la importancia de usar esta posición para acostar a los bebés y así reducir la incidencia de Muerte de Cuna en los centros de cuidado infantil. Sólo un quince por ciento de los estados en Estados Unidos tienen regulaciones que exigen que las instalaciones donde se cuidan niños coloquen a los lactantes boca arriba cuando se van a dormir.

Si su bebé va a dormir a ciertas horas en un centro de cuidado infantil, deberá comentar este asunto con la niñera antes de hacer la elección final. Cerciórese de que el centro o la casa donde cuidarán de su hijo sigue de manera habitual este sencillo procedimiento. (Para obtener más información sobre la muerte de cuna, vea las páginas 190–191.)

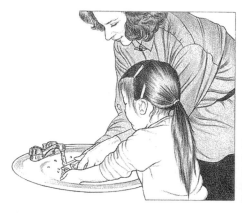

Mientras recorre la guardería o la casa de familia, cerciórese también de comprobar que se cumplen los parámetros básicos de salud y seguridad.

- Hay lavamanos en los lugares necesarios y son usados por los niños y el personal para lavarse las manos en cada una de estas situaciones:

    - Al llegar al centro

    - Cuando se trasladan de un grupo a otro de niños

    - Antes y después de comer o de tocar alimentos o superficies donde se preparan los mismos

    - Antes y después de administrar medicinas

    - Antes y después de jugar con agua que es usada por más de una persona

    - Después de cambiarle a un niño los pañales

    - Después de usar el inodoro o de ayudar a un niño a usar el inodoro

    - Después de tocar cualquier fluido corporal, tal como mucosidad, sangre, vómito, saliva o llagas

    - Después de jugar en el arenero

    - Después de estar en contacto con la basura

- Deben evitarse las bacinillas puesto que favorecen la transmisión de gérmenes que provocan diarreas.

- Los niños están supervisados en todo momento por un adulto, incluso mientras toman la siesta.

- En lo posible, el personal encargado de cuidar niños no prepara ni sirve alimentos al grupo después de haber estado cambiando un pañal o ayudando a un niño en el inodoro.

Cuando sepa que un centro en particular puede ofrecerle a su hijo un ambiente seguro, cálido y saludable, déjelo que pruebe cómo se siente en el mismo mientras usted está presente. Observe cómo se relaciona con las personas que lo cuidan y compruebe que todos se sientan a gusto con la situación.

Forjando una relación con quien cuidará de su hijo

Por el bien de su hijo o hija, usted necesita establecer una relación positiva con quienes lo cuidarán durante su ausencia. Cuanto mejor se lleven, más a gusto se sentirá su hijo al interactuar con ambos. Cuanto más comunicación haya entre ustedes acerca de su niño, más continuidad habrá en el tipo de trato y los cuidados que recibirá su hijo a lo largo del día.

Una buena forma de entablar esta relación es hablar con la persona que cuida del niño —aunque sea por un rato— cada vez que deje o recoja a su hijo. Si le pasa algo emocionante o desagradable al niño a primera hora de la mañana, es posible que esto afecte su comportamiento durante el resto del día, por lo que la persona que lo va a cuidar debe ser informada. Cuando vaya a recogerlo, le deben comunicar cualquier cosa importante que le haya ocurrido al niño, desde un cambio en la consistencia de las deposiciones o en su apetito, hasta una nueva forma de jugar o el hecho de que dio sus primeros pasos. Además, si el niño presenta indicios de estar enfermo, deberán comentar la situación y decidir qué hacer en caso de que los síntomas se agraven.

Lista para evaluar un centro de cuidado infantil

La siguiente lista se puede utilizar para evaluar los programas de cuidado infantil. Aunque lo ideal es que todas las respuestas sean afirmativas, en realidad habrá una que otra respuesta negativa. Analice detenidamente las preguntas que conteste con un "no" y decida cuán importantes son esos puntos para usted.

Para niños de todas las edades

La persona que va a cuidar de su hijo:

1. ¿Parece ser una persona con quien usted podría entablar una relación franca y abierta?

2. ¿Da la impresión de ser alguien que se lleva bien con su hijo? ¿Parece que disfruta al trabajar con niños?

3. ¿Coincide con sus propios conceptos en cuanto al modo de criar y disciplinar a un niño? ¿Respeta los valores religiosos y culturales de su familia?

4. ¿Aporta actividades, materiales y equipos que fomenten el aprendizaje y desarrollo del niño?

5. ¿Demuestra y fomenta buenos hábitos sanitarios, tales como lavarse las manos en los momentos apropiados?

6. ¿Sabe las técnicas básicas de primeros auxilios?

7. ¿Puede dedicarle suficiente tiempo a cada uno de los niños que están a su cargo?

8. ¿Ayuda a cada niño a sentirse bien consigo mismo?

9. ¿Se toma su tiempo, regularmente, para hablar con usted sobre su hijo?

10. ¿Se hace un examen médico regular?

El centro o la casa particular:

1. ¿Tiene su licencia de funcionamiento al día y ha sido recientemente inspeccionada por expertos en salud y en educación infantil?

2. ¿Está bien situado con respecto a su casa o lugar de trabajo?

3. ¿Tiene las puertas abiertas para los padres a cualquier hora del día?

4. ¿Dispone de suficiente espacio, tanto adentro como al aire libre, para que los niños puedan moverse libremente y sin correr peligro?

5. ¿Dispone de suficiente personal para satisfacer las necesidades de todos los niños?

6. ¿Es el equipo utilizado seguro, limpio y apropiado a la edad de los niños que van al programa?

7. ¿Tiene suficiente calefacción, luz y ventilación?

8. ¿Tiene una política clara en cuanto al cuidado de niños enfermos y un lugar aparte para tal fin? (No es imprescindible que disponga de un área completamente aislada, pero sí un lugar tranquilo donde el niño enfermo pueda descansar.)

9. ¿Tiene parámetros de seguridad aceptables? Éstos deben incluir:

- Superficies mullidas en los lugares donde puedan caer los niños al treparse, tanto adentro como al aire libre

- Un botiquín de primeros auxilios

- Detectores de humo y suficientes salidas de emergencia en caso de incendio

- Radiadores y calentadores debidamente cubiertos

- Mallas o barras resistentes en toda ventana que esté por encima del primer piso

- Tapas de seguridad en todos los enchufes

- Armarios o recipientes para guardar las medicinas y otras sustancias tóxicas fuera del alcance de los niños y bajo llave.

Hay oportunidades para:

1. ¿Jugar tranquila y activamente tanto adentro como afuera?

2. ¿Jugar individualmente y en grupo?

3. ¿Usar materiales y equipos que fomentan la adquisición de nuevas habilidades y destrezas?

4. ¿Aprender a relacionarse con los demás y a compartir?

5. ¿Aprender sobre distintas culturas a través del arte, la música y los juegos?

Si su hijo es un lactante o un niño menor de tres años

La persona que va a cuidar de su hijo:

1. ¿Parece disfrutar del hecho de arrullar a su bebé?

2. ¿Atiende apropiadamente las necesidades físicas de su hijo, como alimentarlo y cambiarle el pañal?

3. ¿Pasa un buen tiempo cargando, hablando y jugando con su hijo?

4. ¿Le ayuda a su hijo a hallar cosas interesantes que ver, tocar y oír?

5. ¿Coopera con usted en enseñarle a su hijo a usar el inodoro? (si ya está en edad de aprender)

6. ¿Ofrece un entorno seguro para los niños que están empezando a gatear y andar?

El centro o la casa particular:

1. ¿Tiene portones de seguridad en los extremos de las escaleras?

2. ¿Tiene adaptadores para el inodoro o inodoros diseñados para niños que se puedan limpiar con facilidad cada vez que se usen? (No se deben emplear bacinillas ni sillas de entrenamiento, puesto que éstas son difíciles de mantener limpias y pueden contribuir a la difusión de infecciones.)

3. ¿Cuenta con un lugar limpio y seguro para cambiar los pañales?

4. ¿Tienen las cunas un colchón firme y cubierto con un plástico grueso?

5. ¿Hay una cuna y un juego de sábanas para cada bebé?

Hay oportunidades para:

1. ¿Gatear y explorar el entorno de modo seguro?

2. ¿Jugar con objetos y juguetes que estimulan los sentidos del tacto, la vista y el oído (como móviles, sonajeros, gimnasios, juguetes de encajar, pelotas y bloques)?

Si su hijo está en edad preescolar (De tres a cinco años de edad)

La persona que va a cuidar de su hijo:

1. ¿Planea diversas actividades para su hijo?

2. ¿Se une a las actividades?

3. ¿Establece límites consistentes y razonables que fomenten la independencia del niño?

4. ¿Reconoce el valor del juego y la creatividad?

5. ¿Parece ser paciente y acepta la individualidad del niño?

¿Tiene el centro o la casa particular:

1. lavamanos de fácil acceso al lado de los inodoros?

2. equipo de juego seguro y resistente tanto adentro como afuera?

3. una zona de juego al aire libre rodeado de una cerca y con un portón que se pueda cerrar con llave?

4. un salón o habitación adecuado para jugar?

5. juguetes y equipos educativos?

¿Hay oportunidades para:

1. participar en juegos de simulación con ropa y artículos que los niños puedan usar para disfrazarse?

2. poder elegir sus propias actividades durante parte del día?

3. salir de paseo o hacer excursiones cortas?

Si después de completar esta lista de evaluación sigue teniendo dudas sobre el lugar donde dejará a su hijo, comente sus inquietudes con el pediatra.

Es posible que entre usted y la persona que cuida de su hijo surja cierta rivalidad por el afecto del niño y por tratar de controlar su comportamiento. Quizás escuche cosas como: "¡Qué curioso! Conmigo nunca se porta así". No le dé importancia a esto; los niños suelen reservar su peor conducta para aquellas personas a las que les tienen más confianza.

Si usted trata a quienes cuidan de su hijo con camaradería, éstos sentirán que usted los respeta y posiblemente pondrán más entusiasmo a la hora de atender al niño. He aquí algunas formas de fomentar una buena relación diaria con la persona encargada de cuidar a su hijo:

- Muéstrele algo que su hijo haya hecho en casa o coméntele acerca de las cosas que le parezcan particularmente graciosas o interesantes. Explíquele que el compartir esta información con ella es importante para usted y fomente esa comunicación en ambos sentidos.

- Sea cortés con ella.

- Suminístrele materiales y sugerencias para hacer proyectos especiales con el niño y/o el grupo.

- Contribuya a que el día empiece bien quedándose un rato hasta que el niño se acomode. Si usted lleva a su hijo a una guardería, ayude a guardar las cosas que llevan y espere a que el niño se vincule a alguna actividad. Si la niñera va a su casa, espere a que comience a hacer algo con el niño antes de irse. Es importante que su hijo sepa siempre que usted se va. Despídase de él antes de marcharse, pero no alargue demasiado su partida. No se limite a "escabullirse".

- Ayude a programar y realizar actividades especiales entre la niñera y su hijo.

De tanto en tanto es recomendable tener conversaciones más largas para hablar sobre los avances del niño, comentar cualquier problema que surja y planificar posibles cambios en la rutina diaria. Intente programar estas charlas para cuando usted no tenga apuro de irse ni haya distracciones. Si es posible, organice las cosas para que otra persona se haga cargo del niño mientras ustedes hablan. Tómense el tiempo suficiente para que puedan tratar todos los hechos y opiniones que ambas tengan en mente y se pongan de acuerdo sobre objetivos y planes concretos.

Para muchos padres este tipo de conversación es más productiva si preparan de antemano una lista con los asuntos más importantes a tratar. También es conveniente iniciar la conversación comentando algo positivo sobre el trabajo que está desempeñando la niñera. Después, pase a manifestar sus inquietudes. Una vez que dé su opinión al respecto, pregunte qué piensa ella y escúchela atentamente. Recuerde que en la crianza de un niño hay pocas cosas que sean estrictamente correctas o incorrectas, y en la mayoría de las situaciones hay varios enfoques "adecuados". Procure adoptar una actitud abierta y flexible. Acabe la conversación con un plan de acción específico y fijando la fecha de la próxima reunión. Ambas se sentirán mejor si la charla finaliza con algo en concreto, aunque sea decidir que seguirán con el mismo curso de acción por un par de meses más.

Cómo resolver los conflictos en torno al cuidado del niño

Supongamos que usted ha elegido cuidadosamente al centro o a la persona que cuidará de su hijo. En este caso, ¿significa esto que se terminaron sus problemas? Probablemente no.

Siempre que dos o más personas comparten la responsabilidad de un niño, hay posibilidades de que se presenten conflictos. En la mayoría de los casos los desacuerdos pueden resolverse simplemente hablando del problema. Quizás descubra que el conflicto no es más que un malentendido o una interpretación incorrecta de una situación. En otras ocasiones, especialmente si hay varias personas implicadas en el conflicto, tendrá que adoptar un enfoque más estructurado. La siguiente estrategia de seis pasos puede ser efectiva para resolver un conflicto:

1. Defina el problema con claridad. Averigüe quiénes están implicados, pero evite culpar a alguien. Supongamos que su hijo mordió a otros niños de la guardería. Averigüe a quiénes mordió y qué miembros del personal fueron testigos del hecho. Pregúnteles qué vieron antes de asumir que su hijo es el único culpable. Quizás alguien lo provocó. Tal vez usted pueda sugerir otro curso de acción si llega a repetirse el incidente.

2. Escuche las ideas de todos para encontrar posibles soluciones.

3. Establezcan un plan de acción que especifique con claridad las obligaciones de todos —incluida usted— y fijen el período de aplicación del plan.

4. Contemplen qué puede fallar en el plan y decidan cómo podrían evitarse o resolverse esos problemas en caso de que surjan.

5. Ejecute el plan.

6. Fijen una fecha para volverse a reunir y decidir si el plan está funcionando. De no ser así, reinicie el proceso, planteándose qué cambios conviene hacer.

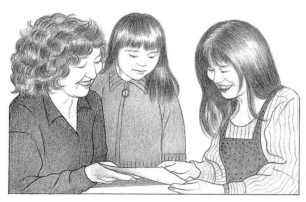

Cuanto mejor se lleve con la niñera, más a gusto se sentirá su hijo al interactuar con las dos.

Cómo actuar cuando su hijo se enferma

Si su hijo es como los demás, se enfermará de tanto en tanto, independientemente de que asista o no a un centro de cuidado infantil. En la mayoría de los casos se tratará de un simple resfriado u otra infección de las vías respiratorias, muy habituales entre principios del otoño y finales de la primavera. Habrá momentos en que contraerá una infección tras otra y pasará semanas enfermo. Si tanto el padre como la madre trabajan fuera de la casa a jornada completa, esto puede llegar a ser un verdadero problema.

Aun cuando un niño esté levemente enfermo, es posible que la guardería decida enviarlo a casa, y con buenos motivos. Un niño enfermo puede convertirse en un foco de contagio para sus compañeros. Además, es posible que necesite cuidados y atenciones especiales, que la mayoría de las guarderías no están en condiciones de ofrecer. Son pocos los empleados que quieren asumir la responsabilidad de atender a un niño que tenga algo más que una enfermedad muy leve.

En algunos estados hay regulaciones que exigen a los centros enviar a un niño a casa cuando está enfermo. Esto es sensato, sobre todo cuando el niño tiene fiebre y presenta síntomas como estornudos, tos, vómitos o diarrea, ya que éstas son precisamente las principales vías de contagio de las enfermedades infecciosas.

Sin embargo, las enfermedades del aparato respiratorio son contagiosas antes de que se manifieste cualquier síntoma. Cuando alguien percibe que un niño está enfermo, es muy probable que ya haya contagiado a otro compañero.

Lo ideal es que usted se quede en casa cuando su hijo se enferme. Si trabaja a jornada completa, esto será muy difícil o muy poco factible. Hable con su empleador previamente para ver si es posible que usted se quede en casa en caso de que su hijo se enferme. Puede proponerle llevarse trabajo a casa, o buscar con anticipación un compañero que la reemplace en caso necesario.

Si ni usted ni su pareja pueden faltar al trabajo, tendrán que hacer un arreglo especial cuando su hijo se enferme. Para tal fin conviene tener otro lugar en dónde dejar al niño, preferiblemente en un entorno familiar y con una persona conocida. Si un pariente o una niñera se queda con el niño, cerciórese de que esa persona sabe qué es lo que le pasa al niño y cómo debe atenderlo.

Si su hijo tiene que tomar alguna medicina, pida al pediatra que le dé instrucciones por escrito para entregarlas a la niñera, o solicite que alguien del consultorio hable con ella por teléfono y le explique cómo administrársela. No pretenda que la niñera siga sus instrucciones sin contar con la autorización del pediatra. Además, tanto las medicinas recetadas como las de venta libre deben tener la etiqueta de la farmacia donde se especifique el nombre del niño, la dosis del medicamento y la fecha de vencimiento. El dar medicinas a un niño es una gran responsabilidad para la persona que lo cuida y debe evitarse siempre que sea posible.

Explique a la persona encargada por qué hay que darle la medicina al niño, cómo se debe conservar y administrar (dosis y frecuencia), qué efectos secundarios puede provocar y qué hacer en caso de que éstos se presenten. Explíquele que no debe engañar al niño haciéndole creer que la medicina es un alimento o golosina, sino explicarle qué es y por qué necesita tomarla. Pídale a la persona encargada que

Consejos para hacer más fácil la separación de su hijo

Empezar un nuevo día es de por sí un reto: usted tiene que cerciorarse de que todos hayan desayunado y estén vestidos, dejando suficiente tiempo para llevar a su hijo o hija a la guardería y llegar al trabajo puntualmente. El momento más difícil es dejar a su pequeño y marcharse. Las separaciones son difíciles cualquiera que sea la edad del niño, pero resultan especialmente duras durante los dos primeros años de vida. A continuación encontrará algunas sugerencias para que el ritual matutino resulte más llevadero para ambos.

Etapa de desarrollo de su hijo	Su respuesta
De 0 a 7 meses	
Durante los primeros meses de vida, su bebé necesita primordialmente amor, consuelo y un buen cuidado básico que colme sus necesidades físicas	Aunque durante esta etapa es posible que a usted le cueste mucho separarse de su hijo, generalmente a los bebés de esta edad no les cuesta demasiado acostumbrarse a estar en casi cualquier entorno con la persona que consistentemente los suele cuidar. Durante el período de ambientación inicial, es conveniente que se quede con el niño por una hora más o menos antes de marcharse. Cuando hayan pasado un par de semanas, podrá acortar el tiempo.

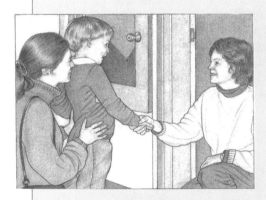

anote las horas exactas a las que le dio el medicamento. Si su hijo se queda en una guardería, usted deberá firmar un permiso para que le administren la medicina.

En algunas comunidades, hay servicios que se especializan en el cuidado de niños levemente enfermos. Entre dichos servicios figuran:

Etapa de desarrollo de su hijo	Su respuesta
De 7 a 12 meses.	
En esta etapa suele aparecer la ansiedad ante los desconocidos. Es posible que, de repente, su bebé no quiera quedarse con alguien que no sea de la familia. El hecho de quedarse en un lugar distinto a su casa, como una guardería, también podría alterarlo.	Si es posible, no empiece a dejar a su hijo con una niñera por primera vez ni lo matricule en una guardería durante esta etapa. Si ya está acostumbrado a que lo cuide alguien más, quédese un poco más con él antes de despedirse diariamente. Cree un ritual especial de despedida tal vez con la participación de un juguete favorito. Sobre todo, sea consistente de un día para otro.
12 a 24 meses	
En esta etapa la ansiedad de separación alcanza su pico máximo y a su hijo le será muy difícil asumir su partida. Es posible que crea que no va a volver y que llore o se aferre a usted cuando está tratando de irse.	Sea comprensiva, pero firme y persistente. Una vez que se haya ido, no vuelva a aparecer a menos que esté dispuesta a quedarse con su hijo o llevárselo con usted.

Programas de carácter doméstico

- Casas particulares equipadas para atender tanto a niños enfermos como sanos. Si un niño se enferma puede continuar asistiendo a la casa en que lo cuidan, pero de ser necesario se lo restringirá a un área específica. No todas las infecciones son contagiosas.

- Casas particulares que solo cuidan a niños enfermos. Algunas están vinculadas a centros de cuidado infantil.

- Agencias o centros de cuidado infantil que disponen de personal para ir a atender al niño en su propia casa.

Programas ubicados en un centro infantil

- Centros regulares de cuidado infantil que tienen personal entrenado para cuidar a niños enfermos dentro de las mismas instalaciones, pero separados del grupo que está sano.

- Centros que ofrecen un cuarto separado de "recuperación" para niños enfermos con personal asignado.

- Centros de cuidado infantil específicamente dedicados a atender a niños enfermos.

En los programas para niños enfermos, el personal ajusta el nivel de actividades a la habilidad individual de participación de cada niño. Cada uno recibe mucha atención y cariño. Estos programas deben prestar mucha atención a la higiene del personal y de los niños. Las instalaciones y el equipo, sobre todo los juguetes, deben limpiarse a fondo y con frecuencia. En algunos casos, dependiendo de la naturaleza de la enfermedad, se necesita disponer de juguetes desechables. Cada uno de estos centros debe contar con un pediatra y un asesor de salud pública a los que se pueda llamar en caso necesario.

Control de enfermedades infecciosas en los centros de cuidado infantil

Siempre que hay varios niños juntos, aumenta el riesgo de que se enfermen. Los lactantes y niños pequeños son especialmente vulnerables, puesto que tienden a meterse las manos y los juguetes en la boca, facilitando así el proceso de contagio.

En un centro de cuidado infantil es imposible que todos los objetos y juguetes se mantengan en perfectas condiciones de higiene. Sin embargo, hay algunas precauciones y prácticas que pueden ayudar a controlar el contagio. Las vacunas, por ejemplo, pueden reducir drásticamente los brotes de enfermedades infecciosas graves. Los centros deben exigir que los niños reciban (a las edades adecuadas) las vacunas contra difteria, tétanos, tos ferina, poliomielitis, sarampión, paperas, rubéola, *Haemophilus influenzae* tipo b, neumococo, hepatitis B y varicela. También debe considerar la idea de vacunar a su hijo contra el virus de la influenza (gripe). Se debe comprobar el estatus inmunológico del personal del centro y, en caso de duda, también se les deben administrar las vacunas pertinentes.

Además del requisito de las vacunas, los centros de cuidado infantil deben ser extremadamente cuidadosos con la higiene. Tanto los niños como los maestros deben tener fácil acceso a los lavamanos. Es necesario recomendarles que se laven las manos después de usar el inodoro —y si es necesario, ayudar a los niños a hacerlo. El personal también debe lavarse las manos en todas las ocasiones que se mencionaron previamente en este capítulo, pero especialmente después de cambiar pañales. Después de quitar un pañal sucio, el adulto debe limpiarse sus manos —así como las del niño— con una toallita húmeda, y cuando termine de cambiar el pañal, debe proceder a lavarse las manos y lavarle las manos al pequeño. La costumbre de lavarse las manos después de soplarle o limpiarle la nariz a un niño y antes de tocar alimentos y superficies donde se colocan los mismos, puede reducir el contagio de resfriados.

Si en un centro hay lactantes, niños pequeños que todavía llevan pañales y niños que ya saben usar el inodoro, cada grupo debe tener un área separada con su propio lavamanos. El local y los equipos deben limpiarse por lo menos una vez al día. Los cambiadores y los inodoros deben ser lavados y desinfectados.

Como padre o madre, usted también puede contribuir a controlar el contagio de enfermedades en la guardería a la que va su hijo manteniéndolo en casa cuando tenga una enfermedad infecciosa o que requiera una atención especial. (La guardería debe dar guías al respecto). Asimismo, avise a la guardería si un miembro de su familia llega a ser diagnosticado con una enfermedad transmisible seria y solicite que todos los padres sean notificados en caso de que otro niño contraiga una enfermedad grave o contagiosa.

Enséñele a su hijo a lavarse las manos y a tener buenos hábitos de higiene para evitar contribuir al contagio de enfermedades. Y por último, infórmese sobre las enfermedades que son más frecuentes en los centros de cuidado infantil para saber qué esperar y cómo reaccionar en caso de que se presenten en la guardería a la que acude su hijo. Entre estas enfermedades, figuran:

Resfriados y gripe

Las infecciones más frecuentes están provocadas por virus que producen los síntomas del resfriado o de la gripe. La mayoría de los niños tienen de seis a ocho resfriados al año. Pero los niños que van a guarderías suelen tener más resfriados (hasta doce al año) que los niños que son cuidados en casa. Sin embargo, después de la infancia, el riesgo comienza a disminuir para los niños que van de manera consistente a centros de cuidado infantil. Por fortuna, el riesgo de contraer algunas de las enfermedades más graves se puede reducir mediante la vacunación siguiendo el itinerario recomendado a nivel nacional.

Infección por citomegalovirus (CMV)

En niños y adultos, el citomegalovirus por lo general no presenta síntomas o provoca algunos muy leves que pueden ser similares a los de la gripe. Sin embargo, este virus puede ser peligroso en mujeres embarazadas que no son inmunes al mismo, puesto que a veces ocasiona infecciones graves en el niño por nacer. El virus se puede trasmitir por contacto directo a través de fluidos corporales (lágrimas, orina, saliva). Afortunadamente, la mayoría de las mujeres adultas son inmunes a esta enfermedad. Pero si usted está embarazada, lleva a su hijo a la guardería o trabaja en uno de estos centros, tendrá más probabilidades de exponerse al citomegalovirus, por lo que es conveniente que hable al respecto con su médico.

Enfermedades que provocan diarrea

Las enfermedades gastrointestinales son menos frecuentes que las infecciones respiratorias. En promedio, un niño tiene entre uno y dos episodios de diarrea al año. Este tipo de enfermedades se contagian fácilmente en las guarderías y casas donde se cuidan niños.

Seguridad de camino a la guardería

Si usted se turna con otros padres para transportar a los niños a la guardería o jardín infantil, debe responsabilizarse de cada uno de ellos tanto como del suyo propio. Esto significa comprobar que todos estén bien sentados y sujetos en un asiento de seguridad o silla elevadora apropiada a su tamaño, no sobrecargar el auto, corregir a los niños que desobedezcan las reglas de seguridad y comprobar que su seguro de auto cubre a todos los pasajeros. Además, tanto usted como los otros conductores deben tomar las siguientes precauciones, muchas de las cuales son válidas incluso si usted, su cónyuge u otro miembro de la familia (como uno de los abuelos) está llevando en el auto únicamente a su hijo al sitio donde lo cuidan.

- Recoja y deje a los niños solo en una acera o entrada de garaje donde estén protegidos de otros autos.

- Si es posible, pida a los padres de cada niño que se encarguen de acomodarlo en el auto y ponerle el cinturón de seguridad, así como de sacarlo cuando lo lleve de vuelta a casa.

- Cuando llegue a la guardería, deje a los niños bajo la supervisión directa de algún miembro del personal.

- Coloque todos los objetos duros, como loncheras o juguetes, en el suelo del vehículo.

Si su hijo tiene diarrea, no lo lleve a la guardería a menos que todas sus deposiciones puedan controlarse mediante el uso del inodoro. Los niños cuyas deposiciones están sueltas y que usan pañales o no les es posible evacuar por completo en el inodoro, no deben estar en un centro de cuidado infantil a menos que el pediatra haya determinado que la causa no es de carácter infeccioso Si el niño tiene una diarrea leve, es conveniente que falte por varios días a la guardería para reducir al mínimo las probabilidades de contagio. Pero si se sospecha que puede tener algo más grave, se le deben practicar diversas pruebas para identificar la causa (bacteria, virus o parásitos) antes de que regrese al centro. (Vea *Diarrea*, página 551.)

Infecciones oculares y de la piel

La conjuntivitis, el impétigo, los piojos, el hongo en el pelo, piel y uñas, la sarna y el herpes labial son problemas comunes en niños pequeños. Estas afecciones de la piel y de las membranas mucosas se pueden contagiar al tocar a una persona en la zona afectada. Afortunadamente, aunque se trata de algo incómodo y molesto, no es nada grave. El personal de la guardería deberá informarle si este tipo de

- Cierre y póngale el seguro a todas las puertas del auto, pero solo después de comprobar que todos tienen las manos y los pies adentro.

- Abra las ventanas de los pasajeros solo unas cuantas pulgadas y, si es posible, controle con el seguro todas las puertas y ventanas desde el asiento del conductor.

- Recuerde a los niños las reglas de seguridad y buena conducta que deben respetar antes de poner el auto en marcha.

- Planifique la ruta a seguir para ahorrar tiempo y evitar situaciones difíciles.

- Deténgase si algún niño está fuera de control o se porta mal. Si algún niño crea problemas continuamente, hable del problema con los padres del pequeño y deje de transportarlo hasta que mejore su comportamiento.

- Lleve consigo los teléfonos de contacto de los padres de cada niño por si hay una emergencia.

- Idealmente, el auto debe estar equipado con un extinguidor de incendios y un botiquín de primeros auxilios.

- Nunca debe dejar a un niño dentro del auto sin la supervisión de una persona adulta.

problema afecta a cualquier niño que acuda al programa, de tal modo que usted pueda estar pendiente de estos síntomas. Si su hijo llega a tener síntomas, comuníquese con el pediatra para que lo diagnostique a tiempo y le dé el tratamiento indicado. (Vea *Herpes simple,* página 657; *Infecciones oculares,* página 679; *Piojos,* página 795; *Impétigo,* página 799; *Tinea o Tiña,* página 806; *Sarna,* página 810.)

Hepatitis

Si un niño que va a una guardería contrae la Hepatitis A, una infección viral que afecta al hígado, es fácil que contagie a otros niños y miembros del personal. En los lactantes y los niños en edad preescolar, la mayoría de las infecciones no presentan síntomas o bien provocan síntomas leves y poco específicos. Los niños mayores pueden presentar tan solo fiebre baja, náuseas, vómitos, diarrea o ictericia (color amarillento en la piel). Sin embargo, los adultos que contraen la enfermedad usualmente experimentan estos síntomas en mayor magnitud. La transmisión de la hepatitis puede ser controlada mediante inyecciones de gammaglobulina, pero es posible que algunos miembros del personal o algunos padres contraigan la infección antes de que se detecte el problema. Por lo tanto, siempre que se le diagnostique hepatitis A a una persona aunque esté remotamente relacionada con la guardería, se debe alertar a los padres y al personal del centro, así como consultar al departamento de salud pública para decidir la mejor forma de evitar la propagación de la enfermedad. (Vea *Hepatitis,* página 559.) Existe una vacuna que se le recomienda a algunos viajeros internacionales y a ciertos grupos de alto riesgo. La vacunación universal (rutinaria) se recomienda en varios estados donde la incidencia de infección es más alta.

VIH (Virus del SIDA) y Hepatitis B

El virus de la hepatitis B y el VIH (virus del SIDA) provocan infecciones crónicas serias. La infección provocada por el VIH, cuando se desarrolla como SIDA propiamente dicho, constituye una enfermedad fatal. Los niños que adquieren el VIH o el virus de la hepatitis B generalmente han sido contagiados por sus madres durante el parto. Ambas enfermedades se pueden transmitir de un niño a otro a través del intercambio de sangre de un niño infectado al organismo del que no lo está. Puesto que este tipo de contacto no suele presentarse en los centros de cuidado infantil, es muy raro que los niños portadores de estos virus representen un peligro para sus compañeros.

Algunos padres se muestran reacios a dejarle saber a los demás que su hijo es VIH positivo. La Academia Americana de Pediatría considera que la decisión de revelar o no esta información debe ser tomada por los padres (con el consejo del pediatra) y, por supuesto, teniendo en cuenta el mejor interés del niño. No hay motivo para restringir la admisión de un niño infectado con el VIH a una guardería bajo el pretexto de proteger a los demás.

Si cuando un niño se lastima hay presencia de sangre, la persona encargada de su cuidado debe ponerse guantes y lavar la herida, administrarle al niño primeros auxilios y ponerle una venda o curita. Todas las superficies y ropas que hayan entrado en contacto con la sangre deben lavarse y desinfectarse. La lejía diluida en agua mata tanto el VIH como el virus de la hepatitis B. Toda la sangre debe considerarse como si estuviera contaminada.

Por otra parte, puesto que el VIH y otros virus se pueden transmitir a través de la leche materna, hay que cerciorarse de que el centro de cuidado infantil tiene procedimientos para prevenir que, por descuido, se alimente a un niño con la leche materna de otra madre. Si esto llegara a ocurrir, se deben seguir los parámetros nacionales que aparecen en *Caring for Our Children* en el http://.nrc.uchsc.edu para afrontar la situación.

Prevención y manejo de lesiones en centros de cuidado infantil

Muchas de las lesiones que ocurren en las casas y centros de cuidado infantil son previsibles y, por lo tanto, se pueden evitar. Aunque el personal del centro es el principal responsable de la seguridad de su hijo, usted puede ayudar a prevenir lesiones ayudando a identificar riesgos potenciales en las instalaciones y observando, cada vez que deja o recoge a su hijo, que los encargados siguen prácticas de seguridad adecuadas. Por ejemplo, usted puede pasearse por el centro haciendo "inspecciones de seguridad", para comprobar que el equipo está en buenas condiciones e identificar otros modos de reducir riesgos.

La seguridad dentro y cerca de los autos, tanto para los niños como para los adultos, es de particular importancia. El centro debe tener un área claramente delimitada, lo suficientemente amplia y protegida del tráfico para que los padres puedan estacionar sus vehículos cuando dejen o pasen a recoger a sus hijos. Preferiblemente, los padres deben estar protegidos de la lluvia torrencial cuando colocan o sacan a sus hijos de los asientos o cinturones de seguridad, y los niños deben estar resguardados mientras caminan hacia el auto o hacia el edificio. En la calle próxima al centro debe colocarse un letrero que advierta que hay niños cerca.

Si usted se turna con otros padres para llevar a su hijo a la guardería y de regreso a casa, cerciórese de que los demás conductores sienten a los niños con los cinturones o en asientos de seguridad. El conductor debe comprobar que todo el mundo está sentado y bien sujeto antes de poner el auto en marcha y que todos han salido del auto antes de cerrar las puertas en el estacionamiento. También debe especificarse que el niño solo puede salir de la guardería o de la casa donde lo cuidan si pasa a recogerlo un adulto autorizado para ello.

Si el lugar al que va su hijo tiene piscina, verifique que se sigan los requisitos de seguridad. Cualquier piscina, lago, arroyo o laguna que usen los niños debe ser inspeccionada primero por autoridades de salud pública. Si la piscina está dentro

Lista de factores de seguridad

La próxima vez que recorra la guardería o la casa donde cuidan a su hijo, utilice la siguiente lista para determinar si las instalaciones son seguras, limpias y están en buenas condiciones. Si detecta un problema en alguno de los puntos de la lista, coméntelo a la persona encargada y haga un seguimiento para ver si el problema se resuelve.

Interior en todo tipo de programa

- El suelo es liso, está limpio y no es resbaladizo.

- Los equipos donde se trepan los niños están sobre superficies mullidas que amortiguan los impactos cubriendo una distancia de 6 pies (1.8 metros) alrededor del equipo.

- Las medicinas, productos de limpieza y herramientas están fuera del alcance de los niños.

- El botiquín de primeros auxilios está debidamente equipado y está fuera del alcance de los niños.

- Las paredes y los techos están limpios y en buen estado, sin pintura descascarada ni paredes deterioradas.

- Los niños están siempre bajo la supervisión de un adulto.

- Todos los enchufes están protegidos con tapas de seguridad a prueba de niños.

- Las luces eléctricas están en buen estado, sin que haya cables desgastados ni sueltos.

- Los tubos del calentador y los radiadores están fuera del alcance de los niños o cubiertos para que éstos no los puedan tocar.

- El calentador está graduado a menos de 120 °Fahrenheit (48.9 °centígrados) para evitar quemaduras.

- No hay plantas tóxicas ni animales que puedan transmitir enfermedades (como tortugas de agua o iguanas).

- Los botes de basura están bien tapados.

- Las salidas están claramente delimitadas y son de fácil acceso.

- Está prohibido fumar en las instalaciones de cuidado infantil.

- Todas las ventanas del segundo piso para arriba tienen mallas o rejas en buen estado.

Exterior en todo tipo de programa

- En el suelo no hay basura, objetos cortantes ni excrementos de animales.

- Los equipos recreativos están bien sujetos al suelo, no están oxidados, ni tienen astillas o esquinas puntiagudas. Todos los tornillos y cerrojos están tapados o cubiertos.

- No hay ningún equipo recreativo que mida más de 6 pies de altura.

- Los asientos de los columpios son ligeros y flexibles y no tienen ganchos abiertos ni en forma de S.

- Los toboganes tienen escalones anchos, planos y estables con bordes redondeados y amplios a los lados para prevenir caídas, así como una zona plana al final para que se reduzca la velocidad con que cae el niño.

- Los toboganes metálicos están en un lugar de sombra.

- Los areneros permanecen tapados mientras no se utilizan.

- Hay barreras a prueba de niños en los accesos a las áreas peligrosas.

- El suelo del área de juegos está cubierto por unas 12 pulgadas de viruta, trozos de neumáticos u otro material que permita absorber los impactos cubriendo 6 pies (1.8 m) debajo y alrededor de las áreas donde es más fácil que se produzcan caídas (por ejemplo, debajo de los pasamanos y toboganes).

En programas para lactantes y bebés hasta de dos años

- Los juguetes no contienen plomo ni señales de tener pintura descascarada, estar oxidados ni piezas pequeñas que podrían romperse fácilmente (El peso o la flexibilidad del material puede dar pistas de si el juguete contiene plomo o no).

- Las sillas para comer tienen bases amplias y correas de seguridad.

- A los bebés no se les deja pasear con el biberón en la mano ni tampoco llevárselo a la cama.

- No se utilizan andadores para los niños que no saben caminar.

- Las camas y los corrales cumplen con los parámetros de seguridad.

- No se usan productos que han sido llamados a devolución ni productos viejos que tengan piezas rotas o les falten partes. Para saber qué artículos han sido llamados a devolución, consulte las páginas electrónicas de la Consumer Product Safety Commission (Comisión de Seguridad de Productos de Consumo): www.cpsc.gov.

del edificio o cerca del mismo, deberá estar rodeada por una cerca de cinco pies de altura a cuya puerta pueda cerrarse con llave. Por razones de higiene, las piscinitas portátiles deben evitarse.

Cuidado a tiempo parcial para niños con necesidades especiales

Si su hijo tiene una discapacidad en el desarrollo o una enfermedad crónica, no permita que esto le impida asistir a un jardín o guardería infantil. De hecho, un centro de cuidado calificado durante parte del día puede ser favorable para el niño y le permitirá a usted descansar un poco. Es probable que su hijo se beneficie del contacto social, el ejercicio físico y la diversidad de experiencias que podrá tener al estar con un grupo de niños.

El tiempo que su hijo pase en un centro de cuidado infantil también será bueno para usted. Atender a un niño discapacitado consume mucho tiempo y energía y desgasta mucho desde el punto de vista emocional. También puede resultar costoso y forzar a ambos padres a trabajar. El reto es encontrar un buen programa que fomente las actividades normales que practican los niños y a la vez colme las necesidades especiales de su hijo.

La ley federal de educación para niños con discapacidades (IDEA, por sus siglas en inglés), antiguamente conocida como "Enmienda a la ley de educación para los niños inválidos", exige a todos los estados que diseñen programas educativos especiales para niños en edad preescolar (de tres a cinco años) con deficiencias en el desarrollo. Esta ley también da a los estados la opción de diseñar programas

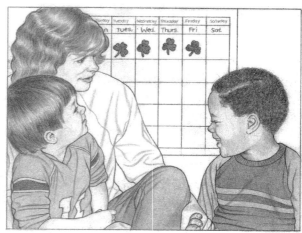

Si su hijo tiene una discapacidad en el desarrollo o una enfermedad crónica, no permita que esto le impida asistir a un centro de cuidado infantil.

especiales de educación para bebés y niños pequeños con impedimentos o retraso en el desarrollo. Los padres deben consultar con su pediatra, con el departamento de educación o el de salud para saber qué programas de intervención temprana tienen a su disposición.

Inicie su búsqueda preguntándole al pediatra si su hijo está capacitado para asistir a un programa en grupo y pidiéndole referencias sobre centros de cuidado infantil adecuados a su caso. En ocasiones solo hay una opción posible, pero si vive en una ciudad grande, es posible que tenga varios centros para elegir. El centro que elija debe cumplir con los mismos requisitos básicos de otros programas de cuidado infantil descritos anteriormente, además de los que figuran a continuación.

1. En lo posible, el programa debe incluir niños con y sin enfermedades crónicas o discapacidades. Entablar relaciones con compañeros que se están desarrollando al ritmo normal ayuda a los niños con discapacidades a sentirse más relajados y seguros en el contexto social, así como a fomentar su autoestima. Este enfoque también beneficia a los niños con un desarrollo típico al enseñarles a ver más allá de las diferencias superficiales y ayudarles a ser más sensibles y respetuosos hacia todos los demás.

2. El personal debe estar especialmente entrenado para proporcionar el tipo de cuidados que necesita su hijo.

3. El programa debe contar por lo menos con el asesoramiento de un médico que esté al día en el desarrollo de procedimientos adecuados para satisfacer las necesidades especiales de los niños matriculados en el centro.

4. Se debe estimular a todos los niños a ser independientes hasta donde sus capacidades lo permitan, garantizando al mismo tiempo su seguridad. Sólo se les deben restringir aquellas actividades que podrían resultar peligrosas o que el médico haya prohibido.

5. El programa debe ser suficientemente flexible para que se adapte a ligeras diferencias en las habilidades de los niños. Esto puede implicar, por ejemplo, modificar parte del equipo o de las instalaciones para que las puedan utilizar los niños con retos físicos o dificultades visuales o auditivas.

6. El programa debe disponer de equipos y actividades especiales que permitan satisfacer las necesidades especiales de algunos, tales como tratamientos de respiración para niños con asma. El equipo debe estar en buenas condiciones y el personal debe estar entrenado para operarlo correctamente.

7. El personal debe estar familiarizado con el estado médico y de desarrollo de cada niño. Si un niño padece de una enfermedad crónica, el personal debe saber identificar sus síntomas y determinar cuándo necesita recibir atención médica.

8. El personal debe saber cómo ponerse en contacto con el médico de cada niño en caso de urgencia y debe estar calificado para administrarle los medicamentos necesarios.

Éstas son recomendaciones muy generales. Puesto que las necesidades especiales varían tanto de un niño a otro, es imposible indicarle con mayor precisión cómo elegir el mejor centro para su propio hijo. Si no puede decidirse por un centro de los que le sugirió su pediatra, vuelva a hablar con él y coméntele sus dudas. El pediatra le ayudará a tomar la decisión correcta.

Independientemente de las necesidades especiales que tenga su hijo, escoger con quién va a dejarlo en su ausencia será una de las decisiones más difíciles que deberá tomar como madre o padre. La información que acaba de leer puede serle útil. Sin embargo, no olvide que usted conoce a su hijo mejor que nadie y deberá basarse en sus propias necesidades e impresiones a la hora de elegir o de cambiar de centro.

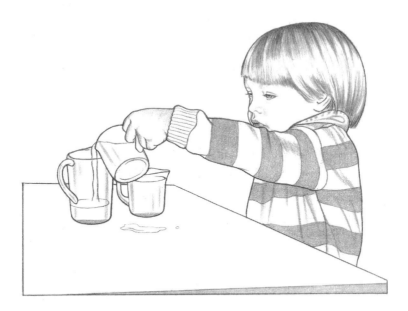

14

Protección ante los peligros

*L*a vida diaria está llena de peligros encubiertos para un niño: objetos puntiagudos, muebles inestables, grifos de agua caliente, ollas puestas sobre estufas encendidas, bañeras de agua caliente, piscinas y calles con mucho tráfico. Como adultos hemos aprendido a movernos tan bien en este "campo minado", que ya no percibimos un par de tijeras y una estufa como amenazas latentes. Y ése es precisamente el problema. Para proteger a su hijo de los peligros que va a encontrar dentro y fuera de casa, hay que ver el mundo desde su perspectiva, teniendo en cuenta que el pequeño aún no distingue entre caliente y frío ni entre puntiagudo y redondeado.

Garantizar la integridad física de su hijo es su principal y eterna responsabilidad como madre o padre. Las lesiones no intencionales son la causa número uno de muertes y discapacidad en niños mayores de un año. Cada año, por lo menos dos millones de niños tienen que recibir atención médica por causa de lesiones no intencionales. Entre cuarenta y cincuenta mil sufren lesiones permanentes —y casi 6,000 niños menores de quince años mueren por tal motivo.

Como es de esperar, los choques de auto son responsables de gran parte de las lesiones y muertes. Sin embargo, muchos niños son víctimas de equipos que fueron diseñados para ellos. Durante un periodo reciente de doce meses, las caídas desde sillas para comer llevaron a 7,000 niños al hospital. En el 2001, diversos juguetes ocasionaron más de 200,000 lesiones lo suficientemente serias como para requerir tratamiento hospitalario de emergencia en niños menores de quince años. Hasta las cunas, se ha encontrado, provocan más de 27 muertes cada año.

Dichas estadísticas son sombrías, pero se pueden prevenir. Anteriormente se decía que las lesiones eran "accidentes", porque parecían ser imprevistas e inevitables. Hoy en día sabemos que no se producen al azar. Al entender cómo crece y se desarrolla un niño así como el riesgo de una lesión en cada etapa de su desarrollo, los padres pueden tomar precauciones para prevenir todas o al menos gran parte de las mismas.

Causas de las lesiones en los niños

En toda lesión en los niños se conjugan tres elementos: factores relacionados con el niño, el objeto que provoca la lesión y el entorno en que sucede. Para garantizar la seguridad de su hijo, deberá tener en cuenta estos tres factores.

Empecemos por el niño. La edad que tenga el niño será decisiva para determinar el tipo de protección que necesitará. Un bebé de tres meses que está sentado en su asiento de seguridad necesita una supervisión muy distinta a la que requiere un bebé de diez meses que empieza a caminar o un niño de dos años que ya aprendió a trepar. De tal modo, en cada etapa del desarollo de su hijo usted deberá replantearse cuáles son los peligros latentes y qué puede hacer para eliminarlos. A medida que su hijo crece, deberá preguntarse repetidamente: ¿Hasta dónde puede llegar y con qué velocidad se desplaza? ¿A qué altura alcanza a llegar? ¿Qué objetos le llaman la atención? ¿Qué puede hacer hoy que era incapaz de hacer ayer? ¿Qué podrá hacer mañana que aún no puede hacer hoy?

Para garantizar la seguridad de un niño durante sus primeros seis meses de vida, simplemente nunca lo deje solo en una situación que sea peligrosa. Pero en cuanto aprenda a desplazarse, el pequeño se encargará de buscar sus propios peligros, primero rodando hasta el extremo de la cama, después arrastrándose hasta sitios donde no debería estar y por último buscando activamente nuevas cosas que tocar y probar.

Cuando su bebé empiece a tener cierta independencia de movimientos, es muy probable que usted le diga "no" cada vez que se acerque a un peligro inminente, pero lo más seguro es que el pequeño no entienda el significado de su mensaje. Para muchos padres, la etapa comprendida entre los seis y los doce meses resulta frustrante, puesto que a esta edad los niños no parecen aprender de estos regaños. Aunque usted le diga veinte veces al día que no se acerque al inodoro, en cuanto le dé la espalda volverá allí. Pero a esta edad su bebé no desobedece a conciencia; simplemente su memoria aún no se ha desarrollado como para recordar sus advertencias la próxima vez que se sienta atraído por el objeto o la actividad

Su curiosidad lo llevará a registrar el armario del baño, la nevera, el botiquín o el gabinete que hay debajo del fregadero.

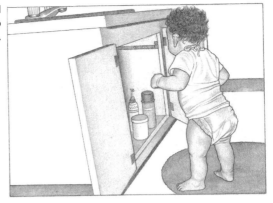

prohibida. Lo que parece maldad no es más que el deseo de poner a prueba la realidad una y otra vez, lo que constituye la forma normal de aprendizaje para un niño de esta edad.

El segundo año también trae sus peligros, porque las habilidades físicas del niño superan su capacidad de entender las consecuencias de sus acciones. Aunque la capacidad de discriminar de su hijo mejorará, su noción del peligro no será lo suficientemente intensa y aún no sabrá contenerse cuando divise algo interesante. A estas alturas, hasta las cosas que no ve despiertan su curiosidad, por lo que no dudará en registrar el gabinete inferior del refrigerador, el botiquín de las medicinas o el armario debajo del fregadero con la intención de tocar todo y hasta probar una que otra cosa.

Los niños pequeños son excelentes imitadores, por lo que pueden tratar de tomarse la medicina como lo hace mamá, o jugar con la navaja de afeitar como lo hace papá. Lamentablemente, su noción de la relación causa-efecto no está tan desarrollada como sus habilidades motoras. Es cierto que el pequeño puede captar que si tira del cable de la plancha ésta se le caerá en la cabeza, pero solo después de pasado el percance. Su habilidad de anticipar consecuencias todavía está a muchos meses de distancia.

Poco a poco, entre las edades de dos y cuatro años, su hijo madurará al reconocer que él es capaz de provocar resultados. Si mueve un interruptor, por ejemplo, se dará cuenta que se prende la luz. Aunque esta noción con el tiempo ayuda a los niños a evitar situaciones peligrosas, a esta edad están tan centrados en sí mismos que tienden a percibir solo su participación en la acción. Un niño de dos años, al ver que su pelota ha rodado hacia la calle, tan solo pensará en recuperarla y no pensará en el peligro que existe de ser arrollado por un auto.

El peligro que entraña esta forma de pensar es obvio. Si a esto se le suma lo que los expertos denominan pensamiento mágico, es decir creer que los propios deseos y expectativas controlan todo lo que ocurre en el mundo, los riesgos se multiplican. Un niño de cuatro años, por ejemplo, puede encender un fósforo porque quiere imitar la fabulosa fogata que vio por televisión la noche anterior. De seguro no se le ocurrirá que puede provocar un incendio, pero, si así lo hiciera, descartaría dicha posibilidad porque esa no es su idea de lo que *debe* ocurrir.

Un mensaje para los abuelos acerca de la seguridad

Como abuelo o abuela, el bienestar y la seguridad de su nieto son de gran importancia para usted. Particularmente cuando el niño esté bajo su cuidado —en su casa, en la casa del pequeño, en el auto o en cualquier otro lugar— cerciórese de tomar todas las medidas posibles para garantizar su seguridad.

Tómese el tiempo para leer este capítulo de principio a fin. Obtendrá pautas para proteger a su nieto en las situaciones más comunes. Antes de que su nieto vaya de visita o se quede a dormir en su casa, es conveniente que haya revisado y adoptado las recomendaciones que encontrará aquí.

En esta sección especial hallará los puntos de seguridad más importantes que deben tener en cuenta los abuelos.

Seguridad dentro de la casa

Hay gran cantidad de medidas de seguridad que debe poner en práctica en su casa para proteger a su nieto. Las siglas DAPETO le ayudará a tener presente las siguientes recomendaciones:

Detectores de humo: se deben colocar en los lugares apropiados de la casa.
Alimento para animales: se debe guardar fuera del alcance del pequeño, así como tener a la mascota aislada del niño.
Plan de evacuación en caso de incendio: se debe diseñar con anticipación, así como tener extinguidores a la mano.
Escaleras: deben estar resguardadas por portones a ambos extremos para impedir el paso del niño.
Tapas para los enchufes: se deben adquirir y colocar para prevenir que su nieto meta los dedos en los enchufes y corra el riesgo de electrocutarse.
Objetos o muebles puntiagudos: se deben cubrir o rodear con un material suave o acolchado.

Aparte de estas reglas generales, tenga en cuenta las siguientes medidas de seguridad para las áreas específicas de su casa.

La habitación del bebé o el sitio donde él vaya a dormir

- Si guardó la cuna de su propio hijo o hija en el ático o garaje pensando en la llegada de un nieto algún día, repase las guías relativas a cunas que aparecen en este capítulo (vea las páginas 461 a 463). Las recomendaciones para los muebles y accesorios para niños han cambiado enormemente durante los últimos 25 años. Hay buenas probabilidades de que la vieja cuna ya no cumpla con los parámetros de seguridad actuales, por lo que usted tendrá que invertir en una nueva. (Use el mismo enfoque para otros muebles antiguos que haya guardado y que puedan representar un peligro para el niño, tal como un corralito viejo.)

- Compre un cambiador (vea la página 464) o use su propia cama para cambiarle el pañal al bebé. A medida que crezca y se ponga más inquieto, es posible que necesite que una segunda persona le ayude a cambiarle el pañal.

- No permita que su nieto duerma con usted en su cama.

- Mantenga vacío el cubo para pañales.

Cocina

- Ponga "pasadores para bebé" en los gabinetes. Para ser doblemente precavida, traslade de lugar los detergentes y productos químicos tóxicos de tal modo que estén fuera del alcance del niño por completo.

- Retire cualquier cable que esté colgando, tal como el de la cafetera o la tostadora.

- Tenga mucho cuidado antes de darle a su nieto comida preparada en un horno microondas. Estos hornos pueden calentar los líquidos y sólidos de manera dispareja, dejándolos tibios por fuera pero *muy calientes* por dentro.

Baños

- Guarde bajo llave y fuera del alcance de su nieto las pastillas, inhaladores y otras medicinas con o sin receta, así como cualquier equipo médico.

- Coloque un material antideslizante en la tina del baño para evitar resbalones peligrosos.

- Si hay manijas y barras en la tina para su propio uso, cúbralas con un material acolchado cuando vaya a bañar allí al bebé.

- Nunca deje a un niño solo en una tina o lavamanos lleno de agua.

Equipo para bebé

- Nunca deje a su nieto solo en una silla para comer o en una sillita reclinable para lactantes colocada en un lugar alto, tal como una mesa o un mostrador.

- No use andadores para bebé.

Juguetes

- Adquiera juguetes nuevos para su nieto que tengan una variedad de sonidos, imágenes y colores. Los juguetes sencillos pueden ser tan buenos como los más complejos. Recuerde: aunque el juguete sea muy sofisticado o refinado, la relación con su nieto es mucho más importante

- Los juguetes, las cintas de música, los discos compactos y los libros deben ser apropiados a la edad del niño y ofrecerle retos acordes con su nivel de desarrollo.

- Evite los juguetes con piezas pequeñas que el bebé pueda llevarse a la boca y tragarse.

- Puesto que los baúles para juguetes pueden ser peligrosos, no tenga uno en su casa o adquiera un baúl que no tenga tapa.

Garaje/Sótano

- Cerciórese de que el mecanismo automático que hace que la puerta se retraiga esté funcionando bien.

- Mantenga todos los químicos y pesticidas para el jardín así como las herramientas en un armario bajo llave y fuera del alcance del niño.

Seguridad fuera de casa

Compre un asiento de seguridad para auto que pueda instalar dentro de su propio vehículo. Cerciórese de instalarlo adecuadamente y de poder

Este tipo de pensamiento mágico y centrado en sí mismo es completamente normal a esta edad. Precisamente por este motivo hay que redoblar la vigilancia del niño mientras supera esta etapa. No debe asumir que su hijo entre dos y cuatro años de edad entiende que sus acciones pueden tener consecuencias negativas para él mismo o para los demás. Por ejemplo, puede tirarle arena a un compañero de juegos en parte porque es algo chistoso y en parte porque quiere divertirse. De cualquier modo no entenderá por qué a su amiguito la cosa no le parece tan graciosa.

Por todos estos motivos, usted debe establecer y hacer respetar consistentemente una serie de normas relacionadas con la seguridad durante la etapa preescolar. Explique la razón de ser de cada norma: "No puedes tirar piedras porque lastimarías a tus amigos". "Si sales de la acera te puede atropellar un auto". Pero no espere que estas razones persuadan a su hijo. Repita la norma en voz alta cada vez que su hijo esté a punto de saltársela, hasta que entienda que las acciones

sujetar a su nieto sin problemas. Examine las hebillas y los broches antes de adquirir el asiento, puesto que su facilidad de uso suele variar.

- Compre un cochecito de bebé para llevarlo a pasear por su vecindario.

- Cuando salga de compras con el pequeño, procure elegir tiendas cuyos carritos de compras tengan asientos incorporados para niños. No coloque su propio asiento de seguridad para el auto en el carrito de compras.

- Si tiene un triciclo o una bicicleta en la casa para su nieto, es imprescindible que también adquiera un casco para el niño. Permítale elegir uno con un diseño o color especial.

- Aunque los patios de recreo son divertidos, también pueden ser peligrosos. Elija uno que haya sido diseñado pensando en la seguridad de los niños; los de las escuelas o parques comunitarios suelen ser una buena opción.

- Inspeccione su propio patio o jardín en busca de cosas peligrosas o venenosas.

- Si tiene una piscina en su patio, o si lleva al niño a otra casa o parque donde haya piscinas, *lea con atención las recomendaciones al respecto que figuran en este capítulo* (páginas 501 a 503). *La piscina debe estar rodeada por una cerca de cuatro pies de altura con un portón que se cierre con llave.* Cerciórese de que las piscinas de los vecinos también estén resguardadas por una cerca.

que amenazan su seguridad siempre serán inaceptables. Casi todos los niños necesitan que les repitan varias veces hasta las más elementales normas de seguridad para poder recordarlas. Por lo tanto, sea paciente.

El temperamento de su hijo también determinará su vulnerabilidad. Algunos estudios sugieren que los niños que son muy activos y extremadamente curiosos son los que más se lesionan. En ciertas etapas del desarrollo es probable que su hijo sea testarudo, se frustre con facilidad, sea agresivo o no se pueda concentrar, lo cual contribuye a propiciar lesiones. Por lo tanto, si nota que su hijo está teniendo un mal día o atraviesa por una fase difícil, esté pendiente: en esos momentos hay más probabilidades de que rete las normas de seguridad, incluso las que habitualmente respeta.

Puesto que usted no puede modificar la edad de su hijo y ejerce muy poca influencia sobre su temperamento básico, sus esfuerzos para evitar lesiones deberán centrarse primordialmente en los objetos y el entorno donde se mueva el niño. Al crear un ambiente del que se eliminen los peligros más evidentes, usted podrá darle a su hijo la libertad que necesita para explorar.

Algunos padres creen que no hace falta poner la casa "a prueba de niños" porque no piensan quitarle la vista de encima al niño y de hecho, con una vigilancia constante, la mayoría de las lesiones *se pueden* evitar. Pero ni los padres más cuidadosos pueden estar encima de sus hijos en todo momento. La mayoría de las lesiones no ocurren cuando los padres están en su mejor momento y pendientes del niño, sino cuando están bajo estrés. Las siguientes situaciones son las que se asocian más frecuentemente con percances de este tipo:

- Hambre y cansancio (más o menos una hora antes de la comida)
- Embarazo de la madre
- Enfermedad o muerte en la familia
- Cambio de niñera o guardería
- Tensión entre los padres
- Cambios repentinos en el entorno, como una mudanza o vacaciones

Todas las familias pasan por este tipo de situaciones en uno u otro momento. Al poner su casa "a prueba de niños" eliminará o reducirá la posibilidad de que se produzcan percances domésticos, de tal modo que, aun cuando se distraiga momentáneamente —por ejemplo, por el timbre del teléfono o la puerta— es menos probable que su hijo encuentre situaciones y objetos que puedan lastimarlo.

En las siguientes páginas encontrará algunos consejos para reducir al mínimo los peligros dentro y fuera de casa. Nuestra intención no es asustarle, sino alertarle sobre ciertos riesgos —particularmente sobre aquellas cosas aparentemente inofensivas— para que pueda tomar las precauciones pertinentes a fin de garantizar la seguridad de su hijo y, a la vez, darle la libertad que necesita para crecer sano y feliz.

Seguridad en casa

De habitación en habitación

Su estilo de vida y la distribución de su casa determinarán qué habitaciones deben ponerse a prueba de niños. Examine cada cuarto al que su hijo pueda entrar. (Generalmente suele ser toda la casa.) Será tentador excluir el comedor formal o la sala de estar porque permanecen cerrados cuando no se utilizan, pero no olvide que las habitaciones prohibidas serán las que su hijo más querrá explorar tan pronto como crezca lo suficiente. Cualquier área de la casa que no esté a prueba de niños exigirá mayor vigilancia de su parte, incluso si suele estar cerrada o clausurada.

Por lo menos, la habitación de su hijo debe ser lo más segura posible.

La habitación del bebé

Cunas. Puesto que su bebé estará desatendido casi todo el tiempo que permanezca en la cuna, ésta deberá ser completamente segura. Las caídas de la cuna son las lesiones más comunes asociadas a su uso, a pesar de ser las más fáciles de prevenir. Hay más probabilidades de que un niño se caiga de una cuna si el colchón está demasiado elevado con respecto a su estatura o si la barandilla lateral se ha quedado abajo.

Si va a usar una cuna nueva o fabricada a partir de 1990, es muy probable que ésta cumpla con los parámetros de seguridad. Si piensa usar una cuna más vieja, revísela para ver si cumple con los criterios que figuran a continuación.

- La separación máxima entre los barrotes de la cuna debe ser de 2⅜ pulgadas (6 cm) para que la cabeza del bebé no pueda quedar atrapada entre los barrotes.

- No debe haber ningún hueco en la cabecera ni en los pies de la cuna, de tal modo que el niño pueda meter allí la cabeza.

- Si la cuna tiene salientes puntiagudos en las esquinas (a veces denominados florones), desatorníllelos o córtelos. La ropa del niño podría quedar enganchada en estos salientes, con el riesgo de estrangularlo.

- Todos los tornillos, tuercas y cerrojos deben estar bien ajustados para evitar que las partes de la cuna estén flojas. La actividad del bebé podría hacer que la cuna se desplomara, pudiendo quedar atrapado en su interior y de esa manera asfixiarse.

- Cuando arme la cuna —y a partir de ahí cada semana— inspecciónela bien con el fin de detectar posibles roturas, uniones flojas, piezas que falten o bordes cortantes. No utilice una cuna que le falte una pieza o que esté rota. No intente sustituir esas piezas con otras que no sean de ese modelo; en cambio, consiga los repuestos del fabricante original.

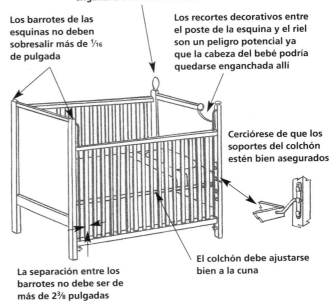

Si los postes de las esquinas sobresalen más de ¹⁄₁₆ de pulgada, las prendas de vestir o los lazos que tenga el bebé podrían engancharse en las mismas

Los barrotes de las esquinas no deben sobresalir más de ¹⁄₁₆ de pulgada

Los recortes decorativos entre el poste de la esquina y el riel son un peligro potencial ya que la cabeza del bebé podría quedarse enganchada allí

Cerciórese de que los soportes del colchón estén bien asegurados

El colchón debe ajustarse bien a la cuna

La separación entre los barrotes no debe ser de más de 2⅜ pulgadas

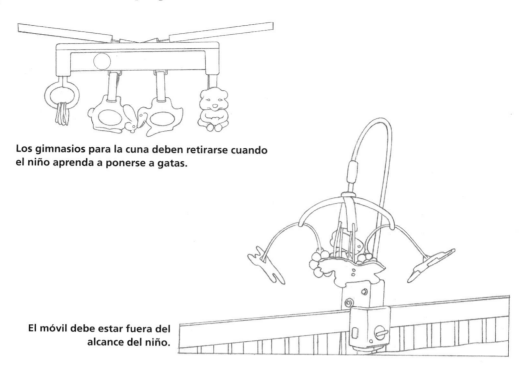

Los gimnasios para la cuna deben retirarse cuando el niño aprenda a ponerse a gatas.

El móvil debe estar fuera del alcance del niño.

Muchas cunas antiguas se pintaron con pintura de plomo. Si un bebé mordisquea la barandilla de una cuna que tiene este tipo de pintura (lo que de hecho ocurre), podría intoxicarse. Como precaución, lije la pintura vieja y vuelva a pintar la cuna utilizando esmalte de alta calidad. Deje secar la cuna en una habitación bien ventilada. A continuación, coloque una franja de plástico (de venta en la mayoría de las tiendas de muebles para bebés) sobre la parte superior de las barandillas laterales.

Para evitar otros peligros relacionados con la cuna, siga estas indicaciones:

1. El colchón debe ajustarse bien a la cuna para que el bebé no pueda caerse en el espacio que queda entre el colchón y el lateral de la misma. Si usted puede introducir más de dos dedos entre el colchón y los laterales de la cuna, cambie el colchón por otro que se ajuste mejor.

2. Si compra un colchón nuevo, quítele la envoltura de plástico y deshágase de ella, porque un niño puede asfixiarse con ésta. Si le pone al colchón un forro grueso de plástico, cerciórese de que esté bien ajustado. Los que tienen cierre son los más recomendables.

3. En cuanto su bebé aprenda a sentarse, baje el colchón de la cuna para que no pueda caerse al apoyarse o asomarse por la barandilla o al intentar impulsarse hacia fuera. Cuando aprenda a pararse, coloque el colchón en la posición más baja posible. Las caídas más comunes tienen lugar cuando los bebés intentan treparse para salirse de la cuna; por lo tanto traslade a su hijo a una cama cuando mida 35 pulgadas (89 cm) o cuando la altura de la barandilla de la cuna sea inferior a tres cuartos de la estatura del niño.

4. Cuando la barandilla lateral de la cuna esté completamente baja, debe quedar, como mínimo, 4 pulgadas (10 cm) por encima del colchón, incluso cuando el colchón esté colocado en la posición más alta. Cerciórese de que el soporte que mantiene la barandilla subida esté fijo para que el niño no pueda bajarlo de forma accidental. Cuando su hijo esté en la cuna, tenga siempre la barandilla subida.

5. Revise la cuna periódicamente para cerciorarse de que no haya bordes cortantes o abrasivos en las partes metálicas, ni roturas o astillas en las de madera. Si ve marcas de dientes en la barandilla, cubra la madera con una franja de plástico (de venta en la mayoría de las tiendas de muebles para bebés).

6. Mientras su hijo sea un lactante el interior de la cuna debe estar rodeado con un protector. Cerciórese de que el protector cubra por completo los laterales de la cuna y que esté bien atado con un mínimo de seis cordeles o cintas para que no se caiga. Para evitar posibles estrangulamientos, no utilice cordeles de más de seis pulgadas (15 cm) de largo.

7. En cuanto su hijo pueda ponerse de pie, retire los protectores.

8. Dentro de la cuna, no se deben colocar almohadas, colchas, cobijas, frazadas de piel de oveja, muñecos de peluche o cualquier otro artículo mullido.

9. Si cuelga un móvil encima de la cuna del bebé, cerciórese de que quede bien fijo de una de las barandillas laterales. Debe quedar lo suficientemente alto como para que su hijo no pueda tirar del mismo. Retírelo de la cuna cuando el niño empiece a ponerse a gatas o bien haya cumplido cinco meses, lo que ocurra antes.

10. Los gimnasios deben retirarse de la cuna en cuanto el niño aprenda a ponerse a gatas. Aunque este tipo de juguete está diseñado para soportar el tira y jala del bebé, el niño puede enredarse al caer encima del mismo.

11. Para prevenir caídas graves y evitar que el niño se enrede y estrangule con los cordeles que cuelgan de las persianas o cortinas, no coloque la cuna —ni cualquier otra cama infantil— al lado de una ventana.

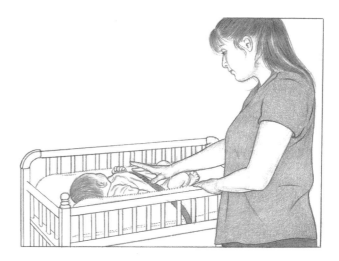

Cambiadores. Aunque los cambiadores facilitan el proceso de vestir al bebé y cambiarle los pañales, las caídas desde una superficie tan alta pueden provocar lesiones serias. No se limite a confiar en su capacidad para vigilar al bebé; además tenga en cuenta las siguientes recomendaciones:

1. Elija un cambiador estable que tenga una baranda de 2 pulgadas (5 cm) de alto rodeando los cuatro lados.

2. La superficie del cambiador debe ser cóncava, de tal modo que la parte central esté ligeramente más baja que el resto.

3. No dependa únicamente de la correa de seguridad para proteger al niño de las caídas. Nunca deje a un niño solo en un cambiador, ni siquiera por un momento, aunque le haya puesto la correa de seguridad.

4. Mantenga a la mano todos los implementos necesarios para cambiarle el pañal al bebé de tal modo que no tenga que dejarlo solo mientras va a buscar algo. Nunca le permita jugar con el envase de talco. Si llegara a abrirlo y sacudirlo, el niño podría inhalar partículas de polvo que pueden ser dañinas para sus pulmones.

5. Si utiliza pañales desechables, guárdelos lejos del alcance del bebé. Cuando le ponga el pañal, cúbralo con alguna pieza de ropa. Si un pañal se rasga, existe el riesgo de que el bebé se trague un trozo de plástico y se asfixie.

Literas. Aunque a los niños les encantan las literas o camas camarote, estas presentan varios riesgos: el niño que ocupa la litera superior puede caerse, y el que ocupa la inferior puede sufrir lesiones si la litera superior se desploma. Las literas pueden estar diseñadas o montadas incorrectamente, provocando desajustes peligrosos en su estructura. O, si el colchón no se ajusta lo suficientemente bien, el niño podría quedar atrapado.

Si a pesar de esta advertencia decide utilizar literas, tome las siguientes precauciones:

1. No permita que un niño menor de seis años duerma en la litera de arriba. No tendrá la coordinación necesaria para subir y bajar de un modo seguro o para poder agarrarse si está por caerse.

2. Coloque la litera en una esquina de la habitación, de tal modo que quede contra dos paredes. Así logrará que tenga mayor respaldo y bloqueará dos de los cuatro lados por donde podrían producirse las caídas.

3. No coloque la litera junto a una ventana. Así impedirá que se produzcan las caídas más graves y que los niños se estrangulen con los cordeles que cuelgan de las persianas o cortinas.

4. Cerciórese de que el colchón de la litera superior se ajusta bien a la cama para que no se pueda deslizar hacia el borde del armazón. Si queda un espacio, el niño podría quedar atrapado y asfixiarse.

5. Coloque una escalerita para ascender a la litera superior. Por las noches, deje encendida una lamparita que ilumine la escalera.

6. Instale una baranda de seguridad en la litera superior. La separación entre la barandilla del costado y la baranda de seguridad no debe ser de más de 3½ pulgadas (8¾ cm). Cerciórese de que el niño que ocupa la litera superior no se pueda deslizar entre esa separación cuando el colchón está comprimido por el peso de su cuerpo. Si metiera la cabeza debajo de la baranda de seguridad, podría asfixiarse o estrangularse. Para evitar esto es posible que necesite utilizar un colchón más grueso.

7. Compruebe el estado de los soportes que aguantan el colchón de la litera superior. Las barras o listones deben ir directamente debajo del colchón y estar bien sujetos en ambos extremos. Un colchón que se apoye solamente en el armazón de la litera o en unos soportes flojos podría desplomarse.

8. Si usted convierte la litera en dos camas individuales, cerciórese de quitarle todas las clavijas o empalmes.

9. Para evitar caídas o que la litera se desplome, no permita que los niños salten ni se revuelquen en ninguna de las dos camas.

La cocina

La cocina es una habitación tan peligrosa para los niños pequeños, que algunos expertos recomiendan que se les impida su entrada a este lugar. Evidentemente se trata de algo difícil de cumplir ya que los padres suelen pasar mucho tiempo en la cocina y a la mayoría de los niños pequeños no les gusta perderse nada. Mientras su hijo esté con usted en la cocina, siéntelo en una silla alta desde donde pueda verle a usted y a las demás personas que estén allí. Tenga una caja de juguetes en la cocina para que pueda distraerse. Probablemente lo más realista sea eliminar los principales peligros tomando las siguientes precauciones:

1. Guarde los detergentes, blanqueadores, lejía, cera de muebles, jabón para lavar platos y otros productos peligrosos en un armario alto, con llave y fuera de la vista. Si tiene que guardar algunos productos de limpieza en el armario que hay debajo del fregadero, coloque un cerrojo "a prueba de niños" que trabe automáticamente al cerrar la puerta del armario. (La mayoría de las ferreterías y tiendas por departamentos disponen de este tipo de cierres.) Nunca transfiera sustancias tóxicas a recipientes cuyo aspecto sugiera que contienen alimentos o comida.

2. Guarde los cuchillos, tenedores, tijeras y otros utensilios puntiagudos separados de los útiles de cocina "inofensivos" y dentro de un cajón cerrado con seguro. Guarde los aparatos que contengan partes o piezas cortantes, como el procesador de alimentos, fuera del alcance del niño o en un armario cerrado con llave.

3. Desenchufe los electrodomésticos cuando no estén en uso para que su hijo no pueda encenderlos. No deje cables eléctricos que el niño pudiera jalar, pues podría caérsele encima un aparato pesado.

4. Cuando cocine, gire siempre los mangos de las ollas hacia la parte de atrás de la estufa, de tal modo que su hijo no pueda agarrarlos. Si tiene que desplazarse llevando algún líquido caliente —una taza de café o una olla llena de sopa— fíjese bien en dónde está su hijo para evitar chocar con él.

5. Cuando vaya a comprar un horno, elija uno que tenga buen aislamiento para proteger al niño del calor en caso que llegara a tocar la puerta del mismo. Además, nunca deje abierta la puerta del horno.

6. Si tiene una estufa a gas, gire las perillas con firmeza hacia la posición de apagado y, si son fáciles de sacar, quítelas mientras no se utilice el horno, para evitar que su hijo pueda encenderlo aún sin querer. Si las perillas no son fáciles de sacar, haga lo posible para que su hijo no tenga acceso al horno.

7. Guarde los fósforos en un lugar fuera del alcance y de la vista de los niños.

8. No caliente los biberones en el microondas. El líquido se calentará de forma irregular y es posible que se formen burbujas de leche lo suficientemente calientes como para quemarle la boca al bebé. Además, se han descrito casos de explosión de biberones una vez que se sacan del microondas.

9. Tenga un extinguidor de incendios en la cocina. (Si su casa tiene más de un piso, coloque un extinguidor en un lugar visible de cada piso.)

El baño

La mejor manera de evitar percances en el baño es convertirlo en una habitación completamente prohibida para su hijo, a no ser que esté acompañado por un adulto. Esto puede implicar tener que colocar un seguro en la puerta a la altura de los adultos para que el niño no pueda entrar solo. Cerciórese también de que cualquier cerrojo que haya en la puerta del baño puede abrirse desde afuera, por si su hijo se quedara encerrado accidentalmente.

Las siguientes recomendaciones le permitirán evitar percances cuando su hijo utilice el baño:

1. Un niño se puede ahogar en tan solo unas cuantas pulgadas de agua. *Por lo tanto, nunca deje solo a un niño pequeño en el baño, ni siquiera por un momento.* Si no es capaz de ignorar el timbre o el teléfono, envuelva al niño en una toalla y lléveselo con usted mientras contesta el teléfono o abre la puerta. Las sillitas para el baño y los aros fijadores son utensilios diseñados para *ayudar* a estabilizar al niño durante el baño, pero no sirven para prevenir posibles ahogamientos.

2. Coloque franjas antideslizantes en el fondo de la tina y un forro acolchado sobre el grifo para que el niño no se lastime si se golpea la cabeza contra el mismo.

3. Acostúmbrese a bajar la tapa del inodoro. Un niño curioso que quiera jugar con el agua podría perder el equilibrio y caer adentro.

4. Para evitar posibles quemaduras gradúe el calentador de su casa a 120 °Fahrenheit (48 °centígrados) o menos. Cuando su hijo tenga la edad suficiente para abrir los grifos, enséñele a prender el agua fría antes de la caliente.

5. Guarde todas las medicinas en recipientes cerrados con tapas de seguridad. Recuerde, de todos modos, que estas tapas son hechas para *evitar* que los niños las abran, pero no son *a prueba* de niños. Por lo tanto, guarde todas las medicinas y cosméticos en un armario cerrado con llave. No guarde la pasta de dientes, el jabón, el champú y otros productos de uso habitual en el mismo armario con las medicinas. En cambio, guárdelos en un armario alto equipado con cerrojos de seguridad.

6. Si usa aparatos eléctricos en el baño, en particular secadores de pelo o máquinas de afeitar, no olvide desenchufarlos cuando termine de utilizarlos. Guárdelos en un armario que tenga un cerrojo de seguridad. Es mejor utilizarlos en una habitación en la que no puedan entrar en contacto con el agua. El electricista puede instalarle interruptores especiales para el baño (con circuito de toma de tierra), que reducen la probabilidad de electrocución cuando un aparato se cae en un lavamanos o en una tina llena de agua.

Garajes y sótanos

En los garajes y sótanos se suelen guardar herramientas y productos químicos potencialmente mortales. Es recomendable que estos recintos estén cerrados con llave para impedir su acceso a los niños. Para reducir al mínimo los riesgos cuando el niño entra al garaje y al sótano, se recomienda:

1. Guardar las pinturas, barnices, diluyentes, pesticidas y abonos en un anaquel o armario cerrado con llave. Cerciórese de que estos productos se guardan en sus recipientes originales correctamente rotulados.

2. Guarde las herramientas con llave en un lugar fuera del alcance de los niños. No olvide desenchufar y guardar los aparatos eléctricos después de usarlos.

3. No permita que su hijo juegue cerca del garaje o de la entrada al mismo por donde entran y salen autos. Muchos niños mueren al ser arrollados accidentalmente por un auto conducido por un familiar.

4. Si la puerta de su garaje cierra automáticamente, compruebe que su hijo no esté cerca antes de abrirla o cerrarla. Mantenga el control fuera del alcance y de la vista de los niños. Cerciórese de que el mecanismo automático que hace devolver la puerta funciona correctamente.

5. Si, por algún motivo, usted tiene que guardar un refrigerador o un congelador que no esté en uso, quítele la puerta para que su hijo no se quede encerrado en caso de que se meta adentro.

Todas las habitaciones

Hay algunas normas de seguridad y prevención que se pueden aplicar a todas las habitaciones de la casa. Las siguientes recomendaciones para evitar los peligros domésticos más habituales, protegerán no solo a su hijo pequeño sino a toda la familia.

1. Instale detectores de humo por toda la casa, revíselos mensualmente para constatar que funcionan bien y cámbieles las pilas o baterías una vez al año. Diseñe un plan de desalojo de la casa y practíquelo con su familia para que, en caso de incendio, todos sepan cómo actuar. (Vea *Quemaduras*, página 515.)

2. Coloque tapas de seguridad en todos los enchufes que no se utilicen para impedir que su hijo meta los dedos o algún juguete en los agujeros. Si no hay forma de mantenerlo alejado de los enchufes, compre los cobertores de plástico que bloquean los enchufes que no se usan y obstruya el acceso a los enchufes que se usan con algún mueble. Mantenga los cables eléctricos fuera del alcance y la vista del niño.

3. Para evitar resbalones, alfombre las escaleras siempre que sea posible y cerciórese de que la alfombra esté bien sujeta a los bordes. Cuando su hijo esté aprendiendo a gatear y caminar, coloque portones de seguridad en la parte superior e inferior de las escaleras. Evite los portones plegables tipo acordeón, ya que un niño se puede enganchar un brazo o el cuello entre los pliegues.

4. Hay algunas plantas de interior que pueden ser perjudiciales para la salud. El centro de control de envenenamientos más cercano puede proporcionarle una lista o descripción de las plantas que se deben evitar. (Vea *Envenenamientos*, página 537.)

5. Inspeccione constantemente el suelo en busca de objetos pequeños que un niño podría tragarse, como monedas, botones, cuentas, alfileres y tornillos. Esto es particularmente importante si una persona de la familia tiene un pasatiempo en el que usa artículos pequeños o si hay niños mayores que tienen juguetes con piezas pequeñas.

6. Si su casa tiene suelos de madera, no permita que su hijo corra en calcetines. Éstos aumentan el peligro que constituye un suelo resbaladizo.

7. Ajuste y fije bien los cordones de las persianas y cortinas a una base o soporte, o átelos a un gancho colgado de la pared para que estén fuera del alcance. Los cordones enlazados deben cortarse y colocarles una borla. Si se dejan demasiado flojos, un niño podría estrangularse con ellos.

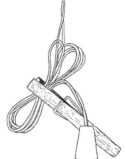

8. Tenga cuidado con las puertas de las habitaciones. Las puertas de cristal son particularmente peligrosas, puesto que es fácil que un niño choque contra ellas; por lo tanto, déjelas siempre abiertas y fíjelas con un seguro si es posible. Las puertas de vaivén pueden tumbar a un niño pequeño y las que se pliegan son muy propicias para atrapar dedos. Por lo tanto, si en su casa tiene una puerta de este tipo, considere la posibilidad de quitarla hasta que su hijo tenga la edad suficiente para entender cómo funciona.

9. Cerciórese de que los muebles de su casa no tengan bordes cortantes ni esquinas puntiagudas con los que su hijo se pueda lastimar si se llegara a caer contra ellas. (Las mesas bajas son especialmente peligrosas). Si es posible, aleje estos muebles de las zonas de mayor circulación, sobre todo cuando el niño esté aprendiendo a caminar. Puede también comprar protectores especiales para esquinas y bordes de muebles.

10. Compruebe la estabilidad de los accesorios altos, como lámparas de pie y estantes de libros. Si parecen inestables, coloque las lámparas detrás de otros muebles y fije los estantes a la pared para que su hijo no los pueda volcar.

11. Mantenga la computadora en un sitio desde el cual su hijo no pueda derribarla. Los cables deben estar fuera de la vista y del alcance de los niños.

12. Si es posible, abra siempre las ventanas por la parte de arriba. Si tiene que hacerlo desde abajo, instale mallas o rejas que solo puedan abrirse desde adentro por un adulto o un niño mayor. No coloque junto a una ventana cosas como sillas, sofás, mesas bajas o cualquier objeto al que un niño se pueda subir. Esto le dará acceso a la ventana y facilitará una caída grave.

13. Nunca deje bolsas de plástico por el suelo ni guarde la ropa o los juguetes del niño en este tipo de bolsas. Las bolsas de la lavandería son particularmente peligrosas. Hágales un nudo antes de tirarlas para impedir que su hijo pueda meterse dentro o ponérselas en la cabeza.

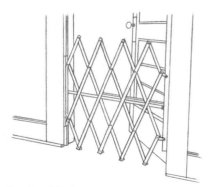

Portón plegable tipo acordeón que es poco seguro.

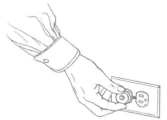

Tapa de seguridad en un enchufe que no se usa.

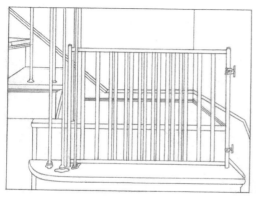

Portón horizontal con barras verticales cada 2⅜ pulgadas (6 cm) que provee seguridad.

14. Piense en los peligros potenciales que puede implicar para su hijo todo lo que usted tire a la basura. Cualquier bote de basura que contenga objetos peligrosos —como comida echada a perder, navajas de afeitar usadas o pilas— debe tener una tapa de seguridad a prueba de niños.

15. Para prevenir quemaduras, revise todas las fuentes de calor de la casa. Las chimeneas, los hornos de leña y las estufas de petróleo deben aislarse con una malla para impedir que el niño las toque. Fíjese si los calentadores eléctricos, los radiadores y hasta las rendijas de la calefacción se ponen muy calientes mientras están funcionando. Quizás también sea conveniente ponerles una malla.

16. En ninguna casa o cualquier otro sitio donde esté un niño se deben guardar armas de fuego. Si usted necesariamente debe tener un arma de fuego en su hogar, guárdela descargada y bajo llave. Guarde las municiones bajo llave, en un lugar distinto al del arma. (Vea además el recuadro "Nuestra posición" que aparece en la parte de abajo de esta página.)

17. El alcohol puede ser muy tóxico para un niño pequeño. Guarde todas las bebidas alcohólicas en un armario cerrado con llave y recuerde vaciar de inmediato los vasos que han quedado a medio beber.

N U E S T R A   P O S I C I Ó N

La medida más efectiva para evitar que los niños sufran lesiones relacionadas con armas de fuego es la ausencia de todo tipo de pistolas, revólveres o escopetas en los hogares y comunidades. La Academia Americana de Pediatría está completamente a favor de las leyes que respaldan el control de armas. Consideramos que se deben prohibir las pistolas, escopetas de aire comprimido y armas de asalto diseñadas para ataque.

Hasta que se prohíba la tenencia de armas de fuego, recomendamos regular la venta de pistolas y municiones, poner restricciones a los dueños de armas y reducir el número de licencias privadas. Cualquier tipo de arma de fuego debería retirarse de los sitios donde viven y juegan niños, pero de no ser así, *deberá* ser descargada y guardada con llave. Las armas de fuego cargadas y las armas descargadas que se guardan junto con sus municiones representan un serio peligro para los niños.

Equipo para el bebé

Durante los últimos veinte años, la Consumer Product Safety Commission (Comisión de seguridad sobre productos de consumo) ha realizado una intensa labor para establecer parámetros que garanticen la seguridad de los equipos fabricados para niños e infantes. Puesto que muchos de estos parámetros empezaron a regir a comienzos de la década de 1970, es particularmente importante verificar la seguridad de los artículos hechos antes de esa fecha. Las siguientes pautas le ayudarán a seleccionar el equipo más seguro para su bebé, sea nuevo o usado y a utilizarlo correctamente.

Sillas para comer

Las caídas son el peligro más grave que entrañan las sillas para comer. Para reducir al mínimo el riesgo de que su bebé se caiga:

1. Seleccione una silla con una base ancha para que no pueda voltearse en el caso de que alguien choque contra ella.

2. Si se trata de una silla plegable, compruebe que el seguro esté bien puesto cada vez que la abra.

3. Cuando siente a su bebé en la silla, sujételo bien con el cinturón de seguridad que va en la cintura y la entrepierna. Nunca lo deje ponerse de pie cuando está en la silla.

4. No coloque la silla cerca de un mostrador o de una mesa ni tampoco cerca de un objeto caliente o peligroso. El bebé podría impulsarse contra estas superficies y voltear la silla.

5. No deje a un bebé sentado en una silla para comer sin la supervisión de un adulto, ni permita que niños mayores se suban a la silla o jueguen con ella, ya que podrían voltearla.

6. Las sillas portátiles con abrazaderas que se enganchan en las mesas *no* son un buen sustituto de las sillas de piso. Pero si piensa utilizar este modelo cuando vaya a comer fuera de casa o esté de viaje, adquiera una que se acople bien a la mesa. Cerciórese de que la mesa sea suficientemente maciza para soportar el peso del niño sin desplomarse. Compruebe también que el pequeño no pueda tocar los soportes de la mesa con los pies. Si los empuja con fuerza, podría llegar a desenganchar la silla.

7. Verifique que todas las tapas o clavijas en los tubos de la silla estén bien fijos y que no se puedan quitar; éstos representan un peligro de ahogamiento si el niño se los llevara a la boca.

Sillitas reclinables

Una sillita reclinable no es lo mismo que un asiento de seguridad para el auto, por lo que no le aplican todas sus regulaciones. Elíjala con cuidado. Fíjese en las recomendaciones sobre el peso especificadas por el fabricante del modelo y no siga utilizando el mismo modelo cuando el bebé supere dicho peso. He aquí otras recomendaciones:

1. Nunca deje a un bebé en una sillita reclinable sin supervisión.

2. Nunca utilice una sillita reclinable como sustituto de un asiento de seguridad para el auto. Las sillitas reclinables están diseñadas con la idea de mantener al bebé un poco erguido para que pueda ver mejor las cosas o alimentarlo con mayor facilidad.

3. Asegure al bebé con el arnés y las correas siempre que lo siente en la sillita.

4. Elija una sillita cuya estructura sea lo suficientemente cóncava para que el bebé quede bien acomodado. La base debe ser ancha para que sea más difícil que se voltee.

5. Verifique que la base de la sillita esté cubierta con un material antideslizante. Si no es así, corte tiras de goma y péguelas en la base para prevenir que se resbale cuando esté puesta sobre una superficie lisa.

6. Al transportar al bebé en la sillita, póngale las correas y sostenga la misma por debajo del armazón con ambos brazos. Aunque algunas sillitas tienen manijas, si agarra una sillita exclusivamente por la manija existe la posibilidad de que se voltee, en caso de que el peso del bebé se distribuya de forma irregular. Incluso llevando a un bebé bien sujeto con las correas, el peso de su cabeza puede hacer que se caiga de la sillita.

7. Las lesiones más graves relacionadas con estas sillitas son las que se producen cuando los bebés se caen desde una superficie elevada. Hasta los lactantes pequeños pueden menearse y hacer que la silla se caiga. Por lo tanto, no se debe colocar una sillita sobre una superficie que esté por encima del nivel del suelo. Para evitar que un bebé muy activo voltee la silla, colóquela sobre una superficie alfombrada, cerca de un adulto y lejos de muebles con esquinas puntiagudas. Estas sillitas también se pueden voltear cuando se dejan sobre superficies mullidas, como una cama o un sofá; éstos no son sitios apropiados para colocarlas.

8. Nunca coloque un asiento de seguridad o sillita reclinable en la capota o techo de un automóvil.

Corralitos

Muchos padres utilizan el corralito como un lugar seguro donde dejar al bebé cuando no pueden estar constantemente pendientes de él. No obstante, los corralitos también pueden ser peligrosos en algunas circunstancias. Para prevenir percances:

1. Nunca deje los laterales bajos. Si un bebé se cae dentro de la bolsa formada por la red que queda floja, podría enredarse en la misma y asfixiarse.

2. En cuanto su bebé aprenda a sentarse, a ponerse a gatas o cumpla cinco meses de edad, lo que ocurra primero, retire todos los juguetes que cuelguen de un lado a otro del corralito para que no se pueda enredar con ellos.

3. En cuanto su bebé aprenda a ponerse de pie, retire todas las cajas y juguetes grandes que podría utilizar para treparse y salir del corralito.

4. Cuando les están saliendo los dientes, muchos bebés mordisquean el vinilo o el plástico que recubre la barra superior del corralito, por lo que se debe revisar periódicamente en busca de desgarres o huecos. Si los desgarres son pequeños, podrá repararlos con cinta adhesiva de tela; si se trata de huecos grandes, tal vez sea preferible cambiar la barra.

5. Compruebe que la malla del corralito no tenga rasgaduras, huecos o hilos sueltos y que los agujeros tengan menos de $\frac{1}{4}$ de pulgada (0.6 cm) de ancho para que el bebé no quede atrapado. La malla debe estar bien asegurada a la barra superior y a la lámina del piso. Si tiene grapas, no debe tener ninguna faltante, suelta o expuesta. Si se trata de un corralito de madera, las barras verticales no deben tener una distancia mayor a $2\frac{3}{8}$ pulgadas (6 cm) entre una y otra para que el bebé no pueda meter la cabeza entre ellas.

6. Las cercas circulares tipo acordeón son muy peligrosas, ya que los bebés pueden meter la cabeza por los agujeros en forma de rombo y las aberturas en forma de V que quedan en el extremo superior. Nunca use este tipo de cerca, ya sea adentro o afuera de su casa.

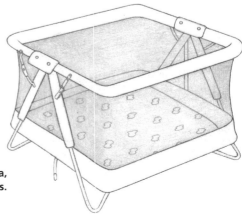

Corralito de malla en la posición correcta, con los laterales altos.

Un mensaje para los abuelos

Puesto que la salud y seguridad de su nieto es de importancia suprema, la información que aparece a lo largo de este capítulo es tan relevante para usted como para los padres mismos. Como ha visto en estas páginas, hay medidas fundamentales que puede tomar para hacer que su hogar sea más seguro para el niño cuando se quede con usted. Es necesario que ponga a prueba de niños toda su casa, así como lo hizo una generación anterior con sus propios hijos.

Aunque toda la información que aparece en este capítulo es valiosa, los siguientes puntos son de particular importancia:

- Recorra su casa de habitación en habitación buscando posibles peligros. Tome los pasos recomendados para poner a prueba su sala de estar, habitaciones, cocina, baño y cualquier otra zona de la casa donde su nieto pueda estar. Tenga en cuenta que las sillas especiales que tenga en casa o los accesorios para ayudarle a caminar pueden ser inestables y presentan un riesgo. De ser posible, guárdelos en el armario o en una habitación donde su nieto no pueda entrar cuando llegue de visita.

- Coloque tapas protectoras en todos los enchufes que no estén en uso. Elija tapas que usted (pero no un niño pequeño) pueda poner y quitar fácilmente.

- Cerciórese de guardar todos sus medicamentos en un lugar seguro donde un nieto curioso no pueda agarrarlos.

- Mantenga a la mano los números de teléfono importantes. En caso de emergencia, además de llamar al 911 si es apropiado, deberá comunicarse con ciertos familiares.

- Tenga un plan para evacuar la casa en caso de incendio u otro tipo de emergencia.

- Si usted va a transportar a su nieto en su propio auto, deberá tener un asiento de seguridad que pueda alzar y maniobrar con facilidad y que cumpla con los criterios descritos en las páginas 479 a 482.

Andadores

La Academia Americana de Pediatría no recomienda el uso de andadores para bebé. En años recientes, cerca de 8,800 niños menores de quince meses fueron atendidos en salas de emergencia de los Estados Unidos por lesiones asociadas con el uso de andadores. La gran mayoría se debieron a caídas por escaleras y el tipo de lesión más común fue en la cabeza. Los andadores no ayudan a un niño a caminar y de hecho pueden retardar el desarrollo motor normal. Si se ve en la necesidad de usar un andador móvil para bebé, elija uno que cumpla con los parámetros internacionales acordados para prevenir caídas por las escaleras. Ese tipo de andador móvil debe tener una etiqueta con la identificación ASTM F977-96. Los aparatos estáticos en los que el bebé puede ejercitar brazos y piernas son una alternativa más segura que el andador con ruedas.

Chupetes

Los chupetes mal diseñados pueden hacer que el bebé se atragante con una pieza suelta. Para garantizar la seguridad de su hijo:

1. No utilice la parte superior y la mamadera de un biberón para hacer un chupete casero, incluso si los pega bien. Si el bebé llega a succionar muy fuerte, la mamadera podría salirse del aro y asfixiarlo.

2. Compre chupetes que no puedan desarmarse. Los que tienen una sola pieza de plástico son particularmente seguros. Si tiene dudas al respecto, pídale consejo al pediatra.

3. El escudo protector que separa la mamadera del aro debe tener por lo menos 1½ pulgadas (3.8 cm) de diámetro, para que el bebé no se pueda meter todo el chupete a la boca. Así mismo, el escudo debe ser de plástico duro y tener agujeros de ventilación.

4. Después de haber tenido que recoger el chupete del suelo por enésima vez, puede sentirse tentado a atarlo a la mano del bebé o colgárselo alrededor del cuello. No lo haga. El riesgo de estrangulamiento es demasiado alto.

5. Los chupetes se deterioran con el paso del tiempo. Revíselos periódicamente para comprobar si la goma está descolorida o desgastada. Si es así, repóngalo.

Cajas y baúles para juguetes

Un baúl para juguetes puede ser peligroso por dos motivos: el niño puede quedar atrapado dentro del mismo o la tapa accionada con bisagras se puede caer encima del niño cuando éste meta la cabeza para buscar un juguete. Si es posible, guarde los juguetes del niño en estantes abiertos para que los pueda agarrar fácilmente. Pero, si decide usar un baúl para guardar los juguetes:

Notificación de productos peligrosos

Si tiene conocimiento de un producto que pueda atentar contra la seguridad o bienestar de un niño —o si su propio hijo resulta lesionado por un producto en particular— notifique a la Consumer Product Safety Commission/CPSC (Comisión de Seguridad sobre Productos de Consumo). Para obtener más información al respecto, consulte las páginas electrónicas de dicha entidad (www.cpsc.gov) y busque el enlace con los productos que pueden ser peligrosos. O llame a la línea de información (1-800-638-2772); cuando le contesten, oprima la extensión 300 para hablar con un representante de la entidad.

1. Elija uno que no tenga tapa o que tenga una tapa liviana que se pueda quitar o bien con puertas corredizas.

2. Si el baúl tiene una tapa con bisagras, compruebe que tenga un soporte en la tapa que permita que ésta se sostenga en cualquier ángulo. Si el baúl no dispone de este mecanismo, póngale uno o quítele la tapa.

3. Seleccione un baúl con bordes y esquinas redondeadas o acolchadas. Si no viene así, fórrelo con un material acolchado para que el niño no se lastime si cae contra el baúl.

4. A veces los niños se quedan atrapados dentro del baúl de los juguetes. Por lo tanto, compruebe que el baúl tiene agujeros de ventilación o hay suficiente espacio entre la tapa y los lados para que pueda entrar el aire. No bloquee los agujeros pegando el baúl contra la pared. Compruebe también que la tapa no se trabe cuando se cierra.

Juguetes

La mayoría de los fabricantes de juguetes se esfuerzan por hacer juguetes seguros, pero no siempre saben anticipar la forma en que un niño puede usar —o abusar— de sus productos. En un año reciente hubo cerca de 255,100 lesiones relacionadas con juguetes que fueron atendidas de emergencia en hospitales de los Estados Unidos. De éstas, cerca de un 30 por ciento (77,100) se produjeron en niños menores de cinco años de edad. Si su hijo resulta lastimado por un producto que no cumple con los requisitos de seguridad o si quiere reportar una lesión relacionada con algún producto, consulte la información del recuadro que aparece en esta misma página. La Consumer Product Safety Commission (Comisión de seguridad sobre productos de consumo) mantiene un expediente de quejas y ordena la retirada de juguetes peligrosos, así que su llamada telefónica podría proteger no solo a su hijo sino a otros niños. Al elegir o al usar un juguete, siga siempre estas recomendaciones:

1. Déle a su hijo juguetes que sean apropiados para su edad y capacidad. Las indicaciones de los fabricantes pueden ayudar, pero debe ser usted quien decida si su niño está preparado o no para utilizar un juguete de forma segura.

2. Cualquier sonajero —probablemente el primer juguete de su bebé — debe tener por lo menos 1⅝ pulgadas (4 cm) de ancho. La boca y la garganta de un lactante son muy flexibles, por lo que, un sonajero más pequeño, podría causar atragantamiento. Asimismo, un sonajero no debe tener piezas que se desarmen.

3. Todos los juguetes deben estar fabricados con materiales resistentes para que no puedan romperse o hacerse añicos aun cuando un niño los tire o les dé golpes.

4. Examine los juguetes que tengan silbatos para comprobar que éstos no se pueden desprender.

5. Antes de darle un peluche o una muñeca a su hijo, compruebe que la nariz y los ojos estén bien fijos y vuelva a examinarlo periódicamente. Quítele todos los lazos. No permita que su niño se lleve a la boca un chupete o cualquier otro accesorio que venga con una muñeca y que sea lo suficientemente pequeño como para que se lo pueda tragar.

6. Tragar o inhalar partes pequeñas de un juguete representa un serio peligro para un niño pequeño. Examine cuidadosamente los juguetes antes de dárselos a su hijo, en busca de piezas que le puedan caber en la boca y la garganta. Busque juguetes cuyo empaque diga que son aptos para niños menores de tres años, ya que estos juguetes deben seguir los parámetros federales que exigen que no tengan piezas pequeñas que puedan ser tragadas o inhaladas.

7. Los juguetes que se le compran a los niños mayores y que contienen piezas pequeñas deben guardarse en lugares a los que el niño pequeño no tenga acceso. Recomiende a los hermanos mayores que recojan todas las piezas de los juguetes cuando terminen de jugar. Usted deberá cerciorarse de que no queden a la mano artículos peligrosos para su niño pequeño.

8. No deje que un niño juegue con globos: al intentar inflarlo podría aspirarlo. Si el globo llega a reventarse, recoja y tire todos los pedazos.

9. Para prevenir quemaduras y electrocuciones, no le dé a un niño menor de diez años juguetes que tengan que enchufarse. En lugar de ello, cómprele juguetes que funcionen con pilas. Verifique que la cubierta de la pila esté bien adherida.

10. Inspeccione detenidamente todo juguete con piezas mecánicas en busca de resortes, engranajes o bisagras en los que se pueda enganchar un dedo, un mechón de pelo o la ropa del niño.

11. Para evitar cortaduras, examine todo juguete antes de comprarlo y verifique que no tenga bordes cortantes ni piezas puntiagudas. Evite los juguetes con piezas de vidrio o plástico rígido que puedan hacerse añicos.

12. No permita que su hijo juegue con juguetes muy ruidosos incluyendo muñecos con silbatos demasiado fuertes. Niveles de ruido de 100 decibelios o más —el mismo que hace una pistola de perdigones a corta distancia— pueden lesionar el oído.

13. Los juguetes que lanzan algún tipo de proyectil no son adecuados para niños, ya que es factible que provoquen lesiones oculares. No le dé nunca a su hijo un arma de juguete que dispare cualquier tipo de objeto, a no ser que sea una pistola de agua.

Seguridad fuera de casa

Aunque usted cree un entorno perfecto dentro de la casa, su hijo también pasará mucho tiempo afuera, donde las cosas son más difíciles de controlar. Lógicamente, su vigilancia personal constituye la mejor protección. Sin embargo, la mejor de las supervisiones no impide que un niño siga expuesto a muchos riesgos. La información que figura a continuación le indicará cómo eliminar muchas de estas amenazas y reducir el peligro de que su hijo resulte lastimado.

Asientos de seguridad para el auto

Cada año más niños y adolescentes entre las edades de uno y diecinueve años mueren en choques de auto que de cualquier otra manera. Muchas de estas muertes podrían haberse evitado si los niños hubieran estado bien sujetos. Contrario a lo que piensa mucha gente, el regazo de uno de sus padres es el lugar más peligroso para que un niño viaje en auto. En caso de un choque, lo más probable es que el adulto no pueda sujetar al niño, con el peligro adicional de que su cuerpo aplaste al pequeño al ser impulsado contra el parabrisas. La medida más importante para la seguridad de su hijo es adquirir, instalar y usar correctamente un asiento de seguridad debidamente aprobado y adecuado a la edad y al tamaño del niño siempre que viaje en auto.

En los cincuenta estados y territorios de los Estados Unidos se exige el uso de asientos de seguridad. Lamentablemente, estudios recientes demuestran que muchos padres no utilizan los asientos de seguridad correctamente. Los errores más comunes consisten en colocar un asiento, que debe orientarse en el sentido opuesto al de la marcha, en un asiento delantero provisto de bolsa de aire; orientar el asiento en el sentido incorrecto; no sujetar bien al niño en el asiento; no asegurar bien el asiento de seguridad al asiento del

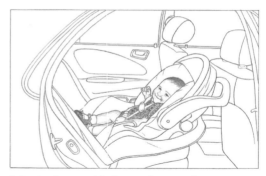

Asiento de seguridad para el auto solo para bebés pequeños

vehículo y no usar una silla elevadora para los niños mayorcitos. Igualmente, algunos padres no usan el asiento de seguridad en trayectos cortos. No estan conscientes de que la mayoría de los choques fatales ocurren a menos de cinco millas (8 km) de la casa y a velocidades inferiores a las 25 millas (40 km) por hora. Por tales motivos, los niños siguen corriendo peligro. No basta con tener un asiento de seguridad; hay que utilizarlo correctamente en todas las ocasiones.

Elección del modelo

He aquí una guia que puede ayudarle a elegir el asiento de seguridad:

1. La Academia Americana de Pediatría publica anualmente una lista de los asientos de seguridad para auto que hay en el mercado. El folleto "Asientos de seguridad para el auto: Una guía para las familias" se puede obtener en la dirección electrónica —www.aap.org/family/carseatguide.htm.

2. No hay un asiento que se pueda catalogar como "el más seguro" o "el mejor". El "mejor" asiento de seguridad es aquél que se adapta al tamaño y peso de su hijo, y que se pueda instalar correctamente en su auto.

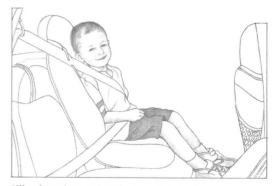

3. El precio no siempre es un indicativo de la calidad. Los asientos más costosos se traducen en características adicionales que pueden o no facilitar su uso.

Silla elevadora sujetada con el cinturón de seguridad

4. Cuando usted encuentre un asiento de seguridad para el auto que le agrade, pruébelo. Ponga al niño en el mismo y ajuste los arneses y las hebillas. Cerciórese de que se adapta a su automóvil y que los arneses son fáciles de ajustar una vez que lo instale.

5. Tenga en cuenta que la forma como las tiendas exhiben o ilustran los asientos de seguridad para el auto no siempre muestran la manera correcta en que deben usarse.

6. Si su bebé fue prematuro, utilice un asiento sin protector frontal. Este protector frontal por lo general es muy alto y queda demasiado lejos del cuerpo del bebé como para que se ajuste correctamente. Si se produce un choque, la cara del pequeño podría golpearse contra el protector. Antes de sacar al bebé del hospital, el personal médico deberá observar al niño en el asiento de seguridad para constatar que la posición semireclinada no le provoque un bajo ritmo cardiaco, le haga llegar poco oxígeno o le cause otro problema respiratorio. Si su bebé debe permanecer completamente acostado durante el trayecto, utilice una cama para auto resistente a choques. De ser posible, un adulto debe ir en el asiento de atrás junto a su bebé para observarlo atentamente.

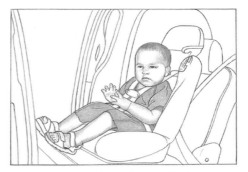

Asiento de seguridad orientado hacia adelante.

7. Es posible que los niños con problemas especiales de salud necesiten otros sistemas de seguridad. Hable de este asunto con su pediatra. En algunos estados, la organización Easter Seals, Inc. ofrece programas sobre asientos de seguridad para niños con necesidades especiales de salud. Para obtener más información al respecto comuníquese con Easter Seals, Inc. llamando al 1-800-221-6827 o al Automotive Safety for Children Program (Programa sobre seguridad infantil en automóviles) al 1-317-274-2977.

8. No use un asiento de seguridad muy antiguo. Revise la etiqueta para saber en qué fecha fue fabricado. Si tiene más de diez años, no debería usarse. Algunos fabricantes recomiendan que los asientos se usen por un máximo de cinco a seis años. Averigüe con el fabricante en qué momento recomienda reemplazar ese tipo de asiento en particular.

9. Nunca se debe usar un asiento de seguridad que estuvo en un choque. Aunque luzca bien, pudo haberse debilitado. No use un asiento sin conocer todos sus antecedentes. Si tiene cualquier inquietud, llame al fabricante del asiento.

10. No use un asiento de seguridad que no tenga una etiqueta con la fecha de fabricación y un nombre o número de modelo. Sin estos datos, no podrá saber si el asiento ha sido llamado a devolución.

11. No emplee un asiento de seguridad que no venga con instrucciones. Las necesitará para enterarse del modo de uso adecuado. No confíe en las instrucciones que le dé el antiguo propietario. Solicite al fabricante una copia del manual de instrucciones antes de usar el asiento.

12. No use un asiento de seguridad que tenga grietas en el marco o al que le falten piezas.

13. Para saber si su asiento de seguridad ha tenido avisos de devolución, llame al fabricante o a la línea directa sobre seguridad automotriz (Auto Safety Hot Line) al 1-800-DASH-2-DOT (1-888-327-4236) de 8 A.M. a 10 P.M. hora del este, de lunes a viernes. Esta información también aparece en la sede electrónica de la National Highway Traffic Safety Administration (Administración nacional de seguridad en las carreteras): www.nhtsa.dot.gov/cars/problems/recalls/index.cfm. Si el asiento ha sido llamado a devolución, siga las instrucciones para arreglarlo u obtener las piezas necesarias. También puede obtener una cartilla de registro para futuras llamadas de devolución desde la línea directa.

Tipos de asientos de seguridad para el auto

Asientos de seguridad solo para bebés pequeños

- Sólo deben usarse orientados hacia atrás.

- Se usan para bebés desde el nacimiento o a partir de que pesen 5 libras (2.25 kg) hasta que llegan a pesar de 20 a 22 libras (9 a 10 kg), dependiendo del modelo.

- Son pequeños y portátiles.

- Vienen con arneses de tres o de cinco puntos (ver explicación en la página 484).

Características de los asientos solo para bebés pequeños

Base desmontable
Varios modelos de asientos de seguridad para bebés pequeños vienen con base desmontable. La base se acopla al auto y a su vez el asiento de seguridad se ajusta fácilmente a la misma. De esta manera, usted podrá colocar y sacar al bebé en el auto sin tener que instalar el asiento cada vez que lo haga. Después de sujetar a su bebé al asiento de seguridad, usted simplemente trabará el mismo a la base instalada. Algunas bases traen un ángulo de ajuste con el que es más fácil reclinar a los bebés recién nacidos correctamente. Este tipo de asiento de seguridad también puede usarse sin la base, o se pueden comprar bases adicionales para otros autos.

Sin embargo, esta característica solo es útil si la base se ajusta con firmeza al auto. En ciertos casos, el asiento de seguridad puede tener mejor ajuste sin la base.

Límites máximos de peso y tamaño

Hay varios asientos de seguridad solo para bebés pequeños que soportan hasta 22 libras (10 kg) de peso. Ahora, la mayoría de los asientos convertibles también aceptan mayores límites de peso y altura en la posición orientada hacia atrás para bebés más pesados o más altos. Tenga en cuenta que muchos niños pueden alcanzar los límites máximos de altura del asiento de seguridad para el auto mucho antes de alcanzar los límites máximos de peso. Si el peso o la altura de su bebé exceden los límites del asiento de seguridad para el auto antes del primer año de vida, utilice un asiento de seguridad solo para bebés pequeños o un asiento convertible que esté aprobado para usarse orientado hacia atrás para bebés con mayor peso.

Ranuras del arnés

Los asientos de seguridad solo para bebés pequeños que traen más de una ranura para los arneses proporcionan más espacio a los bebés en crecimiento. En la posición orientada hacia atrás, el arnés por lo común debe encontrarse en las ranuras a la altura o por debajo de los hombros del niño. Para cerciorarse, revise las instrucciones del fabricante del asiento de seguridad para el auto.

Manijas

Las manijas para portar los asientos de seguridad varían enormemente en cuanto a estilo y facilidad de uso. Revise las instrucciones del fabricante para saber cómo ajustar la manija durante el trayecto.

Otras características

Los indicadores de reclinación, los ajustes de ángulo incorporados, los ajustes de arneses y sistemas de soporte de la cabeza son otras características que facilitan el uso correcto.

Asientos convertibles

- Son más grandes y pesados que los asientos de seguridad solo para bebés pequeños, y pueden emplearse por más tiempo y para niños más grandes.

- Es posible que no se adapten tan bien a los recién nacidos como los asientos de seguridad diseñados solo para bebés pequeños. Verifique que su bebé se pueda reclinar de manera cómoda en el asiento de seguridad para el auto. Revise las instrucciones del fabricante para cerciorarse que los arneses se ajusten de la manera apropiada.

- Se usan orientados hacia atrás en lactantes hasta de un año de edad *y* con un peso de por lo menos 20 libras (9 kg) o más dependiendo del modelo. La Academia Americana de Pediatría recomienda mantener a los bebés orientados hacia atrás hasta que alcancen el peso y la altura máximos permitidos, siempre y cuando el tope de la cabeza esté por debajo del tope del respaldo del asiento.

- Pueden emplearse orientados hacia adelante para aquellos niños que tengan al menos un año de edad *y* pesen como mínimo 20 libras (9 kg) y como máximo 40 libras (18 kg). Cuando su niño tenga más de un año *y* haya alcanzado el límite máximo de peso o altura permitidos por el fabricante para el uso de asientos orientados hacia atrás, usted podrá colocar el asiento de seguridad mirando hacia adelante y hacer los tres ajustes siguientes:

  1. Mueva las correas del hombro a las ranuras que están a la altura o por encima de los hombros del niño (por lo general las ranuras superiores, pero es recomendable revisar las instrucciones para cerciorarse).

  2. Mueva el asiento de seguridad a la posición vertical. (Revise las instrucciones del fabricante acerca del ángulo de inclinación permitido cuando se encuentre orientado hacia adelante.)

  3. Pase el cinturón de seguridad a través del trayecto del cinturón para cuando el asiento se oriente hacia adelante.

- Existen los siguientes tres tipos de arneses:

  1. Arnés de cinco puntos —cinco correas: dos en los hombros, dos en las caderas, una en la entrepierna.

  2. Protección en bandeja —Un protector acolchado en forma de bandeja que se desplaza hacia abajo y alrededor del niño.

  3. Protección en T —Un protector acolchado en forma de T o triangular adherido a las correas del hombro.

Nota: Cuando se esté usando un asiento convertible para un bebé pequeño, la mejor alternativa de seguridad y el ajuste más efectivo lo proporciona el arnés de cinco puntos, ya que en un choque la carita del bebé puede golpear el protector.

Características del asiento convertible

Hebillas y protectores ajustables
Muchos asientos convertibles tienen dos o más posiciones de las hebillas para permitir un espacio adicional cuando el bebé crezca o cuando tenga ropa abultada. Igualmente, muchos protectores en bandeja pueden ajustarse.

Mayores límites de peso
Para bebés más grandes existen varios asientos convertibles que tienen límites mayores de peso para cuando están orientados hacia atrás. En estos casos, busque un asiento convertible que pueda ser usado mirando hacia atrás y que soporte de 30 a 35 libras (14 a 16 kg).

Asientos combinados

- No pueden ser usados orientados hacia atrás.

- Son únicamente para niños que tengan como mínimo un año de edad *y* que pesen al menos 20 libras (9 kg) de peso.

- Tienen un sistema de arnés interno para niños que pesan hasta 40 libras (18 kg) o menos.

- Se convierten en sillas elevadoras para uso con cinturones (al remover los arneses) para aquellos niños que pesan más de 40 libras (18 kg). Esto permite un uso más prolongado del asiento.

Asientos orientados hacia adelante/correaje

- No pueden ser usados orientados hacia atrás.

- Son solo para niños que tengan como mínimo un año de edad y pesen como mínimo 20 libras (9 kg).

- Pueden usarse con el cinturón solo de regazo o con el cinturón de regazo y de hombro.

Sillas elevadoras

Cuando su hijo alcance el máximo de peso y altura permitidos para el asiento de seguridad que está usando o sus orejas lleguen al tope de dicho asiento, necesitará una silla elevadora que se sostenga con el cinturón de seguridad. Ésta deberá ser usada hasta que el niño pueda adaptarse correctamente a un cinturón de regazo y de hombro. Hay dos tipos de sillas elevadoras:

1. **Silla elevadora para uso con cinturón transversal:** Se usa con cinturones de regazo y de hombro. La silla eleva al niño de tal manera que el cinturón de regazo y de hombro se ajusta adecuadamente. Esto ayuda a proteger la parte superior del cuerpo y la cabeza del niño. Hay modelos de respaldo elevado y sin respaldo.

2. **Sillas elevadoras con protectores:** Siguiendo los parámetros federales de seguridad de los vehículos de motor establecidos por la National Highway Transportation Safety Administration (Administración Nacional de Seguridad de Tráfico de Carreteras; NHTSA, por sus siglas en inglés), las sillas elevadoras con protectores no han sido certificadas por los fabricantes para ser usadas por niños que pesen más de 40 libras (18 kg). Para estos niños o para aquéllos que sean muy pesados o muy altos para caber en un asiento con un arnés completo, el protector puede retirarse y el asiento puede usarse con un cinturón de regazo y de hombro como una silla elevadora que se sostiene con el cinturón transversal.

   Los niños que pesen 40 libras o menos estarán mejor protegidos en un asiento con un arnés completo. Durante choques de auto, se han presentado lesiones significativas en niños que van en sillas elevadoras debido a expulsiones bruscas de la silla, a un excesivo movimiento de la cabeza o por el contacto con el protector. A pesar de que las sillas con protectores en forma de bandeja pueden cumplir con los parámetros federales de seguridad para su uso en niños que pesen de 30 a 40 libras (14 a 18 kg), de acuerdo a los datos comparativos recientemente publicados, la Academia Americana de

Pediatría no recomienda su empleo. Los niños deben mantenerse en asientos de seguridad convertibles y orientados hacia adelante o en asientos combinados con un arnés completo hasta que alcancen el peso o la altura máximos que permite el fabricante.

Chalecos de viaje

Un chaleco de viaje puede ser una opción si su auto solo tiene cinturones de regazo.

Asientos empotrados (asientos integrados)

Los asientos empotrados están disponibles en algunos autos y camionetas. Pueden emplearse para niños que tienen al menos un año de edad y pesen como mínimo 20 libras (9 kg). Con el uso de estos asientos, se eliminan los problemas de instalación de los asientos portátiles. Sin embargo, los límites de peso y altura varían. Consulte con los fabricantes del vehículo acerca de los detalles relativos a los asientos empotrados que están a la venta actualmente.

Cómo instalar el asiento de seguridad en el auto

1. Lea el manual de su vehículo para obtener información importante sobre cómo instalar adecuadamente el asiento de seguridad en su auto.

2. El asiento trasero es el lugar más seguro para que viajen los niños.

3. Nunca coloque a un niño en un asiento de seguridad para auto orientado hacia atrás en el asiento delantero de un vehículo provisto con bolsa de aire para el pasajero. La mayor parte de los autos nuevos tienen bolsas de aire. Cuando se usan con cinturones de seguridad, las bolsas de aire son muy efectivas para proteger a los niños mayores y a los adultos. Sin embargo, las bolsas de aire son muy peligrosas cuando se usan con asientos de seguridad orientados hacia atrás. Si su auto tiene una bolsa de aire para el pasajero delantero, cualquier lactante que vaya en un asiento de seguridad orientado hacia atrás *deberá* viajar en el asiento de atrás. Incluso en un choque a baja velocidad, la bolsa de aire se puede inflar, golpear el asiento de seguridad y ocasionar lesiones cerebrales graves y hasta la muerte. Los niños mayorcitos que viajan en un asiento de seguridad orientado hacia

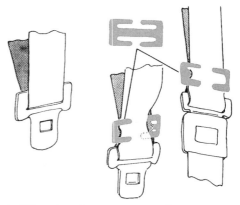

Hebilla colocada para mantener las correas bien ajustadas

atrás también corren peligro de sufrir lesiones ocasionadas por la bolsa de aire. Recuerde: *todos* los niños, incluso durante la edad escolar, van más seguros en el asiento trasero. Si se ve en la necesidad de poner a un niño mayor en el asiento delantero, deslice el asiento del vehículo hacia atrás lo más posible. Cerciórese de que el niño tenga puesto el cinturón de seguridad y que permanezca en la posición adecuada todo el tiempo. Esta precaución ayudará a impedir que la bolsa de aire impacte al niño. En la mayoría de los casos, una familia no necesita disponer de un interruptor para activar o desactivar la bolsa de aire. Las bolsas de aire que se desactivan no pueden proteger a los demás pasajeros que viajan en el asiento delantero. Los interruptores para bolsas de aire se deben usar solo si *todas* estas circunstancias se cumplen:

- Su hijo tiene necesidades especiales de salud.

- Su pediatra recomienda la constante supervisión del niño durante los trayectos en auto.

- No hay otro adulto que pueda viajar en el asiento trasero con su hijo.

Los interruptores para bolsas de aire también se deben usar si usted tiene un vehículo que no tenga asiento trasero o si el asiento trasero no está hecho para pasajeros.

4. Oriente el asiento de seguridad en la dirección correcta para el tamaño y la edad de su hijo. Introduzca el cinturón de seguridad del vehículo por los orificios adecuados del asiento (revise las instrucciones para tal fin) y estire bien el cinturón. Antes de cada viaje, compruebe que el asiento de seguridad está bien firme tirando del mismo por la parte donde el cinturón de seguridad lo atraviesa. No deberá moverse con facilidad de un lado a otro ni hacia adelante.

5. Si la cabeza de su bebé se va hacia adelante, es posible que el asiento de seguridad no se encuentre reclinado lo suficiente. Incline el respaldo del asiento de seguridad hasta que esté reclinado lo más cerca posible a un ángulo de 45 grados (según las instrucciones del fabricante). Su asiento de seguridad puede tener un sistema integrado de reclinación ajustable para tal fin. De no ser así, usted podrá poner una cuña firmemente acolchada, como por ejemplo una toalla enrollada, bajo el frente de la base del asiento.

6. Revise la hebilla del cinturón de seguridad. Compruebe que no descansa justo en el punto donde el cinturón se tuerce alrededor del asiento de seguridad. De ser así, usted no será capaz de estirar el cinturón lo suficiente. Si no ajusta bien el cinturón, busque en el auto otro juego de cinturones de seguridad que pueda ajustarse adecuadamente.

Sugerencias para que su hijo vaya contento y seguro en el auto

Por mucho que usted insista en el uso del asiento y el cinturón de seguridad, es posible que su hijo se niegue a aceptar este tipo de restricciones a medida que crece. He aquí algunas sugerencias para tenerlo ocupado y contento —así como bien protegido— mientras van en el auto.

Del nacimiento a los nueve meses

- Para que su recién nacido esté cómodo, coloque a cada lado del asiento de seguridad unos pañales o frazadas para evitar que se resbale.

- Enrolle un pañal o una frazada pequeña y colóquela entre la correa de la entrepierna y el cuerpo del bebé para evitar que se escurra hacia adelante.

- Si al bebé se le cae la cabeza hacia adelante, fíjese si el asiento ha sido reclinado lo suficiente. Inclínelo hacia atrás hasta que quede lo más cerca posible a un ángulo de 45 grados siguiendo las instrucciones del fabricante. Es posible que su asiento tenga un accesorio que permita reclinarlo automáticamente. De no ser así, puede usar una toalla doblada debajo de la parte frontal de la base del asiento.

De los nueve a los veinticuatro meses

- A los niños de esta edad les encanta subirse a todas partes y tienden a querer salirse del asiento de seguridad a toda costa. Si esto ocurre con su hijo, recuerde que se trata de una fase pasajera. Como dijimos antes, insístale con voz calmada pero firme que debe seguir sentado en su asiento mientras el auto esté en marcha.

7. Muchos cinturones de seguridad de regazo y de hombro permiten el movimiento libre de los pasajeros aun cuando lo tengan abrochado. Lea el manual del propietario del auto para ver si los cinturones de seguridad se pueden bloquear en una posición o si necesitará usar un sujetador de bloqueo. Éstos vienen con todos los asientos de seguridad para el auto nuevos (algunos los tienen integrados). Lea las instrucciones acerca de cómo usar el sujetador de bloqueo.

8. Algunos cinturones de regazo necesitan un sujetador de bloqueo especial para soporte pesado, disponible por parte del fabricante del vehículo. Revise el manual de su auto para obtener mayor información al respecto.

- Entretenga al niño hablando o cantando con él mientras maneja. Sin embargo, no llegue al extremo de distraerse de su función como conductor.

De los veinticuatro a los treinta y seis meses

- Convierta el viaje en una experiencia de aprendizaje hablando con su hijo sobre las cosas que ven por la ventana, pero no pierda la concentración mientras maneja.

- Anime a su hijo a que le ponga el cinturón de seguridad a su peluche o muñeca preferida y hable sobre lo bien protegido que irá de ese modo.

Niños en edad preescolar

- Refiérase a la seguridad como un comportamiento propio de "niños mayores" y elogie a su hijo cuando se ponga el cinturón voluntariamente.

- Estimule a su hijo a aceptar el asiento de seguridad o la silla elevadora proponiéndole juegos de simulación, como imaginar que es un astronauta, el comandante de un avión o un piloto de carreras.

- Explíquele por qué es importante utilizar el asiento de seguridad: "Si tenemos que frenar de golpe, las correas evitarán que te golpees la cabeza".

- Muéstrele libros e ilustraciones con mensajes de seguridad.

- *Siempre* que vaya en auto póngase el cinturón de seguridad y compruebe que los demás pasajeros también lo tienen abrochado.

9. Se ha diseñado un nuevo sistema para sujetar asientos de seguridad con el fin de facilitar el uso de los mismos y hacerlos aún más seguros. El sistema se llama LATCH que son las siglas en inglés de *Anclajes y Trabas Inferiores para Niños*. Este nuevo sistema de anclaje facilita bastante una instalación correcta ya que no requiere del uso de los cinturones de seguridad para sujetar al asiento de seguridad. A partir de los modelos del año 2002, la mayoría de los vehículos nuevos y de los asientos de seguridad nuevos están equipados con este sistema. Sin embargo, a menos que tanto el vehículo y el asiento de seguridad tengan este nuevo sistema de anclaje, aún se requerirá de los cinturones de seguridad para fijar el asiento de seguridad al auto.

10. La mayoría de los asientos de seguridad nuevos que pueden usarse orientados hacia adelante vienen equipados con correas de anclaje superiores. Una correa de anclaje es un tirante que engancha la parte superior del asiento de seguridad a un anclaje permanente especial localizado en el vehículo. La mayoría de estos anclajes se encuentran localizados en la saliente de la ventana posterior, el respaldar del asiento del vehículo o en el piso o techo del vehículo. Los anclajes ofrecen protección adicional evitando que el asiento de seguridad para el auto y el niño salgan expulsados hacia adelante en un choque. Los juegos de correas de anclaje también están disponibles para la mayoría de los asientos de seguridad más antiguos. Averigüe con el fabricante del asiento de seguridad cómo obtener una correa de anclaje superior para su asiento. Cerciórese de instalarla según las instrucciones. La correa de anclaje puede facilitar el ajuste de aquellos asientos de seguridad que son difíciles de instalar. Desde septiembre del 2000, se exige que todos los carros nuevos, minivans y camiones livianos tengan anclajes superiores para asegurar la parte alta de los asientos de seguridad para autos.

11. Para obtener información específica acerca de cómo instalar su asiento de seguridad para el auto, puede consultar con un técnico en seguridad de pasajeros infantiles (CPS, por sus siglas en inglés). Estos técnicos están certificados por la Asociación Americana de Automóviles (AAA, por sus siglas en inglés.) En las páginas electrónicas de la NHTSA, www.nhtsa.dot.gov/people/injury/childps/Contacts/Index.cfm, puede encontrar una lista de técnicos CPS certificados por estado o código postal. Una lista de estaciones de inspección equipadas con técnicos certificados también figura en la sede electrónica www.nhtsa.dot.gov/people/injury/childps/CPSFitting/Index.cfm. La información se encuentra disponible por teléfono en la línea directa de seguridad automotriz de la NHTSA, (Auto Safety Hot Line) llamando al 1-888-DASH-2-DOT (1-888-327-4236), de 8 A.M. a 10 P.M. ET (hora del este), de lunes a viernes.

12. Los cinturones de seguridad de regazo funcionan muy bien con los asientos de seguridad para el auto solo para bebés, con los convertibles y con los orientados hacia adelante. No pueden ser usados con las sillitas elevadoras para uso con cinturón transversal (que son adecuadas para niños que pesan más de 40 libras (18 kg) y no son lo suficientemente grandes para adaptarse a los cinturones de seguridad para adultos). Si su auto solo cuenta con cinturones de regazo, use un asiento de seguridad para el auto orientado hacia adelante con arnés aprobado para ser usado con mayores pesos, use algo que lo sujete orientado hacia adelante o revise con el representante de ventas o el fabricante del auto para ver si es posible instalar arneses para hombro. Algunos chalecos de viaje se pueden usar con los cinturones de regazo. Otra opción sería comprar un nuevo auto con cinturones de seguridad de regazo y de hombro en el asiento trasero.

13. Evite transportar en su auto a más niños de los que pueda llevar en el asiento trasero con su respectivo cinturón de seguridad. Sin embargo, en una emergencia, siente al niño más apropiado en la posición adecuada hacia adelante en el asiento delantero, habiéndolo deslizado al máximo hacia atrás. Un niño en un asiento de seguridad para el auto orientado hacia adelante puede ser la mejor opción, ya que aquél que se encuentre en una sillita elevadora o usando un cinturón de seguridad común podría moverse más fácilmente de su posición y correr mayores riesgos de lesiones ocasionadas por la bolsa de aire.

Uso del asiento de seguridad

1. El asiento de seguridad ofrecerá una protección adecuada solo si se emplea cada vez que el niño va en el auto, sin excepción alguna, y a partir del primer recorrido que hará el bebé del hospital a la casa. Acostumbre a su hijo a adquirir el hábito de abrocharse el cinturón dándole ejemplo y usando su propio cinturón *siempre* que vaya en el auto. Si tienen dos autos, compre dos asientos de seguridad o mueva el asiento al otro auto cada vez que su hijo vaya a viajar en el mismo. Si va a alquilar un auto, averigüe si dispone de bolsas de aire de seguridad para el acompañante. En tal caso, nunca coloque un asiento orientado en el sentido opuesto al de la marcha en el asiento delantero. El lugar más seguro para que un niño viaje en auto es el asiento trasero.

2. Lea las instrucciones del fabricante del asiento de seguridad para el auto y llévelas siempre junto con el asiento. Si pierde las instrucciones, llame o escriba al fabricante para solicitar una copia.

3. Muchos niños atraviesan por una fase en la que protestan cada vez que se les coloca en el asiento de seguridad. Explíquele a su hijo con firmeza que no puede empezar a conducir el auto sino hasta que todos tengan puesto el cinturón de seguridad. A continuación, respalde sus palabras con acciones.

4. Cerciórese de usar las ranuras para arneses adecuadas para su hijo.

5. Compruebe que las correas del arnés que lo sujetan están bien pegadas al cuerpo del niño. Vista al bebé con ropa que permita el paso de las correas por entre las piernas. Ajuste las correas para dar paso al grosor de la ropa del niño, asegurándose que el arnés mantiene al niño de manera segura. Cerciórese de que las correas queden planas y no se tuerzan.

6. Para evitar que su bebé recién nacido se deslice, acojine los costados del asiento y la zona de la entrepierna con pañales o frazadas enrolladas.

7. En clima frío, aprisione las frazadas alrededor de su bebé después de ajustar firmemente las correas del arnés.

8. Cuando haga mucho calor y estacione el auto en un lugar donde dé el sol, cubra el asiento de seguridad con una toalla. Antes de sentar al bebé, toque el plástico y las partes metálicas del asiento con la mano para comprobar que no están calientes.

9. Por poco tiempo que piense estar fuera del auto, *nunca* deje a un bebé o a un niño solo en el interior del mismo. Es posible que se acalore o se enfríe demasiado si la temperatura exterior es extrema, o que se aterrorice al darse cuenta que está solo. Cualquier niño que esté solo en un auto es un perfecto candidato para un secuestro. Si se trata de un niño mayorcito, podría sentirse tentado a jugar con objetos como el encendedor o la palanca de cambios, lo que podría ser causa de una lesión grave.

10. Póngase siempre el cinturón de seguridad. Además de dar un buen ejemplo, reducirá en un 60 por ciento las probabilidades de sufrir lesiones o de morir en un choque.

11. Cuando a su hijo le quede pequeña la silla elevadora, deberá usar el cinturón de seguridad *todo el tiempo*. Cerciórese de que los cinturones de seguridad de su vehículo se adapten correctamente al niño. El cinturón del hombro debe descansar sobre el pecho y el cinturón de regazo debe estar bajo y firme a través de los muslos. El niño deberá sentarse contra el respaldo del asiento del vehículo con las piernas flexionadas y las rodillas y pies colgando hacia abajo. Los cinturones de seguridad están hechos para los adultos. Por lo tanto, si el cinturón de seguridad para hombro pasa por la garganta del niño o el cinturón para regazo le atraviesa el abdomen, significa que aún es muy pequeño para usarlos y deberá permanecer en una silla elevadora. Al usar los cinturones de seguridad, tome en cuenta estos otros puntos:

   ■ Nunca pase el cinturón del hombro por debajo del brazo o por detrás de la espalda del niño.

   ■ Si solo tiene disponible el cinturón de regazo, cerciórese que esté apretado y sobre la cadera, no a través del vientre.

Seguridad en torno a las bolsas de aire

Las bolsas de aire pueden salvar vidas. Sin embargo, éstas no son compatibles con los niños. La siguiente información le ayudará a garantizar su seguridad y la de sus niños. (Ya ha leído parte de estos datos, pero vale la pena repetirlos.)

- El lugar más seguro para todo bebé y niño menor de 12 años que viaje en auto, es el asiento trasero.

- Nunca ponga a un bebé menor de un año de edad en el asiento delantero de un auto que tenga bolsa de aire.

- Los lactantes siempre deben viajar en un asiento de seguridad que mire hacia atrás colocado en el asiento trasero del auto hasta que tengan como máximo un año y pesen por lo menos 20 libras (9 kg).

- Todo niño debe ir bien asegurado en un asiento de seguridad, una silla elevadora o sujeto a cinturones de seguridad para hombro y regazo que se adapten a su tamaño.

- Por la seguridad de su familia, cuando vaya a comprar un auto busque uno que tenga bolsa de aire en el lado del pasajero delantero. Tenga en cuenta, sin embargo, que los niños pequeños —así como los niños de cualquier edad— deben viajar en el asiento trasero. Aun cuando el asiento de seguridad de su bebé esté diseñado para mirar hacia atrás, el niño podría sufrir una lesión grave debida al impacto de la bolsa de aire contra el respaldo del asiento de seguridad. Aunque el asiento trasero es el lugar más seguro para un niño de cualquier edad, todos los pasajeros en el asiento delantero deben ir sentados lo más lejos posible de la bolsa de aire del copiloto.

- Las bolsas de aire de los lados incrementan la seguridad de los adultos durante choques por impacto laterales. Sin embargo, los niños que estén sentados cerca o frente a una bolsa de aire trasera y lateral pueden correr peligro de lesiones graves. Lea las recomendaciones en el manual que viene con su auto.

- Con el fin de obtener la mejor protección, todos los pasajeros deben ir en todo momento con cinturones de seguridad debidamente abrochados.

Lo que pueden hacer los padres

- Para eliminar el riesgo potencial de que los niños se lesionen a causa de las bolsas de aire, siéntelos en la parte de atrás del auto debidamente sujetos con los cinturones o en asientos de seguridad.

- Planee las cosas de tal modo que no tenga que llevar en el auto más niños de los que pueden estar en el asiento trasero, cada uno sujeto con su propio sistema de seguridad.

- En la mayoría de los casos, no es necesario disponer de un interruptor para activar o desactivar la bolsa de aire. Las bolsas de aire que se desactivan no pueden proteger a los demás pasajeros que viajan en el asiento delantero.

- Los interruptores para bolsas de aire se deben usar solo si su hijo tiene necesidades especiales de salud, si su pediatra recomienda constante supervisión del niño durante los trayectos en auto y si no hay otro adulto que pueda viajar en el asiento trasero con su hijo. Asimismo, este tipo de interruptor se debe usar si su vehículo no tiene un asiento trasero o si el mismo no está hecho para pasajeros.

- Si no hay otra opción a la mano y un niño mayorcito debe ir en el asiento delantero, deslice ese asiento lo más atrás posible, alejándolo de la bolsa de aire. Cerciórese de que el niño esté bien sujeto. Tenga en cuenta que su hijo sigue corriendo peligro de lesiones ocasionadas por la bolsa de aire. El asiento trasero es el lugar más seguro para transportar a los niños.

NUESTRA POSICIÓN

Los cincuenta estados de Estados Unidos y sus territorios exigen que los niños viajen en asientos de seguridad para auto. La Academia Americana de Pediatría insiste además en que, al salir del hospital, todo recién nacido vaya en un asiento de seguridad para infantes. La AAP ha establecido una serie de indicaciones sobre cómo se debe transportar a un recién nacido de bajo peso. Estas recomendaciones incluyen llevar al bebé en un asiento de seguridad orientado en el sentido opuesto al de la marcha y utilizar almohadillas para darle soporte. Cuando el niño crezca, se recomienda usar un asiento convertible.

Cuando viajen en auto, los bebés y niños pequeños siempre deben ir en asientos de seguridad, preferentemente en el asiento trasero por ser el más seguro. Nunca coloque un asiento de seguridad que debe orientarse en el sentido opuesto al de la marcha en un asiento delantero provisto de bolsa de aire. Un bebé o un niño nunca debe viajar en brazos de un adulto. Los niños menores de doce años deben ir en el asiento trasero.

Los niños mayorcitos deben usar sillas elevadoras hasta que les queden bien los cinturones de seguridad. El cinturón de hombro debe quedar atravesando el pecho, y el cinturón de regazo debe quedar bajo y bien ajustado sobre los muslos. El niño debe sentarse contra el respaldo del vehículo con los pies colgando y las rodillas dobladas.

Seguridad del peatón

Aunque muchos padres son conscientes de la importancia de velar por la seguridad de sus hijos mientras van en un auto, es posible que bajen la guardia cuando sus niños son los peatones. De hecho, miles de peatones son atropellados cada año en los Estados Unidos y muchos de ellos son niños.

Desde temprana edad, enséñele a su hijo ciertas reglas que le servirán de por vida. Explíquele que debe cruzar la calle solo en las intersecciones y luego de haber mirado a ambos lados. Siempre debe ir tomado de la mano de un adulto. Tan pronto como tenga capacidad para razonar, enséñele qué significan las luces verde y roja del semáforo y cuáles son las señales que le indican al peatón que ya puede cruzar o que debe detenerse.

Vaya por la acera siempre que camine con su hijo. Si no hay acera, camine de cara al tráfico, de tal modo que pueda ver los vehículos que vienen.

Cuando tenga que caminar de noche con su hijo, ambos deben vestir ropa de color claro. Es más difícil para un conductor ver a una persona que viste prendas oscuras.

Mochilas porta-bebés

Las mochilas porta-bebés, tanto las que se llevan delante como las que se llevan detrás están muy de moda, a pesar de que las frontales suelen quedarle pequeñas al bebé para cuando cumple tres meses de edad. Por la comodidad y seguridad de ambos, siga estas indicaciones al comprar y usar una mochila porta-bebés:

1. Los bebés prematuros o que padecen de algún problema respiratorio por el cual no puedan soportar la posición recta cuando van en un asiento de seguridad para el auto, no deben ser colocados en una mochila porta-bebés como tampoco en ningún otro accesorio donde queden en dicha posición.

2. Lleve a su bebé con usted cuando vaya a comprar la mochila para ver si se adapta a su tamaño. Compruebe que le sostiene bien la espalda y que los agujeros de las piernas son lo suficientemente pequeños como para que el niño no se pueda escurrir hacia abajo. Elija una mochila de material resistente.

3. Si elige una mochila que se lleva en la espalda, cerciórese de que el armazón de aluminio está recubierto por un material acolchado, de tal modo que su bebé no se pueda hacer daño si se da un golpe contra el mismo.

4. Revise el estado de la mochila periódicamente en busca de roturas o rasgaduras en las costuras y junto a los cierres.

5. Cuando lleve puesta una mochila de espalda, no olvide que debe agacharse flexionando las rodillas y no la cintura si tiene que recoger algo del suelo. De lo contrario, su hijo podría caerse de la mochila y usted podría lastimarse la espalda.

6. Es difícil que los niños de más de cinco meses se queden quietos mientras van en una mochila de espalda. Por lo tanto, es imprescindible que use las correas que lo sujetan. Algunos niños colocan los pies contra el armazón de la mochila, modificando la distribución del peso. Cerciórese de que el bebé está sentado correctamente antes de empezar a caminar.

Cochecitos y carriolas

Puesto que los cochecitos le quedan chicos a los bebés muy pronto, muchos fabricantes han sacado al mercado cochecitos convertibles que se pueden transformar en carriolas más adelante. Tenga en cuenta las siguientes características de seguridad y precaución al respecto:

1. Si coloca protectores o cuelga juguetes en el cochecito, asegúrelos bien para que no se puedan caer encima del bebé. Retírelos en cuanto el niño aprenda a sentarse o a ponerse a gatas.

2. Si el cochecito es plegable, cerciórese de que su bebé no puede accionar el mecanismo para plegarlo y abrirlo. Este mecanismo debe quedar completamente trabado antes de colocar al niño en el mismo.

3. En cuanto su bebé aprenda a sentarse por su cuenta tendrá que dejar de utilizar el cochecito, puesto que a partir de ese momento las caídas son más comunes. Si por algún motivo debe seguir utilizando el cochecito, o si su hijo es extremadamente activo, sujételo con un arnés y fije el mismo a uno de los costados del cochecito para que su hijo no pueda inclinarse hacia afuera mientras pasean.

4. Tanto los cochecitos como las carriolas deben tener frenos fáciles de accionar. Utilice el freno cada vez que se detenga y compruebe que su bebé no puede tocar la palanca de freno. Los frenos que bloquean dos ruedas proporcionan mayor seguridad.

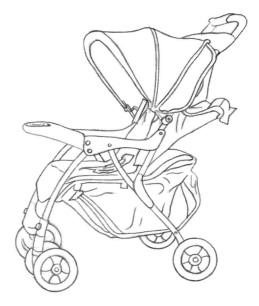

5. Elija una carriola de base amplia para que no se pueda volcar.

6. Los dedos de un niño pueden quedar atrapados entre los ejes que permiten plegar la carriola. Por lo tanto, mantenga al bebé a una distancia prudente cuando la abra o la cierre.

7. No cuelgue bolsas u otros objetos de las manijas de la carriola puesto que su peso podría hacer que se vuelque hacia atrás. Si dispone de una cesta para llevar cosas, compruebe que esté colocada bien baja y cerca de las ruedas posteriores.

8. Es imprescindible que la carriola tenga un cinturón de seguridad y un arnés que se le debe poner al niño siempre que lo saque a pasear. Si se trata de un bebé pequeño, es conveniente enrollar varias frazadas para usarlas a modo de amortiguador a ambos lados de la silla.

9. Nunca deje a su hijo solo en un cochecito ni en una carriola.

10. Si va a adquirir una carriola con doble asiento, compruebe que el soporte para los pies cubre toda el área donde van a sentarse ambos niños. Si tiene dos soportes separados, el pie de uno de los bebés puede quedar enganchado entre los dos soportes.

Seguridad en el carrito de compras

Se estima que en el año 1999 alrededor de veinte mil niños menores de cinco años fueron atendidos en salas de emergencia debido a lesiones relacionadas con los carritos de compras. Las lesiones más frecuentes fueron contusiones, raspones y cortaduras. La mayoría de éstas se produjeron en la cabeza o en el cuello.

El diseño de los carritos de compras hace posible que se vuelquen cuando un niño se sienta en la parte supuestamente diseñada para ese fin. Mientras este diseño no se modifique, hay que tener en cuenta que los asientos, ya sean añadidos o empotrados, no evitarán que un niño se caiga si no se le sujeta bien. Asimismo, el diseño de estos asientos tampoco impide que el carrito se vuelque incluso si el niño está bien sujeto.

De ser posible, busque una alternativa distinta a la de colocar a su hijo en un carrito de compras. Cuando no tenga más remedio que hacerlo, cerciórese de sujetarlo bien con el cinturón en todo momento. No permita que se ponga de pie en el carrito, vaya dentro de la canasta o se monte en la parte exterior. Nunca deje a su niño a solas en un carrito de compras.

Bicicletas y triciclos

Si a usted le gusta pasear en bicicleta, probablemente habrá contemplado la idea de comprar un asiento cargador para colocarlo en la parte de atrás de su bicicleta. Debe tener en cuenta que aun adquiriendo el mejor asiento y el mejor casco del mercado, su hijo estaría expuesto a lesiones graves. Esto puede ocurrir cuando usted pierde el control en una superficie dispareja o si llega a chocar o ser chocado por otro vehículo. Es más sensato que espere a que su hijo aprenda a andar en bicicleta para que puedan pasear juntos. (Más adelante encontrará otros datos sobre los asientos cargadores para bicicleta.)

Cuando su hijo deje de ser un bebé querrá su propio triciclo y en cuanto lo tenga, se verá expuesto a numerosos peligros. Por ejemplo, un niño montado en un triciclo queda tan bajo, que un conductor que va en reversa no lo alcanza a ver. Sin embargo, aprender a montar en triciclo y luego en bicicleta es una parte del proceso de crecer. He aquí algunas recomendaciones para reducir los riesgos que pueden amenazar la seguridad de su hijo:

1. No compre un triciclo sino hasta que su hijo esté físicamente preparado para montarlo. En la mayoría de los casos esto ocurre alrededor de los tres años de edad.

2. Adquiera un triciclo que sea bajo y que tenga ruedas grandes. Este tipo de triciclo es más seguro porque es más difícil que se vuelque.

3. Obtenga un casco que se ajuste al tamaño de su hijo y acostúmbrelo a que lo use cada vez que monte en triciclo o bicicleta.

4. Los triciclos solo deben usarse en sitios apropiados. No permita que su hijo vaya en triciclo cerca de vehículos, entradas a garajes o piscinas.

5. En general, los niños no tienen el equilibro ni la coordinación muscular necesarios para montar en una bicicleta de dos ruedas sino hasta alrededor de los siete años de edad. La mayoría de los niños pueden empezar a montar en una bicicleta con rueditas laterales a partir de los seis años, no antes. Para proteger a su hijo de posibles lesiones en la cabeza, cerciórese de que siempre lleve puesto un casco protector debidamente certificado. En la etiqueta debe decir que cumple con los parámetros de la Consumer Product Safety Commission (Comisión de seguridad sobre productos de consumo).

6. Si piensa llevar a su hijo como pasajero en una bicicleta de adulto montado en un sillín, tenga en cuenta que el peso del pequeño no solo hará que la bicicleta sea más inestable, sino que también aumentará el tiempo de frenado, elevando el riesgo de lesiones graves para ambos. Una mejor opción es llevar a su hijo en un remolque infantil para bicicleta. Si se ve en la necesidad de llevar a su hijo en una bicicleta, no lo debe poner en un sillín colocado en la parte de atrás de la bicicleta hasta que tenga por lo menos un año de edad. Los niños que tienen la edad suficiente (entre doce meses y cuatro años) para sentarse solos y su cuello es lo suficientemente fuerte como para llevar un casco ligero, pueden ir en un sillín acoplado a la parte trasera de la bicicleta, aun cuando no es la opción ideal. *Nunca* se debe llevar a un lactante en bicicleta colocado en una mochila porta-bebé ya sea de frente o de espalda.

7. Los sillines acoplados a la parte trasera de la bicicleta deben cumplir los siguientes requisitos:

   a. estar bien sujetos sobre la rueda trasera;

   b. tener protectores laterales para evitar que las manos o los pies del pequeño queden atrapados entre los radios de la rueda;

   c. tener un respaldo alto y un arnés resistente que sujete al niño por los hombros y por las caderas para evitar que se caiga en caso de que se duerma.

8. Todo niño que va como pasajero en una bicicleta debe llevar un casco liviano para evitar o reducir la posibilidad de lesiones cerebrales.

9. El niño debe ir bien sujeto en el sillín con un arnés resistente.

10. Nunca lleve a un niño sentado en el manubrio ni coloque un sillín sobre el mismo.

Parques de recreo

Desde el columpio más sencillo instalado en el jardín de la casa, hasta el aparato más sofisticado del parque, es indudable que los equipos de recreación infantil tienen muchos factores positivos a su favor. Estos equipos estimulan a los niños a poner a prueba y expandir sus habilidades físicas. Sin embargo, implican algunos riesgos inevitables. Los peligros se pueden reducir bastante cuando el equipo está bien diseñado y se les enseña a los niños las reglas básicas para los parques de recreo. He aquí algunas recomendaciones que le pueden ayudar a seleccionar las mejores instalaciones recreativas para su hijo:

1. Compruebe que el suelo que hay debajo de los columpios, balancines y pasamanos esté cubierto de arena, aserrín o una cubierta de caucho, y que estas superficies tengan la profundidad adecuada y estén en buen estado. Una caída de cabeza sobre asfalto o cemento puede ser fatal, incluso desde unas pocas pulgadas de altura.

2. Las estructuras de madera deben ser de madera tratada a prueba de las inclemencias del tiempo, para que sea menos probable que se astillen. Examine las superficies periódicamente para comprobar que están lisas.

3. Inspeccione periódicamente el estado de las instalaciones, en busca de juntas sueltas, cadenas abiertas que puedan soltarse y bisagras oxidadas. Si se trata de una instalación metálica, verifique que no haya piezas oxidadas ni bordes cortantes. Si detecta alguno de estos desperfectos en el patio de su casa cúbralos con caucho. Si se trata de un parque público informe a las autoridades pertinentes.

4. Compruebe que los columpios están fabricados con un material blando y flexible. Insístale a su hijo a que se siente en el medio del asiento, sosteniéndose con ambas manos. No permita que dos niños se monten en el mismo columpio a la vez. Enséñele a su hijo a no pasar por detrás o por delante de un columpio cuando lo esté utilizando otro niño.

5. Cerciórese de que los niños se suben a los toboganes por la escalera en lugar de subirse por la superficie deslizante. No permita que se empujen unos a otros en la escalera ni que se deslicen varios a la vez. Enséñele a su hijo a salir del tobogán en cuanto llegue al suelo. Si el tobogán ha estado expuesto al sol por mucho tiempo, tóquelo para ver si la superficie está demasiado caliente antes de que su hijo lo utilice.

6. No permita que los niños menores de cuatro años se trepen a equipos que sean más altos que ellos (como un pasamanos) sin supervisión directa.

7. Cuando su hijo tenga entre tres y cinco años, no debe montarse en un balancín con niños que no tengan una edad y un peso comparables al de él. Los niños menores de tres años no tienen la suficiente coordinación de brazos y piernas para usar este tipo de equipo.

8. Los niños menores de cinco años deben jugar en equipos separados de los niños mayores.

9. Aunque los trampolines se suelen considerar una fuente de esparcimiento para los niños, alrededor de 100,000 personas resultan lesionadas en trampolines cada año, principalmente en los modelos para jardines domésticos o patios. Las lesiones infantiles han incluido fracturas, lesiones de la cabeza, lesiones del cuello y de la columna vertebral, torceduras y moretones. La supervisión paterna y la red protectora no son adecuadas para prevenir estas lesiones. La Academia Americana de Pediatría aconseja a los padres que tomen medidas para impedir que sus hijos usen trampolines en el hogar, en la casa de un amigo, en el parque o en una clase de gimnasia. Los niños mayores solo deben usar trampolines en programas de entrenamiento para deportes competitivos tales como gimnasia o clavados, y cuando estén supervisados por un entrenador profesional experto en el uso de trampolines.

El jardín o patio de su casa

Si tiene un jardín o patio en casa, éste puede convertirse en un magnífico lugar para su hijo, siempre y cuando elimine del mismo los peligros potenciales. He aquí algunas sugerencias para garantizar que su jardín sea un lugar seguro:

1. Si su jardín no tiene una cerca divisoria, enséñele a su hijo hasta dónde puede llegar. Siempre debe haber una persona responsable que supervise al niño cuando juegue afuera.

2. Fíjese si hay plantas peligrosas en el jardín. Éstas son una de las causas más comunes de envenenamiento en niños de edad preescolar. Si tiene dudas sobre la toxicidad de alguna planta, llame al centro de envenenamientos de su localidad y solicite una lista de las plantas tóxicas más habituales en su área. (El número del Centro Nacional de Envenenamientos es 1-800-222-1222.) Si encuentra una planta venenosa, arránquela o rodéela con una cerca que le impida el acceso al niño.

3. Enséñele a su hijo a no arrancar ni llevarse a la boca ninguna parte de una planta, por muy apetitosa que parezca, sin su permiso. Esto es especialmente importante si invita a su hijo a ayudarle con el huerto casero, donde hay productos comestibles.

4. Si utiliza pesticidas o herbicidas para el césped o las plantas del jardín, lea las instrucciones detenidamente. No permita que los niños jueguen en un jardín tratado con estos productos sino hasta que hayan transcurrido por lo menos cuarenta y ocho horas.

5. No utilice una cortadora de césped eléctrica cuando haya niños cerca. La máquina podría hacer saltar palitos o piedras con suficiente fuerza como para lastimar a un niño. Nunca deje que su hijo se monte en una cortadora de césped tipo tractor aunque sea usted quien la maneje.

6. Cuando cocine al aire libre, póngale una malla al asador para que su hijo no pueda tocarlo y explíquele que se calienta tanto como la estufa de la cocina. Almacene los asadores que funcionan con gas para que el niño no pueda mover los botones. Compruebe que el carbón esté frío antes de tirarlo a la basura.

7. No permita que su hijo juegue cerca del tráfico sin que lo supervise un adulto, ni le permita cruzar la calle por su cuenta, aunque sea para ir a la parada del autobús escolar.

Seguridad en el agua

El agua es uno de los mayores peligros que puede estar al alcance de su hijo. Un niño pequeño se puede ahogar en unas pocas pulgadas de agua. Las clases de natación no son un modo de prevenir los ahogamientos. Aunque se ofrecen muchas de estas clases para pequeños, la Academia Americana de Pediatría no las recomienda para niños menores de cuatro años por varios motivos:

1. Es posible que usted se confíe y sea menos prudente al creer que su hijo ya sabe nadar y que el niño mismo, inconscientemente, se sienta estimulado a entrar al agua sin supervisión.

2. Los niños pequeños que se sumergen repetidamente en el agua pueden tragar tanta agua que pueden llegar a intoxicarse. Esto puede provocarles convulsiones, shock y hasta la muerte.

3. Por lo general, un niño no está preparado para clases formales de natación sino hasta que cumple cuatro años. Una vez que su desarrollo motor ha alcanzado el nivel de los cinco años de edad, podrá adquirir las destrezas para nadar más rápidamente.

4. El enseñarle a un niño a estar en el agua de manera segura no representa un aumento significativo de su seguridad cuando esté al lado de la piscina.

Si decide inscribir a su hijo en clases de natación antes de que cumpla cuatro años, sobre todo si se trata de un curso al que también va mamá o papá, tómelo como una oportunidad de jugar con su hijo en el agua. Cerciórese de que las clases que elija sigan las pautas establecidas por la YMCA nacional. Entre otras cosas, estas pautas prohíben que los niños pequeños se sumerjan en el agua y recomiendan que los padres participen en todas las actividades. Cuando su hijo cumpla cuatro años, sería bueno que aprendiera a nadar para sentirse más a gusto dentro o alrededor del agua. Pero recuerde que incluso un niño que ya sabe nadar necesita ser supervisado constantemente. Siempre que su hijo esté cerca del agua, siga estas normas básicas de seguridad:

1. Esté pendiente de las acumulaciones pequeñas de agua que su hijo podría encontrar a su paso, como estanques, diques, fuentes, pozos, regaderas y hasta el balde o cubo que utiliza para lavar el auto. Vacíe los recipientes que contengan agua tan pronto como los termine de usar. Los niños se sienten atraídos por lugares y objetos como éstos, por lo que deben ser vigilados constantemente para evitar que se caigan dentro de ellos.

2. Cuando un niño esté dentro del agua, incluso en una piscina infantil, siempre deberá haber un adulto supervisándolo, preferiblemente una persona que conozca las técnicas de reanimación o CPR (Vea *Reanimación cardiopulmonar y respiración boca a boca,* en la página 517.) El adulto debe permanecer al alcance de la mano casi tocándolos mientras los supervisa

---

N U E S T R A   P O S I C I Ó N

La Academia Americana de Pediatría insiste enfáticamente en que los padres no deben dejar ni un momento a sus hijos solos cerca de lugares que contengan agua, como lagos o piscinas, ni cerca de recipientes que contengan agua, como una bañera. En el caso de que haya una piscina en casa, las cubiertas mecánicas de plástico rígido no son sustituto de una cerca que rodee la piscina por todos lados, ya que no suelen utilizarse apropiada ni consistentemente. Todo padre debe aprender las técnicas de reanimación cardiopulmonar y tener al lado de la piscina una lista de teléfonos y el equipo de emergencia necesario (como chalecos salvavidas).

siempre que haya un lactante o un niño menor de tres años, ya sea dentro o cerca del agua. Las piscinas inflables se deben vaciar y guardar después de cada sesión de juegos.

3. Ponga en práctica las normas de seguridad como no correr cerca de la piscina o alberca y no hundir a otros en el agua.

4. No permita que su hijo utilice juguetes inflables o colchones para mantenerse a flote. Éstos podrían desinflarse de golpe o el niño se podría resbalar y caer en un área que es muy profunda para él.

5. Asegúrese de que las áreas de poca y mucha profundidad estén identificadas en cualquier piscina en la que su hijo nade. Nunca permita a su hijo zambullirse en el área de poca profundidad.

6. Si su casa tiene una piscina, ésta debe estar completamente rodeada por una cerca de por lo menos cuatro pies (1.2 metros) de altura, y el portón deberá tener, cierre y cerrojo automáticos. Dicha puerta deberá abrir hacia afuera de la piscina. Revise el portón con frecuencia para cerciorarse de que funciona bien. Mantenga el portón cerrado con llave todo el tiempo. Compruebe que su hijo no pueda abrirlo ni treparse por la cerca. Ninguna de las aberturas debajo de la cerca o entre los postes debe ser mayor de 4 pulgadas (10 cm) de ancho.

7. Si su piscina tiene una cubierta, retírela por completo antes de permitir que su hijo se meta en la piscina. No lo deje andar sobre la cubierta; el agua podría acumularse sobre ésta, haciendo que sea tan peligrosa como la piscina misma. Además, su hijo se podría deslizar a la piscina y quedar atrapado debajo de la cubierta. No utilice una cubierta para piscina como substituto de una cerca de cuatro lados porque lo más probable es que no se use apropiada y correctamente para ese fin.

8. Tenga en todo momento un salvavidas con una cuerda al lado de la piscina. Si es posible, tenga un teléfono en la zona de la piscina, con los números telefónicos de emergencia claramente marcados.

9. Los hidromasajes y las tinas calientes son peligrosos para los niños pequeños, pues es fácil que se ahoguen o que sus cuerpos se calienten demasiado. No permita que sus hijos de corta edad utilicen este tipo de instalaciones.

10. Siempre que su hijo esté en el agua o viaje en bote deberá llevar puesto un chaleco salvavidas. Éste será del tamaño adecuado para el niño si no se lo puede quitar por la cabeza después de habérselo abrochado. Si el niño tiene menos de cinco años, sobre todo si no sabe nadar, el chaleco también deberá llevar un collar flotador que le permita mantener el cuello erguido y la cara fuera del agua.

11. No es recomendable que los adultos beban alcohol mientras están en la piscina. Esto representa un peligro tanto para ellos como para los niños que tengan a su cargo.

Seguridad en torno a los animales

Los niños tienen más probabilidades que los adultos de ser mordidos por un animal doméstico, incluyendo la mascota de la familia. Y las probabilidades aumentan cuando llega un nuevo bebé a la casa. En tales circunstancias, se debe observar cuidadosamente la reacción del animal y no dejarlo nunca a solas con el recién nacido. Al cabo de un período de adaptación de dos o tres semanas, lo más normal es que el animal acabe por ignorar al bebé e, incluso, llegar a disfrutarlo. No obstante, es conveniente estar atento cuando el animal esté cerca del bebé, por muy bien que parezcan llevarse.

Si piensa adquirir una mascota para que le haga compañía a su hijo, espere a que el niño sea lo suficientemente maduro como para ayudarle en el cuidado del animal, lo que generalmente ocurre entre los cinco y seis años de edad. A los niños pequeños les es difícil distinguir entre un animal y un juguete, por lo que es factible que reciban un mordisco al molestar o lastimar al animal sin mala intención. Recuerde que usted es el mayor responsable de la seguridad de su hijo cuando esté con cualquier animal. Por lo tanto, tome las siguientes precauciones:

1. Elija una mascota amigable. Un animal adulto suele ser una buena elección, ya que los cachorros o los gatitos suelen morder por pura vivacidad. Sin embargo, evite animales adultos que fueron criados en casas donde no había niños.

2. Trate a su mascota con consideración para que aprenda a disfrutar de la compañía de los humanos. Por ejemplo, no ate a un perro de una cuerda o cadena muy corta, ya que el hecho de sentirse tan restringido podría volverlo ansioso o agresivo.

3. Nunca deje a un niño pequeño a solas con un animal. La mayoría de los mordiscos tienen lugar cuando el niño y la mascota están jugando bruscamente y el pequeño no se da cuenta que el animal se está exaltando demasiado.

4. Enséñele a su hijo a no acercar la cara al animal.

5. No permita que su hijo moleste a la mascota jalándole la cola o quitándole un hueso o un juguete. Cerciórese de que no molesta al animal cuando está durmiendo o comiendo.

6. Vacune a todas sus mascotas —tanto gatos como perros— contra la rabia.

7. Siga las ordenanzas de su localidad en cuanto a licencias para perros y la obligación de llevarlos con correa. La mascota debe estar bajo supervisión todo el tiempo.

8. Averigüe qué vecinos tienen perros para que su hijo conozca a los animales con los que probablemente tendrá contacto. Enséñele cómo saludar a un perro: primero debe quedarse quieto mientras se deja olfatear y después, si quiere, puede extender la mano lentamente hacia el animal y acariciarlo suavemente.

9. Advierta a su hijo que no debe entrar en los jardines o patios donde haya perros muy nerviosos o poco amistosos. Enséñele a los niños mayorcitos el aspecto que tiene un perro peligroso: cuerpo tenso, cola levantada, ladrido histérico, posición de acecho, mirada fija.

10. Enséñele a su hijo a quedarse quieto cuando se le acerque o lo persiga un perro desconocido. Dígale que no corra ni se monte en la bicicleta, como tampoco que le dé patadas al perro o le haga gestos amenazantes. Lo mejor es ponerse de cara al perro e irse retirando lentamente.

11. Los animales salvajes pueden contagiar enfermedades muy graves a los humanos. Usted (y las mascotas de su casa) deben evitar el contacto con roedores y otros animales salvajes (mapaches, zorrillos, zorros) que pueden transmitir desde el virus hanta a la peste, y desde la toxoplasmosis a la rabia. Para evitar mordiscos de animales salvajes, siempre que vea un animal que parezca enfermo o herido o que se comporte de forma extraña, informe al Departamento de salud. No intente agarrar al animal ni acogerlo en su casa. Enséñele a su hijo a no acercarse a los animales que no están domesticados. Por fortuna, la mayoría de los animales salvajes salen de noche y tienden a aislarse de los humanos. Un animal salvaje que se encuentre en su jardín o vecindario durante el día podría tener una enfermedad infecciosa como la rabia, por lo que deberá ponerse en contacto con las autoridades locales de salud.

Prevención de secuestros y robo de niños

Muchos padres se angustian al pensar en que su niño pueda ser secuestrado. Por fortuna, los secuestros de niños son muy poco comunes, aunque como es lógico, cuando se presentan acaparan la atención de los medios de comunicación. La mayoría de los secuestros o robos de niños ocurren cuando el pequeño es llevado por uno de los padres que no tiene la custodia. De cualquier forma, cada año se presenta un número reducido de secuestros por parte de personas desconocidas.

La mayoría de los hospitales han instalado medidas de seguridad en las salas de recién nacidos que reducen al mínimo la probabilidad de que se roben a un niño. Las leyes de los Estados Unidos exigen que a todo recién nacido se le tomen las huellas de los pies. (En algunos casos, también se exige tomar las huellas de las manos.) A cada bebé se le coloca un brazalete de identificación en el tobillo o la muñeca, así como en la muñeca de la madre. En algunos hospitales, se les coloca a los bebés unos artefactos que emiten una alarma para prevenir que sean sacados del hospital por personas no autorizadas.

He aquí algunas sugerencias para reducir la probabilidad de que su hijo pequeño sea secuestrado o robado.

- Cuando salga de compras con su hijo, tenga en cuenta que el pequeño puede moverse con rapidez y perderse de vista en un instante. No le quite los ojos de encima en *ningún* momento.

- Cuando elija un jardín infantil para su hijo, fíjese en los aspectos de seguridad tanto como en el programa educativo. Verifique que exista la precaución de que el niño solo pueda ser recogido por uno de sus padres o alguna persona designada por los mismos. Enséñele al niño que si una persona desconocida le habla en el patio de recreo, debe avisarle a la supervisora o maestra encargada del grupo. (Se da por entendido que cuando los niños salen al patio de recreo deben ser supervisados en todo momento.) Muchas escuelas ahora tienen una sola entrada, de tal modo que ningún adulto puede ingresar al edificio sin haber sido advertido por el personal de la oficina. Si la escuela de su hijo no toma este tipo de medidas, hable con los administradores y estimúlelos a que se hagan los cambios apropiados. Si no se hacen las modificaciones pertinentes, es conveniente que busque otro jardín infantil o guardería que tome más seriamente la seguridad de los niños.

- Cuando su hijo tenga la edad suficiente como para entender, insístale en que solo puede irse con personas conocidas a menos que usted le haya dicho lo contrario. El niño debe entender que no debe subirse a un auto con un desconocido. Si un extraño les dice algo como "Tengo en el auto un perrito perdido; ¿por qué no entras para ver si tú lo conoces?", debe responder "no" enfáticamente. De hecho, dígale que salga corriendo tan rápido como pueda y grite con todas sus fuerzas y que ante cualquier situación en la que se sienta amenazado, busque a un adulto de confianza.

- Cuando contrate a una niñera, verifique siempre las referencias y/o pídale recomendaciones de amigos y familiares. Siempre que sea posible, elija a una amiga de confianza o a un pariente para que le cuide a su hijo. Averigüe el historial de las demás personas que trabajan en su casa, tales como el personal de limpieza o los obreros que van a reparar algo.

- Contemple la idea de mandarle a tomar las huellas digitales a su hijo. (La mayoría de los departamentos de policía ofrecen este tipo de programas para niños.) Algunos padres también guardan un mechón de cabello de su hijo en un lugar seguro así como algunas de sus uñas cortadas. Asimismo, mantenga una fotografía actual y de buena calidad de cada uno de sus hijos.

Para obtener más información, vea las páginas electrónicas del National Center for Missing & Exploited Children (Centro Nacional para Niños Perdidos y Explotados [www.missingkids.com])

Al planear las medidas para proteger a su hijo de los peligros, recuerde que los niños cambian constantemente. Es posible que las estrategias de seguridad que usaba cuando tenía un año de edad dejen de ser efectivas a medida que se vuelve más fuerte, curioso y seguro de sí mismo con el paso de los meses y años. Revise con frecuencia su casa y los hábitos domésticos para cerciorarse de que sus medidas de seguridad siguen siendo apropiadas para la edad de su hijo.

PARTE II

15

Emergencias

La información y las pautas que se discuten en este capítulo —por ejemplo los procedimientos de reanimación cardiopulmonar y de primeros auxilios por atragantamiento— cambian constantemente. Para obtener información actualizada sobre estos procedimientos, consulte con su pediatra u otro profesional de salud calificado.

Es raro que un niño se enferme gravemente de repente. Cuando su hijo presente síntomas que le inquieten, busque el consejo de su pediatra. Un tratamiento oportuno puede evitar que una enfermedad empeore o se convierta en una emergencia.

Una verdadera emergencia se presenta cuando se piensa que una lesión o enfermedad seria amenaza la vida del niño o que podría dejarle secuelas permanentes. En tal caso, necesita recibir, inmediatamente, un tratamiento de emergencia. Pregunte al pediatra con anticipación cómo debe actuar en caso de una verdadera emergencia.

Muchas emergencias reales implican lesiones repentinas. Las causas más comunes de este tipo de lesiones son:

- Choques de bicicleta, de auto u otros impactos violentos
- Envenenamientos o intoxicaciones
- Quemaduras o inhalación de humo
- Atragantamientos
- Casi ahogamiento
- Armas de fuego o de otro tipo
- Electrocuciones

Otras situaciones de emergencia pueden deberse a enfermedades médicas o lesiones. Si su hijo presenta alguno de los siguientes síntomas, tendrá buenos motivos para creer que está ante una emergencia:

- Actitud extraña o mayor retraimiento y somnolencia que de costumbre
- Dificultad para respirar que va en aumento
- Sangrado constante
- La piel o los labios se le ponen entre azules y morados (o grises en los niños de piel morena)
- Movimientos espasmódicos y pérdida de la conciencia (una convulsión)
- Inconciencia

- Dientes muy flojos o que se han caído, u otra lesión grande en la boca o la cara

- Dolor cada vez más intenso o un dolor severo y persistente

- Una herida o quemadura profunda o grande

- Pérdida de conciencia, estado de confusión, dolor de cabeza intenso o vómitos repetidos *después de un trauma en la cabeza*

- No reacciona cuando usted le habla

Si su hijo ingiere una sustancia que pueda ser venenosa o un medicamento de otra persona, llame de inmediato al pediatra o al centro de envenenamientos, aunque no presente ningún tipo de signo o síntoma evidente.

Pida ayuda siempre que crea que la vida de su hijo corre peligro o si está malherido.

En caso de una verdadera emergencia:

- Mantenga la calma.

- Si es necesario y sabe cómo hacerlo, inicie respiraciones de rescate y aplique las técnicas de reanimación cardiopulmonar.

- Si necesita ayuda inmediata, llame al 911. En caso de que no haya 911 en su área, llame al servicio local de ambulancias o al servicio médico de emergencia de su condado. De lo contrario, llame al pediatra y deje en claro que se trata de una emergencia.

- Si el niño está sangrando, aplique presión continua sobre la herida con un paño limpio.

- Si su hijo está teniendo una convulsión, colóquelo sobre una superficie alfombrada, gírele la cabeza hacia un lado y quédese a su lado hasta que llegue la ayuda.

Cuando lleguen a la sala de emergencia, es importante que informe al personal quién es el pediatra de su hijo con el fin de que éste pueda colaborar con el departamento de emergencia y suministrar información adicional acerca del niño. Lleve consigo cualquier medicamento que esté tomando su hijo, así como el expediente de vacunas. Lleve también la sustancia tóxica, veneno o el medicamento que sospecha que su hijo ingirió.

Teléfonos de emergencia importantes

Tenga a mano los siguientes números telefónicos. Puede pegarlos en su teléfono o cerca del mismo:

- Su teléfono y dirección

- Su teléfono celular

- El teléfono de un vecino de confianza

- El del pediatra de su hijo

- El del servicio de emergencias (ambulancias) (911 en casi todas las áreas)

- El de la policía (911 en casi todas las áreas)

- El del departamento de bomberos (911 en casi todas las áreas)

- El del centro de envenenamientos (1-800-222-1222)

- El del hospital

- El del dentista

Es importante que las niñeras sepan dónde están los teléfonos de emergencia. Si en su área existe el servicio 911, cerciórese de que tanto la niñera como sus hijos mayores sepan cómo marcar el 911. Compruebe también que saben dar la dirección y el teléfono de su casa, ya que el operador del servicio de emergencias solicitará esta información. Deje siempre a mano un teléfono donde puedan localizarla cuando esté fuera de su casa.

Recuerde: para emergencias médicas, llame siempre al 911, al servicio de ambulancias o a su pediatra. Si su bebé está muy enfermo o malherido será más seguro que lo transporte el servicio de emergencias médicas que usted mismo.

Mordeduras

Mordeduras de animales

Muchos padres asumen que es más probable que un niño sea mordido por un animal desconocido o salvaje. Pero de hecho, la mayoría de las mordeduras proceden de animales que el niño conoce, incluyendo la mascota de la casa. Aunque la lesión suele ser menor, a veces las mordidas pueden provocar heridas serias, desfigurar la cara y ocasionar problemas emocionales.

Hasta un uno por ciento de las visitas a centros pediátricos de emergencia durante los meses de verano se deben a heridas por mordeduras, ya sea de animales o de humanos. Se estima que en los Estados Unidos cada año se producen 4.7 millones de mordeduras de perros, 400,000 de gato,

45,000 de serpientes y 250,000 de humanos. Aproximadamente seis de cada diez de las víctimas que son atendidas por mordeduras de perro son niños. Aproximadamente, 50 de cada 100 personas que son mordidas por gatos adquieren infecciones, mientras que entre 15 y 20 personas de cada 100 contraen infecciones debido a una mordedura humana o de perro.

Tratamiento

Si su hijo está sangrando por una mordedura de animal, aplique presión firme y continua sobre el área afectada durante cinco minutos o hasta que se detenga la hemorragia. A continuación, lave la herida delicadamente con agua y jabón y consulte al pediatra.

Si la herida es profunda o usted no logra detener la hemorragia, siga aplicando presión sobre el área afectada y llame al pediatra para averiguar a dónde debe llevar a su hijo para que reciba el tratamiento adecuado. Si la herida es tan grande que no se juntan los bordes, probablemente será necesario suturarla (colocarle puntos). Aunque esto reduce la cicatriz que pueda quedar, asimismo aumenta el riesgo de infección si se trata de una mordedura de animal. Por tal motivo, el médico podría recetarle antibióticos como medida preventiva.

Si su hijo ha sido mordido por un animal y esto le provoca una herida, comuníquese con el pediatra, por muy pequeña que parezca la lesión. El médico se cerciorará de que su hijo esté vacunado contra el tétanos (vea el Itinerario de vacunaciones en las páginas 80 a 81) y determinará si se le debe vacunar contra la rabia. Ambas enfermedades se transmiten por mordeduras de animal.

La rabia es una enfermedad de origen viral que puede transmitir un animal infectado. Provoca fiebre alta, dificultad para tragar, convulsiones y por último, la muerte. Afortunadamente la rabia es, en la actualidad, una enfermedad tan poco común, que en los Estados Unidos solo se han identificado cinco casos anuales desde 1960. El número de muertes humanas debidas a la rabia en este país se ha reducido de cien o más al año, cantidad que se registraba a comienzos del siglo XX, a un promedio de uno o dos al año en la actualidad. No obstante, puesto que es una enfermedad grave y su incidencia ha aumentado entre los animales, el pediatra examinará la herida con detenimiento para evaluar el riesgo de que el niño haya contraído esta enfermedad. El riesgo dependerá del animal y de las circunstancias en que se produjo el mordisco. Las mordeduras de animales salvajes como murciélagos, zorrillos, mapaches y zorros son mucho más peligrosas que las de los animales domésticos y vacunados (contra la rabia), como perros y gatos. El estado de salud del animal también es un factor importante, por lo que si es posible, se le debe capturar para que lo examine un veterinario. El pediatra podrá decirle cómo dar a conocer el incidente al departamento de salud de su localidad. *No se deshaga del animal.* Si alguien lo mató, se puede analizar el cerebro para saber si tenía rabia. Llame de inmediato al pediatra para que le indique cómo proceder.

Si el riesgo de rabia es elevado, el pediatra procederá de inmediato a ponerle a su hijo las inyecciones para prevenirla. Si la mordedura es de un perro o gato sano, el pediatra recomendará observar al animal durante diez días y le administrará al niño el tratamiento indicado solo si el animal presenta indicios de rabia. Cuando un niño es mordido por un animal salvaje, se considera que hay un factor de riesgo para la rabia. Si el animal ha sido atrapado, normalmente se lo sacrificará de inmediato para analizar su cerebro en busca de infección.

Al igual que cualquier herida, una mordedura se puede llegar a infectar. Avise de inmediato al pediatra si observa alguno de los siguientes signos de infección:

- Pus o supuración en la herida

- El área que rodea la herida está hinchada y adolorida (normalmente esta área se verá enrojecida durante dos o tres días, lo que no debe ser motivo de alarma).

- Vetas rojas que parecen extenderse hacia afuera de la herida

- Ganglios linfáticos inflamados por encima de la herida

(Vea también *Seguridad en torno a los animales,* página 504–505)

Es posible que el pediatra le recete al niño antibióticos si éste presenta:

- Heridas de gravedad moderada o severa

- Heridas con perforaciones, sobre todo si afectan huesos, tendones o articulaciones

- Mordeduras en la cara
- Mordeduras en la mano o el pie
- Mordeduras en el área genital

Los niños inmunodeprimidos o que no tienen bazo, usualmente reciben tratamiento de antibióticos.

Es posible que el pediatra recomiende una visita de seguimiento pasadas cuarenta y ocho horas para examinar la herida en busca de síntomas de infección.

Mordeduras humanas

Con frecuencia los niños son mordidos por sus hermanos o compañeros de juegos. Si alguien muerde a su hijo, debe llamar al pediatra inmediatamente y describirle la gravedad de la herida, sobre todo si los dientes han perforado la piel del niño o si la herida es lo suficientemente profunda como para requerir puntos.

No olvide lavar la herida cuidadosamente con agua templada y jabón antes de ir al pediatra. Éste se cercionará de que su hijo tenga al día las vacunas de la hepatitis B y el tétanos y evaluará el riesgo de que contraiga otras infecciones. Si el mordisco es superficial, dejando un rasguño o cortadura leve, bastará con lavarlo con agua y jabón, vendarlo y darle seguimiento. (Para obtener más información sobre los mordiscos humanos, conductas agresivas o mordeduras si está presente el SIDA, vea el Capítulo 17, página 577 y el Capítulo 30, página 713.)

Quemaduras

Las quemaduras se dividen en tres categorías según su gravedad. Las de primer grado son las más leves y causan enrojecimiento y quizás una ligera inflamación de la piel (como la mayoría de las quemaduras solares). Las de segundo grado causan ampollas e inflamación considerable. Las de tercer grado pueden tener un aspecto blanquecino o chamuscado y provocan serias lesiones no solo en la superficie de la piel sino a niveles más profundos.

Las quemaduras graves en los niños se pueden deber a causas muy diversas, tales como la exposición al sol o el contacto con agua hirviendo, fuego, electricidad y productos químicos. Este tipo de quemaduras pueden provocar lesiones y cicatrices permanentes en la piel.

Tratamiento

El tratamiento *inmediato* de una quemadura debe consistir en lo siguiente:

1. Sumerja lo antes posible la herida en agua templada. No dude en verter agua templada sobre la quemadura por el tiempo necesario para enfriar el área afectada y, así, aplacar el dolor. *No utilice hielo*.

2. Enfríe inmediatamente cualquier trozo de ropa que siga ardiendo o humeando empapándola en agua y después, retire la ropa del área afectada, a menos que esté pegada a la piel. En tal caso, corte el máximo de ropa posible.

3. Si el área afectada no está perdiendo liquido, cúbrala con gasa estéril.

4. Si el área afectada está perdiendo liquido, cúbrala con gasa estéril pero dejándola holgada sobre la piel y busque atención médica de inmediato. Si no dispone de gasa estéril, cubra la herida con un paño o una toalla limpia.

5. No ponga mantequilla, grasa ni talco sobre una quemadura. Estos supuestos remedios caseros pueden llegar a agravar la lesión.

Si la quemadura no es superficial o si el dolor y enrojecimiento persisten durante más de unas horas, consulte al pediatra. Todas las quemaduras eléctricas o aquéllas que afecten a las manos, la boca o los genitales deben recibir atención médica inmediata. Los productos químicos que provocan quemaduras también pueden penetrar en la piel y provocar otros síntomas. Llame al pediatra o al centro de envenenamiento después de lavar la zona donde cayó el químico. (Para tratar los casos en que un producto químico entra en contacto con los ojos del niño, vea *Sustancias tóxicas en los ojos,* página 539.)

Si el médico considera que la quemadura no es muy grave, es posible que le enseñe a limpiarla y curarla en casa utilizando pomadas y vendajes. Bajo las siguientes circunstancias es posible que se opte por la hospitalización del niño:

- Si las quemaduras son de tercer grado

- Si las quemaduras afectan un diez por ciento del cuerpo o más

- Si la quemadura afecta a la cara, las manos, los pies, los genitales o una articulación móvil

- Si el niño es muy pequeño o está muy inquieto y por lo tanto resulta muy difícil tratarlo en la casa

Al tratar una quemadura en su casa, observe si se inflama, enrojece o si empieza a oler mal o a supurar. Éstos pueden ser síntomas de infección que requieren de atención médica.

Prevención

El Capítulo 14, "Protección ante los peligros", sugiere una serie de medidas para proteger a su hijo del fuego u otras fuentes de calor dentro del mismo hogar. Para incrementar las precauciones, he aquí algunas recomendaciones adicionales:

- Instale detectores de humo en los dormitorios, pasillos que conducen a los dormitorios, cocina y sala; debe haber por lo menos un detector de humo en cada piso. Revise los detectores cada mes para constatar que funcionan bien. Reemplace las pilas o baterías una vez al año en una fecha específica que sea fácil de recordar (como el día en que cambia el horario a nivel nacional).

- Haga simulacros de incendio con su familia. Es importante que todos sepan cómo evacuar la casa de modo seguro en caso de incendio.

- Tenga a la mano varios extinguidores que funcionen bien.

- Enséñele a sus hijos a gatear hasta la salida en caso de que haya humo en la habitación. (Al estar por debajo del humo, evitarán inhalarlo.)

- Si su casa tiene dos pisos o más, compre una escalera de seguridad y enséñeles a los niños a usarla. Si vive en un edificio de apartamentos, indíqueles a sus hijos la localización de todas las salidas de emergencia e insístales que en caso de incendio, nunca deben usar el ascensor. (Éste podría quedar atascado entre dos pisos o abrirse en un piso que está en llamas.)

- Acuerden un lugar para encontrarse después de la evacuación y así comprobar que nadie se ha quedado dentro de la zona que está en llamas.

- Enseñe a sus hijos a detenerse, tirarse al suelo y rodar por el piso en caso de que la ropa se les prenda fuego.

- Guarde bajo llave cualquier líquido inflamable que tenga en casa.

- Gradúe la temperatura del calentador a menos de 120 °Fahrenheit (48.9 °centígrados)

- No utilice cables de extensión inadecuados o viejos ni equipos eléctricos que puedan representar un peligro.

- Guarde los fósforos y encendedores fuera del alcance de los niños.

- Evite los fuegos artificiales.

Reanimación cardiopulmonar y respiración boca a boca

Leer sobre la reanimación cardiopulmonar no es suficiente para aprender esta técnica. *La Academia Americana de Pediatría recomienda enfáticamente a los padres y a toda persona responsable del cuidado de niños que tomen un curso básico sobre reanimación cardiopulmonar y primeros auxilios por atragantamiento* (curso conocido en inglés como CPR). Si usted tiene piscina o vive cerca del agua, es de vital importancia que obtenga esta preparación. Póngase en contacto con la sede local de la American Heart Association (Asociación Americana del Corazón) o la Cruz Roja para saber dónde y cuándo se ofrecen cursos certificados de primeros auxilios en su comunidad.

La reanimación cardiopulmonar le puede salvar la vida a su hijo si el corazón le deja de latir o si deja de respirar por cualquier motivo: ahogamiento, envenenamiento, asfixia, inhalación de humo, atragantamiento o infecciones de las vías respiratorias. El procedimiento tiene mayor probabilidad de éxito si se interviene tan pronto como el corazón deje de funcionar o el niño deje de respirar. Las siguientes señales de alarma indican que puede ser necesario realizar este tipo de intervención:

- El niño no responde y no parece respirar eficazmente.

- Casi no puede respirar (debido, por ejemplo, a que un cuerpo extraño está obstruyendo el paso del aire).

- Tiene los labios o la piel morados además de dificultad extrema al respirar.

- Su respiración es muy rápida o forzada (gruñe o se observa retracción de los músculos que hay entre las costillas al respirar).

- Jadea o tiene sibilancias muy sonoras.

- Babea o le cuesta mucho tragar y respira con dificultad.

- Se ve extremadamente pálido.

Si su hijo presenta cualquiera de estos síntomas y alguien más está con usted, pídale a esa persona que llame al servicio de emergencia mientras usted inicia los pasos que se explican a continuación. Si no hay nadie más, siga estos pasos inmediatamente después de gritar o **de llamar pidiendo ayuda.**

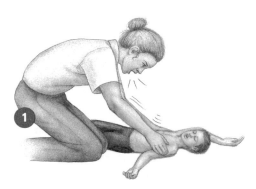

Primer paso. Evalúe rápidamente el estado del niño.
¿Está inconsciente? Déle golpecitos suaves o grítele como tratando de despertarlo. Si no reacciona luego de tres intentos, asuma que está inconsciente.

¿Está respirando? Coloque la oreja directamente sobre la boca del niño y escuche atentamente. Si está respirando con dificultad, haga los arreglos para llevarlo de inmediato a un servicio de emergencia mientras sigue monitoreando su respiración para constatar que aún respira. Si no lo oye respirar, observe si el pecho del niño sube y baja.

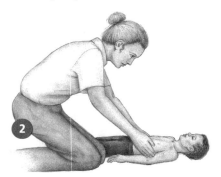

Segundo paso. Si su hijo no está respirando, colóquelo boca arriba sobre una superficie firme y plana.
Si sospecha que se ha lesionado el cuello o la columna vertebral (lo que es factible si sufrió una caída o un choque automovilístico), muévalo con cuidado para que no se mueva o tuerza el cuello. Si encuentra al niño boca abajo, sosténgale la cabeza para evitar que el cuello se le doble al darle la vuelta hacia arriba.

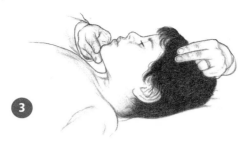

3

Tercer paso. Para despejarle las vías respiratorias, inclínele hacia atrás la cabeza y levántele la barbilla.
Tenga cuidado de no inclinar demasiado la cabeza hacia atrás, pues si se trata de un bebé o niño pequeño, podría obstruirle el paso del aire. Para evitar que la lengua bloquee la parte posterior de la garganta, levántele suavemente la barbilla con una mano mientras que con la otra le presiona la frente hacia abajo. Un buen modo de despejar las vías respiratorias es levantar la barbilla empujando hacia arriba sobre el ángulo que forma la mandíbula. En algunos casos, esto bastará para que el niño vuelva a respirar por sí solo. Si no es así, mírele dentro de la garganta para ver si un objeto extraño o trozo de comida le está obstruyendo el paso del aire. Si es así, siga las instrucciones que aparecen en *Atragantamientos* (página 521).

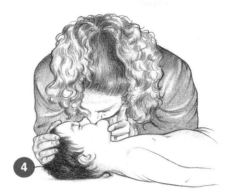

4

Cuarto paso. Si su hijo sigue sin respirar y no parece estar atragantado, déle respiración boca a boca.

1. Inhale profundamente.

2. Si su hijo es un bebé, coloque su boca sobre la nariz y la boca del niño, procurando que haya un acoplamiento lo más firme posible. Si su hijo es mayor, apriétele las ventanas de la nariz y cúbrale la boca completamente con su boca.

3. Inicie el proceso con dos respiraciones (llamadas respiraciones de rescate puesto que le está introduciendo aire a un niño que no está respirando), insuflándole suficiente aire como para que se le levante un poco el pecho. Entonces haga una pausa, retirando su boca de la del niño para que el aire pueda salir, y vuelva a insuflarle aire. *Si se trata de un bebé de pocos meses, tenga cuidado de no soplar con demasiada fuerza, pues podría ser peligroso.* Si al parecer no entra nada de aire en el pecho del niño, es probable que la entrada de aire aún esté obstruida, por lo que tendrá que repetir el tercer paso.

4. Si el pecho del niño se eleva cuando usted le insufla aire por la boca, siga haciéndolo a un ritmo de aproximadamente una ventilación cada tres segundos (veinte por minuto), hasta que empiece a respirar por su cuenta.

5. Es muy probable que un niño que deje de respirar vomite, lo que complica el proceso de reanimación. Si no hay sospechas de una lesión en el cuello, gírelo hacia un lado para que salga el vómito. Limpiarle bien la boca y la garganta con una toalla absorbente (sin mucha presión para evitar empujar el vómito hacia la tráquea) o utilizar algún dispositivo de succión, puede ser de ayuda.

Quinto paso. Evalúe la reacción del niño a la respiración de rescate.
Coloque su oreja al lado de la boca del niño. Observe, escuche y sienta una respiración normal (o tos) y fíjese si hay algún movimiento corporal.

Sexto paso. Si no ve, oye, ni siente señales de una respiración normal o de algún movimiento, inicie la compresión torácica (reanimación cardiopulmonar) para hacer que la sangre circule a los órganos vitales.
Proceda de la siguiente forma (con el niño colocado en una superficie plana y firme).

1. Si se trata de un lactante, coloque dos o tres dedos en el hueso del esternón a un dedo por debajo de la línea de los pezones. Presione de ½ a 1 pulgada (1.3 a 2.54 cm), a un ritmo de unas cien veces por minuto. *Tenga cuidado de no presionar demasiado.*

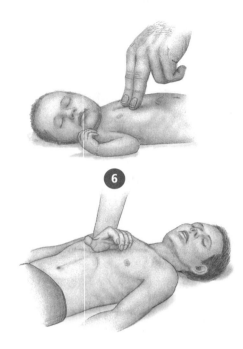

Si se trata de un niño mayor, coloque el borde inferior del dorso de la mano sobre el tercio inferior del esternón. Presione, comprimiendo de 1 a 1½ pulgadas (1.3 a 3.8 cm), a un ritmo de unas ochenta a cien veces por minuto.

2. Después de cinco compresiones, vuelva a insuflar aire al niño según se describe en el paso 4. Continúe alternando cinco compresiones/ una respiración, cinco compresiones/una respiración. Comprima el pecho cien veces por minuto. Fíjese cada minuto si hay señales de respiración normal, tos o movimientos.

Séptimo paso. Obtenga atención médica de emergencia.
Si usted está a solas con su hijo, llame al servicio de emergencia

inmediatamente o al cabo de un minuto de practicarle la reanimación cardiopulmonar. No olvide dar la dirección y el número telefónico del que está llamando. Cuando lleguen los paramédicos evaluarán el estado del niño y lo tratarán apropiadamente.

Atragantamientos

El atragantamiento ocurre cuando una persona inhala algo que no es aire por la traquea. Es usual que un niño se atragante cuando al tomar un líquido éste "se le va por el camino equivocado". El niño tose, silba, jadea y tiene arcadas, hasta que la tráquea queda libre; pero, este tipo de atragantamiento no lesiona al niño.

Los atragantamientos se convierten en algo peligroso cuando un niño traga o inhala un objeto —por lo general un trozo de comida— que bloquea el paso del aire hacia los pulmones. Si esto le ocurre a su hijo, no podrá hablar y su rostro adquirirá un color que irá del rojo brillante al azul. Esto es una emergencia que exige primeros auxilios de inmediato. No hay tiempo de llamar al médico; usted debe actuar en el acto. Si hay alguien más con usted, pídale que se encargue de pedir ayuda médica mientras usted procede a darle al niño primeros auxilios.

Cómo reaccionar

La forma de reaccionar ante un incidente de este tipo depende del estado y de la edad del niño.

Un niño de cualquier edad—Tose pero es capaz de respirar y hablar.

Toser es una forma natural de expulsar de la garganta un elemento extraño. En lugar de intentar cualquier otra maniobra que podría agravar la obstrucción, deje que su hijo tosa. Sobre todo, no le meta los dedos en la boca para tratar de sacarle el objeto ya que podría empujarlo aún más hasta bloquear la tráquea por completo.

Un bebé menor de un año—No puede respirar y se pone morado

En esta situación hay que auxiliar al niño de inmediato. Puesto que los órganos internos de un bebé son frágiles, *actúe con delicadeza* y siga estos pasos: (No utilice la maniobra de Heimlich recomendada para niños mayores y adultos.)

1. Coloque al bebé sobre su antebrazo, boca abajo y con los pies hacia arriba, sosteniéndole bien la cabeza y el cuello. Apoye el antebrazo firmemente contra su pierna para tener mayor estabilidad.

   Si se trata de un bebé que pesa bastante, puede ser mejor colocarlo boca abajo directamente sobre su regazo, de tal modo que la cabeza quede a un nivel más bajo que el tronco y bien sujeta.

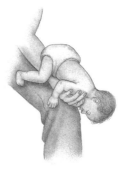

2. Déle rápidamente cinco golpecitos en la espalda, entre los omóplatos, utilizando el borde inferior del dorso de la mano.

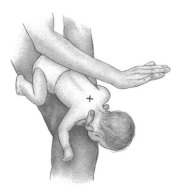

3. Si el bebé sigue sin respirar, colóquelo boca arriba sobre una superficie firme, y hágale cinco compresiones torácicas rápidas sobre el esternón *empleando únicamente dos dedos*.

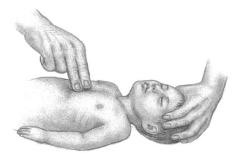

4. Si aún no respira, abra la vía aérea utilizando la técnica de elevación de lengua y mandíbula (vea la página 519) e intente divisar el cuerpo extraño. No trate de extraer el objeto a menos que lo vea. Si lo ve, arrástrelo hacia afuera con su dedo.

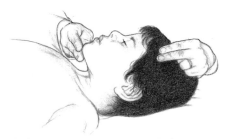

5. Si el niño no empieza a respirar por su cuenta, insúflele aire dos veces utilizando la técnica de respiración boca a boca o boca a boca y nariz (vea el paso 4 de la página 520).

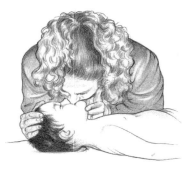

6. Llame al servicio de emergencias al mismo tiempo que sigue repitiendo los pasos 1 al 5.

Un niño mayor de un año— No puede respirar o hablar y se pone morado

Primer paso. Ejecute una serie de hasta cinco compresiones abdominales empujando con cierta fuerza (maniobra de Heimlich), como sigue a continuación, hasta que el niño expulse el cuerpo extraño.

- Si el niño es pequeño, colóquelo de espalda. A un niño más grande se le puede tratar mientras está de pie, sentado o acostado.

- Arrodíllese a los pies del niño si está en el piso, o párese al nivel de sus pies si está sobre una mesa.

- Coloque el borde inferior del dorso de la mano cerrada en el centro del cuerpo del niño, entre el ombligo y la caja torácica, y ponga la otra mano encima de la primera.

- Presione la cavidad abdominal empujando varias veces seguidas hacia adentro y hacia arriba. Si el niño es pequeño, la acción debe hacerse con suavidad.

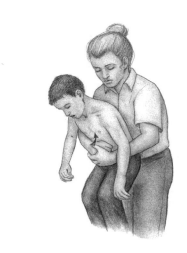

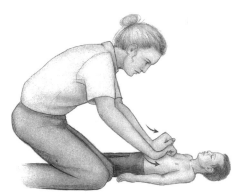

Segundo paso. Si el objeto extraño no es expulsado al realizar la maniobra de Heimlich, ábrale la boca utilizando la técnica de elevación de la lengua y mandíbula (vea la página 519); esto impedirá que la garganta quede obstruida por la lengua y podrá aliviar la obstrucción. Si divisa el objeto, arrástrelo hacia afuera con un dedo. Sin embargo, el tratar de hacer esto sin ver el objeto podría empeorar la obstrucción. Por lo tanto, no lo intente a menos que pueda ver el objeto que bloquea el paso de aire.

Tercer paso. Si el niño no empieza a respirar, déle respiración boca a boca (vea el cuarto paso de la página 520). Si no obtiene resultados efectivos, repita otra serie de cinco compresiones abdominales.

Cuarto paso. Siga repitiendo los pasos 1 a 3 y a la vez, comuníquese con el servicio de emergencias médicas.

Si el personal de emergencia llega antes de que su hijo haya empezado a respirar, repetirán los pasos arriba descritos. Si no tienen éxito, llevarán al niño al hospital, donde recibirá otros tratamientos (como por ejemplo intubación).

Un niño que vuelve a respirar por su cuenta al cabo de dos o tres minutos luego del incidente del atragantamiento, probablemente no sufrirá ningún daño a largo plazo. Sin embargo, cuanto más tiempo pase sin oxígeno, mayor riesgo habrá de una lesión permanente. En general, cuando el cerebro se queda sin oxígeno por más de cuatro minutos, se puede presentar daño cerebral o incluso la muerte. Afortunadamente, la mayoría de los atragantamientos no dejan secuelas y ni siquiera son lo suficientemente graves como para requerir atención médica.

Hay ocasiones en que un episodio de atragantamiento va seguido de tos persistente, jadeo, arcadas, sibilancias, salivación excesiva o dificultad para tragar o respirar. Esto podría ser indicativo de que un objeto extraño sigue bloqueando parcialmente las vías aéreas, probablemente en la parte más baja de las vías respiratorias. Esto a su vez podría provocar problemas respiratorios continuos, irritación y tal vez neumonía. Si persisten los síntomas, informe al pediatra quien podría ordenar otras pruebas, como por ejemplo, una radiografía. Si ésta revela que el niño ha aspirado algo, es posible que lo hospitalicen para extraerle quirúrgicamente el objeto inhalado. (Esto suele hacerse con anestesia, introduciendo un instrumento especial por la boca del paciente hasta los pulmones.)

Prevención

Los atragantamientos constituyen la principal causa de muerte no intencional en niños menores de un año y el peligro sigue siendo grande hasta los cinco años de edad. Pida información a su pediatra sobre el modo de prevenir los atragantamientos y cómo actuar en caso de que ocurran. Vea también el Capítulo 14, "Protección ante los peligros".

Aunque ciertos objetos como imperdibles o monedas provocan atragantamientos, la comida es responsable de la mayoría de estos incidentes. En particular, hay que estar pendientes cuando el niño empieza a probar nuevos alimentos hacia su primer año de vida. He aquí algunas recomendaciones adicionales para prevenir atragantamientos:

- No le dé a un niño pequeño alimentos duros y resbaladizos (como uvas pasas y verduras crudas) que se deben masticar. Este movimiento de masticación no llega a ser dominado sino hasta los cuatro años de edad aproximadamente y por ende el niño trata de tragarse la totalidad de la comida. No le dé maní al niño hasta que tenga siete años o más.

- Corte o parta los alimentos en trocitos (no más grandes de ½ pulgada [1.27 cm]) y estimule al niño a masticar bien antes de tragar.

- Supervise al bebé o al niño pequeño mientras está comiendo. No lo deje comer mientras está jugando o corriendo. Enséñele a masticar y tragar los alimentos antes de hablar o reírse.

- Evite darle a su hijo alimentos redondos y duros a menos que estén completamente picados en trocitos. Entre estos figuran palitos de carne, salchichas ("hot dogs"), zanahoria, tallos de apio, uvas y caramelos duros. Todos estos alimentos pueden alojarse fácilmente en la garganta del niño.

- Las gomas de mascar (o chicle) no son apropiadas para niños pequeños.

- Revise debajo de los muebles y entre los cojines pequeños en busca de trozos de comida que el pequeño pueda hallar y llevárselo a la boca.

Puesto que los niños pequeños se llevan todo a la boca, los objetos pequeños no comestibles también provocan atragantamientos. Tenga en cuenta las indicaciones sobre la edad al seleccionar cualquier juguete, pero use su sentido común en lo que respecta a su hijo. Según la reglamentación gubernamental, los juguetes para niños menores de tres años no pueden contener piezas de menos de 1¼ pulgadas (3.18 cm) de diámetro ni de menos de 2¼ pulgadas (5.72 cm) de largo. Si los hermanos mayores tienen juguetes con piezas pequeñas, manténgalos fuera del alcance de sus hijos pequeños. Asimismo, evite aquellos juguetes que se pueden prensar hasta caber por completo en la boca de un niño.

Tenga presente que los siguientes objetos han estado asociados con atragantamientos:

- Globos desinflados y trozos de globos. Un niño puede aspirar el globo al tratar de inflarlo.

- Talco para bebé.

- Objetos extraídos del bote de basura. Tenga especial cuidado con las cáscaras de huevo y las arandelas de las latas de refrescos.

- Imperdibles o ganchos para pañales. Compruebe que están bien cerrados y fuera del alcance del niño cuando no se utilicen.

- Monedas. Nunca le dé a un niño chiquito una moneda ni otros objetos pequeños como regalo o recompensa.

- Canicas y pelotas pequeñas.

- Tapas de bolígrafos o marcadores.

- Pilas o baterías pequeñas tipo botón.

- Jeringas de uso medicinal.

A pesar de estas precauciones, en cualquier momento se puede presentar un atragantamiento. Es importante que se familiarice con el modo de actuar en estos casos para que pueda reaccionar adecuadamente a la emergencia. Si tiene dudas al respecto, inscríbase en un curso de primeros auxilios autorizado, como los que imparte la American Heart Association (Asociación Americana del Corazón) o la Cruz Roja Americana. Para recibir una "Guía de recursos para padres" publicada por la Academia Americana de Pediatría, envíe un sobre grande con sello postal y etiqueta de envío a: Academia Americana de Pediatría, Attn: Dept C– PRG, P.O. Box 927, Elk Grove Village, IL 60009-0927.

Cortes y raspaduras

La curiosidad y la inquietud natural de su hijo lo llevarán a sufrir unos cuantos cortes y raspaduras. Es muy probable que la reacción del pequeño sea más exagerada de lo que corresponde a la lesión. En la mayoría de los casos, el único tratamiento necesario consistirá en limpiar la herida, cubrirla y consolar al niño (y quizás darle un beso en ese pequeño chichón o moretón).

Raspaduras

La mayoría de las lesiones leves en niños pequeños consisten en raspaduras o abrasiones, lo que significa que las capas externas de la piel se han rasgado literalmente. Si la abrasión abarca un área muy grande, podrá dar la impresión de que el niño está sangrando mucho, pero de hecho la cantidad de sangre que se pierde es muy poca. En primer lugar se debe lavar la herida con agua templada para eliminar restos de suciedad, y después limpiarla más a fondo con agua tibia y jabón. Evite usar yodo y otras soluciones antisépticas puesto que tienen pocos efectos protectores y tienden a causar más dolor y malestar.

La mayoría de las abrasiones cicatrizan rápidamente cuando no se les hace nada. Antes se creía que este tipo de remedio natural era el mejor, pero la "costra" que se forma de hecho retarda el proceso de curación y puede hacer que quede una cicatriz más grande. Si la rozadura es grande o está supurando, aplíquele una pomada antibiótica y cúbrala con una gasa estéril (libre de gérmenes), de venta en farmacias. Puede utilizar un vendaje adhesivo o un apósito que se fija con cinta adhesiva o con un vendaje de gasa. La pomada antibiótica también ayuda a impedir que el vendaje se pegue a la superficie de la herida que está cicatrizando. Su fin es impedir que la herida se infecte durante el proceso de curación. Es mejor tener la herida cubierta hasta que sane, e ir cambiando el vendaje cuando sea necesario. Si la herida afecta a un dedo de la mano o del pie, debe tener cuidado de no apretar demasiado el vendaje, ya que podría cortar la circulación.

Algunas gasas están hechas de materiales como el Telfa que tienden a pegarse menos a la superficie de la herida. Examine la lesión diariamente cada vez que cambie el vendaje o cuando esté sucio o húmedo. Si el vendaje se pega a la herida al tratar de quitarlo, humedézcalo con un poco de agua tibia.

En la mayoría de los casos basta con cubrir la herida por dos o tres días, pero es probable que su hijo quiera que le siga poniendo curitas, puesto que para un niño pequeño éstas son como medallas. No hay inconveniente en dejar un vendaje flojo sobre la zona lastimada, siempre y cuando se mantenga seco y limpio y se examine la herida diariamente.

Si no consigue limpiar bien la herida, esta empieza a supurar, se enrojece el área adyacente o el niño se queja de dolor o tiene fiebre, llame al pediatra. Estos son indicativos de que la herida pudo haberse infectado. Si es preciso, el médico utilizará anestesia local para evitar que el niño sienta demasiado dolor mientras limpia los residuos que usted no pudo eliminar. Si la herida se infectó, probablemente le recetará antibióticos por vía oral o en forma de ungüento o crema.

Cortes, laceraciones y sangrado

Un corte o laceración es una herida que afecta la piel y el tejido subcutáneo. Puesto que se trata de una lesión más profunda, es fácil que provoque problemas como sangrado, e incluso lesión de nervios y tendones. Las siguientes recomendaciones le ayudarán a detener las hemorragias y evitar cicatrices y otros problemas cuando su hijo se corte.

1. **Aplique presión.** Casi todos los sangrados pueden detenerse aplicando presión directa sobre el área afectada durante cinco a diez minutos con una gasa o paño limpio. El error más frecuente consiste en dejar de apretar para echarle un vistazo a la herida. Esto puede intensificar el sangrado o contribuir a que se forme un coágulo que puede dificultar el control de la hemorragia. Si la herida vuelve a sangrar después de haberla presionado durante cinco minutos seguidos, vuelva a aplicar presión y llame al médico para pedirle ayuda. *No intente* hacer un torniquete en un brazo o una pierna a menos que domine la técnica, puesto que esto puede provocar lesiones graves si se deja por demasiado tiempo.

2. **Mantenga la calma.** Ver sangre asusta a mucha gente, pero en estos momentos hay que tratar de controlarse. Al mantener la calma, podrá actuar mejor y evitar que el niño se inquiete más de la cuenta. Recuerde que mediante la presión directa podrá controlar el sangrado de cualquier herida por severa que sea mientras llega la ayuda nece-saria. Los cortes relativamente leves en la cabeza y la cara sangran mucho más que en otras partes del cuerpo debido a que son zonas muy irrigadas por capilares superficiales.

3. **Consulte al médico si el corte es serio.** Independientemente de lo mucho (o poco) que sangre un corte, llame al médico si es profundo o mide más de ½ pulgada (1.27 cm) de largo. Los cortes profundos pueden lesionar músculos, nervios y tendones aun cuando la herida no parezca seria. Los cortes largos y aquellos que afectan a la cara, el pecho y la espalda son más propensos a dejar cicatrices desagradables. En estos casos, si se sutura bien la herida, la marca que quedará será menos notoria. Si tiene dudas sobre la necesidad de que se le tomen puntos al niño, llame al médico y pídale consejo. Para evitar una cicatriz desagradable la sutura debe hacerse antes de que pasen ocho horas después de producida la herida.

Usted podrá curarle al niño los cortes leves, siempre y cuando pueda hacer que los bordes se junten solos o con la ayuda de un vendaje "mariposa", cuando no haya adormecimiento más allá de la zona herida y en caso que no haya reducción de sensibilidad o movimiento. No obstante, si existe la posibilidad de que algún objeto extraño como tierra o un trozo de vidrio se haya quedado dentro de la herida, lleve al niño al médico. Siempre que no pueda examinar y curar la herida por su cuenta, el niño deberá ser atendido por el pediatra o los servicios de emergencia lo más pronto posible para que la lesión sane bien. Es probable que el niño no deje que usted le examine la herida por el dolor que siente. Sin embargo el pediatra podría aplicarle anestesia local, si lo considera oportuno, lo que le permitirá examinar la lesión más a fondo.

4. **Limpie y vende la herida.** Si siente que puede afrontar la situación, lave la herida con agua y examínela detenidamente para cerciorarse de que queda bien limpia. Después aplique una pomada antibiótica y cúbrala con una gasa estéril. Es fácil subestimar la gravedad de una herida por lo que, aunque decida tratarla por su cuenta, no dude en llamar al pediatra para pedirle consejo. Si la zona que rodea al corte se inflama, enrojece o supura, o si sangra reiteradamente, consulte al pediatra lo antes posible. Los antisépticos como el yodo o el alcohol no son necesarios y aumentan el malestar en el niño, por lo tanto no se deben usar al tratar un corte. Si su hijo está al día en sus vacunaciones, probablemente no hará falta que le pongan la vacuna contra el tétanos. Pero si no ha tenido un refuerzo en los últimos cinco años, es posible que el pediatra recomiende que le pongan la vacuna.

Prevención

Es casi imposible evitar que un bebé curioso y activo no sufra uno que otro raspón o corte leve, pero usted puede tomar varias medidas para reducir estos incidentes así como la gravedad de los mismos. Guarde los objetos que resultan peligrosos, como cuchillos afilados, objetos de vidrio fáciles de romper y armas de fuego, fuera del alcance del niño. Cuando tenga la edad para usar cuchillos y tijeras por su cuenta, enséñele a agarrarlos apropiadamente e insístale en ser cuidadoso con los mismos. Revise de tanto en tanto su casa, el garaje, el jardin, y el patio. Si encuentra un objeto que se ha vuelto peligroso porque su hijo ya tiene la edad para agarrarlo, guárdelo en un lugar fuera de su alcance. Es conveniente prepararse para afrontar las lesiones infantiles más comunes con una buena provisión de implementos de curación (gasas estériles), pomada antibiótica y vendas.

Vea también el Capítulo 14, "Protección ante los peligros".

Ahogamientos

Un niño puede ahogarse ya sea por caer en aguas muy profundas o por quedar atrapado mientras tiene la cara sumergida en el agua. En el caso de niños muy pequeños, esto puede ocurrir en unas cuantas pulgadas de agua. La reacción natural del niño en ambos casos es aterrorizarse y forcejear, dejar de respirar o tratar de aguantar la respiración. Cuando finalmente respira, inhala agua y se sofoca. El *ahogamiento* se refiere a las muertes provocadas de este modo. Cuando se rescata al niño antes de morir, nos referimos a este episodio como casi ahogamiento.

Cómo actuar

En cuanto su hijo esté fuera del agua, compruebe si respira. Si no lo hace, inicie de inmediato la reanimación cardiopulmonar (vea la página 517). Si alguien más está presente, pídale que llame a emergencias médicas, pero no pierda un tiempo precioso buscando ayuda ni intentando sacar el agua inhalada de los pulmones del niño. En cambio, concéntrese en la reanimación cardiopulmonar hasta que el niño respire por su cuenta. Es muy común que durante el proceso de reanimación el niño vomite parte del agua que ha tragado. Sólo cuando la respiración del niño se haya reanudado podrá detener el procedimiento de reanimación y pedir ayuda de emergencia. Cuando lleguen los paramédicos, le administrarán oxígeno y si es necesario, seguirán con la reanimación cardiopulmonar. En ese momento usted podrá llamar al pediatra para que le indique cómo proceder a continuación.

Cualquier niño que haya estado a punto de ahogarse debe ser sometido a una evaluación médica completa, aunque parezca estar bien. Si dejó de respirar, tragó agua o estuvo inconsciente, debe permanecer bajo observación médica por veinticuatro horas como mínimo para comprobar que no sufrió lesiones en el sistema nervioso o respiratorio.

La recuperación de un niño que estuvo a punto de ahogarse dependerá del tiempo que haya estado sin recibir oxígeno. Si estuvo bajo el agua por un rato muy corto, es probable que se recupere por completo. El permanecer sin oxígeno durante períodos más largos puede causar daños en los pulmones, el corazón o el cerebro. Si un niño no responde rápidamente a la reanimación cardiopulmonar, es posible que sufra secuelas más graves. Pero de cualquier modo es importante seguir intentándolo, puesto que la reanimación cardiopulmonar ha permitido revivir a niños aparentemente sin vida o que habían estado sumergidos en aguas muy frías durante largos períodos de tiempo.

Prevención

Los niños menores de dos años, los que padecen de retardo mental y los que sufren de convulsiones son particularmente propensos a ahogarse, pero cualquier niño corre peligro si se le deja jugar sin supervisión cerca o dentro del agua. Hasta un niño que sabe nadar puede ahogarse a pocos pies del lugar seguro si llega a asustarse o confundirse. Por lo tanto, nunca permita que un niño de pocos años nade solo o sin supervisión y vigílelo constantemente siempre que esté cerca de una acumulación de agua, tal como una piscina, lago o río.

Pero éstas no son las únicas ocasiones propicias para que un niño se ahogue. La inocente exploración del inodoro o de un cubo de agua por parte de un niño pequeño puede conducirlo a una tragedia. Nunca deje agua acumulada donde su hijo de uno o dos años pueda acercarse. Vacíe o cubra con un plástico las piscinitas portátiles cuando no estén en uso. Vacíe prontamente la tina del baño. Cierre la tapa del inodoro y, si su hijo pequeño es muy activo y curioso, cierre el baño con cerrojo. No deje cubos ni siquiera con unas pocas pulgadas de agua o detergente cerca de un bebé que ya camina. Nunca deje a un pequeño cerca de una bañera que se está llenando ni dentro de una bañera llena de agua. (Para obtener más información sobre la seguridad en el agua, vea la página 501.)

Electrocución

Cuando el cuerpo humano entra en contacto directo con una fuente de electricidad, la corriente pasa a través del mismo, provocando lo que se conoce como electrocución. Dependiendo del voltaje de la corriente y la duración del contacto, la descarga puede provocar desde un leve malestar hasta lesiones graves o la muerte.

Los niños pequeños, particularmente aquellos bebés que empiezan a caminar, pueden electrocutarse al morder cables eléctricos o introducir objetos metálicos como tenedores o cuchillos en enchufes o aparatos eléctricos que no están protegidos. Estos percances también pueden ocurrir al usar incorrectamente electrodomésticos o juguetes y herramientas eléctricas, o cuando una corriente eléctrica entra en contacto con el agua sobre la que está parado o sentado un niño. Los rayos son responsables de aproximadamente un veinte por ciento de los casos de electrocución. Los árboles de navidad y las luces que se les ponen también representan un peligro.

Cómo actuar

Cuando un niño entre en contacto con una fuente eléctrica, lo primero que *siempre* se debe hacer es desactivar la fuente de electricidad. En muchos casos, bastará con desenchufar el aparato o apagar un botón. Si esto no es posible, trate de cortar el cable de la corriente eléctrica, pero *no con sus propias manos,* puesto que usted también podría electrocutarse. En cambio, utilice un hacha con mango de madera o tijeras para cortar cables que tengan un buen aislamiento. Otra opción es alejar el cable eléctrico del niño, utilizando un palo seco, una revista o periódico enrollado, una cuerda, un abrigo o cualquier otro objeto grueso y seco que no sea conductor de electricidad.

Si no puede retirar la fuente de electricidad, intente apartar al niño de la misma. De nuevo, *no toque al niño directamente con las manos* mientras permanezca pegado a la corriente eléctrica, ya que su cuerpo actuaría como conductor, trasmitiéndole la electricidad. En cambio, utilice como escudo algún material que no sea conductor, como algo de goma (o alguno de los objetos antes descritos) mientras trata de apartarlo. (*Advertencia:* Ninguno de estos métodos es completamente seguro a menos que corte el paso de la electricidad.)

En cuanto haya desactivado la corriente eléctrica (o haya conseguido separar al niño de ésta), examine su respiración, pulso, coloración de la piel y capacidad de respuesta. Si ha dejado de respirar o no tiene pulso, utilice inmediatamente las técnicas de reanimación cardiopulmonar (vea la página 517) y pida a alguien que solicite atención médica de emergencia. Evite mover innecesariamente al niño, puesto que con una electrocución seria es posible sufrir fracturas de la espina dorsal.

Si el niño está consciente y la electrocución parece haber sido leve, observe si tiene alguna quemadura, sobre todo si entró en contacto con la corriente a través de la boca. Luego, llame al pediatra. Las electrocuciones pueden provocar lesiones internas que a veces son difíciles de detectar sin un examen médico. Por este motivo, *todo* niño que haya recibido una descarga eléctrica significativa debe ir al médico.

En el consultorio del pediatra se curarán y vendarán las quemaduras sufridas. El médico podría solicitar una serie de pruebas para saber si hay algún órgano interno afectado. Si el niño tiene quemaduras graves o signos de lesión cerebral o cardiaca, deberá ser hospitalizado.

Prevención

La mejor forma de evitar percances relacionados con la electricidad es cubrir todos los enchufes, verificar que todos los cables tengan un buen aislamiento y supervisar a los niños cuando estén en un área expuesta a riesgos eléctricos. Los electrodomésticos pequeños ubicados cerca de una bañera o piscina resultan particularmente peligrosos. (Vea también el Capítulo 14, "Protección ante los peligros")

Lesiones en la punta de los dedos

Es muy común que un niño se lastime cuando una puerta se le cierra sobre los dedos. A menudo, es uno de los padres quien cierra la puerta, sin darse cuenta de que los dedos del pequeño corren peligro. El niño no es capaz de percibir el peligro potencial o no puede retirar la mano con suficiente rapidez.

También es común que un niño se aplaste un dedo al jugar con un martillo u otro objeto pesado.

Debido a que los dedos son tan sensibles, su hijo se lo hará saber en cuanto se lastime. A menudo, el área afectada se hinchará y se pondrá morada, y puede presentar un corte o sangrar un poco. La piel, el tejido subcutáneo y la base de la uña —así como el hueso que esté por debajo y la zona de crecimiento óseo— pueden verse afectados. Si hubo sangrado debajo de la uña, ésta se pondrá negra o negra-azulada y la presión del hematoma podrá causar dolor.

Tratamiento en casa

Si la punta del dedo está sangrando, lávela con agua y jabón y cúbrala con una venda suave y estéril. Una bolsa de hielo o sumergir el dedo en agua fría puede aliviar el dolor y reducir la inflamación.

Si la hinchazón es leve y su hijo se siente bien, puede dejar que el dedo sane por su cuenta. Pero esté pendiente si hay aumento de dolor, inflamación, enrojecimiento o supuración, o si el niño tiene fiebre entre veinticuatro y setenta y dos horas después de haberse lesionado. Éstos pueden ser síntomas de una infección, por lo que debe informar al pediatra.

Si el dedo se hincha mucho, tiene una herida profunda, hay sangre debajo de la uña o parece estar roto, llame al médico de inmediato. Bajo ninguna circunstancia intente enderezar por su cuenta un dedo fracturado.

Tratamiento profesional

Si el médico sospecha que hay una fractura, podría ordenar una radiografía. Si se confirma la fractura —o se ve afectada la base de la uña donde nace la misma— es posible que se deba consultar con un ortopeda. Un dedo roto puede enderezarse usando anestesia local. Si la base de la uña se ha visto afectada, se debe intervenir quirúrgicamente para prevenir deformaciones a medida que el dedo crezca. Si hay mucha sangre debajo de la uña, es posible que el pediatra haga un pequeño orificio en la uña para que ésta drene y aplacar el dolor.

Aunque un corte profundo puede requerir puntos, a menudo basta con colocar varias tiras adhesivas estériles sobre la herida similares a los vendajes tipo mariposa. Cuando hay una fractura debajo de un corte, se considera una fractura "abierta", y existe la posibilidad de que se infecte el hueso. En ese caso se recetan antibióticos. Dependiendo de la edad del niño y de su historial de vacunación, es posible que el médico recomiende un refuerzo de la vacuna contra el tétanos.

(Vea también *Fracturas* a continuación)

Fracturas

Aunque el término *fractura* puede parecer grave, simplemente es otra forma de referirse a un hueso roto. Como recordará de su propia niñez, las fracturas son muy frecuentes. De hecho ocupan la cuarta posición entre las lesiones más comunes en menores de seis años. Las caídas son responsables de la mayoría de las fracturas en niños pequeños, pero las fracturas más graves son provocadas por choques de autos.

Una fractura es distinta en un niño que en un adulto. Los huesos jóvenes son más flexibles y tienen un recubrimiento más grueso que les permite absorber mejor un golpe. Las fracturas infantiles muy pocas veces requieren cirugía. Por lo general basta con inmovilizar la zona afectada, usualmente mediante un yeso.

La mayoría de las fracturas que sufren los niños son: "de tallo verde" —el hueso se dobla como si fuera una rama tierna y se rompe por un solo lado— o "por torsión" —el hueso se tuerce y se debilita sin llegar a romperse por completo—. Una fractura "doblada" se refiere a un hueso que se ha doblado pero no se ha roto, lo que también es algo relativamente común en menores. Las fracturas "completas", en las que el hueso se parte por completo, también ocurren en la población infantil.

Puesto que los huesos de su hijo aún están creciendo, son vulnerables a otros tipos de fracturas que no se dan en adultos y son las que afectan las zonas de crecimiento óseo. Dichas zonas están en los extremos del hueso y regulan el crecimiento futuro. Si esta parte del hueso fracturado no sana bien, puede crecer torcido o hacerlo a un ritmo más lento que los demás huesos del cuerpo. Desafortunadamente, la repercusión de la fractura sobre el crecimiento óseo puede no ser visible sino hasta pasado un año o más de la lesión. Por tal motivo, el pediatra deberá seguir de cerca cualquier fractura que se produzca en tales zonas por un espacio de doce a dieciocho meses para tener la certeza de que el crecimiento óseo no se ha visto afectado.

Las fracturas también se clasifican como "no desplazadas", cuando los extremos fracturados siguen en la posición adecuada, o "desplazadas", cuando los extremos están separados o desalineados. En una fractura "abierta" o "compuesta", el hueso sobresale por la piel, mientras que en las fracturas "cerradas", la piel está intacta.

Signos y síntomas

No siempre es fácil saber si un hueso está roto, en particular si el niño es muy pequeño para describir lo que siente. Por lo general una fractura viene acompañada de inflamación y el niño se quejará de dolor y no podrá —o no querrá— mover la extremidad afectada. Sin embargo, el hecho de que su hijo pueda mover un hueso no descarta que lo tenga roto. Si sospecha que hay una fractura debe llamar al pediatra de inmediato.

Tratamiento en casa

Hasta que su hijo pueda ser evaluado en el consultorio médico, en la sala de emergencias o en un centro de urgencias, improvise un cabestrillo o un entablillado casero con un periódico o una revista enrollada para proteger la zona afectada de movimientos innecesarios.

No le dé al niño nada de beber, ni un calmante para el dolor por vía oral sin antes consultar con el pediatra. Si su hijo es mayorcito, puede colocar sobre la lesión una bolsa de hielo o una toalla fría para aliviarle el dolor. El frío extremo puede lesionar la delicada piel de un niño menor de dos años, por lo que no es recomendable ponerle hielo.

Si su hijo se ha roto una pierna, no intente moverlo sin ayuda. Pida una ambulancia, procure que el niño esté lo más cómodo posible y deje que el personal paramédico se encargue de transportarlo.

Si parte de la lesión está abierta y sangra, o si el hueso ha atravesado la piel, presione firmemente sobre la herida (vea *Cortes, laceraciones y sangrado,* página 526); cúbrala con una gasa limpia, de ser posible estéril. No intente colocar el hueso en su sitio. Después que la lesión ha sido tratada hay que estar pendiente del desarrollo de fiebre, la que puede ser un síntoma de infección.

Tratamiento profesional

Después de examinar la fractura, el médico ordenará una radiografía para determinar la gravedad del daño. Si sospecha que la zona de crecimiento óseo está afectada o si los huesos están fuera de sitio, será necesario consultar con un ortopeda.

Puesto que los huesos de los niños sanan con rapidez, todo lo que se necesita en caso de una fractura leve es un yeso, un entablillado de fibra de vidrio o simplemente un cabestrillo para inmovilizar el brazo. Si es una fractura desplazada, es posible que los huesos tengan que ser realineados por un cirujano ortopeda. Esto puede hacerse mediante una "reducción cerrada" con anestesia local o general, durante la cual el cirujano manipula los huesos hasta enderezarlos y después coloca un yeso. La "reducción abierta" es un procedimiento quirúrgico que se realiza en la sala de operaciones, pero es muy poco usual en niños. Después de la reducción quirúrgica el niño tendrá que llevar yeso hasta que el hueso haya soldado, lo que suele tardar cerca de la mitad del tiempo o menos que en los adultos, dependiendo de la edad. La ventaja de los huesos jóvenes es que no tienen que estar perfectamente alineados. Mientras estén más o menos en el lugar adecuado, se irán remodelando conforme crecen. El pediatra podría ordenar radiografías periódicas mientras sana el hueso para constatar que está soldando correctamente.

La colocación de un yeso suele producir alivio o por lo menos aplaca el dolor. Si nota que su hijo tiene más dolor, se le adormece la zona afectada o se le ponen los dedos morados o pálidos, llame inmediatamente al médico. Todo esto indica que la extremidad se ha inflamado y necesita más espacio dentro del yeso. Si el yeso no se reajusta, la inflamación podría presionar los nervios, los músculos y los vasos sanguíneos, provocando lesiones permanentes. Para reducir la presión, el médico puede abrir el yeso en dos, hacerle una abertura o cambiarlo por otro más grande.

También debe informar al médico si el yeso se rompe, parece demasiado holgado o se moja. Si éste no se ajusta bien, no mantendrá el hueso en la posición adecuada para que suelde correctamente.

Cuando un hueso se rompe, es común que mientras sana se forme un callo en el lugar de la fractura. Si se trata de una fractura de clavícula, el aspecto puede ser particularmente desagradable. No existe tratamiento para reducir el callo, y no se trata de algo permanente. El hueso se irá remodelando hasta adquirir su forma normal en pocos meses.

Lesiones en la cabeza/Concusiones

Es casi inevitable que su hijo se dé golpes en la cabeza de vez en cuando. Si se trata de un bebé esto puede ser particularmente angustiante, pero la reacción suele ser peor que el chichón en sí. La mayoría de las lesiones en la cabeza son menores y no causan problemas serios. De todos modos, es importante que sepa distinguir entre una lesión que requiere atención médica y una que solo necesita de un abrazo de consuelo.

Si su hijo sufre una breve pérdida de conciencia después de un golpe fuerte en la cabeza, se dice que ha tenido una concusión. Una concusión no implica que haya alguna lesión en el cerebro, pero sí indica que los centros cerebrales que regulan la conciencia se han visto afectados momentáneamente.

Tratamiento

Si el golpe en la cabeza ha sido leve, el niño seguirá estando alerta y despierto después del incidente y su coloración será normal. Probablemente llorará debido al dolor momentáneo y al susto, pero el llanto no deberá prolongarse por más de diez minutos y después el niño deberá volver a jugar como de costumbre.

Una herida sin importancia en la cabeza a veces puede provocar mareo leve, náuseas y dolor de cabeza, así como uno o dos episodios de vómito. De todos modos, si la herida parece ser leve, no es profunda ni sangra mucho como para requerir atención médica y sutura (vea *Cortes y raspones,* página 525), usted podrá tratarla en casa. Limítese a lavar la cortadura con agua y jabón. Si hay un moretón, colóquele compresas frías. Esto ayudará a reducir la inflamación si se hace en las primeras horas después de la lesión.

Aun cuando la lesión en la cabeza haya sido leve, usted deberá observar a su hijo durante las próximas veinticuatro a cuarenta y ocho horas por si surgen indicios de una lesión más grave. Aunque es muy poco común, los niños pueden desarrollar lesiones cerebrales serias a raíz de golpes aparentemente insignificantes en la cabeza que no causan problemas obvios inmediatos. Las lesiones cerebrales en estos casos suelen ser provocadas por hemorragias internas, cuyos síntomas tienden a manifestarse al cabo de uno o dos días del incidente. Si su hijo presenta alguno de los siguientes síntomas, consulte con el pediatra inmediatamente o acuda a la sala de emergencia más cercana.

■ Se ve demasiado adormilado o somnoliento durante las horas en que habitualmente está despierto, o no hay forma de despertarlo en la noche. (Si el niño se ha dado un golpe fuerte en la cabeza, es conveniente despertarlo un par de veces durante la primera noche.)

■ Tiene un dolor de cabeza que no desaparece (ni siquiera dándole acetaminofén) o vomita más de una o dos veces después del golpe. El dolor de cabeza y los vómitos son frecuentes después de un golpe en la cabeza, pero por lo general son leves y desaparecen a las pocas horas.

■ Está muy irritable y/o no se calma con nada. Si se trata de un lactante que no puede explicar lo que siente, esto podría indicar que tiene un fuerte dolor de cabeza.

■ Cualquier cambio significativo en la capacidad mental, coordinación, habilidad sensorial o fuerza de su hijo requiere de atención médica inmediata. Entre los síntomas de alarma figuran debilidad en brazos o piernas, caminar torpemente, hablar enredado, ojos cruzados o visión borrosa.

■ Al cabo de un rato de haber recuperado la conciencia vuelve a perderla, tiene convulsiones o empieza a respirar de forma irregular. Éstos son síntomas de disfunción de la actividad cerebral e indican una lesión craneal grave.

Si su hijo pierde la conciencia *en cualquier momento* después de darse un golpe en la cabeza, avise al pediatra. Si el niño no recupera la conciencia al cabo de unos minutos, necesitará *atención médica inmediata.* Llame pidiendo ayuda y siga estos pasos:

1. Mueva a su hijo lo menos posible. *Si sospecha que puede haberse lesionado el cuello, no intente moverlo. El cambiar la posición del*

cuello podría empeorar aún más la lesión. Una sola excepción: muévalo si se encuentra en un lugar donde podría sufrir más lesiones (por ejemplo, al borde de un precipicio o en un incendio), pero evite doblarle o torcerle el cuello.

2. Compruebe si respira. De no ser así, comience la reanimación cardiopulmonar (vea la página 517).

3. Si tiene una herida en el cuero cabelludo y está sangrando, aplique presión directa sobre la herida utilizando un paño limpio.

4. Si hay personal de emergencia que pueda llegar rápidamente, es mejor esperarlo que llevar al niño al hospital por cuenta propia.

La pérdida de conciencia a conse-cuencia de un golpe en la cabeza puede durar de unos pocos segundos a varias horas. Si usted no estuvo presente durante el incidente y no sabe si el niño perdió la conciencia, avise al pediatra. (Un niño mayor que haya sufrido una concusión podría decir que no recuerda lo que pasó justo antes y después del percance.)

La mayoría de los niños que pierden la conciencia por más de unos cuantos minutos son hospitalizados para estar bajo observación. Esto es esencial en niños con lesiones cerebrales graves y respiración irregular o convulsiones. Afortunadamente, gracias a los cuidados intensivos de la pediatría moderna, muchos niños con lesiones graves en la cabeza —incluso aquellos que han estado inconscientes por varias semanas— acaban recuperándose completamente.

Intoxicación o envenenamiento

Alrededor de 2.2 millones de personas al año ingieren o entran en contacto con sustancias tóxicas. Más de la mitad de estos casos se presentan en niños menores de seis años de edad.

La mayoría de los niños que tragan alguna sustancia tóxica no quedan con secuelas permanentes, sobre todo si reciben un tratamiento inmediato. Si usted cree que su hijo se ha intoxicado o envenenado, mantenga la calma y actúe con prontitud.

Deberá sospechar que su hijo ha ingerido una sustancia venenosa si lo encuentra con un recipiente abierto o vacío de un producto tóxico y particularmente si actúa de un modo extraño. Esté pendiente de los siguientes síntomas de intoxicación:

- Manchas raras en la ropa
- Quemaduras en labios o boca
- Babea más de lo habitual o tiene un aliento particular
- Vómitos o náuseas inexplicables
- Retortijones sin fiebre
- Dificultad para respirar
- Cambios repentinos en el comportamiento, tales como somnolencia, irritabilidad o nerviosismo
- Convulsiones o pérdida de la conciencia (solo en casos muy graves)

Ponga su casa a prueba de sustancias tóxicas o venenosas

- Guarde todas las drogas y medicamentos en un botiquín con llave y fuera del alcance del niño. No guarde la pasta de dientes, el jabón o el champú en ese mismo lugar.

- Compre y mantenga los medicamentos en sus envases originales con tapas "resistentes a niños". (Recuerde, sin embargo, que este tipo de tapa es difícil de abrir por parte de un pequeño, pero no es "a prueba de niños", así que toda medicina debe guardarse bajo llave.) Vierta al inodoro el medicamento sobrante en cuanto desaparezca la enfermedad para la que fue recetado.

- No tome medicinas delante de un niño pequeño pues podría tratar de imitarle más tarde. Nunca le diga que una medicina es una golosina para lograr que se la tome.

- Cada vez que le dé una medicina a su hijo revise la etiqueta para cerciorarse de que le está dando la medicina y la dosis adecuadas. Es más fácil equivocarse en la oscuridad, así que encienda la luz cuando tenga que administrarle una medicina a medianoche.

- Lea las etiquetas de todos los detergentes domésticos antes de comprarlos. Busque los que sean menos tóxicos para cada función y compre solo los productos que vaya a necesitar de inmediato.

- Guarde todos los productos peligrosos en armarios con llave y fuera del alcance de su hijo. No guarde los detergentes ni otros productos de limpieza debajo del fregadero o del lavamanos a menos que estén dentro de un armario provisto de cerrojos de seguridad que se accione cada vez que cierra la puerta. (Este tipo de cierres se consiguen en la mayoría de las ferreterías y tiendas por departamentos.)

- Nunca llene con productos tóxicos los envases que antes contenían productos comestibles, especialmente botellas vacías de refrescos, latas o vasos.

- Antes de encender su auto, abra siempre la puerta del garaje y nunca lo deje en marcha dentro de un garaje cerrado. No descuide el mantenimiento de las estufas a carbón, madera o queroseno. Si huele a gas en su hogar, apague la estufa o la hornilla a gas, salga de la casa y llame a la compañía de gas.

- Pegue el número del centro de envenenamientos, 1-800-222-1222 cerca de cada uno de los teléfonos de la casa junto con otros números de emergencia. Si tiene niñera, cerciórese de que sepa dónde están estos números y cómo debe utilizarlos.

Tratamiento

Si su hijo llega a ingerir una sustancia venenosa, avise al pediatra. Sin embargo, el centro de envenenamientos de su localidad le proporcionará la información y la guía inmediata que necesitará al descubrir que su hijo ha ingerido una sustancia tóxica. Estos centros funcionan las veinticuatro horas del día y cuentan con personal especializado que indican cómo actuar de inmediato. Es conveniente que anote en la primera página de su libreta telefónica el número del centro de control de envenenamientos más cercano. Péguelo también cerca de cada uno de los teléfonos de la casa, junto con otros números telefónicos de emergencia. O puede llamar a la línea nacional del centro de envenenamientos —1-800-222-1222— que proporciona acceso inmediato y gratuito de día y de noche a cualquier centro regional. *Si se le presenta una emergencia y no puede encontrar el número, llame al 911 o al número de asistencia telefónica y pregunte por el centro de envenenamientos.*

La acción inmediata que deberá tomar depende del tipo de sustancia ingerida. Si usted sabe exactamente qué ingirió su hijo, el personal del centro de envenenamiento le dará instrucciones específicas a seguir. Pero antes de hacer la llamada, siga estos pasos:

Ingestión de sustancias tóxicas

Antes que nada, aleje la sustancia del niño. Si aún le queda algo en la boca, haga que lo escupa o sáqueselo de la boca con los dedos. Guarde este material, junto con cualquier otra evidencia que ayude a determinar qué fue lo que tragó.

A continuación, fíjese si el niño presenta estos síntomas:

- Dolor fuerte de garganta
- Babeo excesivo
- Dificultad para respirar
- Convulsiones
- Somnolencia excesiva

Si detecta alguno de estos síntomas o si el niño está inconsciente o ha dejado de respirar, inicie los procedimientos de emergencia y llame de inmediato al 911 para obtener ayuda médica. Lleve el recipiente que contenía la sustancia ingerida, así como los restos que hayan quedado para que el médico sepa exactamente qué fue lo que tragó el niño. *No haga que el niño vomite,* pues esto podría empeorar las cosas y *no siga las instrucciones que figuran en la etiqueta del producto sobre cómo actuar en caso de intoxicación,* puesto que pueden no estar actualizadas o ser incorrectas.

Si su hijo no presenta síntomas tan graves, llame a la línea del centro de envenenamiento, 1-800-222-1222, de donde le remitirán al centro regional. Para que puedan ayudarle, deberá proporcionar la siguiente información:

- Su nombre y número telefónico.

- Nombre, edad y peso de su hijo. Si tiene una enfermedad seria o está tomando algún medicamento, no olvide mencionarlo.

- Nombre de la sustancia que se tragó el niño. Léalo de la etiqueta del recipiente y, si es preciso, deletréelo. Si la etiqueta contiene los ingredientes, léalos también.

Si su hijo ha ingerido una medicina recetada y la droga no figura en la etiqueta, facilite el nombre y el número de teléfono de la farmacia donde la compró, así como la fecha y el código de la receta. Procure describir la pastilla o cápsula y mencione cualquier número o letra impresos en la superficie.

Si su hijo se tragó otro tipo de sustancia, como por ejemplo un trozo de una planta, descríbala lo más detalladamente posible para ayudar en su identificación.

- Cuánto tiempo hace que su hijo se tragó la sustancia (o que usted lo encontró) y la cantidad que cree que ingirió.

Si la sustancia es extremadamente peligrosa o si su hijo es muy pequeño, podrían indicarle que lo lleve inmediatamente a la sala de emergencia más cercana para ser evaluado. De lo contrario, le darán instrucciones para tratarlo en casa.

En estos casos el vómito puede ser peligroso, así que nunca haga que el niño vomite. Los ácidos fuertes (como el limpiador de inodoros) o las sustancias alcalinas intensas (como la lejía, los limpiadores de desagües o de horno o los detergentes para platos) pueden quemar la garganta, y el vómito tan solo incrementará el daño. En el pasado se usaba el jarabe de ipecacuana para provocarle el vómito a un niño que había tragado una sustancia venenosa, pero aunque esto parezca tener sentido, ya no se considera un buen tratamiento. Si tiene jarabe de ipecacuana en su casa, viértalo en el inodoro y bote el recipiente a la basura. No haga que el niño vomite de ningún modo, ya sea dándole jarabe de ipecacuana, provocándole arcadas o dándole agua con sal. En cambio, es posible que le recomienden darle al niño un vaso con leche o agua.

Sustancias tóxicas en la piel

Si su hijo se derrama una sustancia química peligrosa en la piel, quítele rápidamente la ropa y lave el área afectada con agua tibia, no caliente. Si el área parece haberse quemado, siga enjuagándola durante por lo menos quince minutos por mucho que el niño proteste. A continuación, llame al centro de envenenamiento para que le den más instrucciones. No le ponga al niño pomadas ni grasa.

Sustancias tóxicas en el ojo

Lave bien el ojo del niño sujetándole el párpado mientras dirige un chorro directo de agua tibia sobre la comisura interna del ojo afectado. Un niño pequeño de seguro se resistirá a este tratamiento, por lo que necesitará que otro adulto lo sujete mientras usted le lava el ojo. Si esto no es posible, envuélvalo firmemente en una toalla y apriételo contra su pecho con un brazo, de tal modo que con la mano libre pueda sujetarle el párpado mientras le vierte el chorro de agua.

Siga lavándole el ojo durante quince minutos. Después llame al centro de envenenamiento, 1-800-222-1222, para saber cómo actuar a continuación. No utilice baños oculares, gotas ni pomadas a menos que el centro así se lo indique. Si el dolor continúa o sospecha que la lesión puede ser grave, solicite asistencia de emergencia inmediatamente.

Intoxicación por inhalación de humo o gases

La mayoría de las intoxicaciones por inhalación de gases y humos que se presentan en el hogar son provocadas por dejar en marcha un automóvil dentro de un garaje cerrado; escapes de gas; estufas de madera, carbón o gas que tienen poca ventilación o están en mal estado; o calentadores portátiles, hornos, estufas o calentadores de agua que funcionan a gas. Si su hijo se ve expuesto a humos o gases provenientes de éstas u otras fuentes, sáquelo al aire libre inmediatamente. Si está respirando, llame al centro de envenenamientos, 1-800-222-1222 para obtener más instrucciones. Si ha dejado de respirar, inicie la reanimación cardiopulmonar (vea la página 517) y no se detenga hasta que el niño vuelva a respirar por su cuenta u otra persona pueda relevarlo. Si es posible, pida a alguien que solicite ayuda médica de emergencia; si no hay nadie más con usted, aplique las técnicas de reanimación cardiopulmonar por un minuto y después haga la llamada.

Prevención

Los niños pequeños, sobre todos aquellos entre uno y tres años, se intoxican mayormente con cosas que encuentran en el mismo hogar, como drogas y medicamentos, detergentes, plantas, cosméticos, pesticidas, pinturas, disolventes, líquido anticongelante o para limpiar el parabrisas, gasolina, queroseno y aceite para lámparas. Esto ocurre porque llevarse cosas a la boca y probarlas es la forma natural que tienen los pequeños de explorar su entorno y porque suelen imitar a los adultos sin entender lo que están haciendo.

La mayoría de las intoxicaciones y envenenamientos ocurren cuando los padres están distraídos. Si usted está enfermo o bajo mucho estrés, es posible que no esté tan pendiente del niño como de costumbre. La intensa rutina que precede a la comida cuando el día está por terminar provoca tantos descuidos en la vigilancia paterna, que esta hora se conoce por el personal del centro de envenenamientos como "la hora del arsénico".

La mejor forma de evitar intoxicaciones es guardar todas las sustancias tóxicas bajo llave y fuera del alcance del niño, de tal modo que no tenga acceso a las mismas ni siquiera cuando usted no esté vigilándolo. Esté aún más pendiente cuando lleve a su hijo de compras o de visita a lugares que no estén "a prueba de niños". Preste especial atención al ir a la casa de los abuelos o de otras personas donde no se han tomado medidas para proteger a los niños. (Vea también el Capítulo 14, "Protección ante los peligros").

16

El aparato digestivo

Dolor abdominal

Es habitual que un niño de cualquier edad tenga dolor abdominal de vez en cuando, pero la causa de este malestar tiende a ser muy distinta en un infante que en un niño mayor. La reacción ante el dolor también varía según la edad. Mientras que un niño mayorcito puede apretarse el vientre y decir que le duele la barriga, un bebé de pocos meses demostrará su malestar llorando, levantando sus piernas, expulsando ventosidades (que suelen ser aire tragado), vomitando o eructando excesivamente.

Afortunadamente, la mayoría de los dolores abdominales desaparecen por sí solos y no son serios. No obstante, si el malestar del niño persiste o empeora durante el transcurso de tres a cinco horas; si tiene fiebre, dolor de garganta muy fuerte o presenta un cambio drástico en su apetito o nivel de energía, notifique al pediatra de inmediato. Éstos podrían ser síntomas de un trastorno más serio.

Causas comunes del dolor abdominal durante la infancia

1. **Cólicos.** Éstos suelen darse en lactantes que tienen entre diez días y tres meses de edad. Aunque nadie sabe exactamente cuál es su causa, los cólicos suelen producir contracciones rápidas e intensas de los intestinos que al parecer provocan el dolor que experimenta el bebé. El malestar suele ser mayor al atardecer y puede ir acompañado de llanto inconsolable, agitar de piernas, ventosidades frecuentes e irritabilidad general. (Vea el Capítulo 7, "Del primer al tercer mes de edad".)

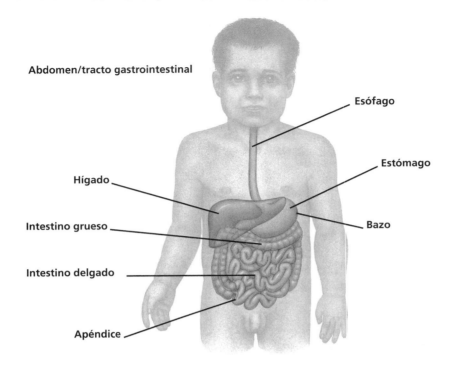

Abdomen/tracto gastrointestinal

Esófago

Estómago

Hígado

Bazo

Intestino grueso

Intestino delgado

Apéndice

¿Cómo debe reaccionar usted? Es posible que tenga que ensayar diversos enfoques que se detallan en las páginas 166 a 167.

2. **Estreñimiento.** Con frecuencia se cree que el estreñimiento causa dolor abdominal, pero éste es rara vez un problema en el infante. Sin embargo, el estreñimiento puede presentarse en bebés mayores que ya han empezado a consumir sólidos, lo que les lleva a tener dolor abdominal al evacuar. Si su bebé parece tener este problema, ensaye lo siguiente:

- Añada un poco más de agua a la dieta del bebé.

- Reduzca los alimentos astringentes, como el arroz, la banana o guineo y el cereal.

Si con esto no consigue buenos resultados, consulte la sección sobre *Estreñimiento* (página 548) y hable con el pediatra. Nunca le dé a un niño un laxante u otro tipo de ablandador de excrementos sin consultar antes con su médico.

3. **Intususcepción.** Es una condición rara que puede ser otra causa de dolor abdominal en lactantes (por lo general menores de un año de edad). Este problema se presenta cuando una parte del intestino se pliega o invagina (esto es, un extremo del intestino se dobla e introduce en sí mismo) en sí mismo. Al igual que una antena retraible, una parte del intestino se desliza dentro de otra porción del mismo, provocando una obstrucción que a

su vez causa dolor intenso. El niño llorará de forma repentina e intermitente apretando las piernas contra el vientre. Estos episodios irán seguidos de períodos sin dolor en los que el bebé estará tranquilo. Los niños que padecen de este trastorno también pueden vomitar y tener evacuaciones sanguinolentas de color oscuro y con mucosidad.

Es importante reconocer esta posible causa de dolor abdominal y llamar al pediatra en caso de presentarse. El médico examinará a su hijo y probablemente solicitará un estudio radiológico denominado enema de aire o de bario. Mediante esta prueba no solo se hace el diagnóstico sino que a veces también se logra desbloquear el intestino. En caso de que el enema no resuelva el problema, habrá que realizar una intervención quirúrgica de emergencia.

4. Infecciones virales o bacterianas. Las infecciones que afectan al intestino suelen presentarse con vómitos y/o diarreas. La gastroenteritis infecciosa suele provocar dolor abdominal. Si se sospecha que el niño tiene una infección intestinal, el pediatra podría ordenar un cultivo de la materia fecal. De confirmarse la presencia de bacterias, se le administrará al pequeño el tratamiento adecuado. Las infecciones de tipo viral no requieren de tratamiento y remiten por sí mismas durante el transcurso de una semana más o menos.

Causas del dolor abdominal en niños mayores

1. Estreñimiento. Ésta es una causa común de dolor abdominal en niños mayores. El estreñimiento puede pasar desapercibido si el niño evacua un poco cada día, mientras el resto de los excrementos se le van acumulando en el colon. Cuando la materia fecal se endurece y se compacta, el niño no puede evacuar. Entonces empezará a quejarse de dolor, sobre todo en la parte inferior del abdomen. Los niños que consumen mucha "comida rápida" son propensos al estreñimiento. Comente este asunto con el pediatra. El primer enfoque para solucionar el problema es aumentar la fibra en la dieta del niño. Sin embargo, puesto que cada caso es distinto, usted y el pediatra deben diseñar un plan de enfoque que se ajuste a su hijo en particular.

2. Infecciones de las vías urinarias. Se pueden presentar durante la infancia, pero a esta edad es muy raro que produzcan dolor abdominal. Este tipo de infección es mucho más común en niñas de tres a cinco años de edad, con síntomas como malestar en el área de la vejiga, así como algo de dolor y ardor al orinar. También puede hacer que el niño o la niña orine con más frecuencia y que se moje en la cama. Sin embargo esta infección, por lo general, no produce fiebre.

Si su hijo se queja de estos síntomas, llévelo al pediatra, quien procederá a examinarlo así como a analizar una muestra de su orina. Si hay una infección presente, se le recetará un antibiótico. Esto eliminará tanto la infección como el dolor abdominal. (Vea *Infecciones de las vías urinarias,* página 732.)

3. **Infecciones de la garganta por estreptococo.** Este tipo de infección se debe a una bacteria llamada *estreptococo* y se presenta con frecuencia en niños mayores de dos años. Los síntomas y manifestaciones comprenden dolor de garganta y fiebre, y posiblemente vómitos y dolor de cabeza. El pediatra querrá examinar al niño y hacerle un cultivo de la garganta. Si el cultivo da positivo para el estreptococo —los resultados por lo general tardan veinticuatro horas, aunque ahora se suele usar un método que suministra resultados en menos de una hora— su hijo deberá tomar antibióticos. (Vea *Dolor de garganta,* página 661.)

4. **Apendicitis.** Esta afección es muy rara en niños menores de tres años y poco común en niños menores de cinco. Cuando se presenta, el primer síntoma suele ser un dolor constante en la parte central del abdomen. Más tarde el dolor se desplaza hacia la parte inferior derecha y es posible que vaya acompañado de náuseas, fiebre baja y hasta vómitos. Si su hijo tiene dolor y otros síntomas que siguen este patrón, avise enseguida al pediatra. Éste querrá verlo de inmediato y hasta es posible que le pida que lleve al niño a emergencias para que le hagan un examen de sangre y una radiografía. Si resulta que tiene apendicitis, se le debe practicar una operación lo antes posible para extirparle el apéndice. (Vea *Apendicitis,* página 545, para obtener más detalles.)

5. **Intoxicación por plomo.** Esto suele afectar a niños entre uno y tres años que viven en casas antiguas donde se utilizaron pinturas con base de plomo. A esta edad es probable que un niño se coma los trocitos de pintura que se van descascarando de las paredes y muebles. El plomo se almacena en el organismo y puede provocar graves problemas de salud. Los síntomas de una intoxicación por plomo incluyen:

- Dolor abdominal
- Estreñimiento
- Irritabilidad (El niño está intranquilo, llora y es difícil tranquilizarlo.)
- Aletargamiento (El niño está adormilado, no tiene ganas de jugar y tiene poco apetito.)
- Convulsiones

Si su hijo está expuesto a pinturas que contienen plomo, o usted sabe que ha comido residuos de pintura y presenta uno de los síntomas anteriores, llame al pediatra. Éste ordenará un análisis de sangre y le indicará cómo proceder. (Vea también *Intoxicación por plomo,* página 839.)

6. **Infección intestinal (gastroenteritis).** Este tipo de infección suele ser originada por virus. Sin embargo, también hay infecciones intestinales provocadas por bacterias o parásitos (organismos —de mayor tamaño que los virus y bacterias— que suelen vivir en aguas o alimentos insalubres). El niño que padece de una infección intestinal por lo general tendrá retortijones abdominales, diarrea y/o vómitos. (Vea *Diarrea,* página 551 y

Vómitos, página 572.) El dolor suele durar un par de días y después desaparece. Una excepción la constituye el parásito *Giardia lamblia,* que puede producir dolores periódicos y recurrentes no localizados en una parte específica del abdomen. El dolor puede persistir por una semana o más y provocar una pérdida significativa de apetito y peso. El tratamiento con las medicinas adecuadas permite curar tanto la infección como el dolor que la acompaña.

7. **Alergia a la leche.** Se trata de una reacción a la proteína de la leche que puede provocar retortijones abdominales. (Vea *Alergia a la leche,* página 567.)

8. **Problemas emocionales.** Los dolores abdominales recurrentes que padecen algunos niños en edad escolar, a veces son de naturaleza emocional. Aunque es raro que esto ocurra en niños menores de cinco años, puede darse en pequeños que están bajo mucho estrés. La primera pista de este tipo de afección consiste en que el dolor suele aparecer y desaparecer durante un lapso de más de una semana. Además, el dolor no está acompañado de ningún otro síntoma o queja (como fiebre, vómitos, diarrea, tos, somnolencia o debilidad, molestias en las vías urinarias, dolor de garganta o síntomas de gripe). También es posible que en la familia haya antecedentes de este tipo de trastornos. Por último, es probable que el niño se comporte más retraído o más ruidoso que de costumbre o que le sea difícil expresar sus ideas o emociones.

Si detecta estos síntomas en su hijo, averigüe si tiene algún problema ya sea en la casa, la escuela, con un hermano, pariente o amigo. ¿Perdió recientemente a un amigo o a una mascota? ¿Ha fallecido un familiar o ha habido un divorcio o separación en el hogar?

El pediatra puede sugerirle formas de propiciar el diálogo y ayudar a su hijo a expresar sus inquietudes. Por ejemplo, podría recomendarle que utilice sus juguetes o juegos para exteriorizar lo que le preocupa. Si esto no es suficiente, podría remitir al niño a un psicólogo o psiquiatra de niños.

Apendicitis

El apéndice es una estructura estrecha y hueca en forma de dedo que va unida al intestino grueso. Aunque no desempeña ninguna función en los seres humanos, puede provocar problemas graves si se inflama. Esto tiende a ocurrir con relativa facilidad debido a su ubicación; por ejemplo, un trozo de comida o excremento puede quedar atrapado en su interior, haciendo que se inflame, infecte y empiece a doler. Esta inflamación —denominada apendicitis— es más frecuente a partir de los seis años, pero puede ocurrir en niños más pequeños. Una vez infectado, el apéndice se debe extirpar. De lo contrario podría perforarse, haciendo que la infección se extienda por la cavidad abdominal. Puesto que este problema puede llegar a ser fatal, es importante conocer sus síntomas y llamar al pediatra en cuanto aparezcan. En orden de aparición, los síntomas son los siguientes:

1. **Dolor abdominal:** Ésta suele ser la primera queja del niño. Casi siempre el dolor surge alrededor del ombligo. Pasadas varias horas y a medida que la infección avanza, es posible que el dolor se haga más intenso en la zona inferior derecha del abdomen. A veces, si el apéndice no está en la posición habitual, el dolor puede aparecer en otra parte del abdomen o incluso en la espalda. También se pueden presentar síntomas propios de las vías urinarias, como aumento en la frecuencia de orinar o ardor al hacerlo. Aun cuando el apéndice se encuentre en la posición usual y el dolor se concentre en la zona inferior derecha del abdomen, es posible que la inflamación irrite también uno de los músculos que conectan el abdomen con la pierna, haciendo que el niño cojee o camine encogido.

2. **Vómitos.** Luego de varias horas de dolor, se pueden presentar vómitos. Es importante recordar que en el caso de la apendicitis, el dolor abdominal precede a los vómitos, no al contrario. Los dolores abdominales a consecuencia de vómitos son frecuentes en infecciones virales, como la gripe.

3. **Pérdida del apetito.** La pérdida del apetito aparece poco después del inicio del dolor.

4. **Fiebre.** Puede presentarse fiebre baja (de 100 a 101 °Fahrenheit; 37.8 a 38.5 °centígrados).

Lamentablemente, los síntomas de la apendicitis a veces quedan encubiertos por una infección viral o bacteriana anterior. En tal caso, antes del típico dolor de apendicitis pueden presentarse los síntomas de diarrea, náuseas, vómitos y fiebre, dificultando en gran medida obtener un diagnóstico certero.

También es posible que el dolor se esfume de repente, lo que puede hacerle creer que el niño está bien. Desafortunadamente, la desaparición del dolor puede significar que el apéndice se ha perforado. Aunque es posible que el dolor disminuya por varias horas, éste es precisamente el momento de mayor peligro. La infección se extenderá al resto del abdomen, haciendo que el niño se ponga peor, le subirá la fiebre y será preciso hospitalizarlo para operarlo y administrarle antibióticos por vía intravenosa. La recuperación será mucho más lenta y las complicaciones pueden ser mayores si la apendicitis no se trata a tiempo.

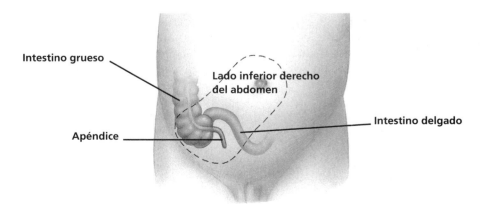

Intestino grueso

Lado inferior derecho del abdomen

Intestino delgado

Apéndice

Tratamiento

No siempre es fácil detectar los síntomas de apendicitis, en particular si el niño es menor de tres años y no puede decir dónde le duele ni explicar si el dolor se ha desplazado hacia la parte derecha del abdomen. Por este motivo, es conveniente actuar pronto si se sospecha que el dolor o el malestar de un niño es más intenso o parece ser "distinto" a lo habitual. Aunque la mayoría de niños que padecen de dolor abdominal no tienen apendicitis, solo un médico debe hacer el diagnóstico. Por lo tanto, si su hijo tiene dolor por más de un par de horas junto con náuseas, vómitos, pérdida del apetito y fiebre, avise al pediatra de inmediato. Si el médico no tiene la certeza de que se trata de apendicitis, es posible que decida tener al niño bajo observación por varias horas, sea dentro o fuera del hospital. Durante este período le podrían hacer otras pruebas de laboratorio o tomarle radiografías en busca de signos más precisos. Si la probabilidad de que el niño tenga apendicitis es grande, se le practicará una cirugía lo antes posible.

En casi todos los casos el tratamiento consiste en extirpar el apéndice quirúrgicamente. En circunstancias excepcionales, el tejido que recubre los intestinos también puede encapsular al apéndice y por lo tanto contener la infección. Esto hace más difícil extirpar el apéndice sin esparcir la infección, por lo que se suelen administrar antibióticos, ya sea solos o combinados con drenaje del área infectada mediante la colocación de un pequeño tubo. Teniendo en cuenta que la inflamación puede retornar incluso después de que la infección inicial haya desaparecido, se suele extirpar el apéndice mas tarde.

Enfermedad celíaca

La enfermedad celíaca es un problema que provoca malabsorción, es decir una falla de los intestinos en la absorción de los nutrientes. Se debe a una reacción inmune al gluten (la proteína presente en el trigo, el centeno, la cebada y quizás la avena) que tiene lugar en el intestino. Esta reacción estimula al sistema inmune a atacar y lesionar las paredes internas del intestino, evitando de este modo que el organismo absorba los nutrientes. Como resultado, los alimentos que pasan por el intestino son digeridos a medias. A consecuencia de esto se presentan síntomas como dolor abdominal con retortijones, excrementos malolientes, diarrea, pérdida de peso, irritabilidad y sensación constante de malestar.

Tratamiento

Cuando el médico haya descartado otras posibles causas de problemas digestivos, ordenará unos exámenes de sangre dirigidos a detectar la enfermedad celíaca. Estos exámenes miden los niveles sanguíneos de anticuerpos hacia el gluten. Sin embargo, para hacer un diagnóstico definitivo se requiere de una biopsia de intestino, lo que implica extraer una muestra pequeña de tejido intestinal para examinarla en el laboratorio. Este procedimiento por lo general se hace introduciendo un tubo pequeño por la boca hasta el intestino delgado, de donde se extrae el tejido.

Si se constata que las paredes interiores del intestino están lesionadas, se diseñará una dieta libre de gluten para su hijo. Esto significa que tendrá que dejar de comer trigo, centeno, cebada y tal vez avena. El pediatra le dará una lista completa de los alimentos que debe evitar, pero además usted deberá leer todas las etiquetas de los productos que compre, puesto que la harina de trigo es un ingrediente oculto de muchos productos. Puesto que el arroz y los productos hechos con arroz no contienen gluten, probablemente éste se convertirá en un ingrediente fundamental en la dieta de su hijo.

Entre otras cosas, es posible que su hijo no tolere el azúcar de la leche hasta varios meses después de hecho el diagnóstico. En tal caso, le podrían aconsejar que no le dé leche por un tiempo, además de eliminar definitivamente los productos que contienen gluten. Durante este período le podría dar leche tratada con enzimas, de tal modo que sea predigerida antes de llegar al intestino. También es posible que necesite de vitaminas y minerales adicionales.

Si su hijo tiene enfermedad celíaca, tendrá que seguir una dieta libre de gluten durante el resto de su vida, evitando por completo el trigo, el centeno, la cebada y tal vez la avena.

(Vea también *Diarrea,* página 551; *Malabsorción,* página 565; *Alergia a la leche,* página 567; *Anemia,* página 715.)

Estreñimiento

Como ocurre con los adultos, los patrones de evacuación también varían según el niño. Por tal motivo a veces le será difícil saber si su hijo está realmente estreñido. Un niño puede pasar dos o tres días sin evacuar y no estar estreñido, mientras que otro puede evacuar con relativa frecuencia y tener dificultad al hacerlo. Éstas son por lo general las señales que indican que el niño está estreñido:

- En un recién nacido: evacuaciones firmes menos de una vez al día

- En niños mayores: excrementos duros y compactos, con un intervalo de tres o cuatro días entre una y otra evacuación

- A cualquier edad: evacuaciones grandes, duras y secas asociadas con deposiciones dolorosas

- Episodios de dolor abdominal que se alivian después de una deposición abundante

- Sangre en la materia fecal o fuera de la misma

- Ensuciarse la ropa interior entre una y otra deposición

El estreñimiento suele ocurrir cuando los músculos al final del intestino grueso se estrechan, impidiendo que los excrementos pasen con normalidad. Cuanto más tiempo se queden allí, más duros y secos se volverán, siendo cada vez más difícil que pasen sin provocar dolor. Puesto que la deposición resulta dolorosa, el niño podría tratar conscientemente de aguantar las ganas de evacuar, lo que agrava el problema aún más.

Hay familias que son más propensas al estreñimiento. El problema puede empezar en la infancia y seguir el mismo patrón durante el resto de la vida, empeorando si no se establecen buenos hábitos de evacuación o si el niño tiende a retener la materia fecal. La retención de excrementos ocurre más a menudo entre los dos y cinco años de edad, época en la cual el niño empieza a adquirir independencia y control de sí mismo y a la vez está aprendiendo a usar el inodoro. Los niños mayorcitos pueden resistirse a evacuar cuando no están en casa porque no quieren usar un inodoro desconocido. Esto también puede provocar estreñimiento o agravar el mismo.

Si su hijo tiende a aguantar las ganas de evacuar, podría llegar a tener deposiciones tan abundantes, que el recto podría llegar a ensancharse demasiado. Como consecuencia, el niño ya no sentirá la urgencia de defecar y sus excrementos llegarán a ser tan grandes, que ya no podrán evacuarse sin la ayuda de un enema, laxante u otro tratamiento. En algunos de estos casos, el niño comienza a ensuciarse en los pantalones cuando el líquido de las deposiciones se filtra alrededor de los excrementos sólidos. Al ver el pañal o pantaloncito del niño, se podría asumir que el pequeño tiene diarrea. En estos casos extremos el recto debe ser vaciado bajo supervisión médica y será necesario volver a entrenar al niño para que adquiera un patrón de evacuación normal.

Tratamiento

Estas sugerencias pueden ayudar a resolver los episodios leves u ocasionales de estreñimiento:

Si su hijo tiene entre seis y doce meses y empezó hace poco a tomar leche de vaca, vuelva a darle la leche de fórmula original. Esto puede solucionar el problema, puesto que la fórmula suele causar menos estreñimiento que la leche de vaca. Es raro que un bebé alimentado con leche materna llegue a estreñirse, pero si esto ocurre es probable que se deba a un motivo distinto a la dieta. No substituya la leche materna por fórmula a menos que se lo indique el pediatra. (Tenga en cuenta que la Academia Americana de Pediatría recomienda la lactancia materna durante los primeros doce meses de vida.)

Si su hijo ya ingiere alimentos sólidos y tiende a estar estreñido, es recomendable que aumente la cantidad de fibra que le da al día. Incluya en su dieta ciruelas (frescas y pasas), duraznos, uvas pasas, vegetales con elevado contenido en fibra (como arvejas o guisantes, frijol y brócoli), cereales de grano entero y pan integral. También puede ser efectivo aumentar el consumo diario de agua.

En casos más severos, es posible que el pediatra le prescriba al niño un laxante suave o un enema. Siga las instrucciones al pie de la letra. Nunca le dé un laxante a su hijo sin la aprobación del pediatra.

Prevención

Es importante que se familiarice con el patrón de evacuación de su hijo y con el volumen y consistencia de sus deposiciones. Así podrá notar si está estreñido y determinar si el problema es serio. Si el niño no suele evacuar una vez al día o cada dos días, o si al hacerlo siente molestias, es posible que necesite ayuda para establecer hábitos de evacuación adecuados. Esto podría lograrse suministrándole una dieta apropiada y fijando una rutina de eliminación más regular.

Si el niño aún no ha aprendido a usar el inodoro, el mejor modo de prevenir el estreñimiento es suministrarle una dieta rica en fibra. A medida que crece, vaya aumentando la cantidad de fibra que le da.

Una vez que el niño tenga la edad suficiente para aprender a ir al baño, debe acostumbrarlo a que todos los días se siente en el inodoro después del desayuno. Un libro, un rompecabezas o un juguete podrán mantenerlo distraído y hacer que se relaje. Anímelo a que permanezca sentado hasta que tenga una deposición o durante un lapso de quince minutos, más o menos. Elógielo si logra hacerlo y de no ser así, anímelo con comentarios positivos. Con el tiempo terminará por aprender a usar el inodoro sin la guía paterna.

Si la combinación de una dieta rica en fibra y una rutina diaria en el inodoro no da buenos resultados en cuanto a regular las deposiciones, es posible que el niño esté aguantando los excrementos a conciencia. De ser así, deberá consultar con el pediatra, quien podrá supervisar el uso de ablandadores de excrementos, laxantes o supositorios en caso necesario. En ocasiones la retención de la materia fecal llega a ser tan extrema, que sus síntomas se convierten en una mortificación tanto para el niño como para toda la familia, hasta el punto de que gran parte de la vida diaria gira alrededor de las deposiciones del pequeño. Existen programas diseñados para tratar este problema de manera efectiva.

Por lo general la retención de excrementos se inicia en la época en que el niño está aprendiendo a usar el inodoro. El pequeño se niega a evacuar en la bacinilla o inodoro, prefiriendo aguantar. Como consecuencia, la siguiente deposición resultará dolorosa. El niño asocia el dolor con la deposición y por ese motivo sigue aguantando la materia fecal. La situación puede llegar a desembocar en un verdadero pánico a evacuar. Cuando se presentan síntomas tan severos, el recto deberá limpiarse con enemas o supositorios rectales. A continuación se le debe dar al niño una cantidad suficiente de aceite mineral u otro ablandador de excrementos como para impedir que pueda retener la deposición a voluntad. Puesto que las deposiciones ya no resultarán dolorosas, el niño comenzará a usar el inodoro o la bacinilla sin temor. Este tratamiento puede continuar durante varios meses mientras se va reduciendo paulatinamente el aceite mineral. Una dieta rica en fibra y una rutina regular para ir al baño también son parte de la solución.

Diarrea

Las deposiciones de su hijo variarán en frecuencia y consistencia dependiendo de la edad y la dieta. Un recién nacido que es amamantado puede tener hasta doce deposiciones pequeñas al día, pero hacia el segundo o tercer mes puede pasar un día entero sin evacuar. La mayoría de los niños menores de un año produce menos de 5 onzas (147.87 ml) de excrementos al día, mientras que los niños mayores pueden producir hasta 7 onzas (207.01 ml). Hacia los dos años de edad, la mayoría de los niños tendrá tan solo una o dos deposiciones grandes al día, pero es posible que su hijo tenga varias deposiciones pequeñas. Esto sigue siendo normal, sobre todo si su dieta incluye jugos y alimentos ricos en fibra tales como ciruelas o centeno.

Una evacuación blanda de vez en cuando no es motivo de alarma. Sin embargo, si las deposiciones de su hijo cambian de consistencia repentinamente volviéndose más sueltas e incluso aguadas y aumenta la frecuencia de las mismas, significa que tiene diarrea.

La diarrea ocurre cuando la cubierta interior del intestino sufre una lesión. La materia fecal se vuelve aguada debido a que el intestino no ha digerido o absorbido apropiadamente los nutrientes ingeridos. Además, el tejido lastimado tiende a filtrar líquido, que a su vez arrastra sales y minerales. Todo esto se complica más si el niño ingiere alimentos o refrescos que contienen grandes cantidades de azúcar, puesto que el azúcar que no se absorbe atrae aun más líquido al intestino, intensificando la diarrea.

Cuando el cuerpo pierde demasiada agua y sales, se deshidrata. Esto se puede evitar si se compensan las pérdidas con cantidades adecuadas de líquidos y sales, tal y como se describe en la sección de *Tratamiento* (página 553).

Causas de diarrea

En los niños pequeños, las lesiones intestinales que producen diarrea suelen estar provocadas por unos virus denominados enterovirus. Otras causas son:

- Bacterias (salmonella, shigella, *E. coli,* campylobacter)

- Infecciones parasitarias *(Giardia)*

- Alergias a alimentos o a la leche

- Efectos secundarios de medicamentos orales (sobre todo antibióticos)

- Intoxicación por alimentos (hongos, mariscos o alimentos contaminados)

- Infecciones externas al tracto gastrointestinal, como las que afectan las vías urinarias, las vías respiratorias e incluso el oído medio (Si su hijo tiene que tomar antibióticos para contrarrestar la infección, la diarrea podría agravarse.)

- Infecciones por rotavirus

El término médico para la inflamación intestinal es *enteritis*. Cuando este problema va acompañado o precedido de vómitos, lo que es bastante común, significa que la inflamación afecta también al estómago y al intestino delgado. En tales casos se denomina *gastroenteritis*.

Los niños que tienen diarreas de origen viral (vea el recuadro de la página 551) también suelen tener vómitos, fiebre e irritabilidad (vea *Vómitos*, página 572; *"Fiebre"*, Capítulo 23). Sus deposiciones suelen ser entre verdosas y amarillentas, así como muy aguadas. (Si ocurren tan a menudo como cada hora, lo más probable es que no contengan ningún material sólido.) Si los excrementos son de un color rojo o negruzco, es posible que contengan sangre. El sangrado puede deberse al daño en las paredes internas del intestino o a una irritación del recto causada por la elevada frecuencia de las deposiciones. De cualquier modo, si usted detecta sangre o un color inusual en la materia fecal de su hijo, debe comunicarse con el pediatra.

Signos y síntomas de deshidratación
(Pérdida significativa de agua corporal)

La parte más importante del tratamiento de la diarrea consiste en evitar la deshidratación. Esté pendiente de los siguientes signos de deshidratación e informe al pediatra de inmediato si llega a detectarlos.

Deshidratación leve a moderada:

- Juega menos de lo habitual
- Orina con menos frecuencia (moja menos de seis pañales al día)
- Tiene la boca reseca
- Produce menos lágrimas al llorar
- Hundimiento de las fontanelas en un lactante o niño pequeño
- Los excrementos serán sueltos si la deshidratación es causada por diarrea; si la deshidratación se debe a pérdida de líquidos (vómitos, falta de consumo de líquidos), se reducirá el número de deposiciones

Deshidratación severa (aparte de los signos y síntomas antes señalados):

- Está muy inquieto
- Somnolencia excesiva
- Ojos hundidos
- Manos y pies fríos y pálidos
- Piel arrugada
- Orina solo una o dos veces al día

Tratamiento

No existen medicamentos efectivos para tratar las infecciones virales, que son la principal causa de diarreas en los lactantes. Hay medicinas recetadas que se usan solo para ciertos tipos de infección provocadas por bacterias o parásitos, que son mucho menos comunes. Cuando el pediatra sospeche que la diarrea se debe a esto último, pedirá una muestra de materia fecal para analizarla en el laboratorio. También es posible que le mande otros exámenes.

Los medicamentos para detener la diarrea que se adquieren sin receta médica no son recomendables para niños menores de dos años y deben usarse con precaución en niños mayores. Éstos, a menudo, hacen que se intensifique la lesión intestinal y no detienen la pérdida corporal de agua y sales si hay una infección presente. En cambio, hacen que el líquido y las sales permanezcan en el interior del intestino. Cuando esto ocurre, el niño puede deshidratarse sin que nadie se de cuenta e incluso sin que pierda peso, ya que la diarrea aparentemente ha desaparecido. Por tal motivo, consulte con el pediatra antes de darle a su hijo cualquier medicamento contra la diarrea.

Diarrea leve

Si su hijo tiene un poco de diarrea pero no está deshidratado (vea los síntomas en el recuadro de la página 552), no tiene fiebre alta, está activo y tiene apetito, no hay que cambiarle la dieta y se le puede seguir dando el pecho o leche de fórmula. *No* debe ponerlo

Estimado de necesidades de fluidos orales y electrolitos en función del peso corporal.

1 libra = 0.45 kilogramos

1 onza = 30 ml

Peso corporal (en libras)	Cantidad diaria mínima requerida de fluidos (en onzas)*	Solución electrolítica[†] requerida en caso de diarrea leve (en onzas cada 24 horas)
6 a 7	10	16
11	15	23
22	25	40
26	28	44
33	32	51
40	38	61

*Ésta es la cantidad *mínima* de fluidos que debe consumir un niño normal. La mayoría de los niños consumen más líquidos que esto.

[†]Entre las soluciones electrolíticas que hay en el mercado, figuran Infalyte®, Pedialyte® y Rehydralyte®.

"a dieta de líquidos" consistente exclusivamente en bebidas dulces (jugos, refrescos azucarados o gaseosas), puesto que el alto contenido de azúcar de estos productos podría intensificar la diarrea.

Si aparte de un poco de diarrea su hijo tiene vómitos, póngalo a dieta con una de las soluciones electrolíticas que hay en el mercado. El pediatra recomendará este tipo de producto para que el niño mantenga los niveles normales de agua y sales hasta que deje de vomitar. En la mayoría de los casos, bastará con mantener la dieta durante un par de días. Cuando desaparezcan los vómitos, el niño podrá reanudar su dieta normal poco a poco.

Nunca le dé leche hervida (sea sin grasa o entera) a un bebé que tenga diarrea. Al hervir la leche, parte del agua se evapora, haciendo que el resto quede con una concentración peligrosamente elevada de sales y minerales. (De hecho, no es recomendable darle leche hervida ni siquiera a un niño sano.)

Diarrea intensa

Si su hijo tiene deposiciones acuosas cada una o dos horas o incluso más a menudo y/o presenta síntomas de deshidratación (vea el recuadro de la página 552), consulte con el pediatra. Es posible que éste recomiende no darle alimentos sólidos al niño durante por lo menos veinticuatro horas, así como evitar cualquier líquido muy dulce (refrescos azucarados, gaseosas, jugos de fruta sin diluir o bebidas endulzadas artificialmente), líquidos con un elevado contenido de sal (caldos envasados) y bebidas con muy bajo contenido de sal (como agua o té).

Probablemente le indicará que le dé tan solo una solución electrolítica comercializada, que contiene la proporción ideal de minerales y sal. (Vea la tabla de la página 553.) Los niños que son amamantados se tratan de un modo similar, excepto si se trata de una diarrea muy leve, en cuyo caso se les puede seguir dando el pecho.

Si su hijo tiene diarrea y a usted le preocupa que llegue a deshidratarse, llame al pediatra y deje de darle al niño cualquier tipo de alimento y bebidas lácteas hasta que reciba instrucciones del médico. *Lleve inmediatamente a su hijo al pediatra o al servicio de emergencia más cercano si cree que está moderada o severamente deshidratado.* Mientras tanto, debe darle una solución electrolítica que se encuentra a la venta en el mercado.

Cuando la deshidratación es severa, a veces es preciso hospitalizar al niño para rehidratarlo por vía intravenosa. En casos leves, basta con darle una solución electrolítica siguiendo las indicaciones del pediatra. En la tabla de la página 553 figuran las cantidades aproximadas que se deben administrar de esta solución.

Cuando el niño lleve entre doce y veinticuatro horas a dieta de solución electrolítica y la diarrea esté disminuyendo, puede empezar a ampliar progresivamente su dieta, introduciendo alimentos suaves como compota de manzana, peras, bananas y gelatina con sabor. Es mejor no darle leche sino hasta uno o dos días después, a no ser que se trate de un bebé pequeño que aún no come alimentos sólidos. En ese caso se le puede dar fórmula menos concentrada, diluida a la mitad. Si amamanta a su bebé, puede combinar la lactancia con la solución electrolítica. A medida que la diarrea remite, un niño mayorcito puede estar en capacidad de comer pequeñas cantidades de alimentos blandos como arroz, tostadas, papas y cereal. A la vez, puede seguir dándole la solución electrolítica.

Generalmente no es necesario mantener al niño a dieta por más de veinticuatro horas, puesto que deberá alimentarse bien para reponer fuerzas. Cuando vuelva a darle alimentos sólidos, es posible que la materia fecal del niño siga siendo blanda, pero esto no significa necesariamente que siga mal. Lo importante es que se vea activo, tenga apetito, orine a menudo y desaparezcan los síntomas de deshidratación. Si observa todo esto, sabrá que su hijo está mejorando.

Una diarrea que persiste por más de dos semanas (diarrea crónica) puede indicar un problema intestinal más serio. Si la diarrea dura por tanto tiempo, el pediatra solicitará otras pruebas para determinar su causa y descartar la posibilidad de que el niño esté desnutrido. Si existen indicios de desnutrición, es probable que el pediatra recomiende una dieta especial o cierto tipo de leche de fórmula.

Si su hijo toma demasiados líquidos, sobre todo muchos jugos o bebidas dulces, es posible que desarrolle un trastorno conocido como "diarrea del infante". Este trastorno, caracterizado por deposiciones sueltas y recurrentes, no debe afectar el apetito ni el crecimiento del niño como tampoco provocar deshidratación. Aunque este tipo de diarrea no es un trastorno serio, es posible que el pediatra le recomiende reducir la cantidad de jugos y bebidas dulces que consume su hijo. Cuando el niño tenga tanta sed que no se satisfaga con la dieta y el consumo de leche habitual, será mejor darle agua.

Cuando la diarrea viene acompañada de otros síntomas, es posible que se deba a un problema médico más grave. Informe inmediatamente al pediatra si la diarrea se presenta con alguno de los siguientes síntomas:

- Fiebre que persiste por más de veinticuatro o cuarenta y ocho horas

- Excrementos sanguinolentos

- Vómitos durante más de doce o veinticuatro horas

- Vómitos de color verde, teñidos de sangre o con un aspecto que recuerda al sedimento del café molido

- Abdomen distendido (como si estuviera hinchado)

- Negativa a comer y beber

- Dolor abdominal intenso

- Erupciones o ictericia (piel y ojos amarillentos)

Si su hijo padece de otra condición médica o toma medicinas de manera habitual, es conveniente informar al pediatra en caso de que tenga diarrea por más de veinticuatro horas sin mejoría alguna, o si tiene otro síntoma que a usted le inquiete.

Prevención

Estas recomendaciones ayudarán a disminuir la probabilidad de que a su hijo le de diarrea:

1. La mayoría de las diarreas infecciosas se contagian a través del

contacto directo mano a boca después de exponerse a material fecal contaminado. Esto ocurre más a menudo en niños que aún llevan pañales. Fomente buenos hábitos de higiene personal (como lavarse las manos después de usar el inodoro o de cambiar un pañal y antes de tomar alimentos) así como otras medidas sanitarias tanto en su casa como en la guardería o jardín infantil al que vaya su hijo.

2. Evite que su hijo beba leche cruda (sin pasteurizar) o que coma cualquier alimento que pueda estar contaminado. (Vea *Intoxicación por alimentos,* más adeiante.)

3. Evite el uso innecesario de medicamentos, sobre todo antibióticos.

4. Si es posible, déle el pecho a su bebé durante toda la etapa de la primera infancia.

5. Limite la cantidad de jugo y bebidas endulzadas que le da al niño.

(Vea también *Dolor abdominal,* página 541; *Enfermedad celíaca,* página 547; *Malabsorsión,* página 565; *Alergia a la leche,* página 567 y *Vómitos,* página 572.)

Intoxicación por alimentos

La intoxicación por alimentos ocurre al ingerir comidas contaminadas por bacterias. Los síntomas de este tipo de intoxicación son básicamente los mismos que los de una "gripe intestinal": retortijones, náuseas, vómitos, diarrea y fiebre. Pero si su hijo y otras personas que han comido lo mismo presentan síntomas similares, es más probable que el problema se deba a una intoxicación por alimentos que a la gripe. Las bacterias que causan intoxicación por alimentos no se pueden ver ni oler como tampoco tienen un sabor particular, por lo que su hijo no sabrá si las está ingiriendo junto con el alimento. Entre estos organismos figuran los siguientes:

Estafilococo (Staphylococcus aureus)

Esta bacteria es la principal causa de intoxicación por alimentos. Suele provocar infecciones en la piel en forma de forúnculos o vesículas, y se contagia cuando una persona infectada manipula los alimentos. En condiciones ambientales óptimas (100 °Fahrenheit [37.8 °centígrados]) el estafilococo se multiplica y produce un veneno (toxina) que no se puede destruir con las prácticas habituales de cocción. Los síntomas empiezan a manifestarse entre una y seis horas después del consumo del alimento contaminado y el malestar dura, aproximadamente, un día.

Salmonella

La salmonella (hay varios tipos) es otra de las causas más frecuentes de intoxicación por alimentos en los Estados Unidos. Los productos que tienden a contaminarse más son la carne cruda (incluyendo el pollo), los huevos crudos o a medio cocinar y la leche no pasteurizada. Afortunadamente, la salmonella se elimina al cocinar bien los alimentos. Los síntomas de la salmonelosis comienzan de dieciséis a cuarenta y ocho horas después del consumo del alimento contaminado y pueden durar entre dos y siete días.

Clostridium perfringens

Clostridium perfringens (C. perfringens) es una bacteria que frecuentemente se encuentra en el suelo, las aguas de alcantarilla y los intestinos de humanos y animales. Generalmente pasa de manos del que maneja los alimentos al alimento en sí, donde se multiplica y produce su toxina. *C. perfringens,* que se encuentra a menudo en los comedores y cafeterías escolares, puesto que crece en los alimentos que se sirven en grandes cantidades y se dejan durante mucho tiempo a temperatura ambiente o en bandejas calentadas al vapor. Los alimentos cocidos más susceptibles a contaminarse son carnes, aves, salsas, pescado, platos hechos a la cazuela, guisos y burritos de frijoles. Los síntomas de esta intoxicación empiezan de ocho a veinticuatro horas después del consumo y pueden durar de uno a varios días.

Botulismo

Ésta es una intoxicación de carácter mortal causada por la bacteria *Clostridium botulinum.* Aun cuando se halla normalmente en el suelo y el agua, es extremadamente raro que cause enfermedad puesto que necesita condiciones muy especiales para multiplicarse y producir su toxina. *Clostridium botulinum* se reproduce mejor en ausencia de oxígeno y bajo ciertas condiciones químicas. Esto explica el hecho de que crezca en alimentos enlatados indebidamente

preparados y en vegetales bajos en ácido, como las judías o habichuelas verdes, el maíz, la remolacha y las arvejas o guisantes. La miel también puede contaminarse, lo que suele causar una enfermedad grave, particularmente en niños menores de un año.

El botulismo ataca al sistema nervioso y provoca visión doble, párpados caídos y dificultad para tragar y respirar. También puede provocar vómitos, diarrea y dolor abdominal. Los síntomas aparecen en un lapso de dieciocho a treinta y seis horas y pueden durar varias semanas o meses. Sin el tratamiento adecuado, el botulismo puede provocar la muerte. Incluso con tratamiento, puede dejar secuelas en el sistema nervioso.

Criptosporidiasis

En casos bastante raros, la diarrea acuosa, la fiebre baja y el dolor abdominal pueden deberse a una infección conocida como criptosporidiasis. Se trata de una enfermedad particularmente alarmante en niños inmunodeprimidos.

Otras fuentes de intoxicación por alimentos son los hongos venenosos, los productos hechos con pescado contaminado y los alimentos que tienen condimentos especiales. La mayoría de los niños pequeños no comen estas cosas porque no les gustan. Sin embargo, sigue siendo importante que usted conozca estos riesgos. Si su hijo presenta síntomas gastrointestinales fuera de lo común y existe la posibilidad de que haya ingerido un alimento contaminado o venenoso, llame al pediatra.

Tratamiento

En la mayoría de los casos de intoxicación por alimentos, el problema tiende a resolverse al limitar el consumo de comidas y bebidas por un tiempo. Un lactante puede aguantar de tres a cuatro horas sin ingerir nada, mientras que un niño mayorcito puede aguantar entre seis y ocho horas. Si el niño sigue vomitando o la diarrea no disminuye de forma significativa durante el período de ayuno, llame a su pediatra.

Estos síntomas y circunstancias indican la necesidad de llamar al médico:

- Signos de deshidratación: labios secos, llanto sin lágrimas, ojos hundidos, piel gomosa al tacto, falta de apetito, disminución de orina, somnolencia, irritabilidad

- Diarrea sanguinolenta

- Diarrea continua con gran cantidad de agua, o diarrea alternada con estreñimiento

- Noción de que el niño ingirió hongos venenosos

- Síntomas repentinos de debilidad, entumecimiento, confusión, intranquilidad, hormigueo en el cuerpo, actitud similar a la ebriedad, alucinaciones o dificultad para respirar

Comunique al pediatra los síntomas que presenta el niño e indíquele qué alimentos ha comido recientemente y cuál fue su procedencia. El tratamiento que recomiende el médico dependerá del estado del niño y del tipo de intoxicación. Si está deshidratado, le recetará reemplazo de líquidos. A veces los antibióticos son efectivos,

pero solo si se conoce la bacteria en cuestión. Los antihistamínicos pueden ayudar si la enfermedad se debe a una reacción alérgica a algún alimento, toxina o condimento. En el caso de que su hijo contraiga botulismo, deberá ser hospitalizado en la unidad de cuidados intensivos.

Prevención

La mayor parte de las intoxicaciones por alimentos se pueden evitar siguiendo estas recomendaciones.

Limpieza

- Tenga especial cuidado al preparar carnes y aves crudas. Después de enjuagar bien la carne, lávese las manos así como todas las superficies que hayan estado en contacto con ella usando agua jabonosa caliente antes de seguir con la preparación.

- Lávese siempre las manos antes de hacer la comida y después de ir al baño o de cambiarle el pañal a su hijo.

- Si tiene cortes o heridas en las manos, use guantes al preparar los alimentos.

- No prepare comidas estando enfermo, particularmente si tiene náuseas, vómitos, retortijones o diarrea.

Selección de los alimentos

- Examine cuidadosamente todo alimento enlatado (especialmente las conservas caseras) en busca de contaminación bacteriana. Fíjese si el líquido en el que están los vegetales se ve lechoso (debe ser translúcido), si los frascos de vidrio tienen grietas, si las tapas están sueltas o si las latas o las tapas están hinchadas. *No use ningún alimento enlatado que presente estos signos. Ni siquiera los pruebe. Tírelos a la basura para que nadie más se los coma.* (Envuélvalos primero en plástico y luego en una bolsa de papel grueso.)

- Compre las carnes y mariscos en tiendas de confianza.

- No use leche cruda (sin pasteurizar) ni queso hecho con leche cruda.

- No coma carne cruda.

- No le dé miel a un bebé menor de un año.

Al preparar y servir la comida

- No deje platos preparados (particularmente los que contengan almidón), carnes cocidas y curadas, quesos, ni ningún alimento que tenga mayonesa a temperatura ambiente por más de dos horas.

- No interrumpa la cocción de una carne o ave para terminar de prepararla más tarde.

- No prepare alimentos para el día siguiente a menos que los congele o refrigere de inmediato. (Guárdelos en el refrigerador estando aún calientes. No espere a que se enfríen.)

- Cerciórese de que todos los alimentos estén bien cocidos. Utilice un termómetro de carne cuando tenga que cocinar piezas grandes como perniles o pavos, y haga varios cortes antes de servirlos para comprobar que están bien cocidos.

- Cuando tenga que recalentar un plato, tápelo y caliéntelo bien.

También puede escribir al U.S. Department of Agriculture (Departamento de Agricultura de los Estados Unidos), Washington, DC. 20250, o entrar en contacto a través del Internet al www.usda.gov. El departamento tiene una serie de folletos y boletines de prensa muy útiles, incluyendo algunos con consejos para cocinar a la parrilla y preparar el pavo de las festividades.

Hepatitis

La hepatitis es una inflamación del hígado que en los niños casi siempre es de origen viral. En algunos casos no presenta síntomas mientras que a veces se manifiesta con fiebre, ictericia (piel amarilla), pérdida del apetito, náuseas y vómitos. Existen por lo menos seis tipos de hepatitis, categorizadas según el tipo de virus que las provoque:

1. Hepatitis A, también denominada hepatitis infecciosa o ictericia epidémica

2. Hepatitis B, también denominada hepatitis sérica o ictericia por transfusión

3. Hepatitis C, que es una causa importante de hepatitis crónica

4. Hepatitis D, o hepatitis provocada por el virus Delta, que causa enfermedad en personas afectadas de forma aguda o crónica con la hepatitis B

5. Hepatitis E, que provoca una enfermedad particularmente seria en mujeres embarazadas

6. Hepatitis G, que es una de los tipos de hepatitis más recientemente identificado

En los Estados Unidos se dan aproximadamente 400,000 casos anuales de hepatitis. Cerca de la mitad son del tipo B; de los restantes, un poco menos de la mitad se deben a la hepatitis A y prácticamente todos los demás son del tipo C.

Los niños, sobre todo de bajo nivel socioeconómico, presentan la mayor incidencia de hepatitis A. Sin embargo, puesto que la enfermedad muchas veces no produce síntomas, es posible que pase desapercibida.

La hepatitis A se puede contagiar de una persona a otra o a través de agua o alimentos contaminados. Por lo común, los excrementos de una persona infectada contienen el virus, así que la infección se puede transmitir en el hogar o en un centro de cuidado infantil al no lavarse las manos después de evacuar o de cambiarle el pañal a un bebé infectado. El beber agua contaminada con materia fecal humana infectada o ingerir mariscos crudos de aguas contaminadas, son otras de las posibles vías de contagio. Un niño que padece de hepatitis A manifestará síntomas entre dos a seis semanas a partir del contagio. La enfermedad suele desaparecer al cabo de un mes de su inicio.

Mientras que la hepatitis A rara vez se transmite a través de la sangre o el semen, la hepatitis B se puede contagiar a través de estos fluidos corporales. Actualmente la incidencia de la hepatitis B es mayor entre la población adolescente, los adultos jóvenes y los recién nacidos cuyas madres estaban infectadas con el virus. Cuando una mujer embarazada tiene hepatitis B, ya sea en la forma aguda o crónica, puede transmitir la enfermedad a su hijo durante el parto. Entre los adultos y adolescentes, el virus se puede transmitir durante la actividad sexual.

En el pasado, la hepatitis C se adquiría a través de la transfusión de sangre contaminada. Sin embargo, las nuevas pruebas de cernimiento que se practican a todos los donantes son más precisas, permitiendo detectar y descartar la sangre contaminada con el virus. La hepatitis C también se puede contraer por vía intravenosa cuando una persona que consume drogas usa agujas contaminadas. Sin embargo, el uso de jeringas estériles desechables así como el cernimiento de toda la sangre y los productos sanguíneos, ha eliminado prácticamente el riesgo de transmisión de hepatitis B y C en los hospitales y consultorios médicos.

La infección con el virus de la hepatitis C por lo general no presenta síntomas, o tan solo manifiesta síntomas leves de fatiga e ictericia. En muchos casos, sin embargo, esta forma de hepatitis puede volverse crónica y producir daños graves al hígado, fallo hepático, cáncer del hígado e incluso la muerte.

Signos y síntomas

Un niño podría tener hepatitis sin que nadie se de cuenta, puesto que esta enfermedad muchas veces presenta pocos síntomas o ninguno en absoluto. En algunos niños los únicos síntomas son malestar general y fatiga que persiste por varios días. Otros podrían tener fiebre seguida de ictericia (la parte blanca de los ojos, o esclerótica, y la piel adquieren un color visiblemente amarillo). Esta ictericia se debe a que en la sangre hay un aumento anormal de bilirrubina (un pigmento amarillo), a raíz de la inflamación del hígado.

Con la hepatitis B es menos probable que haya fiebre, pero el niño puede perder el apetito y tener náuseas, vómitos, dolor abdominal y malestar, además de la ictericia.

Si usted sospecha que su hijo tiene ictericia, informe al pediatra. Éste solicitará que le hagan análisis de sangre al niño para determinar si la hepatitis es la causa del problema o si hay otra condición presente. También debe informar al pediatra siempre que los vómitos y/o el dolor abdominal duren más de unas pocas horas o si la falta de apetito, las náuseas y el malestar persisten por más de un par de días. Todos estos síntomas pueden indicar la presencia de una hepatitis.

Tratamiento

En la mayoría de las circunstancias, no hay un tratamiento específico para la hepatitis. Como ocurre con casi todas las infecciones de origen viral, las defensas del organismo terminan por vencer al agente infeccioso. Aunque no es necesario que limite rígidamente la dieta o el nivel de actividad de su hijo, es probable que tenga que hacer ciertos ajustes dependiendo del apetito y del nivel de energía del niño. Evite darle aspirina y acetaminofén, debido al riesgo de toxicidad en casos de disfunción hepática. Asimismo, los niños que toman ciertas medicinas debido a enfermedades crónicas, deberán recibir las dosis bajo estricta supervisión del pediatra con el fin de evitar posibles intoxicaciones teniendo en cuenta que el hígado no es capaz de metabolizar las dosis habituales.

Existen en el mercado unos cuantos medicamentos para aquellos pacientes que padecen de hepatitis B y hepatitis C. Sin embargo, la mayoría de estas drogas no están aprobadas para administrarse a niños. Si la hepatitis de su hijo se convierte en crónica, el pediatra recomendará que sea visto por un especialista quien podrá ayudar a decidir el cuidado apropiado y considerar qué medicamentos se deben usar.

En la mayoría de los casos no es necesario hospitalizar a un niño que tiene hepatitis. No obstante, si la pérdida del apetito y los vómitos interfieren con el consumo adecuado de líquidos poniendo al niño en peligro de deshidratación, es posible que el pediatra recomiende internarlo. Si su hijo está muy adormilado, no le responde o empieza a delirar, póngase en contacto con el médico de inmediato, pues estos síntomas pueden indicar que la enfermedad ha empeorado y que es conveniente hospitalizar al niño.

Muchos bebés que tienen hepatitis B contraen una forma crónica de la enfermedad. La cirrosis (cicatrización del hígado) es una posible secuela luego de la recuperación. Sin embargo, la muerte se da en muy raros casos. La hepatitis A no está asociada a infecciones crónicas; en comparación, cerca del diez por ciento de las personas que contraen hepatitis B se convierten en portadores crónicos del virus. Un porcentaje mucho más elevado de lactantes cuyas madres tenían la forma aguda o crónica de la hepatitis B durante el embarazo, se convierten en portadores crónicos del virus si no se les administra la inmunización adecuada. Los portadores crónicos del virus de la hepatitis B tienen más probabilidades de padecer cáncer de hígado en el futuro.

Actualmente existe una vacuna que permite proteger a su hijo contra la hepatitis A. Dicha vacuna, que fue autorizada en 1995, se recomienda a las personas que viajan a ciertos países, a los adultos que tienen ciertos trabajos de alto riesgo y a todos los niños que viven en los estados donde la hepatitis A es más común. Hable con su pediatra para verificar si el estado en el que usted vive es uno de ellos.

Prevención

La principal medida para prevenir la hepatitis es lavarse bien las manos antes de comer y después de usar el baño. Es importante enseñarle a los niños desde pequeños a lavarse las manos en estos casos. Si su hijo acude a una guardería o jardín infantil, verifique que el personal se lava las manos después de cambiar los pañales y antes de servirles la comida a los niños.

La hepatitis no se trasmite por el simple hecho de estar en la misma escuela o habitación que una persona infectada, como tampoco al darle la mano, conversar o jugar con ella. El contagio solo se produce cuando hay contacto directo con alimentos o agua contaminada con los excrementos de una persona que tiene hepatitis A. Se puede transmitir al besarse en la boca, chupar el mismo juguete o compartir comida o utensilios. En el caso de la hepatitis B, tiene que haber contacto directo con la sangre o los líquidos corporales de la persona infectada.

Si usted se entera de que su hijo ha estado expuesto a una persona con hepatitis, comuníquese de inmediato con su pediatra quien determinará si tal exposición ha puesto a su niño en riesgo. Si existe la posibilidad de infección, el médico le podría administrar una inyección de gamma globulina o una vacuna contra le hepatitis, dependiendo del tipo de virus de la hepatitis en cuestión.

Antes de viajar al exterior con su hijo, hable con su pediatra para determinar el riesgo de exposición a la hepatitis en el país al que piensan ir. En algunos casos, puede ser indicada la administración de gamma globulina y/o de la vacuna contra la hepatitis A.

Actualmente se recomienda que todos los recién nacidos, niños y adolescentes estén vacunados contra la hepatitis B. (Vea el itinerario de vacunación en la página 80).

Hidrocele (Hidrocele comunicante, hernia del infante)

Durante el desarrollo intrauterino, los testículos de los fetos de sexo masculino crecen dentro de su cavidad abdominal, descendiendo a través de un canal (denominado canal inguinal) hasta el escroto conforme se va aproximando el momento del parto. Cuando tiene lugar este movimiento de descenso, la capa que recubre la pared abdominal (el peritoneo) se desplaza junto con los testículos, formando una bolsa que conecta los testículos con la cavidad abdominal. Una vez que cumple su función, el canal inguinal suele cerrarse. Si no lo hace, el líquido que suele rodear los órganos abdominales descenderá por el canal hasta el escroto donde se coleccionará. Esto recibe el nombre de hidrocele comunicante.

Cerca de la mitad de los varoncitos recién nacidos tiene este problema, pero suele desaparecer durante el primer año sin necesidad de tratamiento. Aunque es más frecuente en recién nacidos, el hidrocele también se puede formar durante la niñez, cuando por lo general se asocia a una hernia (vea más adelante).

Si su hijo tiene un hidrocele, probablemente no se quejará de dolor, pero usted o él se darán cuenta de que un lado del escroto está hinchado. En un lactante o niño pequeño, la hinchazón disminuye por la noche o cuando el niño está acostado o descansando. Cuando el pequeño está muy activo o llora, el escroto aumenta de volumen, y vuelve a disminuir cuando se tranquiliza. El pediatra hará el diagnóstico definitivo utilizando una luz brillante y observando la bolsa del escroto a contraluz con el fin de identificar el líquido que rodea al testículo.

Si su bebé nace con hidrocele, el pediatra lo examinará en cada chequeo médico hasta que tenga aproximadamente un año de edad. Durante ese

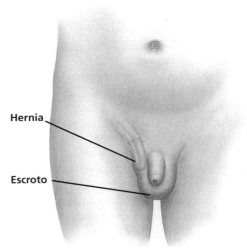

La abertura se halla adentro, desembocando en el escroto en los varoncitos, lo que permite que el contenido abdominal se deslice hacia abajo. En las niñas, la hernia simplemente podría aparecer como un bulto en la ingle.

Hernia

Escroto

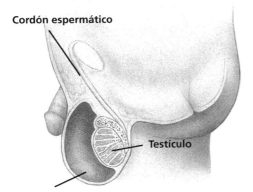

Cordón espermático

Testículo

Saco del hidrocele (lleno de líquido)

período el niño no tiene por qué experimentar ninguna molestia en el escroto o el área circundante. Si percibe que le duele esa zona cuando se la toca o si tiene malestar, náuseas o vómitos inexplicables, llame al médico enseguida. Estos síntomas pueden deberse a que una porción de intestino ha entrado en el escroto junto con líquido abdominal. (Vea *Hernia inguinal* más adelante.) Si esto ocurre y el intestino queda atrapado dentro del escroto, es probable que su hijo tenga que ser operado de inmediato para liberar el asa intestinal y cerrar la abertura que hay entre la pared abdominal y el escroto.

Si el hidrocele persiste por más de un año sin que provoque dolor, podría recomendarse un procedimiento quirúrgico similar. En esta operación se aspirará el líquido sobrante del interior del escroto y se cerrará la abertura que lo une a la cavidad abdominal.

Hernia inguinal

Si percibe un pequeño bulto en la zona de la ingle de su hijo o un agrandamiento del escroto, es posible que se trate de una hernia inguinal. Esta condición, que aparece en cinco de cada cien niños y que afecta más a los varones, ocurre cuando una pequeña porción de intestino "se cuela" por una abertura ubicada en la parte baja de la pared abdominal.

Las hernias infantiles se deben a que las proyecciones normales del peritoneo no se cierran bien antes del parto. El peritoneo es una bolsa grande con forma de globo que rodea los órganos contenidos en la cavidad abdominal. Antes del nacimiento, esta bolsa presenta dos proyecciones alargadas que atraviesan la pared muscular y que en los niños desembocan en el escroto, junto a los testículos, mientras que en las niñas lo hacen junto a los labios de la vulva. Normalmente estas proyecciones se separan del resto del peritoneo antes del parto, dando lugar en los varoncitos a unas bolsas que protegen a los testículos en el interior del escroto. Cuando estas extensiones no se cierran bien antes del parto, una porción de intestino puede colarse a través de las aberturas en la zona de la ingle o del escroto, provocando una hernia. Si la abertura es muy pequeña y solo deja pasar líquido abdominal, recibe el nombre de hidrocele (vea la página 563).

La mayoría de las hernias no provocan molestias. Usted o el pediatra probablemente la descubrirán solo al detectar el bultito. Aunque este tipo de hernia debe operarse, no se trata de una intervención de emergencia. No obstante, si usted la detecta debe informar al médico, quien probablemente le aconsejará que acueste al niño con las piernas elevadas. Esto a veces logra hacer que el bulto desaparezca. Sin embargo, el médico querrá evaluar personalmente al niño lo antes posible.

En raras ocasiones una porción de intestino queda atrapado en la hernia, causando inflamación y dolor. (El área afectada es muy sensible al tacto.) Esta afección se conoce como hernia encarcelada y requiere de atención médica inmediata.

Tratamiento

Aun cuando la hernia no esté encarcelada, es necesario operarla a la mayor brevedad posible. El cirujano también podría examinar el otro lado para ver si éste también debe ser corregido, ya que la hernia bilateral es muy común.

Si la hernia produce dolor, lo más probable es que esté encarcelada. En tal caso, se debe informar al pediatra de inmediato. Es posible que éste consiga liberar el trozo de intestino atrapado. Pero aun cuando esto se logre, la hernia necesitará ser reparada poco tiempo después. Si el intestino sigue atrapado a pesar de los esfuerzos del médico, deberá practicarse una intervención quirúrgica de emergencia para evitar lesiones intestinales permanentes.

Malabsorción

Hay niños que a pesar de tener una dieta equilibrada, están malnutridos. El motivo puede ser la malabsorción o incapacidad del organismo para extraer los nutrientes procesados por el sistema digestivo e incorporarlos al torrente sanguíneo.

Normalmente la digestión transforma los nutrientes de los alimentos en partículas pequeñas que pasan al torrente sanguíneo a través de la pared del intestino, para llegar luego a todas las células del cuerpo. Si la pared del intestino se ha lesionado debido a una infección viral o bacteriana o a la presencia de parásitos intestinales, es posible que no cumpla correctamente su función de absorción. Cuando esto ocurre, los nutrientes serán eliminados a través de los excrementos.

La malabsorción puede afectar por un par de días a niños normalmente sanos que sufren de un caso severo de gripe intestinal. Rara vez se prolonga más. Sin embargo, si dos o más de los siguientes síntomas parecen persistir, informe a su pediatra.

Signos y síntomas

Éstos son algunos de los signos y síntomas de malabsorción:

- Dolor abdominal y vómitos
- Deposiciones frecuentes, abundantes, blandas y mal olientes
- Mayor susceptibilidad a contraer infecciones
- Pérdida de grasa y masa muscular
- Aumento de moretones y fracturas
- Erupciones cutáneas secas y escamosas
- Cambios de personalidad
- Retraso en el crecimiento y el aumento de peso (lo que puede pasar desapercibido durante varios meses)

Esta sintomatología no se presenta en todos los niños que tienen problemas de malabsorción. Algunos simplemente comen más para compensar los nutrientes que han perdido. En otros, las paredes del intestino se recuperan tan deprisa que no hay malestar o lesión significativa. En tal caso, la malabsorción no debe ser motivo de alarma.

Tratamiento

La malabsorción es solo una de las posibles causas de la malnutrición. Ésta puede deberse a que el niño no consume suficiente cantidad de los alimentos adecuados o a un problema digestivo que impide que el organismo digiera bien la comida. También puede deberse a una combinación de problemas. Antes de recetar un tratamiento, el pediatra debe determinar la causa utilizando una o más de estas técnicas:

- Solicitar una lista del tipo y cantidad de alimentos que ingiere su hijo.

- Analizar la capacidad que tiene el niño de digerir y absorber nutrientes específicos. Por ejemplo, puede darle al niño una solución que contenga el azúcar de la leche (lactosa) y después medir el nivel de hidrógeno que exhala al respirar. Esto se conoce como prueba de aliento del hidrógeno por lactosa.

- Analizar una muestra de los excrementos del niño. Las personas sanas pierden a través de la materia fecal solo una pequeña parte de la grasa que consumen a diario. Hay indicios de malabsorción si se detecta demasiada grasa en los excrementos.

- Recoger una muestra del sudor del niño, lo que se conoce como "prueba del sudor" para determinar si tiene fibrosis quística (vea la página 823). En esta enfermedad, el cuerpo no produce suficientes cantidades de ciertas enzimas que son necesarias para la digestión y además presenta una anormalidad en la sudoración.

- En algunos casos, el pediatra pedirá a un especialista que le extraiga al niño una muestra de tejido de la pared del intestino (biopsia). El tejido será examinado bajo el microscopio a fin de detectar posibles signos de infección, inflamación u otro tipo de lesión.

Antes de iniciar cualquier tratamiento es habitual que se realicen estas pruebas, pero si el niño está muy enfermo será necesario hospitalizarlo para alimentarlo por medios especiales mientras se le hace el diagnóstico.

Cuando se confirme que el problema se debe a una malabsorción, el médico tratará de identificar la causa específica que lo provocó. Si se debe a una infección, probablemente le recetará antibióticos al niño. Si se debe a que el intestino es demasiado activo, le recetará medicamentos que permiten contrarrestar esto, de tal modo que los nutrientes permanezcan suficiente tiempo en el organismo como para ser absorbidos.

A veces no se puede identificar la causa precisa de la malabsorción. En tal caso se podría modificar la dieta del niño para incluir alimentos o fórmulas nutricionales más fáciles de tolerar y absorber.

Alergia a la leche

A menudo se oye de niños que son alérgicos a la leche de vaca. Pero en realidad se trata de un problema poco frecuente. Sólo dos o tres de cada cien niños presentan una verdadera alergia a la proteína de la leche. Este problema suele manifestarse durante los primeros meses de vida, cuando el sistema digestivo del lactante aún es muy inmaduro.

Si hay antecedentes familiares de alergias, su hijo podría ser más propenso a desarrollar una alergia a la leche. Esta probabilidad aumentará si desde el principio se le da una fórmula hecha con leche de vaca. La lactancia materna impedirá o al menos retardará la aparición de este tipo de alergia. En contadas ocasiones, un niño muy sensible puede presentar alergia a la leche materna, debido a que ésta puede contener rastros de productos lácteos que han sido consumidos por la madre.

Los síntomas de la alergia a la leche pueden aparecer prácticamente en cualquier momento, desde unos minutos hasta varias horas después de haber consumido el producto, pero los más graves suelen presentarse durante la primera media hora. Los síntomas más comunes son:

- Cólico: intranquilidad o llanto inconsolable, que generalmente alteran el patrón de sueño (vea *Cólico,* página 541).

- Vómitos y/o diarrea (vea las páginas 572 y 551).

Síntomas menos frecuentes:

- Estreñimiento (vea la página 548.)

- Sangrado en el aparato digestivo

Si la alergia a la leche afecta al sistema respiratorio, es posible que el bebé también sufra de congestión nasal crónica, secreciones nasales, tos, sibilancias o dificultad para respirar. La alergia también puede provocar eccema, inflamación, urticaria, picazón o erupciones alrededor de la boca y en las mejillas, debido al contacto con la leche. (Vea *Tos,* página 548; *Eccema,* página 693; *Urticaria,* página 698.)

Si sospecha que su bebé es alérgico a la leche, informe al pediatra y no olvide mencionar cualquier antecedente familiar de este tipo de alergia. Lleve *inmediatamente* al niño al consultorio médico o al servicio de emergencia más cercano en caso de que:

- Le cueste trabajo respirar.

- Se ponga morado.

- Esté extremadamente pálido o débil.

- Tenga urticaria por todo el cuerpo.

- Se le hinche la cara y la región del cuello.

- Tenga diarrea sanguinolenta.

Tratamiento

Si el pediatra sospecha que su bebé es alérgico a la leche, primero eliminará por un tiempo la leche y sus derivados de la dieta del niño para ver si se produce una mejoría. En caso afirmativo, es posible que el pediatra haga una prueba, volviendo a introducir la leche de modo controlado en la dieta del bebé. Así podrá comprobar si los síntomas disminuyen o desaparecen al eliminar la leche y si vuelven a aparecer al introducirla de nuevo. *Este tipo de pruebas deben realizarse con precaución y bajo supervisión médica.* Un lactante alérgico a la leche puede enfermar rápidamente, aun cuando tome una cantidad reducida de leche.

El pediatra podrá recetar diversos medicamentos para tratar los síntomas de la alergia a la leche. Entre éstos figuran antihistamínicos, descongestionantes y antiasmáticos (si las sibilancias o el jadeo son parte de los síntomas). Sin embargo, el tratamiento principal debe consistir en eliminar de la dieta del bebé (o de la dieta de la madre, si es que lo amamanta) la leche y sus derivados. Al evitar la leche por completo durante un período de tiempo suficientemente largo, la mayoría de los niños acaban por superar la alergia. Uno de cada dos niños supera este tipo de alergia para cuando cumple su primer año; tres de cuatro niños lo superan a los dos años, y más de ocho de cada diez niños dejan de ser alérgicos a la leche hacia los tres o cuatro años de edad. Este tipo de alergia muy raras veces continúa hasta la adolescencia.

Entre tanto, los niños afectados no deben consumir queso, yogur, helados ni fórmula elaborada con leche de vaca, así como tampoco ningún comestible que contenga leche. Usted también deberá fijarse si en la etiqueta de un producto figuran las palabras caseína, caseinato y suero, ya que éstos son productos contenidos en la leche y también deben evitarse. Un lactante alimentado con biberón necesitará un sustituto a la leche de vaca, como por ejemplo una fórmula hecha con soya. Si también es sensible a la proteína de la soya (algunos lactantes son alérgicos tanto a la leche como a la soya), el médico le recomendará otro substituto. Sin embargo, no se debe usar la leche de cabra, ya que es muy similar a la leche de vaca. Los niños mayorcitos que ya comen una amplia variedad de alimentos que contienen calcio, por lo general no necesitan un sustituto de la leche.

Si usted amamanta a su bebé y éste desarrolla una alergia a la leche, tendrá que dejar de consumir leche y productos lácteos (y empezar a tomar suplementos de calcio y vitaminas). Cuando destete a su hijo, retrase en lo posible el momento de darle leche de vaca y al principio désela con precaución y bajo supervisión médica.

Es posible que cuando se reduzcan o desaparezcan los síntomas, sienta la tentación de "romper" la dieta libre de leche que lleva el niño. Pero no lo haga. Incluso si le da pequeñas cantidades de leche o sus derivados, el pequeño podría seguir teniendo síntomas leves o una reacción subyacente, con la posibilidad de llegar a adquirir alergias a otros alimentos. Además, de este modo, se podría prolongar la alergia a la leche y reducir la probabilidad de que el niño llegue a superarla.

Hacemos énfasis en la importancia de eliminar por completo la leche y sus derivados de la dieta de un niño alérgico a la leche. Sin una dieta apropiada, la alergia del niño podría desembocar en complicaciones potencialmente graves, como deshidratación por vómitos o diarrea extrema, pérdida de peso por diarrea crónica, anemia provocada por hemorragias intestinales, eccema infectado, dificultad respiratoria severa y, de forma ocasional, una inflamación de los pulmones similar a la neumonía recurrente. La peor de las complicaciones posibles, el shock anafiláctico agudo, es poco frecuente pero puede ser fatal.

Entre otras cosas, no olvide hacer saber a todas las personas que cuidan del niño (incluyendo niñeras y personal de centros de cuidado infantil) que el pequeño es alérgico a la leche, de tal modo que no le den, por descuido, ningún producto lácteo.

Prevención

En términos generales, la lactancia materna es la mejor forma de prevenir que un niño desarrolle una alergia a la leche. Si en su familia hay tendencia a las alergias, es de particular importancia tratar de amamantar al bebé durante el mayor tiempo posible, preferiblemente hasta que tenga seis meses de edad o más. Al hacerlo, usted debe reducir al mínimo o incluso eliminar de su propia dieta los productos lácteos. Y cuando comience a darle al niño otros alimentos, deberá hacerlo de forma gradual (uno nuevo cada semana o cada dos semanas), vigilando la aparición de los signos de alergia antes mencionados.

Si no puede amamantar a su bebé, el pediatra le ayudará a seleccionar la mejor fórmula. El uso de una fórmula con proteína hidrolisada podría ayudar a prevenir alergias a alimentos en un niño que tiene propensión a las mismas.

Lombrices (Oxiuros)

Afortunadamente, el tipo más común de parásito que habita en el aparato digestivo de los niños —la lombriz intestinal— es inofensivo. Las lombrices tienen un aspecto desagradable y pueden provocar picazón, así como secreciones vaginales en las niñas. Sin embargo, no provocan afecciones serias y en general representan más un problema social que médico.

Las lombrices se contagian fácilmente de un niño a otro mediante la transferencia de sus huevos. La lombriz madura, que vive en el tracto intestinal y cerca de la zona anal, pone sus huevos en la piel que rodea al ano y en las nalgas del niño. Los huevos diminutos pueden quedar en la mano del niño cuando éste se rasca o se limpia el ano después de evacuar, o pueden quedar en el asiento del inodoro donde se pasarán a la siguiente persona que use el baño. Si el niño no se lava las manos después de evacuar, puede transferirlos a su propia boca o a cualquier cosa que toque, incluyendo las manos o la boca de otra persona.

Otro niño se contagiará al entrar en contacto con las manos u objetos que haya tocado el niño infectado. Después transferirá los huevecillos a su propio organismo al meterse las manos en la boca o al llevarse a la boca algún objeto contaminado.

Una vez que ingresan al cuerpo, los huevos permanecerán en el intestino delgado, donde dará comienzo al proceso de incubación. Cuando nazcan, las lombrices se desplazarán hasta el intestino grueso, donde madurarán y se aparearán. La hembra depositará sus huevos cerca del ano y el ciclo de treinta y cinco días se volverá a repetir. Sin embargo, si los huevos depositados no son ingeridos, el proceso concluirá en este punto.

Si su hijo siente picazón alrededor del ano en la noche, es posible que tenga lombrices. El picor se produce cuando las lombrices adultas descienden desde el recto hasta el ano. El desplazamiento provoca irritación y a veces escozor intenso. Si las lombrices llegan al área vaginal, pueden provocar dolor y un flujo ligero. Sin embargo, en muchos niños las lombrices no provocan molestias y solo se detectan si alguien ve a las lombrices adultas cuando están depositando sus huevos.

Las lombrices adultas son de un color gris blanquecino y tienen el aspecto de una hebra de hilo, con una longitud de entre $\frac{1}{4}$ y $\frac{1}{2}$ pulgada (0.63–1.27 cm). Es posible que usted las vea sobre la piel que rodea el ano de su hijo, o que el pediatra o usted puedan recoger algunas lombrices y sus huevos colocando alrededor del ano la parte pegajosa de una tira adhesiva de celofán. La tira se examinará al microscopio para confirmar la presencia de parásitos.

Tratamiento

El tratamiento para eliminar las lombrices es muy sencillo. Consiste en administrar una dosis de un medicamento por vía oral que se repetirá al cabo de una o dos semanas. Este medicamento hace que las lombrices adultas sean expulsadas a través de la materia fecal. Algunos pediatras recomiendan tratar a todos los miembros de la familia, puesto que alguno de ellos puede ser portador a

pesar de no tener ningún síntoma. No se recomienda administrar ninguno de estos medicamentos a niños menores de dos años. Asimismo, cuando la infección ha remitido, deberán lavarse cuidadosamente la ropa interior, la pijama y la ropa de cama de la persona afectada para reducir el riesgo de volver a contraer la infección.

Prevención

Es difícil prevenir las lombrices, pero las siguientes recomendaciones pueden ser útiles:

- Enséñele a su hijo a lavarse las manos después de usar el baño.
- Pídale a la niñera o al personal de la guardería que lave los juguetes frecuentemente, sobre todo si se han detectado lombrices en otros niños.
- Enséñele a su hijo a lavarse las manos después de jugar con el perro o el gato de la casa, porque estos animales pueden llevar huevecillos de lombrices en el pelo.

Síndrome de Reye

El Síndrome de Reye es una enfermedad poco común pero muy grave que suele darse en niños entre tres y doce años de edad. Puede afectar todos los órganos del cuerpo, pero sobre todo el cerebro y el hígado. La mayoría de los niños que sobreviven a este síndrome no quedan con secuelas. Sin embargo, esta enfermedad puede provocar daño cerebral permanente e incluso la muerte.

El Síndrome de Reye siempre va precedido de una infección viral, como la varicela o la gripe. Sin embargo, puesto que solo afecta a un número muy reducido de niños que contraen dichas enfermedades, se presume que hay otro factor implicado, además de la infección. Aunque no se sabe con certeza cuál es la segunda causa, existen tres teorías:

1. Una reacción inusual a medicamentos comunes, como la aspirina, que se suele administrar en casos de infección viral.

2. Una toxina o veneno que se libera en el interior del organismo mientras el niño susceptible padece una enfermedad viral.

3. Cambios químicos provocados por la infección viral que se producen en el organismo de un niño particularmente susceptible.

Puesto que tantos niños se vieron afectados por el Síndrome de Reye después de haber tomado aspirina para tratar los síntomas de una infección viral, la primera teoría es la más aceptada en la actualidad.

Signos y síntomas

Siempre que su hijo tenga una infección viral, esté pendiente del siguiente patrón de síntomas típico del Síndrome de Reye.

1. Su hijo ha contraído una infección viral como la gripe, una enfermedad de las vías respiratorias altas o la varicela, pero parece estar mejorando y la fiebre está empezando a bajar.

2. Entonces empieza a vomitar repetida y frecuentemente —cada una o dos horas— durante un lapso que puede oscilar entre veinticuatro y treinta y seis horas.

3. Durante ese lapso de veinticuatro a treinta y seis horas presenta variaciones en su nivel de conciencia. Puede estar somnoliento o adormilado y de pronto pasar a un estado de agitación, delirio o enfado. Después es posible que atraviese por un estado de confusión e incluso que no reaccione del todo.

4. Si la enfermedad progresa, hay una gran probabilidad de convulsiones y de que el niño entre en coma profundo.

En cuanto tenga la más mínima sospecha de que la enfermedad de su hijo sigue este patrón, llame al pediatra. Si no puede ubicar al médico, lleve a su hijo a la sala de emergencias más cercana. Es muy importante diagnosticar la enfermedad lo antes posible. Un niño con Síndrome de Reye debe ser hospitalizado. En algunos casos es conveniente trasladarlo a un centro especializado en el tratamiento de este trastorno.

El diagnóstico se hace examinando una muestra de sangre y de líquido cefalorraquídeo del niño. Puesto que hay otras enfermedades que tienen síntomas similares a los del Síndrome de Reye, a veces es preciso examinar al microscopio una muestra de tejido extraído del hígado. De ser así, se le hará una biopsia de hígado introduciendo una aguja a través de la piel anestesiada.

Prevención

Puesto que se desconoce la causa exacta de este síndrome, es difícil prevenirlo. Sin embargo, desde que la comunidad médica expidió una advertencia pública contra el uso de aspirina en caso de infección viral, el número de casos de este síndrome ha disminuido significativamente. Por tal motivo, *insistimos en que no se le debe dar a un niño o a un adolescente aspirina ni cualquier otro medicamento que contenga aspirina cuando tenga una infección de origen viral, en particular si se trata de la gripe o la varicela.* Si se le quiere dar al niño una medicina para bajarle la fiebre o aliviarle el malestar, se recomienda el acetaminofén o ibuprofeno (vea las páginas 719 y 722). El ibuprofeno está aprobado para administrarse a niños de seis meses en adelante, pero nunca se le debe dar a un niño que esté deshidratado o que tenga vómitos continuos.

Vómitos

Puesto que muchas enfermedades infantiles comunes pueden causar vómitos, es de esperar que su hijo tenga este problema varias veces durante sus primeros años de vida. Los vómitos tienden a desaparecer rápidamente sin tratamiento alguno, pero esto no facilita las cosas en el momento en que aparecen. La sensación de impotencia, combinada con el temor de que sea algo serio y el deseo de tratar de aliviar al niño, pueden causarle a usted tensión y angustia. Para poder enfrentar estos episodios con calma, infórmese bien sobre las causas de los vómitos y sobre el modo de actuar en dicho caso.

En primer lugar, hay una diferencia entre vomitar y regurgitar. Vomitar consiste en expeler violentamente el contenido del estómago por la boca. Regurgitar (algo muy común en los lactantes menores de un año) consiste en la salida del contenido del estómago por la boca de forma pasiva, frecuentemente al eructar.

Los vómitos tienen lugar cuando los músculos abdominales y del diafragma se contraen fuertemente mientras el estómago está relajado. Este acto reflejo se desencadena cuando el "centro del vómito" ubicado en el cerebro es estimulado por:

- Los nervios del estómago y el intestino, cuando el tracto gastrointestinal está irritado o inflamado debido a una infección o una obstrucción

- Sustancias químicas en el torrente sanguíneo (por ejemplo, ciertos medicamentos)

- Estímulos psicológicos por visiones u olores desagradables

- Estímulos provenientes del oído medio (por ejemplo, vómitos provocados por el mareo)

Las causas comunes de los vómitos y regurgitaciones varían según la edad. Durante los primeros meses de vida, por ejemplo, la mayoría de los infantes regurgita pequeñas cantidades de leche materna o de fórmula, generalmente durante la hora posterior a la toma. Esta "leche cortada", como algunos la describen, consiste, simplemente, en el movimiento reflujo de la comida procedente del estómago, que asciende a través del esófago y sale por la boca. Será menos frecuente si se hace eructar al niño y no se le deja jugar activamente justo después de las tomas. La regurgitación suele disminuir a medida que el bebé crece, pero puede persistir de forma ligera hasta que tenga entre diez y doce meses. La regurgitación no es algo grave y no interfiere con el proceso normal del aumento de peso. (Vea *Regurgitaciones,* página 130.)

Durante el primer mes de vida se pueden presentar vómitos ocasionales. Si éstos son muy repetidos o violentos, infórmeselo al pediatra. Aunque tal vez sea un problema de alimentación sin importancia, también podría ser el síntoma de un trastorno más grave.

Entre las dos semanas y los cuatro meses de edad, los vómitos violentos y persistentes pueden deberse a un engrosamiento del músculo que hay a la salida del estómago. Esta alteración,

denominada estenosis hipertrófica del píloro, evita que la comida pase al intestino y requiere atención médica *inmediata.* Por lo general se requiere de una cirugía para ensanchar el área estrecha. El signo más representativo de este trastorno es el vómito violento entre quince y treinta minutos después de comer, o incluso antes. Si detecta esto, llame al pediatra cuanto antes.

Ocasionalmente las regurgitaciones aumentan en lugar de disminuir durante las primeras semanas o meses de vida. Aunque no se trate de vómitos violentos, ocurren constantemente. Esto se debe a que los músculos de la parte inferior del esófago están demasiado distendidos y permiten que el contenido del estómago ascienda hasta la boca. Esta afección se conoce como reflujo grastroesofágico (GERD, por sus siglas en inglés) y se suele controlar siguiendo estas indicaciones:

1. Espese la leche añadiéndole peque-ñas cantidades de cereal para bebé.

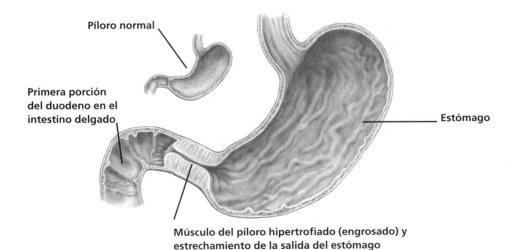

Píloro normal

Primera porción del duodeno en el intestino delgado

Estómago

Músculo del píloro hipertrofiado (engrosado) y estrechamiento de la salida del estómago

2. Evite alimentarlo excesivamente.

3. Hágalo eructar frecuentemente.

4. Después de cada toma, deje al bebé quieto y en posición vertical por lo menos durante treinta minutos.

Si estas medidas no son efectivas, su pediatra podría remitirlo a un gastroenterólogo.

Pasados los primeros meses de vida, la causa más habitual de los vómitos son las infecciones estomacales o intestinales. Los agentes infecciosos más frecuentes son los virus, pero a veces la infección se debe a bacterias e incluso parásitos. Este tipo de infección también puede provocar fiebre, diarrea y a veces náuseas y dolor abdominal. Puesto que suele ser contagiosa, es muy probable que si un niño la contrae, algunos de sus compañeros de juegos también se vean afectados.

En ciertas ocasiones, algunas infecciones que no se radican en el aparato digestivo pueden provocar vómitos. Entre éstas figuran infecciones del aparato respiratorio, las vías urinarias (vea la página 732), la otitis media (vea la página 649) y la neumonía (vea la página 614); así como la meningitis (vea la página 741), la apendicitis (vea la página 545) y el Síndrome de Reye (vea la página 551). Algunas de estas enfermedades requieren tratamiento médico inmediato. Por lo tanto, independientemente de la edad que tenga su hijo, es importante que sepa identificar los síntomas que siguen a continuación y llamar al pediatra en caso de detectarlos.

- Sangre o bilis (un líquido de color verdoso) en los vómitos

- Dolor abdominal intenso

- Vómitos violentos y repetidos

- Abdomen muy hinchado

- Somnolencia o irritabilidad excesiva

- Convulsiones

- Síntomas de deshidratación, como boca seca, ausencia de lágrimas, hundimiento de los "puntos blandos" (fontanelas) y disminución de la micción

- Incapacidad para beber cantidades adecuadas de líquido

- Vómitos continuos por más de veinticuatro horas seguidas

Tratamiento

Casi siempre los vómitos desaparecen sin necesidad de un tratamiento específico. No se le debe dar a un niño medicamento alguno, con o sin receta médica, a no ser que el pediatra lo prescriba para tratar su dolencia específica.

Si su bebé vomita, acuéstelo sobre el estómago o de costado. Así será menos probable que inhale el vómito y que éste penetre a las vías respiratorias y los pulmones.

Si su hijo vomita continuamente, debe estar muy pendiente de que no se deshidrate. *Deshidratación* es el término que se usa cuando el cuerpo pierde tanta agua que deja de funcionar eficazmente (vea *Signos de deshidratación,* en la página 506). Si llega a grados extremos, la deshidratación puede ser grave y hasta puede poner en peligro la vida del niño. Para evitar que esto ocurra, procure que su hijo ingiera suficientes líquidos para compensar el fluido perdido a través de los vómitos. Si también vomita este líquido, avise al pediatra.

Durante las primeras veinticuatro horas de cualquier enfermedad que curse con vómitos, no permita que su hijo ingiera sólidos y hágale beber muchos líquidos claros, como agua, agua azucarada (½ cucharadita [2.5 ml] de azúcar por cada 4 onzas [120 ml] de agua), paletas, gelatina líquida (1 cucharadita de gelatina con sabor [5 ml] por cada 4 onzas de agua), o preferiblemente, una solución electrolítica (pregúntele al pediatra cuál es la mejor). Los líquidos no solo ayudan a evitar la deshidratación, sino que tienden a provocar menos vómitos que los alimentos sólidos.

Éstas son algunas recomendaciones sobre cómo darle líquidos a su hijo *después* de un episodio de vómitos:

1. Espere entre dos y tres horas desde el último episodio de vómitos y entonces dele 1 ó 2 onzas (30 a 60 ml) de agua fresca cada media hora o cada hora por unas cuatro tomas.

2. Si no vomita el agua, déle 2 onzas (60 ml) de solución electrolítica alternada con 2 onzas de otro líquido claro cada media hora.

3. Si sigue sin vomitar luego de dos tomas seguidas, empiece a darle fórmula o leche diluida a la mitad (dependiendo de la edad), y vaya aumentando la cantidad poco a poco hasta 3 a 4 onzas (90 a 120 ml) cada tres o cuatro horas.

4. Cuando el niño lleve entre doce y veinticuatro horas sin vomitar, vuelva a darle gradualmente su dieta habitual, pero siga ofreciéndole muchos líquidos.

En la mayoría de los casos, el niño se recuperará con solo permanecer en casa y recibir una dieta líquida durante doce a veinticuatro horas. El pediatra, por lo general, no receta medicinas para tratar los vómitos.

Si su hijo también tiene diarrea (vea la página 551), pídale al pediatra instrucciones sobre cómo debe darle los líquidos y cómo reanudar los sólidos en su dieta.

Si el niño no retiene los líquidos claros o si los síntomas se intensifican, informe al pediatra. Éste lo examinará y podrá solicitar que le hagan análisis de sangre y orina o que le tomen radiografías para hacer un diagnóstico. En algunas ocasiones, podrá ser necesaria la hospitalización.

17

Comportamiento

Coraje, agresividad y mordiscos

Todos nos enojamos y somos agresivos de vez en cuando, y los niños no son la excepción. Estos impulsos son normales y saludables. Su hijo de pocos años de edad tal vez no disponga del control necesario para expresar su enojo de manera pacífica. A cambio, es posible que explote y recurra a los golpes y mordiscos en señal de frustración. Cuando esto ocurre, el pequeño necesita que usted tome el control y le ayude a adquirir el sentido común, la autodisciplina y otras herramientas necesarias para poder expresar sus sentimientos de un modo más aceptable y apropiado a su edad.

Aunque es normal que un niño pequeño explote ocasionalmente, sobre todo durante las llamadas rabietas, no es normal que tenga ataques de rabia frecuentes en los que agrede a otros o a sí mismo. La mayoría de los niños se enojan con alguien solo cuando esa persona los provoca. A menos que estén muy cansados o bajo una gran tensión, por lo general es fácil distraerlos o consolarlos, lo que les hará olvidarse del enojo rápidamente. Es posible que lloren, discutan o griten, pero recurren a la violencia solo cuando se sienten excesivamente frustrados.

Algunos niños son extremadamente suceptibles y muy propensos a sentirse ofendidos o a enojarse fácilmente. Muchos de ellos se muestran tensos e intranquilos desde recién nacidos. Suelen ser bebés difíciles de tranquilizar y consolar. Al llegar a la edad preescolar, dan indicios de agresividad hacia otros niños, adultos e incluso animales. Suelen explotar de golpe y sin razón aparente, y se muestran quisquillosos o irritables la mayor parte del tiempo. Incluso si llegan a lastimar a alguien en medio de su enojo, es posible que no se sientan arrepentidos ni responsables del incidente.

A cambio, culpan al otro niño por haberlos hecho enfadar, como si esto justificara su conducta.

Es posible que su hijo manifieste este tipo de comportamiento durante un corto periodo de tiempo debido a que algo le inquieta mucho o porque está pasando por un momento de gran estrés. Pero si esta conducta se prolonga por más de unas cuantas semanas y el niño se muestra marcadamente agresivo, consulte con su pediatra. Si se convierte en un patrón de conducta diario por más de tres a seis meses, debe considerarse un problema serio.

Si este comportamiento de agresividad extrema no cesa puede conducir a problemas serios de carácter social y emocional. El niño terminará por perder a todos sus amigos, lo que a su vez lesionará su autoestima y lo pondrá más tenso e irritable. Existe además el riesgo de que se haga daño o lastime a otros seriamente. Los problemas se multiplicarán cuando llegue a la edad escolar, existiendo el riesgo de que lo suspendan o lo expulsen de la escuela a causa de su agresividad. Debido a su baja autoestima, es posible que más adelante se torne autodestructivo, abuse de las drogas o el alcohol, sea propenso a tener accidentes o incluso intente suicidarse.

No se sabe con exactitud cuál es la causa de los trastornos de conducta. El problema puede radicar en la constitución biológica del niño, el ambiente familiar o una combinación de ambas cosas. En muchos casos, otros miembros de la familia del niño se comportan agresivamente y la atmósfera familiar es tensa y estresante. Pero en algunos casos, no hay una explicación clara para el comportamiento del niño.

Cómo actuar

La mejor forma de prevenir las conductas agresivas es brindarle al niño durante sus primeros años de vida un hogar seguro y afectuoso, donde se imparta una disciplina consistente y una supervisión constante. Todos los que cuidan del niño deben darle un buen ejemplo y acordar las reglas que le harán cumplir así como la forma de reaccionar en caso de que las desobedezca. Cuando desobedezca una norma importante, es importante reprenderlo *de inmediato* para que entienda exactamente qué ha hecho mal.

Su pequeño aún tiene muy poco control sobre sus actos. Necesita que usted le enseñe a no patear, golpear o morder cuando está enojado, sino a expresar sus sentimientos mediante palabras. Es importante que aprenda a distinguir entre insultos reales e imaginarios, así como entre el modo de defender apropiadamente sus derechos y atacar a alguien llevado por el enojo.

La mejor forma de enseñarle a su hijo estas lecciones es supervisarlo cuidadosamente cuando discuta con sus compañeros de juego. Si los desacuerdos son sin importancia, usted puede mantener la distancia y dejar que los pequeños los solucionen por su cuenta. Sin embargo, deberá intervenir si la discusión termina en agresión física y los niños no dejan de pelear cuando se les llama la atención, o si uno de los niños parece totalmente descontrolado y le pega o muerde a otro. Separe a los niños y manténgalos aislados hasta que se calmen. Si la pelea se torna muy violenta, quizás tenga que poner fin a la sesión de juegos. Deje en claro que no importa "quién empezó la pelea". No hay excusas para lastimarse los unos a los otros.

Para evitar o reducir al mínimo las situaciones de "alto riesgo", enseñe a su hijo modos de afrontar su enojo sin recurrir a conductas agresivas. Enséñele a decir "no" con voz firme, a dar la espalda y marcharse o a buscar acuerdos en lugar de pelearse con un amigo. Con su propio ejemplo, enséñele que es más efectivo —y más civilizado— resolver los conflictos con palabras que mediante el uso de la violencia. Elógielo cuando se comporte adecuadamente y dígale que "ya es grande" cuando emplee estas tácticas en lugar de recurrir a golpes, patadas o mordiscos.

Tenga mucho cuidado de cómo actúa alrededor de su hijo. Una de las mejores formas de enseñarle al niño una conducta adecuada es saber controlarse. Si expresa su enojo de un modo sereno, es probable que el pequeño siga su ejemplo. Cuando tenga que disciplinarlo, no se sienta culpable de hacerlo y de ningún modo se disculpe. Si el niño percibe sus sentimientos encontrados, es posible que se convenza a sí mismo de que actuó correctamente y que usted es "el malo o la mala de la película". Aunque disciplinar a un niño no es una tarea placentera, es parte necesaria de la crianza y no hay por qué sentirse culpable. Su hijo necesita saber que ha actuado mal para que pueda asumir la responsabilidad de sus acciones y estar dispuesto a aceptar las consecuencias.

Cuándo acudir al pediatra

Si su hijo parece más agresivo de lo habitual al cabo de unas semanas y usted no se siente capaz de manejar la situación, consulte con su pediatra. Otras señales de alarma son:

- El niño se lastima a sí mismo o a otra persona (marcas de dientes, moretones, lesiones en la cabeza).

- Le agrede a usted o a otros adultos.

- Lo mandan a casa de la escuela o los vecinos le prohíben a sus hijos jugar con él.

- Usted teme por la seguridad de quienes se relacionan con el niño.

La señal más alarmante es la frecuencia de las explosiones. Los niños que sufren de trastornos de conducta a veces pasan días enteros o un par de semanas sin tener ningún incidente, e incluso pueden ser encantadores durante este lapso, pero muy pocos pueden pasar un mes entero sin meterse en líos al menos una vez.

El pediatra podrá sugerirle modos de disciplinar al niño y le ayudará a determinar si en realidad tiene un trastorno de conducta. Si éste es el problema, es probable que usted no pueda resolverlo por su cuenta y su pediatra le recomendará que el niño sea atendido por un profesional de salud mental.

El pediatra o especialista en salud mental los entrevistará a ambos y es probable que quiera observar al niño en distintas situaciones (en la casa, en el centro preescolar, con adultos y con otros niños). Se diseñará un programa de modificación de conducta para el niño. Puesto que no todos los métodos funcionan siempre, habrá que ensayar distintos enfoques y pasar por varias evaluaciones.

Una vez que se hallen varias formas efectivas de recompensar una buena conducta y desalentar la mala, éstas se podrán emplear para establecer una estrategia que funcione tanto en casa como fuera de la misma. Es posible que el progreso sea lento, pero este tipo de programas suelen ser efectivos si se inician cuando el trastorno apenas se está desarrollando.

(Vea también *Rabietas,* página 593 y las secciones sobre disciplina de los Capítulos 9 al 12.)

Computadoras e Internet

El uso de computadoras y la conexión a Internet le ha dado a niños y adultos un acceso sin precedentes al conocimiento y a la información. El Internet le puede brindar a su hijo la habilidad de explorar prácticamente cualquier tema con solo apretar unas teclas. Se trata de un amplio y valioso recurso de información sobre el mundo que nos rodea.

En un mundo rápidamente cambiante y cada vez más tecnológico, es importante que los niños adquieran la destreza para usar la computadora. Incluso si no hay una computadora en casa, es muy probable que su hijo tenga acceso a una en la escuela, la biblioteca o el lugar donde lo cuidan. Sin duda alguna hasta los niños pequeños pueden encontrar actividades apropiadas para su edad, dibujos e información en el Internet. A medida que crecen, el Internet puede convertirse en un magnífico recurso para realizar sus tareas escolares. Hay enciclopedias y muchos otros materiales de referencia "en línea". Asimismo hay bancos de datos con noticias, fotos y documentos importantes.

Como padre o madre, usted debe supervisar a su hijo cuando use el Internet. El niño necesita de su experiencia, buen juicio y orientación para ayudarlo a "navegar" por el mundo de la informática. No solo necesita su ayuda para hallar las sedes electrónicas que le interesan —ya sean fotos de dinosaurios o cuentos acerca de viajes a la luna— sino que también necesita que le ayude a evitar materiales que puedan ser inadecuados para niños. En su calidad de padre, puede brindarle la orientación que nadie más puede darle y cerciorarse de que use la computadora de manera educativa, placentera y segura.

Aunque el Internet es una fuente de información ilimitada, parte de dicha información no es apropiada para niños. Es probable que de manera inadvertida su hijo se encuentre con material cargado de odio y violencia. Asimismo hay fotografías sexualmente explícitas e información sobre el uso de alcohol, productos de tabaco y drogas ilegales. Tenga en cuenta, particularmente, que la pornografía infantil es ilegal y debe denunciarse a la agencia local de ejecución de la ley o al National Center for Missing and Exploited Children (Centro Nacional de Niños Desaparecidos y Explotados) al 1-800-843-5678; www.missingkids.org.

Contemple la idea de instalar un programa de computadora o usar el que ofrece su servidor de Internet para bloquear o filtrar aquellas sedes electrónicas y materiales que sean ofensivos. Comuníquese con su servidor y solicite controles paternos y bloqueos de sedes electrónicas.

Recomendaciones para el uso de la computadora

El uso de la computadora puede y debe ser una actividad familiar. Tómese el tiempo de explorar el Internet con su hijo, hablen de lo que han descubierto juntos, conteste sus preguntas y ayúdelo a adquirir las destrezas necesarias para ser un usuario sensato del Internet. Al mismo tiempo, no permita que la computadora se convierta en una actividad que consuma todo el tiempo del niño; cerciórese que tenga la oportunidad de jugar y realizar otras actividades físicas.

La Academia Americana de Pediatría considera que es importante establecer reglas claras en cuanto al uso del Internet por parte de su hijo. Por ejemplo:

- Es recomendable que su niño use el Internet solo cuando usted esté junto o cerca de él supervisando sus actividades "en línea".

- Establezca y haga respetar un límite de tiempo diario o semanal para el uso del Internet.

- Aunque aún sea pequeño, insístale a su hijo que nunca debe dar su nombre, edad ni ningún otro dato personal a través del Internet. Las sedes electrónicas dirigidas a los niños nunca deben solicitar este tipo de información sin el permiso de los padres.

Tenga especial cuidado al dejar que su hijo se involucre en los denominados "chat rooms" o charlas en grupo. Este medio permite que varios individuos se comuniquen entre sí en "tiempo real", enviando mensajes que aparecen instantáneamente en las pantallas de las computadoras de quienes visitan determinado "chat room".

Los niños con necesidades especiales y las computadoras

Si su hijo tiene necesidades especiales, puede obtener un equipo que le facilitará el uso de la computadora. Por ejemplo, hay pantallas, teclados, controles especiales y programas de voz computarizados que les permiten a los niños con discapacidades disfrutar de la computadora.

Para obtener información adicional, comuníquese con:

- The ERIC Clearinghouse on Disabilities and Gifted Education (1-800-328-0272; www.ericec.org).

Este centro divulga diversos tipos de información así como literatura sobre individuos con discapacidades y/o talentos especiales.

- The Starbright Foundation (1-310-479-1212; www.starbright.org). Fundación dedicada al desarrollo de proyectos que facultan a los niños gravemente enfermos para enfrentar los retos diarios.

Ésta puede ser una oportunidad de que su hijo "conozca" a otros niños y establezca amigos de otras culturas y partes del mundo. Pero los depravados sexuales también usan el Internet para atraer a los niños, forjando una supuesta amistad con ellos y quizás intentando acordar un encuentro personal. Cerciórese de que su hijo entienda que no debe responder a alguien que le está enviando mensajes ofensivos y que en caso de que los reciba, debe informarle a usted de inmediato. Como advertencia futura, si usted va a permitirle a su hijo que participe en "chats rooms", hágalo con cautela y solo bajo su constante supervisión. Desde un principio, el niño debe tener muy claros los siguientes puntos:

- Las personas que aparecen "en línea" no siempre son sinceras; quizás no sean los "amigos" que dicen ser.

- Su hijo no debe abrir ni leer correos electrónicos que provengan de una persona desconocida; si los recibe, debe avisarle a usted o a un adulto de confianza.

- Nunca debe responder a mensajes que parezcan acosarlo o que lo hagan sentir intranquilo o confundido. En caso de recibirlos, debe contarle de inmediato a uno de sus padres.

- Nunca debe acordar un encuentro cara a cara con alguien que ha conocido "en línea" sin su aprobación. En caso de producirse la cita debe ser en un lugar público y bajo su supervisión directa.

- Nunca debe usar "en línea" una tarjeta de crédito sin el permiso paterno.

- Nunca debe compartir su clave personal con nadie, ni siquiera con sus amigos.

Recuerde: es fundamental que los padres supervisen al niño cuando esté usando la computadora. Si tiene una computadora en casa, ubíquela en la sala de estar o en otra habitación de uso familiar.

Lidiando con desastres y el terrorismo

Los desastres —como terremotos, huracanes, tornados, inundaciones e incendios— pueden ser aterradores y traumáticos para niños y adultos por igual. Cuando se presentan este tipo de sucesos, los padres deben estar disponibles para hablar y tranquilizar a sus hijos, siendo particularmente sensibles a las necesidades de los pequeños. Desde los trágicos sucesos del 11 de septiembre del 2001, los padres han estado muy preocupados —y con buenos motivos— sobre los efectos que el terrorismo pueda tener en los niños, incluyendo el impacto de las noticias y reportajes relacionados con este hecho.

Qué se puede esperar

Aun cuando los actos terroristas, los desastres naturales u otras calamidades ocurran a cientos de millas del lugar en que usted y su hijo residen, la cobertura noticiosa de los hechos por parte de la prensa escrita y televisiva puede causarles conmoción.

Si el desastre ocurrió en su propia comunidad, puede ser particularmente aterrorizante para su hijo pequeño.

Pasada la crisis, los niños pueden experimentar un trastorno conocido como estrés postraumático (PTSD, por sus siglas en inglés) o una especie de shock posterior, con síntomas que pueden variar de un niño a otro, dependiendo en parte de la edad. Un pequeño hasta de cinco años de edad podría tener estas manifestaciones:

- Dificultad para dormir

- Falta de apetito

- Llanto y mal humor

- Actitud desafiante, rabietas y hostilidad hacia los hermanos

- No querer despegarse de usted y seguirle como una sombra de habitación en habitación, mostrándose ansioso de apartarse de su lado

- Pesadillas y negativa a dormir en su propia cama

- Volver a orinarse en la cama, después de haber aprendido a usar el inodoro

- Síntomas físicos, como dolores de estómago y de cabeza

- Rechazo a volver al centro preescolar al que iba con entusiasmo desde hace varios meses o un par de años

Cómo actuar

Recuerde que los niños tienden a personalizar los sucesos. Pueden creer que un ataque terrorista o un desastre natural van a afectarlos a ellos o a miembros de su familia. Una de sus metas primordiales como madre o padre es hablarle a su hijo y hacerlo sentir a salvo. Sus palabras y acciones pueden ser un medio muy poderoso para tranquilizar al niño y darle un sentido de seguridad. El conversar con él sobre los sucesos no aumentará su miedo y ansiedad. Háblele a un nivel que pueda comprender. He aquí algunas recomendaciones al respecto:

- Escuche a su hijo. Ayúdelo a usar palabras acordes con su edad para describir sus sentimientos — tales como "triste", "enojado" y "asustado". No asuma lo que el niño siente y no tome a la ligera lo que le dice. Acepte sus sentimientos.

- Si al niño le cuesta trabajo expresarse, anímelo a manifestar sus sentimiento de otros modos, quizás mediante dibujos o juegos.

- A esta edad, es probable que su hijo no necesite mucha información acerca de lo que ha ocurrido. No se sorprenda si le hace las mismas preguntas una y otra vez. Aunque debe hablarle con sinceridad, no lo abrume con demasiada información.

- En caso de que se haya presentado un ataque terrorista, explíquele que en el mundo hay "gente mala" que lastima a otros.

Pero hágale entender que la mayoría de las personas no son malas y que hay muchísima gente buena en cualquier grupo étnico y religioso. Use este suceso como un medio de enseñarle a su pequeño a ser tolerante.

- Si el ataque terrorista se produjo en otro lugar del país, dígale que los actos violentos se concentraron en lugares aislados y no dentro de su propia comunidad.

- Aunque en todo momento hay que controlar lo que un niño ve por televisión, esta recomendación es *particularmente* importante cuando la pantalla está inundada con la cobertura de actos terroristas u otros desastres. Estas noticias pueden ser traumáticas para un niño de cualquier edad, así que establezca límites al respecto. Cuando su hijo vea televisión, procure estar a su lado y hablarle de lo que han visto.

- Si usted demuestra mucha ansiedad por lo que está ocurriendo, su hijo lo percibirá y le será más difícil asumir los hechos. Procure mantener la calma en presencia del niño y conserve la rutina cotidiana en lo posible. Si su hijo ha estado asistiendo a un jardín infantil, por ejemplo, será reconfortante para él continuar teniendo esa misma estructura.

Si su pequeño está muy traumatizado por lo sucesos ocurridos, hable con el pediatra. Es posible que éste le sugiera buscar la ayuda de un profesional de salud mental que se especialice en el tratamiento de niños durante momentos emocionalmente difíciles.

Hiperactividad y problemas de concentración

Casi todos los niños tienen días en los que parecen ser "hiperactivos", pero la hiperactividad real es un trastorno que afecta aproximadamente a solo uno de cada veinte niños menores de doce años. Los niños hiperactivos se mueven mucho, les cuesta trabajo conciliar el sueño y no pueden quedarse quietos por más de veinte minutos a la vez. Por lo general se distraen con facilidad, se dejan llevar por los impulsos y se les dificulta mucho escuchar u observar algo con atención. Los médicos denominan este trastorno —en el que se combinan la hiperactividad con la falta de atención— Trastorno de Déficit de Atención con Hiperactividad (o ADHD, por sus siglas en inglés).

Durante la primera infancia, particularmente, es probable que usted crea ver indicios de hiperactividad en su hijo, pero si lo compara con otros niños de su edad, probablemente descubrirá que es normal. Entre los dos y los tres años de edad los niños son por naturaleza muy activos e impulsivos, y tienen un margen de atención muy corto. Todos los niños de vez en cuando parecen demasiado activos o con poca capacidad de concentración, sobre todo si están muy cansados, emocionados con la idea de hacer algo "especial" o ansiosos por el hecho de estar en un lugar extraño o entre personas desconocidas.

Sin embargo, los niños verdaderamente hiperactivos son notoriamente *más* activos, pierden la atención *más* fácilmente y son *más* excitables que sus compañeros. Y lo más importante: estos niños nunca parecen aplacarse y su comportamiento no mejora a medida que crecen.

Aunque la mayoría de estos niños tienen una inteligencia promedio, es probable que sean lentos para aprender nuevos conceptos, puesto que no pueden prestar atención ni seguir instrucciones hasta el final. También tardan más en adquirir control sobre sus impulsos y emociones, así como en el desarrollo de la habilidad apropiada a su edad para concentrarse y poner atención. Tienden a ser más habladores, emotivos, exigentes, desobedientes e insubordinados que los demás niños de su edad. Su comportamiento suele seguir siendo inmaduro durante el transcurso de la niñez y la adolescencia, llevándolos a tener problemas en la escuela, con sus amigos e incluso con la justicia. Sin el apoyo y el tratamiento adecuados, los niños que son realmente hiperactivos no pueden adquirir la autoestima necesaria para llevar una vida sana y productiva.

No se sabe con exactitud cuáles son las causas de la hiperactividad. En ocasiones este tipo de trastorno se puede relacionar con enfermedades que afectan al cerebro o al sistema nervioso, como la meningitis, la encefalitis o el síndrome fetal alcohólico, o bien con el hecho de haber nacido prematuramente. Sin embargo, la mayoría de los niños hiperactivos nunca ha tenido ese tipo de enfermedades y a su vez, la mayoría de los niños que padecen de estas afecciones no llegan a ser hiperactivos. Lo que sí ocurre es que muchos niños que sufren de este trastorno tienen parientes cercanos con problemas similares, lo que sugiere que el problema tiene un componente genético. Además, los niños son de cuatro a siete veces más propensos que las niñas a desarrollar este trastorno. En parte, esto se debe a que los varoncitos por naturaleza tienden a madurar más lentamente en las áreas de conducta relacionadas con el control y la regulación, pero nadie sabe con precisión por qué se presentan estas diferencias. Aunque se ha especulado mucho sobre el hecho de que ciertos comestibles y aditivos de alimentos pueden provocar esta condición, las extensas investigaciones que se han hecho al respecto no han logrado demostrar dicho vínculo. Los niños que padecen de este problema tienden a provocar reacciones negativas, punitivas y represivas de adultos o padres que quizás no comprenden la verdadera naturaleza de la hiperactividad. Cuando estos niños se exponen a demasiadas críticas, lo único que se consigue es menoscabar aun más su autoestima y la imagen que tienen de sí mismos.

Sea cual sea la fuente de la hiperactividad, el futuro de estos niños depende del modo en que se perciba, se entienda y se trate el problema, así como la reacción de los padres y maestros ante el mismo. Los padres que gozan de una buena salud emocional y que disciplinan a sus hijos con firmeza, consistencia, amor y retribuciones, les dan una mejor opción.

Cuándo acudir al pediatra

El observar a su hijo junto a otros niños de su misma edad durante varios días o semanas, es la mejor forma de determinar si es hiperactivo. Por este motivo, aquellas personas que se encargan del niño en la guardería o jardín infantil, pueden ser su mejor fuente de información. Éstas podrán decirle cómo se comporta el niño en grupo y si actúa de un modo acorde a su edad. Entre los signos específicos de hiperactividad figuran los siguientes:

- Dificultad para concentrarse en aquellas actividades que interesan a otros niños de su edad

- Dificultad para seguir instrucciones simples

- Tendencia a salir corriendo a la calle, interrumpir los juegos de otros niños y colarse a las zonas prohibidas sin pensar en las consecuencias

- Actividad innecesariamente apresurada, como correr, tocar las cosas y saltar sin periodos de descanso

- Explosiones emocionales repentinas, como llanto, insultos, golpes o actitudes inapropiadas de frustración

- Persistencia de la mala conducta a pesar de varios llamados de atención

Si usted y otras personas observan tres o más de estas señales de alarma de forma reiterada, consulte con su pediatra. El médico examinará al niño para descartar causas médicas que justifiquen su comportamiento y después realizará ya sea una evaluación más a fondo o referirá al niño a un psicólogo o psiquiatra de niños. La evaluación de la hiperactividad por lo común consta de tres partes. El médico o terapista hará preguntas acerca de la conducta del niño en el pasado y podrá comunicarse con la guardería o el jardín infantil al que acude el pequeño para ver si hay un patrón de conducta durante un periodo de tiempo dado y en distintos ambientes. Las evaluaciones de desarrollo determinarán si la maduración de su hijo en el plano mental y físico se está produciendo a un ritmo normal. Por último, una sesión de juegos con el niño revelará si su desarrollo emocional es acorde con su edad.

Si esta evaluación sugiere que su hijo preescolar es hiperactivo, el médico o terapista probablemente recomendará algunas estrategias específicas de manejo de conducta e incluso podría remitirlo a una guardería o jardín infantil especializado. A menos que la conducta del niño sea totalmente ingobernable, lo más probable es que no se le recete ningún medicamento, primero porque éstos tienen posibles efectos secundarios en niños tan pequeños y segundo porque el diagnóstico de hiperactividad antes de los cinco años de edad tiende a ser incierto. Los niños de uno a tres años de edad cambian tan rápida y drásticamente, que lo que podría parecer un problema de conducta en cierto punto, puede desaparecer en cuestión de meses. Por tal motivo, la mayoría de los médicos prefiere seguir de cerca el desarrollo del niño durante un periodo de varios meses o incluso años antes de recetar medicamentos como tratamiento para la hiperactividad.

Hay medicamentos que se usan para tratar a niños mayores que presentan casos severos de déficit de atención. No se recomienda administrar medicinas para contrarrestar la hiperactividad a niños menores de tres años.

Como padre de un niño hiperactivo, es muy probable que haya oído hablar de tratamientos alternos, algunos de los cuales aun no han sido validados y otros que han demostrado ser totalmente ineficaces. Entre las terapias controversiales que podrían ser efectivas en algunos casos, figuran las siguientes:

- Terapia del juego. Aunque este enfoque ayuda al niño a superar sus inhibiciones y ansiedades, éstos no suelen ser los problemas claves entre la mayoría de los niños hiperactivos.

- Ejercicios físicos especiales. Éstos por lo general están dirigidos a mejorar la coordinación motora del niño e incrementar su tolerancia a los estímulos. La mayoría de los niños hiperactivos tiene dificultades en dichas áreas, pero ésta no es la causa en sí del trastorno. Aunque este tipo de ejercicios pueden beneficiar a un niño hiperactivo, su efectividad parece radicar en el hecho de que al realizarlos los padres prestan más atención al niño, lo que contribuye a elevar la autoestima del pequeño.

- Dietas especiales. Éstas se basan en la presunción de que ciertos alimentos producen conductas indeseables. Cada dieta se enfoca en un grupo distinto de alimentos o substancias, tales como aditivos artificiales, azúcar y alimentos alergénicos más comunes (como maíz, nueces, chocolate, mariscos y trigo). Aunque la evidencia científica que respalda dichas dietas es débil, muchos padres creen en su efectividad. La mayoría de estos planes de alimentación son saludables y no le hacen daño al niño, a menos que se conviertan en una fuente de conflicto dentro de la familia o si se usan en reemplazo de otros métodos de modificación de la conducta. Ninguna dieta por sí sola puede resolver el problema de la hiperactividad.

Entre los tratamientos que han sido descalificados y que pueden resultar peligrosos, figuran los siguientes:

- Terapia de megavitaminas

- Vitaminas y suplementos minerales especiales

Cómo reaccionar

Si su hijo tiene indicios de hiperactividad, es posible que no sea capaz de controlar su propia conducta. En su afán e inquietud por hacer las cosas, puede ser propenso a accidentes y a destruir la propiedad ajena. Usted tiene la capacidad de ayudarlo a aprender a controlarse y a prestar atención a lo que está haciendo.

Para disciplinar a un niño hiperactivo, usted necesita actuar tanto de manera "efectiva" como "constructiva". Si sus acciones son "efectivas", el comportamiento de su hijo mejorará como resultado. Si son "constructivas", también le ayudarán a elevar su autoestima y a ser una persona más agradable. El recuadro de la página 595, brinda algunos ejemplos de respuestas efectivas y constructivas ante los problemas más comunes entre niños hiperactivos.

Cada vez que su hijo se porte mal, es importante responder de inmediato, procurando que todos los que cuidan de él reaccionen del mismo modo. Los castigos que lastiman al niño, tales como las nalgadas y los golpes, quizás lo detengan temporalmente, pero no lo estimularán a controlarse y contribuirán a menoscabar su autoestima. Dicho enfoque le indica al niño que es correcto lastimar a otras personas. El amor y la atención bien orientada son mucho más efectivos a largo plazo.

La televisión

Es probable que su hijo vea televisión por primera vez cuando apenas sea un bebé y que al cumplir sus tres años ya tenga varios programas favoritos. Si usted tiene un televisor y aparatos de DVD y/o VCR, éstos se irán convirtiendo en parte importante de la vida de su hijo y le enseñará muchas cosas, algunas buenas y otras malas.

Durante los años preescolares, su hijo se puede beneficiar mucho de programas educativos, como *Plaza Sésamo,* el *Vecindario de Mister Rogers,* documentales sobre la naturaleza y transmisiones de conciertos o danzas. Aunque estos programas no substituyen la lectura o el juego, pueden enriquecer la vida de su hijo al presentarle conceptos como el abecedario y los números, y brindarle experiencias singulares.

Lamentablemente, la mayoría de los programas de televisión no son recomendables para niños. Aun cuando su hijo solo vea dibujos animados, será testigo de cómo los personajes se pegan, se disparan o se lastiman de cualquier otra forma a un ritmo aproximado de veinte veces por hora. Este tipo de violencia por lo general ocurre sin ninguna explicación razonable y las víctimas muy pocas veces parecen tener dolor o sufrir de lesiones permanentes. Tanto los héroes como los villanos se atacan entre sí con armas mortales, para luego reaparecer y seguir peleando como si nada. El mensaje para los niños es que la violencia es una forma aceptable de enfrentar los problemas y que en realidad no lastima a nadie. Esto los estimula a ser más agresivos y los disuade de poner objeciones cuando observan a otras personas agrediéndose. Los niños que ven muchas horas de violencia televisiva a la semana, pueden volverse insensibles a la violencia y empezar a ver el mundo como un lugar temible.

La televisión también expone a los niños al sexo y al consumo de drogas y alcohol cuando aún no tienen la capacidad de entender las consecuencias de estos actos. Las telenovelas, series de gran sintonía, videos musicales y muchos otros programas invariablemente le permiten a su hijo ver a gente practicando el sexo o hablando sobre el mismo, usando o vendiendo drogas, fumando y tomando bebidas alcohólicas. A menudo estas acciones se presentan como si fueran cosas emocionantes y divertidas que todos los adultos hacen. Su hijo no verá que la gente se enferma, queda embarazada o se muere como resultado de estas acciones, adquiriendo así una visión distorsionada de cómo manejar estos asuntos en su propia vida. Como si fuera poco, muchos de los mensajes de la televisión perpetúan mitos y estereotipos asociados a ciertos roles sexuales y raciales que influenciarán pobremente al pequeño.

Los niños tienden a creer lo que ven y escuchan, y no entienden el concepto de la publicidad. Así como un pequeño cree que los personajes de los dibujos animados son criaturas reales, también piensa que al niño del comercial le encanta el cereal azucarado que está comiendo y que los juguetes que se muestran en televisión son tan grandes y funcionan tan bien como aparecen en la pantalla. Los dibujos animados inspirados en juguetes están específicamente creados para ser atractivos, aumentando el deseo del niño por tener la colección completa de personajes y utensilios.

Más aún, el bombardeo constante de productos al que se verá sometido su hijo, le hará creer que carece de cosas si no está adquiriendo constantemente nuevas posesiones. Usted sentirá esa presión de manera intensa cada vez que lo lleve a las tiendas y el niño empiece a suplicarle que le compre algo que ha visto por televisión.

Los anuncios de comestibles también pueden tener un impacto indeseable en los hábitos alimentarios de su hijo. Muchos de estos comerciales promocionan productos altamente azucarados o salados como cereales, bebidas gaseosas y otros productos para consumir entre comidas. Menos de un cinco por ciento de los anuncios de comestibles durante el día promocionan alimentos más nutritivos como frutas y verduras. Como resultado, su hijo adquirirá una visión muy distorsionada de lo que debe comer. Entre más anuncios de televisión vea, más "chucherías" le pedirá y menos interesado estará en los alimentos saludables.

Los niños que ven mucha televisión son más propensos a volverse obesos que aquellos que tienden a ser más activos físicamente. Una de las razones

NUESTRA POSICIÓN

Los primeros dos años en la vida de un niño son especialmente importantes para el crecimiento y desarrollo de su cerebro. Durante esta época, los niños necesitan tener una interacción positiva con otros pequeños y adultos. El ver demasiada televisión puede afectar negativamente el desarrollo temprano del cerebro. Esto es particularmente cierto a edades muy tiernas, cuando el aprender a hablar y jugar con otros es tan importante.

Hasta que se realicen más investigaciones sobre los efectos de la televisión en los niños muy pequeños, la Academia Americana de Pediatría no recomienda la televisión para niños menores de dos años. En el caso de los niños mayores, la Academia aconseja no más de una a dos horas al día de programas educativos y exentos de violencia.

es que la publicidad tiende a estimularlos a comer más a menudo y a elegir alimentos que engordan. Otra causa es que si no pasaran tantas horas frente a la pantalla de televisión, podrían dedicar más tiempo a jugar activamente y así quemarían más calorías.

Todos los niños necesitan jugar activamente, no solo por los beneficios del ejercicio físico en sí sino porque dichas actividades contribuyen a un desarrollo mental y social adecuado. El ver televisión es un acto pasivo. No le permite a su hijo adquirir las destrezas y experiencias más importantes que necesita a esta edad, tales como comunicación, creatividad, fantasía, sentido común y experimentación. Cuanto más tiempo pase su hijo frente al televisor, menos tiempo dispondrá para otras actividades más provechosas.

Cómo actuar

Los niños y las familias que saben usar los medios de comunicación de un modo sensato, pueden aprovechar los beneficios de la televisión y reducir al mínimo sus efectos negativos. Un enfoque adecuado consiste en hacer un uso limitado y prudente de la televisión y entender qué hay detrás de la programación y los anuncios publicitarios. Si usted no se empeña en controlar lo que su hijo ve por televisión, ésta podría convertirse en una de las influencias más negativas en la vida del pequeño.

Para muchos niños la televisión no es más que un substituto de los amigos, las niñeras, los maestros e incluso los padres. Es la forma más sencilla de entretenerse y puede convertirse fácilmente en un hábito, a menos que se establezcan límites.

Por norma general, su hijo no debería ver más de una a dos horas al día de programas televisivos de calidad (lo que contrasta con las cuatro horas aproximadas de televisión que ve un niño promedio en los Estados Unidos). La Academia Americana de Pediatra recomienda que los niños menores de dos años no vean televisión (consulte el recuadro de la página anterior). El límite de una o dos horas al día incluye no solo la televisión, sino también videos, películas, juegos de computadora y acceso al Internet.

Estas indicaciones son fáciles de hacer respetar cuando el niño es menor de tres años, pero a medida que crece y se hace más independiente, será más y más difícil hacerlas acatar. Por lo tanto, es conveniente empezar pronto. Si su hijo no ve más de dos horas de televisión al día, no adquirirá un hábito que más adelante será difícil de eliminar. Los padres deben ayudar a los niños a elegir los programas que ven. Cuando el programa concluya, se debe apagar el televisor. Para que sea más fácil hacer respetar las reglas, mantenga los televisores, aparatos de VCR o DVD, juegos de video y computadoras fuera de la habitación del niño; a cambio, colóquelos donde usted pueda estar presente y controlar lo que el pequeño ve.

La distracción es la mejor forma de mantener a su hijo alejado de la televisión. Invítelo a participar de actividades placenteras pero constructivas como la lectura, los juegos de mesa o al aire libre, los libros de colorear, la cocina, los juegos de construir o las actividades con algún amiguito. Elógielo cuando se distraiga por su cuenta sin depender de la televisión y dé un buen ejemplo al restringir el tiempo que usted pasa frente a la pantalla. No use la televisión como una recompensa ni lo amenace con prohibírsela como un castigo. Esto hará que parezca aun más atractiva.

Si estas tácticas no son efectivas y su hijo ve más televisión de la cuenta a sus espaldas, usted deberá tomar medidas más drásticas como sacar el televisor de la casa o instalar un sistema de control que solo permita sintonizar ciertos canales. Desde el año 2000, se ha instalado una placa pequeña en los nuevos televisores con pantallas de 13 pulgadas o más (V-chip), lo que les da a los padres una herramienta más para controlar lo que sus hijos ven por televisión. Si va a comprar un nuevo televisor, aprenda a usar esta nueva tecnología para bloquear programas.

También existe un sistema de clasificación de programas para los padres —denominado *Guías para padres para la televisión*— cuyo fin es advertir sobre los programas que contienen violencia, situaciones sexuales y lenguaje adulto, así como para ayudarle a encontrar programas apropiados para sus hijos. Este sistema de clasificación suele estar disponible para todos los programas de televisión, exceptuando noticieros y programas deportivos. A veces se encuentran en los listados de programación local y aparecen en la pantalla del televisor por quince segundos al comienzo de cada programa.

Incluso una o dos horas de televisión al día pueden ser perjudiciales si su hijo elige programas violentos o inapropiados. Enséñelo a planear lo que va a ver para que ambos sepan con anticipación a qué atenerse.

Ayúdelo a elegir programas que fomenten un buen comportamiento en lugar de la violencia. Si le prohíbe un programa en particular, déle una explicación clara y concisa para que entienda el motivo. Asimismo, cuando se termine el programa que eligió, cerciórese de que apague el televisor para que no se ponga a ver el siguiente programa. Nunca permita que la televisión se convierta en la niñera de su hijo. Planifique semanalmente con el niño los programas que va a ver. Además, déle un buen ejemplo. Si usted mira televisión sin parar hasta entrada la noche, su hijo no aprenderá a controlar el tiempo que pasa frente a la pantalla del televisor.

Para que su pequeño le saque el mejor partido a los programas de televisión, véalos con él. Hasta los programas "malos" pueden ser educativos si se convierten en tema de conversación. Tenga en cuenta que los niños menores de ocho años no saben distinguir entre la fantasía y la realidad, así que cuando ven actos violentos por la televisión, quizás no puedan distinguir entre las situaciones ficticias y la vida real, sin percatarse de que la violencia lastima y causa muertes. Por lo tanto, ayúdelo a entender que la violencia que ve en la pantalla no está ocurriendo en realidad y que de serlo, los personajes deberían estar muy malheridos. Explíquele que los programas de televisión son "inventados" y que los personajes en realidad son actores que representan papeles imaginarios. Critique a los personajes que beben alcohol, fuman, usan drogas o van en auto sin usar cinturones de seguridad. Si el pequeño sabe que usted desaprueba lo que hacen dichos personajes, empezará a reflexionar y cuestionar su comportamiento en vez de aceptarlo automáticamente. Converse con el niño acerca de los estereotipos negativos o distorsionados de las distintas personas que aparecen por televisión. Los estereotipos étnicos, sexuales, religiosos o culturales tienen un efecto muy fuerte sobre los niños. Un padre inteligente puede usar un programa de televisión o una personificación determinada para enseñar y transmitir a sus hijos valores positivos.

Al ver televisión con su hijo, también puede educarlo acerca de la publicidad. Enséñele que los comerciales no son lo mismo que los programas y que su único fin es hacer que quiera adquirir algo que no tiene. Ésta no es una lección fácil para un niño en edad preescolar, pero si usted le explica la diferencia entre los alimentos "saludables" y "no saludables" y entre los juguetes de buena y de mala calidad, aprenderá a ser un televidente

N U E S T R A   P O S I C I Ó N

Aunque la Academia Americana de Pediatría no responsabiliza a la televisión como la única causa de la violencia que hay en nuestra sociedad, consideramos que la violencia televisiva tiene un claro efecto sobre la conducta de los niños y fomenta el uso de la misma para resolver conflictos. El hecho de que los actos violentos que aparecen por televisión no tengan consecuencias negativas, así como la rapidez con que se resuelven los problemas mediante la violencia, aumentan las probabilidades de que éste sea uno de los primeros recursos a los que el niño acuda, en lugar de ser el último.

Tanto los padres como los programadores y publicistas tienen que asumir la responsabilidad de lo que los niños ven por televisión. Instamos encarecidamente a los padres a restringir el tiempo que les dejan ver la televisión a sus hijos, a que supervisen los programas que sintonizan y a que vean la televisión con ellos para ayudarles a aprender de lo que están viendo.

La Academia Americana de Pediatría apoya por completo las iniciativas legislativas para mejorar la calidad de la programación infantil.

La meta principal de la televisión comercial para la población infantil es venderles productos a los niños —desde juguetes hasta comida chatarra. Los niños pequeños, en particular, no saben distinguir entre un programa de televisión y un anuncio, ni tampoco entienden por completo que las propagandas se hacen para venderles algo (a ellos o a sus padres).

La televisión también es culpable de distorsionar muchas cosas de la realidad en aspectos tales como las drogas, el alcohol, el tabaco, la sexualidad, las relaciones familiares y los roles sexuales.

más crítico. El destacar el comercial de un producto que el niño ha probado y no le ha gustado, le ayudará a darse cuenta de lo engañosos que pueden ser los anuncios publicitarios.

Usted también puede contribuir a mejorar la programación infantil poniéndose en contacto con las cadenas de televisión, patrocinadores o programadores. Exprese sus quejas y preferencias. Si hay un programa que le gusta mucho, hágaselo saber al gerente de la estación local, puesto que las series televisivas de calidad suelen tener audiencias reducidas y su apoyo puede contribuir a que se siga emitiendo.

Involúcrese en grupos que trabajan para mejorar la programación infantil, únase a coaliciones comunitarias en contra de la violencia televisiva y exija que en las escuelas eduquen a los niños en la evaluación crítica de los medios de comunicación.

Otros medios de comunicación, como la música rock y los videos musicales, las películas de cine, los juegos de video y de computadora, así como el Internet, representan para la familia un reto similar al de la televisión. A medida que los niños pasan más y más tiempo frente a pantallas o escuchando música, van asimilando poderosos mensajes sobre la violencia, la sexualidad, el abuso de sustancias, las relaciones interpersonales y el mundo en general. Es importante que supervise a su hijo cuando use el Internet o cualquier otro medio de comunicación. Los padres deben estar al tanto de los medios de comunicación que consumen sus hijos y establecer límites, ver o escuchar los programas con ellos y conversar sobre el contenido y los personajes. Las familias y los niños que

tengan una buena educación sobre los medios de comunicación estarán bien preparados para resistirse a las influencias negativas de los mismos.

Rabietas

Las rabietas no son nada placenteras ni para usted ni para su hijo, pero son parte normal de la vida de casi cualquier niño en edad preescolar. La primera vez que su hijo dé alaridos o patadas porque no se puede salir con la suya, es posible que usted sienta enojo, frustración, humillación y miedo. Quizás se pregunte en qué se ha equivocado como padre para producir un hijo tan insoportable. Tenga la seguridad de que este comportamiento no es culpa suya y que las rabietas no suelen ser un signo de trastornos severos de carácter emocional o de personalidad. Casi todos los pequeños tienen estos episodios de vez en cuando, especialmente entre los dos y los tres años de edad. Si se manejan efectivamente, por lo general tienden a disminuir en intensidad y frecuencia hacia los cuatro o cinco años de edad.

En la etapa de desarrollo en la que se van separando de sus padres, la palabra "no" es una expresión comprensible y normal de la necesidad emergente del niño por adquirir cierta autonomía. Las rabietas a menudo son una expresión de frustración. Los niños en edad preescolar quieren estar en control de la situación y ser más independientes de lo que sus destrezas y seguridad le permiten sin importarles sus límites. Quieren tomar decisiones pero no saben establecer compromisos y además, no saben asumir la decepción ni la restricción. Tampoco saben expresar bien sus sentimientos con palabras, así que optan por exteriorizar su enojo y frustración llorando o aislándose y en ocasiones, teniendo una rabieta. Aunque estas exhibiciones emocionales son desagradables, en muy raras ocasiones son peligrosas.

Generalmente es fácil anticipar una rabieta. Antes de que comience, el niño puede mostrarse más retraído o irritable de lo normal y ni las manifestaciones de cariño ni el jugar con él cambian su estado anímico. Es posible que esté cansado, tenga hambre o se sienta solo. Entonces intenta hacer algo o usted le pide que haga algo superior a sus capacidades, o bien le niega alguna cosa. El pequeño comenzará a quejarse o a sollozar y a tornarse más exigente. Nada lo distraerá o consolará, y por último empezará a llorar. A medida que el llanto se intensifica, empezará a agitar los brazos y a dar patadas. Es posible que se tire al piso o que sostenga la respiración —algunos niños de hecho llegan a aguantar la respiración hasta que se ponen morados o se desmayan. Por mucho que los padres se asusten de ver que el niño se queda sin aliento, su respiración normal se reanudará tan pronto como se desmaye y no tardará en recuperarse por completo. (Vea también el recuadro de la página 595.)

No se sorprenda si su hijo solo tiene rabietas cuando usted esté presente. La mayoría de los niños tienen estos estallidos alrededor de sus padres o de otros miembros de la familia, y muy pocas veces frente a personas ajenas al hogar. Al tener una rabieta el niño también está poniendo a prueba las reglas y límites paternos, cosa que no se atreve a hacer delante de alguien que no conoce bien. Cuando se pasa de la raya y usted le pone un alto, responderá con una rabieta. Esto no significa que su hijo quiera hacerle la vida imposible a propósito ni que prefiera a los desconocidos. No se tome a pecho las rabietas. Trate de mantener la calma y entienda el comportamiento del niño. Paradójicamente, sus estallidos ocasionales son una señal de la confianza que le tiene a usted.

Estos arranques emocionales actúan a modo de válvula de escape, por lo que después de tener una rabieta, el niño suele quedar agotado y tiende a quedarse dormido. Cuando se despierta, suele estar calmado, tranquilo y complaciente. Sin embargo, si el niño está enfermo o hay tensión a su alrededor, es posible que la frustración se vuelva a ir acumulando. Los niños que están ansiosos o enfermos, que son muy temperamentales, que no duermen lo suficiente o que viven en hogares donde hay mucha tensión, suelen tener rabietas con más frecuencia.

Prevención

No es posible prevenir cada una de las rabietas de su hijo, pero sí podrá reducir la cantidad, la duración o la intensidad de las mismas al procurar que el niño no esté demasiado cansado, ansioso o innecesariamente frustrado. Su hijo tendrá poca tolerancia si no se le da un receso para estar tranquilo, sobre todo si está enfermo o ansioso o si ha tenido un día más activo de lo habitual. Aunque no se quede dormido, el hecho de acostarse durante quince o veinte minutos puede

Respuestas paternas efectivas

Comportamiento del niño*	Su reacción	
	Efectiva	Constructiva
Rabieta	Alejarse del niño.	Hablar del incidente cuando el niño se haya calmado.
Excitación excesiva	Distraerlo con otra actividad.	Hablar de su comportamiento cuando se haya calmado.
Golpes o mordiscos	Retirarlo de inmediato de la situación o al anticipar que se va a poner así.	Hablar de las consecuencias de sus acciones (dolor, daño, malos sentimientos) que esto le provoca a él mismo y a otros. Ensaye la "pausa obligada" después de una reacción breve.
Falta de atención	Establecer contacto visual con el niño para mantener su atención.	Reduzca sus expectativas (pídale que escuche un cuento por 3 minutos en lugar de 10; no lo obligue a sentarse durante todo el servicio religioso.
Negativa a recoger los juguetes	No dejarlo jugar hasta que cumpla con su quehacer.	Indicarle cómo hacerlo y ayudarlo; elogiarlo cuando termine.

*En todas estas situaciones trate de determinar qué tipo de influencias podrían causar o prolongar el comportamiento: ¿Necesita el niño más atención, está cansado, preocupado o temeroso? ¿Cuál es su propio estado anímico o comportamiento? Recuerde: siempre debe elogiar a su hijo cuando mejore o se esfuerce en algo.

ayudarle a recargar energías y reducir la probabilidad de tener rabietas causadas por la fatiga. Los niños que no hacen siesta pueden ser más propensos a las rabietas y a menudo necesitan de un receso de tranquilidad en su rutina diaria. Si su hijo se resiste, usted podría acostarse a su lado o leerle un cuento, pero no lo deje jugar o hablar demasiado.

Los niños cuyos padres no han fijado límites apropiados, son demasiado estrictos o se olvidan de reforzar la buena conducta, suelen tener rabietas más frecuentes e intensas que los niños de padres que asumen un enfoque más equilibrado. Por norma general, es conveniente establecer pocos límites y ser consistentes al hacerlos cumplir. Cuente con que su hijo le diga "no" muchas veces al día. El pequeño necesita afirmarse como individuo y no sería normal que nunca tratara de desafiar a sus padres. Cuando se trate de algo sin importancia —como por ejemplo, si el niño quiere pasearse despacio por el parque en lugar de recorrerlo a paso rápido o si se niega a vestirse antes del desayuno— no hay por qué impedírselo. Pero cuando intente cruzar la calle corriendo, deberá detenerlo e insistirle en que le obedezca, aun cuando para ello tenga que sujetarlo con sus brazos. Sea afectuoso pero firme y reaccione de la misma forma cada vez que su hijo desobedezca una norma. El pequeño no puede aprender la lección de inmediato, así que prepárese a intervenir una y otra vez antes de que su comportamiento cambie. Asimismo, cerciórese de que cada una de las personas que cuidan al niño observen y hagan cumplir las mismas normas y el mismo enfoque disciplinario.

Cómo actuar

Cuando su hijo tenga una rabieta, es importante tratar de conservar la calma. Si usted suele explotar cuando se enfada, es natural que su hijo imite su comportamiento. Si usted le grita para que se tranquilice, probablemente empeorará las cosas. El mantener un ambiente sereno reducirá el nivel general de estrés en el hogar y hará que tanto usted como su hijo se sientan mejor y en control de sus emociones. De hecho, el sujetar al niño con delicadeza, cargarlo o distraerlo con comentarios como "¡Mira lo que está haciendo ese gatito!" o "Creo que sonó el timbre de la puerta", a veces logra interrumpir conductas como aguantar la respiración antes de que el niño llegue a desmayarse. (Vea también el recuadro de la página 595.)

Cuando sienta que va a perder los estribos, el buen sentido del humor puede ser su salvación. Si están discutiendo acaloradamente porque el niño no quiere bañarse, propóngale una carrera hasta el baño. Suavice la orden de que se coma el almuerzo con una mueca graciosa. A menos que su hijo esté muy irritable o cansado, es más fácil que acate una orden si usted atenúa la disciplina con un poco de picardía y buen humor. Además usted también se sentirá mejor.

Algunos padres se sienten culpables cada vez que les dicen "no" a sus hijos. Se esfuerzan demasiado por explicarles las normas o se disculpan por el hecho de tener que aplicarlas. Hasta un niño de dos o tres años puede percibir la duda en el tono de la voz, e intentará aprovecharse de la situación. Si la madre o el padre termina por ceder, el niño tendrá explosiones más fuertes en aquellas ocasiones en que no logre su propósito. No hay por qué disculparse de hacer cumplir una norma. Con ello solo conseguirá que su hijo no pueda entender qué reglas paternas son estrictas y cuáles puede desafiar. Esto no significa que usted tenga que ser antipático o abusivo con su hijo, pero sí es importante dejar en claro su postura. A medida que su hijo crezca, usted podrá ofrecerle razones breves y sencillas acerca de las normas, pero sin darle explicaciones demasiado largas o confusas.

Cuando le pida a su hijo que haga algo en contra de su voluntad, permanezca a su lado brindándole apoyo. Si le pide que recoja sus juguetes, ofrézcase a ayudarlo. Si le dice que no tire la pelota contra las ventanas, enséñele hacia dónde *la puede* lanzar. Si le recuerda que no puede tocar la puerta caliente del horno, sáquelo de la cocina o quédese a su lado para cerciorarse de que le hace caso. (Nunca deje a un niño de dos o tres años solo en una habitación después de haberle dado una orden dirigida a garantizar su seguridad.)

Cuándo acudir al pediatra

Aunque las rabietas ocasionales durante los años preescolares son normales, deberán irse reduciendo y suavizando hacia los cuatro años y medio. Entre una y otra rabieta, el niño debe verse normal y saludable. Bajo ningún concepto el comportamiento del niño debe ocasionarle daño a otra persona o a sí mismo, como tampoco dañar o destruir objetos. Cuando las explosiones sean muy intensas, frecuentes o prolongadas, podrían ser un signo temprano de perturbaciones emocionales.

Consulte al pediatra si su hijo muestra algunas de las siguientes señales de alarma:

- Las rabietas persisten o se intensifican después de los cuatro años de edad.

- Su hijo se lastima a sí mismo o a otras personas, o destruye objetos durante las rabietas.

- Las rabietas vienen acompañadas de pesadillas frecuentes, desobediencia extrema, retroceso en los hábitos de ir al baño, dolores de cabeza o de estómago, negativa a comer o a irse a la cama, ansiedad extrema, mal humor constante o aferramiento a los padres.

- El niño aguanta la respiración y se desmaya durante las rabietas.

Si su hijo aguanta la respiración y se desmaya, lo mejor será llamar al pediatra. Probablemente el médico examinará al niño para descartar posibles causas de los "desmayos", como las convulsiones (vea la página 748). También podrá ofrecerle sugerencias para disciplinar al niño y recomendarle grupos de educación para padres que podrían ofrecerle apoyo y orientación adicional. Si el médico considera que las rabietas son un indicio de una perturbación emocional, referirá al niño a un psiquiatra o psicólogo de niños, o a un centro de salud mental.

Chuparse el dedo

No se alarme si su bebé empieza a chuparse el pulgar o los demás dedos de la mano. Éste es un hábito muy común que tiene un efecto calmante y relajante. Algunos expertos estiman que nueve de cada diez niños se chupan el dedo en algún momento de la primera infancia. Esta manifestación se debe en gran parte a los reflejos normales de búsqueda y succión que tiene todo lactante. Hay evidencia de que algunos bebés se chupan el pulgar u otros dedos estando en el vientre materno, y algunos presentan esta conducta acabando de nacer.

Puesto que la succión es un reflejo natural, chuparse el pulgar u otro dedo puede considerarse un hábito normal. Sólo debe ser motivo de inquietud si se prolonga durante demasiado tiempo o si a raíz de este hábito se empieza a deformar la boca o la alineación de los dientes del bebé. Más de la mitad de los niños que se chupan el pulgar dejan de hacerlo alrededor de los seis o siete meses de edad. Hay niños que se siguen chupando el pulgar hasta los ocho años de edad más o menos, pero solo ocasionalmente y cuando se sienten más vulnerables. Chuparse el pulgar consistentemente después de los cinco años de edad puede provocar alteraciones en el paladar o en la alineación de los dientes. En este punto, usted y el dentista del niño podrían empezar a preocuparse. Éste es el momento en que su hijo también puede verse afectado por los comentarios negativos de sus compañeros de juego, hermanos y parientes. Si estos factores llegan a ser muy inquietantes, consulte con el pediatra acerca de la necesidad de someter al niño a un tratamiento.

Tratamiento

Antes de iniciar cualquier tratamiento es importante descartar la posibilidad de que la persistencia del hábito se deba a perturbaciones emocionales serias o a que el niño esté sufriendo de mucho estrés. Asimismo, su hijo debe tener la voluntad de dejar el hábito y participar de lleno en el tratamiento. Por lo general, éste se reserva a aquellos niños que siguen chupándose el dedo después de los cinco años de edad.

Las técnicas que se utilizan en estos casos suelen empezar con recordatorios amables, particularmente durante las horas del día. Es posible que sus amigos o familiares le sugieran que le dé un chupete al niño, pero no hay evidencia de que esto sea efectivo. Lo único que se consigue es sustituir un hábito de succión por otro.

Si estas medidas no surten efecto y su hijo aún quiere eliminar el hábito, es posible que el pediatra le recomiende algún tipo de tratamiento "aversivo" (desagradable). Estos tratamientos tienen como fin recordarle al niño que no debe chuparse el dedo en cuanto empiece a hacerlo. Para tal fin se puede impregnar el dedo en una sustancia amarga, cubrirlo con una venda o un capuchón (un cilindro de plástico ajustable que se pega con cinta adhesiva al pulgar) o bien colocarle al niño un dispositivo en el codo que le impida doblarlo para que no se pueda llevar el dedo a la boca. Sin embargo, antes de utilizar cualquiera de estos métodos es importante que se los explique a su hijo. Si el tratamiento le provoca ansiedad o tensión excesivas, debe interrumpirlo. En casos muy raros en que el hábito de chuparse el dedo está provocando graves alteraciones en la alineación de los dientes y las técnicas descritas no parecen surtir efecto, algunos dentistas optan por colocar un aparato en la boca del niño que no permite que el pulgar o cualquier otro dedo ejerza presión sobre el paladar o los dientes. De hecho, este aparato hace que el meterse el dedo en la boca resulte tan incómodo, que el niño terminará por no intentarlo.

Tenga presente que su hijo podría ser uno de los pocos niños que por uno u otro motivo no pueden dejar de chuparse el dedo. Pero lo más probable es que cuando ingrese a la escuela y sienta la presión de sus compañeros, suspenda el hábito durante las horas del día. Quizás siga chupándose el dedo para conciliar el sueño o para calmarse cuando esté muy nervioso, probablemente cuando nadie lo vea. Esto en realidad no le causará ningún daño emocional o físico. Presionar demasiado a un niño para frenar este tipo de conducta le podría hacer más mal que bien. De cualquier modo, todo niño suspende el hábito por sí mismo tarde o temprano.

Tics

Los niños que tienen tics experimentan movimientos involuntarios o espasmos musculares, sobre todo en la cara y el cuello. Es posible que parpadeen mucho, encojan los hombros, hagan muecas y estiren el cuello a cada momento.

Los recién nacidos saludables con frecuencia tienen temblores rítmicos, en particular en la barbilla o una pierna. Aunque parezcan ser espasmos, son movimientos muy normales y se hacen más notorios cuando el bebé está llorando. Estos temblores por lo general desaparecen a partir de la segunda semana de vida. En contraste, los tics verdaderos tienden a aparecer durante la niñez, a veces tan pronto como a los dos o tres años de edad, pero más a menudo entre los siete y los nueve años de edad. Estos tics pueden aparecer de repente, usualmente después de algún tipo de estrés físico o social. Pueden intensificarse cuando el niño está ansioso o tenso y tienden a reducirse en frecuencia cuando se relaja.

El trastorno asociado con tics que se considera mas serio es el *Síndrome de Tourette.* Los niños que sufren de esta condición suelen tener diversos tics motores que comienzan por la cara pero que al poco tiempo afectan otras partes del cuerpo. Estos niños también pueden tener tics vocales, tales como emitir palabras o frases obscenas, toser, tener hipo, estornudar y resoplar.

Los sonidos y movimientos específicos pueden ir cambiando con el tiempo. El Síndrome de Tourette se suele asociar con otros trastornos, incluyendo hiperactividad, Déficit de Atención con Hiperactividad (o ADHD, por sus siglas en inglés) y pensamientos obsesivos. Por lo general aparece hacia la mitad de la primera década de vida.

Manejo

Es muy probable que los tics de su hijo le parezcan fastidiosos y que sienta la tentación de pedirle que deje de hacerlo. Sin embargo, se trata de algo que está más allá del control del niño. De hecho, cuando se le hace énfasis en los tics, éstos tienden a persistir o intensificarse.

Si el pediatra considera que los tics de su hijo tienen un componente psicológico, deberán tratarse las dificultades emocionales subyacentes. Haga un esfuerzo por reducir el estrés, las preocupaciones o los conflictos en la vida del pequeño, lo que podría aliviar la severidad de sus tics. Si el niño sufre del Síndrome de Tourette, el médico podría recetarle medicamentos para controlar la condición.

18

El pecho y los pulmones

Asma

El asma es una enfermedad de los pulmones que afecta los conductos bronquiales. En los últimos veinte años ha habido un incremento significativo de casos de asma, especialmente entre niños pequeños que viven en zonas urbanas. De hecho, el asma es hoy por hoy una de las enfermedades crónicas más comunes de la niñez, que afecta a cerca de cinco millones de niños. La causa de este reciente incremento en la prevalencia de la enfermedad no está claramente definida, pero se cree que la contaminación del aire, la exposición a alérgenos y las enfermedades respiratorias son las principales razones.

El asma es la causa más frecuente de las sibilancias (o silbidos al respirar) en los niños. Las sibilancias son ruidos agudos que se producen cuando las vías aéreas de los pulmones se estrechan, por lo general debido a una inflamación. En el caso del asma, las sibilancias ocurren al exhalar (expulsar el aire), sobre todo en las noches o temprano en la mañana. Aunque las sibilancias son el síntoma distintivo del asma, no todo el que las tiene sufre de asma. A pesar de que no existe un examen específico para diagnosticar el asma, los niños que padecen de este trastorno por lo general experimentan tres o más episodios de sibilancias que suelen desaparecer en los intervalos entre episodios.

Hay muchos factores que pueden desencadenar un ataque de asma, pero en los niños menores de cinco años este tipo de ataque se suele presentar después de que una infección viral de las vías respiratorias inflama las células que recubren los conductos bronquiales, lo que a su vez estimula los músculos circundantes.

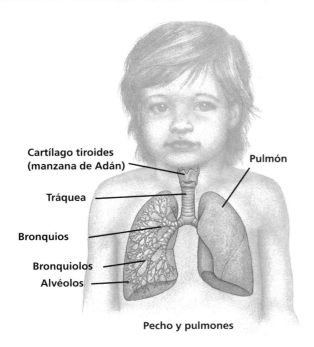

Cartílago tiroides (manzana de Adán)

Pulmón

Tráquea

Bronquios

Bronquiolos

Alvéolos

Pecho y pulmones

Éstos son otros factores que pueden desencadenar ataques de asma:

- Contaminantes en el aire, como humo de cigarrillo o vapores que emanan de ciertas pinturas

- Alérgenos como polvo, ácaros, cucarachas, caspa de animales, grama, polen y moho

- Ejercicio, en algunos niños

- Inhalar aire frío

- Algunos medicamentos

Otros desencadenantes menos comunes son:

- Estrés y perturbaciones emocionales

- Sinusitis

- Reacciones alérgicas a determinados alimentos

- Lesiones previas en las vías aéreas respiratorias (por ejemplo, niños a los que se les haya colocado un tubo endotraqueal o que hayan inhalado humo de cigarrillo)

Signos y síntomas

Cuando su hijo tenga un ataque de asma, el síntoma principal será una tos que empeora en la noche, luego de realizar alguna actividad física o después de haber tenido contacto con un agente irritante (como humo de cigarrillo) o con un alérgeno (como pelo de animal, caspa, ácaros del polvo o cucarachas). Emitirá un sonido sibilante a medida que exhala. Conforme avanza el ataque, las sibilancias podrían atenuarse, puesto que cada vez podrá entrar y salir menos cantidad de aire de los pulmones. También podrá sentirse corto de respiración durante un ataque de asma.

Casi todos los niños que sufren de asma tienen síntomas crónicos, como tos diurna (o nocturna), tos cada vez que hacen ejercicio, o tos debida a ciertas exposiciones diarias tales como animales domésticos, polvo y plantas. En algunos casos, el médico podrá escuchar sibilancias (especialmente cuando el niño sopla hacia fuera con fuerza), incluso sin haber síntomas presentes. En los niños mayores, se podrían detectar estas anormalidades mediante un examen de función pulmonar.

Cuándo acudir al pediatra

Si su hijo tiene asma, es importante saber en qué momentos requiere atención médica inmediata. Por regla general, hay que llamar al pediatra sin demora alguna o acudir a una sala de emergencia en los siguientes casos:

- El niño tiene dificultad *severa* para respirar y parece ponerse peor, particularmente si comienza a respirar muy rápido, el pecho se le hunde al inhalar aire y hace una especie de gruñido al exhalar.

- La boca o las puntas de los dedos se le ponen morados, o está muy agitado, extremadamente adormilado o confundido.

- Le duele el pecho, la garganta o el cuello.

También deberá llamar al pediatra sin demora alguna en los siguientes casos:

- El niño tiene fiebre y tos o sibilancias persistentes que no responden al tratamiento.

- Está vomitando y no se le pueden dar medicinas por vía oral.

- Le cuesta trabajo hablar o dormir debido a las sibilancias, la tos o la dificultad para respirar.

Tratamiento

El asma siempre debe ser tratada bajo la supervisión del pediatra. Las metas del tratamiento son:

1. Reducir la frecuencia y severidad de los ataques, atenuando o previniendo los síntomas crónicos de tos y dificultad para respirar.

2. Controlar las sibilancias y normalizar la función pulmonar.

3. Diseñar junto con el pediatra un "plan de acción" sensato para responder a un ataque de asma serio y reducir así la necesidad de tratamiento médico de emergencia.

4. Lograr que su hijo crezca y se desarrolle normalmente y que pueda participar —en la medida de lo posible— en las actividades habituales de la niñez.

5. Controlar los síntomas del niño con la menor cantidad de medicinas posible para reducir el riesgo de efectos adversos.

6. Garantizar una asistencia regular a la escuela.

7. Reducir la necesidad de acudir a salas de emergencia.

Guiado por estas metas, su pediatra le recetará medicamentos al niño y podría referirlo a un especialista para que le haga una evaluación pulmonar. El médico también le ayudará a usted a diseñar un programa de tratamiento específico para el hogar. Esto probablemente incluya el uso adecuado de las medicinas y tratamientos que se le recetaron al niño, así como el desarrollo de un plan para evitar irritantes y alérgenos que podrían estar provocando las sibilancias del niño.

Si el asma de su hijo parece desencadenarse por alergias severas, el pediatra podría referirlo a un alergista pediátrico o neumólogo (especialista en los pulmones) para que le haga una evaluación a fondo, incluyendo una prueba de función pulmonar y pruebas cutáneas. El alergista también podría recomendar vacunas para atenuar la sensibilidad a los alérgenos que provocan los ataques de asma en el niño. Este procedimiento comprende la inyección regular de una forma diluida de sustancias alergénicas, que por lo común incluyen polvo, moho, ácaros y polen. Asimismo, el educarse sobre las causas de las alergias de su hijo podrá disminuir la frecuencia de los ataques al evitar exponerlo a tales sustancias.

El medicamento que se le recete a su hijo dependerá del tipo de asma que tenga. Existen dos tipos de fármacos para el asma. Uno abre las vías respiratorias y relaja los músculos que provocan la obstrucción. Estas medicinas de acción rápida se denominan broncodilatadores. El segundo tipo son las medicinas de control o mantenimiento, que se usan para tratar la inflamación de las vías aéreas.

Si los síntomas de su hijo son esporádicos, el pediatra podría recetar un broncodilatador solo para cuando se presente un episodio de tos o sibilancias. Si el asma del niño es crónica o persistente, probablemente le recetará medicamentos de uso diario. Estas medicinas pueden tardar semanas en surtir efecto. Los medicamentos antiinflamatorios se recomiendan a todos los niños asmáticos que tienen síntomas persistentes. Los más comunes son los corticosteroides por vía inhalatoria, que han demostrado ser muy efectivos y seguros. Se administran mediante un dosificador de inhalación (MDI, por sus siglas en inglés) o mediante la "nebulización". Cuando se usa un inhalador, la medicina se rocía a una cámara o "espaciador", de donde

el niño la inhala. (Usted y el niño deberán recibir instrucciones de cómo usar la cámara correctamente para garantizar que la medicina penetre a los pulmones.) Después de inhalar el esteroide, es importante que el niño tome algo o se lave los dientes para limpiar la boca.

Los "nebulizadores" o máquinas de nebulización pulmonar son particularmente útiles para niños menores de dos años a los que se les dificulta usar los dosificadores de inhalación y las cámaras.

Las medicinas antiinflamatorias se deben tomar de manera regular para que sean efectivas. A menudo fracasan por no usarse de modo consistente. Puesto que no tienen un efecto inmediato, resulta tentador suspenderlas. Pero al hacerlo, las vías aéreas quedan sin protección y puede desencadenarse un ataque de asma.

Recientemente ha salido al mercado una nueva clase de medicamentos conocidos como modificadores de leucotrienos, que se toman en forma de pastilla. También actúan como antiinflamatorios y deben ingerirse diariamente.

Durante ataques severos de asma, se debe incrementar el uso de medicinas de rescate. En estos casos, su médico podría recetarle medicamentos adicionales.

Siga las instrucciones del pediatra en cuanto a los medicamentos. *No los suspenda antes de tiempo,* no reduzca su frecuencia de administración ni los reemplace por otras drogas o tratamientos sin consultarlo antes con el médico. Si no entiende por qué se le ha recomendado a su hijo un tratamiento en particular, pida una explicación.

Prevención

Para evitar que su hijo tenga ataques de asma, usted deberá tomar las siguientes medidas a fin de reducir los desencadenantes en su hogar:

- Recubra el colchón y la almohada de su hijo con fundas herméticas (por lo general de plástico).

- Use almohadas y cobertores rellenos de poliéster en lugar de plumas y algodón, así como cobijas de acrílico que se puedan lavar en la lavadora.

- Lave las sábanas, cobijas, almohadas, tapetes y muñecos de peluche a menudo; use agua caliente para matar los ácaros.

- Limite la cantidad de muñecos de peluche que hay en su casa.

- Mantenga a las mascotas (especialmente gatos y perros) fuera de la habitación del niño (o fuera de su casa si es posible).

- Impida que su hijo esté sobre alfombras o tapetes que acumulen polvo y alérgenos.

- Supervise con atención la dieta de su hijo tanto en la casa como en la escuela para evitar darle alimentos que provocan alergias.

- Mantenga al niño fuera de las habitaciones que se van a aspirar.

- Invierta en un filtro de aire especial para mantener limpia la habitación de su hijo.

- Mantenga la humedad de su casa por debajo de un 50 por ciento en lo posible. Los ácaros y el moho se multiplican en las zonas húmedas.

- Mantenga a su hijo alejado de las personas que fuman cigarrillos, cigarros o pipa.

Bronquiolitis

La bronquiolitis es una infección que afecta a los bronquiolos, que son las vías pequeñas que hay en el pulmón, al final de los bronquios. Afecta sobre todo a los infantes. (Nota: el término *bronquiolitis* se confunde a veces con bronquitis, que es una infección de las vías aéreas centrales y de mayor tamaño.)

La bronquiolitis casi siempre es de origen viral y es mayormente provocada por el virus sincicial respiratorio (RSV, por sus siglas en inglés). Otros virus que pueden provocar esta condición son el parainfluenza, el influenza, el virus del sarampión y el adenovirus. La infección causa inflamación e hinchazón de los bronquiolos, lo que a su vez obstruye el paso del aire a través de los pulmones.

La mayoría de los adultos y muchos niños contagiados por el virus sincicial respiratorio solo contraen un resfriado común. Sin embargo, cuando se trata de niños menores de dos años, es más

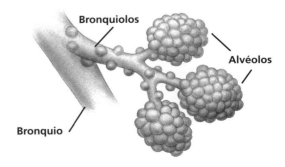

Bronquiolos

Alvéolos

Bronquio

fácil que la infección desemboque en una bronquiolitis. Esto también puede provocar episodios de apnea (una pausa temporal en la respiración). Muchos lactantes que contraen bronquiolitis debida al virus sincicial respiratorio desarrollan asma en el futuro. No se sabe por qué estos pequeños son más susceptibles, pero se cree que la infección con el virus sincicial respiratorio es el primer desencadenante de la reacción en las vías aéreas.

La infección por el virus sincicial respiratorio es la causa más frecuente de bronquiolitis durante los meses de octubre a marzo. En los demás meses, la bronquiolitis por lo general se debe a otros virus.

El virus sincicial respiratorio es altamente contagioso y se transmite por contacto con secreciones de la persona infectada. A menudo se propaga dentro de una misma familia, en los centros de cuidado infantil y en los hospitales. Se puede prevenir mediante el hábito de lavarse las manos a conciencia.

Signos y síntomas

Si su bebé tiene bronquiolitis, ésta empezará a manifestarse como una infección de las vías respiratorias altas (un resfriado): mucosidad, tos leve y a veces fiebre. Al cabo de uno o dos días, la tos se intensificará y el niño empezará a respirar más deprisa y con mayor dificultad.

Si su bebé manifiesta cualquiera de los signos de dificultad respiratoria que se enumeran a continuación, o si tiene fiebre por más de tres días seguidos (o, en el caso que haya fiebre, no

importa el período de duración en niños menores de tres meses) llame al pediatra de inmediato.

- Emite una especie de silbido intenso, llamado sibilancia, cada vez que exhala.

- Es posible que le cueste trabajo tomar líquidos debido a que hace demasiado esfuerzo por respirar, lo que no le permite chupar ni tragar bien.

- Es posible que se le pongan morados los labios y las puntas de los dedos. Esto indica que el paso del aire está tan obstruido, que no le llega suficiente oxígeno a la sangre.

Asimismo debe llamar al pediatra si su hijo presenta cualquiera de estos signos o síntomas de deshidratación que también pueden aparecer junto con la bronquiolitis:

- Boca seca

- Consumo de líquidos menor que lo normal

- Llanto sin lágrimas

- Reducción en la frecuencia al orinar

Si su bebé padece cualquiera de las siguientes afecciones, informe al pediatra en cuanto sospeche que tiene bronquiolitis:

- Fibrosis quística

- Afección cardiaca congénita

- Displasia broncopulmonar (presente en algunos infantes que estuvieron en un respirador siendo recién nacidos)

- Inmunodeficiencia
- Órganos trasplantados
- Un cáncer tratado con quimioterapia

Tratamiento en casa

No existen medicamentos que se puedan utilizar en casa para tratar las infecciones provocadas por el virus sincicial respiratorio. Lo único que puede hacerse durante la fase inicial de la enfermedad es aliviar los síntomas del resfriado que presenta su hijo. Para suavizar un poco la congestión nasal, puede utilizar un humidificador, una perilla succionadora y quizás gotas nasales de una solución salina.

Asimismo, cerciórese que el bebé tome mucho líquido para que no se deshidrate. (Vea *Diarrea,* en la página 551.) Tal vez el pequeño prefiera los líquidos claros a la leche materna o de fórmula. Debido a la dificultad respiratoria, también es posible que coma o chupe más despacio y que no tolere muy bien los alimentos sólidos.

Tratamiento profesional

Si su bebé tiene dificultad respiratoria de carácter leve o moderado, es posible que el pediatra utilice un broncodilatador (un fármaco que ensancha las vías respiratorias) antes de recurrir a la hospitalización. Al parecer, estos fármacos ayudan a un número reducido de pacientes.

Desafortunadamente, algunos niños con bronquiolitis tienen que ser hospitalizados, sea por dificultad respiratoria o por deshidratación. Los problemas respiratorios se tratan con oxígeno y fármacos broncodilatadores, que se inhalan periódicamente.

En casos muy raros, cuando el bebé no responde a ninguno de estos tratamientos, se le debe ayudar a respirar con una máquina de respiración asistida (respirador). Ésta suele ser una medida temporaria para ayudar al bebé hasta que su organismo sea capaz de hacer frente a la infección.

Los bebés que han sido muy prematuros y aquéllos que tienen afecciones pulmonares crónicas, pueden ser candidatos a recibir una inyección de anticuerpos especiales que reduce la severidad del virus sincicial respiratorio. Pregunte al pediatra si su hijo debería recibir este medicamento.

Prevención

La mejor forma de proteger a su bebé de la bronquiolitis es mantenerlo alejado de los virus que la pueden provocar. En lo posible, sobre todo mientras su hijo sea un infante, evite que entre en contacto directo con cualquier niño o adulto que esté en las primeras fases de una infección respiratoria, que son las más contagiosas. Si su hijo asiste a un centro de cuidado infantil, donde es posible que haya niños portadores del virus, cerciórese de que el personal del centro se lave bien las manos y de manera frecuente.

Tos

La tos casi siempre es un indicativo de que hay una irritación de las vías respiratorias. Cuando las terminaciones nerviosas de la garganta, la tráquea o los pulmones perciben la irritación, se desencadena un reflejo que hace que el aire sea expulsado violentamente a través de las vías respiratorias.

La tos suele asociarse a enfermedades del aparato respiratorio como resfriados/infecciones de las vías respiratorias altas (vea la página 646), bronquiolitis (vea la página 605), crup (vea la página 610), gripe (vea la página 611) o neumonía (vea la página 614). Si la tos va acompañada de fiebre, irritabilidad o dificultad respiratoria, es probable que su hijo haya contraído alguna de estas infecciones.

Cuando un niño está resfriado, la tos puede sonar húmeda (productiva o congestiva) o bien seca e irritante, y podría persistir una vez que la mucosidad haya pasado. Si el niño tiene tos, fiebre y dificultad para respirar, es posible que haya contraído una neumonía. Un bebé o niño que tenga neumonía suele respirar rápidamente. Si esto le ocurre a su hijo, acuda al médico.

En gran medida, la ubicación de la infección determinará el tipo de tos: una irritación de la laringe, como el crup, provoca una tos que suena como el ladrido de un perro o de una foca. Una irritación que afecta las vías aéreas de mayor calibre, como la tráquea o los bronquios, se asocia a una tos más profunda y áspera, que empeora en las mañanas.

Las alergias y la sinusitis pueden causar una tos crónica. Esto se debe a que el goteo nasal por la parte posterior de la garganta produce una tos seca y persistente, particularmente de noche. Un niño que tose solo de noche podría tener asma (vea la página 601).

He aquí otros asuntos relativos a la tos durante la niñez que deben tenerse en cuenta:

- Cualquier tipo de tos en un infante —aparte de una tos muy pasajera— debe tomarse en serio. Las razones más comunes de la tos a esta edad son los resfriados y la bronquiolitis, que por lo general mejoran en cuestión de pocos días. Es importante estar atentos a signos de dificultad respiratoria y buscar ayuda médica en caso de presentarse. Estos signos no solo se limitan a una respiración rápida, particularmente de noche, sino también al hundimiento de las costillas y el esternón.

- A veces un niño tose con tanta fuerza, que llega a vomitar. En estos casos es común que expulse líquidos y alimentos del estómago, pero el vómito también podría contener mucha mucosidad, especialmente durante el curso de un resfriado o un ataque de asma.

- Las sibilancias son sonidos agudos al respirar que ocurren cuando hay una obstrucción en las vías aéreas dentro del pecho. Es uno de los síntomas del asma, pero también puede presentarse si su hijo tiene bronquiolitis, neumonía u otros trastornos específicos.

- Los niños con asma a menudo tosen y tienen sibilancias a la vez. Esto puede pasar cuando están activos o jugando, o bien en las noches. La tos se suele escuchar, pero las sibilancias tal vez solo sean evidentes para el médico cuando ausculta al niño con el estetoscopio. La tos y las sibilancias tienden a mejorar una vez que se administran los medicamentos para el asma.

- La tos tiende a empeorar en las noches. Si su hijo tose de noche, puede deberse a una irritación en la garganta o a una infección en los senos paranasales (sinusitis). El asma es otra de las razones principales de una tos nocturna.

- A veces un niño empieza a toser de repente debido a un atragantamiento. Esto puede significar que un trozo de comida o un líquido se "ha ido por el camino equivocado", alojándose en los pulmones. La tos ayuda a despejar las vías aéreas. Sin embargo, si la tos persiste por más de unos cuantos minutos o si a su hijo le cuesta trabajo respirar, apresúrese a buscar ayuda médica. No le meta los dedos al niño en la boca para despejarle la garganta, puesto que podría empujar más adentro el alimento o lo que causó la obstrucción. (Vea *Atragantamiento,* página 521.)

Cuándo acudir al pediatra

Todo infante menor de dos meses que tenga tos, debe ser visto por el pediatra. Si se trata de un bebé mayorcito o un niño, consulte al pediatra en los siguientes casos:

- La tos dificulta la respiración del niño.

- La tos provoca dolor, es persistente y está acompañada de jadeo, vómitos o piel amoratada.

- La tos dura más de una semana.

- La tos aparece de repente y se asocia a fiebre.

- La tos empieza después de que el niño se atraganta con un trozo de comida u otro objeto. (Vea *Atragantamientos,* página 521.)

El pediatra intentará determinar la causa de la tos. Si se debe a un problema médico distinto a un resfriado o gripe, tal como una infección bacteriana o asma, será necesario tratar la condición subyacente para que la tos ceda. Ocasionalmente, cuando la causa de la tos crónica no es clara, es preciso realizar otros exámenes, como radiografías o la prueba cutánea de la tuberculosis.

Tratamiento

El tratamiento de la tos dependerá de la causa que la provoca. Pero cualquiera que sea, siempre es conveniente darle al niño más líquidos de lo habitual. Aumentar el nivel de humedad del aire con un humidificador o un vaporizador también puede ayudar a aliviar el malestar, sobre todo por la noche.

Los humidificadores de agua fría suelen ser tan eficaces como los vaporizadores de agua caliente y son mucho más seguros si llegan a volcarse. Sin embargo, no olvide limpiar bien cada mañana el aparato con agua y detergente, para que no se convierta en un caldo de cultivo para bacterias y hongos nocivos.

La tos nocturna, particularmente aquella asociada a alergias o asma, puede ser muy mortificante, puesto que se presenta cuando todos están tratando de dormir. En algunos casos puede ser de ayuda elevar el respaldar de la cama del niño. Si la tos nocturna se debe al asma, es necesario usar broncodilatadores.

Aunque se pueden comprar jarabes para la tos sin receta médica, sus ingredientes varían ampliamente, por lo que deberá pedirle al pediatra que le recomiende una marca y que le especifique la dosis apropiada y la frecuencia con que se le puede dar a su hijo. Estas medicinas solo deben administrarse con aprobación médica.

Crup

El crup es una inflamación de la laringe y la tráquea. Provoca una tos "perruna" y un sonido agudo al inhalar. Aunque el crup a veces se asocia a alergias, suele deberse a un virus, más comúnmente al virus parainfluenza. La enfermedad se "contrae" casi siempre de alguien que está infectado, ya sea a través de las gotas de saliva que esa persona esparce al aire, o al darle la mano. Al llevarse la mano a la nariz o los ojos, el niño se contagia con el virus.

El crup tiende a ocurrir en el otoño y el invierno, afectando a niños entre los tres meses y los tres años de edad. Inicialmente el pequeño puede congestionarse como si tuviese un resfriado, y es posible que le dé fiebre. Tras uno o dos días, el sonido de la tos se transformará en algo parecido a un ladrido. La tos tiende a empeorar de noche.

El peligro más grande que acarrea el crup es que las vías aéreas del niño continuarán inflamándose, estrechando cada vez más la traquea y dificultando o imposibilitando la respiración. A medida que el niño se fatiga por el esfuerzo que debe hacer para respirar, es posible que deje de comer y beber. Probablemente también estará demasiado agotado como para toser. Entre otras cosas, algunos niños son particularmente propensos al crup y parecen contraer la infección cada vez que tienen una enfermedad respiratoria.

Tratamiento

Si su hijo se despierta a media noche con síntomas de crup, llévelo al baño, cierre la puerta y abra el grifo de la ducha en la posición más caliente posible para que la habitación se llene de vapor. Siéntese con su hijo en el regazo e inhalen el aire caliente y húmedo de quince a veinte minutos, lo que le ayudará al niño a respirar con más facilidad. Durante el resto de la noche y durante las dos o tres noches siguientes, coloque un vaporizador de agua fría o un humidificador en la habitación del pequeño.

No intente abrir las vías respiratorias de su hijo metiéndole los dedos en la garganta. La obstrucción se debe a la

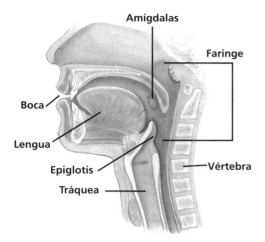

Amígdalas

Faringe

Boca

Lengua

Epiglotis — Vértebra

Tráquea

inflamación de un tejido que está fuera de su alcance. Al meterle los dedos en la garganta, el niño podría toser y tener arcadas. No es aconsejable provocarle el vómito. Esté atento a la forma como respira su hijo. Llévelo *inmediatamente* a la sala de emergencia más cercana si ocurre cualquiera de las siguientes situaciones:

- Emite un sonido sibilante que aumenta de intensidad con cada respiración.

- No puede hablar por falta de aire.

- Parece tener dificultad para respirar.

- Se pone morado al toser.

El pediatra podría recetar esteroides como parte del tratamiento. Estas medicinas tienden a reducir la inflamación en la garganta y por lo tanto acortan la enfermedad.

Los antibióticos no son efectivos debido a que el crup es una afección de origen viral o alérgico. Los jarabes para la tos tampoco son de utilidad.

En los casos más graves de crup, que son bastante raros, el niño presenta una gran dificultad respiratoria. El pediatra podría recomendar su hospitalización por unos cuantos días hasta que remita la inflamación en las vías aéreas. A veces, se le introduce al niño un tubo por la nariz o la boca hasta la tráquea para ayudarlo a respirar.

Gripe/Influenza

La gripe o influenza es una enfermedad causada por un virus respiratorio. Hay tres tipos de virus de influenza: A, B y C. Las epidemias típicas de gripe se deben al tipo A o B. Cada uno de estos virus también tiene distintas variedades o cepas, por lo que cada año el virus que provoca la mayoría de los casos de gripe es ligeramente distinto. Por tal motivo, los individuos que tienen alto riesgo de padecer complicaciones debidas a la gripe deben vacunarse contra esta enfermedad todos los años.

Las epidemias de influenza suelen presentarse en los meses de invierno, aunque la temporada de gripe se extiende de comienzos de octubre hasta marzo. La infección se puede diseminar rápidamente dentro de una comunidad a medida que el virus pasa de una persona a otra. Cuando alguien que tiene gripe tose o estornuda, el virus de la influenza se esparce por el aire y las personas que están cerca, incluyendo niños, pueden inhalarlo. Un niño también puede contagiarse cuando toca una superficie dura, como la manija de una puerta, y luego se lleva los dedos a la boca o la nariz.

Cuando hay un brote o epidemia, lo que es común durante los meses de invierno, el contagio tiende a ser más pronunciado entre los niños de edad preescolar y escolar. Los adultos encargados del cuidado de niños están muy expuestos al virus y pueden contraer la enfermedad. El virus suele transmitirse durante los primeros días del proceso.

Usted puede sospechar que su hijo tiene gripe si presenta los siguientes signos y síntomas:

- Fiebre repentina (generalmente por encima de los 101 °Fahrenheit o 38.3 °centígrados)

- Temblores y escalofríos que acompañan a la fiebre

- Cansancio o fatiga extrema

- Dolores musculares

- Tos seca y repetitiva

Al cabo de unos días se intensifica el dolor de garganta, la congestión nasal y la tos. La gripe puede durar una semana o incluso más. Un niño que tenga un resfriado común (vea *Resfriados/Infecciones de las vías respiratorias superiores,* página 646) por lo general tiene fiebre baja, mucosidad nasal y un poco de tos. Los niños que tienen gripe —así como los adultos— tienden a sentirse mucho peor y les duele todo el cuerpo.

Las personas saludables, en particular los niños, se recuperan de la gripe en pocos días, o a lo sumo en una o dos semanas sin que les queden secuelas por algún tiempo. Sin embargo, si su hijo se queja de dolor de oído, siente congestión en la cara y la cabeza o si no se le quita la tos o la fiebre,

usted debe sospechar que la gripe se le ha complicado.

En casos muy raros existe el riesgo de contraer el Síndrome de Reye (vea la página 570), aunque la incidencia de este trastorno parece haber disminuido notoriamente al divulgarse el hecho de que puede estar asociada con la administración de aspirina durante enfermedades virales, con la consecuente disminución en el uso de este fármaco para tratar los síntomas de gripe o varicela.

Los niños que parecen tener más riesgo de complicaciones debido a la gripe son aquellos con una afección crónica subyacente, tales como enfermedad cardiaca o pulmonar, un problema inmune, una enfermedad de la sangre o malignidad. Puesto que estos niños pueden tener casos más intensos de gripe o mayores complicaciones, se recomienda en lo posible mantenerlos alejados de niños que tengan influenza (la gripe), así como protegerlos tomando precauciones adicionales.

Los niños con síntomas parecidos a los de la gripe —tales como fiebre y dolor de garganta intenso— así como babeo o dificultad para respirar, pueden padecer de una enfermedad rara denominada epiglotitis. Ésta es una afección seria que puede requerir hospitalización. (Para obtener más información sobre la *Epiglotitis,* vea la página 655.)

Tratamiento

Todo niño que tenga gripe y no se sienta bien necesita de mucho cariño y atención. También puede beneficiarse de mucho reposo, aumento en el consumo de líquidos y comidas ligeras y fáciles de digerir. Colocar un vaporizador de agua fría en la habitación puede agregarle humedad al aire y facilitar un poco la respiración a través de las mucosas inflamadas de la nariz.

Si su hijo está indispuesto debido a la fiebre, el acetaminofén o el ibuprofeno en dosis recomendadas por el pediatra para la edad y peso del niño le ayudarán a sentirse mejor. (Vea el Capítulo 23, "Fiebre".) El ibuprofeno está aprobado para administrarse a niños de seis meses de edad en adelante; sin embargo, nunca se le debe dar a niños deshidratados o que están vomitando constantemente. *Es extremadamente importante no darle aspirina a un niño que tenga gripe o que se sospeche que la tenga. El uso de aspirina durante rachas de gripe se asocia a un aumento en el riesgo de desarrollar el Síndrome de Reye.*

Prevención

Puesto que el virus de la gripe se transmite de una persona a otra, uno de los primeros pasos que usted puede tomar para reducir las posibilidades de que los miembros de su familia contraigan la gripe, es enseñar y poner en práctica buenos hábitos de higiene. Por ejemplo, si su hijo tiene gripe, tome los siguientes pasos para prevenir el contagio:

- Evite besarlo en la boca o alrededor de la misma, pero tenga en cuenta que el niño necesitará muchos abrazos mientras esté enfermo.

- Enséñele a su hijo a no toser o estornudar sin taparse la nariz y la boca con un pañuelo de papel. Cerciórese también de que bote el pañuelo a la basura.

- Tanto usted como las demás personas que cuidan del niño deben lavarse las manos antes y después de atenderlo.

- Lave los utensilios del niño en agua caliente con jabón o en el lavaplatos.

- No permita que nadie comparta vasos o utensilios. Nunca se debe usar un cepillo de dientes de otra persona.

- Use vasos de cartón desechables en el baño y la cocina.

Existe una vacuna que protege contra la gripe. La que se aplica actualmente se considera segura, efectiva y se asocia a efectos secundarios mínimos. Entre los niños de seis meses en adelante a los que se recomienda aplicar la vacuna anual contra la influenza, figuran aquellos con las siguientes afecciones:

- Asma

- Fibrosis quística

- Enfermedad crónica pulmonar

- Enfermedad cardiaca congénita

- Anemia falciforme

- Infección con el VIH (virus de inmunodeficiencia humana)

- Diabetes y otras enfermedades metabólicas

- Afección renal crónica

- Una condición por la cual su hijo necesite tomar medicamentos que depriman su sistema inmunológico

La Academia Americana de Pediatría recomienda que la vacuna contra la influenza se administre a *todos* los bebés saludables de seis hasta los veintitrés meses de edad, puesto que los niños en este grupo tienen una probabilidad más alta de ser hospitalizados debido a la gripe. Los niños y adultos que viven en la misma residencia con alguien que tiene un alto riesgo de tener complicaciones a raíz de la gripe, también pueden ser candidatos a la vacuna. Sin embargo, la vacuna contra la gripe *no* está aprobada para su uso en lactantes menores de seis meses.

Aunque se han asociado pocos efectos secundarios a la vacuna, en su producción se utilizan huevos. Si un niño o un adulto ha tenido una reacción alérgica severa a los huevos o a productos hechos con huevo, deberá practicársele una prueba cutánea antes de recibir la vacuna. Si la prueba confirma hipersensibilidad al huevo, no se le debe administrar la vacuna contra la influenza.

Existen ahora medicamentos antivirales para tratar la infección de la influenza. Dicho tratamiento debe iniciarse dentro de las cuarenta y ocho horas de haber comenzado la enfermedad. Asimismo, es importante tomar medidas de precaución para que los niños con enfermedades crónicas no contraigan la influenza. Si el niño no ha sido inmunizado, el uso de medicamentos antivirales antes de que sea expuesto a la enfermedad puede hacer que la gripe sea menos severa.

Neumonía

La palabra *neumonía* significa "infección del pulmón". Aunque este tipo de infección era extremadamente peligrosa en la pasada generación, la mayoría de los niños que la contraen hoy en día se recuperan fácilmente si reciben la atención médica adecuada.

La mayoría de las neumonías se contraen después de una infección viral de las vías respiratorias altas. Típicamente, los virus que provocan estas infecciones (el virus sincicial respiratorio [RSV, por sus siglas en inglés], influenza, parainfluenza y el adenovirus), se extienden al pecho y allí provocan la neumonía. Otros virus —como los relacionados con el sarampión, la varicela, el herpes, la mononucleosis infecciosa y la rubéola— pueden desplazarse desde distintos lugares del cuerpo hasta los pulmones, donde también pueden provocar neumonía.

La neumonía también puede deberse a una infección bacteriana. Algunas de estas infecciones se contagian a través de la tos o del contacto directo con la saliva o las mucosidades de personas infectadas. Asimismo, si una infección viral debilita el sistema inmune de un niño, es posible que algunas bacterias que en condiciones normales serían inofensivas empiecen a proliferar en los pulmones, añadiéndose así una segunda infección a la original.

Los niños cuyas defensas están debilitadas debido a otra enfermedad, como la fibrosis quística, el asma o el cáncer (o por la quimioterapia utilizada en el tratamiento de este último), tienen más probabilidades de contraer neumonías, así como los niños cuyas vías respiratorias o pulmones no funcionan normalmente.

Puesto que la mayoría de las neumonías son de origen viral o bacteriano, se contagian de una persona a otra. De ahí que sean más frecuentes en otoño, invierno y principios de primavera, cuando los niños pasan más tiempo adentro y muy cerca los unos de otros. La probabilidad de que un niño contraiga una neumonía *no* depende de la ropa que lleve, de la temperatura del aire que lo rodea ni del hecho de exponerse al aire libre estando enfermo.

Signos y síntomas

Como muchas otras infecciones, la neumonía suele producir fiebre, lo que a su vez provoca sudoración, escalofríos, rubor y malestar general. El niño puede perder el apetito y estar más decaído que de costumbre. Si es un bebé o niño pequeño, es posible que se vea pálido y sin fuerzas, y que llore más de lo habitual.

Puesto que la neumonía también puede provocar problemas respiratorios, es posible que se asocie a síntomas más específicos como éstos:

- Tos (vea la página 608)

- Respiración rápida y dificultosa

- Mayor actividad de los músculos implicados en la respiración, ubicados entre y debajo de las costillas y encima de la clavícula

- Ensanchamiento o aleteo de las ventanas de la nariz

- Sibilancias

- Labios o uñas morados a causa de una reducción en el oxígeno que llega a la sangre

Aunque casi siempre se puede emitir un diagnóstico de neumonía a partir de los signos y síntomas, a veces es necesario hacer radiografías del tórax para cerciorarse del hecho y determinar la extensión de la afección pulmonar.

Tratamiento

Cuando la neumonía es de origen viral, no hay un tratamiento específico aparte del reposo y las medidas habituales para tratar la fiebre (vea el Capítulo 23). No es aconsejable administrar supresores de tos que contengan codeína o dextrometorfano, puesto que el niño necesita toser para eliminar el exceso de secreciones provocadas por la infección. La neumonía viral suele durar pocos días, aunque la tos puede persistir por varias semanas. Por lo general, no se necesitan medicinas.

Puesto que tiende a ser difícil determinar si una neumonía es de origen viral o bacteriano, es posible que el pediatra recete antibióticos. Es importante administrar el curso completo del antibiótico y en la dosis indicada. Tal vez usted sienta la tentación de suspenderlo antes de tiempo si nota que su hijo mejora a los pocos días, pero corre el riesgo de que la infección se reactive debido a un probable remanente de bacterias.

Si sospecha que su hijo tiene neumonía, llévelo al pediatra cuanto antes. Deberá volver a consultar con el médico si el niño presenta alguna de estas señales de alarma, indicativas de que la infección está empeorando o se está extendiendo:

- Fiebre que persiste durante más de dos o tres días a pesar del antibiótico

- Dificultad respiratoria

- Evidencia de infección en otras partes del cuerpo: articulaciones inflamadas y enrojecidas, dolor de huesos, rigidez de cuello, vómitos u otros síntomas o signos nuevos.

Prevención

Su hijo puede ser vacunado contra las infecciones neumocócicas, que es una causa bacteriana de la neumonía. La Academia Americana de Pediatría recomienda que todos los niños menores de dos años reciban esta inmunización (llamada vacuna conjugada heptavalente antineumocócica o PCV7). La serie de dosis debe administrarse a los dos, cuatro, seis y doce a quince meses de edad, al mismo tiempo en que el niño recibe otras vacunas infantiles.

La vacuna también se recomienda para niños mayores (veinticuatro a cincuenta y nueve meses de edad) que se consideran en alto riesgo de desarrollar una infección neumocócica invasiva. Entre estos niños figuran aquellos con anemia falciforme e infección con VIH (virus de inmunodeficiencia humana), así como aquellos cuyo sistema inmunológico está debilitado.

(Vea también: *Asma,* página 601, *Resfriados/Infecciones de las vías respiratorias altas,* página 646 y "Fiebre", en el Capítulo 23.)

Tuberculosis

La tuberculosis es una infección que se transmite por el aire y que afecta los pulmones. La incidencia de la tuberculosis disminuyó por muchos años, pero a finales de la década de 1980 y a principios de la de 1990, volvió a incrementarse. A partir de 1992 la tendencia retrocedió una vez más y las tasas de tuberculosis han comenzado a declinar desde entonces.

Los siguientes grupos de niños, tienen un riesgo más alto de contraer tuberculosis:

- Los que conviven con un adulto que tiene un caso activo de tuberculosis o se encuentra en alto riesgo de contraer la enfermedad

- Los infectados con el VIH (virus que causa el SIDA) u otra condición en la que el sistema inmunológico está debilitado

- Los nacidos en un país donde hay una prevalencia alta de tuberculosis

- Los que viven en comunidades que generalmente reciben una atención médica inadecuada

La tuberculosis por lo general se disemina cuando un adulto infectado tose y expulsa la bacteria al aire. Estos microorganismos son inhalados por el niño, quien a su vez se infecta. (Es raro que los niños que padecen de tuberculosis pulmonar contagien a otras personas, puesto que sus secreciones mucosas suelen contener muy pocas bacterias y su tos es relativamente poco efectiva.)

Afortunadamente, la mayoría de los niños expuestos a la tuberculosis no llegan a enfermarse. Cuando los microorganismos llegan a los pulmones, el sistema inmunológico los ataca y evita que la infección continúe extendiéndose. Los niños que reaccionan de este modo desarrollan un tipo de infección totalmente asintomática que se detecta solo mediante una prueba cutánea positiva. (Vea una descripción de éste examen en esta misma página.) Aunque el niño no presente síntomas, necesita recibir tratamiento —como se explica más adelante —para evitar que la enfermedad llegue a manifestarse activamente. En un número reducido de niños la infección a veces avanza, provocando fiebre, fatiga, irritabilidad, tos persistente, debilidad, respiración rápida y dificultosa, sudoración nocturna, inflamación de los ganglios linfáticos, pérdida de peso y retraso del crecimiento.

En un número muy reducido de niños (sobre todo en los menores de cuatro años de edad), la infección de la tuberculosis se extiende a través de la sangre, llegando a afectar prácticamente todos los órganos del cuerpo. Esto exige un tratamiento mucho más complejo y, cuanto antes se inicie, mejor será el resultado. Estos niños presentan un riesgo mucho más grande de contraer meningitis tuberculosa, una peligrosa forma de la enfermedad que afecta el cerebro y el sistema nervioso central.

Los signos y síntomas de la tuberculosis infantil pueden ser difíciles de identificar. A menudo, la única forma de saber que un niño se ha visto expuesto a la infección es haciéndole una prueba cutánea. El pediatra realizará esta prueba denominada PPD (siglas en inglés de derivado de proteínas purificado de la tuberculina), que se hace inyectando en la piel una porción purificada e inactivada del microorganismo de la tuberculosis. Si ha habido una infección, la piel del niño se inflamará y enrojecerá en la zona donde se aplicó la inyección. El pediatra le pedirá que revise esta zona de la piel dos días después de haber practicado el examen, puesto que la reacción tarda cerca de cuarenta y ocho horas en aparecer. Si hay alguna reacción, el pediatra debe ver al niño. La prueba de la tuberculina revelará una exposición pasada a la bacteria, incluso si el niño no ha tenido síntomas y aun cuando su organismo haya combatido la enfermedad exitosamente.

Si la prueba de la tuberculina resulta positiva, se ordenará una radiografía para determinar si hay evidencia de una infección activa o pasada de los pulmones. Si la radiografía indica la posibilidad de una infección activa, el pediatra también buscará rastros de la bacteria de la tuberculosis en las secreciones que el niño ha expulsado mediante la tos o en el contenido gástrico (que se obtiene insertando un tubo por la nariz hasta el estómago). Esto se hace con el fin de determinar el tipo de tratamiento que se va a emplear.

Tratamiento

Si la prueba de la tuberculina es positiva pero el niño no presenta síntomas de tuberculosis activa (generalmente detectable mediante radiografías o analizando la saliva o el contenido gástrico), aún se considera que está infectado. Para evitar que la infección se active, el pediatra le recetará un medicamento denominado isoniacida (conocido por sus siglas INH). El niño deberá tomarlo una vez al día por vía oral durante un mínimo de nueve meses.

Para casos *activos* de tuberculosis, el pediatra podría recetar tres o cuatro medicamentos distintos. Usted deberá darle estos medicamentos al niño durante un lapso de seis a doce meses. Es posible que el niño tenga que ser hospitalizado inicialmente para que el tratamiento pueda comenzar, aunque la mayor parte del mismo puede realizarse en la casa.

Prevención

Si su hijo ha contraído la bacteria de la tuberculosis, presente o no síntomas, es *muy* importante tratar de identificar a la persona que lo contagió. Esto por lo general se logra buscando síntomas posibles en todas las personas que han estado en contacto directo con el niño y aplicando la prueba de la tuberculina a todos los miembros de la familia, niñeras y personal encargado de la limpieza de la casa. Todo aquél que dé positivo en la prueba, debe someterse a un examen médico y a una radiografía de tórax.

Si se detecta a un adulto infectado, debe hacerse todo lo posible por aislarlo de otras personas —sobre todo de los niños pequeños— hasta que inicie el tratamiento indicado. Todos los miembros de la familia que hayan estado en contacto con esa persona suelen ser tratados con isoniacida, independientemente de los resultados que obtengan en la prueba de la tuberculina. Si alguien manifiesta síntomas de la enfermedad o presenta una anormalidad en una radiografía de tórax, debe ser tratado como un caso activo de tuberculosis.

La tuberculosis es mucho más frecuente en las poblaciones desfavorecidas, que son más propensas a las enfermedades debido a la aglomeración de gente, la mala nutrición y la probabilidad de una atención médica inadecuada. Los pacientes con SIDA también son más vulnerables a contraer la tuberculosis debido a sus bajas defensas. Si se deja sin tratar, la tuberculosis puede seguir latente en el organismo durante muchos años y solo salir a flote durante la adolescencia, un embarazo o en la edad adulta. Para entonces, no solo es posible que el individuo se ponga muy enfermo, sino que también pueda contagiar a quienes le rodean. Por lo tanto, es muy importante mandarle a hacer la prueba de la tuberculina a su hijo cuando haya estado en contacto cercano con cualquier adulto que tenga la enfermedad y obtener un tratamiento oportuno y adecuado si la prueba sale positiva.

Tos ferina (Pertusis)

La tos ferina, o pertusis, es muy poco frecuente hoy en día, ya que la vacuna contra esta enfermedad ha permitido inmunizar a la mayoría de los niños contra ella. Antes de que esta vacuna se desarrollara, se presentaban cientos de miles de casos de tos ferina al año en los Estados Unidos. Ahora hay aproximadamente 4,000.

Esta enfermedad se denomina pertusis porque la provoca la bacteria de este mismo nombre, que ataca las células que recubren las vías respiratorias (los bronquios y los bronquiolos), produciendo una grave inflamación y estrechamiento de estas vías. El síntoma más notorio es una tos convulsiva. Si la enfermedad no se identifica a tiempo, la bacteria puede contagiar a las personas que conviven con la persona infectada a través de sus secreciones respiratorias.

En los infantes menores de un año es más probable que la tos ferina provoque problemas respiratorios graves e incluso enfermedades que ponen en peligro la vida del niño. Al faltarle el aire, el pequeño empezará a respirar más profundamente y deprisa entre los períodos de tos. Estas inspiraciones, (sobre todo si se trata de un bebé mayorcito) a menudo producen en particular, un sonido parecido a un gemido (de ahí es de donde ésta enfermedad recibe su nombre). La tos persistente diseminará las bacterias por el aire, contagiando a otras personas susceptibles.

La pertusis suele manifestarse como un resfriado común por un lapso de una o dos semanas. Después la tos empeora y los niños mayorcitos pueden empezar a emitir los típicos gemidos de la tos ferina. Durante esta fase (que puede durar dos semanas o más), es habitual que al niño le falte el aire y que se ponga morado alrededor de la boca. También es posible que llore, babee y vomite. Los infantes que tienen tos ferina quedan agotados y desarrollan complicaciones, tales como una mayor susceptibilidad a contraer otras infecciones, neumonía y convulsiones. La tos ferina puede ser fatal para algunos infantes, pero el curso habitual es que el niño empiece a recuperarse al cabo de dos a cuatro semanas. Es posible que la tos no desaparezca en varios meses o que reaparezca cuando el niño contraiga otras infecciones respiratorias.

Cuándo acudir al pediatra

La tos ferina empieza como un resfriado común. Las siguientes circunstancias podrían ser un indicativo de que su hijo tiene tos ferina:

- Es un bebé muy pequeño al que todavía no le han aplicado todas las vacunas reglamentarias y/o ha estado en contacto con alguien que tiene tos crónica o la enfermedad en sí.

- La tos del niño cada vez es más fuerte y frecuente, o los labios y las puntas de los dedos se le ponen morados.

- Queda agotado después de los ataques de tos, tiene poco apetito, vomita después de toser y/o se le ve muy enfermo.

Tratamiento

La mayoría de los infantes menores de seis meses así como un poco menos de la mitad de los bebés mayorcitos que contraen tos ferina, son tratados en el hospital al comienzo de la enfermedad. Este cuidado de carácter más intensivo puede reducir las posibilidades de complicaciones. La neumonía es una de las complicaciones más frecuentes, que ocurre en poco menos de un cuarto de los niños menores de un año que tienen tos ferina. (Si su hijo es mayor, es más probable que solo tenga que ser atendido en casa.)

Mientras el niño permanece en el hospital, es posible que le tengan que succionar las secreciones respiratorias. Se controlará su respiración y posiblemente le administrarán oxígeno. El niño se mantendrá aislado de otros pacientes por varios días para impedir que la infección se propague.

La tos ferina se trata con antibióticos, por un espacio promedio de dos semanas. Estos medicamentos son más efectivos cuando se administran en la primera etapa de la enfermedad, antes que comiencen los ataques de tos. Aunque los antibióticos pueden detener la propagación de la enfermedad, no pueden prevenir ni tratar la tos en sí. Puesto que los jarabes tampoco alivian los ataques de tos, es probable que el pediatra recomiende otros tratamientos caseros para este fin. Deje que el niño repose en cama y use un vaporizador en frío para reducir la irritación de los pulmones y las vías respiratorias. El vaporizador también ayudará a aflojar las secreciones del tracto respiratorio. Pida instrucciones a su pediatra sobre la posición más adecuada para acostar al niño con el fin de que drenen las secreciones y propiciar una mejor respiración. Pregúntele también si las demás personas de su casa necesitan antibióticos o refuerzos de vacunas como un medio de prevenir que contraigan la enfermedad.

Prevención

La mejor forma de proteger a su hijo de la pertusis es poniéndole la vacuna DTaP (cuando tenga dos, cuatro y seis meses de edad, y las dosis de refuerzo entre los doce y los dieciocho meses, así como también antes de que entre a la escuela). La vacuna DTaP, conocida como "acelular", protege a su hijo contra la difteria (D), el tétanos (T) y la pertusis (aP). Tiene menos efectos secundarios que las versiones anteriores de la vacuna, provocando menos fiebre, irritabilidad y probablemente un menor riesgo de daño cerebral. Los peligros asociados al hecho de que su hijo contraiga la pertusis superan con creces a los efectos secundarios serios que pueden aparecer como reacción a la DTaP.

Por lo tanto, *la Academia Americana de Pediatría insta a los padres a que continúen vacunando a sus hijos contra la pertusis. A la vez, les recomienda estar atentos a las posibles reacciones y circunstancias en que no debe administrarse la vacuna.*

Entre las reacciones serias a la vacuna DTaP que deben servir de sobreaviso a los padres y al pediatra para no volver a inmunizar al niño contra la pertusis, figuran las siguientes:

- Una reacción alérgica (urticaria o erupción pocos minutos después de la inyección, o shock)

- Trastorno agudo y severo del sistema nervioso central durante los primeros siete días posteriores a la inyección que no parece deberse a ninguna otra causa

Además, hay algunas reacciones adversas que pueden ocurrir a raíz de la administración de la vacuna DTaP y que deben considerarse con precaución antes de administrar nuevas dosis. Puesto que no se ha demostrado que estas reacciones dejen lesiones permanentes, el pediatra y usted deberán comparar cuidadosamente los beneficios de las futuras vacunaciones con el riesgo de volver a presentar tales reacciones. Los efectos adversos que entran dentro de esta categoría incluyen:

- Fiebre de 105 °Fahrenheit (40.6 °centígrados) o más

- Llanto persistente y continuo

- Un episodio de flacidez o palidez

- Llanto inusualmente agudo

- Convulsiones

Aparte de esto, hay algunos niños a los que probablemente nunca se les debe administrar el componente "P" de la vacuna: cualquier niño que tenga un trastorno neurológico progresivo o un trastorno neurológico (del sistema nervioso) que incremente las probabilidades de desarrollar convulsiones.

Afortunadamente, la cantidad de niños que se ajustan a estos criterios es muy reducida. No cometa el error de dejar de vacunar a su hijo si es normal y está sano. Los beneficios que reporta la vacuna contra la pertusis superan los posibles riesgos.

19

Discapacidades en el desarrollo

La tendencia a comparar a un hijo con otros niños de su misma edad es muy natural. Por ejemplo, si el bebé de los vecinos ya camina con solo diez meses y el suyo apenas empieza a gatear a los trece meses, quizás usted se preocupe. Y si su pequeño empieza a decir algunas palabras antes que el resto de sus compañeritos de juego, es probable que como padre o madre se sienta muy orgulloso. Pero estas diferencias suelen carecer de importancia. Cada niño se desarrolla a su propio ritmo y algunos adquieren ciertas destrezas antes que otros.

Sólo cuando un bebé o un niño en edad preescolar se retrasa mucho con respecto a los demás niños de su edad, no alcanza los logros en el desarrollo que se especifican en los capítulos 6 al 12 de este libro, o pierde una habilidad que había adquirido previamente, hay motivos para sospechar que tiene un problema mental o físico lo suficientemente serio como para que se considere una deficiencia en el desarrollo. Las discapacidades que se pueden manifestar durante la niñez incluyen retraso mental, trastornos del lenguaje y del aprendizaje, perlesía (parálisis) cerebral, autismo y deficiencias sensoriales como pérdidas visuales o auditivas. (Algunos pediatras también incluyen los trastornos convulsivos en esta categoría, pero un porcentaje significativo de niños que tienen convulsiones se desarrollan normalmente).

El grado de severidad de cada una de estas discapacidades puede variar mucho. Por ejemplo, es posible que un niño que padece de una perlesía cerebral leve no tenga impedimentos obvios aparte de cierta falta de coordinación, mientras que otro afectado por la forma grave del mismo trastorno quizás no sea capaz de caminar ni de comer por sí solo. Asimismo, algunos niños tienen más de un trastorno a la vez y cada uno de ellos requiere un tratamiento distinto.

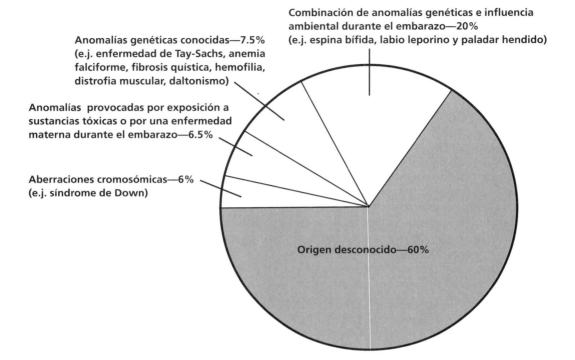

Combinación de anomalías genéticas e influencia ambiental durante el embarazo—20% (e.j. espina bífida, labio leporino y paladar hendido)

Anomalías genéticas conocidas—7.5% (e.j. enfermedad de Tay-Sachs, anemia falciforme, fibrosis quística, hemofilia, distrofia muscular, daltonismo)

Anomalías provocadas por exposición a sustancias tóxicas o por una enfermedad materna durante el embarazo—6.5%

Aberraciones cromosómicas—6% (e.j. síndrome de Down)

Origen desconocido—60%

Si su hijo no parece desarrollarse con normalidad, se le debe hacer una evaluación a fondo tanto de carácter médico como en el plano del desarrollo, y quizás consultar con un especialista en desarrollo infantil. De este modo, el pediatra tendrá toda la información necesaria para saber si el niño presenta realmente una discapacidad y, de ser así, cómo se deberá tratar. Dependiendo de los resultados de la evaluación, el pediatra podría recomendar fisioterapia, terapia del lenguaje y del habla o terapia ocupacional. También podría sugerir intervención educativa o psicológica. Su pediatra estará en capacidad de ayudarle a coordinar estas consultas. En algunos estados o ciudades de los Estados Unidos estos servicios son gratuitos o están parcialmente subsidiados por el gobierno local. La junta de educación local puede indicarle cuál es la situación en el área donde vive.

En la actualidad, todo niño mayor de tres años que tenga una deficiencia en el desarrollo tiene derecho por ley federal a recibir educación especial en centros preescolares o escolares. Asimismo, la mayoría de los estados ofrecen programas especiales para lactantes y niños pequeños que presenten retrasos o discapacidades o que estén en riesgo de padecerlas.

Las familias de los niños con deficiencias en el desarrollo también necesitan apoyo y orientación especial. No es fácil aceptar el hecho de que un hijo tiene una discapacidad. Para entender lo que vivirá el niño y cómo se le puede ayudar a alcanzar todo su potencial, cada miembro de la familia deberá educarse en torno al problema específico y ser asesorado sobre la forma de afrontar la situación.

Perlesía cerebral

Los niños que padecen de perlesía cerebral tienen una alteración en el área del cerebro que controla el movimiento y el tono muscular. Muchos tienen una inteligencia normal, pero presentan dificultad en el control motor y el movimiento. La condición provoca distintos tipos de discapacidades motoras, que pueden ir de muy leves y muy poco evidentes, hasta muy profundas. Dependiendo de la severidad de la condición, un niño puede ser simplemente un poco torpe en sus movimientos o totalmente incapaz de caminar. Algunos niños presentan debilidad muscular y pobre control motor en el brazo y la pierna del mismo lado (lo que recibe el nombre de hemiparesis). Muchos tienen problemas de parálisis sea en las dos extremidades superiores o en las inferiores, lo que se conoce como diplejía. Algunos niños tienen un exceso de tono muscular (denominado espasticidad o hipertonía), mientras que otros son anormalmente flácidos (hipotonía). En algunos casos el habla también está afectada.

La perlesía cerebral con frecuencia se debe a malformaciones o lesiones cerebrales acontecidas durante el embarazo, el parto o inmediatamente después del mismo. Los nacimientos prematuros se asocian a un mayor riesgo de padecer este trastorno. Un niño también puede desarrollar perlesía cerebral a partir de una ictericia neonatal severa o, más adelante, a raíz de una lesión o enfermedad infantil que afecte al cerebro. En la mayoría de los casos se desconoce la causa. Sin embargo, un reciente informe emitido conjuntamente por la Academia Americana de Pediatría y el Colegio Americano de Obstetras y Ginecólogos, concluyó que la mayoría de los casos de perlesía cerebral no son el resultado de sucesos acontecidos durante el trabajo de parto y el parto, tales como un suministro insuficiente de oxígeno (hipoxia).

Signos y síntomas

Los signos y síntomas de la perlesía cerebral varían enormemente porque hay distintos tipos y grados de discapacidad. El principal indicio de que su hijo puede tener perlesía cerebral es un retraso en los logros del desarrollo motor descritos en los capítulos 5 a 12 de este libro. A continuación figuran algunas señales concretas de alarma.

En un bebé de más de dos meses:

- Se le va la cabeza hacia atrás cuando usted lo levanta estando tendido boca arriba.

- Da la sensación de ser muy rígido.

- Da la sensación de ser muy flácido.

- Cuando lo acuna en sus brazos parece estirar la espalda y el cuello. Constantemente actúa como si hiciera fuerza para alejarse de usted.

- Cuando lo alza, se le ponen las piernas rígidas y se le cruzan a manera de tijera.

En un bebé de más de seis meses:

- Sigue presentando el reflejo tónico asimétrico del cuello (vea la página 161).

- Sólo utiliza una mano para agarrar cosas, mientras la otra permanece con el puño cerrado.

En un bebé de más de diez meses

- Gatea de lado, impulsándose solo con una mano y una pierna del mismo lado y arrastrando las del lado opuesto.

- Se desplaza arrastrando las nalgas o dando saltitos sobre las rodillas, pero no gatea utilizando las cuatro extremidades.

Si usted tiene alguna inquietud sobre el desarrollo de su hijo, háblelo con su pediatra durante el próximo chequeo médico. Puesto que el ritmo de desarrollo infantil varía tanto, a veces es difícil hacer un diagnóstico definitivo de perlesía cerebral leve durante el primer o segundo año de vida de su niño. La opinión de un pediatra especializado en el desarrollo o de un neurólogo pediátrico puede ser de mucha ayuda. Para determinar si hay algún daño cerebral, se le podría practicar al niño una tomografía computarizada (CAT/CT, por sus siglas en inglés) o una resonancia magnética (MRI, por sus siglas en inglés) de la cabeza. Incluso en los casos en que se emita un diagnóstico de perlesía cerebral temprano, es difícil predecir cuán severa será la condición a largo plazo. Sin embargo, hacia los tres o cuatro años de edad, suele haber suficiente información para predecir con bastante exactitud cuál será el grado de desempeño del niño en los años por venir.

Tratamiento

Si el pediatra sospecha que su bebé tiene perlesía cerebral, le referirá a un programa de estimulación temprana, en los que participan educadores infantiles, fisioterapeutas, terapeutas ocupacionales, terapeutas del habla y del lenguaje, enfermeras, trabajadores sociales y consultores médicos. Con esta ayuda, usted aprenderá a convertirse en la maestra y la terapista de su bebé. Le enseñarán qué ejercicios debe practicar con el niño, qué posturas son más cómodas y beneficiosas para el pequeño y la mejor forma de enfrentar problemas específicos, como la dificultad para alimentarlo. Le darán a conocer algunas de las opciones de tratamiento más novedosas, tales como el tratamiento con baclofen que podría ser una solución al manejo de la espasticidad asociada con la perlesía cerebral, así como la toxina botulínica tipo A (Botox), un relajante muscular que puede ayudar a mitigar el caminar sobre las puntas de los pies provocado por la tirantez muscular. Le darán información sobre equipos de adaptación que le pueden ayudar a su hijo a participar en las actividades cotidianas a pesar de los problemas físicos que tenga. Entre estos equipos figuran utensilios especiales para ayudarlo a comer, lápices que se pueden sostener con más facilidad, sillas de ruedas y andadores. A través de estos programas también tendrá la oportunidad de conocer a padres de otros niños que tienen problemas similares y compartir con ellos experiencias, inquietudes y soluciones.

Lo mejor que puede hacer por su hijo es ayudarle a ser competente y a sentirse bien consigo mismo a medida que crece. Cuando tenga la edad suficiente para entenderlo, explíquele que tiene una discapacidad y déle la certeza que mediante ciertos ajustes, podrá triunfar en la vida. Anímelo a hacer todo lo que esté a su alcance, pero no lo presione a hacer algo en lo que podría fracasar. Los profesionales del centro de estimulación temprana evaluarán las capacidades de su hijo y le enseñarán a fijar objetivos realistas.

No cometa el error de buscar curas milagrosas o tratamientos controversiales. Sólo conseguirá perder tiempo, energía y dinero. En cambio, pida información al pediatra o comuníquese con la Cerebral United Cerebral Palsy Assocciation (Asociación Unida de Perlesía Cerebral) en el www.ucpa.org para ubicar recursos y programas disponibles en su área.

Problemas asociados

Retraso mental

Se estima que más de la mitad de los niños con perlesía cerebral tienen problemas de funcionamiento intelectual (pensamiento, resolución de problemas). Muchos entran en la categoría de retraso mental, mientras que otros tienen una capacidad intelectual promedio pero presentan trastornos de aprendizaje. Otros tienen una inteligencia totalmente normal. (Vea también la página 639.)

Convulsiones

Una de cada tres personas que padecen de perlesía cerebral tiene o podría llegar a tener convulsiones. (Algunos empiezan a experimentarlas años después de la lesión cerebral.) Afortunadamente, las crisis se suelen controlar con medicamentos anticonvulsivantes. (Vea también la página 748.)

Dificultades visuales

Puesto que la lesión cerebral a menudo afecta la coordinación de los músculos oculares, más de tres de cada cuatro niños con perlesía cerebral presentan estrabismo, un problema en el que uno de los ojos "se vira" hacia adentro o hacia fuera y que puede estar acompañado o no de miopía. Si el problema no se corrige a tiempo, la visión del ojo afectado irá empeorando y con el tiempo se perderá por completo. Por lo tanto, es muy importante que el pediatra revise periódicamente la vista del niño. (Vea también *Estrabismo*, página 677.)

Acortamiento de las extremidades y escoliosis

Más de la mitad de los niños que sufren de perlesía cerebral en la que un solo lado del cuerpo está afectado, presenta un acortamiento del brazo y la pierna de ese mismo lado. La diferencia entre ambas piernas rara vez supera las dos pulgadas (5 cm), pero cualquier grado de acortamiento debe ser visto por un cirujano ortopédico. Dependiendo de la diferencia de longitud entre ambas piernas, es posible que el niño tenga que usar una plantilla o un tacón en el zapato de la pierna más corta. Esto se hace para evitar que, al pararse o andar, la pelvis se ladee, lo que podría provocar una deformidad en la columna vertebral (escoliosis). A veces se precisa de una cirugía para corregir un grado severo de escoliosis. Ésta también se puede desarrollar en otras formas de perlesía cerebral en las que se involucra ambos lados del cuerpo.

Problemas dentales

Muchos niños que padecen de perlesía cerebral tienen más caries que las habituales. Esto puede deberse en parte a lo difícil que les resulta lavarse los dientes. Además, es común que tengan más defectos en el esmalte dental que la mayoría de los niños, lo que los hace más vulnerables a la formación de caries.

Pérdidas de audición

Algunos niños con perlesía cerebral tienen una pérdida total o parcial de audición. Esto ocurre más a menudo cuando la causa de la perlesía cerebral se debe a una ictericia severa al momento del nacimiento. Si usted nota que su bebé no parpadea ante ruidos fuertes al mes de edad, o no gira la cabeza hacia el sitio de donde proviene un sonido entre los tres y los cuatro meses de edad, o no dice ni una palabra a los doce meses, consulte con el pediatra. (Vea también la página 635.)

Problemas en las articulaciones

En los niños con la variante espástica de la perlesía cerebral es difícil evitar las "contracturas", esto es una rigidez extrema de las articulaciones motivada por el estiramiento desigual de los músculos. Un fisioterapeuta, un pediatra del desarrollo o un fisiatra (doctor en medicina física), podrán enseñarle a usted a estirar los músculos de su hijo para evitar contracturas. A veces es preciso utilizar abrazaderas, yesos o medicación para mejorar la movilidad y la estabilidad de las articulaciones.

Problemas de percepción del movimiento

Más de la mitad de los niños que tienen perlesía cerebral en un solo lado del cuerpo no pueden percibir la posición del brazo, pierna o mano del lado afectado. (Por ejemplo, cuando tiene la mano relajada, el niño no puede determinar si sus dedos apuntan hacia arriba o hacia abajo a no ser que los mire.) Un niño que tenga este problema rara vez intentará usar la mano afectada, aun cuando la discapacidad motora sea mínima. En general actúa como si no tuviera esa mano. La terapia física u ocupacional podrá ayudarle a aprender a usar las partes afectadas del cuerpo, a pesar de su discapacidad.

Anomalías congénitas

Gracias a una mejor atención médica durante el embarazo y a los adelantos en la detección temprana de las alteraciones cromosómicas y genéticas mediante técnicas como la amniocentesis, el análisis de las vellosidades coriónicas y otros exámenes modernos, cada vez hay menos niños que nacen con problemas congénitos. Aproximadamente tres de cada cien niños nacidos en los Estados Unidos tienen una anomalía congénita que afecta su aspecto, su desarrollo o su desempeño, en ciertos casos de por vida.

Las anomalías congénitas se deben a problemas en el desarrollo del niño antes de nacer. Hay cinco categorías de anomalías agrupadas según su causa.

Anomalías cromosómicas

Los cromosomas son las estructuras portadoras de la información genética que se trasmite de generación en generación. Normalmente, cada sujeto hereda veintitrés cromosomas del padre y otros veintitrés de la madre, y todos ellos se hallan en el núcleo de cada célula del cuerpo, con excepción de los glóbulos rojos. Los genes contenidos en los cromosomas determinan cómo se desarrollará el bebé, qué aspecto tendrá y, hasta cierto punto, cómo se desempeñará en el futuro.

Cuando un niño no tiene los cuarenta y seis cromosomas habituales, o cuando falta o está duplicado una porción de un cromosoma, es posible que su aspecto y su forma de comportarse sean distintos a los demás niños de su edad, y además podría desarrollar problemas serios de salud. El síndrome de Down es un ejemplo de lo que puede ocurrir cuando un niño nace con un cromosoma de más.

Anomalías provocadas por un gen único

A veces el número de cromosomas es normal, pero uno o varios de los genes contenidos en ellos son anormales. Algunas de estas anomalías se pueden transmitir al niño cuando solo uno de los progenitores presenta la alteración. Esto recibe el nombre de herencia autosómica dominante.

Hay otras anomalías genéticas que solo se pueden transmitir cuando ambos progenitores presentan el mismo gen defectuoso. (La fibrosis quística, la enfermedad de Tay-Sachs y la anemia falciforme son ejemplos de este tipo de anomalías.) En estos casos tanto el padre como la madre son normales, pero uno de cada cuatro hijos estará afectado por la enfermedad. Esto recibe el nombre de herencia autosómica recesiva.

Un tercer tipo de anomalía genética está ligada al sexo de la criatura y generalmente solo afecta a los varones. Aunque las mujeres pueden ser portadoras del gen defectuoso que provoca la enfermedad, no la manifiestan. (Algunos ejemplos de este tipo de problema son la hemofilia, el daltonismo y las formas más frecuentes de distrofia muscular.)

Factores adversos durante el embarazo

Ciertas enfermedades que padece la madre durante el embarazo —como la rubéola o la diabetes— pueden provocar anomalías congénitas serias en el feto, sobre todo si se contraen durante las primeras nueve semanas de gestación. El consumo excesivo de alcohol y el uso de ciertas drogas durante el embarazo también incrementan significativamente el riesgo de que el bebé nazca con anomalías. Asimismo, ciertos medicamentos que se toman durante el embarazo pueden causar daños permanentes al feto, como también algunos productos químicos que contaminan el aire, el agua y los alimentos. Toda mujer debe consultar al médico antes de tomar cualquier medicamento durante el embarazo.

Combinación de factores genéticos y ambientales

La espina bífida, el labio leporino y el paladar hendido son ejemplos de anomalías congénitas que pueden presentarse cuando se combina una predisposición hereditaria a presentar la malformación y una exposición a factores ambientales adversos durante etapas críticas del embarazo.

Causas desconocidas

La gran mayoría de las anomalías congénitas tienen causas desconocidas. Esto resulta particularmente inquietante para los padres que quieren tener más niños, porque no hay forma de saber si el problema que afecta a su primer hijo se repetirá. Si usted y su familia se encuentran en esta situación, pídale al pediatra que los remita a un servicio de consejería genética. Estos servicios cuentan con expertos en diversas anomalías genéticas y podrán indicarles cuál es el curso de acción más adecuado.

Aprendiendo a vivir con el problema

Si su bebé nace con una anomalía congénita, las primeras horas y días después del parto serán muy difíciles para usted. Aparte de aprender a aceptar a su hijo tal y como es, deberá sobreponerse al hecho de no tener el bebé perfecto con el que soñó. Entre tanto, sus parientes y amigos estarán llamando sin cesar para escuchar la "buena noticia". Una forma de liberarse de la presión social es designar a un miembro de la familia y a un amigo para que informen a parientes y amistades lo que le ocurre al bebé.

Si usted tiene más hijos, deberá explicarles la situación lo antes posible. Es difícil predecir la reacción de los hermanos ante este tipo de noticia, pero aunque no lo demuestren abiertamente, muchos se sienten culpables. Es posible que durante el embarazo se hayan sentido celosos o resentidos hacia el bebé e incluso pueden haber deseado secretamente que no naciera. De ser así, al enterarse de que su nuevo hermanito o hermanita tiene un problema, pueden considerarse los responsables. Invítelos a que le hagan preguntas, respóndales con un lenguaje sencillo y haga énfasis en que nadie tiene la culpa de lo que ha pasado.

Tampoco se culpe a sí misma por lo ocurrido. Exceptuando los casos en que la anomalía congénita se debe al consumo de drogas o alcohol durante el embarazo, no hay nada que se pueda hacer para evitar un trastorno de este tipo. Evite a toda costa los sentimientos de culpa. Éstos solo interfieren con el amor y el afecto que son tan vitales bajo estas circunstancias especiales.

Por muy agobiada que se sienta por los problemas que se le avecinan a la familia, su hijo necesita recibir toda la atención y el afecto que merece cualquier bebé. Es fácil olvidarse de esto durante los primeros días que siguen al parto, cuando deberá tomar tantas decisiones difíciles y sentirá ansiedad, temor y decepción. Sin embargo, es precisamente en estos momentos cuando es más importante acariciar, acunar y consolar al bebé por el bien de los dos.

Lidiando con las necesidades médicas

Hay una diversidad tan grande de anomalías congénitas y cada una de ellas requiere tratamientos tan distintos, que es imposible referirse a todas en esta sección. Por lo tanto nos concentraremos en las necesidades médicas de dos de las anomalías congénitas más comunes: el síndrome de Down y la espina bífida.

Síndrome de Down

Aproximadamente uno de cada ochocientos bebés nace con síndrome de Down. Gracias a la amniocentesis, este síndrome se puede detectar antes del nacimiento. El síndrome de Down —que se debe a la presencia de un cromosoma de más— provoca una serie de anomalías físicas, tales como ojos muy rasgados, comisura interna del ojo escondida tras un repliegue cutáneo, puente de la nariz aplanado, lengua relativamente grande y falta de tono (hipotonía) en los músculos y ligamentos de todo el cuerpo.

El efecto más severo del síndrome de Down es el retraso mental. Prácticamente todos los niños que tienen este síndrome presentan un desarrollo más lento que un niño promedio, aunque el grado de retraso varía ampliamente de un niño a otro. Algunos tienen un desarrollo cercano al normal, mientras que otros presentan un retardo severo. Sin embargo, aunque los niños con síndrome de Down tienen demoras en el desarrollo tanto durante la niñez como en la juventud, la mayoría termina por aprender a comer, vestirse e ir al baño por su cuenta. Mediante una capacitación especial, muchos llegan a aprender un oficio sencillo.

La detección temprana del síndrome de Down es muy importante, puesto que muchos bebés afectados presentan anomalías en el corazón, en el tracto intestinal y/o en la sangre, que requieren atención temprana. El diagnóstico temprano también permite que los padres se adapten a la situación y busquen apoyo e información. Cuando se sospecha que el niño tiene esta condición, el diagnóstico definitivo se obtiene mediante un examen de sangre. (Los resultados tardan varios días.) Puesto que los recién nacidos con síndrome de Down no suelen tener problemas médicos que requieran tratamiento inmediato, la mayoría son dados de alta como cualquier otro recién nacido.

Si usted tuvo un bebé con síndrome de Down, es posible que el pediatra le recomiende un programa de estimulación temprana tanto para usted como para su hijo. Si es así, es conveniente que lo inicie lo antes posible. Estos programas cuentan con servicios especiales para ayudarle a su hijo a aprovechar al máximo sus capacidades físicas y de desarrollo.

Es probable que oiga hablar de otras "terapias" que *no* han sido probadas y que no son recomendables, como el tratamiento con multivitaminas ("ortomolecular") y un sistema denominado "moldeamiento", que se concentra en el comportamiento del niño. Estos enfoques reciben gran atención por parte de los medios de comunicación porque prometen ser muy efectivos, pero sus beneficios a largo plazo no se han comprobado. Además, un consumo excesivo de vitaminas puede ser perjudicial para la salud. Por otra parte, estos programas pueden retardar los métodos de tratamiento efectivos y resultan costosos. Si oye hablar de un tratamiento que cree que ayudaría a su hijo, háblelo primero con su pediatra para ver cuán válido es y si merece la pena invertir en el mismo.

Además del retraso en el desarrollo, un niño con síndrome de Down puede tener problemas físicos a medida que crece. Su ritmo de crecimiento se debe observar de cerca, ya que un crecimiento muy lento y/o un aumento excesivo de peso pueden reflejar la falta de la hormona tiroidea, un problema que afecta a muchos niños con síndrome de Down. Incluso sin tener problemas de tiroides, es bastante probable que durante la infancia el niño sea más bajo y pese menos que el promedio de su edad. Más adelante puede tener tendencia al sobrepeso. La mitad de los niños con síndrome de Down también tiene problemas cardíacos que pueden requerir medicación o cirugía. Más de la mitad tiene deficiencias de visión y audición.

Otro problema que afecta a quince de cada cien niños con síndrome de Down, es una anomalía en los ligamentos del cuello que puede provocar lesiones graves en la médula espinal al extender el cuello (doblarlo hacia atrás) durante el ejercicio físico. Por tal motivo, pregunte al pediatra si es preciso hacerle una radiografía de cuello a su hijo antes de permitirle participar en actividades atléticas vigorosas (especialmente volteretas y gimnasia). Si la radiografía muestra esta anomalía, deberá limitarle las actividades físicas a aquéllas que no tiendan a provocar lesiones.

Actualmente hay cierta controversia en torno a la validez de estas radiografías.

A pesar de todas estas dificultades, criar a un niño con síndrome de Down puede ser muy gratificante. Estos niños suelen ser muy tiernos y cariñosos, dando lo máximo de sí cuando se les trata con amor. Como ocurre con cualquier niño, cada logro que alcanzan, por pequeño que sea, puede ser un verdadero triunfo para toda la familia.

Espina bífida

La espina bífida se presenta cuando los huesos de la columna vertebral no se cierran bien durante las fases iniciales de la formación del feto. Esta anomalía es menos frecuente que el síndrome de Down; ocurre aproximadamente en uno de cada mil recién nacidos. No obstante, es la más común de las anomalías congénitas causando incapacidad física. Si un padre tiene un hijo con espina bífida, tendrá más probabilidades (aproximadamente una entre cien) de tener otro hijo con la misma anomalía. Esto parece obedecer al efecto combinado de factores hereditarios y ambientales. Actualmente existen pruebas de diagnóstico prenatal que permiten detectar la espina bífida al comienzo del embarazo.

Un recién nacido con espina bífida parece a primera vista normal, excepto por una pequeña bolsa que sobresale de la columna vertebral. Esta bolsa contiene líquido cefalorraquídeo y nervios afectados que corresponden a la parte inferior del cuerpo. El recién nacido debe ser intervenido durante sus primeros días de vida para que le extirpen la bolsa y le cierren la abertura en la columna vertebral.

Lamentablemente, no se puede hacer gran cosa para reparar los nervios lesionados.

La mayoría de los bebés que nacen con espina bífida desarrollan otros problemas más adelante, tales como los que se describen a continuación.

Hidrocefalia. Hasta nueve de cada diez niños que nacen con espina bífida terminan por padecer de hidrocefalia, condición que se debe a un exceso del líquido que normalmente protege el cerebro de lesiones. El sobrante de fluido se produce porque la espina bífida bloquea la vía normal de drenaje. La hidrocefalia es un trastorno serio y puede conducir a la muerte si no recibe tratamiento.

El pediatra sospechará que el bebé sufre de hidrocefalia si la cabeza le está creciendo más de lo esperado. El diagnóstico se confirma mediante una radiografía computarizada de la cabeza (tomografía computarizada o CT, por sus siglas en inglés) o bien mediante una resonancia magnética (MRI, por

N U E S T R A   P O S I C I Ó N

En un esfuerzo por reducir la prevalencia de la espina bífida, la Academia Americana de Pediatría respalda la recomendación del U.S. Public Health Service (Servicio de Salud Pública de los Estados Unidos) en el sentido de que toda mujer capaz de quedar embarazada consuma 400 microgramos al día de ácido fólico (un tipo de vitamina B). Se ha demostrado que el ácido fólico ayuda a prevenir defectos del tubo neural (NTD, por sus siglas en inglés), entre los cuales figura la espina bífida. Aunque hay alimentos enriquecidos con ácido fólico, no es posible que una mujer alcance la meta de 400 microgramos mediante una alimentación típica. Por lo tanto, una reciente declaración de la Academia recomienda el uso de una tableta diaria de multivitamina que contenga ácido fólico en la dosis recomendada. Hay estudios que indican que si todas las mujeres en edad de concebir cumplieran con estos requisitos dietéticos, se podría evitar un cincuenta por ciento o más de los defectos del tubo neural.

Aconsejamos a las mujeres que se consideran en alto riesgo de tener un embarazo afectado por defectos de tubo neural (debido por ejemplo a un embarazo de este tipo en el pasado, a la presencia de diabetes mellitus o a la necesidad de tomar medicamentos anticonvulsivos) que hable de los riesgos que enfrenta con su médico, incluyendo la posibilidad de un tratamiento con dosis altas de ácido fólico (4,000 microgramos al día), a partir de un mes antes de quedar embarazada y durante el primer trimestre del embarazo. Como lo explicará el doctor, sin embargo, el uso de un suplemento multivitamínico para alcanzar una dosis tan alta de ácido fólico, debe hacerse bajo estricta supervisión médica.

sus siglas en inglés). Si se confirma la hidrocefalia, el niño deberá ser operado para drenarle el líquido sobrante.

Alergias al látex. Las personas que tienen espina bífida presentan un mayor riesgo de contraer alergias al látex. El procurar que el niño no esté expuesto al látex reducirá la probabilidad de que adquiera sensibilidad al mismo. Muchos productos que se usan para bebés contienen látex (mamaderas de biberones, chupones, aros de dentición, colchonetas para cambiar el pañal, cobertores de colchones y algunos pañales) y por lo tanto deben evitarse.

Debilidad muscular o parálisis. Puesto que en estos niños los nervios correspondientes a la parte inferior del cuerpo están lesionados, los músculos de las piernas pueden ser muy débiles o incluso estar paralizados. Así mismo, suelen tener mayor rigidez en las articulaciones y en muchos casos tienen anomalías en la cadera, las rodillas y los pies. Algunos de estos problemas se pueden corregir mediante cirugía. La debilidad muscular se puede tratar con fisioterapia y equipos especiales como abrazaderas y andadores. Muchos niños con espina bífida logran con el tiempo ponerse de pie y algunos llegan a andar, aunque el proceso de aprendizaje suele ser largo y frustrante.

Problemas con el control de la orina y las evacuaciones. Es común que los niños con espina bífida tengan lesiones en los nervios que controlan las funciones de evacuación y micción. Como resultado, son más propensos a infecciones urinarias y lesiones renales debidas al flujo anormal de orina. Existen técnicas especiales para adquirir un mayor control urinario y reducir las infecciones. Su pediatra le asesorará al respecto.

El control de las evacuaciones también representa un problema, pero la mayoría de los niños con espina bífida acaban por dominarlo. No obstante, esto puede requerir de mucho tiempo, paciencia y una rigurosa supervisión de la alimentación (para producir evacuaciones suaves), así como el uso ocasional de supositorios, otros productos que estimulen la evacuación y enemas especiales.

Infecciones. Los padres de niños que sufren de espina bífida e hidrocefalia o de problemas en las vías urinarias, tienen que estar atentos a síntomas de infección. Afortunadamente, el tipo de infecciones que ocurren en estos casos responden bien a los antibióticos.

Problemas sociales y educativos. Siete de cada diez niños con espina bífida tienen trastornos del desarrollo y de aprendizaje que exigen algún tipo de educación especial. Muchos también necesitan atención psicológica y un enorme apoyo emocional para poder lidiar con sus problemas médicos, educativos y sociales.

Los padres de un niño que tiene espina bífida necesitan más de un médico para atender sus necesidades de salud. Aparte de los cuidados básicos que brinda el pediatra, este trastorno exige el trabajo en equipo de neurocirujanos, cirujanos ortopédicos, urólogos, expertos en rehabilitación, fisioterapeutas, psicólogos y trabajadores sociales. Muchos centros médicos tienen clínicas dedicadas al tratamiento de la espina bífida donde se proveen los servicios de todos estos profesionales. El tener a todos los miembros del equipo en un mismo lugar facilita la comunicación y ofrece a los padres un mejor acceso a la información y la atención que necesitan.

Recursos

Hay varias organizaciones que brindan información y apoyo a los padres.

The National Down Syndrome Congress
(El Congreso Nacional de Síndrome Down)
1370 Center Drive
Suite 102
Atlanta, GA 30338
1-800-232-NDSC
www.ndsccenter.org

The Spina Bifida Association of America
(La Asociación de Espina Bífida de América)
4590 MacArthur Boulevard, NW
Suite 250
Washington, DC 20007-4226
1-800-621-3141

United Cerebral Palsy Association
(Asociación Unida de Parálisis Cerebral)
1660 L Street, NW
Suite 700
Washington, DC 20036
1-800-872-5827
www.ucpa.org

Para obtener más información sobre anomalías congénitas, escriba a la siguiente organización:

The March of Dimes Resource Center
(Centro de Recursos Campaña "March of Dimes")
1275 Mamaroneck Avenue
White Plains, NY 10605

Pérdida de audición

La mayoría de los niños experimentan pérdidas leves de audición cuando se les acumula fluido en el oído medio en respuesta a alergias o resfriados. Esto constituye algo temporal. En muchos niños —aproximadamente en uno de cada diez— el fluido permanece allí debido a una infección de oído (vea la página 649). Durante el curso de la infección no oyen tan bien como deberían y en algunas ocasiones esto provoca retraso en el habla. La pérdida de audición permanente —que siempre constituye una amenaza para el desarrollo normal del habla y del lenguaje— es menos común. Estas dificultades varían de leves o parciales a completas o totales.

Aunque pueden ocurrir a cualquier edad, las pérdidas de audición más perjudiciales son la que están presentes desde el nacimiento y las que se adquieren durante la lactancia o la primera infancia. En estos casos hay que buscar atención médica de inmediato puesto que cualquier pérdida de audición afectará directamente la habilidad del niño para entender el lenguaje y a su vez hablar. Hasta una pérdida de audición temporal pero de carácter serio durante los primeros cuatro años de vida podría entorpecer la capacidad del niño para adquirir un lenguaje oral apropiado.

Hay dos grandes tipos de pérdida de audición:

Pérdida de audición conductiva. Cuando el niño tiene una deficiencia auditiva de naturaleza conductiva, es posible que haya una anomalía estructural en el canal del oído externo o en el oído medio o que haya fluido en el oído medio, lo que interfiere con la conducción o transmisión del sonido.

Pérdida de audición neurosensorial (también conocida como sordera nerviosa). Este tipo de deficiencia en la audición obedece a una anomalía en el oído interno o en los nervios encargados de transmitir la información del sonido desde el oído interno hasta el cerebro. Puede ser evidente al momento del nacimiento o presentarse poco después. Si hay un historial de sordera en la familia, es muy probable que sea de naturaleza hereditaria (genética). Si durante el embarazo la madre tuvo rubéola (sarampión alemán), citomegalovirus (CMV) u otra enfermedad infecciosa que afecta la audición, el feto podría haberse contagiado y presentar este problema como resultado. También puede deberse a malformaciones congénitas del oído interno. Por lo general se desconocen las causas de la pérdida severa de la audición neurosensorial. En tales casos, es muy factible que tengan una base genética importante, aun cuando ningún otro miembro de la familia esté afectado. Los futuros hermanos y hermanas de este niño tendrán una mayor probabilidad de presentar este mismo problema.

La pérdida de audición se debe diagnosticar lo antes posible para que el niño no tenga una demora en la adquisición del lenguaje, proceso que se inicia desde el mismo día en que nace. La Academia Americana de Pediatría recomienda que antes de que un recién nacido salga del hospital para ser llevado a casa, sea sometido a una evaluación de la audición. De hecho, la mayoría de los estados de Estados Unidos cuentan actualmente con programas de detección e intervención temprana de la audición (conocidos como EHDI, por sus siglas en inglés), cuyo objetivo es garantizar que todos los recién nacidos sean evaluados para determinar pérdida de la audición.

Si usted y/o el pediatra sospechan que su hijo no oye bien durante cualquier etapa de su vida, insista en que le hagan una prueba formal de audición lo antes posible. (Vea "Pérdida de audición: en qué fijarse", en la página 638.) Aunque algunos médicos de familia, pediatras y clínicas de evaluación de bebés sanos pueden determinar si un niño tiene fluido acumulado en el oído medio —una de las causas más comunes de pérdida de la audición— no pueden evaluar su capacidad auditiva con precisión. Este servicio debe ser prestado por un audiólogo. El niño también puede ser visto por un especialista en oído, nariz y garganta (otorrinolaringólogo).

Si su hijo es menor de dos años o se niega a cooperar durante un examen de audición, se le puede practicar una de dos pruebas de cernimiento, que son las mismas que se le hacen a los recién nacidos. Éstas no son dolorosas, toman de cinco a diez minutos y se pueden realizar mientras el niño está dormido o tendido sin moverse. Las dos pruebas a las que nos referimos son las siguientes:

- Prueba de respuesta auditiva del tallo cerebral, que mide cómo responde el cerebro al sonido. Al emitir una serie de "clicks" o tonos por el canal auditivo externo del bebé a través de unos audífonos, los electrodos colocados en el cuero cabelludo del niño miden la respuesta cerebral. Esto le permite al médico evaluar la audición del pequeño sin tener que depender de su colaboración.

- Prueba de emisiones otoacústicas, que mide las ondas de sonido producidas en el oído interno. Una sonda minúscula se coloca en el canal del oído externo del bebé, y ésta mide la respuesta auditiva al emitir "clicks" o tonos en el oído del niño.

Es posible que en su área no haya un centro que realice este tipo de pruebas. Sin embargo, las consecuencias de una pérdida de audición no diagnosticada puede ser tan grave, que el pediatra podría recomendarle que se desplace a un sitio donde el niño pueda ser evaluado. Sin lugar a dudas, si estas pruebas indican que hay algún problema, su médico deberá recomendar una evaluación más a fondo tan pronto como sea posible para confirmar el hecho de que la audición de su hijo está alterada.

Tratamiento

El tratamiento de una pérdida de audición depende de su causa. Si se trata de una pérdida leve de conducción provocada por fluido en el oído medio, es probable que el médico sencillamente recomiende que se le repitan las pruebas al niño al cabo de varias semanas para determinar si ha desaparecido el fluido. El uso de antihistamínicos o descongestionantes es ineficaz en estas situaciones. Los antibióticos tienen un efecto limitado,

pero en la mayoría de los casos vale la pena usarlos durante una a dos semanas. (Vea *Infecciones en el oído medio,* página 649.)

Si el niño no mejora durante el curso de los próximos tres meses y sigue teniendo fluido detrás del tímpano, el pediatra podría referirlo a un otorrinolaringólogo, quien le insertará quirúrgicamente unos tubitos de ventilación en el tímpano para drenar el fluido.

Aunque se trata de una intervención sencilla que dura pocos minutos, la misma requiere anestesia general, por lo que el niño permanecerá parte del día en el departamento de cirugía ambulatoria del hospital.

Aun después de practicada la operación pueden presentarse futuras infecciones de oído, pero los tubos permitirán drenar parte del fluido y disminuirán el riesgo de infecciones repetitivas. Además mejoran la audición del niño. El pediatra también podría recetar una dosis baja de antibióticos para disminuir la posibilidad de una infección.

Si la pérdida de audición conductiva se debe a una malformación del oído externo o medio, es posible que un audífono le permita al niño recuperar la audición hasta un nivel normal o casi normal. No obstante, el audífono funciona en la medida en que se use. Es importante constatar que el niño lo lleva puesto y conectado todo el tiempo, sobre todo si es un niño muy pequeño. Cuando sea mayor, se puede contemplar la idea de una cirugía reconstructiva.

Aunque el uso de audífonos no permite a los niños que tienen una pérdida de audición neurosensorial

Cuándo acudir al pediatra

Pérdida de audición: en qué fijarse

He aquí los signos y síntomas que deben hacerle sospechar que su hijo tiene una pérdida de audición y alertarle sobre la necesidad de llamar al pediatra.

- Hacia el primer mes de edad no se inmuta ante ruidos fuertes y repentinos o, hacia los tres o cuatro meses de edad, no se voltea en dirección a la fuente del sonido.

- No se da cuenta de su presencia sino hasta que le ve.

- Se concentra en hacer gárgaras y sonidos vibrantes que puede percibir en la garganta, en lugar de experimentar con una amplia variedad de sonidos de vocales y consonantes. (Vea Desarrollo lingüístico en los capítulos 8 y 9.)

- Se ha demorado en empezar a hablar, casi no se entiende lo que habla o no dice palabras sencillas como mamá y papá para cuando cumple su primer año.

- No siempre reacciona cuando lo llaman. (Esto suele confundirse con falta de atención o resistencia, pero podría ser el resultado de una pérdida parcial de audición.)

- Parece oír algunos sonidos pero otros no. (Algunas pérdidas de audición afectan solo a los sonidos agudos; hay niños que no oyen bien por un oído y por el otro sí.)

- No solo parece oír mal sino que también se le dificulta sostener la cabeza, sentarse solo o andar sin apoyarse. (En algunos niños que sufren de pérdida de audición neurosensorial, la parte del oído interno que suministra información sobre el equilibrio y el movimiento de la cabeza también está lesionada.)

de carácter severo recuperar por completo la audición, pueden ser de cierta ayuda.

La implantación de reemplazos electrónicos para el oído interno en niños y adultos con problemas auditivos ha recibido mucha publicidad últimamente, pero este procedimiento aún se considera que está en la fase experimental. Estos "implantes cocleares", como máximo, ayudan a la persona a tomar conciencia de los sonidos. No permiten que un niño recupere la capacidad auditiva hasta el nivel necesario para que pueda aprender el lenguaje verbal sin ayuda adicional, como audífonos para amplificar los sonidos, educación especial y consejería para los padres. Recientemente se han presentado varios casos de infecciones severas provocadas por los implantes cocleares, incluso meses después de la cirugía, por lo que muchos han sido extraídos. Por lo tanto, si su hijo tiene un implante coclear, comuníquese de inmediato con su otorrinolaringólogo o pediatra para que le indique cuál es el mejor paso a seguir.

A muchos padres les inquieta el hecho de que sus hijos nunca lleguen a hablar debido a que padecen de una sordera de carácter neurosensorial. Lo cierto es que a cualquier niño que tenga una deficiencia auditiva se le puede enseñar a hablar, aunque no llegue a hacerlo con claridad. Algunos niños aprenden a leer los labios, mientras que otros nunca dominan esta habilidad. Pero hay que tener en cuenta que el habla es solo una forma de lenguaje. La mayoría de estos niños acaban utilizando una mezcla de lenguaje hablado y lenguaje de señas. El lenguaje escrito también es muy importante, puesto que es la llave del éxito académico y profesional. Aprender a hablar a la perfección es muy deseable, pero no todos los sordos de nacimiento pueden lograrlo. El lenguaje de señas es su principal forma de comunicación y, para muchos de ellos, es la mejor.

Si su hijo está aprendiendo lenguaje de señas, usted y su familia también deben aprender a hacerlo. ¿De qué otro modo podrían compartir la vida cotidiana con el niño? Usted deberá enseñarle cosas, disciplinarlo, elogiarlo, consolarlo y reírse con él. También deberá animar a sus amigos y

parientes a aprender a comunicarse con el niño mediante señas. No se trata de algo fácil, pero sí muy divertido.

Aunque algunos defensores de la comunidad de sordos defienden las escuelas especiales para niños con sordera, no hay por qué aislar a los niños con dificultades serias de audición de otras personas. Mediante el tratamiento, la educación y el apoyo adecuados, estos niños podrán participar plenamente del mundo que les rodea a medida que crecen.

Retraso mental

El término *retraso mental* se usa cuando la inteligencia y la habilidad de adaptación de un niño son significativamente inferiores a las del promedio y esto afecta el modo en que aprende y adquiere nuevas destrezas. Cuanto más severo sea el retraso, más inmaduro será el comportamiento del niño para la edad que tiene.

La inteligencia de los niños mayores de dos años por lo general se mide en términos de su coeficiente intelectual (CI, por sus siglas en español; IQ, por sus siglas en inglés). Para determinar el coeficiente intelectual, se le ponen al niño una serie de tareas que permiten evaluar sus destrezas de resolución de problemas y otras habilidades específicas. El CI promedio es de 100, que se alcanza cuando el puntaje del niño coincide exactamente con el puntaje promedio de su grupo de edad.

En algunos casos, las pruebas reglamentarias de coeficiente intelectual no son precisas ni confiables, porque las diferencias culturales, un problema de lenguaje o una discapacidad física afectan el modo en que un niño capta las preguntas o su habilidad para contestar apropiadamente. En tales casos, se deben emplear pruebas especiales para evaluar la capacidad de desempeño y razonamiento del niño, a pesar de los límites que tenga.

Signos y síntomas

En términos generales, cuanto más profundo sea el retraso mental, más pronto se hacen evidentes los signos. Sin embargo, a pesar de que se detecten los indicios típicos, sigue siendo difícil predecir cuál será el grado de retraso mental de un niño pequeño a medida que crece. Por ejemplo, los niños que nacen con el síndrome de Down, (vea la página 631), pueden presentar grandes variaciones en el grado de retraso mental, desde muy leve a profundo.

Cuando un niño presenta un desarrollo motor lento (por ejemplo, empieza a soportar la cabeza a los cuatro meses o a sentarse sin apoyo hacia los siete u ocho meses de edad), es posible que también tenga una discapacidad mental. Sin embargo, éste no siempre es el caso, como tampoco es garantía de una inteligencia normal el hecho de tener un desarrollo motor promedio. Algunos niños con retraso mental leve o moderado parecen tener un desarrollo físico normal durante los primeros años. En tales casos, el primer síntoma de retraso mental podría ser una demora en la adquisición del lenguaje o de aquellas destrezas motoras sencillas que se aprenden por imitación, tales como decir adiós con la mano o hacer palmitas.

En muchos casos de retraso mental leve, el pequeño parece desarrollarse normalmente, excepto en el área del lenguaje. Más tarde, cuando entra al jardín infantil o a la escuela, puede tener trabas al realizar tareas académicas propias de su edad. Por ejemplo, se le podría dificultar armar rompecabezas, reconocer colores o contar; destrezas que el resto de sus compañeros ya dominan en esa misma época. Recuerde, no obstante, que cada niño se desarrolla a su propio ritmo y que las dificultades académicas no significan de por sí un retraso mental. Las demoras en el desarrollo también pueden deberse a deficiencias de la audición, problemas de visión, trastornos de aprendizaje o problemas emocionales.

Cuándo acudir al pediatra

Si le preocupa el hecho de que su hijo tenga una demora en el desarrollo (vea las secciones relativas al desarrollo en los capítulos 6 al 12), llame a su pediatra, quien hará un repaso del desarrollo general del niño y determinará si es el apropiado para su edad. Si el pediatra tiene inquietudes al respecto, probablemente le recomendará ver a un especialista pediátrico en desarrollo, un neurólogo pediátrico o un equipo multidisciplinario de profesionales para que le hagan una evaluación a fondo. En el caso de que el niño sea mayor, podría ser aconsejable una evaluación formal por parte de un psicólogo. Sin embargo, es probable que el pediatra sugiera esperar un tiempo, para ver si el ritmo de desarrollo de su hijo mejora o se acelera. Esto es más probable que ocurra si el niño ha estado seriamente enfermo o si su patrón de desarrollo no parece demasiado retrasado. Si sus dudas no se disipan a pesar de que el pediatra se muestre tranquilo, pídale que le recomiende un especialista en este campo.

En caso de que lleve a su hijo a un pediatra especializado en desarrollo o a un neurólogo pediátrico, se le practicarán diversos exámenes para determinar la naturaleza y la causa del problema. Además de identificar estos factores, los exámenes le ayudarán a descubrir algunas de las fortalezas físicas e intelectuales de su hijo. Una vez que las pruebas concluyan, usted deberá recibir una explicación a fondo del problema, cuál es su causa (si es que la tiene), qué puede hacer para ayudar al niño y, en general, qué le depara al niño en el futuro. Recuerde que si el retraso mental se asocia a una discapacidad física como la perlesía cerebral, es muy difícil hacer una predicción acertada de cómo se desempeñará un niño pequeño que tenga demoras en el desarrollo.

Tratamiento

El tratamiento principal que recibe un niño con retraso mental es educación y capacitación. La mayoría de los individuos que padecen de un retraso *leve,* pueden recibir una educación equivalente a la de cuarto o quinto de primaria y son capaces de aprender a leer y escribir, ser relativamente independientes en sus actividades cotidianas, desplazarse a distintos lugares y desempeñar un trabajo. Los adultos con un retraso *moderado* podrían aprender a leer o escribir al

nivel de primero o segundo de primaria y pueden recibir capacitación para desempeñar actividades cotidianas, aunque necesitan un transporte especial así como un empleo acorde a sus habilidades. Las personas con un retraso *severo* o *profundo* no leen ni escriben —excepto en raros casos— y usualmente requieren supervisión pero pueden ser entrenados para vestirse, alimentarse e ir al baño con cierta ayuda. También pueden recibir capacitación para participar en centros de formación vocacional.

Una de las preguntas más comunes que se hacen los padres es: "¿Será capaz mi hijo de valerse por sí mismo cuando sea mayor?" La respuesta a esa pregunta varía, dependiendo del nivel de retraso mental y de si el niño tiene problemas adicionales.

Hoy en día muchos adultos que sufren de retraso mental viven con su propia familia o en casas que albergan a pequeños grupos supervisados. La cantidad de este tipo de hogares comunales se ha incrementado marcadamente durante la última década, llegando a ser instituciones aceptadas en las distintas comunidades de los Estados Unidos. Los residentes de estas instalaciones asisten a cursos o talleres durante el día, van a eventos recreativos de la comunidad durante los fines de semana o en las tardes y visitan a sus familias en los días festivos y otras ocasiones.

Prevención

Sólo unos cuantos casos de retraso mental pueden recibir un tratamiento médico a tiempo como para prevenir una discapacidad significativa. Entre los más comunes caben señalar los trastornos metabólicos como la fenilcetonuria (PKU, por sus siglas en inglés) y el hipotiroidismo. Si estas condiciones se detectan poco después del nacimiento mediante las pruebas reglamentarias que se practican en la sala de recién nacidos del hospital, se pueden tratar, y de esa manera prevenir el retraso mental. Otra condición que puede provocar retraso mental si no se detecta a tiempo es la hidrocefalia (exceso de fluido que genera una presión en el cerebro; vea la página 633). Este trastorno se suele tratar drenando el fluido a otra parte del cuerpo con el fin de liberar la presión y por consiguiente prevenir una lesión cerebral. La posibilidad de que el retraso mental se deba a una causa genética merece ser evaluada, puesto que esto podría ayudar a anticipar las necesidades futuras del niño y permitir a la familia recibir consejería genética para futuros embarazos.

En muchos casos de retraso mental no es posible identificar una causa precisa, y en la inmensa mayoría de estos, es muy poco o prácticamente nada lo que se hubiera podido hacer para evitarlo. A pesar de las promesas que escuche, no hay una cura completa para los niños que padecen de retraso mental. En el proceso de buscar dicha cura se puede malgastar mucho dinero y esfuerzos. Es mucho más importante invertir su energía en aceptar la discapacidad de su hijo y ayudarle a alcanzar su potencial al máximo. Consulte con su pediatra, con organizaciones de apoyo local tales como la Association for Retarded Citizens, ARC (Asociación de Ciudadanos Retardados) en el www.thearc.org. y con otros profesionales de reconocida reputación para ubicar programas (como las olimpiadas especiales) que pueda haber en su comunidad. La ayuda profesional puede ser muy provechosa. A largo plazo, sin embargo, usted será el principal defensor de los intereses de su hijo.

La sobreprotección puede hacerle más daño que beneficiar a su hijo. Un niño que tiene una discapacidad, como cualquier otro pequeño, necesita retos para alcanzar su máximo potencial. Si usted sobreprotege a su hijo, le impedirá que ensaye cosas nuevas y limitará sus oportunidades de expandir sus habilidades. Ayúdelo a aprovechar al máximo las fortalezas que posee. Establezca objetivos realistas para el niño y anímelo a alcanzarlos. Ayúdelo si es necesario, pero permítale que haga por sí mismo todo lo que esté a su alcance. Ambos se sentirán recompensados cuando el niño logre una meta por su cuenta.

20

Oídos, Nariz y Garganta

Rinitis alérgica

Si a su hijo le empieza a gotear la nariz y los ojos le pican, se le ponen rojos y se le hinchan pero no presenta ningún otro síntoma de resfriado o infección, es posible que tenga un ataque de rinitis alérgica, una reacción a los "alergenos" que hay en el ambiente. Los desencadenantes más comunes de la rinitis alérgica son el polvo, el moho y la caspa de animal.

Al igual que otras alergias, la rinitis alérgica tiende a heredarse, así que si usted o su cónyuge padecen de la misma, su hijo será más propenso a desarrollarla. Sin embargo es posible que los síntomas no se presenten de inmediato. Las alergias respiratorias son muy poco comunes en niños menores de tres años.

A veces resulta difícil distinguir entre un resfriado común y la rinitis alérgica ya que muchos de los síntomas son iguales. He aquí algunos de los signos de la rinitis alérgica:

- Estornudos, aspirar la mucosidad, congestión; picazón en la nariz y secreción nasal (por lo general clara)

- Lloriqueo; picazón, enrojecimiento e hinchazón de los ojos

- Tos

- Un pliegue encima de la nariz de tanto limpiarse

- Sangrado nasal o ulceración alrededor de la nariz (vea *Sangrado nasal,* página 658)

- Ojeras

Alergenos domésticos más comunes

Fuente	Qué hacer
Mascotas (perros, gatos, conejillos de Indias, hamsters): No hay tal cosa como un perro o un gato "anti alérgico", aunque algunas personas son menos sensibles a ciertas razas. En el caso de los perros y gatos, es la *caspa* (o escamas de la piel) lo que desencadena las alergias, mientras que en el caso de los roedores, el principal alergeno es la orina.	Si su hijo es alérgico a un animal, no permita que dicho animal entre a la casa. Al elegir su próxima mascota, contemple la idea de adquirir una serpiente, una lagartija, un pececito o una rana.
Moho (trocitos de plantas que contienen esporas o semillas): En exteriores, el moho crece en lugares frescos, húmedos y oscuros, como la tierra, el césped y las hojas muertas. En interiores, se puede encontrar en bodegas húmedas, armarios, buhardillas, colchones viejos y almohadas o sábanas que no han sido ventiladas en mucho tiempo.	La clave para controlar el moho es limitar la humedad. Evite usar vaporizadores, humidificadores y neveras portátiles. Si tiene un sótano húmedo, puede ser efectivo colocar un deshumidificador. Reemplace todos los tapetes de la casa que hayan sido saturados por un derrame grande de agua o séquelos por completo. Es posible destruir el moho con varios tipos de desinfectantes, pero tenga la precaución de guardarlos en un lugar seguro, lejos de la curiosidad de los pequeños.

- Garganta constantemente enrojecida
- Ronquidos nocturnos y tendencia a respirar por la boca debido a la congestión nasal
- Fatiga (sobre todo por no dormir bien de noche)
- Carraspeo constante
- Tos nocturna debida a la mucosidad que gotea por la parte posterior de la garganta
- Dolor de cabeza sin fiebre

Si su hijo tiene alergias nasales, éstas pueden conducir a otros problemas. Por ejemplo, es posible que contraiga más infecciones de los senos

Fuente	Qué hacer
Polvo doméstico: Muchas personas son alérgicas a los ácaros del polvo doméstico, que se encuentran en la ropa de cama (almohadas, cobijas, sábanas, colchones), en los tapizados, muebles y alfombras. Estos ácaros, que son demasiado pequeños como para ser vistos sin una lupa o microscopio, se multiplican en ambientes húmedos (donde la humedad es superior al 50 por ciento).	Las medidas más importantes para reducir la exposición a los ácaros del polvo estarán concentradas en la habitación del niño. Coloque fundas a prueba de ácaros en los colchones y almohadas y lave las sábanas y cobijas con agua caliente cada una o dos semanas para eliminar los alergenos y matar los ácaros. Retire todos los muñecos de peluche de la cama o lávelos cada dos semanas junto con la ropa de cama. También es efectivo mantener la humedad de la casa a menos del 50 por ciento para prevenir el crecimiento de ácaros. El uso de bolsas "antialérgicas" para la aspiradora podría ayudar a limitar la cantidad de alergenos que se esparcen por el aire cuando se aspira la casa. Los purificadores o filtros de aire no son efectivos para controlar la exposición de ácaros del polvo. Si está remodelando la habitación, contemple la idea de quitarle las alfombras.

paranasales y de los oídos (vea *Infecciones del oído medio,* página 649 y *Sinusitis,* página 750) o si la alergia provoca irritación de los ojos, el niño podría ser más propenso a las infecciones oculares (vea la página 679). Puesto que las alergias crónicas a veces interfieren con el sueño, su hijo podría estar cansado e irritable, lo que a su vez puede conducir a problemas de conducta.

Tratamiento

Llame al pediatra si la alergia de su hijo comienza a perjudicarlo en aspectos como el sueño, el desempeño escolar, las relaciones sociales u otras actividades. Para prevenir y tratar los síntomas de las alergias leves, el médico probablemente le recomendará un antihistamínico, quizás combinado con un descongestionante. Los efectos secundarios más comunes de este tipo de medicamentos son la somnolencia, sequedad de la boca, estreñimiento, pérdida del apetito y ocasionalmente cambio de comportamiento. En ocasiones un antihistamínico tiene efectos estimulantes, haciendo que el niño se muestre más inquieto y/o nervioso de lo habitual. Sin embargo, varios de los antihistamínicos recetados que han salido recientemente al mercado no causan ni hiperactividad ni somnolencia. Para aquellos casos de síntomas de alergia más intensos o persistentes, el médico podría recetar un atomizador nasal.

Quizás sienta la tentación de usar gotas nasales, de las que se venden sin receta médica, para descongestionar la nariz, pero absténgase de usarlas por más de tres días. Luego de unos cuantos días de uso, estos medicamentos en lugar de aliviar la congestión nasal, de hecho pueden intensificarla. Paradójicamente, este aumento de la congestión puede ser aún más molesto y difícil de tratar que la misma alergia. Si los ojos de su hijo están hinchados, enrojecidos y le pican, el médico podría recetarle gotas oculares además del antihistamínico oral.

Una de las mejores cosas que puede hacer en beneficio de su hijo alérgico es retirar de su hogar las fuentes de alergenos. Consulte la tabla de las páginas 644 a 645 para saber cuáles son las causas más comunes y cómo evitarlas.

Resfriados/infecciones de las vías respiratorias altas

Su hijo probablemente tendrá más resfriados o infecciones de las vías respiratorias altas que cualquier otra enfermedad. Tan solo en los dos primeros años de vida, la mayoría de los niños contrae entre ocho y diez resfriados. Y si su hijo asiste a una guardería o en su casa hay niños en edad escolar, es posible que contraiga aún más resfriados, ya que éstos se contagian fácilmente cuando hay varios pequeños en contacto cercano. Esa es la mala noticia, pero he aquí la buena: casi todos los resfriados se curan por sí solos y no conducen a algo peor.

Los resfriados se deben a virus, unos diminutos organismos infecciosos (mucho más pequeños que las bacterias). Un estornudo o una tos puede transferir un virus directamente de una persona a otra. Los virus también se pueden contagiar indirectamente del siguiente modo:

1. Cuando un niño o un adulto infectado con el virus tose, estornuda o se toca la nariz, le quedan partículas del virus en la mano.

2. Luego toca la mano de una persona sana.

3. Esta última se toca la nariz con la mano, introduciendo el agente infeccioso a su propia nariz o garganta, donde el virus empezará a crecer y multiplicarse. Al poco tiempo la persona experimentará los síntomas del resfriado.

Cómo se desarrollan las alergias

Si su hijo tiene tendencia a adquirir alergias, es posible que la haya heredado de usted o su cónyuge. Cuando un niño propenso a las alergias es expuesto a un alergeno, su sistema inmune produce un anticuerpo (denominado IgE) en un proceso llamado sensibilización alérgica. Entonces el IgE se adhiere a unas células de la piel llamadas mastocitos y a las paredes de las vías respiratorias, el estómago y los intestinos. La próxima vez que el niño entre en contacto con alergenos, estas células liberarán sustancias químicas (por ejemplo, histamina y leucotrienos) que provocarán síntomas alérgicos.

4. El ciclo se repite: el niño o adulto recién contagiado transfiere la infección a otra persona vulnerable y así sucesivamente.

Una vez que el virus esté presente y multiplicándose, su hijo manifestará los síntomas y signos usuales:

- Secreciones nasales (primero claras y luego más espesas y oscuras)

- Estornudos

- Fiebre baja (101 a 102 °Fahrenheit [38.3 a 38.9 °centígrados]) particularmente al atardecer

- Pérdida del apetito

- Dolor de garganta y quizás dificultad para tragar

- Tos

- Irritabilidad intermitente

- Ganglios ligeramente inflamados

- *La presencia de pus en las amígdalas, especialmente en niños de tres años en adelante, podría indicar una infección por estreptococo* (vea la página 661).

Si su hijo tiene el típico resfriado sin complicaciones, los síntomas deberán desaparecer gradualmente en el término de siete a diez días.

Tratamiento

Por lo general no es necesario llevar a un bebé mayorcito o a un niño al médico debido a un resfriado, a menos que éste se complique. Sin embargo, si su hijo tiene tres meses de edad o menos, llame al pediatra al primer síntoma que presente. A tan corta edad los síntomas pueden ser confusos y un resfriado podría transformarse rápidamente en una enfermedad más grave, como la bronquiolitis (vea la página 605), el crup (vea la página 610) o la neumonía (vea la página 614). Si su hijo tiene más de tres meses, llame al pediatra bajo las siguientes circunstancias:

- La respiración ruidosa propia del resfriado viene acompañada de un ensanchamiento de las ventanas de la nariz cada vez que el niño inhala aire o tiene dificultad para inspirar y exhalar.

- Los labios o las uñas se le ponen morados.

- La mucosidad nasal persiste por más de diez a catorce días.

- La tos no cesa (dura más de una semana).

- El niño tiene dolor de oído (vea *Infecciones del oído medio,* página 649).

- Tiene fiebre por encima de los 102 °Fahrenheit (38.9 °centígrados).

- Está demasiado adormilado o irritable.

Es posible que el pediatra quiera ver al niño en ese momento o bien, que le dé instrucciones a usted de mantenerlo bajo observación y volver a llamarlo si el pequeño no mejora cada día o no se recupera por completo tras una semana de estar enfermo.

Lamentablemente, no existe una cura para el resfriado común. Los antibióticos ayudan a combatir infecciones de origen *bacteriano,* pero no tienen ningún efecto sobre los virus. Por tal motivo lo único que usted puede hacer es tratar de aliviar las molestias de su hijo. Procure que repose y tome más líquidos de lo habitual. Si tiene fiebre y esto lo hace sentirse decaído, déle acetaminofén o ibuprofeno. Este último está aprobado para administrarse a niños de seis meses en adelante, pero nunca se le debe dar a un niño que esté deshidratado o vomitando continuamente. (Siga las indicaciones sobre la dosis recomendada para la edad de su hijo.) Absténgase de darle otro tipo de remedio para el resfriado sin antes consultarlo con el pediatra. Los medicamentos sin receta médica generalmente resecan las vías respiratorias o espesan aún más las secreciones nasales. Además, tienden a provocar efectos secundarios, como somnolencia.

Si la congestión nasal hace que a su hijo lactante le cueste trabajo mamar o chupar del biberón, despéjele bien la nariz utilizando una perilla succionadora antes de cada toma. Al hacerlo, no olvide *presionar primero la perilla de goma, después introducir suavemente la punta por la ventana de la nariz del bebé y a continuación soltar poco a poco la perilla.* Esta leve acción de succión aspira la mucosidad que obstruye el paso del aire, permitiéndole al bebé volver a respirar y succionar a la vez. Notará que esta técnica es efectiva hasta que el bebé tenga unos seis meses de edad. A medida que crece, se resistirá más a que le introduzca la punta de la perilla, con lo que se le dificultará la acción de aspirar la mucosidad.

Si las secreciones nasales del bebé son demasiado espesas, es probable que el pediatra le recomiende que las diluya con unas gotas de solución salina, que se venden sin receta médica. Utilizando un gotero previamente lavado con agua y jabón y bien enjuagado, deje caer dos gotitas en cada ventana de la nariz del niño unos quince o veinte minutos antes de darle el pecho o el biberón. A continuación, sáquele las mucosidades con la perilla succionadora. *Nunca utilice gotas para la nariz que contengan medicamentos, puesto que éstos pueden pasar en cantidades excesivas al organismo del bebé. Utilice únicamente gotas de solución salina para la nariz.*

Colocar un humidificador (o vaporizador de agua fría) en la habitación de su hijo también contribuirá a suavizar la mucosidad y a que el pequeño se sienta mejor. Colóquelo en un lugar próximo al niño para que reciba de cerca los beneficios de la humedad adicional. Es importante limpiar y secar bien el humidificador todos los días para evitar la proliferación de bacterias o de moho. *No se recomienda usar vaporizadores de agua caliente ya que éstos pueden provocar quemaduras serias.*

Una última advertencia relativa a medicamentos: *Nunca le dé a un niño menor de tres años jarabes para la tos ni medicinas combinadas para el resfriado y la tos a menos que las recete el pediatra.* La tos es un mecanismo de protección que permite despejar de mucosidad la parte inferior de las vías respiratorias y habitualmente no hay por qué reprimirla.

Prevención

Si su bebé tiene menos de tres meses de edad, la mejor prevención contra los resfriados es mantenerlo alejado de quienes lo tengan. Esta recomendación es particularmente importante durante el invierno, cuando circulan muchos de los virus que provocan los resfriados. Un virus que causa una enfermedad leve en un niño mayor o en un adulto puede afectar más seriamente a un infante.

Si su hijo asiste a una guardería y tiene un resfriado, dígale que trate de toser y estornudar lejos de los demás niños y que use pañuelos de papel para taparse la boca y para limpiarse la nariz. Esta precaución ayudará a impedir que contagie a los demás. Asimismo, si sabe que hay niños enfermos en el lugar al que va su hijo y le es posible mantenerlo alejado de los demás, no dude en hacerlo. Además, enséñele el hábito de lavarse las manos varias veces durante el día, lo que ayudará a detener la difusión de virus.

Entre otras cosas, es preferible que su hijo use un pañuelo de papel o de tela en lugar de taparse la mano con la boca al estornudar y toser. Si el virus va a parar a sus manos, lo podrá transmitir a cualquier persona o cosa que toque: un hermano, un amigo o un juguete.

Infecciones del oído medio

Es muy probable que su hijo contraiga una infección en el oído medio durante sus primeros años de vida. En un 70 por ciento de los casos, como mínimo, este tipo de infecciones están precedidas de resfriados virales que debilitan las defensas. Cuando el niño está sano, las defensas de su organismo impiden que las bacterias ingresen al oído medio. Los médicos se refieren a la infección del oído medio como otitis media aguda.

Las infecciones del oído medio constituyen la enfermedad infantil más común dentro de la categoría de enfermedades que se pueden tratar. Ocurren más a menudo entre los seis meses y los tres años de edad. Al cumplir los dos años de edad, dos tercios de los niños han tenido por lo menos una infección de oído. Es un problema particularmente común entre los niños pequeños por ser más propensos a las infecciones de las vías respiratorias altas. Asimismo, la longitud y la forma de sus diminutas trompas de Eustaquio —que normalmente ventilan el oído medio— los hacen más susceptibles.

Los niños menores de un año que asisten a guarderías y pasan mucho tiempo con otros pequeños suelen tener más infecciones de oído que los que permanecen en casa, primordialmente por estar expuestos a muchos más virus. Asimismo, los lactantes a los que se les deja tomar solos el biberón estando tendidos boca arriba, son más propensos a contraer este tipo de infección, puesto que pequeñas cantidades de leche les puede entrar a la trompa de Eustaquio. Los niños de ciertos grupos raciales, como los indígenas nativos de Norteamérica y los Inuits, también parecen contraer más infecciones de oído. Esto puede deberse a la configuración de la trompa de Eustaquio que ellos tienen. Dos factores podrían explicar el hecho de que su hijo sea menos propenso a las infecciones de oído una vez que llegue a la edad escolar. En primer lugar, el crecimiento de las estructuras del oído medio reduce la probabilidad de que haya un bloqueo en las vías de drenaje. Segundo, las defensas del organismo contra las infecciones mejoran con la edad.

Éstas son otras características que podrían aumentar el riesgo de que un niño contraiga infecciones en el oído medio:

Sexo. A pesar de que los investigadores desconocen el motivo exacto, los niños tienen más infecciones de oído que las niñas.

Herencia. Hay familias que tienen mayor tendencia a las infecciones de oído. Un niño tiene más probabilidades de contraer infecciones de oído repetitivas si uno de sus padres o un hermano también ha padecido muchas infecciones de este tipo.

Humo de tabaco. Los niños que inhalan el humo del tabaco de la gente que fuma a su alrededor tienen un riesgo mayor de padecer de problemas de salud, incluyendo infecciones de oído.

Signos y síntomas

Las infecciones del oído medio tienden a ser dolorosas, pero a veces se presentan sin dolor. Un niño que ya puede hablar se quejará de dolor de oído, mientras que un bebé demostrará el dolor estirándose la oreja y llorando. Durante las tomas, un lactante que tenga una infección de oído puede llorar aún más, puesto que al succionar y tragar hay cambios de presión en el oído medio que pueden ser dolorosos. Asimismo, el bebé que padece de una infección de oído puede tener problemas para conciliar el sueño. La fiebre es otra señal de alarma; una infección de oído (una de cada tres) puede presentarse con temperaturas de 100.4 a 104 °Fahrenheit (entre 38 a 40 °centígrados).

Quizás note que al niño le sale del oído infectado un fluido amarillento con vetas de sangre. Esta supuración indica que el tímpano se ha perforado, es decir que se la ha hecho un pequeño agujero. Aunque esta perforación se suele curar sola y sin presentar

Sección transversal del oído

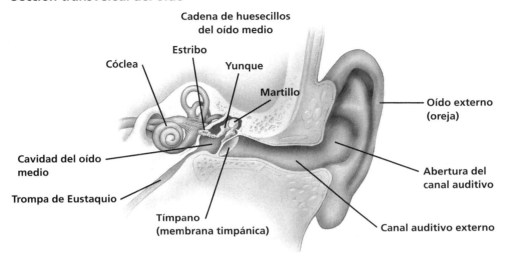

Cadena de huesecillos del oído medio
Estribo
Cóclea
Yunque
Martillo
Oído externo (oreja)
Cavidad del oído medio
Abertura del canal auditivo
Trompa de Eustaquio
Tímpano (membrana timpánica)
Canal auditivo externo

complicaciones, conviene describir lo sucedido al pediatra.

Posiblemente también note que su hijo oye menos. Esto se debe a que el fluido acumulado detrás del tímpano interfiere con el proceso de transmisión del sonido. Sin embargo este tipo de pérdida de audición suele ser temporal y el niño volverá a oír bien en cuanto deje de haber fluido en el oído. Algunas veces, cuando las infecciones de oído son recurrentes, es posible que se acumule líquido detrás del tímpano por varias semanas, lo que seguirá interfiriendo con la audición. Si cree que la audición de su hijo no es tan buena como lo era antes de contraer la infección de oído, consúltele al pediatra. Si el asunto continúa preocupándole, solicite una evaluación con un especialista en oídos, nariz y garganta (otorrinolaringólogo). Después de varios meses de atenta observación y si el niño ha tenido cuatro infecciones de oído al año, pérdida de audición por doce semanas o más, o fluido dentro de ambos oídos medios por más de tres

meses, el pediatra podría recomendar una prueba de audición.

Las infecciones de oído son más frecuentes durante el invierno y comienzos de la primavera, que es la época de los resfriados y la gripe. Cuando su hijo se queje de dolor de oído moderado a severo durante el verano, particularmente después de haber estado largo rato en la piscina o la playa, es posible que esté sufriendo de una infección en el canal auditivo *externo,* conocida como "oído del nadador" u "otitis del nadador". Esto no representa un peligro para la audición, aunque puede ser muy doloroso y debe recibir tratamiento. (Vea *Oído del nadador,* página 663.)

Tratamiento

Siempre que sospeche que su hijo tiene una infección de oído llame al pediatra. Mientras tanto, siga estos pasos para aliviar el malestar del niño:

- Si tiene fiebre alta, intente refrescarlo utilizando los procedimientos descritos en el Capítulo 23.

- Déle acetaminofén o ibuprofeno en las dosis apropiadas para su edad. (No le dé aspirina al niño puesto que ésta se ha asociado al síndrome de Reye, una enfermedad que afecta el hígado y el cerebro.)

- Es posible que el pediatra le sugiera colocarle sobre la oreja del niño compresas de agua templada (no caliente) o una almohadilla eléctrica que emane calor con el fin de aliviarlo un poco. (Esto no se recomienda para bebés pequeños.) El ponerle gotas recetadas por el médico para calmar el dolor puede reducir la molestia, pero nunca debe hacerse si el oído está supurando.

- Acostar al niño con una almohada de más en la noche también puede ser de ayuda. (Nunca coloque almohadas en la cuna de un bebé.)

- No le ponga gotas para los oídos a menos que el pediatra lo autorice después de haber visto al niño.

El pediatra examinará el interior del oído de su hijo mediante un instrumento dotado de una lupa y un pequeño foco, denominado otoscopio. Para determinar si el niño tiene líquido detrás del tímpano, podría colocar un tubito de goma en el otoscopio e insuflar aire suavemente dentro del oído para evaluar la sensibilidad y los movimientos del tímpano. Hay pruebas objetivas que ayudan a determinar si hay líquido en el oído medio. Una de éstas emplea un instrumento que produce un informe impreso llamado timpanograma. La otra prueba se denomina Ear Check, (un aparato electrónico para monitorear la presencia de fluido en el oído medio del niño).

Si el niño tiene fiebre, el médico le hará un chequeo con el fin de determinar si hay otro problema presente aparte de la infección de oído. Como parte del tratamiento, recomendará ciertos pasos para reducir el dolor y probablemente le recete un antibiótico. Los antibióticos se venden en forma de jarabe con sabor, tabletas, cápsulas y a veces en pastillas masticables. En ocasiones se usan gotas para reducir el dolor. A menos que la infección de oído se asocie a una alergia, los antihistamínicos y descongestionantes suelen ser ineficaces.

El antibiótico es una de las opciones de tratamiento para las infecciones de oído. El médico le indicará la frecuencia de administración (podrían ser dos o tres veces al día). Siga estas indicaciones al pie de la letra. A medida que la infección comienza a desaparecer, algunos niños experimentan la sensación de que se les destapan los oídos, pero éste es un signo normal de recuperación. Al cabo de tres días, debe haber una clara mejoría, con la desaparición del dolor y la fiebre.

Cuando su hijo comience a sentirse mejor, usted podría tener la tentación de dejar de darle el antibiótico. No lo haga. Es posible que haya remanentes de las bacterias que provocaron la infección. Al suspender el tratamiento antes de tiempo, dichas bacterias podrían volver a multiplicarse, lo que reactivaría la infección por completo. El curso habitual de un tratamiento con antibióticos es de diez días para niños menores de dos años y de siete a diez días para niños mayores.

Es posible que el pediatra quiera volver a ver al niño cuando haya terminado de tomar los medicamentos para ver si queda líquido detrás del tímpano, lo que puede ocurrir aun cuando la infección se haya controlado. Esta afección, denominada "otitis media con derrame", es muy frecuente: cinco de cada diez niños siguen teniendo algo de líquido tres semanas después de que la infección de oído se ha tratado. En nueve de cada diez casos el líquido desaparecerá durante el transcurso de tres meses sin necesidad de tratamiento adicional.

Hay ocasiones en que una infección de oído no responderá al primer antibiótico recetado. Si su hijo se sigue quejando de dolor de oído luego de dos días de haber empezado a tomar el antibiótico, llame al pediatra. Para determinar si el medicamento está haciendo efecto, el pediatra o el otorrinolaringólogo que lo esté asesorando podría extraer una muestra de fluido del interior del oído introduciendo una aguja a través del tímpano. Si el análisis de la muestra revela que la infección se debe a bacterias resistentes al antibiótico que comenzó a tomar el niño, el pediatra le recetará uno distinto. En muy raras ocasiones la infección persiste a pesar de cambiar varias veces de medicina. En estos casos, puede ser necesario hospitalizar al niño para administrarle antibióticos por vía intravenosa y drenarle el oído quirúrgicamente.

¿Debe quedarse en casa un niño que tenga una infección de oído?

Si el pequeño se siente bien ésto no es necesario, siempre y cuando haya alguien en la escuela o guardería que pueda darle la medicina adecuadamente. Hable con la enfermera del centro o con la niñera de su hijo y repase con ella el horario y la dosis de administración de la misma. Verifique también que el antibiótico se guarde en un refrigerador en caso de que sea necesario. Los medicamentos que no tengan que refrigerarse deben guardarse en un armario cerrado con llave y separados de otros objetos, y los envases deben estar marcados con el nombre del niño y la dosis apropiada. La mayoría de los antibióticos se deben dar una o dos veces al día.

Si a su hijo se le perfora el tímpano, podrá realizar casi cualquier actividad, pero no es prudente que se meta en la piscina. Por lo general no hay por qué evitar que el niño viaje en avión.

Prevención

Las infecciones de oído ocasionales no se pueden prevenir. En algunos casos este tipo de infecciones pueden estar relacionadas con alergias estacionales que a su vez causan congestión y bloquean el drenaje natural del oído medio a la garganta. Si su hijo parece contraer más infecciones de oído en la época de las alergias, coménteselo al pediatra. Es posible que éste le sugiera exámenes adicionales o que le recete al niño antihistamínicos.

Si su bebé es alimentado con biberón, sosténgale la cabeza por encima del nivel del vientre durante las tomas. Esto impedirá que las trompas de Eustaquio se bloqueen. También es importante que usted y las demás

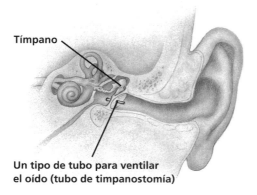

Tímpano

Un tipo de tubo para ventilar
el oído (tubo de timpanostomía)

personas que conviven con el niño se
abstengan de fumar.

¿Y qué ocurre con los niños que contraen una infección de oído tras otra?
Si su hijo ha tenido por lo menos tres
infecciones de oído distintas durante
una misma estación, es posible que el
pediatra le recete antibióticos preventi-
vos para reducir la probabilidad de
contraer otra infección. Estas medicinas suelen recetarse a una dosis baja
para ser tomadas una o dos veces al
día. Aunque las infecciones de oído
pueden reaparecer mientras el niño
toma el antibiótico, tienden a disminuir
en frecuencia. Algunos especialistas
no aprueban este enfoque por la
posibilidad de que contribuya a una
resistencia a los antibióticos (vea la
página 655).

Si su hijo sigue teniendo infecciones
de oído, es posible que sea referido
a un especialista en oídos, quien recomendará la inserción de unos pequeños tubos de ventilación en el tímpano.
Estos tubos también pueden ser prescritos si sigue habiendo líquido detrás
del tímpano por más de tres meses tras
una infección de oído y si la audición
del niño se ha visto afectada según lo
determine una prueba de audición.
Una vez implantados, los tubos harán
que el niño recupere su audición

normal e impedirán que el fluido y las
bacterias nocivas se acumulen en el
oído medio, donde podrían provocar
una nueva infección.

Los beneficios a largo plazo de este
procedimiento aún no se han comprobado. Además, para implantar los
tubos en el tímpano se requiere
administrarle al niño anestesia general.
La inserción de tubos se ha convertido
en un procedimiento habitual bajo las
siguientes circunstancias: líquido
persistente en ambos oídos medios
por más de tres meses con pérdida de
audición, o líquido persistente en uno
de los oídos por más de seis meses.

Si el niño es mayor, el procedimiento
podría postergarse a favor de un
seguimiento cercano de su audición
para ver si mejora con el tiempo. Si se
recomienda la colocación de tubos de
ventilación para el caso concreto de su
hijo, hable con el pediatra de tal modo
que entienda perfectamente las ventajas y desventajas del procedimiento.

Si le colocan tubos de ventilación a
su hijo, deberá evitar que le entre agua
en los oídos. Bañarse y nadar sin
sumergir la cabeza no suele provocar
problemas, aunque el médico podría
recomendarle el uso de tapones
hechos a la medida. Incluso con ellos,
no le permita a su hijo zambullirse al
agua ni sumergirse.

Las infecciones de oído recurrentes
pueden ser agotadoras, tanto para
usted como para su hijo. Sin embargo,
tenga la certeza de que se trata de un
problema temporal que casi siempre
mejora con la edad. Aunque una infección de oído sea molesta e incómoda,
por lo general se trata de una afección
leve que pasa sin dejar secuelas. La
mayoría de los niños dejan de contraer
infecciones de oído para cuando
cumplen cuatro a seis años.

Riesgos del uso excesivo de antibióticos

Los antibióticos son un tratamiento muy importante para el manejo de las infecciones de oído. Pero en años recientes, muchos pediatras están siendo mucho más cautelosos al recetar antibióticos con el fin de reducir al mínimo la incidencia creciente de "resistencia a los antibióticos". Si se usa un antibiótico cuando en realidad no se necesita —o si el paciente no se toma el curso completo de la medicina— pueden desarrollarse nuevas cepas de la bacteria. Cuando esto ocurre, los antibióticos terminan por dejar de ser efectivos y las infecciones que supuestamente deben combatir ya no se curarán mediante el uso de estos medicamentos, puesto que la bacteria se ha vuelto "resistente" a los mismos.

He aquí algunos puntos importantes que se deben tener en cuenta para reducir el riesgo de una resistencia a los antibióticos.

- Los antibióticos solo combaten las enfermedades bacterianas, no aquellas provocadas por virus. Por lo tanto, aunque son apropiados para tratar infecciones de oído, no debe pedirle a su pediatra una receta de antibióticos para tratar el resfriado o la gripe de su hijo (así como muchos dolores de garganta y toses), que son infecciones virales.

- Cuando su pediatra recomiende antibióticos para combatir una infección de oído u otra infección bacteriana, siga al pie de la letra las instrucciones que le dé al momento de administrárselo a su hijo. Esto significa que deberá tomar toda la medicina recetada, incluso si parece sentirse bien antes de que haya terminado el curso completo.

- No le dé a su hijo antibióticos que han sido recetados a otros miembros de la familia o para combatir otra enfermedad.

Epiglotitis

La epiglotis es un tejido en forma de lengüeta que se encuentra en la parte posterior de la garganta. Su función es prevenir que al tragar alimentos o líquidos, los aspiremos hacia la tráquea. Cuando se presenta la epiglotitis, una condición médica grave pero poco común, esta estructura se infecta, por lo general a causa de una bacteria llamada *Haemophilus influenzae* tipo B. Esta condición pone en riesgo la vida del niño, ya que cuando la epiglotis se inflama puede bloquear la tráquea e interferir con la respiración normal. Los niños más susceptibles a este proceso son los que se encuentran entre los dos y los seis años de edad. Afortunadamente, esta condición es actualmente poco

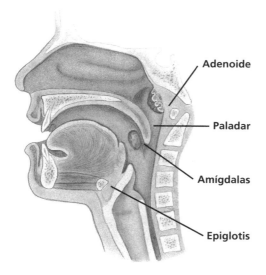

Adenoide

Paladar

Amígdalas

Epiglotis

común gracias a la vacuna Hib, que previene las infecciones debidas a *Haemophilus influenzae* tipo B.

La infección se inicia con dolor de garganta y fiebre, habitualmente por encima de los 101 °Fahrenheit (38.3 °centígrados) y al rato produce un gran malestar general. Al niño le dolerá mucho la garganta. Con cada respiración, es posible que emita un ruido áspero y ronco, denominado estridor. Es probable que le cueste tanto tragar la saliva, que comience a babearse. Quizás se niegue a acostarse, ya que se sentirá un poco mejor estando sentado e inclinado hacia delante.

Tratamiento

Si su hijo tiene un dolor de garganta más intenso de lo normal y está babeándose y/o respirando con dificultad, llame a su médico de inmediato. Puesto que la epiglotitis

evoluciona tan rápidamente y tiene consecuencias tan graves, no intente darle tratamiento en casa. Después de hablar con el pediatra, procure tranquilizar al niño. No trate de examinarle la garganta ni le insista en que se acueste. Además, evite ofrecerle alimentos o agua, puesto que podría vomitar, lo que a su vez dificultaría aún más su respiración.

Si lleva al niño al pediatra durante las etapas tempranas de la epiglotitis, es posible que éste no pueda diagnosticar la enfermedad. No dude en volverlo a llamar si el dolor de garganta se intensifica o si el babeo o la respiración áspera comienzan cuando regresen a casa.

En caso de que el pediatra sospeche que su hijo tiene epiglotitis, le pedirá que lleve al niño directamente a la sala de emergencia del hospital. Con la ayuda de un anestesiólogo y un otorrinolaringólogo (especialista en oídos, nariz y garganta), el médico examinará la epiglotis del niño. Si la encuentra muy inflamada, se le pondrá un anestésico y se le introducirá un tubo por la nariz hasta la tráquea, evitando la inflamación y permitiendo que el niño vuelva a respirar bien. En casos muy severos, puede ser preciso practicar una traqueotomía (un tubo de respiración colocado en la tráquea a través de una pequeña incisión en el cuello). Sin embargo, este procedimiento es mucho menos frecuente ahora que en el pasado. También se le darán antibióticos al niño.

Todas estas decisiones se deberán tomar muy deprisa, y es posible que usted se sienta alarmada al ver que su hijo necesita un tratamiento tan drástico para lo que parecía ser un simple caso de dolor de garganta fuerte. Es importante recordar que la epiglotitis avanza rápidamente y que puede provocar la muerte si no se trata a tiempo.

Prevención

La vacuna Hib permite combatir la bacteria que causa la epiglotitis. El niño debe recibir esta vacuna a los dos, cuatro y seis meses de edad, así como una dosis de refuerzo entre los doce y quince meses. Sin embargo, aun cuando su hijo haya sido vacunado, comuníquese con su médico si sabe que ha estado en contacto con otro niño que tiene la infección. Es posible que el pediatra quiera tomar precauciones adicionales.

Herpes simple

El herpes oral es una de las enfermedades virales más comunes de la niñez. Esta condición provoca ulceraciones (aftas relacionadas con el resfriado), ampollas (como las asociadas con la fiebre) e inflamación en el interior de la boca y los labios. (Cuando la mayoría de la gente escucha la palabra *herpes,* la asocia con el herpes genital, una enfermedad de transmisión sexual pero que es ocasionada por una cepa de virus distinta a la que provoca las ampollas bucales en los niños.) El herpes oral es altamente contagioso y se propaga por contacto directo, generalmente a través de los besos. La mayoría de los infantes están protegidos por los anticuerpos de la madre por unos seis meses, pero se vuelven susceptibles a partir de entonces.

Cuando un niño contrae la infección por primera vez, se dice que tiene herpes primario. Esto puede provocar dolor, inflamación y enrojecimiento de las encías, así como un aumento de la salivación, seguida al cabo de uno o dos días por ampollas dentro de la boca. Cuando las ampollas se revientan, dejan úlceras que tardan varios días en sanar. Es posible que el niño también tenga fiebre y dolor de cabeza, esté irritable, pierda el apetito y tenga los ganglios linfáticos inflamados por una semana, más o menos. Sin embargo, muchos niños presentan síntomas tan leves, que nadie se da cuenta que tienen el virus.

Lamentablemente, una vez que un niño ha tenido herpes primario, se convierte en portador del virus. Esto significa que el virus, generalmente en su estado inactivo, permanece en su organismo. Sin embargo, durante episodios de estrés (incluyendo otras infecciones), lesiones en la boca, quemaduras de sol, alergias y fatiga, el virus puede reactivarse, produciendo lo que se conoce como herpes secundario. Ésta es una condición similar a la infección primaria, aunque por lo general más leve, y suele presentarse años después, durante la niñez o la edad adulta. Las ampollas o costras bucales son los síntomas usuales del herpes secundario.

Tratamiento

Si su hijo se queja de síntomas propios del herpes, consúltele al pediatra. El herpes primario no es una enfermedad seria, pero sí muy molesta para el niño. El tratamiento, que debe estar dirigido a reducir el malestar, comprende lo siguiente:

- Guardar cama y dormir

- Beber muchos líquidos, en particular bebidas frías que no sean ácidas como jugo de manzana o de albaricoque

- Acetaminofén si el niño tiene fiebre o malestar

- Enjuagues bucales o gárgaras recetadas por el pediatra. Estos medicamentos pueden contener un calmante para el dolor que adormece las áreas afectadas por las ampollas bucales. Siga cuidadosamente las instrucciones de uso.

- Una dieta blanda pero nutritiva

- Medicamentos antivirales que pueden ser recetados por el pediatra. Éstos impedirán que el virus se multiplique, pero no evitarán una reactivación luego de que se dejen de tomar.

Hay casos en que un niño infectado con herpes primario tiene que ser hospitalizado debido a la deshidratación.

No le ponga a su hijo cremas ni pomadas que contengan esteroides (cortisona) si tiene la más mínima sospecha de que las ampollas bucales se deben a un herpes. Estas preparaciones pueden contribuir a diseminar la infección viral.

Prevención

El virus del herpes se contagia por contacto directo. Por lo tanto, no permita que nadie que tenga ampollas o úlceras en la boca bese a su hijo. Las personas que sufren de herpes oral a menudo transmiten el virus aun sin tener ampollas, y estas ampollas son contagiosas. En general, es conveniente que nadie bese al bebé o al niño en los labios.

Asimismo, indíquele a su hijo que no debe compartir utensilios con otros niños. (Esto es más fácil de decir que de hacer.) Si su hijo tiene herpes primario, manténgalo en casa para impedir que contagie a otros niños.

Sangrado nasal

Es muy probable que su hijo tenga al menos un episodio de sangrado nasal —y quizás muchos más— durante estos primeros años. Algunos niños en edad preescolar tienen varios episodios a la semana. Esto no es algo anormal ni peligroso, pero sí puede ser muy angustiante. Si la sangre fluye por detrás de la nariz hacia la boca y la garganta, es posible que el niño trague una buena cantidad, lo que a su vez puede provocarle vómitos.

Los sangrados nasales pueden tener diversas causas, pero en la mayoría de los casos no constituyen nada serio. Entre las razones más comunes se incluyen:

- Resfriados y alergias: Los resfriados o las alergias provocan inflamación e irritación dentro de la nariz, lo que puede conducir a un sangrado espontáneo.

- Traumatismo: Un niño puede tener sangrado nasal por haberse metido el dedo en la nariz o haberse metido algo dentro de la misma, o simplemente por soplarse con demasiada fuerza. También puede sangrar si le pegan en la nariz con una pelota u otro objeto o si se cae de bruces.

- Poca humedad en el ambiente o vapores irritantes: Si hay poca humedad en su casa o si vive en un clima seco, la mucosa de la nariz de su hijo se puede resecar, haciéndolo más susceptible al sangrado. Si el niño está expuesto con frecuencia a vapores tóxicos (algo que por fortuna ocurre muy poco), también tendrá más episodios de sangrado nasal.

- Problemas anatómicos: Cualquier tejido anormal que crezca dentro de la nariz puede provocar costras y sangrado.

- Crecimientos anormales: El crecimiento de tejidos anormales dentro de la nariz puede causar sangrado. Aunque la mayoría de estos tejidos anómalos (por lo general pólipos) son benignos (no cancerosos), se deben tratar con prontitud.

- Problemas de coagulación: Cualquier cosa que interfiera con la coagulación de la sangre puede provocar sangrado nasal. Algunos medicamentos, incluso tan comunes como la aspirina, pueden alterar lo suficiente el mecanismo de coagulación como para producir sangrado. Ciertas enfermedades de la sangre, como la hemofilia, también pueden causar este tipo de sangrado.

- Enfermedades crónicas: Cualquier niño que padezca de una enfermedad a largo plazo o que necesite que le administren oxígeno u otros medicamentos que pueden resecar la mucosa de la nariz, es propenso al sangrado nasal.

Tratamiento

Existen muchas ideas falsas y creencias populares acerca de cómo tratar el sangrado nasal. He aquí una lista de las cosas que se deben y no se deben hacer.

Qué se debe hacer...

1. Mantenga la calma. Si bien es cierto que un sangrado nasal es alarmante, muy pocas veces constituye algo grave.

2. Haga que el niño se siente o se pare. Inclínele la cabeza ligeramente hacia adelante. Si tiene la edad para hacerlo, pídale que se sople la nariz suavemente.

3. Apriétele la mitad inferior de la nariz (la parte blanda) usando el dedo pulgar y el índice y mantenga la presión durante un lapso de diez minutos. Si el niño tiene la edad suficiente, puede hacer esto por sí mismo. *No suelte la nariz durante este período de tiempo para ver si ha dejado de sangrar.*

   Al cabo de diez minutos, libere la presión y espere un rato haciendo que el niño se quede quieto. Si el sangrado no se ha detenido, repita el paso anterior. Si después de diez minutos o más de ejercer presión el sangrado persiste, llame al pediatra o lleve al niño a la sala de emergencia más cercana.

Qué no se debe hacer…

1. Dejarse llevar por el pánico. Esta actitud solo hará que el niño se asuste.

2. Hacer que el niño se acueste o que incline la cabeza hacia atrás.

3. Meterle trozos de pañuelos de papel, gasa u otro material en la nariz para detener la hemorragia.

Asimismo, comuníquese con el pediatra en estos casos:

- Si cree que el niño ha perdido demasiada sangre. (Sin embargo, tenga en cuenta que cuando la nariz sangra, da la impresión de que sale más sangre de la que en realidad es.)

- El niño bota sangre solo por la boca o tose o vomita sangre o una sustancia marrón que tiene el aspecto de residuos de café colado.

- El niño se ve mucho más pálido de lo habitual y está sudoroso o no reacciona. *En este caso, llame al pediatra de inmediato y haga los arreglos necesarios para llevar al niño a la sala de emergencia.*

- Tiene episodios repetitivos de sangrado nasal, así como congestión nasal crónica. Esto podría indicar que los vasos sanguíneos de la nariz o que irrigan la superficie de las paredes internas de la nariz son muy pequeños y fáciles de romper, o bien que tiene un tejido anómalo en las vías nasales.

Si el pediatra atiende al niño durante un episodio de sangrado nasal, es muy posible que realice el procedimiento descrito en el Paso 3. (Si la nariz está llena de coágulos de sangre, quizás los succione primero.) El médico también podría ponerle al niño gotas nasales que contraen los vasos sanguíneos o introducirle en la nariz un algodón impregnado en un medicamento especial. Quizás también considere necesario examinarle la nariz con una luz especial en busca del origen de la hemorragia. Si descubre que un vaso sanguíneo es la causa del problema, podría realizar un toque en ese punto con una sustancia química (nitrato de plata) con el fin de detener el sangrado.

Si la hemorragia persiste a pesar de estas medidas, es posible que el médico tenga que colocarle al niño un tapón de gasa en la nariz. Esto no le gustará al niño porque es muy incómodo, pero a veces es un recurso necesario. Este tapón suele dejarse por un período no menor de veinticuatro horas.

Si el médico considera que es necesario explorar más a fondo la causa del sangrado o garantizar que el niño no pierda demasiada sangre, se le ordenará un examen de sangre. Es muy raro que un niño necesite una transfusión sanguínea para reemplazar la sangre que perdió durante una hemorragia nasal.

Prevención

Si a su hijo le sangra la nariz con mucha frecuencia, pregúntele al médico si es conveniente ponerle diariamente gotas de solución salina. Esto puede ser particularmente efectivo si usted vive en un clima muy seco o cuando tenga puesta la calefacción. Además, el uso de un humidificador o vaporizador ayudará a mantener la humedad de su casa a un nivel lo suficientemente alto como para impedir la resequedad nasal. Así mismo, dígale a su hijo que no se meta el dedo en la nariz. Si lo hace durante la noche o mientras duerme, acuéstelo con guantes de algodón o calcetines en las manos adheridos a las mangas del pijama.

Dolor de garganta

Los términos *dolor de garganta, faringitis* y *amigdalitis* se suelen emplear indistintamente, pero no significan lo mismo. La amigdalitis es la inflamación de las amígdalas. (Vea *Amígdalas y Adenoide,* página 669.) Cuando su hijo tenga faringitis provocada por estreptococos, es posible que sus amígdalas estén muy inflamadas y que la inflamación afecte también otras partes de la garganta. Otros tipos de dolor de garganta pueden ser provocados por virus y quizás solo causen inflamación de la garganta alrededor de las amígdalas y no en las amígdalas como tal.

La causa más frecuente de los dolores de garganta en los infantes, bebés mayorcitos y niños en edad preescolar son las infecciones virales. Cuando un virus es responsable del dolor, no existe ningún tratamiento específico y el niño deberá mejorar en un lapso de siete a diez días. A menudo, un niño que tiene dolor de garganta debido a un virus, está resfriado al mismo tiempo. Es posible que tenga fiebre baja, pero por lo general no se verá muy enfermo.

Un virus en particular (denominado Coxsackie) —que suele verse durante el verano y el otoño— puede provocar fiebre más alta, mayor dificultad para tragar y hace que el niño se vea un poco más enfermo. Si su hijo contrae esta infección, es posible que también le salgan una o más ampollas pequeñas en la garganta, en las manos y los pies. La mononucleosis infecciosa puede provocar dolor de garganta, por lo general con una marcada amigdalitis. Sin embargo, la mayoría de los niños pequeños infectados con el virus de la mononucleosis presentan muy pocos síntomas o ninguno en absoluto.

La faringitis estreptocócica se debe a una bacteria llamada *Streptococcus pyogenes.* Hasta cierto punto, los síntomas de esta infección dependen de la edad del niño. Los infantes que la contraen quizás solo experimenten fiebre baja y secreciones nasales más espesas o sanguinolentas. Los niños de uno a tres años también pueden tener estos mismos signos y por lo general se muestran irritables, pierden el apetito y pueden presentar inflamación de los ganglios del cuello. Los niños mayores de tres años que tienen la infección por estreptococo, suelen manifestar síntomas más severos como un dolor de garganta muy intenso, fiebre superior a los 102 °Fahrenheit (38.9 °centígrados), inflamación de los ganglios del cuello y pus en las amígdalas. Es importante saber distinguir entre una infección por estreptococo y un dolor de garganta de origen viral puesto que la primera se trata con antibióticos.

Diagnóstico-Tratamiento

Si su hijo tiene un dolor de garganta persistente (no le pasa después de haber tomado su primer sorbo de jugo en la mañana), sea que venga o no acompañado de fiebre, dolor de cabeza, dolor de estómago o fatiga extrema, debe llamar al pediatra. La llamada debe hacerla con carácter urgente si su hijo además se ve muy enfermo o si le cuesta mucho respirar o tragar (lo que le hace babearse). Esto podría indicar que tiene una infección más seria (vea *Epiglotitis,* página 655).

El médico examinará al niño y podría tomar una muestra de la garganta para hacer un cultivo y determinar la naturaleza de la infección. Para ello, frotará la parte posterior de la garganta y las amígalas con un aplicador de algodón y luego untará la punta en un plato de cultivo especial que propicia que la bacteria se multiplique si es que está presente.

Generalmente, el plato de cultivo es examinado veinticuatro horas más tarde para detectar la presencia de la bacteria. Algunos consultorios pediátricos realizan pruebas rápidas de estreptococo que permiten obtener los resultados en cuestión de minutos. Sin embargo, si esta prueba da negativa, los resultados deberán comprobarse mediante un cultivo de veinticuatro horas. Si el resultado del cultivo sigue siendo negativo, por lo general se presume que la infección se debe a un virus. En tal caso, no se necesitarán ni se recetarán antibióticos (que son medicamentos antibacterianos).

Si el examen determina que su hijo tiene faringitis estreptocócica, el pediatra le recetará un antibiótico, ya sea oral o inyectable. Si le recetan el medicamento oral, es muy importante que complete todo el tratamiento tal como se le recetó, aun cuando los síntomas mejoren o desaparezcan del todo.

Si la infección por estreptococo no se trata con antibióticos o si no se completa todo el tratamiento ésta podría empeorar o diseminarse a otras partes del cuerpo, provocando problemas más serios, como infecciones de oído o sinusitis (vea *Infecciones del oído medio,* página 649 y *Sinusitis,* página 750). De no recibir tratamiento, una infección por estreptococo puede conducir a fiebre reumática, una enfermedad que afecta las articulaciones y el corazón. Sin embargo, la fiebre reumática es rara en los Estados Unidos y en niños menores de cinco años de edad.

Prevención

La mayor parte de las infecciones de garganta son contagiosas y se transmiten primordialmente a través del aire por las gotitas de saliva que se expelen al hablar o a través de las manos de un niño o adulto infectado. Por tal motivo, es sensato mantener a su hijo alejado de gente que presente síntomas de infección. Sin embargo, la mayoría de las personas pueden contagiar la infección antes de presentar los primeros síntomas, por lo que muchas veces no hay una forma práctica de evitar que su pequeño contraiga la enfermedad.

En el pasado, cuando un niño sufría de dolores de garganta frecuentes, se le extirpaban las amígdalas en un intento por prevenir futuras infecciones. Pero esta operación, denominada tonsilectomía, se recomienda con mucha menos frecuencia hoy en día. (Vea *Amígdala y adenoide,* página 669.) Incluso en los casos más complicados, cuando hay infecciones por estreptococo recurrentes, el tratamiento con antibióticos suele ser la mejor solución.

(Vea también *Ganglios inflamados,* página 666.)

Oído del nadador (Otitis externa)

El oído del nadador es una infección de la piel que recubre el canal auditivo (el oído externo) que por lo general ocurre después de nadar o de realizar otras actividades acuáticas en las que entra agua al oído. La infección surge porque la humedad presente en el canal auditivo externo fomenta el desarrollo de ciertas bacterias y a la vez, reblandece la piel que recubre dicho canal (como la zona blanquecina e inflamada que se forma debajo de un vendaje húmedo). Las bacterias invaden la piel reblandecida, donde se multiplican.

Los niños que juegan por largos períodos de tiempo en agua tibia o caliente, son más propensos a contraer este tipo de infección. Sin embargo, por razones que no son del todo claras, algunos niños son más susceptibles a estas infecciones que otros. Los infantes, por ejemplo, rara vez contraen otitis externa, mientras que los niños en edad preescolar y escolar la padecen más a menudo, por lo general durante el verano. Sea cual sea la edad del niño, la probabilidad de contraer otitis externa aumenta cuando hay una lesión en el canal auditivo (por el abuso de aplicadores de algodón), así como por eccema (vea la página 791 y seborrea (vea la página 789).

Si se trata de una infección leve, su hijo solo se quejará de que le pica el oído o de que lo siente tapado. Si es muy pequeño para explicar lo que le

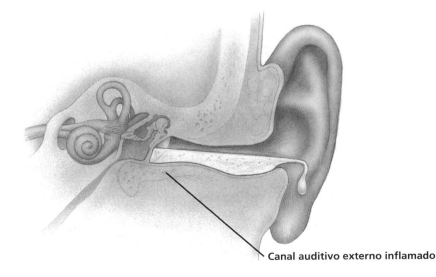

Canal auditivo externo inflamado

molesta, probablemente se meterá el dedo en el oído o se frotará la oreja con la mano. Estos síntomas pueden evolucionar hacia un dolor sordo, que empieza en cualquier momento entre seis horas y cinco días a partir de que el agua entró en el oído. A esta altura, la abertura del canal auditivo puede estar inflamada y ligeramente enrojecida, y si usted aprieta en ese punto o le tira al niño de la oreja suavemente, el pequeño sentirá dolor.

En casos más agudos de otitis externa, el dolor será constante e intenso, haciendo que el niño posiblemente llore y se apriete la oreja. El más leve movimiento, hasta la acción de masticar, le provocará mucho dolor. Es posible que el canal auditivo se inflame tanto que prácticamente quede obstruido y que salgan unas cuantas gotas de pus o una sustancia blanquecina por la oreja. También puede presentarse fiebre baja (en raras ocasiones más de uno o dos grados por encima de lo normal). En los casos más severos, el enrojecimiento y la inflamación pueden extenderse más allá del canal auditivo, afectando a toda la oreja.

Ya que la otitis externa no compromete al oído medio o al aparato auditivo, cualquier pérdida de la audición debida al bloqueo del canal será temporal. La infección raramente se disemina más allá del canal auditivo externo hacia tejidos más profundos. Sin embargo, si esto sucede, podría ser serio y requerirá un tratamiento más intensivo.

Tratamiento

Si su hijo tiene dolor de oído o si usted sospecha que tiene una otitis externa, llame a su pediatra. A pesar que la condición usualmente no es seria, requiere de un examen y tratamiento médico. Desafortunadamente a veces es imposible para los padres saber si el niño padece de otitis externa, infección del oído medio u otra condición no relacionada, por lo que no debe intentar tratarle usted por sí sola.

Hasta tanto vea al pediatra, usted puede aliviar el dolor del niño con acetaminofén así como colocándole junto a la oreja una almohadilla eléctrica que emane calor (fíjela en la temperatura más baja) o una botella con agua caliente. Para dolores más agudos en niños mayores, podría usar una preparación de codeína, pero es conveniente que consulte con el pediatra antes de darle al niño éste o cualquier otro medicamento que no sea acetaminofén.

No le introduzca en el oído un aplicador de algodón ni ningún otro objeto para tratar de aliviarle la picazón o promover el drenaje del oído. Con esto solo conseguirá lesionar aún más la piel del canal auditivo y propiciar el crecimiento de bacterias. Entre otras cosas, el usar aplicadores de algodón para limpiarle el oído a un niño puede, de por sí, conducir a una infección del canal auditivo. El aplicador puede irritar la piel y remover la capa delgada de cera que recubre y protege el canal contra la humedad y las bacterias.

Cuando lleguen a la consulta, el pediatra empezará por examinar el oído afectado y luego quizás intente limpiar con mucho cuidado la pus o los restos que haya en el canal. Si se trata de un caso leve, éste podría ser el único tratamiento que necesite su hijo, aunque la mayoría de los médicos también recetan gotas para el oído por un lapso de cinco a siete días. Las gotas combaten la infección y por lo tanto alivian la inflamación, lo que a su vez ayuda a disminuir el dolor. Para que sean efectivas, no obstante, las gotas deben administrarse correctamente. He aquí cómo hacerlo:

1. Acueste a su hijo de costado, con la oreja afectada hacia arriba.

2. Vierta las gotas de tal modo que caigan por un lado del canal auditivo, permitiendo que el aire escape a medida que la medicina fluye. Para que las gotas entren bien, puede tirar suavemente de la oreja del niño.

3. Mantenga al pequeño acostado de lado por dos o tres minutos para garantizar que las gotas lleguen a lo más profundo del canal.

4. Siga las instrucciones en cuanto a la duración del tratamiento prescrito. En ocasiones también se recetan antibióticos.

Si el canal auditivo está demasiado inflamado como para que entren las gotas, el pediatra podría insertar una "mecha" —un trocito de algodón o de material esponjoso que absorbe la medicina y la mantiene en el canal. En este caso, usted tendrá que volver a saturar la mecha con gotas unas tres o cuatro veces al día.

Es muy raro que una otitis externa se complique tanto que el niño tenga que ser hospitalizado para recibir calmantes para el dolor y antibióticos por vía intravenosa.

Durante el tiempo que su hijo sea tratado por este tipo de infección de oído, debe abstenerse de meterse a la piscina por una semana, más o menos. Sin embargo, puede darse duchas o baños de tina, así como lavarse el pelo, siempre y cuando usted le seque bien el canal auditivo con el extremo de una toalla o un secador de pelo (puesto a baja intensidad o lo suficientemente lejos de la oreja del niño) después del baño. Cuando termine de hacer esto, vuelva a ponerle las gotas para el oído. La otitis externa no es contagiosa, por lo que el niño no tendrá que dejar de ir a la escuela o al campamento de verano, siempre que alguien se responsabilice de ponerle las gotas.

Prevención

No hay que tomar medidas especiales para tratar de prevenir una infección del oído externo, a menos que su hijo haya tenido esta infección con frecuencia o muy recientemente. Bajo tales circunstancias, limite la permanencia del niño en el agua, por lo general a menos de una hora. Cuando salga del agua, séquele bien el oído con el extremo de una toalla limpia o pídale que agite la cabeza. Deberá tener los oídos secos durante por lo menos veinte minutos antes de volver a meterse al agua.

Como medida preventiva, muchos pediatras recomiendan gotas de ácido acético para los oídos. Existen diversas preparaciones, algunas de las cuales requieren de receta médica. Estas gotas son una mejor opción que las gotas "caseras". Por lo general se aplican en la mañana, después de nadar y a la hora de acostarse. Los tapones de oídos y los gorros de baño a veces ayudan a mantener los oídos secos y previenen este tipo de problemas.

Una forma más de evitar que su hijo contraiga otitis externa es seguir el viejo consejo de las abuelas: "Lo único que puedes meter dentro del oído, es el codo". Resista la tentación de limpiarle los oídos al niño con aplicadores de algodón, el dedo o cualquier otro objeto. El médico podrá indicarle cómo remover la cera del oído de su hijo usando una perilla succionadora o un producto que ablande la misma.

Ganglios inflamados

Los ganglios linfáticos (o nódulos linfáticos) son parte importante del sistema de defensa del organismo contra infecciones y enfermedades. Bajo circunstancias normales, estos ganglios contienen unos grupos de células, denominados linfocitos, que actúan como barrera contra los agentes infecciosos. Los linfocitos producen unas sustancias denominadas anticuerpos que destruyen o inmovilizan las células invasoras o las sustancias nocivas. Cuando los ganglios linfáticos se inflaman o aumentan de tamaño, por lo general significa que ha aumentado la cantidad de linfocitos debido a una infección u otra enfermedad y que éstos se están movilizando para producir más anticuerpos. En casos muy raros, un ganglio que sigue inflamado por mucho tiempo y sin presentar otros signos de inflamación, tales como enrojecimiento

o dolor al tacto, puede indicar la existencia de un tumor.

Si su hijo tiene los ganglios inflamados, usted los podrá palpar y hasta percibir la inflamación. También pueden ser muy sensibles al tacto. Si examina las áreas cercanas quizás pueda identificar la infección o lesión responsable de la inflamación. Por ejemplo, un dolor de garganta a menudo provoca inflamación de los ganglios del cuello, o una infección en el brazo puede inflamar los ganglios de la axila. Una enfermedad generalizada, como las ocasionadas por un virus, puede provocar la inflamación de varios ganglios. En general, puesto que los niños contraen más infecciones virales que los adultos, es más fácil que se les inflamen los ganglios linfáticos, sobre todo los del cuello.

Tratamiento

En la gran mayoría de los casos, los ganglios inflamados no constituyen nada serio. La inflamación suele remitir en cuanto cesa la enfermedad que la provocó. Los ganglios van retornando poco a poco a su tamaño normal durante el curso de algunas semanas. Es importante que llame al pediatra si su hijo presenta alguno de los siguientes síntomas:

- Ganglios inflamados y adoloridos durante más de cinco días

- Fiebre superior a los 101 °Fahrenheit (38.3 °centígrados)

- Inflamación de los ganglios de todo el cuerpo

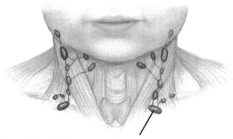

Ganglios linfáticos cervicales

- Cansancio, somnolencia o pérdida de apetito

- Ganglios que aumentan de tamaño rápidamente, o cambio de color (rojo o morado) de la piel que los recubre

Como con cualquier infección, si su hijo tiene fiebre o siente dolor, puede darle acetaminofén en la dosis apropiada para su peso y edad hasta que pueda llevarlo al pediatra. Cuando llame al consultorio, el médico probablemente le hará algunas preguntas para tratar de determinar la causa de la inflamación. Por tal motivo, sería conveniente que usted realizara una pequeña investigación de antemano. Por ejemplo, si los ganglios inflamados están en la zona de la mandíbula o el cuello, fíjese si el niño tiene las encías sensibles al tacto y pregúntele si tiene dolor en la boca o la garganta. Coméntele al doctor cualquier contacto que el niño haya tenido con animales (especialmente gatos) o si ha estado en zonas boscosas. Fíjese si tiene un rasguño de animal reciente, picaduras de insecto o un aguijón clavado que se haya podido infectar.

El tratamiento de los ganglios inflamados depende de su causa. Si hay una infección bacteriana específica en la piel o el tejido adyacente, los antibióticos combatirán la infección y los ganglios irán disminuyendo hasta recuperar su tamaño normal. Si el ganglio en sí tiene una infección, será preciso no solo administrar antibióticos sino también compresas tibias para que se localice la infección en una zona y luego realizar un drenaje quirúrgico. De hacerse este procedimiento, el material obtenido de la herida se someterá a un cultivo para determinar la causa exacta de la infección. Esto ayudará al médico a elegir el antibiótico más adecuado.

Si el pediatra no puede determinar la causa de la inflamación o si los ganglios inflamados no mejoran tras el tratamiento con antibióticos, será preciso realizar otras pruebas. Por ejemplo, si su hijo tiene fiebre y un dolor de garganta muy intenso (no provocado por estreptococos), está muy débil y tiene los ganglios inflamados (pero no enrojecidos, calientes ni adoloridos), la mononucleosis infecciosa podría ser la fuente del problema, aunque esta afección es más común en niños mayores. Hay exámenes especiales para confirmar el diagnóstico. Si la causa de la inflamación es imprecisa, tal vez el pediatra decida hacerle al niño la prueba cutánea de la tuberculosis.

Si la inflamación de los ganglios persiste y no es posible determinar su causa de ningún otro modo, será preciso realizar una biopsia (extraer un trocito de tejido del ganglio) y examinarlo bajo el microscopio. En casos bastante raros, esto puede indicar la existencia de un tumor o de una infección provocada por hongos, lo que requerirá de un tratamiento especial.

Causas habituales de inflamación de los ganglios

- La inflamación de los ganglios en el centro o los lados del cuello suele deberse a inflamaciones o dolores de garganta generalmente provocadas por virus, pero a veces por bacterias como el estreptococo. (Vea *Dolor de garganta*, página 661.) A veces la inflamación de un ganglio en la parte posterior del cuello del niño puede indicar que hay (o ha habido) una infección en el cuero cabelludo. Ocasionalmente, un ganglio inflamado en el área del cuello se puede confundir con paperas (vea la página 661). Sin embargo, esta enfermedad suele provocar inflamación de la glándula parótida, ubicada en la mandíbula, directamente por delante de la oreja y no se extiende hasta el cuello.

- La inflamación de los ganglios debajo de la mandíbula puede deberse a una infección en la mejilla, las encías o un diente.

- Aunque una ligera inflamación de los ganglios en la parte posterior de la cabeza suele ser normal, también puede ser una manifestación de una enfermedad o infección viral, particularmente si los ganglios están muy grandes y adoloridos.

- Una inflamación que solo afecta a los ganglios de la ingle generalmente indica una infección en la pierna.

- La inflamación de los ganglios de la axila es un indicio típico de infección en el brazo o la mano del mismo lado.

- La inflamación de ganglios por todo el cuerpo usualmente está relacionada con una enfermedad generalizada, tal como una infección viral.

- Los rasguños de gato también pueden provocar inflamación de los ganglios que estén cerca de la herida, o incluso, lejos de la misma, dependiendo de la ubicación de los ganglios que normalmente drenan esa zona del cuerpo.

- La inflamación de los ganglios en la base del cuello y justo encima de la clavícula puede ser evidencia de una infección o incluso de un tumor en la zona toráxica. Por lo tanto, deben ser examinados por un médico lo antes posible.

Prevención

Las únicas inflamaciones de ganglios que se pueden prevenir son las ocasionadas por una infección bacteriana en los tejidos adyacentes. Una limpieza apropiada de cualquier herida (vea *Cortes y raspones,* página 525) y un tratamiento oportuno con antibióticos si se sospecha que está infectada, es la clave para evitar que se vean afectados los ganglios linfáticos.

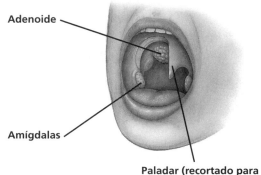

Adenoide

Amígdalas

Paladar (recortado para que se vea el adenoide)

Amígdalas y adenoide

Si le mira la garganta a su hijo, verá a cada lado una masa rosada de forma ovalada. Son las amígdalas. Éstas son pequeñas en los infantes y van aumentando de tamaño durante los primeros cinco años de vida. Las amígdalas producen anticuerpos durante los períodos en que el organismo está combatiendo una infección.

Al igual que las amígdalas, el adenoide es parte de las defensas del niño contra las infecciones. Aunque se suele emplear el plural —adenoides— esto es incorrecto, puesto que en realidad se trata de una sola masa de tejido. El tejido adenoide se encuentra en la parte superior más alta de la garganta, encima de la úvula (campanilla) y detrás de la nariz. Esta zona se denomina nasofaringe. El adenoide solo se puede ver con un espejo especial o mediante un instrumento que se introduce por la nariz.

La enfermedad más común asociada con las amígdalas es la amigdalitis. Ésta es una inflamación de las amígdalas que por lo general se debe a una infección. Entre los signos de amigdalitis figuran los siguientes:

- Amígdalas enrojecidas e inflamadas

- Una capa blanquecina o amarillenta que recubre las amígdalas

- Una voz "gutural" (cambios de voz)

- Dolor de garganta

- Incomodidad o dolor al tragar

- Inflamación de los ganglios linfáticos del cuello

- Fiebre

No siempre es fácil determinar si el adenoide de su hijo está hinchado. Hay niños que nacen con un adenoide muy grande. Otros pueden experimentar un aumento temporal del adenoide debido a un resfriado u otra infección, lo que es particularmente común en niños pequeños. La inflamación o crecimiento constante del adenoide puede causar otros problemas de salud, como infecciones de oído y sinusitis. Entre los signos del aumento de tamaño del adenoide figuran:

- Respirar por la boca en vez de por la nariz la mayor parte del tiempo

- Voz nasal, como si la nariz estuviera tapada

- Respiración sonora durante el día

- Ronquidos nocturnos

Tanto las amígdalas como el adenoide pueden estar aumentados de tamaño si su hijo presenta los síntomas anteriores junto con cualquiera de los siguientes:

- La respiración del niño se detiene momentáneamente por las noches durante episodios de ronquidos o de respiración sonora (lo que se denomina apnea del sueño).

- El niño parece asfixiarse o perder el aliento durante el sueño.

- Le es difícil tragar, especialmente los alimentos sólidos.

- Tiene siempre una "voz gutural", incluso sin tener amigdalitis.

En casos extremos, la dificultad respiratoria del niño es tal, que interfiere con el intercambio normal de oxígeno y dióxido de carbono en los pulmones. Se trata de algo raro, pero muy importante de reconocer. Si su hijo tiene serias dificultades para respirar, está adormilado durante el día y le falta energía a pesar de haber dormido lo suficiente, consúltele al pediatra.

Tratamiento

Si su hijo presenta los signos y síntomas de amígdalas o adenoide agrandados y no parece mejorar durante un lapso de varias semanas, hable con el pediatra. Si el médico decide que hay un engrosamiento significativo de las amígdalas o el adenoide, recomendará alguno de los cursos de tratamiento que existen.

Observar y esperar

Si usted se acaba de dar cuenta de los síntomas, el médico podría postergar cualquier tratamiento hasta tener la seguridad de que el problema persiste. Muchas veces las amígdalas o el adenoide agrandados disminuyen de tamaño por sí solos.

Tratamiento con antibióticos

El pediatra podría recetarle antibióticos al niño en un intento por eliminar cualquier infección que pueda estar causando la inflamación.

Cirugía para extirpar las amígdalas y/o el adenoide (Tonsilectomía y adenoidectomía)

Aunque en el pasado estas dos intervenciones quirúrgicas se realizaban casi de forma rutinaria (a menudo paralelamente) y siguen siendo las operaciones más frecuentes en la población infantil, no fue sino hasta hace poco que se pudo estudiar adecuadamente su efectividad a largo plazo. A la luz de estudios recientes, en la actualidad los médicos son mucho más conservadores al recomendar estos procedimientos, a pesar de que en algunos casos sigue siendo necesaria la extirpación de las amígdalas y/o el adenoide.

Basándose en las guías de la Academia Americana de Pediatría, su pediatra podría recomendar una cirugía bajo las siguientes circunstancias:

- Cuando la inflamación de las amígdalas o el adenoide dificulta la respiración normal. (Con o sin apnea del sueño.)

- Cuando las amígdalas están tan inflamadas que el niño tiene dificultad para tragar.

- Cuando un adenoide agrandado hace que la respiración sea incómoda, altere severamente el lenguaje y afecte posiblemente el crecimiento normal de la cara. En este caso, se podría recomendar únicamente la operación para extirpar el adenoide.

- Cuando el niño tiene demasiados episodios severos de dolor de garganta al año.

- Cuando los ganglios linfáticos que están debajo de la mandíbula están inflamados o adoloridos durante un lapso de por lo menos seis meses, a pesar de que se hayan administrado antibióticos.

Si su hijo necesita cirugía, explíquele lo que le pasará antes, durante y después de la intervención. No le oculte el hecho de que lo van a operar. Si bien es cierto que una cirugía puede causar temor, es mejor hablar con sinceridad que dejar al niño con miedos y preguntas sin contestar.

Es posible que el hospital tenga un programa especial para ayudarle a usted y su hijo a familiarizarse con éste y la intervención quirúrgica que le practicarán. Si las políticas administrativas lo permiten, procure quedarse con el niño durante toda su permanencia en el hospital. Dígale al niño que usted estará a su lado durante toda la operación. El pediatra también puede ayudarle a usted y a su hijo a entender la intervención quirúrgica y reducir el temor que puedan tener. Y un cono de helado luego de la operación no caerá nada mal.

21

Los ojos

Su hijo depende de la información visual que va reuniendo para desarrollarse a lo largo de la infancia y la niñez. Si no ve bien, es posible que enfrente problemas de aprendizaje así como en su interacción con el mundo que lo rodea. Por tal motivo, es importante detectar lo antes posible cualquier problema en la vista. Muchos de estos problemas se pueden corregir si se tratan oportunamente, pero con el paso del tiempo su tratamiento se torna mucho más difícil.

Al momento de nacer, su hijo deberá ser sometido a su primer examen de los ojos para detectar problemas que ya podrían estar presentes. A partir de ese momento, se le deberá examinar la vista en cada visita periódica al consultorio del pediatra. Si en su familia hay antecedentes de enfermedades o anomalías significativas de los ojos, es posible que el pediatra refiera su caso a un oftalmólogo (médico especialista en ojos) para que le practique un

examen inicial y, si es necesario, le haga seguimientos periódicos.

Todo niño prematuro es evaluado para detectar una afección que pone en peligro la vista llamada "retinopatía del prematuro", que afecta particularmente a los bebés que han recibido oxígeno por un tiempo prolongado durante los primeros días de vida. Entre más prematuro sea el niño y menos pese al nacer, mayor será el riesgo de contraer dicha afección. Aunque esta afección no se puede prevenir aun cuando se cuente con un cuidado neonatal óptimo, en muchos casos se puede tratar con éxito si se detecta a tiempo. Todos los neonatólogos están conscientes del peligro que representa la retinopatía y orientan a los padres sobre la necesidad de hacerles evaluaciones oftalmológicas a sus bebés. Los padres de niños prematuros también deben saber que sus hijos tienen una probabilidad mayor de

El ojo

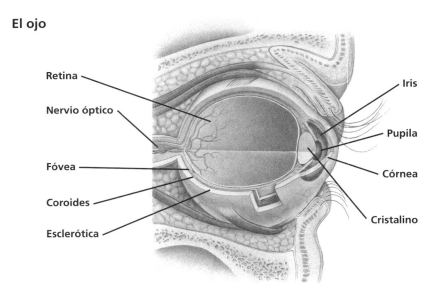

Retina

Nervio óptico

Fóvea

Coroides

Esclerótica

Iris

Pupila

Córnea

Cristalino

padecer de astigmatismo, miopía y estrabismo, y por lo tanto, deberán ser evaluados periódicamente a lo largo de la niñez.

¿Cuánto ve un recién nacido? Hasta hace poco se creía que su visión era muy escasa. Sin embargo, la información ahora disponible nos indica que, incluso durante las primeras semanas de vida, un bebé puede ver luces y formas, y es capaz de detectar el movimiento. La visión de lejos sigue siendo muy borrosa, con una distancia focal óptima de 8 a 15 pulgadas (20 a 38 cm), lo que equivale más o menos a la distancia que separa los ojos del bebé de los suyos mientras lo está amamantando o dándole el biberón.

Hasta que su bebé aprenda a utilizar los dos ojos simultáneamente, es posible que éstos "deambulen" o se muevan al azar. Estos movimientos sin rumbo fijo deben ir disminuyendo hacia el segundo y el tercer mes de vida. Alrededor de los tres meses de edad, el niño probablemente será capaz de enfocar los ojos en rostros y objetos cercanos y podrá seguir con la mirada la trayectoria de un objeto en movimiento. Para cuando tenga cuatro meses, el bebé deberá detectar con la vista objetos cercanos, que quizás trate de tocar o agarrar. A los seis meses, podrá identificar y distinguir visualmente diversos objetos.

Entre el primer y el segundo año de edad la visión se desarrolla con rapidez, de tal modo que la agudeza visual de un niño promedio de dos años es de aproximadamente 20/60. (Ve a 20 pies lo que un ojo maduro normal ve a 60 pies.) Entre los dos y los tres años de edad, alcanzará una agudeza visual de aproximadamente 20/25 y entre los tres y los cuatro años su agudeza visual se equiparará a la de los adultos (20/20).

Para cuando un niño tenga diez años, su sistema motor estará plenamente desarrollado. A esta altura, muchos problemas oculares y de la vista ya no se podrán revertir o corregir. Por tal motivo es tan importante la detección temprana de los problemas visuales, así como un chequeo de los ojos del bebé en cada visita periódica al pediatra.

Si durante estos chequeos el médico comprueba que la vista de su hijo se está desarrollando adecuadamente, no será necesario hacerle otro examen formal de visión sino hasta que el niño tenga tres o cuatro años. A esta edad, la mayoría de los niños son capaces de seguir instrucciones y describir lo que ven, por lo que las pruebas resultan mucho más confiables. Es posible que el pediatra utilice la prueba visual de la E (en la que el niño indica hacia donde apuntan las "patas de la E"), u otra prueba similar, lo que le permitirá estimar la agudeza visual de su hijo en términos objetivos. Puesto que la agudeza visual deberá haber llegado a 20/40, cualquier niño con una visión inferior a 20/40 deberá ser referido a un oftalmólogo para determinar la causa de la deficiencia visual.

Como parte del cernimiento ocular que le hará el pediatra a su hijo, figura la detección de cualquier evidencia que refleje una afección ocular, así como una evaluación de la alineación de los ojos para cerciorarse de que funcionan conjuntamente.

Recomendaciones para el cernimiento visual

El cernimiento visual es de vital importancia para identificar afecciones que podrían comprometer la visión del niño. La Academia Americana de Pediatría recomienda hacer el cernimiento en cuatro etapas.

1. **En la sala de recién nacidos.** Antes de ser dado de alta, todo recién nacido deberá ser evaluado por un pediatra para detectar infecciones, defectos estructurales, cataratas o glaucoma. Si se sospecha que hay un problema, deberá ser visto por un oftalmólogo pediátrico. Todo niño con múltiples problemas médicos, historial de premadurez y/o a quien se le haya administrado oxígeno, deberá ser evaluado por un oftalmólogo.

2. **Hacia los seis meses de edad.** El pediatra deberá aprovechar el chequeo del bebé sano para evaluar la alineación visual del niño (que ambos ojos funcionen conjuntamente), así como la presencia de cualquier enfermedad ocular.

3. **A los tres o cuatro años.** Todo niño deberá ser examinado por un pediatra. A esta edad se evalúa la agudeza visual del niño y se examinan los ojos en busca de anomalías que le puedan generar al niño un problema en su proceso de aprendizaje. Cualquier anomalía deberá ser referida a un oftalmólogo.

4. **A los cinco años de edad y en adelante.** El pediatra deberá revisar la vista del niño anualmente, si es que la escuela o alguna organización voluntaria no se encarga de practicarle este tipo de cernimiento. Las pruebas miden la agudeza visual y evalúan otras funciones oculares.

Cuándo llamar al pediatra

Los exámenes visuales periódicos permiten detectar problemas oculares que no son detectables fácilmente, pero es posible que usted note ciertos indicios de que su bebé tiene problemas en la vista o una anomalía en los ojos. Infórmele al pediatra en caso de que su hijo presente alguno de estos signos de alerta:

- Enrojecimiento, inflamación, costras o supuración en los ojos o párpados que persiste por más de veinticuatro horas

- Lagrimeo excesivo

- Sensibilidad a la luz, especialmente si antes no estaba presente

- Ojos desviados o cruzados, o que no se mueven en conjunto

- Tendencia a sostener la cabeza de forma extraña o ladeada

- Se pone bizco con frecuencia

- Párpados caídos

- Pupilas de tamaño desigual

- Se frota los ojos continuamente

- Ojos que "brincan" o "bailan"

- Incapacidad de ver objetos a menos que se los acerque

- Lesión ocular (vea la página 683)

- Córnea turbia

También deberá llevar al niño al pediatra si se queja de los siguientes síntomas:

- Visión doble

- Dolores de cabeza frecuentes

- Mareos

- Náuseas después de realizar una labor que implica mirar de cerca (leer, ver televisión)

- Visión borrosa

- Picazón, escozor o ardor en los ojos

- Dificultad para distinguir colores

Dependiendo de los síntomas que experimente su hijo, el pediatra lo examinará para determinar si tiene alguno de los problemas de la vista o de otro tipo que se describen en lo que resta de este capítulo.

Problemas de visión que requieren lentes correctores

Miopía

La incapacidad de ver objetos distantes con claridad es el problema visual más común en niños pequeños. Este rasgo hereditario se halla ocasionalmente en recién nacidos —en particular aquellos prematuros— pero se detecta más a menudo a partir de los dos años de edad.

En contraposición a las creencias populares, el leer demasiado, leer a media luz o una alimentación deficiente no pueden provocar ni intensificar la miopía. Esta condición por lo general se debe a que el globo ocular es más alargado, dificultando la habilidad para enfocar. En menor frecuencia, se debe a una anomalía en la forma de la córnea o del cristalino.

El tratamiento de la miopía consiste en usar lentes correctores, ya sea gafas o lentes de contacto. Tenga en cuenta que si su hijo crece deprisa, lo mismo ocurrirá con sus ojos, por lo que es posible que le tenga que cambiar los lentes cada seis meses o incluso más a menudo. La miopía tiende a cambiar con rapidez en los primeros años y luego se estabiliza durante la pubertad o la adolescencia.

Hipermetropía

Esta es una condición en la que el globo ocular es más corto de lo normal, lo que dificulta que el cristalino enfoque objetos próximos. La mayoría de los niños nacen hipermétropes, pero a medida que crecen sus globos oculares se alargan y la hipermetropía disminuye. Muy pocas veces es necesario usar anteojos o lentes de contacto, a menos que se trate de una hipermetropía muy marcada. Si a su hijo le molestan los ojos o tiene dolores de cabeza frecuentes tras leer mucho, puede estar sufriendo de un grado severo de hipermetropía y deberá ser examinado por el pediatra u oftalmólogo pediátrico.

Astigmatismo

El astigmatismo se debe a una curvatura desigual de la superficie de la córnea y/o del cristalino. Si su hijo tiene astigmatismo, verá las cosas borrosas, tanto de cerca como de lejos. El astigmatismo puede corregirse con gafas o lentes de contacto.

Estrabismo

El estrabismo es una alineación incorrecta de los ojos causada por un desequilibrio en los músculos que controlan los movimientos oculares.

Es normal y corriente que los ojos de un recién nacido deambulen o se crucen. Sin embargo, en pocas semanas éste aprenderá a mover ambos ojos a la vez y deberá dejar de cruzarlos al cabo de pocos meses. Si esta tendencia a cruzar los ojos continúa o si el bebé no mira en la misma dirección con ambos ojos (por ejemplo, uno de los dos mira para un lado, para arriba o para abajo), deberá ser evaluado por un oftalmólogo pediátrico. Esta condición, denominada estrabismo, impide que ambos ojos enfoquen en el mismo punto de manera simultánea.

Si su hijo nace con estrabismo, es importante realinearle los ojos lo antes posible para que pueda enfocarlos a la vez. Los ejercicios oculares no bastan para conseguir esto, por lo que el tratamiento suele comprender el uso de gafas, gotas oculares o cirugía.

En caso que sea necesario operarlo, es probable que se le practique la intervención entre los seis y los dieciocho meses de edad. La cirugía suele ser eficaz y segura, aunque es bastante común que un niño necesite más de un procedimiento. Incluso después de la cirugía, es posible que el niño siga teniendo que usar gafas.

Hay niños que parecen tener estrabismo debido a la estructura de su cara, pero en realidad sus ojos están perfectamente alineados. Es posible que tengan el puente de la nariz poco pronunciado y gruesos pliegues cutáneos a lo largo de la nariz, denominados *epicantos,* que deforman el aspecto de los ojos, dándole al niño el aspecto de ser bizco. Esto se conoce como pseudoestrabismo (o falso estrabismo). La visión de estos niños es normal y conforme van creciendo y el puente de la nariz se les hace más prominente, pierden este aspecto.

Debido a la importancia del diagnóstico y tratamiento tempranos del estrabismo, si usted sospecha que los ojos de su hijo no están alineados y no funcionan al mismo tiempo, debe mencionárselo al pediatra, quien determinará si en efecto hay un problema.

El estrabismo afecta a 4 de cada 100 niños aproximadamente. Puede estar presente desde el nacimiento (estrabismo congénito) o bien desarrollarse durante la infancia (estrabismo adquirido). El estrabismo también puede desarrollarse a raíz de otros problemas, como una lesión ocular o cataratas. La aparición repentina de estrabismo en un niño debe reportarse de inmediato al pediatra. Aunque se trata de algo muy raro, podría indicar la presencia de un tumor u otro problema serio del sistema nervioso. En cualquier caso, es importante diagnosticar y tratar el estrabismo lo antes posible. Si no se maneja a tiempo, es posible que el niño nunca llegue a utilizar ambos ojos conjuntamente (visión binocular); y si no utiliza ambos ojos al mismo tiempo, es probable que uno de ellos acabe volviéndose "perezoso" o ambliope.

Ambliopía

La ambliopía es un problema ocular relativamente común, que afecta, aproximadamente, a 2 de cada 100 niños. Se presenta cuando un niño tiene un ojo con el que no ve bien o que ha sufrido una lesión, y empieza a utilizar el otro de forma casi exclusiva. El ojo afectado se relaja y se debilita aún más. Por lo general, el problema debe diagnosticarse y tratarse antes de que el niño cumpla los tres años con el fin de que pueda recuperar la visión normal para cuando tenga seis años de edad. Si la situación persiste por mucho tiempo, (más allá de los siete o nueve años), el niño podría perder para siempre la visión en el ojo que no usa.

Una vez que el oftalmólogo corrija los problemas que afectan al ojo "vago", el niño tendrá que llevar un parche sobre el ojo "bueno" durante un tiempo. Esto lo forzará a usar y a fortalecer el ojo que se había vuelto "perezoso". Este tratamiento se prolongará lo necesario hasta conseguir que el ojo débil funcione al máximo de su potencial. Esto puede requerir semanas, meses o incluso hasta que

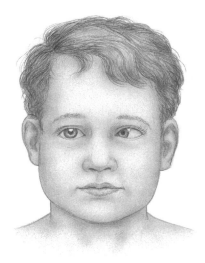

El ojo izquierdo virado hacia adentro

el niño tenga diez años o más. Como alternativa al parche, el oftalmólogo puede recetarle gotas oculares o una pomada para impedir que el ojo "bueno" vea con claridad, obligándolo así a utilizar más el ojo ambliope.

Infecciones oculares

Si la parte blanca del ojo de su hijo y el interior del párpado inferior están rojos, es posible que haya contraído una conjuntivitis. Esta inflamación, que puede ser dolorosa y provocar picazón, por lo general indica la presencia de una infección, pero también puede deberse a otras causas, tales como una irritación, una reacción alérgica o (en casos muy raros) una condición más seria. Suele producir lagrimeo y supuración, que es el recurso del organismo para tratar de curar o remediar la situación.

Si su hijo tiene un ojo rojo, debe ser visto por el pediatra lo antes posible. El médico hará el diagnóstico y si es necesario, le recetará medicamentos. *Nunca le ponga al niño una medicina ya abierta o que le fue recetada a otra persona. Esto podría provocarle lesiones significativas.*

Al momento de nacer, un niño puede contraer una infección ocular seria debida a las bacterias que hay en el canal del parto. Por tal motivo, a todo recién nacido se le pone ungüento o gotas antibióticas en los ojos antes de sacarlo de la sala de partos. Este tipo de infección se debe tratar lo antes posible para evitar mayores complicaciones. Las infecciones que se contraen después del período perinatal causan enrojecimiento del

ojo y una supuración amarillenta de muy mal aspecto. Además, pueden ser molestas para el niño, pero raras veces son serias. Pueden deberse a virus y ocasionalmente a bacterias. Si el pediatra considera que la infección es bacteriana, el tratamiento más habitual consiste en ponerle al niño gotas antibióticas. La conjuntivitis causada por virus no se debe tratar con antibióticos.

Por lo general, las infecciones oculares duran hasta diez días y pueden ser contagiosas. Exceptuando el momento de ponerle las gotas o la pomada, debe evitar el contacto directo con los ojos de su hijo o con la supuración de los mismos hasta que le haya aplicado la medicina por varios días y el enrojecimiento haya disminuido. Lávese bien las manos antes y después de tocar el área afectada. Si su hijo asiste a una guardería o jardín infantil, debe quedarse en casa hasta que la infección ya no sea contagiosa. Su pediatra le indicará el momento oportuno para que su hijo pueda regresar al centro infantil.

Problemas de los párpados

Caída del párpado superior (ptosis). Esta condición hace que el párpado superior parezca más abultado o pesado y, en casos más leves, hace que el ojo afectado se vea algo más pequeño que el otro. La ptosis por lo común solo afecta un ojo, pero hay casos en que ambos ojos están comprometidos. Esta condición puede estar presente al momento del nacimiento o desarrollarse más adelante. La ptosis puede ser parcial, haciendo que los ojos del niño se vean levemente asimétricos; o total, haciendo que el ojo esté completamente cubierto por el párpado. Si el párpado afectado cubre completamente la pupila o su peso provoca una deformación de la córnea (astigmatismo), representará una amenaza para el desarrollo normal de la visión, por lo que debe corregirse lo antes posible. Si la visión no está en peligro, la intervención quirúrgica, de ser necesaria, debe postergarse hasta que el niño tenga cuatro o cinco años, cuando el párpado y los tejidos adyacentes estén más desarrollados y se puedan obtener mejores resultados estéticos.

En su mayoría, **las marcas de nacimiento** y crecimientos en los párpados de un recién nacido o niño pequeño son benignos. Sin embargo, puesto que suelen aumentar de tamaño durante el primer año de vida, se pueden convertir en un motivo de preocupación para los padres. La mayoría no son graves y no afectan la vista del niño. Muchos disminuyen de tamaño a partir del primer año y acaban por desaparecer sin necesidad de tratamiento. Sin embargo, cualquier irregularidad debe ser notificada al pediatra con el fin de que pueda evaluarla y darle seguimiento.

Algunos niños tienen **tumores,** ya sea de nacimiento o adquiridos, que pueden afectar la visión. En particular, los tumores de piel planos y de color rojizo (hemangiomas) que se hallan en el párpado superior, colocan al niño en riesgo de contraer glaucoma (una afección caracterizada por el aumento en la presión interna del globo ocular) o ambliopía. Todo niño que presente este tipo de marca debe ser examinado periódicamente por el oftalmólogo.

Las pequeñas manchas oscuras o **lunares** que tiene un niño en los párpados o en la parte blanca del ojo no suelen causar problemas ni es preciso extirparlas. Una vez evaluadas por el pediatra, solo deben preocuparle si cambian de forma, tamaño o color.

Los abultamientos pequeños, duros y del color de la piel, que aparecen en los párpados del niño o debajo de las cejas, suelen ser **quistes dermoides.** Se trata de tumores no cancerosos presentes desde el nacimiento. Un dermoide no se vuelve canceroso si no se extirpa. No obstante, puesto que suele aumentar de tamaño durante la pubertad, en la mayoría de los casos es preferible extirparlo cuando el niño llegue a la edad preescolar.

Otros dos problemas oculares —**los calacios y los orzuelos**— son muy comunes pero no constituyen nada serio. Un calacio es un quiste provocado por un bloqueo de una glándula sebácea. Un orzuelo es una infección bacteriana de las células adyacentes a las glándulas sudoríparas o los folículos pilosos del *borde* del párpado. Si su hijo manifiesta alguno de estos problemas, llame al pediatra para saber qué tratamiento requiere. Probablemente le dirá que le aplique compresas tibias directamente sobre el párpado durante veinte o treinta minutos tres o cuatro veces al día hasta que el calacio u orzuelo desaparezca. Antes de recetarle un tratamiento adicional, como antibióticos en pomada o gotas, es posible que el médico quiera examinar al niño.

Cuando un niño ha tenido un calacio u orzuelo, tiende a volverse más propenso a los mismos. Si tiene orzuelos repetidamente, a veces conviene raspar los párpados para reducir la proliferación de bacterias y abrir los poros de las glándulas sebáceas.

El **impétigo** es una infección bacteriana muy contagiosa que puede afectar el párpado del ojo. El pediatra le indicará cómo limpiar las costras que se forman en los párpados, y le recetará una pomada ocular así como un antibiótico oral.

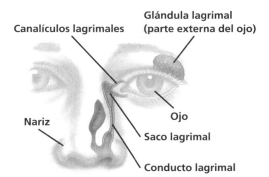

Canalículos lagrimales

Glándula lagrimal (parte externa del ojo)

Nariz

Ojo

Saco lagrimal

Conducto lagrimal

Problemas de lagrimeo

Las lágrimas desempeñan un papel muy importante en el mantenimiento de una buena visión, haciendo que los ojos estén lubricados y limpios de partículas, polvo u otras sustancias que podrían lesionarlos o interferir con la visión normal. El denominado sistema lagrimal mantiene la producción continua y la circulación de lágrimas, mientras que el parpadeo permite diseminar las lágrimas por la superficie del ojo antes de que drenen hacia la nariz.

Este sistema lagrimal se desarrolla de forma gradual durante los primeros tres o cuatro años de vida. Por tal motivo, aunque un recién nacido produce suficientes lágrimas para lubricar el ojo, tendrán que pasar entre siete y ocho meses para que pueda "llorar lágrimas de verdad".

La obstrucción del conducto lagrimal, algo común en recién nacidos y bebés pequeños, puede provocar lo que aparenta ser un lagrimeo excesivo en uno o ambos ojos, debido a que las lágrimas, en vez de drenar por el conducto hacia la nariz y la garganta, caen por las mejillas. En los recién nacidos, la obstrucción de este conducto suele obedecer a que no desaparece la membrana que lo

recubría. El pediatra le indicará cómo masajear el conducto. También le mostrará cómo limpiar las secreciones del ojo con compresas húmedas. Hasta que el conducto lagrimal no se abra, es posible que persista la supuración con pus. Puesto que esto no constituye una infección verdadera ni se trata de una conjuntivitis, no se deben emplear antibióticos como parte del tratamiento.

Hay ocasiones en que una membrana o un pequeño quiste provoca la obstrucción o inflamación del conducto lagrimal. Cuando esto ocurre y no se obtienen resultados con los métodos antes descritos, es posible que el oftalmólogo decida abrir el conducto lagrimal quirúrgicamente. Este procedimiento en raras ocasiones tiene que repetirse.

Cataratas

Aunque se suele creer que las cataratas solo afectan a las personas de edad avanzada, también pueden darse en infantes y niños pequeños, e incluso pueden estar presentes al momento del nacimiento. Esta afección consiste en la opacidad o turbulencia del cristalino (el tejido transparente dentro del ojo que hace que los rayos de luz se junten en la retina). Aunque se trata de algo muy raro, las cataratas congénitas son una de las principales causas de pérdida de visión y ceguera en los niños.

Un niño que sufre de cataratas debe ser diagnosticado y tratado a tiempo para que su visión se desarrolle normalmente. Una catarata suele aparecer como un reflejo blanquecino en el centro de la pupila. Si un bebé nace con una catarata que bloquea casi por completo el paso de la luz, se le tendrá que extirpar quirúrgicamente el cristalino afectado para que su visión pueda desarrollarse con normalidad. La mayoría de los oftalmólogos pediátricos recomiendan que este procedimiento se realice durante el primer mes de vida. Una vez extirpado el cristalino, se le deben poner al bebé ya sea lentes de contacto o bien gafas correctivas. Cuando tenga un año, más o menos, se recomienda la colocación de un lente intraocular. Como parte de la rehabilitación visual del ojo afectado, casi siempre se le pone un parche al niño hasta que su ojo haya madurado por completo (a los nueve años o más).

Hay ocasiones en que un bebé nace con una pequeña catarata que inicialmente no se interpone con el desarrollo visual. Aunque este tipo de cataratas no suele requerir tratamiento, debe seguirse de cerca para verificar que no crece tanto como para interferir con la visión normal. Incluso las cataratas que son demasiado pequeñas como para representar una amenaza al desarrollo de la visión, pueden provocar ambliopía secundaria (pérdida de visión), que deberá ser tratada por el oftalmólogo.

En la mayoría de los casos, no es posible determinar la causa de las cataratas en los infantes. Pueden deberse a una tendencia heredada de los padres, a un traumatismo ocular o a una infección provocada por un virus, como la rubéola y la varicela, o por algún otro microorganismo, como el que ocasiona la toxoplasmosis. Para proteger al bebé que está por nacer de cataratas y otros trastornos graves, la mujer embarazada debe evitar exponerse a enfermedades infecciosas. Además, como precaución adicional contra la toxoplasmosis, debe evitar manipular excrementos de gato o comer carne cruda, ya que ambos pueden contener los microorganismos que provocan la enfermedad.

Glaucoma

El glaucoma es una afección seria de los ojos provocada por un incremento de la presión dentro del ojo. Puede deberse ya sea a un exceso de producción del fluido que hay dentro del globo ocular, o bien a un drenaje inadecuado. Si la presión permanece muy alta por mucho tiempo, puede lesionar el nervio óptico, provocando pérdida de la visión.

Aunque el glaucoma puede estar presente en el momento del nacimiento, se trata de un caso bastante raro. Lo más común es que se desarrolle con el tiempo. Cuanto más pronto se detecte y trate, habrá más oportunidades de prevenir pérdidas de visión permanentes. Si detecta cualquiera de los siguientes signos de alerta en su hijo, llame al pediatra cuanto antes.

■ Lagrimeo excesivo

- Sensibilidad extrema a la luz. (El niño hundirá la cabeza en el colchón o entre las cobijas para evitar la luz.)

- Parpadeo intenso

- Ojos muy turbios o que parecen saltones

- Irritabilidad en aumento

- Espasmos de los párpados

- Dolor persistente

El glaucoma debe tratarse quirúrgicamente con el fin de abrir una vía alterna que permita que el fluido del ojo vaya saliendo. Todo niño que padezca de esta afección debe ser evaluado muy de cerca durante toda la vida para mantener la presión intraocular bajo control y evitar que la córnea y el nervio óptico sufran lesiones.

Lesiones oculares

Cuando a una persona le entra polvo o cualquier otra partícula en el ojo, la acción limpiadora de las lágrimas arrastra el elemento extraño hacia afuera. Si a su hijo le ha entrado algo al ojo y no le ha salido con las lágrimas, o si se ha lesionado un ojo, llame al pediatra o llévelo al servicio de urgencias más cercano después de seguir estos pasos de emergencia.

Productos químicos en el ojo

Lávele bien el ojo derramando agua sobre el mismo durante quince minutos, cerciorándose de que el agua entra de lleno en el ojo. Después lleve al niño a la sala de emergencia.

Partículas grandes dentro del ojo

Si la partícula no es expulsada con las lágrimas ni con un lavado ocular o si el niño sigue quejándose de dolor tras una hora de haber pasado el incidente, llame al pediatra. Éste le extraerá el objeto o, de ser necesario, lo referirá a un oftalmólogo. Hay ocasiones en que las partículas que entran en los ojos rasguñan la córnea (abrasiones corneales). Esto puede ser bastante doloroso pero se cura rápidamente mediante pomadas oculares y parches. Las lesiones en la córnea también pueden deberse a golpes u otras lesiones en el ojo.

Cortes en los párpados

Los cortes superficiales por lo general sanan fácil y rápidamente, pero un corte profundo requiere atención médica urgente y, a veces, puntos. (Vea *Cortaduras y raspones,* página 525.) Aun cuando el corte parezca pequeño, examínelo bien para verificar que no está en el borde del párpado o cerca del conducto lagrimal. En caso afirmativo, llame enseguida al pediatra para que le indique cómo actuar.

Ojo morado

Para reducir la hinchazón, aplique una bolsa o una toalla fría sobre el área afectada durante diez a veinte minutos. Después llame al médico para cerciorarse de que no hay ninguna lesión ocular o que afecte los huesos que rodean al ojo.

Prevención de lesiones oculares

Nueve de cada diez lesiones oculares se pueden prevenir y casi la mitad de ellas ocurren cerca o dentro de la casa. Para reducir al mínimo el riesgo de este tipo de incidentes en su familia, siga estas precauciones.

- Mantenga todos los químicos lejos del alcance de los niños. Esto incluye detergentes, amoníaco, rociadores, pegamentos para uso industrial y cualquier otro limpiador doméstico.

- Elija con cuidado los juguetes de su hijo. Verifique que no tengan partes cortantes o afiladas, especialmente si su niño es muy pequeño como para entender el peligro que éstos representan.

- Mantenga a su hijo alejado de dardos y pistolas de tiro al blanco.

- Enséñele a su hijo en edad preescolar a agarrar las tijeras y lápices del modo adecuado. Si es demasiado pequeño para aprender a hacerlo, no le permita usarlos.

- Mantenga a su hijo alejado de cortadoras de césped que puedan lanzar piedras y otros objetos.

- No le permita a su hijo estar cerca de alguien que está prendiendo fuego o usando herramientas. Si quiere que lo vea clavar un clavo con el martillo, hágale usar anteojos protectores.

- Si su hijo comienza a participar en deportes juveniles, hágalo usar protectores para ojos apropiados para la actividad en cuestión. El béisbol es la causa principal de las lesiones de ojos relacionadas con deportes entre la población infantil, especialmente cuando una pelota que ha sido lanzada golpea al niño en la cara. Los protectores para ojos (hechos de policarbonato) deberían ser parte del equipo de bateo, así como lo es el casco. Asimismo, este tipo de protectores para los ojos deberían usarse durante los entrenamientos y partidos de fútbol (soccer).

- Indíquele a su hijo que no mire directamente al sol, aun cuando tenga puesto lentes oscuros. El hacerlo podría provocarle lesiones oculares de carácter severo y permanente.

- Nunca permita a su hijo estar cerca de fuegos artificiales de ningún tipo. La Academia Americana de Pediatría recomienda a los niños y sus familias que disfruten de los fuegos artificiales que se lanzan en los eventos públicos en lugar de comprarlos para usarlos en la casa. De hecho, la Academia quisiera que se prohibiera la venta al público de todo tipo de fuegos artificiales.

- Nunca permita a su hijo mirar directamente a un eclipse de sol.

22

Asuntos familiares

Adopción

Si va a adoptar un niño o acaba de hacerlo, es muy posible que tenga sentimientos encontrados. Junto a la emoción y la dicha, es apenas lógico que sienta ansiedad e incertidumbre. Exactamente lo mismo les ocurre a las parejas que traen un hijo al mundo, solo que en ese caso, la naturaleza les da nueve meses para prepararse.

El tener un pediatra comprensivo y colaborador será de gran utilidad al iniciar su nueva labor como padres. Aun antes de que el niño llegue a casa, el médico puede ayudarles a entender sus propios sentimientos. Si van a adoptar a un niño del extranjero, el pediatra los orientará sobre ciertos asuntos especiales de carácter médico que pueden surgir.

Cuando el niño ya esté en casa con ustedes, pida una cita con el pediatra lo antes posible para verificar que no tenga problemas de salud. Los próximos chequeos deben planearse teniendo en cuenta la edad y las necesidades médicas del niño, pero es conveniente programar sesiones especiales de consejería durante el primer año para resolver las inquietudes que puedan surgir a medida que usted y su hijo desarrollan una relación en común. Los padres adoptivos tienen que enfrentar varios asuntos y preguntas que los padres naturales no tienen que plantearse. Entre éstos figuran los siguientes:

- ***¿Cómo y cuándo debo decirle a mi hijo que es adoptado?***

Su hijo debe enterarse de la verdad tan pronto como tenga capacidad de entenderlo, lo que suele ocurrir entre los dos y los cuatro años de edad. Es importante adaptar la información al nivel de madurez del niño para que pueda captar lo que se le dice. Por ejemplo: "Tus padres te querían mucho, pero no podían hacerse cargo de ti. Por eso buscaron a unas personas que deseaban un(a) niñito(a) como tú pero que no podían tener bebés". Cuando sea mayorcito y haga preguntas más específicas, respóndale con sinceridad, pero no lo agobie con detalles que puedan incomodarlo o asustarlo.

¿Hay problemas especiales que debo tener en cuenta?

Un niño adoptado no tiene más problemas ni presenta conflictos distintos a los demás niños de su edad y trasfondo. Sin embargo, si adopta un niño mayorcito, deberá enterarse en lo posible de sus antecedentes con el fin de proporcionarle el apoyo y la comprensión especial que necesita.

¿Debo contarle a los demás que mi hijo es adoptado?

Si alguien se lo pregunta, responda directa y sinceramente. No le dé muchas vueltas al asunto ni se detenga en detalles si el niño está cerca, pues esto podría incomodarlo.

¿Qué hago si mi hijo quiere buscar a sus "verdaderos padres"?

Permítale al niño expresar sus sentimientos y anhelos, y dígale que usted le ayudará a localizarlos cuando sea más grande, si aún desea hacerlo. No lo inste a buscarlos ni desaliente su empeño de hacerlo si es algo importante para él. A medida que crece, explíquele cualquier circunstancia especial, tal como la reglamentación

---

NUESTRA POSICIÓN

La adopción de niños por parte de parejas homosexuales se ha vuelto más común en años recientes y se ha convertido en un asunto político en muchos estados. En medio del debate, un número de estudios pequeños ha demostrado que la orientación sexual de los padres no tiene efectos verificables en términos de la calidad de la relación padre e hijo, como tampoco en la salud mental o la adaptación social del niño, a pesar de que algunas de las experiencias sean únicas. La orientación sexual de los padres es mucho menos importante que el amor y los cuidados que puedan brindar los mismos.

La Academia Americana de Pediatría reconoce la diversidad de estilos de vida. Consideramos que los niños que nacen o que son adoptados en un hogar conformado por una pareja de homosexuales, merecen la seguridad de dos padres legalmente reconocidos. Por lo tanto, respaldamos los esfuerzos legislativos que defienden la adopción de esos niños por el segundo padre o por el padre que comparte la responsabilidad en las parejas del mismo sexo.

estatal o la solicitud específica de los padres biológicos de permanecer en el anonimato, de tal modo que entienda lo difícil que podría ser localizarlos.

Su pediatra podrá estar en capacidad de darle respuestas más detalladas a estas preguntas así como a otras inquietudes que surgen en el seno de una familia adoptiva.

Maltrato, abuso y negligencia de menores

El maltrato infantil es muy común. En los noticieros aparecen tantos reportajes sobre niños maltratados, que es casi natural que se pregunte hasta qué punto está seguro su hijo. Aunque es un error volverse sobreprotector y convertir al niño en un ser temeroso, es importante estar consciente de los riesgos reales y saber cuáles son los síntomas del maltrato y el abuso. En los Estados Unidos se denuncian más de 2.5 millones de casos de maltrato infantil al año. De éstos, treinta y cinco de cada cien casos comprenden maltrato físico, quince de cada cien comprenden abuso sexual y cincuenta de cada cien comprenden negligencia o descuido del niño por parte de quienes están a su cargo. Los estudios indican que una de cada cuatro niñas y uno de cada ocho niños serán abusados sexualmente antes de que cumplan dieciocho años. Aproximadamente uno de cada veinte niños son maltratados físicamente cada año.

La mayoría de los casos de maltrato infantil, en cualquiera de sus formas, ocurren dentro del seno familiar, a menudo cometidos por los padres o parientes quienes a su vez fueron víctimas durante la niñez. El descuido y maltrato de niños también es más común en aquellas familias que viven en medio de la pobreza y entre padres adolescentes o que abusan de las drogas o el alcohol. Aunque ha habido un reciente incremento en el maltrato infantil fuera del hogar, sigue siendo más común el maltrato por parte de las personas a cargo del niño o de una persona que lo conoce, más que por parte de un desconocido.

El abuso sexual consiste en cualquier actividad sexual que un niño no pueda comprender o en la que no quiera participar. Incluye actos como manipulación de los genitales, contacto oral con los genitales y coito genital y anal, así como exhibicionismo, contemplar el cuerpo desnudo del niño y exponerlo a pornografía. El maltrato físico consiste en lastimarle el cuerpo al niño, ya sea mediante golpes, quemaduras, fractura de huesos, lesiones craneales y lesiones a un órgano interno. Puesto que un moretón indica que ha habido rotura de tejido y vasos sanguíneos, cualquier método disciplinario que deje moretones se define como maltrato físico.

La negligencia incluye la desatención física (privar a un niño de alimento, ropa, vivienda o cualquier otra necesidad física), la desatención emocional (privar a un niño del amor, consuelo y afecto que necesita) y la desatención médica (privar a un niño del cuidado médico). El abuso psicológico es el resultado de todos los factores anteriores, pero también puede estar vinculado al abuso verbal.

Signos y síntomas

No siempre es fácil darse cuenta de que un niño ha sido maltratado o abusado. Los niños que han sido víctimas del maltrato a menudo se abstienen de revelarlo por temor a ser culpados o a que no les crean, o bien porque el victimario es alguien a quien aman mucho. Los padres también tienden a pasar por alto los síntomas para no tener que encarar la realidad. Éste es un grave error. Un niño que ha sido maltratado necesita apoyo y tratamiento especial lo antes posible. Cuanto más tiempo dure el abuso o se deje que el niño enfrente las consecuencias por su cuenta, menos probabilidades habrá de que se recupere por completo.

La mejor forma de detectar los síntomas de maltrato es estar pen-diente de cualquier cambio inexplicable en el cuerpo o el comportamiento de su hijo. A menos que tenga motivos de sospecha, no le haga al niño un "chequeo" formal, puesto que esto podría asustarlo. Sin embargo, continúe indagando si detecta alguna de las siguientes señales:

Maltrato físico

- Cualquier lesión (moretón, quemadura, fractura, lesión abdominal o craneal) que no tenga una explicación razonable

Abuso sexual

- Conducta temerosa (pesadillas, depresión, miedos inusuales)
- Dolor abdominal, mojar la cama (especialmente si el niño ya había

aprendido a ir al baño), dolor o hemorragia en los genitales, enfermedades de transmisión sexual
- Intentos de huir de casa
- Conducta sexual extrema que parece inapropiada para la edad del niño

Maltrato psicológico

- Pérdida repentina de la confianza en sí mismo
- Dolores de cabeza o de estómago sin causa médica
- Miedos anormales, pesadillas más frecuentes
- Intentos de huir de casa
- Bajo desempeño escolar

Descuido emocional

- No aumenta de peso (especialmente en los lactantes)
- Muestras de afecto demasiado efusivas
- Apetito desaforado y robo de comida

Consecuencias a largo plazo

En la mayoría de los casos, los niños que han sido maltratados, abusados o desatendidos sufren mayores daños emocionales que físicos. Un niño víctima de maltratos severos puede llegar a sufrir de depresión, tener una actitud suicida o volverse retraído o violento. A medida que crece podría comenzar a consumir drogas o alcohol, intentar huir de casa, desafiar la disciplina o abusar de otros. Como adulto, podría llegar a tener dificultades maritales y sexuales, sufrir de depresión o tratar de suicidarse.

No todas las víctimas del maltrato tienen reacciones tan extremas. Por lo general, entre más pequeño sea el niño, más tiempo dure el abuso y más cercana sea su relación con el victimario, más grave será el daño emocional. El apoyo de un adulto de confianza puede reducir parte del impacto que sufra el niño.

En busca de la ayuda necesaria

Si sospecha que su hijo ha sido maltratado, pida ayuda de inmediato a través de su pediatra o de una agencia local de protección de menores. Los médicos tienen la obligación legal de informar a las autoridades estatales sobre cualquier sospecha de maltrato, abuso sexual o negligencia. Asimismo, el pediatra detectará y tratará cualquier lesión que tenga el niño, le recomendará un terapeuta y suministrará la información necesaria a los investigadores del caso. Es posible que el médico tenga que testificar en la corte, si es necesario, para proteger legalmente al niño o para cursar una acusación contra un sospechoso de abuso sexual. En los casos de maltrato físico leve, raras veces se sigue un proceso criminal, pero sí es usual en los casos de abuso sexual.

Si su hijo ha sido víctima de maltrato o de abuso sexual, se beneficiará de los servicios de un profesional calificado en salud mental. Es posible que le recomienden que usted y otros miembros de la familia reciban consejería para poder brindarle al niño el apoyo y consuelo que necesita. Si un integrante de su familia es responsable del abuso, también podría beneficiarse del tratamiento por parte de un profesional en salud mental.

Si su hijo ha sido maltratado o abusado, usted podría ser la única persona que lo puede ayudar. *No* existe justificación para retrasar el momento de denunciar sus sospechas. Con negar el problema solo conseguirá empeorar las cosas, permitiendo que persista el maltrato y disminuyendo las probabilidades de que su hijo se recupere por completo.

En cualquier caso de abuso infantil, la seguridad del niño afectado es la prioridad. Es indispensable resguardarlo de cualquier posibilidad de que siga siendo maltratado.

Prevención del maltrato infantil

El maltrato físico y psicológico de los niños dentro del seno familiar a menudo se debe a los sentimientos de aislamiento, estrés y frustración de los padres. Éstos necesitan apoyo y toda la información posible para poder criar a sus hijos de manera responsable. Necesitan aprender a asimilar sus propios sentimientos de frustración y enojo sin desquitarse con sus hijos. Asimismo necesitan de la compañía de otros adultos que los escuchen durante los momentos de crisis. Los grupos de apoyo pertenecientes a organizaciones comunitarias suelen ser un buen punto de partida para reducir la sensación de aislamiento o frustración que pueden sentir los padres.

Maltrato infantil en guarderías

Los medios de comunicación difunden de tanto en tanto noticias espeluznantes sobre maltrato y abuso de niños por parte de niñeras y personal de guarderías. Como resultado, muchos padres se resisten a dejar a sus hijos en manos de alguien ajeno a la familia. Lo cierto es que el maltrato por parte del personal que cuida niños es extremadamente raro. Lo más habitual es que los centros de cuidado infantil sean el sitio donde encuentran apoyo los niños que han sido maltratados en otro lugar.

Aun así, para su propia tranquilidad y con el fin de reducir al mínimo las posibilidades de que su hijo sea maltratado, inspeccione a fondo el centro al que lo piensa llevar antes de matricularlo y haga visitas sin previo aviso cuando empiece a dejarlo allí. (Si hay restricciones sobre las visitas paternas, descarte esa guardería.) Sin embargo, puesto que las visitas paternas pueden perturbar o distraer a los niños, permanezca al margen en lo posible. Si usted no está en capacidad de realizar la visita, podría pedirle a otros adultos (parientes o amigos cercanos) que pasen por el centro infantil de vez en cuando para observar cómo funcionan las cosas. Además, hable con los padres de otros niños que asisten al mismo programa e intercambie observaciones e inquietudes.

¿Cómo puede saber si su hijo está siendo maltratado físicamente en la guardería o en otro sitio? Estando atento a cualquier cambio inexplicable en su comportamiento o aspecto. Fíjese sobre todo en los siguientes puntos:

- Cualquier lesión o herida que no tenga explicación aparente

- Lesiones repetidas, incluso si parecen accidentales

- Explicaciones contradictorias por parte de la niñera sobre el origen de las lesiones del pequeño

- Moretones con la forma de una mano; quemaduras cuyo aspecto sugiere que no se trató de algo incidental; marcas de cuerdas, cinturones u otros objetos en el cuerpo

La supervisión personal y la participación en las actividades de su hijo son el mejor modo de prevenir el maltrato físico y el abuso sexual fuera de casa. El jardín infantil o la guardería que elija para su hijo debe permitir las visitas paternas sin restricciones de ningún tipo y sin previo aviso. Se les debe permitir a los padres ayudar como voluntarios en los salones de clase y se les debe mantener al tanto de la selección o cambio de personal. Es importante también que los padres escuchen con atención lo

- Moretones, infecciones y sangrado en la zona genital o anal

- Un niño que ya lleva mucho tiempo usando el inodoro comienza de repente a tener percances sin ninguna explicación lógica

- Un comportamiento abiertamente sexual e inapropiado para el niño. (Tenga cuidado de no confundir la curiosidad infantil y el deseo normal de explorar su propio cuerpo con algo más siniestro. Por ejemplo, es normal que los niños de tres a cuatro años de edad se masturben y que adquieran un interés hacia la sexualidad. Vea la página 394.)

Como recomendación general, si su hijo ha estado asistiendo tranquilamente al lugar donde lo cuidan por cierto tiempo y de un momento a otro empieza a resistirse, intente buscar posibles explicaciones, pero no asuma automáticamente lo peor. Este cambio de actitud puede ser el reflejo de una nueva etapa por la que está pasando su hijo. Entre los siete y nueve meses de edad, por ejemplo, la mayoría de los bebés se asustan ante un "extraño", que puede ser cualquier persona distinta al papá o la mamá. Entre los trece y los dieciocho meses, la mayoría de los niños pasan por una fase de ansiedad ante los desconocidos, aferrándose a sus padres cuando éstos intentan marcharse. Si no encuentra una explicación razonable al cambio de comportamiento de su hijo, pida consejo al pediatra antes de poner en marcha una investigación en la guardería.

Por último, preste atención al modo en que su hijo juega y habla. Los cuentos que inventa, los dibujos que hace y las fantasías que representa son un reflejo de sus experiencias, intereses y temores recientes. Si el pequeño ha vivido algo desagradable, es posible que salga a la luz en sus juegos, aun cuando no pueda manifestárselo de otra forma. Aprenda a leer ese lenguaje especial.

que les cuenten sus hijos acerca de sus experiencias y reacciones en la escuela o guardería. Siempre que su hijo le diga que ha sido maltratado o si tiene un cambio repentino e inexplicable de comportamiento, no dude en indagar lo que ha ocurrido.

Aunque la idea no es asustar al niño, usted puede enseñarle algunas reglas básicas de seguridad sin intimidarlo. Enséñele a no relacionarse con desconocidos, a no alejarse de usted en lugares que no son conocidos, a decir "no" cuando alguien le pida que haga algo en contra de su voluntad, y a contarle de inmediato si alguien lo lastima o lo hace sentir mal. Haga énfasis en que no se meterá en problemas por decir que ha sido maltratado. Insístale que usted necesita saber esas cosas para poder protegerlo y que es correcto contar lo que pasó. En lugar de hacerle ver que está rodeado de peligros, incúlquele la idea de que es una persona fuerte y capaz y que puede contar con usted para estar protegido. Enséñele que no es correcto que los adultos le toquen el cuerpo si él no lo quiere o si no entiende lo que está pasando.

Divorcio

Cada año más de un millón de niños en los Estados Unidos se ven afectados por casos de divorcio. Aun para aquellos niños que han vivido por mucho tiempo en medio de los conflictos paternos e infelicidad, los cambios que siguen a un divorcio pueden ser la experiencia más difícil que hayan vivido hasta el momento. Como mínimo, el niño deberá ajustarse a vivir lejos de uno de sus padres (por lo general el papá) o, si la pareja comparte la custodia, a dividir su vida entre dos hogares. Debido a los cambios financieros, también es posible que deba mudarse a una casa más pequeña y a un vecindario distinto. Una madre que hasta el momento ha permanecido en casa, quizás tenga que volver a trabajar. Aun si éste no es el caso, el estrés y la depresión que acompañan a un divorcio podrían tornarla menos atenta y cariñosa con su hijo.

Nadie puede predecir con exactitud de qué modo afectará el divorcio a un niño. Su reacción dependerá de lo sensible que sea, del tipo de relación que tenga con cada uno de sus padres y de la habilidad de los mismos para trabajar juntos en pro de las necesidades emocionales del niño durante esos momentos. También dependerá hasta cierto punto de su edad. En líneas generales, usted puede anticipar cómo reaccionará su hijo basándose en la edad que tenga durante el proceso de divorcio.

Los niños menores de dos años suelen retroceder a conductas más infantiles. Es posible que se vuelvan más apegados y dependientes o que se frustren con facilidad. Quizás se nieguen a irse a dormir y de repente comiencen a despertarse por las noches.

Los niños entre los tres y los cinco años también pueden asumir una actitud más infantil, pero además podrían sentirse responsables de la ruptura matrimonial. A esta edad, los niños no entienden aún que las vidas de sus papás están separadas de las de ellos. Sienten que son el centro del universo de su familia y por lo tanto se culpan cuando ésta se desintegra. Los varoncitos a menudo se vuelven más agresivos y desafiantes hacia la madre. Las niñas quizás se muestren inseguras y desconfiadas de los hombres. Cuanto menos contacto tenga el niño con el padre que no posea la custodia o cuanto más tensa sea la relación entre las ex parejas, la reacción del niño tenderá a ser más extrema.

La reacción de su hijo ante el divorcio probablemente será más intensa durante el divorcio y el período inmediatamente después del mismo. A medida que crezca es posible que siga pensando en el pasado y tratando de comprender por qué se separaron sus padres. Quizás la sensación de pérdida lo acompañe por varios años, intensificándose durante los días festivos y en ocasiones especiales como los cumpleaños y las reuniones familiares.

Casi todos los niños que han vivido un divorcio desean desesperadamente que sus padres vuelvan a vivir juntos. Sin embargo, es mucho más difícil para ellos ver que éstos hacen varios intentos por reconciliarse para luego volver a separarse, que si la separacion inicial es definitiva. Cuando los padres actúan de manera indecisa, es común que los hijos se sientan recelosos, confundidos e inseguros.

En algunos casos, el comportamiento y la autoestima de un niño mejoran luego del divorcio de sus padres. Esto puede deberse a que los padres, liberados de la tensión y la tristeza que les producía un matrimonio infeliz, pueden brindarle más afecto y atención al niño. También puede deberse al hecho de que el divorcio pone fin a una situación de maltrato emocional o físico. A menudo, sin embargo, hasta los niños que han sido maltratados por uno de sus progenitores siguen añorando el amor de ese padre y deseando que la familia vuelva a estar unida.

El apoyo de los padres durante un divorcio

Los niños son un espejo de las emociones paternas. Si los padres están enojados, deprimidos o violentos durante el proceso de separación, es probable que el niño absorba estos sentimientos y que los torne contra sí mismo. Si los padres se pelean por el niño, o si éste oye mencionar su nombre durante las discusiones, es probable que se culpe aún más de lo que está ocurriendo. Sin embargo, los secretos y el silencio tampoco lo harán sentir mejor y de hecho pueden intensificar la tristeza y la tensión que percibe en el ambiente. El mejor enfoque que usted puede asumir es expresar sinceramente sus sentimientos, haciendo un esfuerzo especial por transmitirle amor y seguridad al niño. Éste tendrá que aceptar el hecho de que sus padres ya no se aman —y usted no deberá tratar de fingir lo contrario— pero es importante que sienta que tanto papá como mamá lo siguen queriendo como siempre.

Si su hijo tiene menos de dos años, no es muy fácil transmitirle este mensaje con palabras, por lo que deberá dárselo a entender con sus acciones. Cuando esté con el pequeño, trate de dejar a un lado su propio dolor e inquietudes y concéntrese en las necesidades del niño. Mantenga la rutina diaria en lo posible y no pretenda que el niño asuma otros cambios importantes durante este período de transición (como por ejemplo aprender a usar el inodoro, cambiar de la cuna a una cama o —de poderse evitar— ajustarse a una nueva niñera o a una nueva residencia). Al comienzo procure ser comprensiva y paciente si su hijo presenta una conducta regresiva, pero si ésta continúa, incluso después de que el divorcio se ha concretado y su vida ha vuelto a una rutina regular, pídale consejo al pediatra.

Si su hijo es mayor, necesita sentir que ambos padres se preocupan por él y que están dispuestos a poner a un lado sus diferencias a favor de su bienestar. Esto significa que tanto usted como su ex pareja deben participar activamente en la vida del niño. En el pasado, el papá solía ir desapareciendo gradualmente de la vida de sus hijos después del divorcio. Hoy en día tanto las cortes como los psicólogos están tratando de corregir este patrón, en parte haciendo una distinción entre la custodia física y legal. De este modo uno de los padres puede obtener la custodia física, con el fin de que el niño tenga una residencia principal, mientras que la custodia legal puede ser conjunta, de tal modo que ambos padres sigan involucrados en las decisiones acerca de la educación, el cuidado médico y otras necesidades básicas de su hijo. El niño puede visitar con regularidad al padre que no tiene la custodia física.

También es posible que tanto la custodia física como la legal sean compartidas. Este acuerdo tiene la ventaja de mantener a ambos padres totalmente involucrados en la vida del niño. Sin embargo, también puede tener serios inconvenientes. En particular si el niño es menor de diez años, es posible que se sienta dividido entre dos casas, dos grupos de amigos y dos rutinas. Muchos padres que comparten la custodia física encuentran obstáculos para tomar decisiones diarias con respecto al horario del niño, las fiestas de cumpleaños, las clases particulares y las tareas escolares. A menos que ambos padres estén totalmente comprometidos a lograr que este tipo de acuerdo funcione, el mismo puede conducir a más conflictos, confusión y estrés para el niño. Cualquier convenio de custodia debe darle la máxima prioridad a las necesidades emocionales y al desarrollo del niño.

Independientemente de cuál sea su acuerdo de custodia, tanto usted como su ex pareja seguirán desempeñando un papel clave en la vida del niño. Procuren apoyarse mutuamente en su labor como padres y, en lo posible, eviten criticarse el uno al otro. Su hijo necesita tener la seguridad de que los puede querer abiertamente a los dos. Necesita que usted le ayude a sentirse seguro con cualquiera de los dos y que no hay necesidad de guardar secretos ni de sentirse culpable.

Si usted y su ex pareja no pueden cooperar activamente en este sentido, por lo menos deberán ser tolerantes con las rutinas, las reglas y los planes del otro, aun cuando tengan reservas al respecto. Bajo estas circunstancias, el estar discutiendo con su ex pareja por la cantidad de horas de televisión que puede ver su hijo o por lo que debería comer le hará más daño al niño que la televisión o las meriendas en sí. Si es preciso, discutan estos asuntos cuando el niño no esté presente. Si un niño oye cómo un padre intenta disminuir la autoridad del otro, puede terminar por pensar que no puede confiar en ninguno de los dos o que no puede expresar abiertamente sus sentimientos. Una atmósfera de hostilidad puede impedir que el niño disfrute de los momentos que pasa con cada uno de sus padres.

Cuando su hijo tenga entre cuatro y cinco años su círculo se ampliará, dando paso a nuevas actividades en la escuela y el vecindario, lo que a su vez hará que adquiera sentimientos mucho más complejos acerca de su lugar en el mundo. Usted y su ex pareja deberán hablar sobre el comportamiento del niño e intercambiar comentarios sobre lo que dice el pequeño cuando está con cada uno de ustedes. Aunque se hayan divorciado, ustedes siguen compartiendo la responsabilidad de cuidar y educar a su hijo y necesitan actuar en conjunto para solucionar cualquier problema emocional o de conducta que pueda surgir. En particular, deberán estar pendientes de si el niño da indicios de baja autoestima, estados anímicos fuera de lo normal, depresión o una tendencia a disculparse o a criticarse a sí mismo en exceso. Esto podría indicar que se está culpando por el divorcio. Si es así y no logra convencerlo de que él no tiene la culpa de lo que ha pasado, hable con el pediatra. Es posible que los refiera a un psiquiatra, psicólogo de niños u otro profesional de salud mental.

Si después del divorcio usted se deprime, se siente sin fuerzas y no parece encontrar la forma de volver a encaminar su vida, no podrá ofrecerle a su hijo el apoyo, el amor y el consuelo que necesita y que a usted le gustaría darle. Por el bien de todos, busque ayuda psicológica cuanto antes.

A pesar de que en un divorcio siempre habrá momentos muy difíciles, usted y su pareja pueden ayudarle a su hijo a ajustarse a la situación tratando de hacer el proceso lo más llevadero posible, sin grandes confrontaciones. Considere el enfoque de la "ley de mediación", en donde las parejas llegan a un acuerdo fuera del sistema judicial. Aunque cada uno contratará su propio abogado, ambas partes tiene el mismo objetivo —es decir lograr un acuerdo que resulte aceptable para todos, con la intención de cooperar y evitar rivalidades— por el bien de cada uno y el de los hijos. En la actualidad, un creciente número de abogados dedicados a casos de divorcio, se están especializando en esta ley. Su abogado defenderá sus derechos, está capacitado para reducir los problemas al mínimo y llegará a una solución cordial que todos encuentren aceptable.

Si su divorcio está cargado de tensiones y conflictos, usted podría temer que los enfrentamientos persistan y que su hijo no se recupere nunca. Aunque si bien es cierto que el divorcio puede dejarle al niño algunas repercusiones emocionales de carácter permanente, su hijo tendrá la oportunidad de crecer sano y feliz si recibe el amor, el afecto y el apoyo que necesita de sus padres y personas encargadas de su cuidado.

(Vea también *Familias de un solo padre,* página 703; *Familias de segundos matrimonios,* página 706.)

Reacciones de duelo

El perder al padre o la madre es uno de los acontecimientos más traumáticos que pueda vivir un niño y su reacción natural es un sentimiento de duelo. Un niño puede experimentar esta sensación no solo si uno de sus padres muere sino también si éste tiene una enfermedad crónica o grave o si sus padres se han divorciado. (Aun cuando el pequeño permanezca en contacto con ambos padres después de la ruptura, puede añorar la unión familiar que solía tener.) El niño también puede experimentar el sentimiento de duelo por la muerte de un hermano, un abuelo, una niñera muy querida o una mascota.

La pérdida de uno de los padres

Para un niño pequeño, la pérdida de uno de sus padres constituye una crisis enorme y totalmente incomprensible. Los niños menores de cinco años no pueden asimilar la noción de que la muerte es permanente. Por tal motivo, la primera fase del duelo suele ser un período de protesta y esperanza por el regreso del ser querido. Es usual que el pequeño use el recurso de la fantasía, imaginando al padre fallecido en situaciones y lugares familiares.

Una vez que el niño comprende que su madre o padre se ha marchado para siempre, llega el desconsuelo. Los infantes, con su limitada capacidad de comunicación, suelen expresar su pesadumbre llorando, perdiendo el apetito y mostrándose inconsolables. Los niños entre uno y tres años llorarán mucho, estarán más irritables y dejarán de cooperar, e incluso podrán presentar conductas regresivas. Los niños en edad preescolar pueden tornarse retraídos, adquirir una mirada perdida, mostrar menos creatividad y perder el entusiasmo hacia el juego durante este período. Cuanto más angustiados y distantes estén los miembros de la familia, más intensa será la pesadumbre del niño.

Con el paso del tiempo el niño emergerá de ese estado de aflicción y comenzará a dirigir su amor y confianza hacia otras personas. Esto no significa que haya olvidado al padre fallecido ni que su dolor haya pasado. Durante toda su vida tendrá momentos en que experimentará sentimientos conscientes e inconscientes de dolor y pérdida, especialmente durante los cumpleaños, festividades, acontecimientos tales como una graduación y cuando esté enfermo. En estos momentos es posible que el niño exprese su tristeza y pregunte por el padre perdido.

Si el padre fallecido era del mismo sexo que el niño, la añoranza probablemente se intensificará entre las edades de cuatro y siete años, cuando el pequeño esté luchando por entender su propia identidad sexual. En el mejor de los casos, esta fase será breve y positiva, sin que afecte profundamente al niño. Si la añoranza se prolonga mucho y perturba notoriamente a su hijo, es importante que hable con el pediatra.

La pérdida de un hermano

La muerte de un hermano también es una experiencia devastadora para un niño. Aunque tal vez no lo afecte tan profundamente como la pérdida de uno de sus padres, puede generar sentimientos aún más complejos ya que muchos niños —incluso si tienen la edad suficiente para entender lo que pasó— pueden sentir que de algún modo son culpables de la muerte de su hermano o hermana. Estos sentimientos se pueden intensificar si los padres, víctimas de la congoja, asumen una actitud de ensimismamiento o enojo.

El niño sobreviviente deberá observar, sin poder hacer nada, cómo sus padres pasan por la misma agonía que él hubiera experimentado si los hubiera perdido a ellos. Primero será el impacto inicial que los deja emocionalmente anestesiados, luego la actitud de negarse a aceptar lo que ha ocurrido y después el sentimiento de coraje ante un suceso tan cruel. A lo largo de este proceso, es posible que el niño perciba un tono de culpabilidad en las conversaciones de sus padres, lo que podría hacerle pensar que ellos se lamentan de dedicarle el tiempo y atención que deberían haberle dado al hermano fallecido.

Quizás la madre se sienta impulsada a hablar una y otra vez acerca del niño desaparecido, cómo murió y lo que hubiera podido hacer para evitarlo. El otro niño se debatirá entre el deseo de consolarla y su propia confusión ante lo ocurrido. La noción de no poder alegrarla, haga lo que haga, podría afectar seriamente su autoestima y seguridad en sí mismo. Si por otro lado su padre asume la actitud inconsciente —tan común en los hombres— de aislarse, tornarse irritable y distraerse fuera de casa para llenar el vacío que siente, el niño puede sentirse asustado y rechazado.

En un hogar donde la madre siente la necesidad imperiosa de hablar y el padre evade el tema, es difícil que haya el apoyo y la comprensión mutua tan fundamentales en estos casos. Como resultado, el matrimonio tambalea. El niño sobreviviente, percibiendo el ambiente de estrés con tanta intensidad como la pérdida de su hermano, podría llegar a asumir que es responsable tanto de las discusiones de sus padres como de la muerte de su hermano. En estos casos, toda la familia debería asistir a sesiones de consejería profesional. El pediatra le puede recomendar un terapeuta familiar calificado, un psicólogo o un psiquiatra de niños y adolescentes para enfrentar el dolor y recuperar la unión familiar.

Cómo ayudar a su hijo a enfrentar el duelo

Es fácil que el dolor por la muerte de su pareja o de su hijo le haga olvidarse de su otro hijo. Estas sugerencias podrán ayudarle a brindarle a este niño el amor, el consuelo y la confianza que necesita durante y después del proceso de duelo:

1. En lo posible, procure mantener la rutina diaria del niño. Pida a las personas que su hijo quiere y en quienes confía —parientes, niñeras o maestros de preescolar— que lo acompañen cuando usted no esté a su lado.

2. Explíquele las cosas con calma y varias veces, teniendo en cuenta el nivel de comprensión del niño y sus posibles sentimientos de culpa. Déle explicaciones sencillas, pero sin negar la verdad. No invente cuentos de hadas que lo dejarán más confundido o que le darán falsas esperanzas de que el ser querido puede revivir. Si su hijo tiene más de tres años, insístale en que nada de lo que hizo o pensó provocó la muerte de esa persona y que nadie está disgustado con él. Para tener la certeza de que captó la idea, sería conveniente que el niño repita lo que usted le dijo.

3. Pida ayuda a sus seres queridos. Es difícil brindarle al niño que sufre toda la atención y el apoyo que necesita cuando usted también está abatido por el dolor. Es posible que los familiares y amigos cercanos puedan brindarle al niño consuelo así como un sentido reconfortante de apoyo familiar y comunitario en

momentos en que se siente solo y desorientado. Si usted ha perdido a un hijo, es particularmente importante por el bien de la familia, que usted y su pareja traten de apoyarse mutuamente durante este trance tan difícil.

4. Mantenga una actitud abierta al diálogo en torno a la pérdida del ser querido durante las semanas, meses y años posteriores al acontecimiento. Aun cuando su hijo parezca haberse recuperado del dolor más rápido que usted, su proceso de duelo permanecerá latente por muchos años y quizás persista de por vida, aun cuando no lo manifieste con palabras. El niño necesitará de su constante apoyo y comprensión a medida que trata de asimilar la pérdida. A medida que crezca, hará preguntas más sofisticadas sobre las circunstancias y las razones de la muerte. Por doloroso que sea para usted revivir los sucesos, procure responderle sincera y directamente. Cuanto más entienda lo que pasó, más fácil le será al niño estar en paz con el pasado.

¿Debe un niño pequeño asistir al entierro de un ser querido?

Esto depende del nivel individual de comprensión del niño, así como de su madurez emocional y del deseo expreso de participar en este ritual. Si el pequeño parece temeroso y ansioso y no entiende el propósito de la ceremonia, tal vez sería mejor que no asista. Si por el contrario parece capaz de controlar sus reacciones y desea estar presente para despedirse de su ser querido, el asistir a la ceremonia de hecho podría ayudarle a superar la pena.

En caso de que decida llevar a su hijo al funeral, prepárelo para lo que pasará. Asimismo, haga los arreglos necesarios con anticipación para que un familiar cercano o la niñera se lleven al niño si éste quiere irse, de tal modo que usted pueda permanecer en el entierro. Esta ayuda adicional también le permitirá a usted satisfacer sus propias necesidades emocionales durante la ceremonia.

Si decide no llevar al niño al funeral, podría coordinar más adelante una visita privada y menos formal a la tumba del ser querido. Aunque esto también puede resultar estresante para el pequeño, podría ayudarle a entender mejor lo ocurrido.

Cuándo debe buscar ayuda profesional

Poco después de la muerte de su ser querido, podría ser conveniente pedirle consejo al pediatra. Gracias a la experiencia y los conocimientos para orientar a los padres en estos casos, el médico podrá ayudarle a decidir lo que le dirá al niño y de qué modo, así como hablar sobre el comportamiento y los sentimientos del pequeño en los meses por venir.

No es posible anticipar cuánto tiempo tardará su hijo en superar la pena. Por lo común, un niño que ha perdido a un ser querido empezará a mostrar indicios graduales de recuperación en el transcurso de horas, luego días y quizás semanas hasta volver a actuar de forma bastante similar a como lo hacía antes de la muerte. Si no empieza a volver a la normalidad en un lapso de cuatro a seis semanas, o si usted percibe que su desconsuelo inicial es demasiado intenso o perdura más de la cuenta, hable con el pediatra.

Aunque es normal que un niño extrañe de vez en cuando a un padre o a un hermano que ha fallecido, no es normal que la tristeza nuble todas las facetas de su vida durante varios años. Si su hijo parece estar pensando constantemente en la muerte, de tal modo que la pena domina cada suceso familiar e interfiere con su desarrollo social y psicológico, necesitará consejería psicológica. Su pediatra puede referirlo a un profesional calificado en salud mental.

El niño también necesitará que usted regrese gradualmente a su rutina diaria. Después de haber perdido a un hijo o a su pareja, podrían pasar varios meses hasta que pueda volver a su rutina diaria y mucho tiempo más para superar el dolor. Si ha pasado un año desde la muerte de su ser querido y usted aun no siente que puede reincorporarse a sus actividades previas, o si la tristeza da lugar a una depresión constante, es conveniente que busque ayuda psicológica, no solo por su bien sino también por el del niño.

Familias con uno o dos hijos

Hoy en día, la mayoría de los recién casados solo quieren tener uno o dos hijos, mientras que a comienzos de la década de los sesenta las parejas pensaban en tener tres hijos o más. Entre las causas de este cambio figura la tendencia a casarse a una edad más avanzada, un mayor énfasis en la participación de la mujer en el campo laboral, métodos anticonceptivos más efectivos y el incremento del costo para criar y educar a un hijo.

El tener una familia reducida tiene varias ventajas evidentes:

- Cada niño recibe una mayor atención paterna y más privilegios educativos, lo que por lo general implica una mayor autoestima.

- Los niños que crecen en familias reducidas, especialmente si son primogénitos o hijos únicos, suelen tener un mejor desempeño académico y mayores logros personales que los que pertenecen a familias numerosas.

- Los costos domésticos son menores.

- Es más fácil que los padres puedan combinar su trabajo con la vida familiar.

- El nivel de estrés general es menor porque suele haber menos conflictos y rivalidades.

Las familias reducidas, sobre todo en las que hay un hijo único, también tienen aspectos en contra. Cuando todas las expectativas, esperanzas y miedos se centran en un solo niño, es fácil que los padres se vuelvan sobreprotectores y lo mimen demasiado sin siquiera darse cuenta. Es posible que el niño tenga menos oportunidades de relacionarse con otros niños o de adquirir un sentido de independencia. Quizás se le presione demasiado a alcanzar éxitos y que se le brinde tanta atención, que acabe por convertirse en un ser egocéntrico e indisciplinado.

Si usted tiene solo uno o dos hijos, es posible que se vuelva sobreprotector y demasiado atento a las necesidades del niño. Esto podría hacer que su hijo se niegue a separarse de usted, poniendo en peligro el desarrollo de nuevas relaciones con otros niños. De hecho, usted también podría tener el mismo problema. He aquí algunas recomendaciones que le ayudarán a controlar estos sentimientos a medida que su hijo va madurando:

- Procure tener expectativas que se ajusten a la edad de su hijo. Relaciónese con otras familias que tengan hijos de la misma edad que el suyo y observe cómo los crían sus padres: en qué momentos los protegen y en qué momentos los dejan actuar por su cuenta; cómo les imparten disciplina y qué responsabilidades les otorgan.

- Cultive su vida social como pareja (o su vida social como individuo, si es madre o padre soltero). El pasar algunas horas lejos del niño les ayudará a ambos a desarrollar una identidad individual. Cuanto antes establezca esta costumbre de tomarse un tiempo para sus propias cosas (por lo menos una vez a la semana, incluso durante la época de la lactancia), más fácil le será aceptar el hecho de que su hijo tenga una personalidad cada vez más definida conforme va creciendo.

- Permita que su hijo entable una relación con la niñera u otros adultos de confianza. Asimismo, incluya al niño en actividades con otras familias.

- Déle a su hijo muchas oportunidades de jugar con otros niños de su edad ya sea en grupos organizados, un jardín preescolar u otras actividades infantiles.

- Si le preocupa la salud o el desarrollo de su hijo, pida consejo al pediatra lo antes posible. No permita que sus ansiedades se acumulen y no limite a su hijo con preocupaciones innecesarias.

La rivalidad entre hermanos

Si usted tiene más de un hijo, la rivalidad entre hermanos es casi inevitable. La competencia que surja entre ellos es parte natural de la vida familiar. Todos los niños desean el afecto y la atención de sus padres y cada uno cree que es merecedor absoluto de ese amor. Ninguno de sus hijos desea compartir su cariño, y cuando comprende que no tiene otra opción, puede ponerse celoso y hasta violento con su hermano o hermana.

En el caso de los niños pequeños, la rivalidad tiende a provocar más conflictos cuando la diferencia de edad entre uno y otro es de un año y medio a tres. Esto se debe a que un niño en edad preescolar aún es muy dependiente de sus padres y no ha consolidado muchas relaciones estables con amigos o con otros adultos. Sin embargo, incluso cuando la diferencia de edad es de nueve años o más, el niño mayor sigue necesitando la atención y el cariño de los padres. Si siente que se le margina o rechaza, es probable que culpe al bebé. En líneas generales, cuanto más grande sea el niño, menos celos sentirá hacia su hermano menor. Los celos suelen ser más intensos en el caso de un niño en edad preescolar que tiene un hermanito recién nacido.

Habrá días en que estará convencida de que sus hijos se odian, pero estos arrebatos emocionales son temporales. A pesar del resentimiento mutuo que puedan sentir, los hermanos por lo general se quieren de verdad. Sin embargo es posible que a usted le cueste trabajo creerlo, puesto que los niños suelen reservar su peor comportamiento para cuando los padres están presentes y compiten directamente por su atención. Cuando usted esté ausente, es posible que sean muy buenos compañeros. A medida que crecen y ya no necesiten de su constante atención, el cariño que se tienen probablemente superará a los celos. Es muy poco común que una rivalidad intensa entre hermanos perdure hasta la edad adulta.

Qué puede esperar

Es posible que perciba los primeros signos de rivalidad entre hermanos incluso antes de que el niño menor nazca. A medida que su hijo mayor vea cómo usted prepara la habitación o compra el ajuar del bebé, quizás comience a exigirle que le regale cosas a él también. Es posible que quiera volver a usar pañales o a tomar el biberón "cómo lo hará el bebé". Si el niño nota que usted está preocupada por el bebé, podría portarse mal o tener una rabieta para llamar su atención.

Este comportamiento inusual o regresivo podría continuar una vez que el bebé llegue a casa. Su hijo mayor podría llorar con más frecuencia, aferrarse más a usted y ser más exigente, o sencillamente tornarse un tanto retraído. Tal vez imite al bebé pidiendo su antigua frazada o un chupete, o incluso queriendo que vuelva a darle el pecho. Los niños en edad escolar a menudo se muestran muy interesados y afectuosos hacia el bebé, pero en otras situaciones pueden ser agresivos o portarse mal para llamar la atención. Entre los hermanos, la demanda de atención suele ser mayor cuando los padres dedican su entera atención al bebé, por ejemplo mientras lo están amamantando o bañando.

A medida que su bebé crezca y adquiera mayor movilidad, surgirán peleas por los juguetes y las pertenencias del niño mayor. El pequeño irá derecho a lo que se le antoja sin importarle de quién es, mientras que su hijo en edad preescolar protegerá su territorio celosamente. Cuando el pequeño meta las narices en sus cosas, el mayor reaccionará enérgicamente.

En ocasiones, particularmente cuando hay varios años de diferencia entre uno y otro niño, el mayor acepta y protege al pequeño. Sin embargo, a medida que el pequeño crece y comienza a adquirir destrezas y talentos (por ejemplo en la escuela, los deportes, la conversación, el canto o la actuación), el niño mayor podría sentirse amenazado o avergonzado de "ser superado". Como consecuencia puede volverse más agresivo o irritable, o bien comenzar a competir con su hermano menor. El pequeño también podría sentir celos de los privilegios, habilidades, logros y ventajas que su hermano mayor acumula a medida que crece. Muchas veces resulta casi imposible saber cuál de los hermanos está fomentando más la rivalidad.

¿Cómo deben actuar los padres?

Es importante que no reaccione de manera descontrolada ante los celos mutuos que se tienen sus hijos, sobre todo si el mayor es un niño en edad preescolar. Los sentimientos de resentimiento y frustración son comprensibles, puesto que a ningún niño le gusta compartir el afecto paterno. Se necesita de tiempo para que un niño descubra que sus padres no lo quieren menos por el hecho de haber tenido otro hijo.

Si su hijo mayor comienza a imitar al bebé, no lo ridiculice ni lo castigue. Sea tolerante con sus fantasías por un tiempo breve permitiéndole tomar un biberón o subirse a la cuna o al corral —una o dos veces como máximo— pero no recompense este comportamiento brindándole atención adicional. Deje en claro que no tiene que portarse como un bebé para obtener aprobación, amor o cariño. Elógielo cuando se comporte como un "niño grande" y déle muchas oportunidades de actuar como "el hermano o la hermana mayor". De este modo no tardará en percibir que resulta más ventajoso tener una actitud madura que comportarse como un bebé.

Si su hijo mayor tiene entre tres y cinco años de edad, trate de reducir al mínimo los conflictos de espacio que puedan surgir, reservando un área segura y protegida para el hermano mayor. El separar sus posesiones privadas de las compartidas es un buen modo de reducir los enfrentamientos.

Es natural que los padres comparen a sus hijos, pero no lo haga frente a ellos. Cada niño es especial y debe ser tratado como tal. Las comparaciones inevitablemente hacen que un niño se sienta inferior al otro. Por ejemplo, una afirmación como: "Tu hermana es mucho más ordenada que tú", hará que el niño se sienta resentido tanto con usted como con su hermana y de hecho puede estimularlo a que sea aún más desordenado.

Cuando sus hijos se pongan a pelear, la mejor estrategia suele ser quedarse al margen. Si nadie más interviene, probablemente terminarán por hacer las paces. Por el contrario, si usted se involucra en la discusión, es probable que tome partido por uno de los dos, haciendo que un niño se sienta victorioso y el otro traicionado. Aun cuando la hagan partícipe del enfrentamiento, procure ser imparcial y pídales que solucionen el problema por su cuenta y de manera pacífica. En lugar de que se culpen el uno al otro, explíqueles que ambos fueron responsables de empezar la pelea y que asimismo tienen que ponerle fin por su cuenta.

Como es lógico, si la situación se torna violenta, especialmente si hay indicios de que el niño mayor va a lastimar al más pequeño, usted deberá intervenir. En este caso su prioridad debe ser proteger al bebé. Insístale al niño mayor que no tolerará este tipo de comportamiento abusivo. Si hay una diferencia de edad grande entre los dos niños o si hay motivos para creer que las discusiones se pueden tornar violentas, supervíselos de cerca cuando estén juntos. Siempre es preferible prevenir la conducta agresiva que impartir castigo, el cual suele intensificar en lugar de disminuir los sentimientos de rivalidad del niño mayor.

Es importante dedicar un tiempo exclusivo a cada niño. No siempre es fácil encontrar el equilibrio adecuado, pero si su hijo mayor empieza a portarse muy mal, puede ser un indicio de que necesita más atención de su parte.

Si el hermano mayor sigue mostrando una actitud muy agresiva o si usted siente que no puede manejar la situación, consulte con el pediatra, quien podrá determinar si se trata de un caso normal de rivalidad entre hermanos o un problema que requiere atención especial. El pediatra también podrá sugerirle formas para disminuir las tensiones. De ser necesario, los referirá a un profesional calificado de salud mental.

(Vea también *Preparando a los hermanitos para la llegada del nuevo bebé,* página 24.)

Familias de un solo padre

Las familias de un solo padre son cada vez más comunes. La mayoría de los hijos de padres divorciados viven unos cuantos años solo con uno de sus padres. Otro número creciente de niños viven con padres solteros que nunca se han casado o que nunca han tenido relaciones de pareja estables. Un número menor de niños viven en hogares de padres viudos.

Desde el punto de vista del padre o la madre, ser el único adulto de la casa tiene sus ventajas. Puede criar al niño de acuerdo a sus propias creencias, principios y reglas, sin que haya conflictos ni discrepancias. Además el padre que vive solo con sus hijos suele establecer vínculos más estrechos con ellos. Si se trata del papá, puede volverse más cariñoso y dedicado a sus hijos que la mayoría de aquellos papás que comparten la responsabilidad con la madre. Los niños que crecen en familias de un padre o madre únicos suelen ser más independientes y maduros puesto que tienen que asumir más responsabilidades.

Sin embargo, esta situación no es fácil ni para usted ni para el niño. Por lo general implica disponer de menos ingresos y un nivel inferior de vida. Si no tiene los medios para pagar una niñera o una guardería, puede ser difícil tener y mantener un trabajo. (Vea el Capítulo 13, *Ayuda para cuidar de su hijo*). Sin la ayuda de otra persona para compartir la responsabilidad diaria de criar al niño y mantener el hogar, corre el riesgo de aislarse socialmente. Cuando usted esté bajo estrés, el niño lo captará y compartirá la tensión. Es posible que usted se canse y se distraiga fácilmente, lo que le impedirá brindarle al niño el apoyo emocional o impartirle la disciplina necesaria. Esto a su vez puede provocar ansiedades y problemas de conducta en los niños. La ausencia del padre del mismo sexo también puede generarle a usted cierta preocupación al sentir que su hijo o hija no dispone de un modelo que le sirva de ejemplo.

He aquí algunas sugerencias que podrían ayudarle a satisfacer sus propias necesidades emocionales a la vez que le brinda a su hijo la orientación que necesita.

- Aproveche todos los recursos disponibles que le ayuden a cuidar de su hijo. Guíese por las indicaciones del Capítulo 13 sobre distintos tipos de ayuda temporal.

Cuando uno de los padres presta servicio militar

Un padre o una madre que esté en las fuerzas armadas puede tener retos singulares, particularmente durante tiempos de actividad militar o de conflictos armados, cuando el estrés de estar alejado de un hijo puede agobiar a toda la familia. Los niños pequeños pueden manifestar diversas conductas como reacción a la ausencia de uno de sus padres, tales como aferrarse al otro padre y/o a la niñera; tener conductas regresivas (como por ejemplo mojar la cama después de haber aprendido a usar el inodoro), ansiedad al enfrentarse a nuevas personas o situaciones o una actitud de retraimiento.

Si usted es el padre que se ha quedado en casa con su hijo, procure, en lo posible, mantener la rutina doméstica. Responda a las preguntas del niño con la mayor sinceridad dentro de los límites del caso (así como teniendo en cuenta su nivel de comprensión) y tranquilice al pequeño garantizándole que su padre o madre ausente se encuentra bien. Trate de comunicarse con su pareja con la mayor frecuencia posible, permitiéndole al niño que hable por teléfono con su padre o reciba cartas por correo postal o a través del correo electrónico. Si su hijo parece muy perturbado, hable con el pediatra quien podría referirlo a un profesional de salud mental.

- En lo posible, mantenga el sentido del humor. Procure ver el lado positivo o divertido de las sorpresas y retos de cada día.

- Por el bien de su familia y del suyo propio, cuídese. Hágase chequeos médicos periódicos, aliméntese bien y procure descansar, dormir lo suficiente y hacer ejercicio.

- Regularmente, reserve unas horas para hacer un alto en sus labores como mamá o papá. Salga con sus amigos, vaya al cine o dedíquese a su pasatiempo favorito. Vincúlese a grupos sociales y haga cosas que despierten su interés. Cultive su propia vida social.

- No se sienta culpable por el hecho de que su hijo tenga un solo padre. Hay muchas familias en esa misma situación. Usted no "le hizo un daño" a su hijo y no necesita castigarse ni mimar al niño demasiado para compensar su falta. Sentirse y actuar como culpable no beneficiará a nadie.

- No vea problemas donde no los hay. Muchos niños se crían muy bien en familias de un solo padre mientras que algunos que conviven con ambos progenitores tienen muchos conflictos. El hecho de no vivir en pareja no implica que tendrá más problemas con sus hijos ni más dificultades para solucionarlos.

- Establezca límites firmes pero razonables para sus hijos y no dude en hacerlos respetar. Los niños se sienten más seguros y adquieren un comportamiento responsable cuando se les imponen límites claros y consistentes. Vaya ampliando estos límites a medida que el niño demuestra la capacidad de asumir una mayor responsabilidad.

- Dedique un rato todos los días a su hijo, ya sea para jugar, hablar, leer, ayudarlo a hacer la tarea o ver televisión.

- Elogie a su hijo a menudo mostrándole un cariño genuino y un apoyo positivo e incondicional.

- Cree una red de apoyo lo más extensa posible. Mantenga una lista actualizada de parientes, amigos y servicios comunitarios que puedan ayudarle a cuidar del niño. Entable amistad con otras familias que además de informarle sobre actividades comunitarias (fútbol, eventos culturales, etc.), quieran intercambiar con usted el cuidado de los niños.

- Hable con parientes y amigos de confianza así como con el pediatra y otros profesionales de salud sobre el desarrollo de su hijo y las relaciones familiares.

Familias extendidas más pequeñas

Hasta hace unas cuantas generaciones, la mayoría de las familias americanas estaban conformadas por ambos padres y en ocasiones compartían la misma casa con abuelos, tías, tíos y primos. Las mujeres se encargaban de cuidar a los niños y de las tareas domésticas, mientras que los hombres trabajaban fuera de la casa. En muchos sentidos, ésta era una fórmula muy efectiva. Por un lado, había muchos adultos que podían cuidar de los niños y existía una sólida red de apoyo, donde el rol de cada uno estaba claramente definido. Los más beneficiados eran los niños, quienes tenían contacto cercano con muchas personas y recibían afecto de todas partes.

Sin embargo, las familias extendidas han dejado de ser comunes en la sociedad de hoy. Debido a las obligaciones laborales, a las oportunidades que se encuentran y al deseo de mudarse a nuevos lugares, son muy pocas las parejas de recién casados que se quedan a vivir cerca de sus padres o parientes cercanos.

A falta de este contacto regular con sus parientes, padres e hijos necesitan crear una red de apoyo alterna. Una amistad cercana con otra familia o la participación en un programa de abuelos o hermanos "adoptivos", puede suplir en parte esta ausencia de lazos familiares. Para muchas familias, las actividades religiosas son una buena fuente de apoyo y de amistades. Muchos otros servicios comunitarios, tales como los centros juveniles y sociales, también pueden colmar estas necesidades.

Aunque sus parientes vivan lejos de usted, procure fomentar el sentido de unidad familiar en su hijo mediante el contacto por teléfono, cartas y correo electrónico. Anime al niño a hacer dibujos para sus parientes y a enviarles cartas cuando aprenda a escribir. Intercambien fotografías y póngalas en un álbum que vaya creciendo con su hijo. Si dispone de una grabadora o de una cámara de vídeo, haga grabaciones de su familia y envíelas a sus parientes para mantener el contacto.

La idea es establecer un equilibrio entre los vínculos más estrechos e íntimos que se dan en el interior del núcleo familiar y el contacto continuo y significativo con los seres queridos fuera de la familia inmediata. Estas relaciones le permitirán al niño incorporar valores familiares a su propio estilo de vida cuando sea mayor. Si usted pone en práctica dichos valores en su hogar, contribuirá a afianzar su importancia a los ojos de su hijo en crecimiento.

Familias de segundos matrimonios

El que un padre o una madre que ha estado criando a sus hijos solo vuelva a casarse, puede ser una bendición tanto para esa persona como para los niños, ya que todos recuperarán la estructura, estabilidad, cercanía y seguridad que se perdieron a raíz del divorcio, la separación o la muerte de la pareja anterior. Volver a formar una familia también puede ser beneficioso desde el punto de vista económico. Más aún, el nuevo padre o madre puede convertirse en un buen modelo para los hijos de su mismo sexo.

Sin embargo, la formación de una segunda familia requiere hacer muchos ajustes y puede causar mucha tensión a todos los involucrados. Si la nueva pareja es presentada al niño como un sustituto de su padre o madre ausente, la lealtad hacia el padre biológico hará que el niño rechace de plano al "padrastro" o "madrastra". Entre padrastros e hijastros suelen existir los celos como también la competencia por el amor y la atención del padre que los ha hecho vivir juntos. Si un niño siente que su nuevo padrastro o madrastra se interpone en la relación con su papá o mamá, es posible que lo rechace y se comporte mal para recuperar la atención perdida. La situación se torna aún más compleja y tensa cuando hay niños en ambos lados a quienes de un momento a otro se les pide que acepten a la pareja de su padre o madre, así como a los nuevos hermanos. Con el tiempo, la mayoría de estas familias llegan a solucionar sus conflictos, pero esto requiere de mucha paciencia y compromiso por parte de los adultos, así como la voluntad de buscar ayuda profesional si surgen problemas graves.

Por muy difícil que sea la transición al principio, tenga en cuenta que las relaciones entre padrastros e hijastros tienden a desarrollarse de forma gradual a lo largo de uno a varios años, en lugar de establecerse en unas cuantas semanas o meses.

Un factor fundamental en el desarrollo de una relación saludable dentro del seno de la segunda familia, es el apoyo del padre biológico que no vive con el hijo. Si éste fomenta el rechazo al padrastro o madrastra, es posible

Sugerencias para las "segundas familias"

La transición de ser una familia con un solo padre a ser una "segunda familia" requiere de una sensibilidad especial y de mucho esfuerzo por parte de los adultos implicados. He aquí algunas sugerencias que pueden serle útiles.

- Informe a su ex pareja que va a volver a casarse y procuren cooperar para hacer la transición lo más llevadera posible para su hijo. Deje bien en claro que el hecho de contraer matrimonio no tiene por qué modificar el rol que desempeña su ex pareja en la vida de su hijo.

- Déle tiempo a su hijo para que vaya conociendo a su futuro padrastro o madrastra (así como a sus hermanastros, si es que los hay) antes de comenzar a vivir juntos. Esto facilitará la adaptación mutua y eliminará gran parte de la ansiedad que la nueva situación pueda provocar en los niños.

- Esté pendiente de cualquier indicio de conflicto y resuélvanlos de común acuerdo lo antes posible.

- Usted y su nueva pareja deben decidir juntos lo que esperan del niño, cuáles serán sus límites y qué formas de disciplina serán aceptables.

- Los dos deben compartir las responsabilidades como padres.

Esto significa que *ambos* deberán brindarle afecto y atención al niño y que *ambos* tendrán autoridad en el hogar. El decidir juntos cómo debe disciplinarse al niño, así como el respaldar las decisiones y acciones del otro, facilitará al padrastro o madrastra el ejercicio de su autoridad sin temor a la desaprobación o el resentimiento.

- Si el padre que no tiene la custodia del niño sigue viéndolo con regularidad, las visitas deben coordinarse y aceptarse por todas las partes implicadas, de tal modo que no se conviertan en una fuente de conflictos.

- Haga partícipes tanto a su ex pareja como a su nueva pareja de las decisiones importantes que afectan al niño. Si es posible, organice reuniones para intercambiar ideas e inquietudes. Esto le transmitirá a su hijo el mensaje de que los adultos están dispuestos a resolver sus diferencias a favor de su bienestar.

- Sea sensible a los deseos e inquietudes de su hijo acerca de su posición en la nueva familia. Respete su nivel de madurez y comprensión cuando, por ejemplo, le ayude a decidir cómo debe llamar a su padrastro o madrastra o cuando lo presente a los parientes de su nueva pareja.

que el niño se mortifique y se sienta culpable cuando establezca un vínculo emocional con este último. Una comunicación cordial entre los tres (o los cuatro) adultos, puede contribuir a reducir estos sentimientos de culpa en el niño, así como la confusión que pueda experimentar por tener que adaptarse a los valores y expectativas de varios adultos. Por este motivo, cuando un niño tiene que dividirse entre dos hogares distintos, puede ser de gran ayuda concertar reuniones de vez en cuando a las que asistan, de ser posible, todos los adultos implicados. El intercambiar puntos de vista sobre las reglas, valores y horarios, le transmitirá al niño el mensaje de que sus padres y padrastros son capaces de conversar y respetarse mutuamente y que su desarrollo personal es una prioridad.

En una atmósfera de respeto mutuo entre padres biológicos y padrastros, el niño podrá beneficiarse de las ventajas, antes mencionadas, de tener una nueva familia. Tendrá nuevamente la oportunidad de vivir en un hogar con dos padres. El padre que se ha vuelto a casar probablemente estará más contento y por lo tanto en mejor capacidad de colmar las necesidades afectivas de su hijo. Conforme el niño crezca, la relación que mantenga con su padrastro o madrastra le proporcionará apoyo, habilidades y nuevos puntos de vista. Estos beneficios, unidos a las ventajas económicas de volver a contar con una familia completa, pueden darle al niño un espectro más amplio de oportunidades.

Gemelos

El tener gemelos significa mucho más que dar a luz a dos bebés a la vez. Es un reto que va más allá de tener el doble de trabajo o de satisfacciones. Es bastante común que los gemelos nazcan antes de tiempo y que por lo tanto pesen menos que un recién nacido promedio. Debido a este factor, es muy probable que usted tenga que acudir al pediatra más a menudo que si tuviera un solo bebé. La alimentación de gemelos, ya sea mediante lactancia materna o leche de fórmula, también implica estrategias especiales, sobre las que le podrá aconsejar el pediatra. (Vea el Capítulo 4).

Criar gemelos

Es importante que desde el principio vea a sus bebés como dos individuos distintos. Si tuvo gemelos idénticos, es fácil que los trate como si fueran un "mismo paquete", vistiéndolos con la misma ropa, comprándoles los mismos juguetes y dedicándoles la misma atención. Pero por muy parecidos que sean físicamente, emocionalmente son distintos y para crecer felices y seguros, necesitan que usted respalde su individualidad. Como dijo cierta vez un gemelo: "No somos gemelos. ¡Sencillamente somos un par de hermanos que cumplimos años el mismo día!"

A medida que crecen, tanto los gemelos idénticos como los fraternos pueden desarrollar una relación ya sea de competencia o de dependencia. A veces un gemelo toma el papel de líder y el otro de seguidor. Sea cual sea

Gemelos: fraternos versus idénticos

Los gemelos idénticos proceden del mismo huevo fecundado, siempre son del mismo sexo y tienen un gran parecido físico. Sin embargo, cada uno tiene su propia personalidad, estilo y temperamento. Se suele asumir que actuarán y se desarrollarán de forma similar a medida que crecen. Debido a su gran semejanza, pueden desarrollar vínculos emocionales muy estrechos e incluso, hasta cierto punto, podrían llegar a excluir a otros miembros de la familia.

Los gemelos fraternos proceden de dos huevos distintos fertilizados al mismo tiempo. Pueden o no ser del mismo sexo y no son iguales en aspecto, temperamento o comportamiento. Debido a estas diferencias, no suelen establecer relaciones tan intensas como los gemelos idénticos.

Característica	Idénticos	Fraternos
Sexo	El mismo	El mismo o diferente
Aspecto	Idénticos	Muy parecidos, pero no idénticos
Placenta	Una	Dos
Bolsa del corión*	Una o dos	Dos
Saco amniótico†	Uno o dos	Dos
Grupo sanguíneo	Idéntico	Puede ser el mismo

* La membrana celular más externa que rodea al embrión
† Membrana que rodea al feto

el tipo de interacción que se desarrolle entre ellos, la mayoría de los gemelos mantienen desde el principio relaciones muy intensas, básicamente por el hecho de pasar tanto tiempo juntos.

Si usted tiene otro hijo, los gemelos recién nacidos podrían provocar aún más rivalidad que la usual ya que requerirán gran parte de su tiempo y energía y atraerán mucho la atención de amigos, parientes e incluso de la gente en la calle. Usted puede contribuir a que el hermano mayor acepte a los gemelos y a la vez se beneficie de la situación, ofreciéndole "recompensas dobles" por ayudarle a cuidar de ellos. De este modo, lo estimulará a colaborar en las tareas diarias relacionadas con los bebés. Asimismo, resultará aún más importante que dedique un rato de cada día al niño mayor realizando con él alguna de sus actividades preferidas.

A medida que sus gemelos crezcan, particularmente si son idénticos, es posible que prefieran jugar juntos, dejando a un lado al otro hermano. Para evitar que los gemelos formen un vínculo tan exclusivo, anímelos a jugar individualmente (no como una unidad) con otros niños. Asimismo, usted o la niñera podrían jugar con un solo gemelo mientras que el otro juega con un hermano o amiguito.

Es posible que perciba que sus hijos gemelos no siguen el mismo patrón de desarrollo que los demás niños de su misma edad. Algunos gemelos parecen "dividirse el trabajo": mientras que uno se concentra en las destrezas motoras, el otro perfecciona las habilidades sociales y del lenguaje. Puesto que pasan tanto tiempo juntos, muchos gemelos se comunican mejor entre sí que con otros familiares o amigos. Aprenden a "leer" los gestos y las expresiones faciales del otro y en ocasiones hasta tienen su propio lenguaje verbal que nadie más entiende. (Esto es particularmente evidente en el caso de gemelos idénticos.) Debido al hecho de que se entretienen el uno al otro, quizás no se sientan muy motivados a explorar el mundo que les rodea. Este singular patrón de desarrollo no representa un problema, pero hace que sea aún más importante separar a los gemelos de vez en cuando y exponerlos individualmente a otros compañeros de juego y situaciones de aprendizaje.

A los gemelos no siempre les gusta que los separen, sobre todo si tienen hábitos de juego establecidos y prefieren la mutua compañía a la de cualquier otra persona. Por tal motivo es importante empezar a separarlos ocasionalmente lo antes posible. Si se resisten, intente un enfoque gradual, pidiendo a niños o adultos muy cercanos a la familia que jueguen con cada gemelo por separado en la misma habitación o área de juegos. El ser capaces de estar separados será aún más importante a

medida que los gemelos se aproximan a la edad escolar. En la mayoría de los jardines infantiles se permite a los gemelos estar en el mismo salón, pero muchas escuelas primarias prefieren que estén en salones separados.

Por mucho que usted reconozca las diferencias individuales de sus gemelos, no hay duda de que a veces sentirá que son una misma unidad. Esto no tiene nada de malo, puesto que comparten muchas similitudes y están destinados a tener una identidad doble, como individuos y como gemelos. Ayudarles a entender y aceptar el equilibrio entre estas dos identidades será uno de los retos más grandes que tendrá que afrontar como padre de gemelos. El pediatra podrá aconsejarle sobre cómo enfrentar los problemas especiales que puedan surgir. También puede recomendarle libros sobre el tema o referirlo a organizaciones que ayudan a padres que han tenido partos múltiples.

Cuando la madre trabaja fuera de casa

En los Estados Unidos, más de la mitad de las madres que tienen niños pequeños trabajan hoy en día fuera de la casa, comparado con un tercio en la década de 1970. Las madres trabajadoras representan más una norma que una excepción. Las mujeres han ingresado al mercado laboral no solo por la satisfacción de tener una carrera sino porque su familia necesita de ese ingreso. Muchas mujeres casadas que trabajan fuera del hogar tienen esposos que ganan menos de 30,000 dólares al año. Más de una cuarta parte de los niños viven en familias de un solo padre, siendo la madre la principal proveedora del sustento. En muchas de estas familias, ya sea de uno o dos padres, la única alternativa a que la madre trabaje fuera de la casa, es la pobreza.

En muchas familias hoy en día la madre continúa trabajando porque ha invertido muchos años desarrollándose en una profesión. En ciertos casos, algunas mujeres regresan a su trabajo muy pronto después del nacimiento porque están conscientes de que a muchos patronos no les agrada la idea de que las madres trabajadoras deseen tomar un tiempo libre para estar con sus bebés. Si estas mujeres dejan de trabajar, aunque sea por pocos meses, podrían perder algunos de los beneficios adquiridos o incluso arriesgarse a dejar pasar ciertas oportunidades dentro de su profesión.

A medida que más mujeres ingresan al mundo laboral y permanecen en el mismo, más y más niños son cuidados por adultos que no son los padres. A veces un pariente asume esta labor, mientras que en otros casos los padres recurren a una niñera o a un centro de cuidado infantil. No es de sorprender entonces que las madres que trabajan fuera del hogar dejen a sus bebés y niños pequeños en guarderías mientras que ésto no es tan común en madres que se quedan en casa. Sin embargo, la mayoría de los niños entre tres y cinco años acuden a jardines infantiles y otros programas preescolares independientemente de que sus mamás trabajen o no. Todos los padres desean que sus hijos tengan el mejor comienzo posible en la escuela, por lo que tienden a inscribir a sus niños en

edad preescolar en algún programa de este tipo.

Hay gente que todavía piensa que una "buena madre" es la que deja su empleo para quedarse en casa con sus hijos. Sin embargo, no existe evidencia científica de que un niño se vea perjudicado por el hecho de que su madre trabaje fuera de la casa. El desarrollo de un niño está más influenciado por la salud emocional del hogar, por la forma como la familia acepte el hecho de que la madre salga a trabajar y por la calidad del cuidado que recibe. Si el niño tiene un buen equilibrio emocional, es amado y está bien atendido, crecerá sin problemas ya sea que la madre trabaje o no fuera de la casa.

Una mujer que sepa combinar exitosamente su trabajo fuera de la casa con su labor como madre le brindará a sus hijos un excelente ejemplo. En la mayoría de las familias donde la mamá trabaja, cada miembro de la familia desempeña un papel más activo en el hogar. Los niños tienden a cuidarse entre sí y ayudan en otros sentidos. El padre tiende a cooperar más en los oficios domésticos y en la crianza de los niños, a la vez que aporta al sustento de la familia. Estos resultados positivos suelen darse más cuando la madre que trabaja se siente valorada y respaldada por familiares, amigos y compañeros de trabajo.

Ahora bien, cuando la madre no quiere trabajar fuera de casa o su marido no desea que lo haga, pueden surgir problemas. Si la mujer trabaja solo porque necesita el sueldo, es posible que acepte un empleo que no le guste. En estos casos, deberá evitar descargar su frustración e insatisfacción en casa, puesto que esto perjudicará las relaciones familiares. El mensaje que los niños podrían recibir en estos casos es que el trabajo es algo desagradable y que deteriora la autoestima en lugar de fomentarla.

Las relaciones familiares también pueden alterarse si ambos padres quieren trabajar pero solo uno encuentra empleo. Asimismo puede haber problemas si hay competencia o resentimiento entre los padres porque uno gana más dinero que el otro. Tales conflictos pueden perjudicar el matrimonio y crear un ambiente amenazante e inseguro para los niños. Si ambos padres trabajan fuera de la casa, la necesidad de comunicación y apoyo mutuo es aún más importante.

Aunque no surjan problemas significativos, una familia en la que ambos padres trabajan debe afrontar una serie de asuntos que no afectan a otras familias. Los padres podrán sentirse tan agobiados por las obligaciones familiares y laborales, que les quedará muy poco tiempo para llevar una vida social o para compartir en pareja. Es imprescindible que ambos padres participen en las tareas domésticas y en el cuidado de los niños, de tal modo que las labores no recaigan en uno solo y éste no termine por sentirse resentido. En promedio, los padres faltan al trabajo diez días al año para cuidar a un hijo enfermo, debido a que la niñera les ha fallado o por la necesidad de llevar a sus hijos a una cita importante.

La decisión de una mujer de reincorporarse al trabajo luego de tener un hijo debe hacerse teniendo en cuenta sus propias necesidades y las de la familia en general. Si usted está pensando en volver a trabajar, trate de no hacerlo antes de que su bebé tenga tres o cuatro meses de edad. Esto le dará tiempo de establecer un vínculo con su hijo. Prepárese y prepare a los demás miembros de su familia a fin de que su reincorporación sea lo más fácil posible y cause el mínimo de estrés. Si es posible, la reincorporación al trabajo no debe coincidir con ningún otro cambio importante que afecte a la vida familiar, como una mudanza, un cambio de colegio o una crisis personal, tal como una enfermedad o la muerte de un familiar. Asimismo, deje definido con suficiente antelación qué personas de confianza se encargarán de cuidar al niño.

Como cualquier madre que trabaja fuera de la casa, muchas veces le inquietará el hecho de no poder pasar más tiempo con su hijo, especialmente si éste es muy pequeño. Quizás le angustie perderse de alguno de los logros en su proceso de desarrollo, como sus primeros pasos o sus primeras palabras. Hasta es posible que sienta celos del tiempo que pasa su hijo a solas con la niñera. Estos sentimientos son normales, pero procure distinguir sus propias necesidades de las inquietudes que tenga, en torno del bienestar de su hijo.

Los primeros años de vida son muy importantes en la formación de la futura personalidad de un niño, pero esto no significa que la madre sea la única que pueda influir en este proceso. De hecho, el cuidado infantil por parte de terceros reporta algunos beneficios significativos. Los niños que pasan tiempo regularmente con personas que no son sus padres suelen ser un poco más independientes. Una buena guardería o jardín infantil que ofrezca un ambiente estimulante y afectuoso también prepara al niño para la escuela, tanto social como intelectualmente.

Todo padre desea que su hijo comience lo mejor posible. Lamentablemente, los centros infantiles de calidad suelen ser muy caros y escasos. Muchos padres se gastan una buena parte de su salario en pagarle a una niñera o a una guardería y aun así no están satisfechos con la calidad del cuidado que sus hijos reciben. Las familias de bajos recursos económicos no pueden permitirse el lujo de llevar a sus hijos a centros infantiles de calidad y tienden a cambiar de niñera o de guardería bastante más a menudo que las familias de ingresos medios o altos.

Encontrar una buena guardería o niñera es muy importante. Los parámetros de calidad dependerán del tipo de cuidado infantil que usted escoja. No obstante, los padres pueden mejorar este tipo de programas involucrándose activamente en los mismos. Usted puede visitar a menudo el centro a donde lleva a su hijo y hablar extensamente con las personas encargadas de su cuidado. También puede participar en programas de recolección de fondos y suministros, ofrecerse como voluntaria o colaborar con el personal del centro para crear actividades apropiadas a las edades de los niños. También puede ser útil continuar en casa, con el resto de la familia, algunas de las actividades que el niño realizó en el centro y procurar mantener durante los fines de semana el mismo horario que sigue el niño durante los días laborales.

El participar activamente en la guardería o jardín infantil de su hijo no solo contribuirá al bienestar del niño sino también a reducir los sentimientos de culpa o las dudas que usted pueda tener por el hecho de trabajar fuera de casa. Contar con un buen cuidado para su hijo y mantener una buena relación con las personas que lo atienden, también le ayudará a reducir parte de sus preocupaciones. Los padres deben tratar de ser receptivos cuando están con sus hijos. Entre más se involucren en todos los aspectos de la vida de los niños —incluso cuando no estén físicamente con ellos— más cercanos se sentirán a sus hijos y más efectiva será su función como padres.

Un buen cuidado le ayudará a un niño a crecer en todos los sentidos y fomentará su desarrollo físico, social e intelectual, además de ofrecer un gran apoyo a los padres que trabajan. El pediatra de su hijo desea que éste crezca y se desarrolle en un entorno feliz que a su vez le ayude a usted como padre. Si desea obtener más información sobre el tipo de cuidado infantil más adecuado para su familia, pida al pediatra un folleto de la Academia Americana de Pediatría sobre este tema (vea también el Capítulo 13).

Cuando el papá se queda en casa

Actualmente muchos papás pasan bastante más tiempo con sus hijos de lo que sus propios padres lo hicieron. Pero para un número creciente de padres, el cuidado de sus hijos pequeños se ha convertido en una labor permanente. A menudo sus esposas trabajan fuera de casa y ellos han asumido el papel principal de criar a sus hijos. Se encargan de preparar los biberones, de bañar a los niños y de acostarlos para la siesta. Comparten con otras familias el traslado de los niños a distintos sitios y llevan a sus hijos al parque. Participan en grupos de juego con los niños y se involucran en el jardín infantil de sus hijos.

El convertirse en un papá a cargo de la casa es una decisión fundamental para la mayoría de las familias, y por lo común se toma de común acuerdo con la esposa. Más y más parejas están decidiendo que es mejor que Papá se quede en casa, quizás porque la mujer tiene un mejor sueldo, debido a sus metas profesionales o porque sencillamente consideran que es lo mejor para sus hijos. Según un reciente estimado del censo, poco menos de dos millones de papás en los Estados Unidos permanecen en casa con sus hijos mientras que sus esposas trabajan fuera del hogar.

Aun así, muchas personas siguen viendo esta tendencia como una alteración de roles, lo que a menudo implica una marca social. Algunos papás que permanecen en casa dicen que tienen que batallar con los estereotipos y luchar por ganarse el respeto. A menudo deben enfrentarse a los comentarios de amigos que se preguntan por qué se dedican a un trabajo que en muchos grupos culturales se le ha reservado tradicionalmente a la mujer. Al llevar a sus hijos al parque quizás se encuentren con preguntas como "¿Por qué no estás trabajando hoy? ¿Perdiste tu empleo?" Al mismo tiempo, al igual que su contraparte femenina, estos "papás a tiempo completo" a menudo se sienten aislados y privados del contacto con otros adultos. No obstante, muchos sienten que es la mejor y más gratificante decisión que han tomado en sus vidas.

Sin duda alguna, la mayoría de los papás pueden cumplir con el rol primario de criar a sus hijos tan bien como las madres. Si los papeles en su familia son distintos a como lo eran en la familia donde creció, no significa que sean equivocados. Es tan solo una elección personal que compete a la pareja que la tome. A medida que pasa el tiempo y con el ingreso de más mujeres en el campo laboral, cada familia debe determinar qué es mejor para su caso y seguir el rumbo indicado.

23

La fiebre

La temperatura corporal normal de su hijo puede variar según su edad, actividad y momento del día.
Los infantes suelen tener temperaturas más elevadas que los niños mayores. Independientemente de la edad, la temperatura corporal de cualquier persona tiende a ser más alta alrededor de las últimas horas de la tarde y las primeras de la noche, y más baja hacia la medianoche y las primeras horas de la mañana. Por lo general, 100 °Fahrenheit (37.8 °centígrados) o menos, se considera una temperatura rectal normal; mientras que 99 °Fahrenheit (37.2 °centígrados) o menos, es normal para la temperatura oral. Las lecturas más elevadas a éstas, indican fiebre.

La fiebre por sí misma *no* es una enfermedad. De hecho suele ser un signo positivo de que el cuerpo está luchando contra una infección. La fiebre estimula ciertas defensas del cuerpo, como los glóbulos blancos, que atacan y destruyen a las bacterias invasoras. Sin embargo, la fiebre puede hacer que su hijo se sienta mal, incremente su necesidad de ingerir líquidos y acelere su pulso y respiración.

Las enfermedades respiratorias como crup o neumonía, infecciones del oído, influenza (gripe), resfriados severos y dolor de garganta suelen estar acompañadas de fiebre. Las infecciones intestinales o del tracto urinario, así como una amplia gama de infecciones virales, también pueden presentarse con fiebre.

En niños entre los seis meses y los cinco años de edad, la fiebre puede desencadenar convulsiones, conocidas como convulsiones febriles. Algunas familias son propensas a este tipo de convulsiones que tienden a presentarse durante las primeras horas de una enfermedad febril. El niño mostrará un aspecto "peculiar" por algunos momentos, luego se pondrá rígido, se retorcerá y volteará

Límites máximos de la temperatura normal

Método	Duración	Tres años o menos	Más de tres años
Temperatura rectal (termómetro digital)	1 minuto	100.4 °F (38 °c)	99.6 °F (37.5 °c)
Temperatura oral (termómetro digital)	1 minuto	99.2 °F (37.3 °c)	98.6 °F (37 °c)

los ojos hacia atrás. Por un corto tiempo no reaccionará y durante el episodio convulsivo su piel podría adquirir un tono más oscuro de lo usual. La convulsión durará menos de un minuto, aunque en casos poco comunes se prolongará hasta por quince minutos, y podrá culminar en pocos segundos. Sin embargo, para un padre asustado, este lapso parecerá una eternidad. Tranquiliza saber que las convulsiones febriles son casi siempre inofensivas —no provocan daño cerebral, ni problemas del sistema nervioso, parálisis, retardo mental ni muerte— pero es conveniente informar al pediatra de lo sucedido lo antes posible.

Al momento de presentar su primera convulsión febril simple, los niños menores de un año tienen un 50 por ciento de probabilidad de repetirla, mientras que los niños que tienen más de un año cuando presentan su primera convulsión febril tienen cerca de un 30 por ciento de probabilidad de experimentar una segunda. Sin embargo, las convulsiones febriles raramente ocurren más de una vez en un período de veinticuatro horas (un día). Aunque muchos padres se inquietan al pensar que una convulsión

febril pueda conducir a epilepsia, tenga en cuenta que las convulsiones epilépticas no son causadas por fiebre, y los niños con un historial de convulsiones febriles tienen tan solo una ligera probabilidad de desarrollar epilepsia alrededor de los siete años de edad.

Un problema raro pero serio que se confunde fácilmente con la fiebre, es la *enfermedad relacionada con el calor* o *golpe de calor*. Esto no se debe a una infección ni a una condición de origen interno, sino más bien al calor circundante. Puede ocurrir cuando el pequeño está en un lugar muy caluroso, como por ejemplo en una playa a pleno sol o en el interior de un auto sobrecalentado en un día de verano. Dejar a un niño solo dentro de un auto cerrado causa muchas muertes al año. *Nunca* deje a un infante o niño mayor sin supervisión en un vehículo cerrado, ni siquiera durante unos pocos minutos. El golpe de calor también puede ocurrir si un bebé tiene demasiada ropa en un clima caluroso y húmedo. Bajo estas circunstancias, la temperatura corporal puede elevarse a niveles peligrosos (por encima de los 105 °Fahrenheit [40.5 °centígrados]), lo que se deberá reducir de inmediato dándole al niño un baño de esponja con agua templada, abanicándolo y llevándolo a un lugar fresco. Luego de bajarle la temperatura, lleve al niño al pediatra o a una sala de emergencia. El golpe de calor es una condición que requiere tratamiento de emergencia.

Cada vez que crea que su hijo tiene fiebre, tómele la temperatura con un termómetro. (Vea *¿Cuál es el mejor termómetro?* en la página 720.) El palparle la piel (o emplear tiras sensibles a la temperatura) no es un método acertado, especialmente cuando el niño tiene escalofríos.

¿Qué tipo de termómetro debería escoger? La Academia Americana de Pediatría ya no recomienda el uso de termómetros de mercurio que se rompen fácilmente por ser de vidrio. Cuando el mercurio comienza a evaporarse, el niño puede inhalarlo a niveles tóxicos. La mejor elección la constituyen los termómetros electrónicos digitales y los de oído o timpánicos (vea la página 720).

- Los aparatos digitales pueden medir la temperatura en la boca, recto y axila del niño. Como con cualquier dispositivo, algunos termómetros digitales son más precisos que otros. Siga cuidadosamente las instrucciones del fabricante y cerciórese que esté calibrado.

- Otra elección aceptable son los termómetros de oído. La precisión de sus lecturas depende de la capacidad del haz de luz emitido por el mecanismo de llegar hasta el tímpano. Como resultado, algunos de estos aparatos no son muy confiables, por lo que la mayoría de los pediatras prefieren que los padres usen termómetros electrónicos digitales.

Cuándo acudir al pediatra

Si su hijo tiene *dos meses de edad o menos* y tiene una temperatura rectal de 100.4 °Fahrenheit (38 °centígrados) o más, llame inmediatamente a su pediatra. *Es indispensable hacerlo.* El médico tendrá que examinar al bebé para descartar la posibilidad de que tenga una infección o enfermedad grave.

También deberá informar al pediatra si su niño tiene entre tres y seis meses de edad y una temperatura de 101 °Fahrenheit (38.3 °centígrados) o más, o si es mayor de 6 meses y tiene una temperatura de 103 °Fahrenheit (39.4 °centígrados) o más elevada. Una temperatura tan alta podría indicar una infección significativa o deshidratación. Ambas condiciones requerirán tratamiento. Sin embargo, en la mayoría de los casos, la decisión de llamar al pediatra dependerá de la presencia de síntomas asociados, tales como un dolor de garganta severo, un dolor de oído muy fuerte, tos, una erupción en la piel que no tiene explicación, vómitos repetitivos o diarrea. Además, si se encuentra muy inquieto o duerme más de lo acostumbrado, llame a su médico. De hecho, el nivel de actividad de su pequeño tiende a ser un indicador más importante que el nivel de fiebre.

Si su hijo tiene más de un año de edad, come y duerme bien y tiene ganas de jugar, tal vez no sea necesario llamar al pediatra con tanta urgencia.

Sin embargo, es mejor contactar al médico si la fiebre alta persiste por más de veinticuatro horas, aun cuando no existan otras quejas o manifestaciones.

Si mientras el niño tiene fiebre alta presenta un comportamiento delirante (parece asustado, tiene alucinaciones o habla de manera extraña), llame a su pediatra, en particular si esto no ha ocurrido antes. Estos síntomas poco usuales probablemente desaparecerán cuando la temperatura vuelva a ser normal, pero tal vez el médico quiera examinar a su hijo para comprobar que es una respuesta a la fiebre y no algo más serio como una inflamación del cerebro (encefalitis).

Hay otras circunstancias que requieren que llame al pediatra de inmediato, tales como la presencia de fiebre luego de que el niño ha estado en un ambiente extremadamente caluroso (por ejemplo dentro de un auto sobrecalentado). Asimismo, si su hijo padece de una condición que suprime la respuesta inmunológica —como la anemia falciforme o el cáncer— o si está tomando esteroides, debe comunicarse con el pediatra cada vez que tenga fiebre.

Si su hijo tiene una convulsión febril, deberá ser visto por el pediatra lo antes posible, sobre todo si es la primera vez que esto ocurre o si la convulsión es más severa y prolongada que otras que haya tenido. Es preciso asegurarse de que las convulsiones se deben a la fiebre y no a condiciones más serias como la meningitis (vea la página 741).

Tratamiento en casa

Generalmente la fiebre no requiere tratamiento a menos que su hijo se sienta mal o tenga una historia previa de convulsiones febriles. Incluso las temperaturas corporales altas no son peligrosas o significativas por sí mismas, a menos que el niño tenga antecedentes de convulsiones o una enfermedad crónica. Es mucho más importante estar atentos al comportamiento del pequeño. Si come y duerme bien y hay momentos en que tiene ganas de jugar, probablemente no requiera de tratamiento alguno.

Cuando su hijo tenga fiebre y se sienta muy abatido por ella, usted podrá tratarla de las siguientes formas:

Medicación

Muchos medicamentos disminuyen la temperatura corporal al bloquear los mecanismos que causan la fiebre. Los llamados agentes antipiréticos incluyen el acetaminofén, el ibuprofeno y la aspirina. Estos tres fármacos de venta libre en farmacias son igualmente efectivos para bajar la fiebre. *Sin embargo, puesto que la aspirina puede provocar o estar asociada con el síndrome de Reye (vea la página 570), la Academia Americana de Pediatría no recomienda su uso para tratar una fiebre simple en niños.* El uso de ibuprofeno está aprobado para niños de seis meses en adelante, a pesar de que nunca debe ser administrado a pequeños que estén deshidratados o vomitando repetidamente.

Dosis recomendadas de acetaminofén

Las dosis pueden repetirse cada cuatro horas, pero no deben administrarse más de cinco veces en un lapso de veinticuatro horas. (*Nota:* Mililitro se abrevia ml; 5 ml equivalen a 1 cucharadita [cdta]. No use cucharas caseras pues éstas pueden variar en tamaño.)

Edad	Peso	Gotas 80 mg/0.8 ml	Jarabe 160 mg/5 ml	Tabletas masticables 80 mg
0 a 3 meses	6–11 lbs (2.7–5 kg)	0.4 ml	—	—
4 a 11 meses	12–17 lbs (5.5–7.7 kg)	0.8 ml	½ cdta	1 tab
1 a 2 años	18–23 lbs (8.2–10.5 kg)	1.2 ml	¾ cdta	1½ tab
2 a 3 años	24–35 lbs (10.9–15.9 kg)	1.6 ml	1 cdta	2 tabs
4 a 5 años	36–47 lbs (16.3–21.4 kg)	2.4 ml	1½ cdta	3 tabs

No recomendamos el uso de aspirina bajo ningún motivo para tratar una fiebre simple.

Es recomendable que la dosis de acetaminofén se base en el peso del niño, no en su edad, y lo mismo debe suceder con la de ibuprofeno. (Vea las dosis recomendadas en la tabla de arriba.) Sin embargo, las dosis especificadas en los envases de acetaminofén (y que usualmente se calculan en base a la edad del niño), son generalmente seguras y efectivas, a menos que su niño sea muy liviano o muy pesado para su edad. Tenga en cuenta que, aunque ocurre en muy raras ocasiones, una dosis muy elevada de acetaminofén puede desencadenar una respuesta tóxica. Cuando esto ocurre, los síntomas pueden incluir náuseas, vómitos y malestar abdominal.

Como guía general, cuando use *cualquier* medicina, siempre lea y siga las instrucciones que están en la etiqueta. El seguir las instrucciones es muy importante para garantizar que su hijo reciba la dosis correcta. Además, otros medicamentos de venta libre en farmacias, tales como los jarabes para el resfriado y la tos, pueden contener acetaminofén.

¿Cuál es el mejor termómetro?

Termómetro Digital

Método de uso: Limpie el termómetro con agua jabonosa o con alcohol y enjuáguelo con agua templada. Enciéndalo y coloque el sensor debajo de la lengua, hacia la parte posterior de la boca. Mantenga el termómetro en esta posición hasta que escuche el sonido electrónico *(biip)*. También podrá usar un termómetro digital en el recto, habiéndole aplicado previamente un lubricante que no contenga productos de petróleo, o bien en la axila del niño.

Ventajas:

- Fácil de leer
- Cuando marca la temperatura, suena
- Costo: $10 a $15

Desventajas:

- Requiere baterías (pilas)
- Si el niño es muy inquieto no se quedará quieto por el tiempo necesario para registrar la lectura

Termómetros timpánicos (de oído)

Método de uso: Coloque suavemente el extremo del termómetro en el canal auditivo. Enciéndalo y obtendrá la lectura de la temperatura en pocos segundos.

Ventajas:

- De lectura rápida
- Fácil de usar aún en niños muy inquietos o incómodos

Desventajas

- Se debe colocar correctamente en el canal auditivo para obtener una lectura precisa
- Requiere baterías (pilas)
- La presencia de mucho cerumen (cera del oído) puede alterar las lecturas
- Costo: entre $30 y $40

El uso simultáneo de más de un producto que contenga acetaminofén puede ser peligroso, por lo que es fundamental leer las etiquetas para cerciorarse de que el niño no está recibiendo dosis múltiples de la misma medicina. Además, como regla general, nunca le dé a un niño menor de dos años de edad acetaminofén ni cualquier otra medicina sin el consentimiento de su pediatra.

Baños de esponja

En la mayoría de los casos, el uso de acetaminofén o ibuprofeno es la mejor manera de bajarle la fiebre a su niño. Sin embargo, en ciertas ocasiones, usted querrá combinar este tratamiento con baños de esponja o limitarse a este último método.

Los baños de esponja son más convenientes que la administración de acetaminofén o ibuprofeno en el siguiente caso:

- Se sabe que su hijo es alérgico o no tolera las drogas contra la fiebre (algo muy raro).

Se recomienda *combinar* los baños de esponja con el acetaminofén o ibuprofeno si:

- La fiebre incomoda mucho al niño.

- Está vomitando y no es capaz de retener el medicamento.

Para darle a su hijo un baño de esponja, colóquelo donde suele bañarlo (la tina o bañera para bebé), pero llénela únicamente con una a dos pulgadas de agua templada (85 a 90 °Fahrenheit o 29.4 a 32.2 °centígrados). Si no tiene un termómetro de baño, compruebe la temperatura del agua con el dorso de la mano o muñeca. Deberá sentirla ligeramente tibia. No use agua fría, ya que incomodará al niño y le provocará escalofríos, lo que a su vez incrementará su temperatura. Siente al niño en el agua, lo que resulta más cómodo que tenerlo acostado. A continuación, empleando una toallita o esponja limpia, viértale agua sobre el tronco, los brazos y las piernas. A medida que el agua se evapora, el cuerpo del niño se irá enfriando. Mantenga la temperatura de la habitación a unos 75 °Fahrenheit (23.9 °centígrados), y continúe con el procedimiento hasta que la temperatura corporal del niño haya descendido a un nivel aceptable. *Nunca le ponga alcohol al agua, ya que el niño podría inhalarlo o ser absorbido por la piel, lo que a su vez provocaría problemas graves tales como el coma.*

El baño de esponja tiende a disminuir la fiebre en un lapso de treinta a cuarenta y cinco minutos. Sin embargo, si su hijo se resiste a que le vierta el agua, no insista y permítale quedarse un rato jugando dentro de la bañera. Si el permanecer en la misma lo pone más inquieto e incómodo, es mejor sacarlo del agua aún cuando la fiebre no haya disminuido. Recuerde: la fiebre inferior a 105 °Fahrenheit (40.5 °centígrados) no es en sí perjudicial.

Otras recomendaciones para tratar la fiebre baja

- Mantenga la habitación de su hijo a una temperatura fresca y vístalo con ropas ligeras.

Dosis recomendadas de ibuprofeno

Las dosis pueden repetirse cada seis a ocho horas, pero no debe administrarse más de cuatro veces en veinticuatro horas. (Nota: Mililitro se abrevia como ml; 5 ml equivalen a 1 cucharadita [cdta]. No use cucharas caseras pues éstas pueden variar en tamaño.)

Edad[*]	Peso[†]	Gotas 40 mg/1.5 ml	Jarabe 100 mg/5 ml	Tabletas masticables 50mg
6 a 11 meses	12–17 lbs (5.5–7.7 kg)	1 gotero	—	—
1 a 2 años	18–23 lbs (8.2–10.5 kg)	1½ gotero	—	—
2 a 3 años	24–35 lbs (10.9–15.9 kg)	2 goteros	1 cdta	—
4 a 5 años	36–47 lbs (16.3–21.4 kg)	—	1½ cdta	3 tabs

[*]Nota: Las edades son dadas solo a modo de orientación. Las dosis para la fiebre deben establecerse sobre el peso basal.
[†]El peso dado en la tabla es representativo del rango de edades.

No recomendamos el uso de aspirina para tratar una fiebre simple.

- Haga que beba una mayor cantidad de líquidos (agua, jugos de fruta diluidos, preparados de soluciones electrolíticas que se administran por vía oral).

- Si en la habitación del niño hace calor o el aire está recargado, coloque un ventilador para mantener la circulación de aire fresco.

- Su hijo no tiene que permanecer en su cuarto o cama cuando tiene fiebre. Puede estar levantado y recorrer la casa, pero no permita que corra ni que haga demasiado ejercicio.

- Si la fiebre es un síntoma de una enfermedad altamente contagiosa (por ejemplo varicela o gripe), mantenga al niño alejado de otros pequeños o de personas de edad avanzada.

Cómo tratar una convulsión febril

Si su hijo tiene una convulsión febril, actúe de la siguiente manera para prevenir posibles lesiones:

- Colóquelo en el piso o cama, lejos de objetos duros o puntiagudos.

- Gírele la cabeza a un lado para permitir que la saliva o vómito salga por la boca.

- No le coloque nada dentro de la boca. El niño no se va a tragar su propia lengua.

- Llame a su pediatra.

24

El aparato urogenital

Sangre en la orina (Hematuria)

Si la orina de su hijo tiene un color rojo, anaranjado o marrón oscuro, es posible que contenga sangre. El término médico es *hematuria*. Hay muchos factores que pueden provocar este trastorno, incluyendo una lesión física o una inflamación o infección en las vías urinarias. La hematuria también se asocia a problemas médicos generales, tales como defectos en la coagulación de la sangre, exposición a sustancias tóxicas, condiciones hereditarias o anomalías en el sistema inmunológico.

Hay ocasiones en que la cantidad de sangre en la orina es tan reducida, que no se percibe ningún cambio de color, aunque sí se puede detectar mediante un examen químico realizado por el pediatra. En algunos casos el color rojizo puede deberse simplemente a algo que el niño ha comido o tragado.

La remolacha o betabel, las moras, el colorante rojo para alimentos, la fenolftaleína (una sustancia química que está presente en ciertos laxantes), el piridio (una medicina para aliviar el dolor en la vejiga) y el fármaco conocido como rifampicina, pueden hacer que la orina se torne roja o anaranjada si el niño los ingiere. En cualquier ocasión en que no sepa si el cambio de color se debe a alguna de las sustancias anteriores o si persiste por más de veinticuatro horas sin que tenga una explicación lógica, llame a su pediatra.

Tratamiento

El pediatra le preguntará si el niño ha sufrido una lesión o si ha comido algo que puede haber provocado el cambio de color en la orina. Someterá al pequeño a un chequeo físico en el que prestará particular atención a un

Aparato urogenital

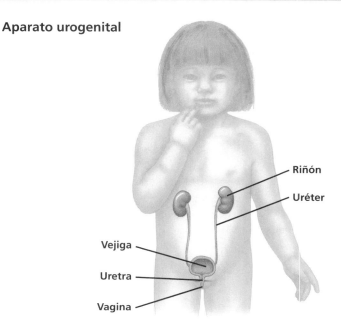

Riñón

Uréter

Vejiga

Uretra

Vagina

aumento en la presión arterial, dolor al palpar la zona de los riñones o hinchazón (particularmente de las manos o pies y el área alrededor de los ojos), lo que podría indicar un problema renal. El médico examinará una muestra de la orina del niño y posiblemente ordenará análisis de sangre, radiografías y otros exámenes que permitan evaluar el funcionamiento de los riñones, la vejiga y el sistema inmunológico del niño. Si los resultados no revelan la causa de la hematuria y ésta persiste, el pediatra podría referirlo a un nefrólogo pediátrico (especialista en riñones), quien le practicará al niño otros exámenes. (Como parte de las pruebas a veces se realiza un análisis microscópico de una muestra del tejido del riñón. Este tejido se puede obtener mediante cirugía o mediante la denominada biopsia con aguja.)

Una vez que su pediatra tenga mayor información sobre la causa de la hematuria, podrá decidir si el niño necesita tratamiento y, de ser así, en qué forma debe administrarse. Es habitual que no se requiera tratamiento. En ocasiones se usan medicinas para suprimir temporalmente el sistema inmunológico. Sea cual sea el tratamiento elegido, su hijo deberá volver al médico con regularidad para ser sometido a nuevos análisis de orina y sangre, así como a chequeos de la presión arterial. Esto se hace con el fin de asegurarse que el niño no está desarrollando una enfermedad renal crónica, lo que puede llevarlo a insuficiencia renal. Ocasionalmente la hematuria se debe a cálculos o piedras en los riñones o, en casos raros, a una anomalía que requiere cirugía. Si éste es el caso, el pediatra lo referirá a un urólogo pediátrico quien está capacitado para realizar la misma.

Proteinuria

En ocasiones la orina de un niño puede contener cantidades elevadas de proteína que son anormales. Aunque el cuerpo necesita proteínas para realizar sus funciones vitales —tales como proteger al organismo de infecciones y colaborar en la coagulación de la sangre— el hallazgo de proteína en la orina podría significar que los riñones no están funcionando adecuadamente y que están permitiendo que las proteínas (que son moléculas grandes) se filtren a la orina. Hay ocasiones en que los riñones se inflaman, lo que a su vez puede lesionar el mecanismo de filtración, permitiendo el paso de proteínas.

Diagnóstico

Es usual que la proteinuria no cause síntomas. Sin embargo, cuando aparecen niveles altos de proteína en la orina, pueden descender los niveles de proteína en la sangre, ocasionando síntomas tales como hinchazón de las piernas, los tobillos o los párpados. La presión arterial podría elevarse en algunas de estas situaciones. Si el pediatra sospecha que su hijo padece de proteinuria, podría realizar una prueba muy sencilla en la que una tira de papel químicamente tratada es sumergida en la orina. La tira cambiará de color si hay proteína presente. El médico podría pedirle que recoja muestras de orina del niño cuando acaba de levantarse en la mañana. Asimismo es posible que recomiende que las muestras de orina se analicen en el laboratorio o que se le practiquen al niño exámenes de sangre. Hay ocasiones en que se hallan pequeñas cantidades de proteína en la orina que no traen consecuencias y que desaparecen por su cuenta.

En ocasiones su pediatra podría considerar que su hijo sea visto por un especialista en los riñones (nefrólogo), quien a su vez podría recomendar una biopsia de riñón para evaluar la causa del problema. Durante dicha biopsia, se inserta una aguja para extraer una muestra de tejido renal que será examinada en el laboratorio. Por lo general para realizar este procedimiento el niño estará sedado.

Tratamiento

Hay medicinas que se usan para tratar algunos problemas subyacentes de los riñones asociados con la proteinuria. El pediatra podría recomendar que su hijo reduzca el consumo de sal para reducir la hinchazón provocada por este trastorno. Los niños que han tenido un episodio de proteinuria, aunque parezca ser de la variedad inofensiva, suelen ser evaluados regularmente mediante análisis de orina.

Hipospadia

En los niños del sexo masculino, el orificio a través del cual sale la orina (el meato) está ubicado en la punta del pene. Una condición congénita conocida como hipospadia es un defecto en el que el orificio queda en la cara inferior del pene. También puede haber una flexión anormal del pene o curvatura, conocida como encordamiento, que podría causar problemas sexuales durante la edad adulta. El meato podría dirigir el chorro de orina hacia abajo, y, en casos muy raros, puede haber una obstrucción durante la micción. Uno de los motivos principales para corregir la hipospadia es prevenir los conflictos psicológicos que podrían surgir durante la niñez cuando los compañeros noten el aspecto anormal del pene del niño afectado.

Tratamiento

Si el pediatra detecta una hipospadia en su recién nacido, probablemente aconsejará postergar la circuncisión del niño hasta tanto se consulte a un urólogo o cirujano pediátrico. Esto se debe a que la circuncisión dificulta la cirugía necesaria para corregir una hipospadia.

Si la hipospadia es leve posiblemente no requiera tratamiento, pero las de grado moderado o severo exigen reparación quirúrgica. La operación puede practicarse desde los seis meses de edad, pero generalmente se recomienda realizarla justo antes de que el niño comience a aprender a usar el inodoro. Es habitual que esta intervención se realice de forma ambulatoria. En los casos más severos, es preciso realizar varias intervenciones para corregir la malformación por completo. Después de la cirugía, la función urinaria y sexual de su hijo será completamente normal y el pene tendrá un aspecto casi normal.

Testículos no descendidos (Criptorquidia)

Durante el embarazo, los testículos de un feto de sexo masculino se desarrollan dentro del abdomen del niño. A medida que se acerca el momento del parto, van descendiendo a través de un conducto (el canal inguinal) hacia el escroto. En un número reducido de niños, sobre todo los que nacen antes de tiempo, uno o ambos testículos no descienden al momento de nacer. En muchos casos el descenso se completa durante los primeros nueve meses de vida. Sin embargo, en algunos varoncitos, los testículos nunca llegan a descender.

Todos los niños tienen una retracción normal de los testículos bajo ciertas circunstancias, por ejemplo, cuando están sentados en agua fría (los testículos se suben temporalmente al canal inguinal, dando la sensación de que han desaparecido). Pero en general, cuando el niño tiene

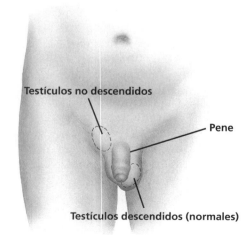

Testículos no descendidos

Pene

Testículos descendidos (normales)

una temperatura normal, los testículos deben estar bajos y dentro del escroto. En la mayoría de los casos se desconoce la causa de que los testículos no hayan descendido. Sin embargo, los siguientes factores pueden desempeñar un papel importante en algunos niños:

- Es posible que la madre o los testículos del mismo niño no segreguen suficientes hormonas para estimular el proceso normal de maduración y el descenso.

- Es posible que los testículos como tal no respondan normalmente a dichas hormonas.

- Un bloqueo físico puede impedir el descenso.

- En algunos casos el problema se debe al hecho de que la madre consumió productos hormonales mientras estaba embarazada (uno de los motivos por los cuales no es aconsejable tomar dichos medicamentos durante el embarazo).

Si a su hijo no le han descendido los testículos, tendrá el escroto pequeño y poco desarrollado. Si un solo testículo le ha descendido, probablemente el escroto se verá asimétrico (ocupado por un lado y vacío por el otro). Cuando a veces los testículos están dentro del escroto y en otras ocasiones se suben (por ejemplo cuando el niño tiene frío o está agitado), se dice que tiene testículos "retráctiles". Esta condición suele corregirse por sí sola a medida que el niño madura.

Un testículo que no ha descendido puede torcerse y, en el proceso, es posible que no le llegue suficiente sangre, provocando dolor en la región inguinal o escrotal. Si la situación no se corrige, el testículo puede quedar gravemente lesionado para siempre. Por lo tanto, si su hijo tiene un testículo no descendido y empieza a quejarse de dolor en la zona inguinal o escrotal, llame de inmediato al pediatra.

Los testículos no descendidos deben volverse a examinar en cada chequeo médico. Si no han descendido para cuando el niño tenga uno o dos años, se deberá iniciar el tratamiento.

Tratamiento

Los testículos no descendidos se pueden tratar con inyecciones de hormonas y/o cirugía. Cuanto más bajos estén los testículos, más probabilidades hay de que las inyecciones hormonales sean efectivas. En la mayoría de los casos se empieza con el tratamiento hormonal, y si no surte efecto, se recurre al procedimiento quirúrgico. En ocasiones también se detecta una hernia inguinal (vea la página 564) que puede ser corregida al mismo tiempo.

Si se permite que el niño continúe teniendo los testículos altos después de los dos años de edad, tendrá más probabilidades de no poder engendrar hijos (ser infértil). También será ligeramente más propenso a tener tumores en los testículos cuando sea adulto, en particular si se deja el testículo en la posición anormal. Afortunadamente, un tratamiento oportuno y adecuado podrá evitar todas estas complicaciones.

Válvulas uretrales

La orina sale de la vejiga a través de un conducto llamado uretra, que en los varoncitos pasa a través del pene. Durante las primeras fases del desarrollo fetal, hay unas pequeñas "válvulas" a la entrada de la uretra que obstruyen el paso de la orina. Estas válvulas normalmente desaparecen bastante tiempo antes del nacimiento, de tal modo que la orina pueda fluir libremente por el extremo del pene, aunque a veces permanecen aún durante la última etapa del embarazo y siguen bloqueando el flujo de orina. En algunos niños, estas válvulas —denominadas válvulas uretrales posteriores— pueden estar presentes después del nacimiento, causando problemas serios al interferir con el flujo normal de la orina.

A menudo estas válvulas se pueden detectar durante el embarazo. Se sospecha que están presentes si parece haber una reducción en la cantidad de líquido amniótico. En tal caso, es aconsejable consultar con un urólogo pediátrico antes de que nazca el bebé.

En muchas ocasiones las válvulas uretrales posteriores no se descubren sino hasta después del parto, cuando el pediatra percibe que la vejiga del bebé está distendida o agrandada. Otras posibles señales de alarma son el goteo continuo de orina y un chorro débil al orinar. Si nota estos síntomas en su hijo, informe al pediatra cuanto antes.

Las válvulas uretrales posteriores requieren atención médica inmediata para evitar infecciones graves en las vías urinarias o lesiones renales. Si la obstrucción es severa, la orina puede regresar a través de los uréteres (los conductos que hay entre la vejiga y los riñones), creando una presión que puede lesionar los riñones.

Tratamiento

Si un niño tiene válvulas uretrales posteriores, es posible que el pediatra le pase un pequeño tubo a través del pene hasta la vejiga para aliviar temporalmente la obstrucción. Después solicitará radiografías de vejiga y riñones para confirmar el diagnóstico y determinar si se ha lesionado la parte superior del tracto urinario. Si la obstrucción es severa, significa que ha estado presente desde comienzos del embarazo. En dicho caso puede haber lesiones renales y de la vejiga. El pediatra consultará con un nefrólogo o con un urólogo pediátrico, quien podría extirpar las válvulas quirúrgicamente.

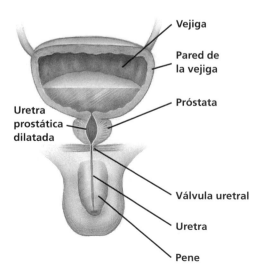

Vejiga

Pared de la vejiga

Próstata

Uretra prostática dilatada

Válvula uretral

Uretra

Pene

Adherencias labiales

Bajo circunstancias normales los pliegues de la piel (labios) que rodean la entrada de la vagina están separados. En casos muy raros crecen juntos, obstruyendo total o parcialmente el orificio vaginal. Esta condición, que recibe el nombre de adherencias labiales, puede ocurrir durante los primeros meses de vida o —con menos frecuencia— un poco más adelante, si hay una constante irritación o inflamación de esta zona. En estos casos, la causa más frecuente suele ser la dermatitis del pañal, el contacto con detergentes fuertes o el uso de pantaloncitos de fibras sintéticas. Generalmente las adherencias labiales no causan síntomas, pero pueden dificultar la micción y hacer que la niña sea más propensa a infecciones urinarias. Si el orificio vaginal está completamente cerrado, se podrían acumular orina y secreciones vaginales detrás de la obstrucción.

Tratamiento

Si la entrada de la vagina de su hija parece estar total o parcialmente obstruida, informe al pediatra, quien examinará a la niña y le dirá si necesita algún tratamiento. Al principio, el médico intentará separar los labios con delicadeza. Si el tejido que los une es muy fino, es posible que esta leve presión haga que se abra el orificio vaginal.

Si el tejido que conecta los labios es demasiado grueso, es probable que el médico le recete una pomada que contiene la hormona femenina estrógeno, para que se la aplique a su hija sobre esta zona, mientras va separando los labios con delicadeza. Una vez separados, deberá seguir aplicando la pomada durante un tiempo breve (de tres a cinco días) hasta que la piel de ambos lados haya sanado por completo.

En algunas ocasiones, las adherencias vuelven a presentarse en cuanto se suspende la pomada. Sin embargo, éstas desaparecen definitivamente en

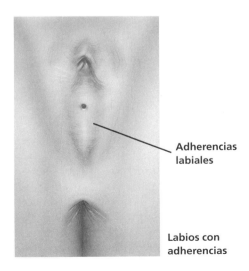

Labios mayores

Labios menores

Labios normales

Adherencias labiales

Labios con adherencias

la pubertad. En casos muy raros, las adherencias (el tejido con aspecto de cicatriz que crece entre los labios y que los mantiene unidos) son tan gruesas, que bloquean la salida de la orina por completo. En dicha situación deben ser separadas por un médico.

Estenosis meatal

El meato es el orificio a través del cual pasa la orina. A veces, particularmente en niños que han sido circuncidados, la irritación de la punta del pene provoca la formación de tejido cicatrizado alrededor del meato, haciéndolo más estrecho. Esta estrechez, denominada estenosis meatal, puede desarrollarse en cualquier momento de la niñez, pero es más frecuente entre los tres y los siete años de edad. Se trata de un trastorno relativamente raro.

Los niños con estenosis meatal tienen un chorro de orina muy reducido que sale en una dirección anormal. Suelen tardar más en orinar y les cuesta vaciar la vejiga por completo. En casos muy aislados, este trastorno puede traer como resultado infecciones urinarias reiteradas. La estenosis meatal es muy rara en las niñas.

Tratamiento

Si usted nota que el chorro de orina de su hijo es muy fino o reducido, si debe hacer mucho esfuerzo al orinar, o si gotea o salpica mucha orina, hable con el pediatra. Aunque la estenosis meatal no es una condición seria, debe ser evaluada por un pediatra para saber si requiere de cirugía. La operación es menor y por lo general se hace bajo anestesia local. El niño tendrá pequeñas molestias después de la intervención, pero éstas deberán desaparecer en muy poco tiempo.

Prevención

Reducir la irritación provocada por los pañales, los detergentes y la ropa interior húmeda y áspera puede ayudar a prevenir esta condición.

Infecciones de las vías urinarias

Las infecciones de las vías urinarias son bastante comunes en la población infantil, particularmente entre las niñas. En general se deben a bacterias que ingresan por la uretra, aunque también pueden producirlas bacterias procedentes de otras partes del cuerpo que han sido transportadas a los riñones por la sangre. A medida que las bacterias se desplazan por las vías urinarias, pueden provocar infecciones en diversas partes. El término *infección de las vías urinarias* es un vocablo general que cubre las siguientes infecciones específicas:

- *Cistitis:* infección de la vejiga
- *Pielonefritis:* infección de la pelvis renal (la parte de los riñones que recolecta la orina) y el riñón
- *Uretritis:* infección de la uretra

La vejiga es la parte más propensa a infectarse. La cistitis por lo general se debe a bacterias que ingresan al aparato urinario a través de la uretra.

En las niñas la uretra es muy corta, permitiendo que las bacterias lleguen fácilmente a la vejiga. Afortunadamente, estas bacterias suelen ser arrastradas por la orina.

La cistitis puede causar dolor en la parte inferior del abdomen, sensibilidad en esa zona, dolor al orinar, aumento de la frecuencia de orinar, sangre en la orina y fiebre. La infección de las partes altas de las vías urinarias (los riñones) provocan un dolor abdominal más generalizado y fiebre más alta, pero es menos probable que causen un aumento en la frecuencia de orinar o molestias al orinar. En general, la infección de las vías urinarias en los lactantes y niños pequeños (de dos meses a dos años de edad) pueden tener menos signos o síntomas reconocibles aparte de la fiebre; asimismo, tienen un mayor potencial de causar daños renales que en los niños mayores.

Las infecciones de las vías urinarias deben tratarse con antibióticos lo antes posible. Por tal motivo, si sospecha que su hijo ha contraído una infección de este tipo, debe comunicarse con el pediatra lo antes posible. Aun cuando el niño solo presente síntomas vagos o poco específicos, también se le debe hacer un análisis de orina, puesto que los síntomas podrían deberse a una infección crónica de las vías urinarias. Incluso en ausencia de síntomas, es recomendable que a todo niño en edad preescolar se le hagan análisis de orina rutinarios siguiendo el itinerario recomendado por la Academia Americana de Pediatría (vea las páginas 74 a 75), así como chequeos de la presión arterial en cada visita al pediatra.

Diagnóstico/Tratamiento

El pediatra le tomará la presión a su hijo y lo examinará para determinar si siente dolor al palparle la parte baja del abdomen, lo que podría indicar que tiene una infección en las vías urinarias. El médico querrá saber qué ha estado comiendo y bebiendo el niño, puesto que algunos alimentos que pueden irritar las vías urinarias provocan síntomas similares a los de una infección. (Las bebidas que contienen jugos cítricos, gas y cafeína pueden tener este efecto.)

El pediatra también necesitará una muestra de orina de su hijo. Esto debe hacerse mediante el método de recolección libre de contaminación, lo que requerirá de su colaboración. En primer lugar, utilice agua y jabón para limpiar el orificio uretral (si el niño no está circuncidado, retráigale el prepucio). A continuación, pídale al niño que comience a orinar, pero espere un rato antes de empezar a recoger la muestra en el recipiente que le ha suministrado el médico. De este modo, cualquier bacteria que esté presente en la parte externa del orificio uretral será arrastrada por la orina y no contaminará la muestra. (El mismo procedimiento de limpieza debe usarse con los lactantes, pero en su caso se les adhieren unos colectores especiales sobre el pene o el orificio vaginal hasta que orine.) Si el lactante está muy enfermo o tiene fiebre, puede ser necesario recolectar la orina a través de un pequeño tubo llamado catéter o bien extrayendo la orina directamente de la vejiga mediante una aguja que se inserta a través de la piel en la zona baja del abdomen.

La orina se analizará bajo el microscopio en busca de células sanguíneas o bacterias y se harán cultivos para identificar el tipo de bacteria presente. Si se sospecha que el niño tiene una infección, se le empezará a dar antibióticos, aunque es posible que la medicina deba cambiarse una vez que se obtengan los resultados definitivos del cultivo (que pueden tardar hasta cuarenta y ocho horas).

Los antibióticos se suelen recetar por un período de diez días a dos semanas. Es importante iniciar el tratamiento oportunamente con el fin de eliminar la infección y evitar que se propague, así como para reducir los riesgos de lesiones renales.

Cerciórese de darle a su hijo el curso completo del medicamento recetado, incluso si el malestar desaparece al cabo de pocos días. De lo contrario, es posible que las bacterias vuelvan a proliferar, provocando más infecciones y lesiones serias en las vías urinarias. Cuando concluya el tratamiento, se recogerá otra muestra de orina para verificar que la infección ha desaparecido y que no quedan restos de bacterias.

En la actualidad, la mayoría de los especialistas consideran que luego que un niño tiene una infección urinaria seria, se le deben practicar más pruebas (ultrasonido, radiografías o tomografías renales). Es posible que el pediatra también crea conveniente practicarle otras pruebas para analizar la función renal. Si alguno de los exámenes indica que el niño tiene una anomalía estructural que se debe corregir, el médico le recomendará que lleve al niño a un urólogo pediátrico o a un cirujano pediátrico.

Cuando mojan la cama o enuresis (incontinencia urinaria)

Después de que un niño ha aprendido a usar el inodoro (por lo común entre los dos y los cuatro años de edad), es bastante habitual que moje la cama de noche. Esto puede ocurrir tan a menudo como dos a tres veces por semana al principio de esta etapa, reduciéndose poco a poco en frecuencia hasta que desaparece por completo alrededor de los cinco años de edad.

El mejor modo de enfrentar el problema de la incontinencia (mojar la cama) es tomarlo como algo sin importancia que no merece castigos ni reprimendas. El hecho de que el niño moje la cama usualmente se debe a que su vejiga aún no es lo suficientemente grande como para retener toda la orina que produce durante la noche, o porque todavía no ha desarrollado la habilidad de despertarse al sentir la vejiga llena.

Algunos niños continúan mojando la cama de noche después de los cinco años de edad. Cuando esto solo se presenta en las noches, se denomina enuresis nocturna y suele afectar a uno de cada diez niños mayores de cinco años. Los varoncitos conforman dos tercios de este grupo, y por lo común hay un historial familiar de enuresis (casi siempre por parte del padre del niño). La razón de este trastorno no es del todo clara, pero podría estar relacionada con el tiempo que tarda cada niño en desarrollar el control de los sistemas nervioso, muscular y de alarma nocturna que indican que la vejiga está llena. El mojar la cama por lo general *no* se asocia a otros problemas físicos o emocionales.

Un número mucho más reducido de niños mayores de cinco años se orina durante el día, y un grupo aun más pequeño es incapaz de aguantar las ganas de orinar tanto de día como de noche. Cuando la incontinencia se presenta tanto de día como de noche, puede ser un indicio de un problema más complicado con la vejiga o los riñones.

Si su hijo moja la cama de noche, considere estas causas posibles:

■ Retraso en el desarrollo de la habilidad de despertarse cuando tiene la vejiga llena

■ Infección en las vías urinarias o irritación en la uretra como consecuencia de los baños de burbujas o detergentes en el agua de la tina, o en casos muy raros, sensibilidad a ciertos alimentos

■ Estreñimiento, lo que hace que el recto ejerza una presión adicional sobre la vejiga

■ Una señal temprana de diabetes mellitus (vea la página 825), de una infección en las vías urinarias (vea la página 732) o problemas emocionales originados por estrés o por un suceso que intranquilice al niño. Esto último es particularmente probable si el niño comienza a mojar la cama después de llevar un buen tiempo estando seco de noche.

Signos de que hay un problema

Cuando su hijo comienza a aprender a usar el inodoro, es normal que tenga algunos "percances". Por lo tanto, el hecho de que el niño siga mojándose no debe ser motivo de preocupación durante los primeros seis meses a un año a partir de que ha aprendido a usar el baño. Incluso después de pasado este período, sigue siendo normal que tenga uno que otro percance, pero la frecuencia debe ir disminuyendo de tal modo que, hacia los seis años de edad, solo tenga percances ocasionales durante el día, y quizás unos cuantos más de noche. Si su hijo continúa mojándose en los pantalones o en la cama con frecuencia, o si nota alguna de las señales que siguen a continuación, consulte con el pediatra.

■ Moja la ropa interior, el pijama y las sábanas de la cama a pesar de que usa regularmente el inodoro.

■ Se esfuerza mucho para orinar. La orina sale en forma de chorro muy fino o gotea después de orinar.

■ La orina del niño es turbia o de color rosado, o nota que hay manchas de sangre en sus pantaloncitos o en su pijama.

■ Tiene el área genital enrojecida o irritada.

■ Esconde la ropa interior para ocultar el hecho de que se ha orinado.

■ Se le escapa la orina tanto de día como de noche.

Tratamiento

El hecho de que un niño moje la cama de noche o que se orine durante el día cuando se está riendo, jugando o dedicado a una actividad física, es algo perfectamente normal hasta los cinco años de edad, más o menos, y por lo tanto no debe ser motivo de inquietud. Aunque estos episodios son un inconveniente para usted y pueden provocarle vergüenza al niño, tienden a desaparecer solos. Lo más probable es que no sea preciso realizar una evaluación médica a fondo. Sin embargo, el pediatra querrá resolver las siguientes preguntas:

- ¿Hay un historial familiar de enuresis?

- ¿Con qué frecuencia orina el niño y a qué horas del día?

- ¿En qué circunstancias se presentan los percances?

- ¿Es común que su hijo se orine cuando está muy activo o molesto o cuando está bajo mucho estrés?

- ¿Suele su hijo tener más percances después de tomar bebidas gaseosas, mucha agua o alimentos muy salados?

- ¿Ha detectado algo raro en la forma de orinar del niño o en el aspecto de su orina?

Si el pediatra sospecha que el niño tiene un problema médico, podría ordenar el análisis de una muestra de orina para determinar si hay signos de una infección urinaria (vea la página 732). En caso de que se detecte una infección, ésta se tratará con antibióticos, lo que a su vez podría eliminar la enuresis. Sin embargo, el problema no suele deberse a una infección.

Si hay otros indicios de que la enuresis se debe a algo más que un simple retraso en el desarrollo de la respuesta adecuada ante una vejiga llena y el mojarse persiste más allá de los cinco años de edad, el pediatra solicitará más pruebas, como radiografías de la vejiga o de los riñones. Si se detecta una anomalía, el médico le recomendará consultar con un urólogo pediátrico.

En caso de que la enuresis no tenga causas físicas en un niño mayor de cinco años y el problema esté afectando significativamente a la familia, es posible que el pediatra le recomiende un programa de tratamiento en el hogar. Éste variará dependiendo de si el niño se moja de día o de noche.

Tratamiento en casa de la enuresis diurna en un niño que ya sabe usar el inodoro

1. Para evitar las irritaciones en el área genital, absténgase de usar detergentes fuertes para lavar la ropa interior del niño, así como productos de burbujas para la tina del baño. Asimismo, use jabones suaves para bañar al niño y aplíquele vaselina para proteger las zonas irritadas por el agua y la orina.

2. Elimine de la dieta del niño los alimentos que estimulan la producción de orina y la irritación:
   - Agua en exceso
   - Bebidas que contienen cafeína

3. Evite el estreñimiento o trátelo si éste llega a presentarse (vea la página 548).

4. Ensaye un programa de orinar cada cierto tiempo, recordándole a su hijo que vacíe la vejiga cada dos horas, más o menos, en lugar de esperar hasta que sienta la necesidad imperiosa de ir al baño, lo que para entonces puede ser muy tarde.

Tratamiento en casa para la enuresis nocturna después de los cinco años

El siguiente plan suele surtir efecto, pero es importante que hable con el pediatra antes de ponerlo en práctica.

1. Explíquele el problema a su hijo, haciendo énfasis en que usted sabe que él no tiene la culpa.

2. Limítele la cantidad de líquido antes de acostarse.

3. Pídale que use el inodoro justo antes de acostarse.

4. Si el niño lleva durmiendo una hora o más cuando *usted* se va a acostar, despiértelo para que vuelva a ir al baño. (Esto puede ser difícil si tiene un sueño muy profundo.)

5. Recompénselo cuando se despierte "seco", pero no lo castigue si ha mojado la cama. Esto es muy importante puesto que se trata de un asunto emocional que los afecta a ambos.

Si su hijo sigue mojando la cama al cabo de uno a tres meses de haber iniciado este plan, es posible que el pediatra le recomiende utilizar una alarma especial que avisa cuando el niño moja la cama. La alarma despertará al niño automáticamente tan pronto como empiece a mojarse, de tal modo que se pueda levantar para acabar de orinar en el baño. El método de condicionamiento resulta efectivo en cerca de la mitad a tres cuartos de los niños que lo ensayan, si se utiliza consistentemente y siguiendo las indicaciones del pediatra.

Si el sistema de alarma no soluciona el problema después de tres o cuatro meses, es posible que el pediatra le recete al niño un medicamento por vía oral, pero esto debe ser el último recurso. Aunque el medicamento puede ser efectivo, podría tener efectos adversos, como aceleración del ritmo cardíaco, intranquilidad y cambios en la presión arterial.

Cuando ningún tratamiento funciona

Un número reducido de niños que sufren de enuresis no responden a tratamiento alguno. Sin embargo, casi todos acaban superando el problema en la adolescencia. Sólo uno de cada cien adultos moja la cama de forma persistente. Hasta que su hijo pueda superar este problema, necesitará del apoyo familiar y quizás de los consejos del pediatra o de un profesional de salud mental especializado en niños. De cualquier forma, el niño debe entender que puede seguir esforzándose por solucionar el problema y tratar de aumentar la capacidad de su vejiga (aguantando las ganas de orinar cada vez que sienta la necesidad de ir al baño), así como evitar consumir grandes cantidades de bebidas que estimulan la producción de orina. Puesto que la enuresis nocturna es un problema bastante habitual, se promocionan muchos aparatos y programas de tratamiento que se compran por correo. Sin embargo, tenga cuidado ya que abundan las falsas promesas. El pediatra de su hijo sigue siendo la fuente más confiable y usted debe pedirle su opinión antes de pagar o iniciar cualquier sistema de terapia.

25

Cabeza, cuello y sistema nervioso

Autismo

El autismo es un trastorno serio de carácter emocional, social y de conducta que afecta a la persona de por vida. Aunque tradicionalmente se ha considerado un trastorno raro, el número de casos reportados ha aumentado en años recientes. Los niños que sufren de autismo (o de trastorno de espectro autístico) pueden desarrollar diversos comportamientos, incluyendo un retraso o anormalidad en sus destrezas de comunicación y un uso poco habitual del lenguaje. Los síntomas y su severidad presentan una amplia gama, desde manifestaciones leves hasta discapacidades severas.

La genética parece desempeñar un papel en el autismo, aunque también puede haber otras causas. A pesar de que existe la inquietud entre algunos padres de un posible vínculo entre el autismo y ciertas vacunas infantiles (en particular la vacuna triple vírica contra el sarampión, las paperas y la rubéola), no existe evidencia científica que respalde dicha asociación.

El autismo ocurre casi cuatro veces más a menudo en los varones que en las niñas y afecta alrededor de uno de cada mil niños. Por lo general se hace evidente en los primeros tres años de vida. Es uno de los varios *trastornos penetrantes del desarrollo* (PDD, por sus siglas en inglés), dentro de los cuales también figura el síndrome de Asperger, otra categoría de niños con este tipo de problemas. El término *trastorno de espectro autístico* (ASD, por sus siglas en inglés) también se emplea para describir el autismo y sus condiciones relacionadas. El término se ha venido usando para describir a todas aquellas personas que sufren una amplia gama de discapacidades funcionales, incluyendo el autismo, el síndrome de Asperger y el autismo de alta funcionalidad. La mayoría de los médicos actualmente consideran que el autismo no es una afección distintiva, sino más bien una serie de trastornos en el desarrollo cerebral.

He aquí algunas características que suelen verse en los niños que padecen de autismo, a pesar de que los signos y síntomas pueden diferir de un niño a otro.

- Algunos niños nunca desarrollan la habilidad de hablar o pueden tener un retraso o un pobre desarrollo en sus destrezas de lenguaje. Es posible que empleen las palabras sin darles el significado común o simplemente limitarse a repetir lo que otros dicen (lo que se conoce como ecolalia).

- Es posible que no sean capaces de entender lo que se les dice o que no interpreten o respondan apropiadamente a las señales que reciben, tales como las expresiones faciales y el lenguaje corporal.

- Estos niños pueden ser retraídos y tener dificultad para relacionarse con otras personas y establecer contacto visual. Es posible que no estén conscientes de su entorno.

- Su conducta y movimientos corporales a veces son repetitivos y buscan estimularse a sí mismos (mecerse, batir los brazos, enrollarse el pelo). También pueden hacer cosas con las que se causan daño (golpearse la cabeza, morderse), así como mostrarse agresivos y tener rabietas.

- Es posible que se molesten cuando se les cambia su rutina diaria (como por ejemplo, las horas de las comidas).

- Pueden tener una gama muy limitada de intereses y actividades. Es posible que al jugar no manifiesten la creatividad e imaginación que se asocia con el juego infantil ya que tienden a preferir las actividades repetitivas.

- Es posible que empleen los juguetes de un modo para el cual no fueron diseñados.

- En muchos casos, estos niños padecen de retraso mental.

Se considera que los niños que sufren del síndrome de Asperger están en el extremo de más alta funcionalidad del espectro autístico. Pero aunque estos niños tienen buenas destrezas de lenguaje, es habitual que sus destrezas sociales sean muy deficientes y que les cueste trabajo entender cómo deben interactuar con los demás. Es posible que estén embebidos en su "propio mundo" y que muestren muy pocas expresiones faciales.

Otros trastornos que se incluyen dentro del espectro autístico son el síndrome de Rett (en el que el niño adquiere destrezas tales como hablar y caminar, pero gradualmente las van perdiendo), así como el trastorno desintegrativo infantil (una discapacidad severa de las funciones mentales y sociales) y trastornos penetrantes del desarrollo no especificados (PDD-NOS, por sus siglas en inglés).

Diagnóstico

Si le inquieta el pobre desarrollo lingüístico y social de su hijo, o si ha notado otro de los signos que se acaban de mencionar, hable con su pediatra. No existe una prueba de laboratorio para diagnosticar el autismo ni hay un conjunto particular de síntomas que siempre estén presentes. El diagnóstico se hace en presencia (o ausencia) de una serie de síntomas. Un médico o un equipo de especialistas en salud con experiencia en autismo debe hacer el diagnóstico. Estos especialistas por lo general se hallan en los centros médicos principales. Su pediatra puede referirlo a uno de ellos.

Tratamiento

No existe una cura conocida para el autismo y otros trastornos penetrantes del desarrollo. Un niño autista necesitará servicios especializados con el propósito de aprender a afrontar el trastorno. Un diagnóstico y tratamiento oportunos son importantes, ya que pueden mejorar la habilidad del niño autista de llevar una vida más funcional.

Algunos niños que sufren de autismo tienen un mejor desempeño escolar cuando asisten a escuelas especializadas, particularmente si reciben atención personalizada o están en clases pequeñas. Pueden beneficiarse de programas de educación especial que les ayudan a desarrollar el lenguaje y mejorar sus destrezas sociales. Hay ocasiones en que se recetan medicamentos para manejar las dificultades de conducta que pueden presentarse

a raíz del autismo y otros trastornos relacionados.

Tenga en cuenta, sin embargo, que los niños que sufren de autismo y otros tipos de trastornos de espectro autista pueden variar considerablemente en términos de su habilidad para desempeñarse en el mundo así como en su comportamiento y capacidad intelectual. Los niños que padecen del síndrome de Asperger, por ejemplo, a menudo pueden vivir solos como adultos y llevar vidas más independientes que aquellos que sufren otras formas de autismo.

El pediatra podrá ayudarle a localizar las agencias comunitarias que prestan servicios para este tipo de niños, así como redes de apoyo familiar, consejería y grupos que luchan por su causa. Si realiza una búsqueda por Internet, diríjase a fuentes confiables de información y educación, como *Autism Society of America,* www.autism-society.org; 1-800-328-8476 (Sociedad Americana de Autismo).

Si a uno de sus hijos se le diagnostica con autismo, hay un mayor riesgo (aproximadamente de un 3 a un 7 por ciento) de que el mismo trastorno se presente en otros hijos que tenga. Pregúntele al pediatra si considera necesario que reciba servicios de consejería para evaluar el riesgo.

Meningitis

La meningitis es una inflamación de las membranas que recubren el cerebro y la médula espinal. A veces la inflamación afecta al cerebro como tal. Si se diagnostica a tiempo y se trata adecuadamente, un niño que padece de meningitis tiene buenas probabilidades de mejorar sin sufrir mayores complicaciones.

Hoy en día la mayor parte de los casos de meningitis se deben a virus. La forma *viral* por lo común no es grave, excepto cuando afecta a lactantes menores de tres meses de edad. Si se determina que la meningitis es de origen viral, no es preciso tratarla con antibióticos y se presume que el niño se recuperará sin problemas. La meningitis *bacteriana* (en la que están implicados diversos tipos de bacterias) es una enfermedad más seria. Ocurre con muy poca frecuencia, pero cuando se presenta pone en riesgo sobre todo a los niños menores de dos años.

Las bacterias que causan la meningitis a menudo se hallan en la boca y la garganta de niños sanos, pero esto no implica que vayan a contraer la enfermedad. Esto solo sucede cuando las bacterias ingresan al torrente sanguíneo.

Todavía no se sabe con precisión por qué algunos niños contraen la meningitis y otros no, pero lo que sí es un hecho es que ciertos grupos son más propensos a la misma. Entre éstos figuran los siguientes:

- Bebés, especialmente si son menores de dos meses (Puesto que su sistema inmunológico no se ha desarrollado por completo, es más fácil que las bacterias penetren al torrente sanguíneo.)

- Niños que tienen infecciones recurrentes de los senos paranasales (sinusitis)

- Niños que recientemente sufrieron de una lesión en la cabeza de carácter serio o una fractura craneal

- Niños a los que se les acaba de practicar una intervención quirúrgica en el cerebro

Antes de que existieran los antibióticos (medicamentos que combaten las bacterias), nueve de cada diez niños que contraían la meningitis bacteriana fallecían. Los que sobrevivían en su mayoría quedaban con retraso mental o sordera permanente, o bien con una tendencia a sufrir de convulsiones. Hoy en día, el pronóstico es mucho más alentador. Si la meningitis se diagnostica y se trata a tiempo, siete de cada diez niños afectados se recuperan sin ninguna complicación. Incluso si se presenta algún problema, éste suele ser leve y pasajero. Sin embargo, las pérdidas auditivas siguen siendo una secuela importante, frecuente y duradera. La meningitis debe detectarse en su etapa temprana y ser tratada drásticamente. De ahí la importancia de comunicarse con el pediatra de inmediato si su hijo presenta alguna de las siguientes señales de alarma.

Si su hijo tiene menos de dos meses: La presencia de fiebre, falta de apetito, desgano o aumento del llanto e irritabilidad, es motivo suficiente para llamar al pediatra. A esta edad, los síntomas de la meningitis pueden ser muy sutiles y difíciles de detectar. Por lo tanto, es preferible acudir al médico pronto y estar equivocado, que llamar demasiado tarde.

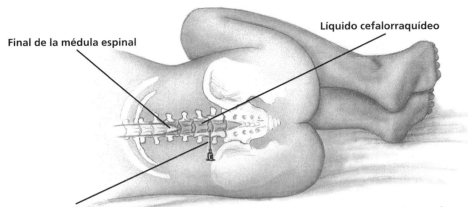

Final de la médula espinal

Líquido cefalorraquídeo

Aguja de punción lumbar

La punción lumbar se practica en el espacio que hay debajo de la médula espinal, de tal modo que la aguja no toque la médula.

Si su hijo tiene entre dos meses y dos años: Éste es el grupo de edad más propenso a contraer la meningitis. Esté pendiente de síntomas como fiebre, vómitos, pérdida del apetito, irritabilidad extrema o somnolencia excesiva. (Los momentos de irritabilidad pueden ser intensos y el sueño tan profundo que quizás sea imposible despertarlo.) La fiebre que viene acompañada de convulsiones podría ser el primer indicio de meningitis, aunque la mayoría de los episodios breves y generalizados (los denominados tónico clónicos) resultan ser simples convulsiones febriles y no implican que el niño tenga meningitis. (Vea *Convulsiones,* página 748.)

Si su hijo tiene de dos a cinco años de edad: Además de los síntomas antes citados, un niño de esta edad que tenga meningitis podría quejarse de dolor de cabeza, dolor de espalda o rigidez en la nuca. También puede sentir fastidio ante las luces brillantes.

Tratamiento

Si después de examinar a su hijo el pediatra sospecha que tiene meningitis, solicitará un análisis de sangre en busca de una infección bacteriana, así como una punción lumbar para extraerle líquido cefalorraquídeo. Este procedimiento consiste en insertar una aguja especial en la parte baja de la espalda para extraer una muestra de líquido. Si hay indicios de infección en el líquido extraído, se confirmará el diagnóstico de meningitis bacteriana. En tal caso, el niño deberá ser hospitalizado para que le administren antibióticos por vía intravenosa y tenerlo bajo observación por si se presentan complicaciones. Durante los primeros días de tratamiento, es posible que su hijo no pueda beber ni comer nada, por lo que le administrarán fluidos por vía intravenosa a fin de suministrarle las medicinas y nutrientes que necesita. En ciertos tipos de meningitis, el tratamiento debe prolongarse de siete a veintiún días, dependiendo de la edad del niño y de la bacteria especifica que se haya identificado.

Prevención

Ciertos tipos de meningitis bacteriana se pueden prevenir con vacunas o antibióticos. Pregúntele al pediatra sobre lo siguiente:

Vacuna contra la Hib (*Haemophilus influenzae* tipo b)

Esta vacuna reduce la posibilidad de que un niño sea contagiado con la bacteria *Haemophilus influenzae* tipo b (Hib), que fue la causa principal de meningitis bacteriana entre la población infantil antes de que esta vacuna saliera al mercado. La vacuna se administra a los niños en forma de inyección a los dos, cuatro y seis meses de edad y, nuevamente, entre los doce y los quince meses de edad. (Algunas vacunas combinadas podrían permitirle al médico omitir la última dosis.)

Vacuna contra el neumococo

Esta vacuna ayuda a prevenir muchas infecciones serias provocadas por la bacteria que conocemos como *neumococo,* incluyendo meningitis, sepsis (una infección en la sangre) y neumonía. Llamada Prevnar o PCV7 (o la vacuna neumocócica conjugada heptavalente), se recomienda iniciarla a los dos meses de edad, con dosis adicionales a los cuatro, los seis y entre los doce y los quince meses de edad. Algunos niños que son más vulnerables a contraer infecciones graves (como aquéllos que tienen un funcionamiento anormal del sistema inmunológico o padecen de anemia falciforme, ciertos problemas renales y otras afecciones crónicas), podrían recibir una vacuna adicional contra el neumococo entre los dos y los cinco años de edad. Su médico podrá elegir entre dos tipos de vacunas para esta dosis adicional.

Rifampicina

Si su hijo ha estado en contacto —ya sea en la casa o en la guardería— con un niño que padece de meningitis provocada por las bacterias *Haemophilus influenzae* o la bacteria *meningococo,* se le debe administrar un antibiótico llamado rifampicina para evitar que se contagie. En algunos casos, los adultos que han tenido contacto íntimo con alguien que tenga una meningitis bacteriana también deben recibir el medicamento durante cierto tiempo. El pediatra le indicará con qué frecuencia y por cuánto tiempo debe medicar a su hijo. Si el niño presenta alguno de los síntomas de la meningitis, aun cuando esté tomando la medicina, llame al pediatra de inmediato.

Mareos provocados por el movimiento

El mareo se presenta cuando el cerebro recibe señales contradictorias que vienen de las partes del cuerpo encargadas de percibir el movimiento: el oído interno, los ojos y los nervios de las extremidades. Bajo circunstancias normales, las tres áreas responden al mismo tiempo a cualquier movimiento. Pero cuando las señales que se reciben y envían no son consistentes —por ejemplo, cuando usted observa un movimiento rápido en una pantalla de cine, sus ojos perciben el movimiento pero su oído interno y articulaciones no— el cerebro recibe señales contradictorias y activa una respuesta que puede provocarle malestar. Lo mismo ocurre cuando un niño está sentado tan bajo en el asiento trasero de un automóvil en marcha, que no puede ver lo que hay afuera. Su oído interno percibe el movimiento, pero sus ojos y articulaciones no.

El mareo provocado por el movimiento suele comenzar con una vaga sensación de malestar estomacal (náuseas), sudor frío, fatiga y pérdida del apetito. Estos síntomas se intensifican hasta que se presenta el vómito. Es posible que un niño pequeño no sepa describir las náuseas con palabras, pero lo demostrará poniéndose pálido e intranquilo, bostezando y llorando. Después perderá el interés por la comida (hasta por las cosas que más le gustan) y al final, vomitará.

No se sabe por qué algunos niños son más propensos a marearse que otros, pero es muy posible que se deba a una mayor sensibilidad a la respuesta del cerebro ante el movimiento. Esta respuesta puede verse afectada por viajes anteriores que le han producido malestar al niño, pero suele mejorar con la edad.

Los mareos son más frecuentes en el primer vuelo o viaje en barco, o cuando el movimiento es muy intenso, como por ejemplo, cuando el mar está picado o hay turbulencias aéreas. El estrés y la ansiedad también pueden desencadenar o intensificar este problema.

Es habitual que los niños que han tenido tendencia a los mareos desarrollen con el tiempo migrañas.

Cómo actuar

Si su hijo comienza a dar indicios de que se ha mareado, lo mejor es suspender la actividad que está provocando el problema. Si van en el auto, detenga el vehículo apenas sea posible y permita que el niño salga y estire las piernas. Si el trayecto que recorren es largo, valdrá la pena que haga varias paradas cortas. Si el niño se marea mientras está en un columpio o tiovivo (calesita), detenga el movimiento cuanto antes y baje al niño del aparato.

Es posible que el pequeño esté molesto y asustado, así que trate de tranquilizarlo. De lo contrario, lo que debería ser algo divertido puede tornarse en una experiencia temible. Lo más importante es que no se enoje con el niño, puesto que el pequeño no puede controlar lo que le pasa. Procure apoyarlo en lo posible, o de lo contrario podría negarse a viajar en el futuro o tener una rabieta la próxima vez que usted le pida que se suba al auto o se monte a un avión o un barco.

Puesto que los niños suelen marearse más a menudo cuando van en auto, se han ideado muchas medidas preventivas para tal fin. Además de hacer paradas frecuentes, ponga en práctica las siguientes tácticas:

■ Coloque a su hijo pequeño en un asiento de seguridad debidamente aprobado. Si pesa más de 20 libras (9 kg) *y* tiene más de un año de edad, colóquelo mirando hacia adelante. No permita que se esté moviendo dentro del auto. (Algo que además no debe hacerse por motivos de seguridad.)

- Si su hijo no ha comido nada en las últimas tres horas, déle algo *ligero* de comer antes del viaje, lo que también es conveniente antes de realizar un viaje en barco o avión. Esto alivia las punzadas de hambre, que según parece, intensifican el malestar.

- Trate de distraerlo para que no piense en la sensación de mareo. Ponga la radio, canten o hablen.

- Sugiérale que mire a través de la ventana en lugar de hojear libros o jugar con algo.

Si ninguna de las tácticas anteriores resulta efectiva, detenga el auto y pídale que se acueste de espaldas por unos cuantos minutos (sin quitarse el cinturón de regazo) y que cierre los ojos. Un paño humedecido en la frente también tiende a aliviar los síntomas.

Si van a salir de viaje y su hijo es propenso a los mareos, puede darle un medicamento con anticipación para evitar problemas. Algunas de estas medicinas se venden sin receta, pero es conveniente que consulte con el pediatra antes de dárselas al niño. Aunque pueden ser efectivas, suelen causar efectos secundarios tales como adormilamiento (lo que significa que cuando lleguen a su destino, el niño podría estar demasiado cansado como para disfrutar de la ocasión), resequedad de boca y nariz y visión borrosa. Otras reacciones menos frecuentes son erupciones en la piel, cambios en la presión arterial, náuseas y vómitos. En algunos niños estas medicinas provocan agitación en lugar de

adormilamiento. Nunca se le debe poner a un niño pequeño parches contra el mareo.

Aunque no es habitual, los vómitos y el escaso consumo de líquidos que suelen acompañar a los mareos pueden provocar deshidratación (vea la página 552). Si cree que su hijo se está deshidratando, llévelo al consultorio pediátrico más cercano o a una sala de emergencia.

Si su hijo tiene síntomas de mareo en momentos en que no está en un aparato en movimiento —particularmente si además tiene dolor de cabeza, dificultad para oír, ver, caminar o hablar, o si tiene la mirada perdida— comuníqueselo al pediatra. Éstos podrían ser síntomas de algo distinto al mareo provocado por el movimiento.

Paperas

Las paperas es una infección viral que por lo general provoca inflamación de las glándulas salivales (encargadas de producir los jugos digestivos en la boca). Gracias a la vacuna triple vírica contra el sarampión, las paperas y la rubéola (denominada MMR en inglés), que se administra entre los doce y los quince meses de edad y una dosis de refuerzo entre los cuatro y los seis años de edad, la mayoría de los niños de hoy en día no contraen esta enfermedad. Sin embargo, si su hijo no ha sido inmunizado, es importante que usted sepa cómo identificar las paperas y distinguirla de otras afecciones similares.

La glándula parótida, localizada frente al oído y por encima del ángulo de la mandíbula, es la que suele verse más afectada por las paperas. Sin embargo, también pueden verse afectadas otras glándulas salivales situadas en la cara y alrededor de la misma. Aunque en los casos más leves no necesariamente se hincha la cara, una vez que un niño tenga el virus de las paperas en su organismo, quedará inmune al mismo.

El virus de las paperas se transmite cuando una persona infectada tose y salpica gotitas de saliva al aire o a sus manos. Si un niño inhala las partículas expulsadas, el virus pasará del sistema respiratorio al torrente sanguíneo y se instalará en sus glándulas salivales. En este punto el virus, por lo general, provoca la inflamación de las glándulas a los lados de una o ambas mejillas. Es posible que el niño también tenga fiebre por un lapso de tres a cinco días y que se queje de dolor cuando le toquen el área inflamada, al abrir la boca y al comer, sobre todo si se trata de alimentos que estimulan la producción de saliva. También puede tener náuseas, vómitos ocasionales, dolor de cabeza, debilidad general y falta de apetito.

Aparte de la inflamación de las glándulas salivales, también puede haber inflamación y dolor de las articulaciones. En los varones, la inflamación puede afectar a los testículos. En casos extremadamente raros, el virus puede provocar inflamación del cerebro tanto en niños como niñas e inflamación de los ovarios en las niñas.

Varios días antes de que la inflamación de las glándulas sea visible, el niño podrá contagiar las paperas a otras personas. Seguirá siendo contagioso hasta que la inflamación haya cedido, es decir por un lapso de al menos diez días desde la aparición del primer signo de inflamación.

Es importante tener en cuenta que la inflamación de las glándulas salivales puede deberse a otras infecciones aparte de las paperas. Esto explica el por qué muchos padres creen que sus hijos han tenido esta enfermedad más de una vez. Si a su hijo se le inflaman las mejillas y está vacunado contra las paperas o ya las tuvo, consulte con el pediatra para determinar la causa.

Tratamiento

No existe un tratamiento específico para las paperas, aparte de tratar de aliviar el malestar del niño haciendo que repose y tome muchos líquidos, así como dándole acetaminofén si tiene fiebre. Aunque un niño con paperas no tendrá muchas ganas de tomar líquidos, es conveniente tener a la mano un vaso con agua o jugo de frutas que no sea cítrico y hacerlo

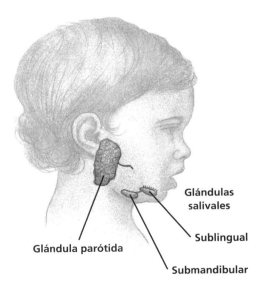

Glándulas salivales

Sublingual

Submandibular

Glándula parótida

tomar sorbos con frecuencia. Una forma de aliviar el dolor temporalmente es colocarle compresas tibias sobre la zona inflamada.

Los alimentos sólidos y difíciles de digerir pueden intensificar el dolor, ya que estimulan la producción de saliva de las glándulas afectadas. Por tal motivo, déle a su hijo alimentos blandos que no sean cítricos y que sean fáciles de masticar y tragar para que las glándulas inflamadas no tengan que esforzarse.

Si el estado de su hijo empeora o si se le presentan complicaciones como dolor en los testículos, un dolor abdominal muy fuerte o desgano extremo, comuníquese con el pediatra cuanto antes. Es posible que el médico quiera examinar al niño para ver si necesita un tratamiento especial. No obstante, es muy raro que las paperas provoquen este tipo de complicaciones.

Convulsiones, crisis convulsivas y epilepsia

Las convulsiones son cambios repentinos y temporales en el movimiento del cuerpo o en el comportamiento de la persona a causa de impulsos eléctricos anormales en el cerebro. Dependiendo de la cantidad de músculos que se vean afectados por los impulsos eléctricos, una convulsión puede provocar rigidez o relajación muscular extrema, lo que puede dar la impresión de que la persona se ha quedado paralizada temporalmente. A veces, los episodios convulsivos reciben el nombre de "ataques". Los términos *convulsión* y *crisis convulsiva* se suelen emplear indistintamente.

El tipo de convulsión más impresionante es la generalizada o que afecta a todo el cuerpo (denominada a veces "gran mal"), ya que causa movimientos rápidos y violentos y en ocasiones la pérdida de la conciencia. A veces empieza con movimientos focales (que solo afectan a una parte del cuerpo) y progresa a espasmos generalizados. Aproximadamente cinco de cada cien personas tienen convulsiones en algún momento de la niñez. En contraste, las convulsiones menores (denominadas crisis de ausencia o "petit mal") son episodios momentáneos en los que el niño se queda con la mirada perdida o fija en el vacío por un lapso de uno o dos segundos. Esto es más habitual en los niños pequeños y puede ser algo tan sutil, que no se detecte sino hasta que empieza a afectar el rendimiento escolar.

Las convulsiones febriles (convulsiones provocadas por una fiebre alta) ocurren entre tres y cuatro niños de cada cien, desde la infancia hasta los cinco años de edad. En muy raras ocasiones se presentan después de los cinco años y alrededor de la mitad de los niños que tienen una convulsión febril nunca vuelven a tener otra. Una convulsión febril puede causar reacciones tan leves como el poner momentáneamente los ojos en blanco o las piernas rígidas, o tan impactantes como una convulsión generalizada en las que el niño agita y retuerce todo el cuerpo. Las convulsiones febriles suelen durar menos de cinco minutos y por lo general el niño recupera enseguida su actitud normal. El riesgo de que el pequeño llegue a tener epilepsia en el futuro es extremadamente bajo.

El término *epilepsia* se usa para describir ataques convulsivos que se repiten durante un período de tiempo largo. A veces se conoce la causa de las convulsiones recurrentes (epilepsia sintomática) y a veces no (epilepsia idiopática). Los desequilibrios químicos en la sangre, los daños cerebrales debidos a una infección o lesión y la intoxicación con plomo, (vea la página 839), son algunas de las condiciones que pueden conducir a la epilepsia.

Algunos niños experimentan episodios repentinos que comprenden aguantar la respiración, desmayos, muecas faciales y contorsiones del cuerpo, así como trastornos inusuales en el sueño. Pueden ocurrir tan solo una vez o repetirse durante un período de tiempo limitado. Aunque estos episodios pueden parecerse a la epilepsia o a convulsiones reales, no lo son y requieren de un tratamiento bastante distinto.

Tratamiento

La mayoría de las crisis convulsivas desaparecen por su cuenta y no requieren tratamiento médico inmediato. Si su hijo tiene una convulsión, deberá protegerlo para que no se lastime. Colóquelo en una posición semi sentada o acuéstelo sobre un costado con las caderas en un nivel más alto que la cabeza para que no se atragante si llegara a vomitar.

Si la convulsión dura más de dos o tres minutos o presenta síntomas mucho más severos de lo habitual (dificultad para respirar, atragantamiento, piel amoratada, varios ataques seguidos), solicite ayuda médica de emergencia. Sin embargo, no deje al niño solo. Cuando el ataque haya pasado, llame al pediatra de inmediato para que examine al niño en el consultorio o en la sala de emergencias más cercana. Asimismo, llame al médico si su hijo está tomando una medicina anticonvulsiva, puesto que el episodio podría significar que hay que ajustar la dosis del fármaco.

Si su hijo tiene fiebre, el pediatra lo examinará para saber si hay una infección presente. Si el niño no tiene fiebre y ésta es la primera vez que tiene una convulsión, el médico tratará de determinar si hay otras posibles causas. Para tal fin le preguntará si hay un historial familiar de convulsiones o si el niño tuvo recientemente una lesión craneal. Examinará al niño y además podría ordenar análisis de sangre, radiografías o un electroencefalograma (EEG) que medirá la actividad eléctrica del cerebro. A veces se realizará una punción lumbar para obtener una muestra de líquido cefalorraquídeo que al ser analizado podrá detectar algunas de las causas de las convulsiones como meningitis, que es una infección de las membranas que recubren el cerebro (vea la página 741). Si no encuentra una explicación o causa de las convulsiones, el médico podría consultar con un neurólogo pediátrico, quien se especializa en trastornos del sistema nervioso.

Si su hijo ha tenido una convulsión febril, el médico podría recomendarle que controle la fiebre dándole acetaminofén y baños de esponja. Sin embargo, si se detecta una infección bacteriana, probablemente le recetará un antibiótico. Si la causa de las convulsiones es una infección seria, como la meningitis, el niño tendrá que ser hospitalizado para recibir el tratamiento adecuado. Cuando las convulsiones se deben a cantidades anormales de azúcar, calcio o magnesio en la sangre, también podría ser preciso hospitalizar al niño para detectar y corregir el desequilibrio.

Si se le diagnostica epilepsia a su hijo, es muy posible que le receten medicamentos anticonvulsivos. Cuando se mantienen las dosis adecuadas, estos fármacos casi siempre pueden controlar las convulsiones por completo. A partir de que el niño comience a tomar la medicina, deberán hacérsele análisis de sangre periódicamente para verificar que esté recibiendo la cantidad adecuada. También es posible que deban practicársele electroencefalogramas periódicos. El medicamento por lo general, no se suspenderá hasta que el niño lleve uno o dos años sin haber tenido una crisis convulsiva.

Por muy impresionante que sea una convulsión, alienta saber que la probabilidad de que su hijo sufra otra se reduce significativamente a medida que el niño crece. (Sólo uno de cada cien adultos tiene convulsiones alguna vez.) Lamentablemente, aún hay muchos malentendidos y confusiones sobre las convulsiones, por lo que es muy importante que los amigos y maestros del niño entiendan exactamente en qué consiste este trastorno. Si necesita ayuda o información adicional, hable con el pediatra o póngase en contacto con la sucursal local o estatal de la *Epilepsy Foundation* (Fundación de la Epilepsia).

Sinusitis

La sinusitis es una inflamación de uno o más de los senos paranasales (o cavidades óseas) que rodean la nariz. Suele presentarse como una complicación de una infección viral que afecta a las vías respiratorias altas o una reacción alérgica en niños mayores de dos años de edad. Esta afección causa inflamación del tejido que recubre la nariz y los senos paranasales. La inflamación obstruye el conducto que normalmente permite que los senos drenen hacia la parte posterior de la nariz, de tal modo que se llenan de fluido. Aunque el soplarse la nariz y sorber la mucosidad suelen ser respuestas naturales a este bloqueo, pueden empeorar la situación al empujar las bacterias de la parte posterior de la nariz a los senos paranasales. Al no haber un drenaje apropiado, las bacterias proliferarán en el interior de éstos, provocando una infección.

Hay varios signos de sinusitis que le indicarán la necesidad de llamar al pediatra:

- Persistencia de los síntomas de un resfriado o de una infección de las vías respiratorias altas, incluyendo tos y mucha descarga nasal que dura por más de diez días, sin que haya mejoría. La mucosidad puede ser densa y amarilla o bien transparente o blanquecina, y la tos suele estar presente de día y de noche. Algunos niños que tienen sinusitis se levantan por la mañana con el área que rodea los ojos inflamada. Además, un niño en edad preescolar que tenga sinusitis, a veces puede sufrir de mal aliento además de los síntomas del resfriado. (Sin embargo, esto también podría significar que se ha metido algo dentro de la nariz, tiene la garganta irritada, o simplemente que no se está lavando bien los dientes.)

- El niño tiene un resfriado muy fuerte acompañado de fiebre alta y descarga nasal densa y amarillenta. Tal vez se levante en las mañanas con los ojos hinchados y tenga dolor de cabeza que según su descripción (si tiene la edad suficiente para explicarlo), se localiza detrás o arriba de los ojos.

En casos muy raros, una sinusitis puede propagarse a los ojos o al sistema nervioso central (el cerebro). Si esto ocurre, verá que el niño tiene los ojos hinchados no solo en la mañana sino durante todo el día, lo que debe ser motivo suficiente para llamar al pediatra. Si el niño tiene dolor de cabeza muy fuerte, le molesta la luz o está cada vez más irritable, es posible que la infección se haya extendido al sistema nervioso central. Esto es algo grave y requiere de atención médica inmediata.

Tratamiento

Si el pediatra sospecha que su hijo tiene sinusitis, le recetará un antibiótico que por lo general se debe tomar por un lapso de catorce a veintiún días. En cuanto el niño comience a tomar la medicina, los síntomas deben empezar a desaparecer con rapidez. En la mayoría de los casos la mucosidad se va aclarando y la tos va disminuyendo durante el curso de una a dos semanas. *Pero aun cuando el niño parezca estar mejor, debe seguir tomando los antibióticos durante el tiempo indicado por el médico.*

Si no hay indicios de mejoría al cabo de dos a tres días, es posible que el pediatra le haga unas pruebas complementarias. Dependiendo de los resultados, es posible que le cambie la medicación o que le añada otro fármaco para que lo tome por un período de tiempo más largo.

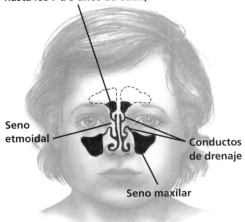

Senos frontales (no totalmente formados hasta los 7 a 9 años de edad)

Seno etmoidal

Conductos de drenaje

Seno maxilar

Torticolis

La torticolis es un trastorno que hace que un niño tenga la cabeza o el cuello ladeado o en una posición extraña. Es posible que recline la cabeza hacia uno de los hombros y que, cuando esté estirado boca abajo, apoye siempre el mismo lado de la cara en el colchón. Esto puede hacer que se le aplane un lado de la cabeza y que la cara parezca asimétrica. Si no se trata, la tortícolis puede provocar una deformación permanente de la cara, desigualdad craneal y limitación de los movimientos de la cabeza.

La tortícolis tiene diversas causas.

Tortícolis muscular congénita

Ésta es la causa más frecuente de tortícolis en niños menores de cinco años y se debe a una lesión en el músculo que conecta el esternón, la cabeza y el cuello (el esternocleidomastoideo). La lesión puede producirse durante el parto (particularmente en partos de nalgas y en partos primerizos difíciles), pero también puede ocurrir durante el embarazo. Sea cuál sea la causa, esta afección suele detectarse durante las primeras seis u ocho semanas de vida, cuando el pediatra se da cuenta de que el bebé tiene un bultito en el lado del cuello donde se produjo la lesión en el músculo. Más adelante, el músculo se contrae haciendo que la cabeza se ladee hacia el costado opuesto.

Síndrome de Klippel-Feil

En este trastorno que se encuentra presente al nacer, la inclinación del cuello se debe a que dos o más huesos del cuello se encuentran pegados entre sí. Los niños afectados por este síndrome pueden tener el cuello corto y ancho, implantación baja del cuero cabelludo y muy poca movilidad en el cuello.

Tortícolis provocada por una lesión o inflamación

Es más habitual en niños mayorcitos, hasta de nueve o diez años de edad. Este tipo de tortícolis se debe a una inflamación de la garganta causada por una infección de las vías respiratorias altas, un dolor de garganta, una lesión u otro factor desconocido. La inflamación, por causas que aún no están del todo claras, hace que el tejido que rodea la parte superior de la columna vertebral se afloje, permitiendo que las vértebras se salgan de su posición habitual. Cuando esto ocurre, los músculos del cuello se contraen, haciendo que la cabeza quede ladeada.

Tratamiento

Cada tipo de tortícolis requiere un tratamiento ligeramente distinto. Es muy importante aplicar el tratamiento temprano para solucionar el problema antes de que provoque deformaciones permanentes.

El pediatra examinará el cuello del niño y tal vez solicite radiografías de la zona afectada para identificar la causa del problema. Es posible que también solicite radiografías de las caderas,

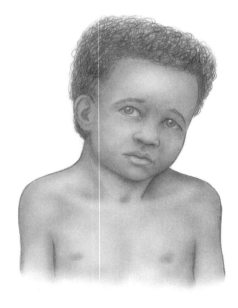

puesto que muchos niños que nacen con tortícolis muscular congénita también tienen displasia de cadera. Si el médico considera que el problema es muscular debido a una lesión del músculo esternocleidomastoideo relacionada con el parto, le indicará que inicie un programa de ejercicios con el fin de ir estirando poco a poco los músculos del cuello. El médico le enseñará lo que tiene que hacer para mover suavemente la cabeza del niño en el sentido opuesto al de la inclinación. Estos ejercicios deben hacerse varias veces al día, aumentando el movimiento de forma gradual conforme el músculo se vaya estirando.

Cuando acueste al niño, es recomendable colocarlo boca arriba o de lado, con la cabeza orientada en el sentido opuesto al del lado afectado. Puede acostarlo boca abajo siempre y cuando le permita girar la cabeza hacia el otro lado que no está lesionado y si mantiene esta posición mientras duerme. Cuando este despierto, colóquelo de tal modo que las cosas que quiera mirar (a través de la ventana, un móvil, ilustraciones, actividad de la gente) estén del otro lado donde tiene la lesión. De este modo, estirará el lado del músculo acortado mientras intenta mantener lo que le interesa dentro de su campo de visión. Estas estrategias sencillas curan este tipo de tortícolis en la gran mayoría de los casos, evitando que el niño tenga que ser operado más adelante.

Si el problema no se puede corregir con ejercicios ni con cambios en la postura del niño, el pediatra lo referirá a un ortopeda pediátrico. En algunos casos es necesario estirar quirúrgicamente el tendón afectado. Si la tortícolis de su hijo no es de tipo muscular congénito y las radiografías no detectan anomalías en la columna vertebral, podría ser necesario aplicar otros tratamientos, entre los que se incluyen reposo, uso de un collarín cervical especial, tracción, aplicación de calor sobre el área afectada, medicación y en casos muy raros, cirugía.

26

El corazón

Arritmias

El ritmo regular o latido del corazón se mantiene mediante un pequeño circuito eléctrico que corre a través de los nervios ubicados en las paredes del corazón. Cuando el circuito funciona correctamente, el latido del corazón es bastante regular, pero cuando hay un problema en dicho circuito, se puede presentar una arritmia o ritmo cardíaco irregular. Algunos niños nacen con anormalidades en el circuito cardíaco, pero las arritmias también se pueden presentar a causa de infecciones o desequilibrios químicos en la sangre.

El ritmo cardíaco de su hijo tendrá ciertas variaciones normales. La fiebre, el ejercicio, el llanto u otra actividad vigorosa hace que los latidos del corazón se aceleren. (Es por eso que el ritmo cardíaco se suele evaluar cuando la persona está en reposo.) Cuanto más pequeño sea su hijo, más rápido le latirá el corazón, aun estando en reposo. A medida que crezca, su ritmo cardíaco se irá haciendo naturalmente más lento. Por ejemplo, un ritmo cardíaco de 130 latidos por minuto en reposo es normal para un niño recién nacido, pero es demasiado rápido para un niño en reposo de seis años de edad. Un ritmo cardíaco de 50 a 60 latidos por minuto en reposo puede ser normal para un adolescente atlético, pero es anormalmente lento para un bebé.

Aun en los niños sanos, puede haber variaciones en el ritmo cardíaco, tales como cambios que ocurren solo a consecuencia de la misma respiración. Tales fluctuaciones normales se denominan arritmias sinusales y no requieren de una evaluación o tratamiento especial, puesto que no representan una afección cardíaca.

El corazón

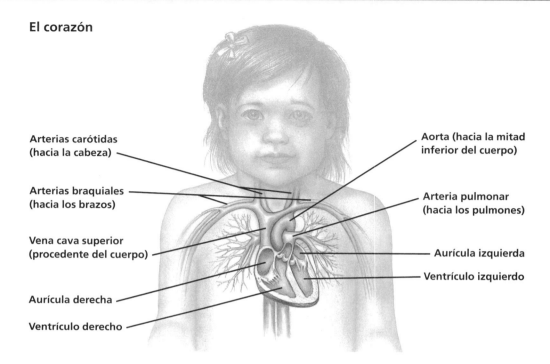

Arterias carótidas (hacia la cabeza)

Arterias braquiales (hacia los brazos)

Vena cava superior (procedente del cuerpo)

Aurícula derecha

Ventrículo derecho

Aorta (hacia la mitad inferior del cuerpo)

Arteria pulmonar (hacia los pulmones)

Aurícula izquierda

Ventrículo izquierdo

Los denominados latidos prematuros o extrasístoles son otra forma de ritmos irregulares que no requieren de tratamiento. Si esto le ocurre a su hijo, quizás le diga que siente como si el corazón le "saltara". El pediatra podría examinar al niño para ver si los latidos irregulares desaparecen con el ejercicio. De ser así, descartará una enfermedad cardíaca.

Si el pediatra considera que su hijo tiene una arritmia verdadera, podría significar que su ritmo cardíaco es más rápido de lo normal (taquicardia), muy rápido (flúter o aleteo), rápido e irregular (fibrilación), más lento de lo normal (bradicardia), o que tiene latidos aislados (latidos prematuros o extrasístoles). Aunque las arritmias propiamente dichas no son muy comunes, cuando se presentan

pueden ser graves, provocando desmayos e incluso fallo cardíaco. Afortunadamente, estas arritmias se pueden tratar con éxito mediante medicamentos o un tipo especial de cateterización cardíaca llamada ablación. De ahí la importancia de detectarlas lo antes posible.

Signos y síntomas

Si su hijo tiene una arritmia verdadera, es probable que el pediatra la detecte durante un chequeo rutinario. Sin embargo, si usted nota alguna de las siguientes señales de alarma entre una y otra visita pediátrica, avise al médico de inmediato.

- Su bebé se pone pálido y desanimado de repente; el cuerpo se le pone flácido.

- Su hijo se queja de que el corazón le está palpitando "muy rápido", aun cuando no esté haciendo ejercicio físico.

- Le dice que se siente mal, débil o mareado.

- Pierde el conocimiento o se desmaya.

Es *muy poco factible* que su hijo llegue a experimentar alguno de estos síntomas, pero si lo hace, el pediatra le mandará exámenes adicionales y posiblemente consulte con un cardiólogo pediátrico. Durante el proceso, los médicos podrían hacerle al niño un electrocardiograma (ECG), que permite hacer una distinción más clara entre una arritmia sinusal de carácter inofensivo y una arritmia verdadera. El electrocardiograma consiste sencillamente de una grabación de los impulsos eléctricos que hacen que el corazón palpite, permitiéndole al médico observar de cerca cualquier irregularidad.

Hay ocasiones en que las irregularidades en el ritmo cardíaco del niño son totalmente impredecibles y no se ponen de manifiesto cuando se le hace el electrocardiograma. En ese caso el cardiólogo podría sugerir que su hijo lleve instalada una pequeña grabadora portátil que registrará continuamente su ritmo cardíaco durante uno a dos días. Durante este período es posible que el cardiólogo le pida que lleve un registro de las actividades y síntomas del niño. Al correlacionar el electrocardiograma con las observaciones que usted le suministre,

el médico podrá hacer un diagnóstico. Por ejemplo, si su hijo siente que el corazón le "aletea" y se siente mareado a las 2:15 P.M. y el electrocardiograma indica que su corazón comenzó a latir más rápido de repente, probablemente se le diagnosticará una taquicardia.

Hay ocasiones en que la irregularidad en el ritmo cardíaco solo se presenta cuando la persona está haciendo ejercicio físico. Si éste es el caso de su hijo, el cardiólogo podría hacerle una prueba de esfuerzo durante la cual se registrarán los latidos del corazón mientras el niño pedalea en una bicicleta estática o corre en una máquina de ejercicio. Cuando su hijo tenga la edad suficiente como para participar en actividades deportivas, pregúntele al pediatra si es preciso hacerle pruebas especiales o si deberá seguir algunas restricciones.

Soplo cardíaco

En términos técnicos, un soplo cardíaco es sencillamente un sonido que se oye entre uno y otro latido del corazón. Cuando un médico ausculta el corazón de una persona, oye algo parecido a *lob dob, lob dob, lob dob*. La mayoría de las veces, el lapso entre el *dob* y el *lob* y entre el *lob* y el *dob* es silencioso. Si se produce algún sonido durante este período, se dice que el niño tiene un soplo. Aunque el término es inquietante, los soplos cardíacos son *extremadamente* comunes y en la mayoría de los casos normales.

Los soplos cardíacos que se detectan durante la edad preescolar y escolar casi siempre resultan inofensivos. No requieren de un tratamiento especial y acaban por desaparecer con el tiempo. Estos niños tienen soplos cardíacos "normales", también denominados funcionales o inocentes, provocados simplemente por el flujo de sangre a través del corazón.

Si su hijo tiene este tipo de soplo, probablemente se lo detectarán durante un chequeo médico rutinario cuando tenga entre uno y cinco años de edad. El médico auscultará atentamente al niño para determinar si se trata de un soplo cardíaco "normal" o de uno que pueda causar problemas. Por lo común con tan solo escuchar cómo suena el corazón y determinar su ubicación en el pecho o en la espalda, el pediatra podrá saber de qué tipo de soplo se trata. De ser necesario, consultará con un cardiólogo pediátrico para estar seguro, pero en general no es preciso hacer exámenes adicionales.

En raras ocasiones, el pediatra oirá un murmullo anormal que indicará algo más que el ruido característico del flujo de sangre a través del corazón. De ser así, referirá el caso a un cardiólogo pediátrico que le hará al niño pruebas específicas para poder hacer un diagnóstico preciso.

Los soplos cardíacos que se perciben durante los primeros seis meses de vida *no* suelen ser funcionales o inocentes y por lo tanto deben ser examinados por un cardiólogo pediátrico. El especialista observará si hay cambios de coloración en la piel del bebé (si se pone morado) y si tiene dificultades para respirar o al alimentarse. Es posible que le haga varias pruebas complementarias, como radiografías de tórax, un electrocardiograma (ECG) y un ecocardiograma, que crea una imagen del interior del corazón mediante ondas sonoras. Si todas las pruebas arrojan resultados normales, habrá suficientes datos para concluir que el bebé tiene un soplo funcional. Sin embargo, es posible que tanto el cardiólogo como el pediatra quieran volver a examinar al bebé para tener la certeza del diagnóstico.

Tratamiento

Los soplos funcionales no requieren de tratamiento ni implican que el niño deba ser excluido de deportes o de otras actividades físicas. Los únicos que deben saber que el niño tiene este soplo son los padres, el niño y el pediatra (así como cualquier médico que lo trate en una sala de emergencia o en otro lugar). No es necesario que lo comunique al personal de la escuela, pues alguien podría malinterpretar la información, creer que el niño tiene un problema cardíaco y excluirlo de las actividades físicas. Por la misma razón, cuando llene formularios de salud para la escuela o un campamento de verano escriba "normal", si el niño tiene un soplo funcional, en la parte relativa al corazón. En caso de que haya una pregunta específica sobre soplos cardíacos, escriba "normal" en el espacio correspondiente.

Los soplos cardíacos funcionales, entre otras cosas, suelen desparecer a mediados de la adolescencia. Los cardiólogos no saben por qué desaparecen, como tampoco se sabe a ciencia cierta por qué se presentan. Entre tanto, no se preocupe por el hecho de que el soplo sea suave en una visita al pediatra y vuelva a ser fuerte en la siguiente. Esto sencillamente puede indicar que el ritmo al que palpitaba el corazón de su hijo en cada visita era ligeramente distinto. Lo más probable es que llegue un momento en que el soplo desaparezca.

Hipertensión/Presión alta

Se cree que la presión alta o hipertensión es un problema que afecta a los adultos. Pero de hecho, esta condición puede presentarse a cualquier edad, incluso en la infancia. Alrededor de cinco de cada cien niños tienen la presión arterial más alta de lo normal, aunque menos de uno de cada cien tiene una hipertensión médicamente significativa.

El término *presión sanguínea* en realidad se refiere a dos medidas distintas: la presión sanguínea *sistólica* que es la presión máxima alcanzada en las arterias cuando el corazón bombea sangre para que circule por el cuerpo; y la presión sanguínea *diastólica* que es la presión mínima alcanzada en las arterias cuando el corazón se relaja para recibir sangre entre uno y otro latido. Si una o ambas medidas superan los límites establecidos para un individuo sano, dentro de un grupo de la misma edad y sexo, se dice que la persona es hipertensa.

La hipertensión es más frecuente entre la población de color que entre la blanca. También es más generalizada en ciertas regiones del mundo. Por ejemplo, es muy rara en la población Inuit de Alaska, pero afecta hasta cuarenta de cada cien adultos en la región norte de Japón. En muchos casos, la hipertensión se desarrolla con la edad. Por lo tanto, es posible que su hijo no tenga síntomas de hipertensión cuando sea un lactante, pero puede presentar este trastorno con el paso del tiempo. Los niños con sobrepeso también son más propensos a sufrir de hipertensión (y de otras enfermedades crónicas). Por lo tanto, el alimentarse bien (no comer en exceso ni abusar de los alimentos grasosos) así como hacer mucho ejercicio físico, son hábitos importantes durante los primeros años de la niñez (y por el resto de la vida).

En la mayoría de los casos no es posible identificar la causa de la hipertensión. Sin embargo, cuando es *severa* en un niño, suele ser el síntoma de otro problema grave, como una enfermedad renal o anormalidades del corazón, del sistema nervioso o del sistema endocrino (glandular).

Afortunadamente, la presión arterial alta por sí sola rara vez provoca problemas serios en los niños y se puede controlar mediante cambios en la dieta, medicamentos o una combinación de ambos tratamientos. Sin embargo, si la hipertensión persiste o empeora durante el curso de varios años, la presión excesiva y prolongada a la que se ve sometida el corazón puede conducir a una insuficiencia cardiaca. Por otra parte, el estrés que sufren los vasos sanguíneos del cerebro puede hacer que estallen, provocando un derrame cerebral. Además, a largo plazo, la hipertensión produce cambios en las paredes de los vasos sanguíneos que pueden provocar lesiones en los riñones, los ojos y otros órganos del cuerpo. Por todos estos motivos, los niños hipertensos deben ser sometidos a chequeos regulares de la presión arterial y sus padres deben seguir con cuidado las recomendaciones del médico.

Alimentos altos en sodio (sal)
(más de 400 miligramos por porción)

Condimentos: Caldos instantáneos, ablandadores de carne salados, especias saladas (como sal de ajo, sal de cebolla y sal sazonada), salsa de soya, salsa teriyaki

Bocaditos (o *snacks*): Pretzels salados, galletas de soda, papitas fritas y otros bocaditos fritos, palomitas de maíz

Alimentos preparados comercialmente: La mayoría de las comidas congeladas y platos ya listos; sopas secas y enlatadas

Vegetales: Cualquier vegetal encurtido (como aceitunas, pepinillos (*pickles*), repollo en vinagre (*sauerkraut*); jugos de vegetales (como el de tomate)

Quesos: Alimentos procesados hechos con queso, algunas clases de quesos como el tipo americano, el queso azul (*blue cheese*), el requesón (*cottage cheese*) y el parmesano

Carnes: Cualquier producto ahumado, curado, encurtido o procesado (como la cecina de vaca o *corned beef*, la tocineta o *bacon*, las carnes y pescados secos, el jamón, las carnes frías y las salchichas)

Alimentos con un bajo o moderado contenido de sodio (sal)
(menos de 400 miligramos por porción)

Condimentos: Especias a las que no se les ha añadido sal (como el ajo o la cebolla en polvo), las especias "naturales" (orégano, tomillo, eneldo, canela, etc.); condimentos (como mayonesa, mostaza, salsa picante, salsa para carnes y salsa de tomate o *catsup*)

Vegetales: Todos los vegetales frescos, congelados y enlatados, particularmente a los que no se les ha añadido sal

Frutas y jugos de frutas: Todos los jugos de fruta; todas las frutas, ya sean frescas, enlatadas, congeladas o secas

Productos hechos con granos: Pasta, pan, arroz, cereales cocidos, la mayoría de los cereales listos para comer, *pancakes*, bizcochos, pasteles y galletas

Productos lácteos: Leche, yogurt, natillas, pudines, helados

Carnes y otros productos ricos en proteínas: Carnes, pescados y huevos frescos; nueces sin sal; frijoles y arvejas o guisantes secos

Tratamiento

En la mayoría de los chequeos médicos rutinarios se le tomará la presión a su hijo. Es así como suele detectarse la hipertensión. La mayoría de las veces este problema no provoca molestias evidentes, pero cualquiera de los siguientes síntomas podría indicar que el niño sufre de presión arterial alta:

- Dolor de cabeza

- Mareo

- Dificultad al respirar

- Molestias visuales

- Fatiga

Si se confirma que su hijo tiene la presión arterial alta, el pediatra ordenará una serie de exámenes médicos —incluyendo análisis de orina y de sangre— para ver si hay un problema de salud oculto. A veces se realizan radiografías especiales para evaluar cómo llega la sangre a los riñones. Si, como ocurre en la mayoría de los casos, no es posible detectar una causa médica de la hipertensión, el pediatra emitirá un diagnóstico de hipertensión esencial. (En términos médicos, la palabra *esencial* solo se refiere al hecho de que su causa no se pudo determinar.)

¿Qué recomendaciones le hará el médico? El primer paso para bajar la presión arterial del niño es limitar el consumo de sal en su dieta. El eliminar la sal de mesa y restringir los alimentos salados puede ser suficiente para revertir una hipertensión leve y para ayudar a controlar hipertensiones más serias. También deberá tener cuidado al comprar alimentos empacados, ya que la mayoría de los comestibles enlatados y procesados contienen una gran cantidad de sal. Lea con atención las etiquetas de los productos para verificar que no se les han agregado sal o solo una mínima cantidad de la misma.

El pediatra también podría recomendar que el niño haga más ejercicio. La actividad física ayuda a regular la presión arterial y por lo tanto puede reducir una hipertensión leve. El bajar de peso, si la persona es obesa, también puede ayudar a disminuir la presión arterial. Además, el evitar el sobrepeso aporta otros beneficios de salud.

Una vez que el pediatra sepa que su hijo tiene la presión alta, querrá examinar al niño con frecuencia para constatar que la hipertensión no va en aumento. Dependiendo de lo alta que tenga la presión, el pediatra podría remitir al niño a un experto en hipertensión infantil, que suele ser especialista en los riñones. Si la condición se intensifica, podría ser tratado con medicamentos así como con una dieta especial y ejercicio físico. Existen diversos tipos de medicamentos que actúan sobre distintas partes del cuerpo. Al comienzo el pediatra podría recetarle un diurético, el cual aumenta la producción de orina y por lo tanto la eliminación de sal (sodio), antes de ensayar otros medicamentos más fuertes. Como alternativa, o si el medicamento anterior no disminuye la presión del niño a niveles normales, se le recetará un antihipertensivo. Inicialmente el médico le recetará un solo medicamento, e irá añadiendo otros si la presión arterial es difícil de controlar.

En cuanto la presión de su hijo esté bajo control mediante una dieta o medicamentos, usted puede sentir la tentación de permitirle aumentar el consumo de sal o dejar de darle la medicina al ver que el problema parece estar solucionado. Sin embargo, con esto solo conseguirá que la hipertensión reaparezca. Por tal motivo, le recomendamos que siga las instrucciones del pediatra al pie de la letra.

Prevención

Es muy importante detectar la hipertensión apenas aparezca. Por lo tanto, se le debe tomar la presión arterial al niño por lo menos una vez al año.

Puesto que los niños con sobrepeso son más propensos a sufrir de hipertensión (así como otros problemas de salud), vigile el consumo de calorías del niño y procure que haga bastante ejercicio.

También es conveniente restringir el consumo de sal, aun cuando el niño no tenga la presión arterial alta. Aunque no hay una evidencia clara de que la sal provoque este problema, el niño no necesita de sal adicional y una vez que se acostumbre a comer cosas saladas, le costará más trabajo reducir el consumo de sal si más adelante llega a sufrir de hipertensión.

Enfermedad de Kawasaki

La enfermedad de Kawasaki es una afección grave y extraña, cuya causa se desconoce. Sin embargo, algunos investigadores presumen que se debe a un virus o bacteria. Uno de los signos de esta enfermedad es una fiebre bastante alta, que persiste por un mínimo de cinco días sin responder al tratamiento con antibióticos. Para poder hacer este diagnóstico, el niño afectado debe tener fiebre.

Además, deben presentarse cuatro de los siguientes seis signos en los casos típicos de esta enfermedad:

1. Erupción en todo el cuerpo o partes del mismo, a menudo más intensa en la zona que cubre el pañal, sobre todo en los lactantes menores de seis meses de edad

2. Enrojecimiento e inflamación de las palmas de las manos y las plantas de los pies y/o fisuras de la piel alrededor de la base de las uñas

3. Labios enrojecidos, hinchados y agrietados y/o lengua como frambuesa

4. Ojos enrojecidos e hinchados, sobre todo la esclerótica (la parte blanca)

5. Ganglios linfáticos inflamados, particularmente en un lado del cuello

6. Irritabilidad o desgano. Los niños que padecen de la enfermedad de Kawasaki suelen estar más intranquilos o más somnolientos que de costumbre. También se pueden quejar de que les duele el estómago, la cabeza y/o las articulaciones.

La enfermedad de Kawasaki provoca una inflamación de los vasos sanguíneos y, en algunos casos, llega a afectar las arterias del corazón (arterias coronarias). Esta inflamación debilita las paredes de los vasos sanguíneos afectados. Generalmente los vasos sanguíneos recuperan su forma habitual al cabo de varios meses, pero en algunos casos siguen muy débiles y pueden llegar a hincharse, provocando aneurismas (bolsas llenas de sangre formadas por la dilatación de los vasos sanguíneos).

La enfermedad de Kawasaki es más común en Japón y Corea, así como en individuos de origen japonés y coreano, pero se puede dar en cualquier grupo racial y en cualquier continente. Tan solo en los Estados Unidos se dan más de tres mil casos anuales, sobre todo entre los lactantes de más de seis meses y los niños en edad preescolar.

Al parecer la enfermedad de Kawasaki no es contagiosa. Es extremadamente raro que dos niños que viven en la misma casa contraigan la enfermedad. Asimismo, no se propaga en guarderías o jardines infantiles donde los niños están en contacto diario. Aunque se trata de una enfermedad que se puede presentar en forma de brotes, particularmente durante el invierno y principios de la primavera, no se conoce su causa. En los Estados Unidos, la franja de edad más propensa a contraer esta enfermedad es entre los seis meses y los cinco años de edad. Hay evidencias de que la enfermedad de Kawasaki puede estar vinculada a un agente infeccioso aún no identificado, como un virus o bacteria. A pesar de las intensas investigaciones que se han hecho, no se ha logrado aislar ningún virus, bacteria o toxina como agente causante de la enfermedad. No existe una prueba específica que permita hacer el diagnóstico. Éste se establece a partir de los signos antes mencionados y excluyendo otras posibles enfermedades.

Tratamiento

Puesto que no se conoce la causa de la enfermedad de Kawasaki, ésta se puede tratar pero no prevenir. Si se diagnostica a tiempo, la administración de gamaglobulina (una mezcla de anticuerpos humanos) por vía intravenosa, permite reducir al mínimo el riesgo de formación de aneurismas. Además de la gamaglobulina, el niño debe tomar aspirina, primero a dosis muy altas, y una vez que la fiebre haya disminuido, a dosis más bajas. La aspirina puede reducir la tendencia que tiene la sangre a coagularse en los vasos sanguíneos lesionados. Aunque es apropiado tratar la enfermedad de Kawasaki con aspirina, el uso de aspirina para tratar trastornos menores en niños (como un resfriado común o la gripe) se ha vinculado a una enfermedad grave denominada síndrome de Reye. Antes de darle aspirina a su hijo, consulte con el pediatra.

27

Las vacunas

En la actualidad existen vacunas rutinarias para proteger a su hijo contra once de las principales enfermedades infantiles: polio, sarampión (página 803); paperas (página 746); rubéola (sarampión alemán, página 808); varicela (página 788); pertusis (tos ferina, página 619); difteria, tétanos, infecciones por hemóphilus (meningitis, página 741; epiglotitis, página 655); infecciones por neumococo (meningitis, página 741) y hepatitis B (página 559).

La Academia Americana de Pediatría recomienda el itinerario de vacunación que figura en la página 80. Consulte la tabla de esa página para obtener detalles completos acerca de las vacunas que su hijo necesita y cuándo deben ser administradas. El Capítulo 3 le brinda información adicional acerca de cada vacuna.

Puesto que cualquiera de estas enfermedades es capaz de provocar discapacidades o incluso la muerte, su hijo debe ser vacunado contra todas ellas. También existen vacunas contra la influenza y la rabia que se administran en circunstancias especiales.

Ciertos niños requieren de protección contra el virus de la influenza (vacuna de la gripe) o contra la rabia (vacuna de la rabia). Por ejemplo, se recomienda administrar todos los años la vacuna de la gripe a los niños de seis meses de edad en adelante que presenten características de alto riesgo, tales como asma, diabetes, infecciones por el virus del SIDA, afecciones cardíacas y anemia falciforme. De ser factible, esta vacuna se recomienda a toda la población de niños sanos entre seis y veintitrés meses de edad. En ciertas áreas de los Estados Unidos, donde el virus de la hepatitis A es más común, se recomienda la vacuna protectora para todos los niños. Su pediatra le informará si es necesaria en el estado o región donde usted vive. *Todas* las vacunas son inyectables.

Cuando a su hijo se le pone una vacuna, en realidad está recibiendo una porción "debilitada" o muerta del microorganismo infeccioso que es capaz de estimular al cuerpo para producir anticuerpos contra este mismo agente. En caso de que el niño entre en contacto con la enfermedad, estos anticuerpos lo protegerán.

Efectos secundarios

Cualquier vacuna tiene el potencial de generar reacciones o efectos secundarios, pero éstos son usualmente leves. Las reacciones severas son muy raras. Entre los síntomas de una respuesta seria figuran los siguientes:

- Fiebre muy alta
- Erupción generalizada (salpullido)
- Una amplia zona de hinchazón alrededor del punto de inyección

Muchos estudios han demostrado que las vacunas usadas para la inmunización infantil de carácter rutinario pueden administrarse juntas de manera segura. Cuando se aplican múltiples vacunas a la vez, los efectos secundarios no son mayores que los que pueden presentarse cuando se administra cada vacuna por separado. Hable con su pediatra si le inquieta el hecho de que su hijo vaya a recibir cierto número de vacunas a la vez.

A continuación se describen los efectos secundarios asociados con diversas vacunas.

Difteria, tétanos y pertusis

La protección contra estas tres enfermedades se administra en una sola vacuna, abreviada DTaP (la "a" corresponde al término acelular). Los efectos secundarios provocados por las porciones de la vacuna de la difteria y el tétanos son similares: dolor e hinchazón en el sitio de la inyección y, en raras ocasiones, una erupción en la piel durante el curso de las veinticuatro horas a partir de la aplicación. La porción de pertusis de la vacuna puede causar calor, enrojecimiento y sensibilidad en la zona de la inyección en casi la mitad de los niños que la reciben. También puede provocar fiebre e irritabilidad. Se reconoce la ocurrencia de inflamación cerebral luego de recibir la vacuna, pero ésta es tan rara (1 en 110,000 inmunizaciones) que no se sabe con certeza si es causada por la vacuna o por otras sustancias o infecciones.

Estos efectos secundarios y complicaciones deben medirse frente al hecho de que la enfermedad en sí causa más problemas que la vacuna misma.

No existe evidencia científica que establezca una conexión entre la vacuna DTaP y el síndrome de muerte súbita del lactante o muerte de cuna (SIDS, por sus siglas en inglés). Sin embargo, el mito de tal asociación persiste ya que la primera dosis se administra a los dos meses de nacido el niño, cuando el riesgo de ocurrencia de este síndrome es mayor. No obstante, no existe ninguna relación entre estos eventos.

Polio

La vacuna inactivada contra la polio (IPV, por sus siglas en inglés), no ha demostrado causar mayores problemas, excepto una leve sensación de dolor en el sitio de la inyección.

A partir del año 2000, la vacuna oral contra la polio no se recomienda en los Estados Unidos, debido a un riesgo muy bajo de provocar una parálisis asociada a la vacuna, que ocurrió en uno de un millón de niños que recibieron esta vacuna oral con virus vivo. Este tipo de parálisis *no* está asociada a la vacuna inyectable contra la polio.

Sarampión, paperas y rubéola

Estas vacunas usualmente se administran en conjunto en una sola inyección. La porción de sarampión de la vacuna a veces causa una erupción cutánea leve (salpullido) y fiebre que se inician de cinco a diez días de recibida la vacuna. En casos muy raros el niño presenta una ligera hinchazón de la mandíbula, semejante a una forma leve de paperas provocada por la vacuna contra esta enfermedad. La porción de rubéola a veces causa dolor e hinchazón en las articulaciones, o en muy raras ocasiones, una inflamación de los nervios de los brazos o las piernas.

Vacuna contra *Haemophilus influenza* tipo B (Hib)

Su hijo podrá tener dolor, enrojecimiento o hinchazón alrededor del lugar donde se le aplicó la inyección. Esta reacción ocurre en dos de cada cien niños. También puede presentarse fiebre baja.

Vacuna contra el neumococo

Un número muy reducido de niños puede experimentar reacciones locales tales como enrojecimiento, sensibilidad e hinchazón en la zona de la inyección. Algunos pequeños también pueden tener fiebre de corta duración.

Vacuna contra la hepatitis B

No se asocian reacciones serias a la vacuna, aunque pueden aparecer efectos secundarios leves, tales como dolor, enrojecimiento e hinchazón en la zona de la inyección, así como intranquilidad.

Vacuna contra la varicela

Las reacciones adversas a la vacuna contra la varicela generalmente son leves y se presentan en pocos niños. Éstas incluyen enrojecimiento, endurecimiento, dolor e hinchazón en el área de la inyección; cansancio; intranquilidad; fiebre y náuseas. Además puede aparecer una erupción de granitos o vesículas en el lugar donde se puso la vacuna, o en casos aislados, en otras partes del cuerpo. Esta erupción puede ocurrir en un lapso de un mes a partir de la inmunización y puede durar varios días.

Influenza (gripe)

Las nuevas vacunas tienen pocos efectos secundarios, excepto por uno o dos días de dolor en la zona de la inyección. Las reacciones febriles (o fiebre) son poco frecuentes.

Rabia

Actualmente, las vacunas contra la rabia provocan pocos efectos secundarios en los niños. La vacuna se administra en una serie de cinco inyecciones.

Tratamiento de los efectos secundarios

Antes de administrarle cualquier vacuna a su hijo, el pediatra deberá informarle cuáles son las reacciones que habrá de esperar y cómo manejarlas. La fiebre, por lo general, se trata con acetaminofén. Para las reacciones locales, su médico podría recomendarle la aplicación de compresas frescas que pueden aliviar los síntomas. Si el niño presenta cualquier reacción que le cause molestias por más de cuatro horas, notifique al pediatra quien querrá anotarlo en su historia clínica y prescribir el tratamiento adecuado. Juntos, y dependiendo de la severidad de la reacción, podrán decidir si el niño puede recibir otra dosis de la misma vacuna.

Niños que no deben recibir ciertas vacunas

Estas vacunas no causan reacciones serias en la mayoría de los niños. Sin embargo, no se deben administrar en ciertos casos.

Difteria y tétanos

Si su hijo ha presentado una reacción seria (erupción petequial [salpullido puntiforme], urticaria [hinchazón], o anafilaxis [pérdida de la conciencia]) como resultado de una dosis previa de una de estas vacunas, no deberá recibir otra dosis de la misma.

Pertusis (Tos ferina)

Si su hijo ha tenido una convulsión *antes* de ser inmunizado contra la pertusis, el pediatra retardará la administración de la porción aP de la vacuna DTaP hasta que se conozca la causa de la convulsión y hayan pasado al menos seis meses sin que haya sufrido otro episodio convulsivo. La vacuna contra la pertusis también se podrá posponer o contraindicarse del todo, si se sospecha que su hijo tiene una enfermedad progresiva del sistema nervioso.

Si su hijo tuvo una reacción seria a una dosis previa de la vacuna contra la pertusis, es importante contemplar con cuidado la aplicación de dosis futuras de la porción aP y de ser necesario sustituir la misma por una vacuna DT Pediátrica (sin la protección contra pertusis). Entre las reacciones serias figuran fiebre alta (105 °Fahrenheit [40.5 °centígrados] o más), convulsiones, un llanto peculiar o gritos de tono agudo, o incluso colapso. Las reacciones severas (contraindicaciones) que le alertarán a usted y al pediatra a no administrar más dosis de la vacuna DTaP y sustituirla por la DT Pediátrica, son las reacciones alérgicas y/o una inflamación cerebral que no tenga ninguna explicación (denominada encefalopatía) en un lapso de siete días a partir de su aplicación.

Varicela

Aunque el uso de la vacuna contra la varicela se ha aprobado en niños sanos, ciertos grupos de individuos

Cartilla personal de vacunaciones

Lleve en esta cartilla un registro de las vacunas que recibe su hijo. Anote la fecha en que recibe cada vacuna. Si necesita más copias de este registro, escriba a la

Academia Americana de Pediatría: 141 Northwest Point Boulevard, P.O. Box 927, Elk Grove Village, IL 60009-0927.

	DTaP	Polio	MMR	Hepatitis B	Hib	Neumococo	Varicela
Nacimiento	:	:	:	:	:	:	
1 a 2 meses	:	:	:	:	:	:	
2 meses	:	:	:	:	:	:	
4 meses	:	:	:	:	:	:	
6 meses	:	:	:	:	:	:	
6 a 12 meses	:	:	:	:	:	:	
12 a 15 meses	:	:	:	:	:	:	
15 meses	:	:	:	:	:	:	
15 a 18 meses	:	:	:	:	:	:	
4 a 6 años	:	:	:	:	:	:	
11 a 12 años	:	:	:	:	:	:	
14 a 16 años	:	:	:	:	:	:	

—como los niños con un sistema inmunológico deprimido o las mujeres embarazadas— no deben recibirla. Hable con su pediatra para saber si su hijo figura en alguna de las categorías de alto riesgo y por lo tanto no deba ser vacunado contra la varicela.

Sarampión, paperas y rubéola

Puesto que estas vacunas contienen virus vivos, los niños con un sistema inmunológico deprimido (así como las mujeres embarazadas), no las deben recibir.

Rabia

Por regla general y teniendo en cuenta que esta enfermedad amenaza seriamente la vida de quien la padece, la vacuna siempre está indicada. Se recomienda una constante comunicación con un especialista en rabia.

Influenza (gripe)

Las vacunas contra la gripe se preparan a partir de proteínas de huevo. Por ese motivo, aquellos niños que tienen alergia severa al huevo no las deben recibir.

Hepatitis B

Aunque las alergias severas a la levadura son muy raras en los niños, las mismas son una clara indicación de que no se debe administrar la vacuna contra la hepatitis B.

Vacunas contra *Haemophilus influenzae* tipo b (Hib), neumococo y polio

No hay motivos para dejar de administrarle estas vacunas a su hijo a menos que tenga una sensibilidad a uno o más de sus productos. El pediatra le ayudará a determinar esta situación.

Vacunas elaboradas con virus vivos (sarampión, paperas, rubéola y varicela)

Ninguna vacuna hecha a base de virus vivos debe ser administrada a un niño cuyo sistema inmunológico esté deprimido. Sin embargo, ya que el sarampión es más peligroso en un niño infectado con el virus del SIDA que la vacuna en sí, los niños que tienen este virus pueden recibir la vacuna triple vírica (MMR, por sus siglas en inglés).

28

Problemas musculoesqueléticos

Artritis

La artritis es una inflamación de las articulaciones que provoca hinchazón, enrojecimiento, calor y dolor. Aunque se suele creer que es una afección propia de la edad avanzada, también puede afectar a algunos niños. Existen cuatro tipos principales de artritis en los niños.

Sinovitis tóxica de la cadera

Ésta es la forma más común de artritis en la población infantil. Se desarrolla de manera súbita en niños entre los dos y los diez años de edad, desapareciendo al cabo de poco tiempo sin dejar secuelas. Un virus es la causa probable.

Infecciones bacterianas

Cuando una articulación se infecta con bacterias, el niño puede presentar

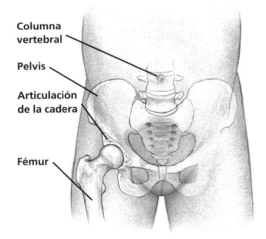

Columna vertebral

Pelvis

Articulación de la cadera

Fémur

cojera o negarse a caminar (si se ven afectados la cadera, la rodilla o el tobillo). Además tendrá fiebre y sentirá dolor al mover la articulación afectada. Acuda al pediatra de inmediato en caso de que perciba los signos o síntomas anteriores.

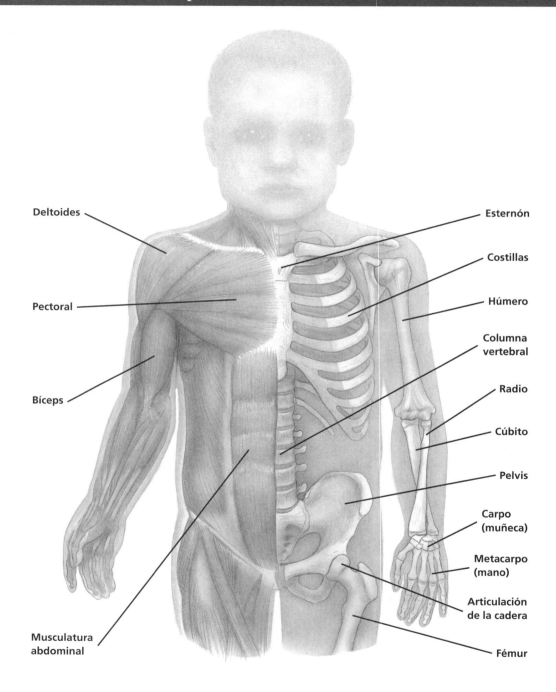

Deltoides

Pectoral

Bíceps

Musculatura
abdominal

Esternón

Costillas

Húmero

Columna
vertebral

Radio

Cúbito

Pelvis

Carpo
(muñeca)

Metacarpo
(mano)

Articulación
de la cadera

Fémur

Sistema músculo esquelético

Como quitar una garrapata

1. Limpie suavemente el área afectada con una esponja o mota de algodón impregnada en alcohol.

2. Con la ayuda de unas pinzas, tenazas o los dedos (protegidos con un pañuelo de papel o tela), agarre la garrapata lo más cerca posible de la boca del insecto y la piel del niño.

3. Mediante un movimiento suave pero firme, tire de la garrapata hacia arriba y hacia afuera.

Cerciórese de que el insecto está muerto antes de deshacerse del mismo. (Conserve la garrapata en caso que el departamento de salud local lo quiera con fines de seguimiento de casos.)

4. Una vez que haya retirado la garrapata, limpie bien la zona de la picadura con alcohol u otro desinfectante (jabón).

Una infección bacteriana de la cadera es una condición seria que requiere de un diagnóstico acertado y un tratamiento de emergencia.

Enfermedad de Lyme

Ésta es una infección transmitida por la garrapata del ciervo o venado, que puede causar una forma de artritis (conocida como artritis de Lyme, ya que se diagnosticó por primera vez en un niño de Old Lyme, Connecticut). La enfermedad empieza con la aparición de una erupción cutánea rodeada por un anillo de color más claro, o aureola, que marca la zona donde el niño ha sido picado. Luego aparecerán erupciones en otras áreas del cuerpo. Más tarde se presentarán síntomas semejantes a los de la gripe tales como dolor de cabeza, fiebre, escalofríos, ganglios inflamados, fatiga, dolores musculares y malestar general. Semanas a meses más tarde, el niño desarrollará una artritis.

Si bien es cierto que la infección de Lyme (causada por unas bacterias llamadas espiroquetas) puede ser incapacitante, tiende a durar un tiempo limitado. Desde que se detectó por primera vez, ha sido hallada en muchas otras partes del mundo. Los antibióticos son de utilidad si el diagnóstico se hace dentro del mes de producida la picadura de garrapata. A veces resulta efectivo el uso de altas dosis de antibióticos en niños que presenten una enfermedad de Lyme crónica y recurrente. Sin embargo, la Academia Americana de Pediatría no aconseja el empleo de antibióticos de manera rutinaria para prevenir la enfermedad en quienes hayan sido picados por una garrapata (debido al costo de la medicación, los posibles efectos secundarios y el riesgo de contraer infecciones asociadas a bacterias resistentes al antibiótico). Tampoco recomendamos realizar exámenes de sangre inmediatamente después de que el niño ha sido picado por una garrapata, puesto que es probable que aún no haya desarrollado los anticuerpos asociados a la picadura.

Aunque existe una vacuna contra la enfermedad de Lyme, su uso no ha sido aprobado en niños menores de quince años de edad. Procure mantener a su hijo alejado de zonas infestadas con garrapatas tales como bosques, pastizales y pantanos. Si llega a ingresar a una de estas zonas, deberá usar prendas de vestir que lo protejan —como camisas de manga larga y pantalones con la boca metida dentro de los calcetines— así como repelente de insectos que contenga DEET. (Consulte la página 802 para obtener más información acerca de esta sustancia.)

Artritis reumatoidea juvenil

Comúnmente denominada JRA, por sus siglas en inglés, es la forma más común de inflamación articular crónica (a largo plazo) que puede afectar a un niño. Desafortunadamente, también puede dejar daños permanentes. La artritis reumatoidea juvenil es una enfermedad desconcertante, cuyo diagnóstico suele ser difícil para el pediatra y cuyas características confunden a los padres.

Si su hijo presenta alguno de los síntomas que se describen más adelante —en particular fiebre sin explicación aparente, rigidez articular persistente, dolor o hinchazón de las articulaciones— llame al pediatra. Todo lo anterior podría indicar la presencia de artritis.

La artritis reumatoidea juvenil ocurre mayormente en niños entre los tres y los seis años de edad o hacia la época de la pubertad. Es poco usual que la enfermedad empiece antes del primer año o después de los dieciséis años de edad. Si bien es cierto que esta enfermedad puede ser incapacitante, un tratamiento adecuado permite la recuperación de la mayoría de los niños. Además, la afección suele desaparecer después de la pubertad.

Aunque se desconoce la causa exacta de la artritis reumatoidea juvenil, tal vez sea el resultado de una combinación de factores. Los investigadores creen que esta enfermedad puede desencadenarse o relacionarse con una infección viral en niños que padecen de una anormalidad en el sistema inmunológico (o de defensas). En niños no susceptibles, el virus tal vez se limite a provocar una enfermedad leve sin efectos duraderos. Pero el sistema inmunológico de ciertos pequeños reacciona exageradamente a los virus, particularmente en las articulaciones. Esta respuesta excesiva es la que provoca la inflamación, hinchazón, dolor y daño articular.

Los signos, síntomas y efectos a largo plazo pueden variar dependiendo del tipo de artritis reumatoidea juvenil presente. La forma conocida como sistémica, por ejemplo, causa no solo fiebre y dolor en las articulaciones, sino también daño a órganos internos. Cuando esto último sucede, el niño puede desarrollar inflamación de la cubierta externa del corazón (pericarditis) o del músculo cardíaco (miocarditis), o bien de la membrana que recubre los pulmones (pleuritis) o del tejido pulmonar propiamente dicho (neumonitis). Con mucha menos frecuencia se presenta inflamación en el cerebro y en las membranas que lo recubren (meningoencefalitis).

Existen otros dos tipos de artritis reumatoidea juvenil: la pauciarticular (que solo afecta una o dos articulaciones) y la poliarticular (que compromete muchas articulaciones). La pauciarticular puede provocar inflamación de los ojos, lo que a su vez podría causar glaucoma o cataratas. Ésta es la forma más común de artritis reumatoidea juvenil y suele afectar a niñas pequeñas. Tiene además el mejor pronóstico en términos de discapacidad y resultados finales.

Tratamiento

Actualmente se están haciendo grandes avances en el tratamiento de la artritis reumatoidea juvenil y otras formas de artritis. A menudo es posible controlar la enfermedad por completo. El tratamiento varía según el tipo de artritis que padezca el niño. Puede incluir medicación, ejercicio, terapia física o el uso de férulas. Sea cual sea el tipo de tratamiento prescrito, es esencial seguirlo al pie de la letra.

En el caso de la artritis reumatoidea juvenil, el propósito del tratamiento es reducir la inflamación. Inicialmente se puede usar aspirina (uno de los pocos casos en que es indicado administrarla a un niño) ya que es un fármaco seguro y barato. Sin embargo, tiene ciertos efectos desagradables, tales como irritación gástrica. Asimismo, debido a su asociación con el síndrome de Reye (vea la página 570), deberá descontinuarse si el niño contrae varicela o presenta síntomas parecidos a los de la gripe. Si la aspirina no es efectiva o

sus efectos secundarios provocan mucho malestar, el pediatra optará por el uso de uno de los nuevos fármacos antiinflamatorios no esteroidales (muchas veces conocidos como NSAIDs, por sus siglas en inglés). Al igual que la aspirina, éstos son fármacos de acción rápida, pero suelen causar menos efectos secundarios. Sin embargo, son mucho más costosos.

Si la artritis reumatoidea juvenil es severa y va empeorando, el pediatra recomendará el uso de una medicina de "efecto retardado" que contiene sales de oro. Aplicado por vía inyectable, este fármaco es efectivo en seis de cada diez casos. (Existen píldoras para adultos, pero su uso no ha sido aprobado para niños.)

Aunque no existe una manera de prevenir la artritis reumatoidea juvenil, es posible retardar el avance de la misma. A veces los padres deberán hacer cosas bastante difíciles, como forzar al niño a realizar ejercicios cuando el menor movimiento puede provocarle dolor. Sin embargo esto es necesario, puesto que la inactividad tiende a intensificar el dolor y las deformidades asociadas con la artritis reumatoidea juvenil. Recuerde que esta afección y otros tipos de artritis implican la necesidad de seguir al pie de la letra el tratamiento recomendado, aun cuando el niño sienta dolor. Así se podrán evitar deformidades y discapacidades posteriores.

La artritis reumatoidea juvenil exige de una gran capacidad de adaptación no solo por parte del niño, sino también de los padres y otros miembros de la familia. Trabajando en equipo, usted será capaz de reducir las probabilidades de que su hijo quede con secuelas permanentes. Si necesita ayuda adicional, su pediatra podrá referirlo a organizaciones que brindan apoyo a las personas afectadas por la artritis.

¿Y qué tratamientos se siguen para otros tipos de artritis? Si se diagnostica una *artritis séptica* o *infecciosa,* el niño deberá recibir antibióticos por cierto tiempo. Una *infección bacteriana* de la cadera requiere de tratamiento inmediato, mediante la aspiración con aguja del material de la articulación, drenaje quirúrgico y el uso de antibióticos por vía intravenosa.

Cuando se diagnostica una *sinovitis tóxica,* solo se prescribirá reposo en cama, o en ciertos casos tracción (el estiramiento delicado de la articulación con un sistema de pesas y poleas). Si la *enfermedad de Lyme* se diagnostica de manera temprana (dentro del mes de producida la picadura de garrapata), se tratará con antibióticos. En casos severos de artritis se suelen prescribir otros medicamentos para controlar la inflamación y el dolor hasta que la condición desaparezca gradualmente por su cuenta.

Piernas arqueadas y rodillas juntas

Si su hijo tiene entre uno y tres años de edad y parece que las piernas se le curvan hacia fuera a la altura de las rodillas, lo más probable es que no se trate de nada alarmante. Mire a su alrededor y se dará cuenta que muy pocos niños tienen las piernas completamente derechas. De hecho, muchos niños de uno a dos años de edad tienen las piernas arqueadas, como también es común que los pequeños de tres a seis años de edad tengan las rodillas juntas. Es posible que las piernas no se les enderezcan sino hasta que cumplan los nueve o diez años.

Las piernas arqueadas y las rodillas juntas usualmente son simples variaciones de lo normal y no requieren de ningún tratamiento. Es usual que las piernas se vayan enderezando, de tal modo que cuando el niño llegue a la adolescencia, su apariencia sea totalmente normal. Los aparatos, los zapatos correctores y el ejercicio no sirven de nada, e incluso podrían perjudicar el desarrollo físico del niño y causarle problemas emocionales.

En raras ocasiones estas variaciones en el aspecto de las piernas son el resultado de una enfermedad. La artritis, las lesiones en la zona de crecimiento óseo alrededor de las rodillas (vea *Fracturas,* página 532), las infecciones, los tumores y el raquitismo podrían causar una curvatura de las piernas. He aquí algunos signos que podrían sugerir que el arqueamiento de las piernas o las rodillas juntas podrían deberse a un problema más serio:

- La curvatura es extrema.

- Sólo se ve afectado un lado.

- El arqueamiento de las piernas empeora a partir de los dos años de edad.

- El niño sigue teniendo las rodillas juntas después de los siete años de edad.

- El niño es demasiado bajo de estatura para su edad.

Si la condición de su hijo se enmarca en alguna de estas descripciones, debe acudir al pediatra, quien podrá determinar la causa exacta y prescribir el tratamiento necesario. En algunas situaciones el pediatra lo podrá referir a un ortopeda pediátrico para una consulta y probable cirugía correctiva.

Lesiones del codo

La luxación del codo (conocida también como "codo de niñera"), es una lesión común y dolorosa entre los niños de menos de cuatro años de edad. Sucede cuando el tejido blando que rodea al codo se desliza en la articulación y queda atrapado allí.

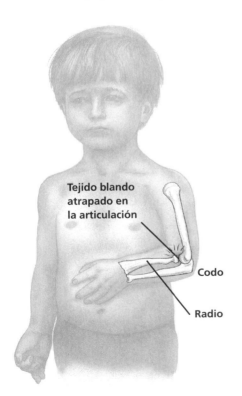

Tejido blando atrapado en la articulación

Codo

Radio

Esto puede ocurrir porque la articulación del codo del pequeño es lo suficientemente laxa como para separarse ligeramente cuando se le estira por completo el bracito (cuando se le carga, se le da un tirón fuerte o se le columpia de la mano o la muñeca, o si se cae sobre el brazo estirado). El tejido circundante se desliza en el espacio creado por el estiramiento y se ve atrapado cuando la articulación recupera su posición normal.

El codo de niñera usualmente no causa hinchazón, pero el niño se quejará de dolor. Es probable que mantenga el brazo pegado al cuerpo, con el codo ligeramente flexionado y la palma de la mano orientada hacia el cuerpo. Si usted intenta estirarle el codo o girarle la palma de la mano hacia arriba, se resistirá debido al dolor que esto le provoca.

Tratamiento

No intente tratar esta lesión por su cuenta, ya que existe la posibilidad de que el dolor se deba a una fractura. El pediatra es quien debe examinar la lesión lo más pronto posible. Para que el niño se sienta lo más cómodo posible hasta que lo atienda el médico, manténgale el brazo suspendido con un cabestrillo hecho de un material suave, como una toalla para secar platos. No le dé comida, agua ni calmantes para el dolor a menos que su pediatra le indique lo contrario.

El médico revisará la zona lesionada para evaluar la presencia de hinchazón y dolor así como de cualquier limitación en el movimiento. Si además del "codo de niñera" se sospecha la presencia de otras lesiones, se le tomarán

al niño radiografías. Si no hay evidencia de fracturas, el médico manipulará
la articulación con delicadeza para
liberar el tejido atrapado. Aunque este
procedimiento puede ser doloroso
mientras se le practica al niño, su
resultado es una sensación de alivio
casi inmediata. En contadas ocasiones
el médico recomendará el uso de un
cabestrillo durante dos o tres días,
particularmente si han pasado muchas
horas desde que se produjo la luxación
hasta que haya recibido un tratamiento
adecuado.

Prevención

Para evitar el codo de niñera hay que
cargar al pequeño de un modo apropiado. Levántelo de las axilas o por el
tronco. *No lo jale ni lo alce agarrándolo
de las manos o muñecas y nunca lo
columpie agarrándolo de los brazos.*

Pies planos/Arcos caídos

En algún punto entre el primer y
segundo año de vida de su hijo, es
posible que usted note que sus pies
prácticamente no tienen arco. Esta
característica, que puede persistir
durante algunos años, ocurre por la
flexibilidad de los huesos y articulaciones del niño, haciendo que los pies
se aplanen cuando el niño se pone
de pie. Además, los bebés pequeños
tienen unas almohadillas de grasa en el
borde interno de los pies que encubren
los arcos. Si levanta al niño por las
axilas y lo pone de puntillas, usted
podrá ver los arcos de los pies, pero
éstos desaparecen en cuanto el
pequeño asienta los talones. También
es común que los pies del pequeño se
orienten hacia afuera, aumentando el
peso que la parte interna de los
mismos debe soportar y dándole un
aspecto aún más plano.

Este aspecto natural de pie plano
generalmente desaparece hacia los
seis años de edad, a medida que el pie
se vuelve menos flexible y el arco se
desarrolla. Aproximadamente, solo uno
o dos de cada diez niños continuarán
teniendo este tipo de pie plano hasta la
edad adulta. Aun en tales casos, no hay
motivo de preocupación ni necesidad
de tratamiento, siempre y cuando los
pies sigan siendo flexibles. De hecho,
todos los zapatos especiales, plantillas
y ejercicios correctores que se promocionan en el mercado, pueden causar
más problemas que el pie plano como
tal y *no* harán que se forme un arco en
el pie de su hijo.

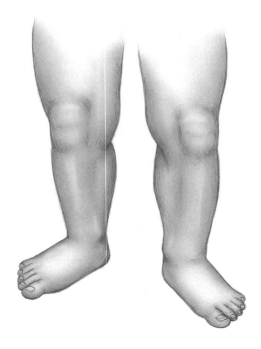

Hay otras formas de pie plano que requieren de un tratamiento distinto. Por ejemplo, un niño puede tener un tendón de Aquiles (tendón del talón) rígido, lo que limita el movimiento del pie. Esta rigidez provoca un pie plano, pero usualmente podrá ser tratado con ejercicios especiales de estiramiento dirigidos a alargar el tendón.

Muy rara vez un niño presentará pies planos rígidos verdaderos, una condición que definitivamente puede traer problemas. Estos pequeños tienen gran dificultad para mover el pie hacia arriba o hacia abajo así como a los lados a nivel del tobillo. La rigidez en el pie puede provocar dolor, aunque esto no sucederá hasta la adolescencia y si no se trata, puede llegar a provocar artritis. Este tipo de pie plano muy pocas veces se ve en un lactante o niño pequeño, pero cuando esto sucede, debe ser evaluado con prontitud. Si su hijo tiene dolor en los pies, llagas o marcas de presión en la parte interna de los mismos, o si tiene el pie rígido, lo que limita el movimiento del tobillo hacia los lados o hacia arriba y abajo, acuda al pediatra. Si se le diagnostica pies planos rígidos, es posible que sea referido a un ortopeda pediátrico quien le brindará el tratamiento indicado.

Cojera

Un niño puede cojear por motivos tan simples como tener una piedra en el zapato, una ampolla en el pie o un estiramiento muscular. Pero también puede ser un signo de algo más serio, como una fractura o una infección, por lo que el niño que cojea deberá ser examinado lo más pronto posible para asegurarse de que no tenga un problema más serio.

Algunos niños cojean cuando recién aprenden a caminar. Entre las causas de cojera temprana figuran algún daño neurológico (como parálisis cerebral, vea la página 625). Cualquier cojera a esta edad se debe evaluar lo antes posible, ya que cuanto más tiempo pase sin recibir tratamiento, más difícil será su corrección.

Una vez que el niño ya camine bien, una cojera súbita y significativa podría indicar lo siguiente:

- Una fractura propia de niños pequeños

- Una lesión o inflamación de la cadera (sinovitis)

- Una displasia del desarrollo de la cadera que no fue diagnosticada anteriormente

- Una infección en el hueso o en la articulación

Las fracturas propias de niños pequeños son las llamadas fracturas en espiral de la tibia (el hueso que va desde la rodilla hasta el tobillo; vea la página 532). Estas fracturas pueden producirse a causa de lesiones menores, tales como resbalarse en un piso encerado o saltar de un peldaño o un columpio. La fractura presenta un patrón en espiral. A veces el niño puede explicar como se lastimó, pero a esta edad un pequeño suele hacer tantas cosas durante el día, que le cuesta trabajo recordar qué pasó exactamente. Es posible que un hermano mayor o la niñera puedan resolver el misterio.

Los problemas de cadera que causan cojera a esta edad, usualmente se deben a una infección viral de la articulación y requieren una evaluación pediátrica. Cuando un niño presenta una infección en el hueso o la articulación, usualmente hay fiebre, hinchazón de la articulación y enrojecimiento local. Si la infección afecta la articulación de la cadera, el niño mantendrá la pierna flexionada o doblada a la altura de la articulación, se mostrará muy irritable y no querrá mover la cadera ni la pierna en ninguna dirección.

Es posible que un niño nazca con la cadera luxada (displasia del desarrollo, DDH, por sus siglas en inglés), lo que en contadas ocasiones no es posible detectar sino hasta que comience a caminar. Ya que una pierna será más corta que la otra, el niño caminará con una cojera evidente y persistente.

Tratamiento

Si usted sabe que la cojera de su hijo se debe a una lesión menor, como por ejemplo una ampolla, un corte, una astilla en el pie o una torcedura leve , podrá aplicarle un tratamiento de primeros auxilios en casa. Sin embargo, la mayoría de los casos deben ser examinados y tratados por el médico.

Si el niño está empezando a dar sus primeros pasos y cojea, debe ser visto por el pediatra cuanto antes. Si un niño mayorcito comienza a cojear, la llamada al pediatra puede esperar hasta veinticuatro horas, ya que muchos de estos problemas desaparecen de la noche a la mañana.

Para hacer un diagnóstico puede ser preciso hacerle al niño radiografías de la cadera o de toda la pierna. Esto es particularmente importante cuando existe la sospecha de una displasia del desarrollo de la cadera. Si hay una infección presente, se debe iniciar de inmediato el tratamiento con antibióticos. Éstos llegan a mayores dosis cuando son administrados por vía intravenosa. (Si la infección se encuentra en la articulación o el hueso, es necesario recurrir a la hospitalización.) En caso de que exista una fractura o luxación, se le colocará una férula o yeso, probablemente después de consultar con un ortopeda pediátrico. Si se diagnostica una luxación congénita de cadera, el niño será referido de inmediato a un ortopeda pediátrico, puesto que el tratamiento adecuado —que puede incluir el uso de yesos especiales o de aparatos correctores— no debe postergarse.

Pies varos

Si los pies de un niño apuntan hacia adentro, se dice que tiene los pies varos. Ésta es una condición muy común que puede comprometer a uno o ambos pies y que tiene diversas causas.

Pies varos durante la lactancia

Este problema, que se conoce como metatarsus adductus (vea la figura de la página 782), usualmente se debe a que la parte delantera del pie apunta hacia adentro. Puede deberse a la posición del bebé en el útero o a otras causas.

Usted podrá sospechar que su hijo tiene este problema si nota lo siguiente:

- Cuando el niño duerme, al mirarle el pie desde su base ve que la parte anterior del pie apunta hacia adentro.

- La parte externa del pie del niño (el lado opuesto al del dedo gordo) está curvada como una media luna.

Esta condición por lo general es leve y suele pasar antes del primer cumpleaños del niño. A veces es más severa o está acompañada de otras deformidades del pie que resultan en un problema denominado talipes o deformidad del talón. Esto requiere la consulta con un ortopeda pediátrico y la inmovilización temprana mediante un yeso o férula.

Pies varos durante la niñez

Si usted nota que su hijo orienta los dedos hacia adentro durante su segundo año de vida, es probable que esto se deba más a una torsión interna del hueso de la pantorrilla (la tibia). Esta condición se denomina torsión tibial interna (vea la ilustración que aparece más adelante). Si su hijo tiene entre tres y diez años de edad y orienta los dedos de los pies hacia adentro, esto tal vez se deba a la torsión interna del hueso del muslo (el fémur), una condición llamada torsión femoral media. Ambos trastornos suelen tener una base hereditaria.

Si considera que la situación es lo suficientemente seria como para que afecte la manera en que su hijo camina o corre, acuda al pediatra para que lo examine.

Tratamiento

Algunos expertos consideran que no es necesaria la corrección del metatarso adducto en un infante menor de seis meses. Sin embargo, los casos severos que se presentan a esta edad precisan el uso de un yeso de aplicación temprana por un tiempo breve. Si hay opiniones diferentes al respecto, es mejor seguir el consejo de su propio pediatra. Parece ser que la mayoría de los niños que presentan esta orientación de los dedos hacia adentro durante los primeros meses de vida, superan el problema sin necesidad de tratamiento.

Si su bebé continúa teniendo este problema después de los seis meses de edad, o si usted percibe que tiene los pies rígidos y le es difícil enderezarlos, el médico podrá recomendar la colocación de una serie de yesos por un período de tres a seis semanas, además de referirlo a un ortopeda pediátrico. La meta principal es corregir la condición antes de que el niño comience a caminar.

La orientación de los dedos del pie hacia adentro durante la primera infancia casi siempre se corrige por su cuenta, pero si su hijo tiene dificultad para caminar debido a una torsión de la tibia, será necesaria una consulta con el pediatra y el ortopeda. Las abrazaderas nocturnas (zapatos especiales conectados entre sí por medio de barras) que se solían usar para corregir el problema, no han demostrado ser efectivos.

Si su hijo continúa teniendo los dedos de los pies orientados hacia adentro de manera severa para cuando tenga nueve o diez años, tal vez requiera de una cirugía correctiva.

Es muy importante no emplear "tratamientos" no prescritos tales como zapatos correctores, cables de torsión, abrazaderas diurnas, ejercicios, plantillas y manipulaciones de la espalda, ya que esta condición suele corregirse por sí sola con el tiempo. Todos estos métodos no hacen más que impedirle al niño que juegue o camine de manera normal. Más aún, un niño que se vea forzado a usar este tipo de aparatos estará sometido a tensiones emocionales innecesarias al enfrentarse al ridículo de sus compañeritos de juego.

Torceduras

Las torceduras son lesiones en los ligamentos que unen los huesos entre sí. Ocurren cuando un ligamento se estira o tuerce excesivamente. Las torceduras son poco comunes en niños pequeños, ya que usualmente sus ligamentos son más fuertes que los huesos en crecimiento y el cartílago a los cuales están adheridos. Por lo tanto, es probable que se separe o se rasgue la placa de crecimiento del hueso antes de que se lesione el ligamento.

Sin lugar a dudas, la torcedura que más se presenta en niños pequeños es la del tobillo, seguida de la rodilla y la muñeca. En una torcedura leve (de primer grado), el ligamento simplemente se estira excesivamente. Las torceduras más severas pueden conllevar un desgarramiento parcial del ligamento (de segundo grado) o un desgarre total (de tercer grado). Los signos y síntomas de una torcedura en niños pequeños pueden ser muy similares a los de una fractura: dolor, hinchazón alrededor de la articulación e incapacidad para caminar, soportar peso o flexionar la articulación.

Llame al pediatra si hay evidencias de que haya ocurrido una lesión articular. Usualmente el médico querrá examinar al niño. Si el dolor y la hinchazón son excesivos o si existen indicios de una fractura, su pediatra lo referirá a un cirujano ortopeda, quien solicitará radiografías especiales para saber si la lesión afecta al ligamento o al hueso.

Cuando se diagnostica una torcedura, la articulación usualmente se inmoviliza con un vendaje elástico o un sostén. Las muletas pueden ser necesarias en caso de una torcedura en la pierna a fin de prevenir el esfuerzo constante del ligamento afectado. Si la lesión es severa, se prescribirá un yeso.

La mayoría de las torceduras de primer grado se curan en un par de semanas sin causar complicaciones.

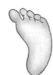

Aspecto del pie en el metatarso adducto

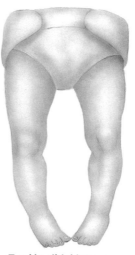

Torsión tibial interna

En ciertas lesiones de tercer grado, especialmente si comprometen a la rodilla, será preciso operar al niño para corregir el daño. Llame al médico de su hijo si la lesión articular no mejora o la hinchazón vuelve a aparecer. El ignorar estos síntomas podría provocar un mayor daño a la articulación y una discapacidad a largo plazo.

29

La piel

Manchas congénitas de color oscuro (nevus o lunares)

El nevo o lunar puede ser de carácter congénito (presente desde el nacimiento) o adquirido. Estas manchas están compuestas por la acumulación de unas células particulares y suelen ser de color marrón oscuro o negro.

Lunares congénitos

Son pequeñas manchas presentes desde el nacimiento y relativamente comunes (ocurren en uno de cada cien niños de raza blanca). Tienden a aumentar de tamaño a medida que el niño crece y por lo general no causan problemas. Sin embargo, en casos muy raros, estos lunares se convierten con el tiempo en un tipo grave de cáncer de piel (melanoma). Por lo tanto, aunque en este momento no tiene de qué preocuparse, es conveniente que observe estos nevos con atención y que el pediatra los examine regularmente para ver si cambian de apariencia (color, tamaño o forma). Es posible que el médico los refiera a un dermatólogo pediátrico, quien podría recomendar la extirpación del lunar y brindar el seguimiento necesario.

Existe un tipo de nevo congénito mucho más serio y cuya dimensión puede variar, desde el tamaño de una moneda grande hasta el de un libro como éste. Puede ser plano o protuberante, tener vello o no (aunque las manchas pequeñas e insignificantes a veces también tienen vello) y ser tan extenso que cubra por completo un brazo o una pierna. Afortunadamente, este tipo de nevo se presenta en casos muy raros (en uno de cada veinte mil nacimientos). Sin embargo, hay muchas más probabilidades de que se transforme en un melanoma que los lunares más pequeños, por lo que es recomendable llevar al niño a un dermatólogo pediátrico a una edad temprana.

Nevos o lunares adquiridos

La mayoría de las personas de raza blanca adquieren entre diez y treinta lunares durante el transcurso de su vida. Aunque suelen desarrollarse a partir de los cinco años de edad, pueden aparecer antes. Los lunares adquiridos muy pocas veces son motivo de alarma. No obstante, si a su hijo le sale un lunar de forma irregular (asimétrico), con varios colores dentro de su estructura y más grande que el borrador de un lápiz, debe ser examinado por el pediatra.

Una última observación al respecto: probablemente las manchas oscuras más comunes en la piel son las pecas. Pueden aparecer desde los dos a los cuatro años de edad, se hallan sobre todo en las partes del cuerpo expuestas al sol y tienden a ser un rasgo familiar. Suelen volverse más oscuras o grandes durante el verano y menos prominentes en el invierno. Las pecas no constituyen un peligro ni deben ser motivo de preocupación.

Marcas congénitas de vasos sanguíneos (Hemangiomas)

Su bebé de pocos meses tiene un bultito rojo en la frente que aumenta de tamaño muy rápidamente y una mancha plana de color rojo oscuro en el brazo. Su aspecto es un tanto desagradable pero, ¿se trata de algo peligroso?

Estas marcas de nacimiento aparecen cuando un área de la piel recibe un aporte anormal de sangre durante la infancia. Esto, a su vez, hace que el tejido afectado aumente de tamaño durante el curso de varias semanas o meses y adquiera un tono rojo azulado. Cuando el problema solamente afecta a los capilares (los vasos sanguíneos más pequeños), la marca recibe el nombre de hemangioma capilar ("hemangioma en fresa"). Cuando afecta a vasos sanguíneos más grandes, el hemangioma puede ser de otro tipo y tener un aspecto distinto.

Hemangioma plano (Picotazo de cigüeña)

Estas manchas son muy habituales y por lo general aparecen en los párpados y en la nuca. Tienden a desaparecer durante los primeros meses de vida y carecen de importancia.

Hemangioma capilar

Los hemangiomas capilares (a veces llamados hemangiomas en fresa) son un tipo común de mancha que se encuentra, por lo menos, en dos de cada cien bebés recién nacidos. Aunque no se detectan muy a menudo desde el nacimiento, empiezan a surgir durante el transcurso del primer mes a modo de una manchita protuberante de color rojo. Pueden aparecer en cualquier parte del cuerpo, pero son más frecuentes en la cabeza, el cuello y el tronco. Por lo general un niño tiene un solo hemangioma capilar, pero hay otros que tienen varios esparcidos por todo el cuerpo.

Si a su bebé le sale un hemangioma capilar, es importante que el pediatra lo examine para que siga su evolución desde un comienzo. Durante los primeros seis meses de vida los hemangiomas en fresa suelen crecer con rapidez, lo que puede ser bastante alarmante. Sin embargo, al poco tiempo dejan de aumentar de tamaño y casi siempre desaparecen para cuando el niño cumple los nueve años de edad.

Es muy común que el aspecto de estas marcas rojizas mortifique tanto a los padres, que quieran extirparlas cuanto antes. Sin embargo, puesto que la gran mayoría de estos hemangiomas disminuye gradualmente de tamaño durante el segundo o tercer año de vida, por lo general es mejor no tocarlos. Ciertos estudios han demostrado que hay pocas complicaciones o problemas estéticos cuando este tipo de hemangioma se deja sin tratar. En contraposición, cuando se trata el hemangioma con medicamentos o cirugía, hay mayores probabilidades de que se presenten complicaciones o cambios de aspecto indeseables.

Hay ocasiones en que los hemangiomas capilares tienen que tratarse o extirparse, sobre todo cuando aparecen cerca de estructuras vitales como los ojos, la garganta o la boca; cuando están creciendo más rápido de lo habitual; o cuando se percibe que van a sangrar mucho o a infectarse. Estas circunstancias poco usuales requieren de una evaluación cuidadosa y tratamiento por parte del pediatra y el dermatólogo pediátrico.

En casos muy raros, un niño tiene muchos hemangiomas en la cara y el tronco superior. Cuando esto ocurre, es posible que también tenga hemangiomas en algunos órganos internos. Si existe esta sospecha, es posible que el pediatra tenga que realizar otros exámenes.

Manchas tipo vino de oporto

Las manchas tipo vino de oporto son malformaciones planas de pequeños vasos sanguíneos, que suelen estar presentes desde el nacimiento. Son de color rojo oscuro y tienden a localizarse en la cara o las extremidades (generalmente en un solo lado del cuerpo), aunque pueden surgir en cualquier parte. A diferencia de los hemangiomas capilares, estas manchas nunca desaparecen, pero pueden desvanecerse un poco con el tiempo. Sin embargo, suelen ser inofensivas. En algunas ocasiones, no obstante, cuando se hallan en los párpados superiores o en la frente, existe la posibilidad de que haya un problema en las estructuras cerebrales subyacentes (síndrome de Sturge-Weber). Si la mancha está localizada en el área adyacente a un ojo, existe la posibilidad de que ese ojo termine por sufrir de glaucoma (vea la página 682).

Las manchas tipo vino de oporto se deben examinar de vez en cuando para evaluar su tamaño, ubicación y apariencia. Si a su hijo le mortifica mucho tener este tipo de marca, usted podría cubrírsela con un tipo especial de maquillaje. El tratamiento con láser ha sido efectivo en muchos casos, pero en general no se recomiendan otros tipos de cirugía. (Vea también *El bebé recién nacido: Su aspecto al nacer,* página 134.)

Varicela

La varicela es una de las enfermedades más comunes de la niñez. Esta infección altamente contagiosa, provoca una erupción en forma de ampollas que causa picazón y puede cubrir la mayor parte del cuerpo. Junto con la erupción, el niño afectado puede presentar fiebre baja.

Una vez que su hijo haya estado expuesto al virus de la varicela, la erupción puede tardar entre diez y veintiún días en aparecer. Las ampollas pequeñas, que pueden estar rodeadas por un área enrojecida, aparecen primero en el tronco y el cuero cabelludo y después se extienden a la cara, los brazos y las piernas. Usualmente las ampollas se convierten en costras y después sanan, pero si el niño se rasca, éstas se pueden infectar provocando ulceraciones que dejan cicatrices. La piel que rodea algunas de las ampollas se puede oscurecer o aclarar un poco, pero este cambio de color se desvanecerá gradualmente a medida que la erupción desaparece.

Tratamiento

Si alguna vez usted tuvo varicela, quizás se acuerde del picor que esta enfermedad provoca. Es importante que su hijo no se rasque, pues las lesiones se le podrían infectar. El acetaminofén (en la dosis adecuada para la edad y el peso del niño) puede aliviar el malestar y bajar la fiebre (pero tenga en cuenta que la fiebre ayuda al organismo a combatir el virus). Cortarle bien las uñas de las manos y bañarlo diariamente con agua y jabón también puede prevenir infecciones bacterianas secundarias. Los baños de avena, que se venden en las farmacias sin receta médica como también los antihistamínicos, pueden calmar la picazón. (Siga al pie de la letra las instrucciones relativas a las dosis.) Un fármaco que se adquiere con receta médica (el aciclovir), también disminuye la severidad de los síntomas, siempre y cuando se administre durante las primeras veinticuatro horas de la enfermedad. Este medicamento no es necesario en todos los casos, pero es muy conveniente para niños que sufren de eccema (una afección de la piel) o de asma, así como en adolescentes.

Cuando su hijo tenga varicela, no le dé aspirina ni ningún otro medicamento que contenga aspirina o salicilatos. Estos productos aumentan el riesgo de que el niño padezca del síndrome de Reye (vea la página 570), una enfermedad seria que afecta al hígado y al cerebro. También debe evitar los esteroides y cualquier medicina que interfiera con el sistema inmunológico. Si tiene dudas sobre las medicinas que son propicias en estas circunstancias, pídale consejo al pediatra.

Entre otras cosas, no es necesario que lleve a su hijo al médico por el hecho de tener varicela, a menos que se le presenten complicaciones tales como infección de la piel, dificultad para respirar, fiebre superior a los 102 °Fahrenheit (38.9 °centígrados) o si ésta persiste por más de cuatro días. Avise al pediatra si el área afectada por la erupción se pone muy roja, caliente o adolorida, ya que esto podría ser un indicio de una infección bacteriana. Llame al pediatra de *inmediato* en caso de que su hijo presente alguno de los síntomas del síndrome de Reye o de encefalitis: vómitos, nerviosismo, confusión, convulsiones, falta de respuesta, mayor somnolencia o pérdida del equilibrio.

Un niño puede contagiar la varicela a otras personas entre uno y dos días antes de que la erupción aparezca y hasta por veinticuatro horas luego de que ha salido la última ampolla (usualmente entre cinco y siete días). Solo los individuos que nunca han tenido varicela (o a los que no se les ha puesto la vacuna contra la misma) son susceptibles. Es conveniente mantener a su hijo alejado de los niños que no han sido vacunados, que nunca han tenido varicela o que tienen dudas de haberla padecido. Una vez que se recupere, el niño será inmune a la varicela por el resto de su vida.

Prevención

Se recomienda ponerle la vacuna contra la varicela a todo niño sano entre los doce y los dieciocho meses de edad que no haya contraído la enfermedad. Hasta tanto reciba la vacuna, la única forma de proteger a su hijo de la varicela es evitar exponerlo al contagio. Esto es muy importante en los recién nacidos, particularmente si son prematuros, ya que la enfermedad puede afectarlos más severamente a ellos.

La mayoría de los lactantes cuyas madres tuvieron varicela son inmunes a la enfermedad durante los primeros meses de vida. Los niños susceptibles que padecen enfermedades que debilitan el sistema inmunológico (como el cáncer) o que están recibiendo ciertos fármacos (como la cortisona) también deben evitar la exposición a la varicela. Si estos niños o adultos sanos llegan a exponerse, se les puede administrar un medicamento especial que los hace inmunes a la enfermedad durante un período limitado. Puesto que la vacuna de la varicela contiene virus vivos, es importante recordar que los niños inmunodeprimidos no tendrán una respuesta normal a la misma y por lo tanto no deben ser vacunados.

Costra láctea y dermatitis seborreica

A su hermoso bebé de un mes le ha salido una costra rojiza en el cuero cabelludo. Esto le inquieta y se pregunta si debería dejar de lavarle el pelo con champú con tanta frecuencia. También nota cierto enrojecimiento en los pliegues del cuello y las axilas, así como detrás de las orejas. ¿De qué se trata y qué debe hacer?

Cuando esta erupción afecta solo al cuero cabelludo, se denomina costra láctea. Pero aunque suele iniciarse con la aparición de escamas y enrojecimiento en el cuero cabelludo, posteriormente puede aparecer en las demás áreas que se acaban de mencionar. También puede extenderse a la cara y a la zona que cubre el pañal. En estos casos, los pediatras la denominan dermatitis seborreica (porque afecta partes del cuerpo con una alta concentración de glándulas sebáceas o que segregan grasa). La dermatitis seborreica es una afección de la piel de naturaleza no infecciosa que es muy común en los lactantes. Usualmente empieza durante las primeras semanas de vida y va desapareciendo poco a poco durante un lapso de semanas o meses. A diferencia de la dermatitis atópica o de la dermatitis por contacto (vea la página 791), muy pocas veces provoca molestias o picor.

Nadie sabe con exactitud cuál es la causa de esta erupción. Algunos médicos consideran que puede deberse a los cambios hormonales que sufre la madre durante el embarazo y que estimulan a las glándulas sebáceas del niño. Es posible que esta sobreproducción de grasa tenga alguna relación con la aparición de escamas y el enrojecimiento de la piel.

Tratamiento

Si la dermatitis seborreica de su bebé se limita al cuero cabelludo (y por lo tanto solo es una costra láctea), puede tratarla en casa. No tema lavarle el pelo con champú; de hecho es recomendable hacerlo más a menudo que de costumbre (utilizado un champú suave para bebés). Esto, y el cepillarle el pelo con delicadeza, le ayudarán a eliminar las escamas.

El aceite para bebé no es muy útil ni necesario. Muchos padres recurren al aceite para bebé sin fragancia o al aceite mineral, y piensan que esto es suficiente. Pero su uso fomenta la formación de escamas en el cuero cabelludo, en particular sobre la fontanela posterior. Si decide aplicarle aceite a su bebé, póngale muy poca cantidad y fricciónelo sobre las escamas. Después lávele el pelo con champú y cepílleselo.

Los champús medicados y mucho más fuertes (champús antiseborreicos, que contienen sulfuro y ácido salicílico al dos por ciento) pueden eliminar las escamas con más rapidez, pero no deben emplearse sin consultar con el pediatra ya que pueden ser irritantes. Es posible que el médico también le recete otro fármaco para tratar las escamas y el enrojecimiento.

Si la costra láctea no mejora al lavarle el pelo al bebé más a menudo o la erupción se extiende a la cara y los pliegues del cuello, llame al pediatra. Éste probablemente le recetará un champú más fuerte para disolver las escamas y una crema o loción de cortisona. Lo más habitual para estos casos son las cremas que contienen un uno por ciento de hidrocortisona.

Cuando la condición haya mejorado, la mejor forma de evitar que reaparezca es lavarle el pelo al niño a menudo con un champú suave para bebés. Ocasionalmente es preciso usar un champú medicado, pero deje que el pediatra sea quien lo decida.

Hay ocasiones en que se presenta una infección por hongos sobre las áreas afectadas, en particular sobre la zona de los pliegues más que en el cuero cabelludo. En estos casos, la piel se enrojece intensamente y pica mucho. Si le ocurre esto a su bebé, es posible que el pediatra le recete una crema especial contra hongos que contiene nistatina. Ésta debe aplicarse en pequeñas cantidades sobre el área afectada tres o cuatro veces al día, frotándola bien.

Le tranquilizará saber que la dermatitis seborreica no es una infección grave. Tampoco se trata de una reacción alérgica a algo que usted está usando ni se debe a falta de higiene. Desaparecerá sin dejar cicatrices y su bebé volverá a ser tan bello como siempre.

Eccema (Dermatitis atópica y dermatitis por contacto)

El término *eccema* se suele utilizar para describir diversas condiciones de la piel. Esta afección habitualmente consiste en que la piel se enrojece, se pone húmeda y exuda. En ocasiones, esto da como resultado la aparición de granitos llenos de líquido. Cuando el eccema se vuelve crónico (o perdura por mucho tiempo), la piel tiende a engrosarse y resecarse, tornándose escamosa y agrietada.

Hay dos tipos principales de eccema: la dermatitis atópica y la dermatitis por contacto.

Dermatitis atópica

La dermatitis atópica suele afectar a lactantes que tienen alergias o un historial familiar de alergias o eccema, aunque el problema no siempre es de origen alérgico. La dermatitis atópica por lo general se desarrolla en tres fases distintas. La primera ocurre entre los dos y los seis meses de edad, con picor, enrojecimiento y la aparición de granitos en las mejillas, la frente o el cuero cabelludo. La erupción puede extenderse más adelante a los brazos o el tronco. Aunque la dermatitis atópica a menudo se confunde con otros tipos de dermatitis, sobre todo con la dermatitis seborreica, el intenso picor y la ausencia de alergias previas son indicios de que se trata de este problema. En muchos casos, la erupción desaparece o mejora hacia los dos o tres años de edad.

La segunda fase de este problema de la piel suele ocurrir entre los cuatro y los diez años de edad, y se caracteriza por una erupción circular en la cara o el tronco, ligeramente elevada, con zonas escamosas y que producen picor. Esta erupción exuda menos y es más escamosa que la primera fase de la dermatitis atópica. Asimismo, la piel luce más rugosa. Este tipo de erupción aparece con más frecuencia en los pliegues de los codos, detrás de las rodillas y detrás de las muñecas y los tobillos. Este tipo de eccema tiende a resecar mucho la piel y provoca mucho picor.

La tercera fase, caracterizada por áreas de piel resecas y escamosas que provocan mucho picor, se inicia hacia los doce años de edad y en ocasiones continúa hasta que la persona llega a la edad adulta.

Dermatitis por contacto

La dermatitis por contacto puede ocurrir cuando la piel entra en contacto con una sustancia irritante. Este problema puede aparecer a raíz del contacto repetido con sustancias irritantes como jugos cítricos, baños de burbujas, jabones fuertes, ciertos alimentos y medicinas, o telas y tejidos ásperos. Además, uno de los irritantes más comunes es la propia saliva del niño. La dermatitis por contacto no pica tanto como la dermatitis atópica y generalmente desaparece en cuanto se elimina el irritante o mejora cuando el bebé ya no derrama saliva sobre su propia piel.

Hay otra forma de dermatitis por contacto que se desarrolla cuando la piel del niño entra en contacto con algo que le provoca alergia. Entre las sustancias que con más frecuencia producen está reacción figuran las siguientes:

- Ciertos saborizantes o aditivos de las pastas de dientes y enjuagues bucales (Éstos provocan una erupción dentro de la boca o alrededor de la misma.)

- Pegamentos y tintes utilizados para fabricar zapatos, o que se encuentren en el cuero de los mismos (Provocan una erupción en el empeine y los pies.)

- Tintes que se usan en la confección de prendas de vestir (Provocan erupciones en las zonas donde más aprieta la ropa y donde se suda más.)

- Joyas y prendas que contienen níquel o corchetes de pantalones o de otras prendas de vestir.

- Plantas, sobre todo la hiedra, el zumaque venenoso y el *Rhus diversiloba* (vea la página 805)

- Algunos medicamentos, como las pomadas que contienen neomicina

Este tipo de erupción suele aparecer varias horas después del contacto (entre uno y tres días en el caso de la hiedra). Por lo general provoca picor y puede originar la aparición de pequeñas ampollas.

Tratamiento

Si a su hijo le sale una erupción con aspecto de eccema, el pediatra tendrá que examinar al niño para emitir el diagnóstico correcto y recetar un tratamiento apropiado. En algunos casos, podrá coordinar una evaluación con un dermatólogo pediátrico.

Aunque la dermatitis atópica no tiene cura como tal, por lo general se puede controlar y es posible que desaparezca al cabo de varios meses o años. El tratamiento más eficaz consiste en procurar que la piel no se reseque demasiado y empiece a picar, así como evitar sustancias que aviven la condición. Para tal efecto se recomiendan estas medidas:

- Evite darle al niño baños largos y frecuentes con agua caliente. Éstos tienden a resecar la piel.

- Utilice humectantes con frecuencia y de manera regular (en pomada o crema) para ayudar a reducir la sequedad y el picor.

- Evite las prendas de vestir ásperas o irritantes (tejidos de lana o telas toscas).

- Si la piel exuda mucho o el niño siente un picor excesivo, coloque compresas tibias sobre el área afectada, seguidas por la aplicación de las medicinas recetadas.

Es muy probable que el pediatra sugiera una crema o pomada para controlar la inflamación y aliviar el picor.

Estos productos suelen contener una forma de cortisona y deben emplearse bajo estricta supervisión médica. Además, es posible que el pediatra le recete otras lociones o aceites para verter en la bañera. Es importante seguir aplicando la medicina por el período que indique el médico. Si suspende su aplicación antes de tiempo, la condición podría reactivarse.

Aparte de las pomadas para la piel, es posible que su hijo necesite un antihistamínico oral para controlar la comezón, así como antibióticos en caso de que la piel se le infecte.

La dermatitis alérgica por contacto recibe un tratamiento similar, aunque en este caso es posible que el dermatólogo o alergista pediátrico evalúe el historial médico del niño o realice una serie de pruebas cutáneas con el fin de identificar la causa de la erupción. Las pruebas se realizan colocando pequeños parches de los irritantes más comunes (o alergenos) sobre la piel del niño. Si la piel se enrojece y el niño empieza a sentir picazón, deberá evitar esa sustancia en lo sucesivo.

Avise al pediatra si su hijo presenta alguno de los siguientes síntomas:

- La erupción se intensifica y no responde al tratamiento en el hogar.

- El niño tiene fiebre o síntomas de infección (como ampollas, costras amarillentas, dolor o supuración).

- La erupción se extiende o aparecen más erupciones.

La quinta enfermedad (Eritema infeccioso)

Las mejillas sonrosadas por lo general son un indicio de buena salud. No obstante, si a su hijo de repente le salen unas manchas de un rojo intenso en las mejillas que se ven un tanto protuberantes y se sienten calientes al tacto, es posible que haya contraído una enfermedad viral conocida como *quinta enfermedad*. Al igual que muchas otras enfermedades de la infancia, ésta se transmite de una persona a otra. El virus que provoca esta afección se llama parvovirus. Una vez que ingresa al organismo del niño, puede tardar de cuatro a catorce días en presentar síntomas.

Ésta es una enfermedad leve. Muchos niños que la padecen se sienten bien, incluso cuando ya les ha salido la erupción. Sin embargo, puede provocar síntomas leves similares a los de un resfriado cualquiera: dolor de garganta, dolor de cabeza, enrojecimiento de ojos, fatiga, fiebre baja o picazón. En casos aislados el niño puede sentir dolor en las rodillas o las muñecas. El proceso de la enfermedad puede ser más severo en aquellos niños que sufren de anormalidades en la hemoglobina o en los glóbulos rojos —tales como anemia falciforme— así como en aquellos que padecen de cáncer.

La erupción suele aparecer primero en las mejillas, dando la impresión de que el niño ha recibido un par de cachetadas. Durante el transcurso de los próximos días aparece una erupción de aspecto rosado y ligeramente protuberante en los brazos, el tronco, los muslos y las nalgas, con un patrón reticular (en forma de red). Por lo general el niño no tendrá fiebre o, si la tiene, ésta será muy baja. Al cabo de cinco a diez días la erupción se desvanece, empezando por la cara, luego los brazos, el tronco y por último las piernas. Curiosamente, la erupción puede reaparecer unas cuantas semanas o meses después, en particular si el niño está muy caliente luego de: darse un baño de tina, hacer ejercicio o tomar el sol.

Tratamiento

Aunque la quinta enfermedad casi nunca es una afección seria, puede confundirse con una erupción que sí lo es. También puede tener el aspecto de ciertas erupciones producidas por fármacos, por lo que es importante comunicarle al pediatra si el niño está tomando alguna medicina. Cuando le describa los síntomas por teléfono, es posible que el médico presuma que se trata de la quinta enfermedad, pero de todos modos querrá examinar al niño para cerciorarse de esto.

Puesto que no hay una medicina específica para la quinta enfermedad, el tratamiento está dirigido a aliviar los síntomas. Por ejemplo, si el niño tiene fiebre, dolor o malestar general, puede darle acetaminofén. Si los síntomas tipo resfriado interfieren con el sueño o la alimentación del niño, pregúntele al pediatra si sería conveniente darle un descongestionante. El picor se puede calmar con un antihistamínico. En caso de que su hijo presente nuevos síntomas, se sienta peor o le suba mucho la fiebre, llame al pediatra.

El niño podrá contagiar la enfermedad cuando presente los síntomas de resfriado que preceden a la erupción. Cuando ya tenga la erupción, no será contagioso. Sin embargo, por regla general, siempre que su hijo tenga una erupción o fiebre, es conveniente mantenerlo alejado de otros niños hasta que el médico emita un diagnóstico. Como precaución, espere hasta que ya no tenga fiebre y se sienta bien antes de permitirle jugar con otros niños. Asimismo, mantenga al pequeño alejado de cualquier mujer embarazada (particularmente durante el primer trimestre de gestación), puesto que si ésta llega a contagiarse, el virus puede tener un efecto dañino sobre el feto.

Pérdida del cabello (Alopecia)

Casi todos los recién nacidos pierden una parte o la totalidad del pelo con el que nacen. Esto es normal y algo que se anticipa. El pelo de bebé se cae para dar paso al cabello maduro. Por lo tanto, la pérdida de pelo durante los primeros seis meses de vida no debe ser motivo de preocupación.

Es muy común que el bebé pierda el pelo en la parte del cuero cabelludo que roza contra el colchón o como resultado del hábito de golpearse la cabeza contra el mismo. A medida que comienza a moverse más y a sentarse, o cuando deje el hábito de golpearse la cabeza, esta pérdida de cabello se corregirá por su cuenta.

En casos muy raros, un bebé nace con alopecia (calvicie), la que puede presentarse sola o junto con anomalías en las uñas y los dientes. Más adelante, un niño puede sufrir de alopecia a causa de medicamentos, una lesión en el cuero cabelludo o un problema médico o nutricional.

A un niño mayor se le puede caer el pelo si se le hacen trenzas muy apretadas o se le tira demasiado el cabello al peinarlo o cepillarlo. Algunos pequeños (menores de tres o cuatro años) tienen el hábito de enrollarse el pelo entre los dedos como una forma de tranquilizarse y sin querer, se arrancan mechones de pelo. Otros niños (por lo general de mayor edad), pueden arrancarse el pelo a propósito pero niegan haberlo hecho, lo que debe notificarse al pediatra ya que puede ser una señal de perturbación emocional.

La alopecia areata, una condición común en niños y adolescentes, parece ser una reacción "alérgica" al cabello de uno mismo. En este trastorno, el niño pierde cabello en forma circular, dando como resultado calvicie en un área circular. En general, si la calvicie se limita a unas cuantas zonas del cuero cabelludo, las probabilidades de una completa recuperación son buenas. Pero si la condición persiste o se intensifica, se suelen usar cremas e incluso inyecciones de esteroides así como otras formas de terapia en las zonas sin pelo. Desafortunadamente, si la pérdida de cabello es muy extensa, puede ser difícil que éste vuelva a crecer.

Puesto que la alopecia y otros tipos de pérdida del cabello pueden ser un signo de diversos problemas médicos o nutricionales, es importante notificarlos al pediatra siempre que se presenten en niños mayores de seis meses de edad. El médico examinará el cuero cabelludo del niño, determinará la causa y prescribirá un tratamiento. En ocasiones es preciso remitir al niño a un dermatólogo pediátrico.

Piojos

Puesto que los niños pequeños juegan juntos, se intercambian prendas de vestir y gorros, y en general están en contacto cercano, los piojos del cabello son muy comunes en la población infantil. Aunque se trata de algo que causa confusión y vergüenza a los padres, los piojos no provocan dolor ni constituyen un problema médico serio. Tampoco transmiten enfermedades ni causan problemas permanentes. Muchos padres cuyos hijos asisten a guarderías o van a la escuela han recibido circulares en la que se les informa sobre un caso de piojos en el salón de clase del niño. Este problema solía limitarse a los niños en edad escolar, pero a medida que más y más pequeños asisten a jardines infantiles, han aumentado los casos de piojos a una edad más temprana. Los piojos del cabello pueden presentarse en cualquier grupo socio económico y tienden a ser más comunes entre los tres y los doce años de edad.

El primer indicio de que un niño tiene piojos suele ser el ver que se rasca mucho la cabeza. Al examinarle el cuero cabelludo, es posible que note unos puntitos blancos en el cabello o en la nuca, a la altura del nacimiento del pelo. Quizás crea que se trata de caspa o seborrea, pero por lo general la caspa se presenta en forma de escamas más grandes, mientras que los piojos tienen el aspecto de puntitos más pequeños que suelen estar pegados a la hebra de cabello. Si los observa de cerca, hasta podrá notar que se mueven a lo largo del pelo. Además, la picazón que causan los piojos suele ser mucho más intensa que cuando se tiene seborrea o caspa.

Los síntomas antes mencionados pueden indicar la presencia de *Pediculus humanus capitis,* es decir piojos que se alojan en la cabellera humana, así como de sus huevos o liendres. Procure no exaltarse si detecta este problema en su hijo o si recibe una llamada o una carta de la escuela sobre esta situación. La presencia de piojos es una condición muy común que no refleja descuido ni falta de higiene por parte de los padres. Es simplemente el resultado de que el pequeño esté en contacto con otros niños que tienen piojos en el cabello. Puesto que los niños de un mismo hogar están en constante proximidad, es habitual que los piojos se pasen de un hermano a otro.

Si su hijo tiene piojos es porque los contrajo de otra persona con quien tuvo contacto directo, ya sea un compañero de clase o un hermano. Los piojos también se propagan al compartir cepillos, peines, gorros y otras prendas de vestir, aunque este tipo de transmisión es menos común.

Tratamiento

Una vez que sepa que su hijo tiene piojos, podrá recurrir a alguno de los tratamientos que existen en el mercado. Los siguientes son los agentes más usados para tratar este problema.

- La permetrina al 1% (cuyo nombre comercial es NIX), es el tratamiento actualmente recomendado por la Academia Americana de Pediatría. Tiene ciertas ventajas sobre los demás tratamientos, como una baja toxicidad y el hecho de no provocar reacciones alérgicas en individuos que son alérgicos a ciertas plantas. Aplique la permetrina al 1%, que viene en forma de enjuague para el cabello, después de haberle lavado el pelo al niño con un champú que no contenga acondicionador y de habérselo secado bien con una toalla. Deje la permetrina por diez minutos antes de enjuagarle el pelo. Es posible que tenga que volvérselo a aplicar al cabo de siete a diez días si nota que aún quedan piojos.

- El lindano (cuyas marcas comerciales son Kwell y Scabene) se aplica en forma de champú por un período no superior a diez minutos. Este producto puede ser tóxico si no se siguen las indicaciones del empaque.

- Piretrinas más butóxido de piperonilo (cuyas marcas comerciales, entre otras, son A200, RID y R&C) se aplican como champú y se dejan por diez minutos antes del enjuague. A menudo se debe aplicar un segundo tratamiento de siete a diez días después del primero. La piretrina no se debe aplicar a niños alérgicos a los crisantemos.

Los medicamentos que se usan para matar piojos son insecticidas potencialmente peligrosos. Siga al pie de la letra las instrucciones que vienen en el empaque, así como las recomendaciones del pediatra.

Sea cual sea el tratamiento al que recurra, no es necesario retirar las liendres con los dedos después de usar el medicamento con el fin de prevenir la difusión de los piojos, aunque por motivos estéticos sí sería conveniente hacerlo. Use un peine fino para retirar con cuidado los restos de huevos, los piojos y las larvas que hayan sobrevivido al tratamiento. Ésta es una tarea tediosa que a menudo debe repetirse, dependiendo de la cantidad de liendres que se hayan alojado en el cabello.

Para evitar que vuelva a infectarse, también deberá lavar la ropa de cama y las prendas de vestir que estuvieron en contacto con el niño durante las cuarenta y ocho horas previas al momento en que se dio cuenta de que tenía piojos (los gorros suelen ser los principales culpables). Lave las prendas en el ciclo de agua caliente de la lavadora o, si lo prefiere, mándelas a lavar en seco. Lave los peines y cepillos con un champú contra piojos o póngalos a remojar en agua caliente. Las temperaturas superiores a los 128. 3 °Fahrenheit (53.5 °centígrados) durante cinco minutos son mortales tanto para los piojos como para sus huevos.

Por otra parte, si su hijo tiene piojos, es importante que lo notifique a la guardería o escuela a la que él asiste. Sin embargo, la Academia Americana de Pediatría considera que ningún niño sano debe ser excluido de una escuela o faltar a clases por el simple hecho de tener piojos en el pelo. La Academia también desaprueba las reglamentaciones que exigen que no haya rastros de piojos o liendres en la cabellera del niño para permitirle retornar a la escuela. Si un niño tiene un caso activo de piojos, es muy probable que, al momento en que se detectan, hayan estado alojados en la cabellera del pequeño por un mes o más. Por lo tanto, y teniendo en cuenta que no representa un riesgo significativo para los demás, debe permitírsele quedarse en clase, evitando el contacto directo de su cabeza con la de otros niños. Asimismo, para evitar que su hijo contraiga piojos, enséñele a no compartir artículos personales como gorros, peines y cepillos. Si su activo hijo de tres años tiene piojos, es muy probable que otros pequeños del mismo grupo también los tengan. Puesto que los piojos son muy contagiosos, *es factible que otros miembros de la familia también los tengan, por lo que es importante que se les examine la cabeza y se les brinde el tratamiento indicado.* También es necesario lavar la ropa de cama y las prendas de vestir de toda la familia.

Urticaria

Si su hijo tiene una erupción que le pica, que consiste en áreas de ronchas rojizas y protuberantes, tal vez con una zona central de un color más pálido y sin la presencia de escamas o piel seca, es probable que tenga una urticaria. Esta erupción puede aparecer en todo el cuerpo o solo en una parte del mismo, tal como la cara. La ubicación puede variar, de tal modo que aparezca y desparezca en distintas partes del cuerpo, a menudo en cuestión de horas.

Entre las causas más comunes de urticaria figuran los siguientes agentes alérgicos:

- Alimentos (bayas, queso, nueces, huevos, leche, aceites de ajonjolí, mariscos)

- Medicamentos, ya sea con o sin receta (La penicilina y la aspirina son dos de los culpables más comunes.)
- Polen de árboles, césped y helechos
- Ciertas plantas
- Respuesta a una infección
- Agua fría
- Picaduras de abejas u otros insectos

Al menos en la mitad de los casos, no es posible identificar la causa.

Tratamiento

Los antihistamínicos administrados por vía oral alivian la picazón. Muchos de éstos se venden sin receta médica, pero es conveniente que sea el pediatra quien le recomiende uno. Es posible que tenga que darle esta medicina al niño por varios días y tan a menudo como cada cuatro a seis horas. Aplicar compresas frescas en el área afectada también puede ayudar a reducir la picazón y la inflamación.

En caso de que otras partes del cuerpo se vean afectadas por la reacción alérgica, es posible que se necesite un tratamiento adicional. Si su hijo tiene sibilancias o le cuesta trabajo tragar los alimentos, recurra a un tratamiento de emergencia. Probablemente el médico le recetará un antihistamínico más efectivo y hasta podría aplicarle una inyección de epinefrina para detener la reacción alérgica. Si la alergia que provoca la urticaria desencadena también en

una dificultad respiratoria severa, el pediatra le ayudará a obtener un estuche especial de emergencia que podrá usar si llegara a presentarse este tipo de reacción en el futuro.

Prevención

Con el fin de evitar que se desencadenen nuevos episodios de urticaria, el médico tratará de determinar qué está provocando la reacción alérgica. Si la erupción se limita a un área pequeña de la piel, es probable que se deba a algo que el niño tocó. (Las plantas y los jabones suelen ser grandes culpables.) Pero si la erupción se extiende a todo el cuerpo, es más probable que la causa sea algo que comió o inhaló el niño, o incluso una infección.

El patrón que sigue la urticaria a menudo brinda pistas sobre la reacción alérgica. Por ejemplo: ¿Suele aparecer después de las comidas? ¿Parece presentarse más durante ciertas estaciones del año o al viajar a ciertos lugares? Si usted identifica un patrón específico, es conveniente que altere la rutina para ver si su hijo mejora. Deberá tener en cuenta cada alimento que el niño come, incluso aquellos que nunca antes le habían causado problemas. A veces surge una urticaria cuando el niño come cantidades inusualmente grandes de un alimento al que es ligeramente alérgico.

Una vez que haya descubierto la causa del problema, procure mantener al niño lo más alejado posible de ésta. Si sabe con anticipación que va a estar expuesto a la sustancia que le provoca la reacción alérgica, envíe con el niño o lleve con usted un antihistamínico. Si es alérgico a los insectos, tenga siempre a la mano un estuche para tratar picaduras. (Vea *Picaduras de insectos*, página 801.)

Impétigo

El impétigo es una infección contagiosa de la piel de carácter bacteriano que suele aparecer alrededor de la nariz, la boca y las orejas. Una de sus posibles causas es el estreptococo —que a su vez es responsable de la faringitis y de la fiebre escarlatina— o bien otra bacteria llamada estafilococo.

Si la infección se debe al estafilococo, puede causar una serie de ampollas llenas de un líquido claro. Éstas se pueden reventar fácilmente, dejando una zona brillante en carne viva sobre la que enseguida se forma una costra de color miel. En contraposición, el estreptococo por lo común no origina ampollas pero sí provoca costras sobre áreas extensas de piel ulcerada.

Tratamiento

Hasta que su hijo sea visto por el médico, limpie bien la erupción con agua y jabón. Para tal fin puede usar un jabón dermatológico suave. El impétigo debe ser tratado con antibióticos, pero es posible que el pediatra quiera determinar primero cuál es la bacteria causante de la erupción con el fin de prescribir la medicina específica para ese caso. Es importante que su hijo termine de tomar todo el medicamento recetado o de lo contrario la infección podría reactivarse.

Hay otro factor que debe tenerse en cuenta: el impétigo es contagioso hasta que la erupción desaparece o hasta que pasen al menos dos días desde que se empezó a administrar el antibiótico y el niño muestra una clara mejoría. Durante este período, su hijo también debe evitar el contacto cercano con otros niños y nadie debe tocarle la erupción. Si usted u otros miembros de la familia entran en contacto con el área afectada, deberán lavarse muy bien las manos así como la zona expuesta con agua y jabón. Además, mantenga las toallas del niño separadas de las del resto de la familia.

Prevención

Las bacterias que causan el impétigo se multiplican en aquéllas zonas de la piel que están agrietadas o abiertas. El mejor modo de prevenir esta erupción es mantener las uñas del niño cortas y limpias, así como enseñarle a no rascarse si tiene la piel irritada. Cuando el pequeño tenga una raspadura o un corte en la piel, lávelo con agua y jabón y después aplíquele una pomada antibiótica. Tenga la precaución de no utilizar paños ni toallas que haya usado alguien que tenga una infección activa en la piel.

Cuando el impétigo se debe a ciertos tipos de estreptococos, se puede desarrollar una complicación seria aunque muy rara llamada glomerulonefritis. Esta enfermedad causa lesiones renales, con el posible paso de sangre a la orina y un aumento de la presión arterial.

Picaduras de insectos

La reacción de su hijo a una picadura dependerá de lo sensible que sea al veneno del insecto que lo pique. Aunque la mayoría de los niños se limitan a tener reacciones leves, los que son alérgicos al veneno de ciertos insectos pueden presentar síntomas serios que requieren de un tratamiento de emergencia.

Tratamiento

Aunque las picaduras de insectos pueden ser fastidiosas, por lo general comienzan a desaparecer al cabo de un día y no precisan de tratamiento médico. Para aliviar el picor que producen las picaduras de mosquitos, moscas, pulgas y chinches, aplique compresas frescas y/o una loción de calamina sobre cualquier parte del cuerpo afectada, a *excepción* de las áreas que rodean los ojos y los genitales. Si a su hijo lo pica una avispa o una abeja, empape un paño en agua fría y oprímalo sobre la zona de la picadura para reducir el dolor y la hinchazón. Llame al pediatra antes de aplicar cualquier otro tratamiento, incluyendo cremas o lociones que contengan antihistamínicos o remedios caseros. Si el picor es muy intenso, es posible que el médico le recete al niño un antihistamínico oral.

Si su hijo perturba un enjambre de abejas y resulta siendo picado, aléjelo de allí lo antes posible. La base del aguijón de una abeja emite una feromona (hormona) que transmite una señal de alarma que incita a las demás abejas a picar también.

Es muy importante apresurarse a extraer todo el aguijón de la abeja. El sacarlo inmediatamente después de la picadura impedirá que una gran porción del veneno penetre por la piel. Si el aguijón es visible, retírelo frotando suavemente la superficie de la piel en sentido horizontal con una tarjeta de crédito o con la uña del dedo. Evite apretar el aguijón con unas pinzas, ya que esto puede hacer que se libere más veneno. Las picaduras de abeja y mosquitos pueden hincharse más al cabo de dos o tres días después del incidente.

Mantenga las uñas del niño cortas y limpias para reducir al mínimo el riesgo de que al rascarse se provoque una infección. Si de cualquier modo la picadura se infecta, la zona se pondrá más roja e inflamada. En algunos casos es posible detectar varias líneas enrojecidas o un fluido amarillento alrededor de la picadura. Pídale al pediatra que examine la picada si parece haberse infectado, puesto que en tal caso deberá ser tratada con antibióticos.

Solicite ayuda médica de inmediato si su hijo presenta cualquiera de los siguientes síntomas luego de haber sido picado por un insecto:

- Dificultad repentina para respirar

- Debilidad, colapso o pérdida de la conciencia

- Urticaria o picazón por todo el cuerpo

- Hinchazón extrema alrededor de los ojos, los labios o el pene, que le hace difícil al niño ver, comer u orinar

Insecto/Ambiente	Características de la picadura	Comentarios
Mosquitos Agua estancada (piscinas, lagos, piletas para pájaros)	Sensación de un pinchazo seguida de picor y la formación de un pequeño montículo rojizo con una marca de picadura al centro.	Los mosquitos se sienten atraídos por los colores brillantes, el sudor y los olores dulces, tales como perfumes, jabones con fragancia y champús.
Moscas Alimentos, basuras, heces de animales.	Una protuberancia que duele y pica. Puede convertirse en una pequeña ampolla.	La picadura suele desaparecer al cabo de un día, pero puede durar más.
Pulgas Grietas del suelo, alfombras, pelo de animales domésticos	Pequeño montículo similar al de la urticaria. Suelen aparecer en grupo donde más aprieta la ropa (cintura, nalgas).	Las pulgas tienden a estar presentes en las casas donde hay animales domésticos.
Chinches Grietas de las paredes, pisos, rendijas de los muebles, colchones	Protuberancias rojas que pican, rodeadas de una ampolla. Generalmente se ven dos o tres en fila.	Los chinches suelen picar por las noches y son menos activos en climas fríos.
Hormigas Montículos que se hallan en pastizales, praderas, jardines y parques	Dolor y ardor inmediatos. Puede haber inflamación hasta de ½ pulgada (1.3 cm). Fluido turbio en el área de la picadura.	Las hormigas tienden a atacar a los intrusos. Algunos niños tienen reacciones como dificultad para respirar, fiebre y molestias estomacales.
Abejas y avispas Flores, arbustos, zonas de picnic, playas	Dolor inmediato seguido de inflamación.	Unos cuantos niños tienen reacciones alérgicas severas, como dificultad para respirar e hinchazón de todo el cuerpo.
Garrapatas Zonas boscosas	Es posible que no se pueda detectar por estar cubierta por el cabello o dentro de la piel.	No intente extraer una garrapata utilizando fósforos, cigarrillos encendidos o removedor de esmalte. Use una pinza para coger la garrapata por la parte de la cabeza con firmeza. Tire del insecto con delicadeza sin dejar ninguna parte del mismo adherida a la piel del niño.

Prevención

Algunos niños que no tienen otras alergias pueden presentar reacciones severas ante una picadura de insecto. Si sospecha que su hijo es propenso a las alergias, manifieste su inquietud al médico. Es posible que éste recomiende una serie de inyecciones de hiposensibilización. Además, le recetará un estuche especial para tener a la mano en caso de que un insecto pique al niño.

Es imposible prevenir todo tipo de picaduras, pero usted puede reducir sustancialmente el número de las mismas poniendo en práctica las siguientes recomendaciones:

- Evite las zonas donde los insectos anidan o se congregan, tales como botes de basura, aguas estancadas, alimentos o dulces sin cubrir y huertos frutales o jardines en flor.

- Si sabe que su hijo estará expuesto a un lugar donde hay insectos, vístalo con pantalones largos y una camiseta liviana de manga larga.

- Evite vestir al niño con prendas de colores brillantes o estampados, puesto que estos diseños parecen atraer a los insectos.

- No le ponga a su hijo jabones con fragancia, perfumes o laca para el cabello, puesto que éstos también atraen a los insectos.

Los repelentes para insectos por lo general se venden sin receta médica, pero hay que aplicarlos con suma precaución a los lactantes y niños pequeños. De hecho, el insecticida más efectivo contiene DEET (siglas en inglés de N,N-dietil-metatoluamida), un producto químico cuyo uso *no* se recomienda en niños menores de dos meses de edad. Si el niño es mayorcito, *no* le ponga un repelente que contenga DEET más de una vez al día.

La concentración de DEET varía considerablemente de un producto a otro —oscilando entre menos de un 10 por ciento a más de un 30 por ciento— así que es importante leer la etiqueta de cualquier producto que compre. Cuanta más alta sea la concentración de DEET, más duradera será su acción y más efectivo será el producto. La eficacia llega a su punto culminante a una concentración del 30 por ciento, lo que también constituye la máxima concentración actualmente recomendada para niños. La seguridad del DEET en términos de salud no parece estar relacionada con su nivel de concentración. Por lo tanto, un enfoque prudente consiste en seleccionar la concentración efectiva más baja posible para el período de tiempo que su hijo pase afuera. Lea la etiqueta para verificar el porcentaje, pero por lo general será entre un 10 y un 30 por ciento.

Los repelentes son eficaces en la prevención de picaduras de mosquitos, garrapatas, pulgas, niguas y moscas, pero prácticamente no tienen ningún efecto en los insectos con aguijón como las abejas, los abejorros y las avispas. En contraposición a la creencia popular, el darle al niño un antihistamínico continuamente durante la temporada en que hay más insectos no parece prevenir las reacciones a las picaduras.

La tabla de la página 801 resume información sobre las picaduras de insectos más frecuentes.

Sarampión

Gracias a la vacuna contra el sarampión, hoy en día esta enfermedad es poco común en los Estados Unidos. En el año 2000 se reportaron menos de cien casos en este país. Sin embargo, hay gente que aún contrae el sarampión. Si su hijo nunca ha sido vacunado ni ha tenido el sarampión, puede contraerlo si se ve expuesto al mismo. El virus del sarampión se transmite a través de las gotitas de saliva que expulsa una persona enferma. Cualquiera que inhale dichas gotitas y no sea inmune a la enfermedad, podría contagiarse.

Signos y síntomas

Durante los primeros ocho a doce días que siguen al contagio, es probable que su hijo no presente ningún síntoma. A esto se le llama el período de incubación. Posteriormente es posible que manifieste síntomas parecidos a los de un resfriado, con tos, goteo nasal y ojos enrojecidos (conjuntivitis; vea la página 679). La tos puede ser muy intensa en ciertos momentos y durar aproximadamente una semana. El niño, en general, se sentirá muy mal.

Entre el primer y el tercer día de la enfermedad, los síntomas catarrales se intensificarán y la fiebre podrá subir a un punto que oscila entre 103 y 105 °Fahrenheit (39.4° a 40.5 °centígrados). La fiebre persistirá hasta dos o tres días después de que haya aparecido la erupción.

La erupción aparece generalmente entre el segundo y el cuarto día de enfermedad. Suele empezar por la cara y el cuello, para luego extenderse al tronco y las extremidades. Empieza en forma de un salpullido color rojo, que puede aparecer en forma de ronchas de mayor tamaño. Si nota que su hijo tiene granitos pequeños de color blanco (como granos de arena) dentro de la boca cerca de los molares, significa que pronto le va a salir la erupción. Ésta le durará entre cinco y ocho días. A medida que la erupción se desvanece, es posible que la piel se le pele un poco.

Tratamiento

Aunque no existe un tratamiento para el sarampión, es importante que el pediatra examine al niño para determinar si en efecto tiene esta enfermedad. Muchas otras afecciones se inician del mismo modo que el sarampión. Además, esta enfermedad puede tener complicaciones (como una neumonía), por lo que el médico querrá seguir de cerca su evolución. Cuando llame al pediatra, describa la erupción y la fiebre para que el médico considere la posibilidad de que el niño tenga sarampión. Cuando acuda al consultorio, se le pedirá que mantenga al niño aislado de otros pacientes, de tal modo que no contagie a los demás.

Su hijo podrá contagiar la enfermedad desde varios días antes de que aparezca la erupción hasta que desaparezcan tanto la fiebre como las lesiones de la piel. Durante este período debe quedarse en casa (excepto para ir al médico) y estar alejado de cualquier persona que no sea inmune a la enfermedad.

Mientras esté en casa, procure que su hijo beba muchos líquidos y déle acetaminofén en la dosis adecuada para aliviar el malestar que provoca la fiebre. La conjuntivitis que suele acompañar a esta enfermedad, hace que al niño le duelan los ojos cuando se ve expuesto a luces brillantes o a la luz del sol, por lo que es conveniente mantener su habitación en penumbras durante los primeros días de la enfermedad.

Hay ocasiones en que se presentan infecciones bacterianas como una complicación del sarampión. Entre las más frecuentes figuran neumonía (vea la página 614), infecciones de oído (vea la página 649) y faringitis (vea la página 661). En tales casos el niño debe ser visto por el pediatra, quien probablemente le recetará un tratamiento con antibióticos.

Prevención

Casi todos los niños que reciben dos dosis de la vacuna triple vírica o MMR (contra el sarampión, paperas y rubéola) después de cumplir un año, quedan protegidos contra el sarampión de por vida. Puesto que hasta un cinco por ciento de los niños no responde a la dosis inicial de la vacuna, se recomienda administrar una dosis de refuerzo cuando el niño sea mayor. El pediatra le dirá qué es lo más indicado para su hijo. (Vea el Capítulo 27, "Vacunas".)

Si su hijo no ha sido vacunado y entra en contacto con alguien que tiene el sarampión, o si un miembro de la familia se ha contagiado, informe al pediatra cuanto antes. Las siguientes medidas pueden ayudarle a evitar que su hijo caiga enfermo:

1. Si aún no ha cumplido un año o sus defensas son muy bajas, se le puede dar un tipo de inmunoglobulina (gammaglobulina) hasta seis días después de la exposición. Esto podría protegerlo temporalmente del contagio, pero no le proporcionará inmunidad para el futuro.

2. Un bebé de seis a once meses de edad puede recibir la vacuna contra el sarampión por sí sola si se ve expuesto a la enfermedad o si vive en una comunidad en la que la exposición es muy probable o donde se desata una epidemia de sarampión. Si se le administra una dosis durante estos meses, el niño seguirá necesitando dosis adicionales para quedar totalmente inmunizado.

3. Si su hijo tiene más de un año y goza de buena salud, aún puede ser vacunado. La vacuna puede ser efectiva si se administra dentro de un lapso de setenta y dos horas de haber sido expuesto y *proporciona* inmunidad a largo plazo. Si su hijo ha recibido una dosis de la vacuna contra el sarampión y ha pasado por lo menos un mes desde que se le aplicó dicha dosis, puede recibir una segunda dosis después de la exposición al virus.

Hiedra venenosa, zumaque venenoso y *Rhus diversiloba*

Entrar en contacto con la hiedra venenosa, el zumaque venenoso y el *rhus diversiloba* (conocidos en inglés como "Poison Ivy", "Poison Oak" y "Poison Sumac"), es una causa común de erupciones infantiles durante la primavera, el verano y el otoño. La erupción se debe a una reacción alérgica al aceite que contienen estas plantas. Puede aparecer desde algunas horas de haber entrado en contacto con la planta hasta tres días después, y empieza en forma de ampollas que provocan mucha picazón.

En contraposición a la creencia popular, no es el fluido que hay dentro de las ampollas lo que hace que la erupción se vaya extendiendo. Esto ocurre cuando pequeñas cantidades de aceite permanecen debajo de las uñas del niño, en sus prendas de vestir o en el pelo de una mascota, y luego entran en contacto con otras partes del cuerpo del pequeño. La erupción no se contagia a menos que el remanente de aceite también entre en contacto con la piel de otra persona.

La hiedra venenosa es un tipo de hierba que tiene tres hojas de color verde y un tallo central de color rojo. Crece en forma de parra o vid en todas las regiones de los Estados Unidos, a excepción del suroeste. El zumaque venenoso, por su parte, no es una parra sino un arbusto, y tiene de siete a trece hojas agrupadas en pares a lo largo de un tallo central. No es tan abundante como la hiedra y crece más que nada en las zonas pantanosas de la región del río Mississippi. El *rhus diversiloba* crece como un arbusto y es más común en la costa oeste de los Estados Unidos. Las tres plantas producen reacciones similares en la piel que son una forma de dermatitis por contacto. (Vea Eccema, página 791.)

Tratamiento

El tratamiento de la reacción alérgica a la hiedra venenosa —la causa más común de dermatitis por contacto— es bastante lógico y directo.

- La mejor forma de encararla es la prevención. Aprenda a identificar la planta y enséñeles a sus hijos a evitarla.

- Si su hijo entra en contacto con esta planta, lave todas sus prendas de vestir y sus zapatos con agua y jabón. Asimismo, lave con agua y jabón el área de la piel que estuvo expuesta a la planta o al aceite de la misma durante por lo menos diez minutos.

- Si la erupción que se presenta es leve, aplique loción de calamina de tres a cuatro veces al día para aliviar el picor. Evite los productos que contienen anestésicos o antihistamínicos, ya que éstos suelen desencadenar erupciones alérgicas por sí mismos.

- Para reducir la inflamación, aplique una pomada que contenga hidrocortisona al uno por ciento.

- Si la erupción es severa, afecta el rostro o zonas muy amplias del cuerpo, es probable que el pediatra tenga que tratar al niño con esteroides por vía oral. Este fármaco se debe administrar por diez días aproximadamente, con una reducción paulatina de la dosis al horario específico que indique el pediatra. Este tratamiento se debe reservar a los casos más severos.

Llame al pediatra si percibe alguno de estos síntomas:

- Erupción severa que no responde a los métodos antes descritos

- Cualquier indicio de infección, tal como ampollas, enrojecimiento o supuración

- Aparición de una nueva erupción

- La erupción afecta la cara del niño

- Fiebre

Tinea o Tiña

Si su hijo tiene una especie de aro escamoso en un lado del cuero cabelludo o en otra parte de la piel y parece estar perdiendo pelo en esa zona, es posible que haya contraído una infección contagiosa denominada tinea, comúnmente llamada tiña ("ringworm" en inglés).

Esta afección se debe a un hongo y tiende a formar parches redondos u ovalados. A medida que crecen, estos parches se van alisando en el centro, pero siguen teniendo un borde escamoso y rojizo.

La tiña que afecta al cuero cabelludo suele contagiarse de una persona a otra al compartir gorros, peines, cepillos y adornos para el cabello. Si la afección se presenta en otras partes del cuerpo, es muy probable que el niño se haya contagiado de un perro o un gato.

El primer signo de infección en el cuerpo son parches escamosos. Es posible que éstos no adquieran un aspecto circular sino hasta que lleguen a medir media pulgada de diámetro. Por lo general, no crecen más de una pulgada. El niño puede tener uno o varios parches. Estas lesiones pueden causar un poco de picazón y ser bastante fastidiosas.

Cuando se presenta en el cuero cabelludo, la tiña se inicia del mismo modo que la anterior, pero a medida que los aros aumentan de tamaño, el niño puede perder parte del pelo en la zona infectada. Ciertos tipos de tiña del cuero cabelludo producen aros menos aparentes y se confunden fácilmente con caspa o costra láctea. Sin embargo, esta última solo se presenta durante la lactancia. Si nota escamas en el cuero cabelludo de su hijo de manera constante y el niño tiene más de un año, deberá sospechar que sufre de tiña y comunicarse con el pediatra.

Tratamiento

Si el niño tiene un solo parche de tiña en el cuerpo, se le puede tratar con una pomada sin receta médica pero recomendada por el pediatra. Los productos más usados para este tipo de afección son el tolnaftato, el miconazol y el clotrimazol. Se suele aplicar una pequeña cantidad de la pomada sobre el área afectada dos o tres veces al día durante el curso de por lo menos una semana, lo que permitirá apreciar cierta mejoría. Si la infección también está presente en el cuero cabelludo o en varias partes del cuerpo, o si la irritación parece empeorar con el tratamiento, vuelva a comunicarse con el pediatra. Es posible que éste le prescriba un tratamiento más fuerte y, si se trata de un caso de tiña en el cuero cabelludo, le recetará un fungicida oral. El niño deberá tomar la medicina durante varias semanas para combatir la infección.

Si el área afectada es el cuero cabelludo, deberá lavarle el pelo al niño con un champú especial. En caso de que se sospeche que otros miembros de la familia han contraído la infección, deberán usar el mismo champú y someterse a un chequeo médico. No permita a su hijo que comparta peines, cepillos, adornos para el pelo ni gorros.

Prevención

Un modo de prevenir la tiña es aprender a identificar y tratar la enfermedad en los animales domésticos que padezcan de esta afección. Si tiene un perro o un gato, fíjese si tiene escamas, picor y zonas sin pelo. En caso de que detecte alguno de estos signos, llévelo al veterinario para que le recete un tratamiento. Cualquier familiar, amiguito o compañero de escuela que presente indicios de tinea también debe recibir tratamiento.

Roséola infantil

Su bebé de diez meses de edad no muestra indicios de estar muy enfermo, pero de repente comienza a tener fiebre entre 102 °Fahrenheit (38.9 °centígrados) y 105 °Fahrenheit (40.5 °centígrados). La fiebre le dura entre tres y siete días, tiempo durante el cual tiene menos apetito, diarrea leve, un poco de tos, goteo nasal y parece más adormilado e irritable que de costumbre. Además, tiene los párpados superiores ligeramente hinchados o caídos. Por último, *después de que le ha bajado la fiebre,* le sale en el tronco una erupción rosada y ligeramente elevada, que se extiende solo a la parte superior de los brazos y el cuello, para desvanecerse al cabo de veinticuatro horas. ¿Cuál es el diagnóstico? Lo más probable es que se trate de roséola, una enfermedad viral contagiosa que suele ser más frecuente en niños menores de dos años. Su período de incubación oscila entre siete y catorce días. La pista clave para hacer el diagnóstico es que la erupción aparece cuando *ya ha desaparecido* la fiebre.

Tratamiento

Llame al pediatra siempre que su hijo pequeño o infante tenga fiebre de 102 °Fahrenheit (38.9 °centígrados) o más por un período de veinticuatro horas, aun cuando no presente ningún otro síntoma. Si el médico sospecha que la fiebre es un síntoma de roséola, le sugerirá formas de bajarle la temperatura y le pedirá que lo vuelva a llamar en caso de que el bebé empeore o si la fiebre persiste por más de tres o cuatro días. Si el niño tiene otros síntomas o parece estar muy enfermo, es posible que el médico solicite un análisis de sangre, un análisis de orina y otros exámenes de salud.

Puesto que la mayoría de las enfermedades que provocan fiebre son contagiosas, es conveniente mantener al bebé alejado de otros niños, por lo menos hasta haber consultado con el pediatra. Si el diagnostico es roséola, no le permita al pequeño jugar con otros niños hasta que la erupción desaparezca.

Mientras el niño tenga fiebre, vístalo con ropa liviana y déle acetaminofén en la dosis apropiada para su edad y su peso. (Vea el Capítulo 23, "Fiebre".) No se alarme si su hijo pierde el apetito, pero procure que beba más líquidos de lo habitual. En cuanto desaparezca la erupción, podrá reanudar sus actividades cotidianas, incluyendo el contacto con otros niños.

Aunque esta enfermedad casi nunca es seria, tenga en cuenta que en su primera etapa —durante la cual la fiebre asciende tan deprisa— existe la posibilidad de que el niño sufra de convulsiones (vea *Convulsiones, crisis convulsivas* y *epilepsia,* página 748). Este riesgo existe aunque usted haga lo indicado para controlar la fiebre. Por este motivo es importante que sepa cómo actuar ante una convulsión, a pesar de que las que se desencadenan por la roséola, si es que se presentan, son muy leves y duran muy poco.

Rubéola o sarampión alemán

Aunque algunos de los padres de hoy en día tuvieron rubéola durante la niñez, ésta es una enfermedad bastante rara en la actualidad gracias a la vacuna contra la misma. Incluso cuando solía ser muy común, la rubéola era una enfermedad leve.

La rubéola se caracteriza por presentar fiebre baja (de 100° a 102 °Fahrenheit [37.8 a 38.9 °centígrados]), inflamación de los ganglios linfáticos (sobre todo en la nuca y en la base del cráneo) y una erupción que puede ir desde unos puntitos elevados hasta un enrojecimiento irregular de la piel. La erupción suele comenzar en la cara y al cabo de dos a tres días se extiende al cuello, el pecho y el resto del cuerpo a tiempo que se desvanece de la cara.

Una vez que un niño ha estado expuesto a la rubéola, por lo general contraerá la enfermedad de catorce a veintiún días después. El período de contagio de la rubéola comienza varios días después de que aparece la erupción y a partir de ahí continúa por un lapso de cinco a siete días más. Por ser tan leve, la enfermedad pasa desapercibida en cerca de la mitad de los niños que la contraen.

Antes de que se desarrollara la vacuna de la rubéola, esta enfermedad solía presentarse en epidemias cada seis a nueve años. Desde 1968, cuando la vacuna salió al mercado, no ha vuelto a haber brotes significativos. Aun así, la enfermedad sigue presentándose. Cada año adolescentes vulnerables que no han sido vacunados contraen la rubéola, muy a menudo en los predios universitarios. Afortunadamente, estos pequeños brotes no tienen mayores consecuencias, aparte de producir fiebre, malestar y dolores ocasionales en las articulaciones.

La situación es muy distinta cuando la rubéola infecta a una mujer susceptible que nunca fue vacunada y que se encuentra en los primeros tres meses de su embarazo. En este caso, puede causar daños severos e irreversibles en el feto. Los bebés que nacen con esta forma de rubéola (rubéola congénita) pueden sufrir de trastornos oculares (cataratas, glaucoma, ojos pequeños), problemas cardíacos, sordera, retardo mental severo y otras evidencias de lesiones en el sistema nervioso central.

Qué hacer

Si a su hijo se le diagnostica rubéola, podrá aliviar un poco su malestar haciendo que guarde cama (si está fatigado) y dándole a tomar más líquidos de lo habitual, así como acetaminofén para la fiebre. Manténgalo alejado de otros niños o adultos a menos que tenga la certeza de que están vacunados. Por regla general, los niños que tienen rubéola no deben asistir a una guardería ni a otro lugar donde haya varios pequeños durante un lapso de siete días a partir de que aparece la erupción. En particular, impida que el niño afectado entre en contacto con una mujer embarazada.

Si a su hijo se le diagnostica la forma congénita de la rubéola, el pediatra le podrá aconsejar cuál es la mejor forma de afrontar los complejos y difíciles problemas que acarrea este trastorno. Los bebés que nacen con rubéola

congénita suelen ser contagiosos durante el año que sigue al nacimiento y por lo tanto no deben asistir a guarderías ni otros centros de cuidado infantil, donde podrían contagiar a otros niños o adultos susceptibles.

Cuándo acudir al pediatra

Si a su hijo le ha salido una erupción, tiene fiebre y parece tener malestar, dígaselo al pediatra. Si el diagnóstico es rubéola, siga las recomendaciones que se dieron anteriormente en cuanto al tratamiento y aislamiento del niño.

Prevención

La prevención de la rubéola mediante la inmunización es el mejor enfoque posible. La vacuna se suele administrar como parte de una inyección triple denominada en inglés MMR (sarampión, paperas, rubéola), administrada cuando el niño tiene entre doce y quince meses de edad. Esta vacuna requiere de una dosis de refuerzo. (Vea el Capítulo 27, "Vacunas".)

La vacuna de la rubéola provoca pocas reacciones adversas. En ocasiones el niño puede presentar una erupción, fiebre baja y cierto dolor articular durante un lapso de una a tres semanas de haberse administrado la vacuna. (El dolor en las articulaciones es mucho menos común con la nueva versión de la vacuna.) *Un niño puede ser vacunado incluso si su madre está embarazada en ese momento.* Sin embargo, una mujer embarazada y que sea susceptible al contagio *nunca* debe ser inmunizada. Asimismo deberá evitar a toda costa el contacto con cualquier niño o adulto que pueda estar infectado con el virus. Después del parto, deberá aplicársele la vacuna de inmediato.

Sarna

La causa de la sarna es un ácaro microscópico que habita en las capas más superficiales de la piel, donde deposita sus huevos. La erupción resultante es, de hecho, una reacción al cuerpo, los huevos y las excreciones del ácaro. Una vez que el ácaro se introduce en la piel, la erupción tarda entre dos y cuatro semanas en aparecer.

En un niño mayor la erupción se presenta como numerosos granitos llenos de líquido que provocan picazón y que están localizados debajo de la piel, dejando una especie de marca rojiza. En un bebé, la erupción aparece como granitos más dispersos y aislados que a menudo se hallan en las palmas de las manos y las plantas de los pies. Debido a las marcas que se hacen los niños al rascarse, a las costras y a las infecciones secundarias, esta molesta erupción suele ser difícil de identificar.

Según cuenta la leyenda, cuando las tropas de Napoleón tuvieron sarna, se podía oír cómo se rascaban los soldados de noche a más de una milla de distancia. Aunque sea exagerada, esta anécdota ilustra dos puntos claves que deberá recordar si su hijo contrae sarna: causa mucha picazón y es muy contagiosa. La sarna solo se contagia de una persona a otra, y su transmisión es extremadamente fácil. Si una persona de la familia contrae sarna, es muy probable que los demás también se contagien.

La sarna puede localizarse en casi cualquier parte del cuerpo, incluyendo la piel de entre los dedos. Los niños mayores y los adultos usualmente no presentan la erupción en las palmas de las manos, plantas de los pies, cuero cabelludo o cara como lo hacen los bebés. Las mujeres adultas generalmente presentan las lesiones de sarna alrededor de los senos, y los adultos de ambos sexos pueden verse afectados en los genitales, axilas, brazos, muñecas, en el tronco anterior entre el abdomen y el tórax, y en la parte inferior de las nalgas.

Tratamiento

Si nota que su hijo (y posiblemente otros miembros de la familia) se rasca constantemente, sospeche que se trata de sarna y llame al pediatra. Éste podrá raspar con delicadeza una muestra de piel del área afectada para analizarla bajo el microscopio en busca de ácaros o sus huevecillos. Si el diagnóstico es sarna, el médico le recetará uno de los diversos medicamentos contra la sarna que existen. La mayoría son lociones que se aplican en todo el cuerpo —desde el cuero cabelludo hasta las plantas de los pies— y se enjuagan al cabo de varias horas. Es posible que tenga que repetir la aplicación una semana después.

Algunos expertos consideran que toda la familia debe ser tratada, incluso aquéllos miembros que no tienen la erupción. Otros opinan que aunque toda la familia debe ser examinada, solo debe aplicarse el medicamento contra la sarna a aquellos que tengan la erupción. Cualquier persona que viva bajo el mismo techo, que se haya quedado a dormir o una niñera que frecuente la casa, debe ser atendida.

Para prevenir que se presenten infecciones secundarias debidas al hecho de rascarse, córtele bien las uñas a su hijo. Si el picor es muy intenso, pida al pediatra que le recete un antihistamínico u otro medicamento para aliviar esta molestia. Si su hijo presenta signos de una infección bacteriana en las heridas que se ha hecho al rascarse, informe al pediatra. Es posible que le recete un antibiótico u otro tratamiento.

Después del tratamiento, la comezón puede persistir de dos a cuatro semanas ya que se trata de una reacción alérgica. Si dura más de cuatro semanas, llame al médico, puesto que existe la posibilidad de que la sarna se haya reavivado y sea necesario repetir el tratamiento.

Cabe mencionar que existe cierta controversia sobre la posible transmisión de la sarna a través de prendas de vestir o ropa de cama. La evidencia indica que esto es algo poco probable. Por lo tanto, no es preciso desinfectar las prendas ni descontaminar la habitación del niño o el resto de la casa. Los ácaros por lo común solo viven en la piel de las personas.

Fiebre escarlatina

Cuando su hijo tiene una faringitis provocada por estreptococos (vea la página 661), hay mas probabilidades de que contraiga una erupción conocida como fiebre escarlatina. Los síntomas de esta afección comienzan con dolor de garganta, fiebre de 101 a 104 °Fahrenheit (38.2 a 40 °centígrados) y dolor de cabeza. Pasadas veinticuatro horas aparece una erupción rojiza que a veces provoca picor y que cubre el tronco, los brazos y las piernas. La erupción es ligeramente elevada, haciendo que la piel se sienta al tacto como un papel de lija fino. La cara del niño también se pondrá roja, con un área pálida alrededor de la boca. Este enrojecimiento desaparecerá al cabo de tres a cinco días, dando paso a zonas de piel peladas en las partes donde la erupción era más intensa (cuello, axilas, ingle y dedos de los pies y las manos). También es posible que el niño tenga la lengua blanquecina y luego enrojecida, así como un poco de dolor abdominal.

Tratamiento

Llame al pediatra siempre que su hijo se queje de dolor de garganta, en particular si éste viene acompañado de una erupción o de fiebre. El pediatra lo examinará y determinará si se trata de una infección por estreptococo. Si se detecta esta bacteria, se le recetará al niño un antibiótico (por lo general penicilina), ya sea mediante inyección o por vía oral. Si el niño recibe el antibiótico por boca, es de suma importancia que complete todo el curso del mismo, puesto que al acortar el tratamiento la enfermedad puede reactivarse.

La mayoría de los niños que tienen infecciones por estreptococo responden rápidamente a los antibióticos. La fiebre, el dolor de garganta y el dolor de cabeza suelen desaparecer al cabo de veinticuatro horas. La erupción, sin embargo, seguirá presente por un período de tres a cinco días.

Si el niño no parece mejorar con el tratamiento, avise al pediatra. Si otros miembros de la familia comienzan a tener fiebre o dolor de garganta durante este tiempo —ya sea que tengan una erupción o no— también deberá hacérseles un examen para determinar si han contraído estreptococos.

De no tratarse, la escarlatina (al igual que la faringitis por estreptococo) puede conducir a infecciones de oído y sinusitis, inflamación de las glándulas del cuello y pus alrededor de las amígdalas. La complicación más seria de una faringitis no tratada es la fiebre reumática que provoca dolor e inflamación en las articulaciones y a veces lesiones cardíacas. En casos muy aislados la infección de garganta por estreptococos puede desembocar en una glomerulonefritis, o inflamación de los riñones, provocando el paso de sangre a la orina y en ocasiones presión arterial alta.

Quemaduras solares

Aunque la gente de piel morena suele ser menos sensible a los rayos del sol, cualquier persona tiene el riesgo de sufrir quemaduras solares así como los trastornos que esto acarrea. En particular, es importante proteger a los niños de los efectos perjudiciales de los rayos solares, puesto que el mayor daño ocurre durante la niñez. Como cualquier otra quemadura, las provocadas por el sol dejan la piel enrojecida, caliente y adolorida. En casos graves, las quemaduras de sol producen ampollas, fiebre, escalofríos y malestar general.

Sin embargo, no hace falta que su hijo se queme para sufrir la acción nociva del sol. Los efectos de la exposición al sol se van acumulando a lo largo de los años, por lo que hasta una exposición moderada durante la niñez puede contribuir a la formación de arrugas, al endurecimiento de la piel, aparición de pecas y hasta al desarrollo de un cáncer de piel en el futuro. Por otra parte, algunas medicinas ocasionan una reacción adversa ante la luz del sol, y ciertas afecciones médicas provocan una mayor sensibilidad a los efectos del sol.

Tratamiento

Los signos de una quemadura solar tienden a aparecer al cabo de seis a doce horas de la exposición, provocando el mayor malestar durante las primeras veinticuatro horas. Si su hijo se ha quemado con el sol y tiene la piel roja, caliente y adolorida, podrá hacerle un tratamiento casero. Póngale compresas frescas sobre el área afectada o bien déle un baño de tina con agua templada. El dolor también se puede aliviar con acetaminofén. (Lea la etiqueta para saber cuál es la dosis adecuada a su edad y su peso.)

Si le han salido ampollas, tiene fiebre, escalofríos, dolor de cabeza o malestar general, llame al pediatra. Una quemadura solar seria debe tratarse como cualquier otra quemadura grave y requiere de hospitalización cuando abarca un área muy extensa de la piel. Si las ampollas llegan a infectarse, habrá que administrarle antibióticos al niño. Hay ocasiones en que las quemaduras solares extensas o severas provocan deshidratación (vea *Diarrea,* página 551, para conocer los síntomas de deshidratación) e incluso desmayos (por insolación). De ser así, hay que llevar al niño al pediatra o a la sala de emergencias más cercana.

Prevención

Muchos padres asumen erróneamente que el sol es peligroso solo cuando brilla intensamente. En realidad, no son los rayos de luz visibles sino los rayos ultravioletas invisibles los que son dañinos. De hecho, es posible que su hijo se vea más expuesto a los rayos ultravioletas en días nublados o con bruma puesto que se siente más fresco y por lo tanto se queda más tiempo al aire libre. Asimismo, la exposición es más intensa a mayor altitud. Aun cuando la persona se ponga un gorro de ala ancha o se cubra con una sombrilla no tendrá una protección absoluta, puesto que los rayos ultravioletas rebotan en la arena, el agua, la nieve y muchas otras superficies lisas.

Procure mantener a su hijo resguardado de los rayos ultravioletas durante las horas en que es más fuerte el sol (entre las 10 A.M. y las 4:00 P.M.). Además, siga estas recomendaciones:

- Use siempre un protector solar que obstruya el paso de los rayos ultravioleta tan nocivos. Elija un protector hecho para niños y que tenga como mínimo un factor 15 de protección, (lea la etiqueta para cerciorarse). Aplique el producto media hora antes de salir. Muchos protectores solares son a prueba de agua, pero incluso éstos se deben volver a aplicar cada tres o cuatro horas si el niño pasa mucho tiempo en el agua. Lea las instrucciones de uso.

- Vista al niño con camisetas livianas de manga larga y pantalones largos hechos de algodón.

- Utilice una sombrilla playera o algo similar para que su hijo pueda estar a la sombra el mayor tiempo posible.

- Póngale una gorra con una visera amplia.

- Los bebés menores de seis meses no deben ser expuestos directamente al sol. Si no cuenta con las prendas de vestir apropiadas o con un sitio sombreado, puede aplicarle protector solar en pequeñas áreas del cuerpo, tales como la cara y el dorso de las manos.

(Vea también *Quemaduras,* página 515.)

Verrugas

Las verrugas se deben a un virus denominado papiloma humano. Estas protuberancias firmes (aunque también pueden ser planas) son de color amarillo, canela, grisáceo, negro o marrón. Por lo común aparecen en las manos, los dedos de los pies, alrededor de las rodillas y en la cara, pero pueden salir en cualquier parte del cuerpo. Cuando aparecen en las plantas de los pies, los médicos las denominan verrugas plantares. Aunque las verrugas pueden ser contagiosas, son muy poco frecuentes en los niños menores de dos años.

Tratamiento

El pediatra podrá aconsejarle cómo tratar las verrugas. En ocasiones se recomienda un medicamento que contiene ácido salicílico y que se vende sin receta médica. Si el pediatra percibe alguno de los siguientes signos, podría remitir al niño a un dermatólogo.

- Verrugas múltiples y recurrentes

- Una verruga que aparece en la cara o la zona genital

- Verrugas grandes, profundas o dolorosas en las plantas de los pies

- Verrugas que son muy molestas para el niño

Hay verrugas que desaparecen por sí solas. Otras se pueden eliminar con productos recetados por el médico. Sin embargo, la extirpación quirúrgica mediante raspado, cauterización o congelación se hace necesaria cuando hay muchas verrugas o si éstas recurren o están muy enraizadas en la planta del pie. Aunque la cirugía suele dar muy buenos resultados, puede ser dolorosa y provocar cicatrices. El tratamiento con láser puede ser efectivo. Entre más pronto se traten las verrugas, más probabilidades habrá de que sanen por completo, aunque siempre existe la posibilidad de que reaparezcan incluso cuando el tratamiento inicial ha sido exitoso.

Si una verruga vuelve a aparecer, limítese a aplicarle el mismo tratamiento inicial o lo que indique el pediatra. No espere a que crezca más, se vuelva dolorosa o comience a extenderse.

Virus del Oeste del Nilo (West Nile Virus)

El virus del oeste del Nilo ha recibido amplia cobertura en los últimos años. Se trasmite a los humanos a través de la picadura de un mosquito infectado. El primer brote en los Estados Unidos ocurrió en el año 1999. Aunque algunos niños se han enfermado al contagiarse con este virus, los síntomas son leves en la mayoría de los casos.

Los mosquitos se vuelven portadores del virus al alimentarse de pájaros infectados. Aun cuando otros animales también han contraído el virus —tales como caballos, murciélagos, ardillas y animales domésticos— los pájaros son los principales reservorios del mismo. Una vez que el virus se transmite a una persona a través de una picadura, se puede multiplicar en el torrente sanguíneo y provocar malestar en algunos casos. Sin embargo, aun cuando su hijo sea picado, lo más probable es que solo presente síntomas leves, si es que los presenta. Entre las personas que han contraído la infección al ser picadas, aproximadamente una de cada cinco presenta síntomas leves parecidos a los de un resfriado (como fiebre, dolor de cabeza y dolor muscular), así como una erupción cutánea en ciertas ocasiones. Estos síntomas tienden a durar solo unos cuantos días. En menos de una de cada cien infecciones, se presenta una enfermedad severa (la denominada encefalitis o meningitis del oeste del Nilo), con síntomas tales como fiebre alta, rigidez en la nuca, temblores, debilidad muscular, convulsiones, parálisis y pérdida de la conciencia.

Sólo se han encontrado mosquitos infectados con el virus del oeste del Nilo en ciertas regiones de los Estados Unidos (aunque el número de regiones ha estado aumentando). Sin embargo, incluso en dichas áreas, solo una cantidad reducida de mosquitos son portadores del virus.

Prevención

Como pasa con cualquier persona, el riesgo de su hijo de contraer el virus del oeste del Nilo proviene de picaduras de mosquitos. No podrá contagiarse de un compañerito infectado ni de tocar o besar a una persona que tiene la enfermedad (ni siquiera de tocar a un pájaro infectado con el virus).

No existe una vacuna que proteja a su hijo contra el virus del oeste del Nilo. Sin embargo, usted puede reducir la probabilidad de que contraiga la enfermedad al tomar ciertas medidas para evitar que sea picado por un mosquito infectado con el virus. He aquí algunas estrategias que pueden ayudarle. (Algunas también figuran en la sección anterior.)

- Aplíquele repelente de insectos a su hijo usando solo la cantidad necesaria para cubrir las partes de la piel que estén expuestas.

- Elija un repelente que contenga el químico DEET (siglas en inglés de N,N,-dietil-meta-toluamida). Cuanto más DEET tenga el producto, más duradera será la protección que ofrece.

- No use productos que contengan DEET en lactantes menores de dos meses de edad. Si el niño es mayorcito, aplíquele solo una cantidad mínima alrededor de las orejas y no se lo ponga en la boca ni en los ojos. Tampoco debe aplicarlo sobre cortes o raspones.

- Una vez que su hijo ingrese a un lugar cerrado, enjuáguele el repelente de la piel con agua.

- Siempre que sea posible, vista al niño con camisetas de manga larga y pantalones largos cuando vaya a estar al aire libre. Coloque una red contra mosquitos sobre el coche del bebé.

- Mantenga al niño alejado de lugares donde los mosquitos tienden a congregarse o poner sus huevos, tales como agua estancada (por ejemplo piletas para pájaros y platos de agua para mascotas).

- Puesto que es más probable que los mosquitos piquen a una persona en ciertos momentos del día —sobre todo al amanecer, en la tardecita y el ocaso— procure limitar el tiempo que pasa su hijo afuera durante esas horas.

- Repare los agujeros que tengan las mallas de las ventanas y puertas de su casa.

30

Enfermedades y condiciones crónicas

Cómo enfrentar un problema de salud crónico (a largo plazo)

Solemos creer que la infancia es una etapa de la vida llena de alegría y salud, pero algunos niños tienen que enfrentar desde pequeños un problema médico de carácter crónico. (El término *crónico* se refiere a afecciones que duran por lo menos tres meses, o que requieren como mínimo, de un mes de hospitalización.) Aunque la mayoría de los problemas de salud que padecen los niños son relativamente leves, cualquier tipo de enfermedad o discapacidad de larga duración causa tensión en el niño y en la familia en general.

En diversas partes de este libro se describe el tratamiento médico específico para varias condiciones crónicas. (Vea el índice.) La información que sigue a continuación tiene como fin ayudar a los padres a enfrentar los retos emocionales y prácticos que se presentan al convivir con un niño que tiene una enfermedad o discapacidad crónica.

Busque ayuda

Si su hijo nace con un problema de salud serio o desarrolla una afección médica de carácter crónico durante sus primeros años de vida, usted tendrá que afrontar algunas de las circunstancias y decisiones que se enumeran a continuación.

- Aceptar el hecho de que su hijo no está completamente sano suele generar sentimientos de decepción y culpa, así como también temor por el futuro del niño. Al encarar estos sentimientos, tendrá cambios bruscos e inexplicables de ánimo que irán de la esperanza al desconsuelo y la depresión.

- Tendrá que elegir a un equipo de profesionales médicos que le ayudará a tratar la condición de su hijo.

- Tendrá que tomar decisiones con respecto al tratamiento o cirugía del niño.

- Deberá aceptar la responsabilidad de darle ciertas medicinas, enseñarle a usar equipo especial y ayudarlo con la terapia que se le ha recomendado.

- Tendrá que dedicar el tiempo, la energía, el dinero y el compromiso emocional necesario para que el niño reciba el mejor tratamiento posible.

- Deberá aprender a ubicar los servicios y la información que pueden ayudarle a su hijo.

- Al tratar de adaptar su vida diaria a las necesidades del niño sin descuidar las del resto de la familia, se encontrará frente a decisiones muy difíciles, algunas de las cuales precisarán de soluciones intermedias.

Una buena medida para evitar sentirse agobiados por la situación, es elegir a alguien que actúe como coordinador general del cuidado médico del niño. Esta persona puede ser su pediatra u otro profesional de la salud que participe de cerca en el tratamiento del niño. Debe ser alguien que conozca bien a la familia, con quien se sientan a gusto y que les pueda dedicar el tiempo necesario para resolver sus inquietudes y trabajar con otros médicos y terapeutas involucrados en el cuidado de su hijo.

No todas las necesidades particulares del niño serán de carácter médico. Es posible que tenga que asistir a una escuela especial y recibir consejería u otro tipo de terapia. Su familia tal vez necesite ayuda financiera o asistencia del gobierno para afrontar esta situación. La persona que coordina el cuidado médico de su hijo podrá orientarlos sobre cómo obtener ayuda complementaria, pero la mejor manera de garantizar que usted y su hijo reciban los servicios y el apoyo que necesitan, es enterarse de los recursos y regulaciones en torno a los servicios especiales para niños que padecen de enfermedades crónicas o discapacidades. Asimismo, también debe saber qué puede hacer si los servicios que la familia recibe no satisfacen las necesidades del niño.

En busca de un equilibrio en el hogar

Es posible que por un buen tiempo, el niño con necesidades especiales acapare su atención, dejando poco espacio para el resto de la familia o para sus amistades. Aunque esto es muy normal, toda la familia sufrirá a menos que usted encuentre un modo de restaurar el equilibrio y la rutina diaria. Ni el niño enfermo ni el resto de la familia se beneficiarán si el problema de salud se convierte en el centro agobiante de la vida doméstica. Con el tiempo, el cuidado médico de su hijo deberá ser parte de la rutina diaria, y no el centro de la misma.

Si su hijo debe ser hospitalizado, es fundamental que él se reincorpore a la rutina familiar y social cuanto antes, no sólo por el bien de la familia, sino por su propia salud y bienestar. Cuanto más tiempo se le trate como un "paciente" y no como a un niño en crecimiento, más problemas sociales y emocionales tendrá en el futuro. Aunque es natural querer proteger a un niño enfermo, la sobreprotección puede impedirle adquirir la disciplina personal que necesitará a medida que madura. Asimismo, si usted tiene más hijos, no pretenda que ellos respeten reglas que le deja pasar por alto al niño enfermo o discapacitado.

Más que protección, su hijo necesita de estímulo. En lugar de concentrarse en lo que no puede hacer, procure destacar lo que sí *puede* hacer. Si le permite participar en actividades propias de los niños de su edad, se sorprenderá de lo mucho que es capaz de lograr. Obviamente, es difícil establecer esta sensación de normalidad cuando la condición del niño es incierta. La preocupación por su hijo puede hacer que comience a aislarse de sus amistades, absteniéndose de planear actividades sociales por no saber si el estado de salud del niño le permitirá asistir a las mismas. Trate de no dejarse llevar por estos sentimientos que conducen al resentimiento. Aunque el estado de su hijo pueda empeorar de un momento a otro, asuma el riesgo. Planee salidas especiales, invite amigos a su casa y contrate de vez en cuando a una niñera para salir de noche. Si usted adopta este enfoque, tanto usted como su hijo se beneficiarán a largo plazo.

Algunos consejos

Las siguientes recomendaciones pueden ayudarle a enfrentar mejor la situación de su hijo.

- Siempre que sea posible, ambos padres deben participar en las conversaciones y decisiones relativas al tratamiento del niño. Es habitual que la madre acuda sola a la cita médica y que luego le tenga que contar al padre el resultado de la misma. Esto puede impedir que el padre aclare sus propias dudas o que se entere bien de las opciones que hay disponibles.

- Mantenga una línea de comunicación abierta con el pediatra. Exprese sus inquietudes y haga preguntas.

- No se ofenda si el médico del niño le hace preguntas personales sobre su vida doméstica. Cuantos más datos se tenga sobre su familia, mejor lo podrán ayudar a cuidar de su hijo. Por ejemplo, un niño que tiene diabetes necesita un horario especial de comidas, por lo que el pediatra podrá sugerir modos de incorporar dicha dieta al plan regular de alimentación de toda la familia. O si su hijo tiene que usar una silla de ruedas, es posible que el médico quiera conocer detalles sobre su casa para sugerirle sitios en los que se pueden colocar rampas. Si tiene dudas acerca de las sugerencias del médico, hágaselo saber para que puedan acordar un plan de acción aceptable para todos.

- Aunque es bueno que tanto usted como el médico sean optimistas frente a la condición de su hijo, también es importante ser sinceros ante la situación. Si cree que las cosas no marchan bien, manifiéstelo. Su hijo depende de usted para que hable en su nombre y para hacer los ajustes necesarios con el médico de tal modo que se logre el mejor tratamiento posible.

- Hable abiertamente con el niño y con el resto de la familia sobre el problema de salud que le aqueja. Si no le dice la verdad, es posible que crea que lo están engañando, lo que podría hacerlo sentir aislado y rechazado. Más aun, podría imaginar que su problema es peor de lo que en realidad es. Por lo tanto, háblele con sinceridad y perciba su reacción para cerciorarse de que le ha entendido. Conteste sus preguntas con sencillez y claridad.

- Pida ayuda a familiares y amigos. No pretenda asumir sola toda la presión que le genera el problema de salud crónico de su hijo. Al permitir que amigos cercanos le ayuden a llenar sus propias necesidades emocionales, estará en mejores condiciones de llenar las de su hijo.

- Recuerde que su hijo necesita que lo quieran y valoren como individuo. Si permite que los problemas médicos eclipsen los sentimientos que usted experimenta hacia él como persona, éstos podrían interferir con el vínculo de confianza y afecto que existe entre ambos. No deje que la preocupación le impida relajarse y disfrutar de su hijo.

Anemia

La sangre contiene diversos tipos de células. Las más numerosas son los glóbulos rojos, que se encargan de absorber oxígeno en los pulmones y distribuirlo por todo el cuerpo. Estas células contienen hemoglobina, un pigmento rojo que conduce el oxígeno a los tejidos para después llevarse el dióxido de carbono (el producto de deshecho). Llamamos *anemia* a la condición en la cual los glóbulos rojos tienen una cantidad insuficiente de hemoglobina, limitando la capacidad de las células de la sangre de llevar el oxígeno necesario a todas las células del cuerpo para un funcionamiento y crecimiento adecuado.

La anemia puede deberse a cualquiera de estas causas:

1. Demora en el proceso de producción de glóbulos rojos

2. Demasiados glóbulos rojos son destruídos

3. Escasez de hemoglobina en los glóbulos rojos

4. Pérdida de glóbulos rojos del cuerpo (sangrado)

La anemia en los niños pequeños, a menudo, se debe a una alimentación deficiente en hierro, un elemento necesario para la producción de hemoglobina. La escasez de hierro hace que los glóbulos rojos no contengan suficiente hemoglobina. Un lactante de pocos meses puede contraer una anemia por deficiencia de hierro si se le empieza a dar leche de vaca demasiado pronto, particularmente si no se le proporciona un suplemento de hierro o alimentos que contengan este elemento. La deficiencia se debe a que la leche de vaca casi no contiene hierro y el intestino absorbe muy poco del mismo. Además, este tipo de leche en un lactante menor de seis meses puede causar irritación del intestino y provocar la pérdida de pequeñas cantidades de sangre en la materia fecal. Esto da como resultado una disminución en el número de glóbulos rojos, lo que a su vez causa anemia.

Otras deficiencias nutricionales —tales como la falta de ácido fólico— también pueden causar anemia, aunque esto es algo que se da con poca frecuencia. Tiende a ser más común en aquellos niños que se alimentan con leche de cabra, cuyo contenido en ácido fólico es muy bajo.

La anemia puede ser el resultado de una pérdida excesiva de sangre a cualquier edad. En casos muy raros, esta pérdida puede deberse a que la sangre no coagula normalmente. Un recién nacido que padezca de una coagulación anormal, podría sangrar mucho tras una circuncisión o una lesión menor y ponerse anémico. La vitamina K, que favorece la coagulación sanguínea, no suele estar presente en los recién nacidos. Por tal motivo, es habitual ponerle al niño una inyección de esta vitamina inmediatamente después del nacimiento.

Los glóbulos rojos a veces son propensos a destruirse con facilidad. Este trastorno se conoce como anemia hemolítica y puede obedecer a alteraciones en la superficie de los glóbulos rojos o a otras anormalidades en el interior o en el exterior de estas células.

Existe una condición muy seria, llamada anemia falciforme, que se debe a una anormalidad en la estructura de la hemoglobina y que afecta mayormente a niños de ascendencia africana. Puede ser grave y se asocia a "crisis" frecuentes que suelen requerir de hospitalización.

Por último, hay ciertas deficiencias enzimáticas que también pueden alterar la función de los glóbulos rojos, haciéndolos más susceptibles a ser destruidos.

Signos y síntomas

Las personas anémicas tienden a verse un poco pálidas. La palidez se hace más evidente en la escasa coloración rosada de los labios, la membrana que recubre el interior de los párpados (conjuntiva) y las uñas. Un niño anémico también puede mostrarse irritable, sentirse débil y cansarse con facilidad. Aquellos con anemia severa tienden a presentar dificultad respiratoria, pulso acelerado y manos y pies hinchados. Si la anemia persiste, podría interferir en el proceso de crecimiento. Un recién nacido podría desarrollar ictericia (volverse amarillo) si tiene anemia hemolítica, aunque muchos recién nacidos que tienen ictericia no son anémicos.

Si su hijo muestra cualquiera de los síntomas o signos anteriores, o si usted sospecha que no obtiene suficiente hierro en su alimentación, consulte con el pediatra. En la mayoría de los casos un simple análisis de sangre permite detectar la presencia de anemia.

Hay niños que a pesar de no ser anémicos, tienen una deficiencia de hierro. Estos pequeños pueden tener poco apetito y mostrarse irritables, nerviosos o faltos de atención, lo que a su vez puede manifestarse en un retraso del crecimiento y una disminución en el rendimiento escolar. Estos problemas desaparecerán cuando comiencen a ingerir suficiente hierro. Otro signo de esta deficiencia, que en ciertos casos no tiene relación con la anemia, es la tendencia a comer cosas extrañas como hielo, tierra, arcilla y almidón. Esta conducta, llamada pica, no es perjudicial, a menos que el niño ingiera sustancias tóxicas (como plomo). Generalmente esta conducta desaparece con la edad y mediante el tratamiento adecuado, aunque puede persistir por más tiempo en los niños que tienen un retraso del crecimiento.

Los niños que padecen de anemia falciforme pueden tener fiebre sin causa aparente, o hinchazón de manos y pies cuando tienen pocos meses de edad. Asimismo, son extremadamente susceptibles a las infecciones. Si existen antecedentes o rasgos familiares de anemia falciforme, solicite que le hagan a su hijo los exámenes necesarios al nacer.

Tratamiento

Puesto que hay tantos tipos de anemia, es muy importante identificar la causa antes de iniciar el tratamiento. No intente tratar a su hijo con vitaminas, hierro u otros suplementos nutritivos de venta sin receta, a menos que lo haga bajo indicación médica. Esto es de suma importancia, ya que dichos tratamientos pueden enmascarar la verdadera razón del problema y por lo tanto retardar el diagnóstico.

Si la anemia se debe a deficiencia de hierro, se le dará al niño una medicina que contenga hierro. Éstas vienen en forma de gotas para lactantes o bien en líquido o tabletas para niños mayorcitos. Para determinar la duración del tratamiento, el pediatra examinará la sangre del niño a intervalos regulares. No deje de darle la medicación hasta que el médico se lo indique.

A continuación, algunos consejos sobre los medicamentos que contienen hierro.

- Es mejor que el niño no tome el hierro con leche, ya que ésta bloquea su absorción.

- Puesto que la vitamina C aumenta la absorción de hierro, puede ser conveniente darle a beber jugo de naranja inmediatamente después del medicamento.

- Puesto que el hierro en forma líquida puede manchar los dientes de un color grisáceo oscuro, haga que su hijo se apresure a tragar el medicamento y luego enjuáguele la boca con agua. También puede lavarle los dientes después de cada dosis. Si bien es cierto que las manchas que deja el hierro en los dientes son poco atractivas, no son de carácter permanente.

- Los medicamentos que contienen hierro hacen que los excrementos se tornen negros. Esto no debe ser motivo de alarma.

Precauciones especiales: Si se toman en exceso, los medicamentos que contienen hierro pueden ser extremadamente tóxicos. (El hierro es una de las causas principales de intoxicación en niños menores de cinco años.) *Mantenga éste y otros medicamentos fuera del alcance de los niños.*

Prevención

La anemia por deficiencia de hierro así como otras anemias de tipo nutricional se pueden prevenir fácilmente cerciorándose de que el niño lleva una dieta balanceada y siguiendo estas recomendaciones:

- No le dé a su bebé leche de vaca hasta que haya cumplido un año de edad.

- Si ha estado amamantando a su hijo, déle productos enriquecidos con hierro —como por ejemplo cereal— al momento de empezar a darle alimentos sólidos. Antes de eso, su hijo obtendrá todo el hierro necesario de la leche materna. Si decide seguir alimentando a su hijo sólo con leche materna pasados los cuatro meses de edad, se recomienda darle un suplemento de hierro. Sin embargo, tenga en cuenta que al introducir en la dieta de su hijo alimentos sólidos con poco contenido de hierro, disminuirá la cantidad de hierro que será capaz de absorber de la leche materna.

- Si su hijo se alimenta con leche de fórmula de manera exclusiva o combinada con leche materna, la recomendación actual es darle fórmula enriquecida con hierro (que contenga de 4.0 a 12 miligramos de hierro por litro), desde que nace hasta los doce meses de edad.

- Una vez que su hijo crezca, procure darle una dieta balanceada con alimentos que contengan hierro. Muchos productos elaborados con granos y cereales están enriquecidos con hierro. (Lea las etiquetas del empaque.) Otras fuentes de hierro son las yemas de huevo, los vegetales verdes y amarillos, las frutas amarillas, las carnes rojas, las papas, los tomates, la melaza y las uvas pasas. Asimismo, para aumentar el contenido de hierro en la alimentación de toda su familia, use la pulpa de la fruta al hacer jugos y cocine las papas con su cáscara.

Fibrosis quística

La fibrosis quística es una enfermedad que provoca una alteración en la secreción de ciertas glándulas del cuerpo. Se hereda de los padres que portan el gen que la causa. Las glándulas de sudor y las células glandulares de los pulmones y del páncreas son las más afectadas, pero también pueden afectarse los senos paranasales, el hígado, el intestino y los órganos de reproducción.

Aunque se han hecho muchos progresos con relación al tratamiento de la enfermedad y sus síntomas, aún no existe una cura. Sin embargo, los niños que padecen de fibrosis quística están viviendo más tiempo gracias a los últimos adelantos científicos.

Para que un niño llegue a tener la enfermedad, es necesario que ambos padres sean portadores del gen causante de la misma. En los Estados Unidos, la fibrosis quística es más común entre las personas de raza blanca, donde una de cada veinte personas es portadora, y 1 de cada 2,000 a 3,000 niños de dicha raza tienen la enfermedad. Es menos común entre

la población afroamericana
(1 en 17,000 recién nacidos) e hispana
(1 en 11,500 recién nacidos) y es aún
más rara entre los asiáticos. Cerca de
60,000 niños y adultos han sido diagnosticados a nivel mundial; aproximadamente la mitad (30,000) de ellos
residen en Norteamérica.

En 1989 algunos investigadores
descubrieron el gen causante de la
enfermedad. Las parejas que intentan
tener hijos pueden someterse a exámenes genéticos y recibir consejería
para saber si son portadores del gen
de la fibrosis quística.

Signos y síntomas

La mayoría de los casos de fibrosis
quística se diagnostican dentro de los
dos primeros años de edad. En muchos
estados de los Estados Unidos el examen para detectar esta enfermedad es
parte de las pruebas de cernimiento
reglamentarias que se le practican a
todo recién nacido. (En algunos casos
la enfermedad se diagnostica antes de
que el niño nazca, sea mediante pruebas genéticas o al haberse observado
anormalidades en el ultrasonido
durante los últimos meses del embarazo.) El pediatra sospechará que su
hijo tiene la enfermedad si no aumenta
de peso, algo que suele acompañar
al proceso. Otros signos y síntomas
varían según el grado de compromiso
de órganos tales como el pulmón.

Más de la mitad de los casos se diagnostican debido a infecciones repetidas de los pulmones. Estas infecciones
tienden a recurrir debido a que la
mucosidad en las vías respiratorias es
más espesa de lo normal y por lo tanto
más difícil de expulsar con la tos. Un
niño que padece de fibrosis quística
usualmente tiene una tos persistente
que empeora con los resfriados. Puesto
que las secreciones de los pulmones
permanecen en las vías aéreas por más
tiempo de lo normal, éstas son más
propensas a infectarse, incrementando
el riesgo de una neumonía o bronquitis.
Con el paso del tiempo, éstas infecciones repetitivas pueden lesionar los
pulmones, siendo ésta la principal
causa de muertes relacionadas con
fibrosis quística.

La mayoría de los niños que sufren
de esta afección, tienen deficiencia
en la producción de las enzimas digestivas lo que dificulta la digestión adecuada de grasas y proteínas. Como
resultado de esto, sus evacuaciones
son abundantes y muy malolientes.
La diarrea puede ser una consecuencia
de la incapacidad para digerir la leche
de fórmula o los alimentos y es una
de las causas de la falta de ganancia
de peso.

Para confirmar el diagnóstico el
pediatra ordenará una prueba de sudor
que mide la cantidad de sal que pierde
el niño al sudar. Los niños con fibrosis
quística tienen más contenido de sal en
el sudor que aquellos que no padecen
de esta enfermedad. Para tener un
diagnóstico acertado, puede ser necesario repetir el examen dos o más
veces, ya que los resultados no siempre son claros. Si a su hijo se le diagnostica esta enfermedad, el pediatra le
ayudará a obtener el apoyo médico
especializado que se necesita en estos
casos.

Tratamiento

El aspecto más importante en el cuidado de su hijo con fibrosis quística es el tratamiento de las infecciones pulmonares. La meta consiste en tratar de despejar los pulmones del niño de las secreciones espesas, lo que se consigue mediante diversas técnicas que le ayudarán a toser y eliminar la flema (esputo) con más facilidad. Las infecciones pulmonares como tal se tratan con antibióticos. Los períodos en los que las infecciones pulmonares empeoran se conocen como exacerbaciones y están asociadas con una mayor producción de tos y esputo que pueden requerir tratamiento con antibióticos por vía endovenosa.

Para manejar la falta de enzimas digestivas que se asocian a la fibrosis quística, se le recetarán al niño cápsulas de enzimas, para tomar cada vez que coma algo. La dosis de enzimas estará basada en el nivel de grasa de la dieta del niño, así como en su peso. Una vez que se alcance el nivel correcto de enzimas, el patrón de evacuaciones del niño se volverá más normal y comenzará a aumentar de peso. También deberá tomar suplementos vitamínicos.

La carga emocional de la fibrosis quística

Puesto que la fibrosis quística es de carácter hereditario, muchos padres se sienten culpables de que su hijo tenga esta enfermedad. Sin embargo, la culpa no es de nadie y por lo tanto no hay por qué hacer acusaciones. En cambio, debe tratar de dirigir sus energías emocionales hacia el tratamiento del niño.

Es muy importante criar a su hijo de la misma manera que lo hubiera hecho si no padeciera de esta enfermedad. No hay razón para limitar sus metas académicas o profesionales. Se espera que la mayoría de los niños con fibrosis quística lleguen a ser adultos con vidas productivas. Su hijo necesita de amor y disciplina a la vez y debe ser alentado para que se desarrolle y ponga a prueba sus propios límites.

Puesto que es tan difícil lograr un equilibrio entre las demandas físicas y emocionales que esta enfermedad genera para el paciente y su familia, es fundamental que obtenga todo el respaldo posible. Pídale al pediatra que le ayude a ponerse en contacto con las organizaciones y grupos más cercanos que brindan apoyo a familias afectadas por la fibrosis quística. The Cystic Fibrosis Foundation (Fundación para la Fibrosis Quística) también puede ser de gran ayuda. Escriba a: *Cystic Fibrosis Foundation,* 6931 Arlington Road, Bethesda, MD 20814, o visite su sede electrónica (www.cff.org).

Diabetes mellitus

La diabetes ocurre cuando las células especializadas del páncreas (una glándula localizada detrás del estómago) no produce cantidades adecuadas de la hormona insulina. Esta hormona permite que el cuerpo procese las proteínas, grasas y azúcares contenidos en los alimentos para generar tejidos corporales, producir energía y almacenar la misma. En las personas que no sufren de diabetes, la insulina se produce según las necesidades requeridas para procesar los alimentos. Por el contrario, los individuos diabéticos no producen insulina o producen una cantidad insuficiente, por lo que los nutrientes no se digieren con normalidad y permanecen en el torrente sanguíneo sin que el organismo los pueda aprovechar. Sin una fuente de energía, las células responden como si estuvieran pasando hambre. En un intento por alimentar a estas células, el hígado fabrica azúcar a partir de las reservas de proteínas y grasas acumuladas en el organismo. Esto puede provocar pérdida de peso y debilidad, ya que los músculos pierden volumen y no reciben la energía que necesitan. El cuerpo intenta deshacerse del exceso de azúcar en la sangre produciendo más orina. Por tal motivo es que las personas diabéticas orinan más y suelen tener mucha sed, ya que tienen que compensar el líquido perdido por la orina. Sin insulina, la grasa se descompone en un tipo de ácidos conocidos como cetonas, que también se eliminan a través de la orina.

Hasta el día de hoy no existe un modo de prevenir la diabetes. Aunque hay una predisposición genética a desarrollar la enfermedad, la mayoría de los niños con diabetes tipo 1 (conocida antes como diabetes insulino dependiente), no tienen parientes cercanos que padezcan de la enfermedad. La destrucción de las células productoras de insulina se debe a un proceso en el que el organismo las reconoce como ajenas y pone en marcha una respuesta inmunológica contra ellas. Este proceso autoinmune se inicia años antes de que aparezca el primer síntoma. El desencadenante del proceso puede ser un virus u otro factor ambiental.

La diabetes tipo 1 es muy distinta a la diabetes tipo 2, que es mucho más común y se presenta en nueve de cada diez adultos diabéticos. En la diabetes tipo 2, el cuerpo no responde adecuadamente a la insulina. Este tipo de diabetes suele estar vinculada a la obesidad y está aumentando en frecuencia a medida que aumentan los índices de obesidad. (Entre los niños que padecen de diabetes tipo 2, ochenta y cinco de cada cien son obesos.) Los niños inactivos, que comen demasiado y que tienen un historial familiar de diabetes, tienen un mayor riesgo de contraer la diabetes tipo 2. Asimismo, los niños de grupos minoritarios tienen una incidencia más alta de este tipo de diabetes. En años recientes más niños en edad escolar y adolescentes han sido diagnosticados con diabetes tipo 2.

La diabetes puede presentarse en cualquier momento, incluso en el primer año de vida. Puesto que los síntomas de la enfermedad no son muy específicos durante la infancia, el diagnóstico no se suele hacer en lactantes y niños pequeños sino hasta que están muy enfermos. Por esta razón es muy importante que avise de inmediato al pediatra si su hijo presenta alguno de los siguientes signos y síntomas de alerta:

- Sed excesiva

- Aumento en la frecuencia de orinar. Un niño que ya había aprendido a usar el inodoro puede empezar a tener "accidentes", o un bebé mojar más pañales de lo habitual.

- Pérdida de peso, ya sea con aumento del apetito y consumo de alimentos, o pérdida del apetito (más común en los niños pequeños).

- Signos de deshidratación (vea los signos en la página 552)

- Dermatitis del pañal severa que no responde al tratamiento usual

- Vómitos persistentes, en particular si están acompañados de debilidad o somnolencia

Si lleva a su hijo al médico con cualquier síntoma de sospecha, cerciórese de que le realicen una prueba de orina o sangre para determinar si sus niveles de azúcar están elevados. Esta simple prueba ayudará con el diagnóstico de diabetes y permitirá evitar mayor deterioro lo que puede ser muy peligroso.

Tratamiento

Cuando los exámenes de sangre confirman el diagnóstico de diabetes, se inicia un tratamiento de inmediato consistente en inyecciones de insulina. Si el niño no requiere de la administración de fluidos intravenosos para corregir la deshidratación y los vómitos, la mayoría de los especialistas no hospitalizan al niño. Un equipo de profesionales le dará guías a la familia para aprender a vivir con esta enfermedad. Usted aprenderá a medir el nivel de glucosa en la sangre de su hijo pinchándole el dedo, así como a administrarle las inyecciones de insulina, que al comienzo suelen aplicarse dos veces al día. La capacidad que usted tenga de aceptar y llevar a cabo estos procedimientos básicos, le ayudará a su hijo a ajustarse al tratamiento sin ansiedad ni miedo. Hacia los siete u ocho años de edad, su hijo ya será capaz de desempeñar un papel activo en el manejo de su enfermedad, y hacia los once es posible que ya sepa ponerse las inyecciones de insulina como la gran mayoría de los niños, así como hacerse sus propias pruebas de sangre con la supervisión de un adulto.

Aunque los niños diabéticos no tienen que seguir una dieta especial, sí es importante prestar atención a una buena nutrición y al horario de las comidas. Estos pequeños tienen exactamente las mismas necesidades nutricionales que los demás niños para poder crecer y desarrollarse apropiadamente, pero no pueden saltarse comidas ni postergar las mismas. Las comidas principales deben ser similares en tamaño y contenido, con una cantidad equivalente de carbohidratos y proteínas. Ya que la insulina se absorbe constantemente, estos niños deben comer más a menudo, con meriendas entre comidas y antes de acostarse. El uso de una bomba de infusión de insulina o de insulina glargina de acción prolongada, permite una mayor flexibilidad en el horario de las comidas y bocadillos, así como en la cantidad de alimentos que se ingieren. Además, los niños que tienen diabetes necesitan incrementar su consumo de alimentos o disminuir las dosis de insulina en aquellos momentos en que hacen más ejercicio de lo normal, ya que la actividad física incrementa el efecto de la insulina y disminuye los niveles sanguíneos de glucosa.

La dieta óptima para niños diabéticos de cualquier edad, es la misma que se recomienda para los demás niños. Debe incluir muchos carbohidratos complejos como pan integral, pastas, papas, frijoles y guisantes o arvejas; alimentos no procesados como cereales integrales, avena, frutas y vegetales frescos. No más de 30 de cada 100 calorías deben provenir de las grasas, y éstas deben ser en su mayoría no saturadas, como los aceites líquidos. Los alimentos especiales para diabéticos o los productos dietéticos son un gasto innecesario, e incluso pueden ser perjudiciales, sobre todo si en su elaboración se sustituye el azúcar por grasa.

Las meriendas entre comidas son fundamentales para mantener un aporte constante de alimentos, permitiendo que la insulina cumpla su función en la prevención de hipoglucemia (niveles bajos de azúcar en la sangre). Entre las meriendas que se recomiendan figuran las frutas frescas o secas, galletas de queso o con mantequilla de maní, yogur, bocaditos de cereales mixtos, galletas "wafer" de vainilla, galletas integrales o barras de granola si el niño va a hacer mucho ejercicio físico. Estos bocadillos también se pueden usar para tratar síntomas leves de hipoglucemia luego de un tratamiento inicial con jugos para elevar rápidamente los niveles de azúcar en la sangre. Entre los postres recomendables para toda la familia figuran frutas frescas, yogur o pudín bajos en grasa y pasteles de frutas elaborados con sustitutos de azúcar.

El personal de la guardería o escuela a la que asiste el niño, debe estar informado sobre su condición de diabético, saber que necesita merendar a menudo y aprender a reconocer y tratar un caso de hipoglucemia.

El permitir que su hijo participe en lo posible de su propio cuidado, le dará al niño cierta sensación de control. A un niño menor de tres años se le puede dejar que elija el dedito que se le pinchára para extraer la muestra de sangre o en qué lugar se le aplicará la inyección de insulina. Los padres deben afrontar el tratamiento con la mayor naturalidad posible, pero a la vez asumiendo una actitud afectuosa. La Academia Americana de Pediatría sugiere que todos los adultos de la familia compartan la responsabilidad de la aplicación de las inyecciones y las pruebas de sangre. Los niños de cuatro a siete años de edad pueden ayudar en la lectura de los niveles de azúcar así como en la preparación de las inyecciones. Es común que los niños de esta edad piensen que la diabetes es un castigo por algo que han hecho. Por eso necesitan que se les asegure constantemente que su enfermedad no es culpa de nadie ni que están siendo castigados.

El apoyo emocional es importante para toda la familia. Para obtenerlo —y aprender más sobre esta enfermedad—póngase en contacto con la *Juvenile Diabetes Research Foundation,* 120 Wall Street Avenue South, New York, NY 10005; www.jdf.org (Fundación de Investigación sobre la Diabetes Juvenil) y la *American Diabetes Association,* 1701 North Beauregard Street, Alexandria, VA 22311: www.diabetes.org (Asociación Americana de Diabetes).

Si usted se informa sobre lo que es la diabetes y la asume con naturalidad, su hijo tendrá mayores probabilidades de estar bien. Las herramientas que existen actualmente para tratar la diabetes hacen posible controlar la enfermedad y reducir el riesgo de mayores complicaciones, permitiendo que los niños afectados crezcan bien y lleven vidas productivas y satisfactorias.

Retraso del crecimiento/fallo pondoestatural

Si representa gráficamente el peso y las medidas de su hijo, percibirá una continua tendencia ascendente, aunque habrá momentos en que el aumento de peso será ínfimo e incluso habrá semanas en que pierda un poco de peso debido a una enfermedad. No es normal que un niño deje de crecer o que se reduzca su peso, a excepción de la escasa pérdida que se registra en los primeros días de vida. Si pierde peso, es un claro signo ya sea de falta de comida o de una enfermedad. Esto se conoce en términos médicos como *retraso del crecimiento*. A pesar de que puede presentarse en niños mayores que padecen de una enfermedad seria o que están malnutridos, es más común y peligroso durante el período de crecimiento activo de los primeros tres años de vida.

Si el problema persiste por mucho tiempo sin ser tratado, se puede convertir en algo grave. El aumento de peso de manera consistente es de suma importancia en los lactantes y niños pequeños, puesto que indica que están recibiendo la nutrición y los cuidados adecuados para su óptimo desarrollo físico, mental y emocional.

Cuando un niño deja de crecer, usualmente se debe a un problema de alimentación que le impide obtener las calorías necesarias. Si se trata de un recién nacido, es posible que sea demasiado inquieto como para tomar suficiente leche del biberón o, si es amamantado, es posible que no esté obteniendo la cantidad necesaria de leche del seno materno. Algunos niños necesitan más comida de la que sus padres pueden suministrarles. Estos problemas deben detectarse y tratarse en etapas tempranas para evitar daños permanentes o a largo plazo.

Hay ocasiones en que el retraso de crecimiento indica un problema médico. Es posible que un niño recién nacido padezca de una infección que adquirió de la madre durante el embarazo, o quizás tenga una deficiencia hormonal, alergia o problema digestivo que impide la absorción adecuada de los nutrientes. Afecciones tales como la fibrosis quística (página 823), la diabetes (página 825), o enfermedades cardíacas también pueden interferir con el crecimiento normal. Si el niño padece alguna de estas afecciones, requerirá de una dieta especial así como de tratamiento médico.

Cuándo acudir al pediatra

La mejor forma de saber si su hijo está creciendo bien es representar periódicamente sus medidas en una gráfica y compararlas con el patrón normal de otros niños de su edad. Si no está aumentando de peso o no está creciendo o desarrollándose adecuadamente, consulte con el pediatra, quien medirá y examinará a su hijo, hará preguntas acerca de lo que come y sus patrones de alimentación, y revisará su historial médico para determinar signos de enfermedad que puedan contribuir al retraso de crecimiento que está experimentando. El médico intentará establecer con la mayor exactitud posible cuándo dejó de crecer o aumentar de peso y le preguntará si hubo algún incidente o suceso que pudo haber contribuido a generar este problema. Es posible que también quiera verlo comer o mamar para percibir cuánto consume y como responde al alimento. A veces es necesario un corto período de hospitalización para observar al niño.

Si el médico descubre una causa física que explique el retraso del crecimiento, recomendará el tratamiento adecuado. De no existir ninguna causa física aparente, el pediatra explorará posibles causas emocionales o sociales, particularmente en el seno de la familia. Este tipo de problemas pueden disminuir el apetito del niño o alterar su consumo y digestión normal de los alimentos. Una vez que estos problemas se detecten, estas dificultades se pueden tratar con consejería individual o familiar.

Infección por el VIH y SIDA

Todo aquél que haya leído un periódico o visto las noticias por televisión durante los últimos años, tiene que estar al tanto de la infección provocada por el VIH (que a su vez conlleva con frecuencia al SIDA, o síndrome de inmunodeficiencia adquirida). Esta infección la ocasiona el virus de la inmunodeficiencia humana (VIH).

La mitad de todas las infecciones por el VIH en los Estados Unidos actualmente ocurren entre adolescentes y adultos jóvenes, por lo general a través del contacto sexual. Las infecciones que aquejan a la población heterosexual se han incrementado en los Estados Unidos y la actividad heterosexual se identifica hoy por hoy como el comportamiento de riesgo

responsable de la mayoría de infecciones por VIH en la población femenina. En los Estados Unidos, el consumo de drogas por vía endovenosa constituye una vía cada vez menos frecuente de contagio y, en la actualidad, sólo se presentan casos muy aislados de transmisión de la infección por medio de la sangre o sus productos derivados, gracias a los controles rutinarios a los que se someten estos materiales.

Los niños, por su parte, adquieren la infección de VIH primordialmente al contagiarse de sus madres infectadas, ya sea en el útero (cuando el virus atraviesa la placenta), durante el parto (cuando el recién nacido es expuesto a la sangre y fluidos de la madre), o por la ingestión de leche materna contaminada. Trece a treinta y nueve de cada cien niños nacidos de madres infectadas que no han recibido tratamiento, contraerán una infección por VIH. El tratamiento con zidovudina (conocida como AZT) para madre e hijo, disminuye el riesgo de que el recién nacido se contagie del VIH a cerca de un ocho por ciento. Otras combinaciones más potentes de fármacos pueden reducir esta cifra a un dos por ciento o menos.

Una vez que una persona se contagie con el VIH, el virus estará presente en su organismo de por vida, pero es posible que no presente síntomas por varios años. El SIDA sólo ocurre luego de un deterioro progresivo del sistema de defensas del organismo a causa del virus, proceso que puede tardar muchos meses o años en producirse. Sin el tratamiento adecuado, los niños suelen desarrollar signos de infección con el virus a la edad de dos años, pero el tiempo promedio de presentación del SIDA es de cinco años.

Los lactantes infectados con el VIH pueden lucir sanos en un comienzo, pero gradualmente van presentando ciertos problemas. Por ejemplo, su peso y tamaño no aumentan apropiadamente durante los primeros seis meses a un año de vida, o es posible que tengan episodios frecuentes de diarrea o infecciones leves de la piel. Los ganglios linfáticos en cualquier parte del cuerpo aumentan en volumen y se presentan infecciones por hongos persistente en la boca (aftas por cándida). El hígado y el bazo pueden presentar un aumento de tamaño.

Todos estos síntomas son indicativos de una infección por VIH. Con el tiempo, si la infección evoluciona a medida que el sistema inmunológico se deteriora, se desarrollarán infecciones y cánceres vinculados al SIDA. La más común de todas, la neumonía por *Pneumocystis jiroveci,* viene acompañada de fiebre y dificultad para respirar. Esta infección que es muy habitual, ocurre predominantemente en lactantes de tres meses a un año de edad. Esta infección se puede prevenir con antibióticos. De hecho, actualmente se recomienda poner en tratamiento preventivo a todos los recién nacidos de madres infectadas con el VIH a partir de las seis semanas de vida. Antes de interrumpir el tratamiento, los médicos deben determinar si el bebé está o no infectado por el virus.

El cuidado de un niño infectado por el VIH

Una gran cantidad de información pone en evidencia el hecho de que los niños VIH positivos deben jugar e interactuar con los demás, así como recibir el amor que merece cualquier otro niño. La infección no se trasmite por el simple hecho de abrazar a un niño infectado con el virus. Estos pequeños necesitan todo lo que podamos ofrecerles, ya sea en una guardería o en sesiones de juego grandes o pequeñas. El personal de los centros de cuidado debe aprovechar cualquier oportunidad que se presente para hacer sentir a estos niños igual a los demás. De por sí, las circunstancias a menudo obligan a estos niños a vivir en situaciones o ambientes que no son los más propicios para su crecimiento y desarrollo óptimos. Debemos hacer todo lo posible por contrarrestar estos factores negativos y contribuir a que el horizonte de estos niños sea promisorio.

Los padres de los niños que tienen infecciones por VIH a veces ocultan el diagnóstico por temor al rechazo de los parientes. Sin embargo, la mayoría de los familiares son solidarios y, de hecho, muchas veces asumen la responsabilidad del cuidado del niño durante períodos en que los padres necesitan ayuda. Aunque una infección corriente puede causar complicaciones serias en un niño con VIH, debe permitírsele asistir a la guardería o a la escuela cuando esté en condiciones de hacerlo. Si se ve expuesto accidentalmente a enfermedades transmisibles como la varicela, sus padres deberán ser informados, y éstos a su vez, comunicárselo al pediatra. Llame de inmediato al pediatra si su hijo con VIH tiene fiebre, dificultad para respirar, diarrea, problemas para tragar o irritación de la piel, o si se ha visto expuesto a una enfermedad transmisible. De hecho, debe buscar ayuda médica ante cualquier cambio en el estado de salud del pequeño, ya que un niño con VIH puede no tener la capacidad suficiente para combatir ni aún la más leve de las enfermedades.

Cuando su hijo necesite atención médica, no olvide informar al personal que lo atiende que está infectado por el VIH, de tal modo que lo puedan diagnosticar y tratar adecuadamente, así como administrarle las vacunas indicadas.

Actualmente existen varios fármacos anti-VIH o antirretrovirales, que tienen la debida aprobación y licencia para su uso en niños. Otros están en el proceso de prueba y aprobación. Estos agentes suprimen la replicación (reproducción) viral, y han demostrado mejorar el crecimiento y el desarrollo neurológico, así como retardar el avance de la enfermedad. Es de vital importancia que el médico sepa lo más pronto posible que el bebé está infectado con VIH y que usted le administre la terapia antiretroviral siguiendo las indicaciones médicas. Gracias al desarrollo de nuevos tratamientos, hoy en día es factible la supresión completa del virus. Hay guías específicas para el tratamiento de niños infectados con VIH que le puede suministrar su pediatra.

Inmunización de niños nacidos de madres infectadas por VIH

El pediatra de su hijo dispone de información actualizada sobre las vacunas que un niño con infección por VIH debe y no debe recibir. He aquí un resumen de las recomendaciones vigentes.

Los niños infectados con el VIH deben recibir las siguientes vacunas a la edad usualmente recomendada:

- DTaP (vacuna contra difteria, tétanos, pertusis)
- IPV (vacuna inactivada contra el polio)
- Vacuna contra la hepatitis B
- Hib (Vacuna contra el *Haemophilus influenzae* tipo b)
- *A menos* que el niño esté severamente inmuno-comprometido, debe recibir la vacuna con virus vivos contra sarampión, paperas y rubéola (vacuna triple vírica o MMR) y la vacuna contra la varicela. Su médico le indicará cómo determinar si la vacuna debe administrarse.
- Las vacunas contra el neumococo y la gripe (influenza)

Los niños infectados con VIH pueden contraer enfermedades severas a causa de la varicela o sarampión. Es preciso notificar al médico si el niño ha estado expuesto a dichas enfermedades, ya que deberá recibir una inmuno globulina especial por vía inyectable.

Si usted está embarazada

Toda mujer embarazada debe recibir información acerca del VIH y tener la opción de hacerse la prueba que detecta el virus. Un diagnóstico a tiempo no sólo es importante por la salud de la madre, sino porque el tratamiento (con drogas como la zidovudina [AZT]) puede reducir el contagio del virus al bebé por nacer. Una vez que el niño nace, la madre infectada con el virus debe abstenerse de amamantarlo por el riesgo de transmitir el agente a través de la leche materna. Existen otras fuentes seguras de nutrición infantil, como las leches de fórmula.

En el salón de clases

No existe riesgo de transmisión del VIH como parte de las actividades escolares de rutina. El virus no se disemina por el contacto casual. No se transmite a través del aire, por el tacto ni por los asientos de los inodoros. Casi todos los niños con VIH en edad escolar pueden asistir a una escuela regular.

Aunque no se han reportado casos de transmisión del virus en escuelas o centros preescolares, la facilidad con que se transmiten otras enfermedades infecciosas en estos lugares exige la adopción de estrictas medidas de higiene para el manejo de sangre, excrementos y secreciones corporales. La precaución general consiste en lavarse con agua y jabón la zona de la piel que ha estado en contacto con sangre o fluidos corporales inmediatamente después de la exposición. Las superficies sucias deben limpiarse con un desinfectante como el cloro diluido (1 parte de cloro en 10 de agua).

Siempre que sea posible, deben usarse pañuelos y toallas desechables. Se recomienda el uso de guantes cuando se tenga que entrar en contacto con sangre o fluidos corporales que contengan sangre, por lo que es importante que las escuelas y guarderías cuenten con un suministro de guantes. Es fundamental lavarse a fondo las manos luego de cambiar pañales, aun cuando se hayan usado guantes para tal fin. Las escuelas deben cerciorarse de que los niños se laven bien las manos antes de comer, como también debe hacerlo el personal antes de preparar los alimentos o darle de comer a los niños. A pesar de que a muchos padres les preocupa el hecho de que su hijo pueda contagiarse del virus si lo muerde un compañero infectado, no se ha reportado la transmisión del VIH en el ámbito preescolar. Por lo tanto, este temor parece fundamentarse sólo en la teoría.

También es muy importante que las escuelas incorporen en su currículo académico la información acerca de las infecciones por VIH. Todos los niños deben estar al tanto de los riesgos de la transmisión del virus por contacto sexual y el uso de drogas intravenosas. Deben aprender el modo de evitar el contacto con sangre y fluidos corporales que puedan contener VIH. Asimismo, deben saber que el virus *no* se disemina por contacto casual de piel a piel.

NUESTRA POSICIÓN

La Academia Americana de Pediatría respalda la legislación y políticas públicas dirigidas a eliminar cualquier forma de discriminación por el hecho de que un niño esté infectado con el VIH (el virus causante del SIDA).

- **SIDA en las escuelas**: Todos los niños infectados con el VIH deben gozar del mismo derecho que aquellos que no tienen el virus a acudir a escuelas y centros de cuidado infantil. Si su enfermedad avanza, se les debe dar acceso a una educación especial y otros servicios relacionados (incluyendo instrucción en casa). La condición del niño como portador del VIH debe mantenerse como dato confidencial y solo podrá divulgarse con el consentimiento de uno o ambos padres o guardianes legales.

- **Legislación sobre el SIDA:** Puesto que la cantidad de niños, adolescentes y mujeres jóvenes infectados con el VIH sigue en aumento, la Academia apoya la asignación de fondos federales para la investigación contra el SIDA, así como para la creación de servicios especializados de salud para individuos infectados por el virus y sus familias.

- **La prueba del SIDA:** La Academia recomienda que toda mujer embarazada que viva en los Estados Unidos reciba, de manera rutinaria, educación documentada sobre el VIH y que se le practique la prueba del SIDA con su debido consentimiento. La educación sobre el VIH debe ser parte rutinaria del programa integral de salud femenina. Toda mujer embarazada debe ser sometida, con su consentimiento, a una prueba que indique si es portadora del virus. La Academia también recomienda que se le haga la prueba del SIDA con consentimiento de los padres a todo *recién nacido* cuya madre no se haya hecho el examen para detectar la presencia del virus.

31

El medio ambiente y su hijo

A pesar de que vivimos en una sociedad consciente del impacto ambiental sobre la salud, aún persisten muchos riesgos a los que su hijo puede verse expuesto. A medida que el niño crece, respirará más aire, consumirá más alimentos y tomará más agua, libra por libra, que un adulto. Esto podría exponerlo a un mayor riesgo de sufrir problemas de salud si el medio ambiente en el que vive está contaminado.

Obviamente, no es posible proteger a su hijo de cada uno de los peligros ambientales que existen, pero sí puede disminuir su exposición al tomar las medidas que se describen en este capítulo.

Asbesto

El asbesto es una fibra natural que se usó ampliamente —en forma de rociador— como material de protección contra el fuego, aislamiento y barrera de sonido en escuelas, viviendas y edificios públicos durante el período comprendido entre 1940 y 1970. Dicho material no representa un peligro para la salud a menos que se deteriore y comience a desmoronarse, cuando puede liberar al aire fibras microscópicas de asbesto. Al inhalarse, estas fibras pueden causar problemas de salud crónicos que afectan los pulmones, la garganta y el tracto gastrointestinal, incluyendo un tipo raro de cáncer de los pulmones (denominado mesotelioma) que puede hacerse evidente hasta cinco décadas después de la exposición al asbesto.

En la actualidad la ley exige a las escuelas remover el asbesto de sus edificios, o bien garantizar que los niños no se vean expuestos al mismo. Sin embargo, aún está presente en algunas casas viejas, especialmente como aislamiento de tuberías, estufas y calentadores, así como en paredes y techos.

Prevención

Siga estas recomendaciones para proteger a su hijo de la amenaza del asbesto.

- Si cree que puede haber asbesto en su casa, contrate un inspector profesional para despejar sus dudas. El departamento de salud local y las oficinas regionales de la *Environmental Protection Agency* (Agencia de Protección Ambiental) pueden suministrarle los nombres de individuos y laboratorios certificados que hacen inspecciones para detectar asbesto en viviendas.

- No le permita a su hijo jugar cerca de materiales deteriorados o que estén expuestos, ya que éstos pueden contener asbesto.

- Si se detecta la presencia de asbesto en su casa, es aceptable dejarlo en su lugar siempre y cuando esté en buenas condiciones. Pero si hay signos de deterioro o existe la posibilidad de que se altere la sustancia cuando vaya a remodelar su casa, contrate los servicios de un profesional certificado para que remueva el asbesto, y lo retire de una manera segura. Una vez más, solicite información al departamento de salud local o a la Agencia de Protección Ambiental para hallar un contratista certificado en su comunidad.

Monóxido de carbono

El monóxido de carbono es un gas tóxico que puede salir a flote como residuo de electrodomésticos, calentadores y automóviles que funcionan con gasolina, gas natural, madera, petróleo, querosén o propano. No tiene color, sabor, ni olor. Puede quedar atrapado dentro de su hogar si un electrodoméstico no funciona bien, si el calentador o la estufa tienen una rendija de ventilación obstruida o si se usa una parrilla a carbón en un área encerrada. El monóxido de carbono también puede penetrar a su hogar cuando se deja un automóvil encendido dentro de un garaje unido a la casa.

Cuando su hijo inhala monóxido de carbono, la sangre pierde parte de su habilidad para transportar oxígeno. Aunque cualquier persona está a riesgo de intoxicarse con monóxido de carbono, es particularmente peligroso para la población infantil debido a un metabolismo mas rápido en los niños. Entre los síntomas de intoxicación por monóxido de carbono figuran el dolor de cabeza, las náuseas, el ahogo, la fatiga, la confusión y el desmayo. Una exposición persistente puede conducir a cambios de personalidad, pérdida de la memoria, lesiones pulmonares severas, daño cerebral y muerte.

Prevención

Para reducir el riesgo de que su hijo se intoxique con monóxido de carbono, tome las siguientes medidas:

- Compre detectores de monóxido de carbono e instálelos en su casa, particularmente cerca de las habitaciones.

- Nunca deje su auto encendido en un garaje anexo a su casa (aun cuando la puerta del garaje esté abierta).

- Nunca use parrillas a carbón, braseros o estufas portátiles para campamentos dentro de la casa ni en áreas cerradas.

- Programe la inspección y mantenimiento anual del sistema de calefacción operado con aceite o gas, estufas a carbón, hornos y hornillas, calentadores de agua a gas, secadoras de ropa a gas y chimeneas.

- Nunca use un horno que no sea eléctrico para calentar su cocina o casa.

Agua potable

Los niños toman más agua que los adultos si se tiene en cuenta su tamaño. La mayoría de este agua proviene del grifo y su calidad está regulada por parámetros instituidos por el Congreso de los Estados Unidos, incluyendo la Ley de Seguridad del Agua Potable, expedida en 1974. Leyes subsecuentes han implantado regulaciones concernientes al agua potable y a la presencia de químicos en algunos suministros de agua.

Actualmente el agua potable que se toma en los Estados Unidos es una de las más fiables del mundo, aunque de tanto en tanto se pueden presentar problemas. Las violaciones a los parámetros de seguridad del agua potable son más probables en aquellos sistemas pequeños que sirven a menos de mil personas. Además, tenga en cuenta que los pozos de agua privados no tienen regulación federal.

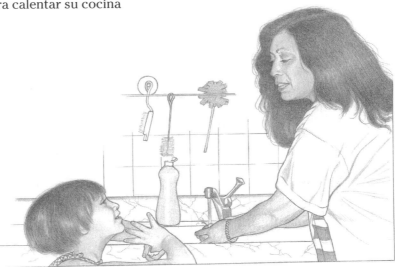

Entre los contaminantes que pueden provocar enfermedades al estar presentes en el agua potable figuran los siguientes: microorganismos, nitratos, químicos fabricados por el hombre, metales pesados, partículas radioactivas y residuos del proceso de desinfección.

Aunque en los supermercados y tiendas se puede adquirir agua embotellada, muchas de estas marcas no son más que agua del grifo que se vende en botellas. El agua embotellada por lo general es mucho más costosa que el agua del grifo, y, a menos que existan problemas reales de contaminación en el suministro de agua de su comunidad, no es necesario adquirirla.

Prevención

Para garantizar que su hijo consuma agua potable segura para su salud, puede examinar la calidad de la misma comunicándose con el departamento de salud de su área, la agencia ambiental del estado o la línea telefónica sobre agua potable de la *Environmental Protection Agency* (Agencia de Protección Ambiental) 1-800-426-4791. La compañía de suministro de agua de su localidad tiene la obligación de comunicarle qué contiene el agua si usted solicita dicha información. El agua que no está regulada —como la que proviene de pozos— debe examinarse todos los años.

He aquí otras recomendaciones:

- Use agua fría para cocinar y beber. En los calentadores de agua se pueden acumular contaminantes.

- Si duda de la calidad de la tubería de su casa, deje correr el agua por dos minutos cada mañana antes de usar la misma para cocinar o beber. Esto arrastrará los residuos que tenga la tubería y reducirá la probabilidad de que los contaminantes vayan a parar al agua que va a consumir.

- Antes de darle agua de pozo a un niño menor de un año de edad, hágala examinar para descartar la presencia de nitratos.

- Si existe la sospecha de que el suministro de agua esté contaminado con microorganismos, hierva el agua y déjela enfriar antes de beberla. No la hierva por más de un minuto.

Pesticidas

El uso de pesticidas es común en diversos lugares, incluyendo granjas y huertos caseros. Aunque éstos pueden acabar con insectos, roedores y malezas, algunos son tóxicos para el ser humano al consumirse en los alimentos y el agua.

Se requieren de más investigaciones para determinar con precisión los efectos a corto y largo plazo de los pesticidas. Aunque algunos estudios han hallado cierta relación entre cánceres infantiles y la exposición a pesticidas, otros no han llegado a esa misma conclusión.

Prevención

Procure limitar la exposición innecesaria de su hijo a los pesticidas. Para tal fin, tenga en cuenta lo siguiente:

- De ser posible, evite alimentos en cuyo cultivo se usaron pesticidas químicos.

- Lave todas las frutas y verduras con agua antes de dárselas a sus hijos.

- Las frutas y verduras de temporada tienen menos probabilidades de haber sido rociadas con grandes cantidades de pesticidas que los productos que no son de estación.

- Para controlar las plagas y malezas en su propio césped o jardín, use métodos no químicos siempre que sea posible. Si guarda envases de pesticidas en su casa o garaje, cerciórese de que estén fuera del alcance de los niños para evitar envenenamientos.

Intoxicación por plomo

Durante los primeros dos o tres años de vida, es casi seguro que su hijo pase por una fase en la que se lleve todo tipo de cosas a la boca, aparte de la comida. Si encuentra la oportunidad, morderá sus juguetes, probará la arena del parque y saboreará la comida del gato. Por mucho que le moleste a usted este comportamiento, muy pocas de estas cosas le harán un daño significativo al niño, siempre y cuando mantenga los productos tóxicos y los objetos cortantes fuera de su alcance. Sin embargo, hay una sustancia peligrosa que su hijo puede consumir sin que usted se percate: el plomo.

Contrario a la creencia popular, la intoxicación con plomo no se produce cuando un niño muerde un lápiz o se clava la punta del mismo. El llamado plomo que hay en la punta del lápiz en realidad es un elemento inofensivo llamado grafito. La pintura que recubre el lápiz tampoco contiene plomo. La intoxicación con plomo suele deberse al hecho de ingerir plomo presente en trocitos de pintura vieja o tierra contaminada con plomo, así como al respirarlo en el aire o tomar agua procedente de tuberías forradas o soldadas con plomo. Ciertos materiales que se usan en manualidades o pasatiempos, como vidrios de colores, pinturas, soldaduras y pesas de pesca, también pueden contener plomo. Asimismo, puede estar presente en mini persianas fabricadas fuera de los Estados Unidos antes de julio de 1996. Si va a comprar mini persianas nuevas, fíjese que tengan una etiqueta que diga "nueva formulación" o "fórmula sin plomo". También es posible que haya rastros de plomo en alimentos que se guardan en algunas vasijas de cerámica importadas. No sirva sustancias ácidas (como jugo de naranja) en estos recipientes, puesto que los ácidos pueden disolver el plomo y hacer que se filtren al alimento.

Antes de 1977, el plomo era un ingrediente aceptable en la pintura para viviendas y por lo tanto puede estar presente en paredes, quicios y marcos de ventanas de muchas casas antiguas. A medida que la pintura envejece, se descascara, se pela y se desprende en forma de polvo. La curiosidad propia de los niños pequeños puede llevarlos a probar estos trocitos de pintura. Aun cuando no se coman intencionalmente el material, el polvo puede pegarse a sus manos o a la comida que ingieren. En ocasiones el barniz que contiene plomo ha sido cubierto por capas de

NUESTRA POSICIÓN

El plomo ocasiona daños severos al cerebro de un niño a niveles relativamente bajos de exposición —efectos que en su mayoría son irreversibles. La Academia Americana de Pediatría respalda las pruebas generalizadas para detectar la presencia de plomo dentro de la población infantil, así como el financiamiento de programas dirigidos a retirar del medio ambiente los peligros relativos al plomo.

pintura más nuevas y seguras. Sin embargo, esto podría darle un falso sentido de tranquilidad, puesto que la pintura subyacente de todos modos puede descascararse junto con las nuevas capas e ir a parar a manos de su pequeño.

Aun cuando ya no se detectan tantos casos de altos niveles de plomo dentro de la población infantil, alrededor de cuatro millones de niños en los Estados Unidos siguen teniendo niveles inaceptables de esta sustancia en la sangre. El vivir en la ciudad, ser pobre y ser afroamericano o hispano son factores de riesgo que incrementan las probabilidades de tener altos niveles de plomo en la sangre. Pero incluso los niños que viven en áreas rurales o de familias acomodadas, pueden estar en riesgo.

A medida que un niño sigue consumiendo plomo, éste se acumula en su organismo. Aunque quizás su efecto no se perciba por cierto tiempo, terminará por afectar muchos de los órganos del pequeño, incluyendo el cerebro. Una intoxicación con plomo leve o moderada puede causar dificultades en el aprendizaje o problemas de conducta. Los casos más severos provocan retardo mental y físico

permanente. El plomo también puede causar problemas estomacales e intestinales, pérdida del apetito, anemia, dolor de cabeza, estreñimiento, pérdida de la audición e incluso baja estatura. (Vea *Dolor abdominal,* página 544.)

Prevención

Para asegurarse de que su hijo no coma o ingiera plomo, retire de su hogar cualquier fuente de pintura que contenga este elemento. Hay poco de qué preocuparse si su casa fue construida después de 1977, año a partir del cual se pusieron en vigencia regulaciones federales que limitan la cantidad de plomo presente en la pintura. Si vive en una casa antigua que no ha sido pintada recientemente, sería conveniente que la vuelva a pintar. Repare todas las grietas de las paredes y del techo, y raspe todos los rastros de pintura vieja antes de aplicar la nueva. El proceso de volver a pintar y reparar su casa debe hacerse con mucho cuidado, preferiblemente por parte de albañiles experimentados en remover la pintura con plomo. Todas las superficies que tengan este tipo de pintura deben volver a sellarse con una plancha de yeso o entrepaño, o bien debe retirarse la pintura. Si se decide por lo último, mantenga cerrada la habitación en la que se vaya trabajando para prevenir que el polvo de plomo se disperse. Lo mejor es que la familia se mude a otro sitio mientras se remodela la casa y que regrese cuando se haya hecho la limpieza final.

Si por alguna razón no le es posible volver a pintar su casa, procure mantenerla lo más aseada posible y trate de controlar la cantidad de polvo que se desprende limpiando una vez por semana los pisos no alfombrados y otras superficies usando un paño humedecido en un detergente con alto contenido de fosfato. Este tipo de producto se vende en las ferreterías.

En caso de que viva en una casa o apartamento alquilado, el dueño es el responsable del mantenimiento general, lo que incluye pintar y hacer las reparaciones necesarias. Si sospecha que en su vivienda hay niveles peligrosos de plomo y no obtiene respuesta por parte del casero o dueño, notifique al departamento de salud de su área. Un representante inspeccionará la vivienda y si encuentra niveles peligrosos de plomo, usted puede obligar legalmente al dueño de la casa que renta a corregir la situación.

Usted también puede reducir la susceptibilidad de su hijo a la intoxicación con plomo al procurar que lleve una dieta balanceada y baja en grasa. El calcio y el hierro, en particular, reducen la cantidad de plomo que absorben y retienen los intestinos. Aunque las conservas de alimentos que vienen en latas soldadas pueden contribuir al contenido de plomo en el alimento, estas latas por lo general se han

sustituido en los Estados Unidos por recipientes de aluminio sin junturas. También es recomendable hacer que su hijo se lave las manos a menudo, sobre todo antes de comer.

Llame al departamento de salud de su localidad para averiguar si hay presencia de plomo en el agua que se consume en la comunidad. También puede comunicarse con la línea telefónica sobre agua potable de la *Environmental Protection Agency* (Agencia de Protección Ambiental) 1-800-426-4791 para averiguar si el suministro de agua de su localidad presenta riesgos de exposición al plomo.

Tratamiento

Los niños que tienen altos niveles de plomo en la sangre no suelen presentar síntomas sino hasta llegar a la edad escolar, cuando empiezan a mostrar dificultades en las clases. Algunos hasta podrían mostrarse demasiado activos debido a los efectos del plomo. Por tal motivo, el único modo de saber con certeza si su hijo ha estado expuesto a cantidades excesivas de plomo, es mandarle a hacer un examen anual durante sus primeros años de vida, particularmente si pertenece a uno de los grupos de alto riesgo que mencionamos antes.

El examen más habitual para detectar la presencia de plomo consiste en analizar una gota de sangre que se obtiene al pinchar el dedo del niño. Si la prueba determina que el niño ha estado expuesto a niveles excesivos de plomo, se realizará una segunda prueba usando una muestra más grande de sangre que se obtiene de una vena del brazo. Esta prueba es más precisa y puede medir la cantidad exacta de plomo en la sangre.

Los niños que sufren de intoxicación por plomo precisan de un tratamiento con un fármaco que se une al plomo presente en la sangre, aumentando significativamente la habilidad del organismo para eliminarlo. El tratamiento puede requerir de hospitalización y de una serie de inyecciones. Actualmente el tratamiento más común consiste en nuevas medicinas orales que se administran de manera ambulatoria.

Algunos niños que están intoxicados con plomo requieren de más de un curso de tratamiento, y todos precisan de un seguimiento cuidadoso por varios meses. Si el daño es severo, el niño podría tener que asistir a una escuela especial, así como recibir terapia. No se sabe aún si el tratamiento puede revertir los efectos de una intoxicación por plomo leve, pero lo que sí es seguro es que puede prevenir daños adicionales.

Contaminación del aire exterior

El aire exterior contiene varias sustancias que pueden ser dañinas para los niños. El más inquietante de todos es el ozono, un gas incoloro que puede provocar daños cuando está muy cerca del suelo. El ozono se forma por la acción de la luz del sol sobre ciertos químicos (óxidos de nitrógeno, hidrocarbonos reactivos) que emiten los automóviles y las fábricas. Las concentraciones de ozono tienden a ser más altas en los días cálidos y soleados del verano, llegando a su punto máximo entre la tarde y el anochecer.

Puesto que los niños pasan tanto tiempo jugando al aire libre, son particularmente vulnerables a los efectos del ozono. Éste tiende a provocar más dificultades respiratorias en los niños que sufren de asma. Por otra parte, los niños respiran más deprisa que los adultos e inhalan más contaminantes por libra de peso corporal.

Prevención

Para proteger a su hijo de la polución ambiental, limite el tiempo que juegue al aire libre cuando las agencias locales emitan advertencias de salud o de contaminación. Los periódicos y noticieros suelen brindar información acerca de la calidad del aire en cada comunidad.

Para reducir la contaminación del aire originada por los automóviles en los días de mucho *smog* (altas concentraciones de humo), mantenga su auto en el garaje y use transporte público o túrnese con alguien para conducir.

Radón

El radón es un gas producto de la descomposición del uranio en suelos y rocas. También puede estar presente en el agua, el gas natural y los materiales de construcción.

En muchas regiones de los Estados Unidos se detectan altos niveles de radón en las casas. Se filtra allí a través de grietas o aberturas de los cimientos, paredes y pisos, y ocasionalmente en aguas de pozo. El radón no provoca problemas de salud apenas se ha inhalado. Con el tiempo, sin embargo, puede incrementar el riesgo de cáncer de los pulmones. De hecho, después del hábito de fumar, se cree que el radón es la causa más común de cáncer de los pulmones en los Estados Unidos.

Prevención

Para reducir la exposición de su hijo al radón, siga estas recomendaciones:

- Pregunte al pediatra o al departamento de salud de su localidad si hay niveles altos de radón en su comunidad.

- Haga una prueba en su casa con un detector de radón. (Éstos no cuestan mucho y se venden en las ferreterías.) Un laboratorio certificado deberá analizar los resultados de la prueba.

- Si en su casa hay niveles muy altos de esta sustancia, llame a la línea telefónica sobre el radón (operada por el Consejo Nacional de Seguridad en conjunto con la Agencia de Protección Ambiental) al 1-800-767-7236. Ésta también es una buena fuente de información para reducir el riesgo de que haya radón en su casa.

- Es posible que tenga que hacer reparaciones caseras (como sellar grietas de los cimientos) con el fin de eliminar la presencia de radón.

Exposición al humo de cigarrillo

En casi la mitad de los hogares de los Estados Unidos hay por lo menos un fumador. Si usted o alguien más fuma cigarrillos, pipa o cigarros en su casa, su hijo está siendo expuesto al humo de ese fumador. Este humo contiene miles de químicos, algunos de los cuales han demostrado causar cáncer y otras enfermedades como infecciones respiratorias, bronquitis y neumonía. Los niños expuestos al humo de cigarrillo también son más propensos a contraer infecciones de oído y asma, además de que pueden tardar más tiempo en recuperarse de un resfriado. También son más susceptibles a sufrir dolores de cabeza, dolor de garganta, ronquera, irritación de los ojos, mareos, náuseas, falta de energía e intranquilidad. De hecho, los niños que están expuestos a tan poco como diez cigarrillos al día, tienen una mayor probabilidad de contraer asma, aun cuando nunca antes hayan tenido síntomas.

Si uno de los padres fuma alrededor de su hijo recién nacido, el bebé tiene un mayor riesgo de fallecer a causa de la muerte súbita del lactante o muerte de cuna. Además, la nicotina y otros químicos nocivos de los cigarrillos están presentes en la leche materna de las madres que amamantan a sus hijos, exponiéndolos a los mismos.

Un niño que esté expuesto al humo de tabaco puede contraer enfermedades mortales en el futuro, tales como cáncer de pulmón y afecciones cardiacas. También, de adulto, puede ser más propenso a tener cataratas.

Cuando usted fuma en su casa, le genera a su hijo y a otros un riesgo de incendios y quemaduras. Un niño puede quemarse si encuentra y juega con un cigarrillo encendido, con fósforos o con un encendedor.

A medida que su hijo crece, tenga en cuenta que usted se convierte en el modelo a seguir. Si el niño lo ve fumando, es posible que él también quiera probarlo, con lo que estaría tendiendo los cimientos de una vida entera como fumador.

Prevención

He aquí algunos pasos que puede tomar para reducir la exposición de su hijo al humo de tabaco ambiental.

- Si usted u otro miembro de la familia fuma ¡dejen de hacerlo! Si no ha podido dejar el hábito, hable con su médico, quien podrá referirle a un programa para dejar de fumar que se dicte en su comunidad a un precio módico. También puede comunicarse con la *American Lung Association,* 61 Broadway, 6th floor, New York, NY10006, www.lungusa,cancer.org (Asociación Americana del Pulmón) la *American Cancer Society,* 1599 Clifton Road, Atlanta, GA 30329, www.cancer.org (Sociedad Americana del Cáncer) y la *American Heart Association* (Asociación Americana del Corazón, 7272 Greenville Avenue, Dallas, TX 75231, www.americanheart.org) para averiguar dónde se dictan clases para dejar de fumar.

- No permita que nadie fume en su casa o en su auto, especialmente cuando haya niños presentes. No coloque ceniceros alrededor de la casa que animen a la gente a encender un cigarrillo. Tanto su casa como su auto deben estar siempre libres de humo de tabaco.

- Guarde los fósforos y encendedores fuera del alcance de los niños.

- Cuando contrate a una niñera o proveedor de cuidado infantil, deje en claro que no permite que nadie fume alrededor del pequeño.

- Cuando esté en un lugar público con su hijo, pida a los demás que se abstengan de fumar alrededor de ustedes. Elija restaurantes donde no se permita fumar.

Índice

(Los números de las páginas correspondientes a las ilustraciones y a las tablas aparecen en cursiva.)